国家卫生和计划生育委员会"十三五"规划教材

专科医师核心能力提升导引丛书

供放射诊断与治疗学专业临床型研究生及专科医师用

神经放射诊断学

主　编　龚启勇　冯晓源

副主编　高培毅　李坤成　于春水　朱文珍

U0208255

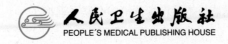

人民卫生出版社

PEOPLE'S MEDICAL PUBLISHING HOUSE

图书在版编目（CIP）数据

神经放射诊断学 / 龚启勇，冯晓源主编. —北京：人民卫生出版社，2018

ISBN 978-7-117-26321-4

Ⅰ. ①神… Ⅱ. ①龚…②冯… Ⅲ. ①神经系统疾病－放射诊断－高等学校－教材 Ⅳ. ①R816.1

中国版本图书馆 CIP 数据核字（2018）第 073135 号

| 人卫智网 | www.ipmph.com | 医学教育、学术、考试、健康，购书智慧智能综合服务平台 |
| 人卫官网 | www.pmph.com | 人卫官方资讯发布平台 |

神经放射诊断学

主　　编：龚启勇　冯晓源

出版发行：人民卫生出版社（中继线 010-59780011）

地　　址：北京市朝阳区潘家园南里 19 号

邮　　编：100021

E - mail：pmph @ pmph.com

购书热线：010-59787592　010-59787584　010-65264830

印　　刷：三河市宏达印刷有限公司（胜利）

经　　销：新华书店

开　　本：850×1168　1/16　印张：29

字　　数：877 千字

版　　次：2018 年 3 月第 1 版　2018 年 3 月第 1 版第 1 次印刷

标准书号：ISBN 978-7-117-26321-4

定　　价：129.00 元

编　者（以姓氏笔画为序）

于春水　天津医科大学总医院

马　林　中国人民解放军总医院

王晓明　中国医科大学附属盛京医院

王梅云　河南省人民医院

月　强　四川大学华西医院

冯　逢　中国医学科学院北京协和医院

冯晓源　复旦大学附属华山医院

吕　粟　四川大学华西医院

朱文珍　华中科技大学同济医学院附属同济医院

孙志华　天津医科大学总医院

李宏军　首都医科大学附属北京佑安医院

李坤成　首都医科大学宣武医院

沈　君　中山大学孙逸仙纪念医院

张伟国　第三军医大学大坪医院

洪　楠　北京大学人民医院

姚振威　复旦大学附属华山医院

徐海波　武汉大学中南医院

高培毅　首都医科大学附属北京天坛医院

龚启勇　四川大学华西医院

韩鸿宾　北京大学第三医院

编写秘书　月　强（四川大学华西医院）

　　　　　　王维娜（四川大学华西医院）

主 编 简 介

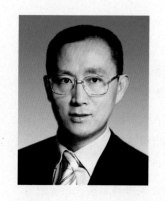

龚启勇 华西医院副院长、主任医师、"长江学者"特聘教授、国家杰出青年基金获得者、国家自然科学基金委创新研究群体负责人、*Frontiers in Psychiatry*系列 SCI 杂志 *Computational Psychiatry*（2017 年 SCI 影响因子 = 3.532）主编。任国际医学磁共振学会（ISMRM）精神磁共振分会主席、ISMRM 大会程序委员会委员、国际华人医学磁共振学会（OCSMRM）主席、中华放射学会磁共振专业委员会副主任委员、四川省医师协会放射医师分会会长。

长期从事放射影像医、教、研。主编国家统编教材《医学影像学》《神经放射诊断学》和专著《精神影像学》，曾入选华西临床医学院"学生最喜爱的十位教师"。早期工作集中在神经系统肿瘤放射影像诊断。近年受国家级重大课题资助，对重大脑疾病作了深入系统的精神放射影像研究，取得一系列成果，因此受邀在放射学排名第一的 *Radiology*，以及 *American Journal of Psychiatry* 和 *Biological Psychiatry* 等权威期刊发表特约综述；并受邀在放射影像磁共振领域最权威的学术组织 ISMRM 作大会 New Horizons Lecture 荣誉冠名主题演讲。作为通讯作者在 *PNAS*、*JAMA Psychiatry* 等 SCI 杂志发表相关论文 136 篇（含"中国百篇最具国际影响力论文"，其中 11 篇发表在 *Radiology*）。（Google Scholar）h 指数 > 60，近 5 年论文被引 > 10 000 次。相关成果写入国际放射学百科全书、国际专家共识和临床手册、入选 ISMRM 和北美放射学会（RSNA）临床医学继续教育 CME 课程，并受邀担任北美放射医师经典 CME 系列 *Neuroimaging Clinics of North America* 精神放射分册主编。相关项目以第一完成人获国家自然科学二等奖 1 项、省部级科技进步一等奖 3 项（含中华医学科技一等奖 1 项）、二等奖 2 项。获首届中华放射学会唯一"突出贡献奖"金质奖章、吴阶平医药创新奖、美国中华医学基金会 CMB 杰出教授奖。2016 年获 ISMRM Senior Fellow 奖。

主 编 简 介

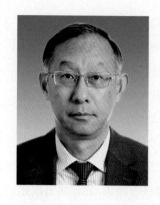

冯晓源 教授、博士生导师。

1982年上海第一医学院医学系本科毕业进入复旦大学附属华山医院放射科工作。1989年获得医学博士学位。1991年晋升为副教授,1996年晋升为教授。1997年被遴选为博士生导师。1988—1997年先后在美国旧金山医学中心、瑞典隆德大学医院、比利时布鲁塞尔自由大学医学院做访问学者。2000—2016年任复旦大学附属华山医院放射科主任。

2000年任复旦大学附属华山医院副院长,2004年任复旦大学附属华山医院党委书记,2007年任复旦大学上海医学院院长,2011年任复旦大学副校长,2015年卸任。

2003年被选为上海市放射学会主任委员,2011年当选为第十三届中华医学会放射学分会主任委员,现任第十四届中华医学会放射学分会前任主任委员,上海医学会常务理事,上海生物医学工程学会常务副理事长,《中华放射学杂志》总编辑。美国放射学会(ARRS)荣誉会员。

主要研究方向为神经系统影像诊断。长期从事脑血管疾病和脑肿瘤的影像学研究。历年来发表论文100余篇,参加编写学术著作8本,主编出版学术著作5本。培养了10多位硕士研究生,40多位博士研究生。享受国务院特殊津贴。曾获国家教委和国务院学位委员会颁发的"做出突出贡献的中国博士学位获得者"等荣誉称号,2012年获"卫生部有突出贡献中青年专家"荣誉称号。研究课题"胶质瘤的影像学研究和创新"获2014年教育部科学技术进步一等奖。

副主编简介

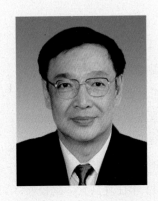

高培毅 教授、主任医师、博士生导师。首都医科大学附属北京天坛医院放射科主任、首都医科大学影像学系副主任、中国卒中学会医学影像分会主任委员。享受国务院特殊津贴，是"北京市有突出贡献的科学、技术、管理人才"、北京市"十百千"人才工程"十"层次优秀人才，获"中央保健工作先进个人称号"。以第一负责人身份相继获包括国家科技支撑计划重点项目、国家自然科学基金项目等国家以及省部级课题 14 项。以第一作者身份和通信作者身份在国内外发表学术论文 200 余篇。先后获包括教育部二等奖、北京市科技进步二等奖等省部级科技成果奖 10 余项。作为我国卒中影像的探路者，在国内首次建立了脑卒中影像检查绿色通道，制定出一整套脑卒中影像学评价方法和标准，为守护首都人民健康、为国家脑卒中的筛查、诊治和防控作出了开创性工作。获国家卫生计生委脑卒中防治工程委员会授予"2015 年国家卫生计生委脑卒中防治工程突出贡献奖"。

副主编简介

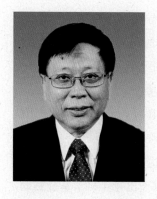

李坤成　医学博士，主任医师、二级教授。首都医科大学医学影像学系主任，博士研究生导师，"北京市医学影像质量控制和改进中心"主任，磁共振成像和脑信息学北京市重点实验室主任，享受国务院特殊津贴，获"卫生部有突出贡献中青年专家"荣誉称号，"中国阿尔茨海默病防治协会"的创会副会长，全球阿尔茨海默病神经影像行动计划（WW-ADNI）国际合作项目的中国区总负责人（China-ADNI），国际心血管磁共振学会（SCMR）中国区主席。2008年首次进入中华医学会放射学分会，即经自荐和选举成为副主任委员，并连续2届连任副主任委员。历任中国农工民主党中央委员、医学委员会副主任委员，农工北京市委副主委，北京市第十二和十三届人大常委，现任北京市第十三届政协常委。担任《中华放射学杂志》副主编、《中国医学影像技术》主编等重要学术和社会职务。曾作为医学界代表入选北京市首届高素质人才培训班被派往美国；曾被评为首届"北京市卫生局领军人才"。现任中华医学会放射分会北京分会副主委。

已经发表中文学术论文1000余篇，其中以英文发表SCI收录论文180余篇，最高影响因子17.6分，单篇被他引频次400余次，总被引用频次>5000次，连续3年被爱思唯尔（Elsevier）列入中国高被引学者榜单，是中国医学影像学领域唯一入选者。作为影像学者，主编学术专著18部，其中《心血管磁共振成像诊断学》《比较神经影像学》2本专著填补了国内空白，获国家出版基金资助再版，《医学影像学》被列入"十二五"大学本科规划教材。《北京市医学影像检查及图像资料共享指南》开启质量控制领域的先河，创建了中国人自己的脑模板。在哈佛大学等国际顶级大学做特邀专题报告15次，是医工结合和跨学科科研合作的先行者。主持完成国家级科研课题8项，省部级课题12项，获得省部级科技奖励11项。多次应邀到世界著名大学进行学术讲座（包括美国哈佛大学）。培养硕士研究生61名，博士研究生42名，博士后11名。指导的14名博士研究生曾获得全国优秀博士论文、全国优秀博士论文提名奖、北京市优秀博士论文、首都医科大学医学博士论文一等奖、二等奖、三等奖等。培养国家基金委杰出青年、优秀青年，教育部跨世纪人才，北京市科技新星等11人，由于教学成绩斐然多次被评为首都医科大学优秀博士生导师。

副主编简介

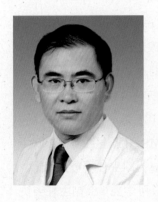

　　于春水　男，医学博士，教授、主任医师、博士生导师。1970 年 8 月出生于天津市。现任天津医科大学医学影像学院院长、天津医科大学总医院医学影像科主任、天津市功能影像重点实验室主任；兼任中华医学会放射学分会常务委员、中华医学会放射学分会神经放射专业委员会主任委员。

　　从事教学工作 23 年，是国家精品视频资源共享课及天津市教学创新团队负责人。主要从事磁共振脑功能成像研究，在 SCI 收录期刊发表论文 180 余篇，SCI 他引 4000 余次。先后入选教育部"新世纪优秀人才支持计划"、天津市高校"学科领军人才培养计划"。2014 年获得国家杰出青年科学基金资助，2015 年入选国家百千万人才工程，2016 年享受国务院特殊津贴。曾获得"第十一届茅以升北京青年科技奖"等多项科技奖励。

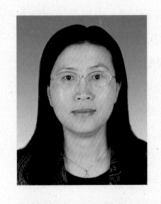

　　朱文珍　华中科技大学同济医学院附属同济医院副院长，教授、主任医师、博士生导师。中华医学会放射学分会委员及神经学组副组长、质控学组委员、RSNA 会员、湖北省医院协会副会长、湖北省放射学分会副主任委员。*Radiology* 审稿专家，《中华核医学与分子影像学杂志》编委，《临床放射学杂志》及《放射学实践》副主编。

　　擅长研究方向为多模态功能成像及分子成像在重大神经疾病的应用研究，尤其是脑卒中、脑肿瘤及神经变性疾病。曾 2 次留学德国。主持国家自然科学基金重点项目 1 项、面上项目及青年基金 5 项，牵头主持科技部支撑计划 1 项、973 及 863 子课题各 1 项。在 *Radiology*、*Molecular Neurobiology*、*Scientific Reports*、*Annual of Neurology*、《中华放射学杂志》等国内外著名期刊发表论文 100 余篇，其中 SCI 收录论文 42 篇。获湖北省科技进步奖二等奖 2 项，华中科技大学教学成果二等奖 2 项，华中科技大学三育人奖 1 项。主编专著《功能性磁共振诊断》，副主编原卫生部规划教材英文版《医学影像学》及《神经放射诊断学》《呼吸系统疾病》。

出 版 说 明

为了进一步贯彻《国务院办公厅关于深化医教协同进一步推进医学教育改革与发展的意见》（国办发〔2017〕63 号）的文件精神，推动新时期创新型人才培养，人民卫生出版社在全面分析其他专业研究生教材、系统调研放射诊断与治疗学专业研究生及专科医师核心需求的基础上，及时组织编写全国第一套放射诊断与治疗学专业研究生规划教材暨专科医师核心能力提升导引丛书。

全套教材共包括 14 种，全面覆盖了放射诊断与治疗学专业各学科领域。来自全国知名院校的近 300 位放射诊断与治疗学的专家以"解决读者临床中实际遇到的问题"为立足点，以"回顾、现状、展望"为线索，以培养和启发读者创新思维为编写原则，对疾病放射诊断与治疗的历史变迁进行了点评，对当前诊疗中的困惑、局限与不足进行了剖析，对相应领域的研究热点及发展趋势进行了探讨。

该套教材适用于放射诊断与治疗学专业临床型研究生及专科医师。

全国高等学校放射诊断与治疗学专业研究生规划教材评审委员会名单

全国高等学校放射诊断与治疗学专业研究生规划教材
目　　录

前　言

　　为适应我国高等医学教育改革和发展的需要，贯彻国家对"十三五"期间研究生教材建设的要求，全方位推进卓越人才培养和科技创新计划战略，全面提高研究生教育教学质量，培养高素质、创造性人才，在全国高等学校放射诊断与治疗学专业研究生规划教材评审委员会指导下，我们首次编写了这本《神经放射诊断学》研究生专用教材，以期它能成为放射诊断与治疗学专业研究生和神经放射专科医师的一部好教材和实用的参考书。

　　在本教材编写过程中，我们遵循放射诊断与治疗学专业研究生的培养目标，力求体现以下特点：①突出先进性，贯彻"六基"（基本理论、基本技术、基本技能、基本科研方法、基本科研能力、基本人文素养），"三能"（临床科研能力、临床教学能力、医患沟通语言表达能力），"三创"（创新临床思维、创新科研能力、创新解决临床问题的能力），"一个目标"（以患者为中心，以疾病为目标来培养研究生能力的目标）的理念，突出介绍了近年来神经放射诊断领域的研究进展。在内容方面，结合当前疾病谱的新变化，如神经系统肿瘤一章是以2016年版WHO中枢神经系统肿瘤分类为依据，同时增加了近年来研究日益增多、认识日渐深入的病种，如变性与退行性疾病、认知与精神障碍等章节。在篇幅允许的情况下，努力做到既能反映神经放射诊断学领域内的经典内容，又能反映当前的最新研究成果，拓展研究生的视野和知识面。②突出研究生教材的实用性、创新性。本教材既保持教科书的系统性和完整性，还贯彻了国家对创新型人才的培养目标，从编写体例上首创"临床研究现状"这一模块，对各种疾病的研究热点及研究成果、研究中存在的问题、研究中的关键技术方法、研究的发展方向进行了提纲挈领的介绍，为研究生在有限时间内里掌握临床科研现状、激发科研灵感提供借鉴。③突出本教材的可读性。教材内容涉及大量图例，且绝大部分病例来自于各位编委的临床实践，并由病理证实。教材图文并茂，图例设置规范，提高了本教材的可读性。同时，在每一章节末尾附有主要的参考文献，并附有中英文索引，以便读者进一步学习。

　　本教材的编者来自全国15所大学，他们均是国内外知名的神经放射诊断学专家，在他们所编撰的疾病领域内有着非常丰富的经验和很高的学术造诣。文稿经编者撰写、副主编校审、主编终审及中间多次修改、校对，五易其稿。编者在繁忙的日常临床工作之余，不辞辛劳地撰写文稿，力求紧密结合研究生的需求，编写出内容翔实可靠、表达深入浅出的作品。审稿专家对原稿进行了仔细审阅和校对，提出了许多宝贵意见，他们一丝不苟的工作态度和严谨的学风感染着每一位作者，为保证本教材的质量做出了重要贡献。对他们的辛勤工作，谨在此表示衷心的感谢！在本教材的编写过程中，我们得到了人民卫生出版社领导和编辑的关怀和指导，以及各位编委所在单位的大力支持，对此我们深表感谢！郑州大学第一附属医院程敬亮教授及其团队、河南省人民医院王梅云教授及其团队在协办编委会议中给予了大力支持，在此特致谢意！

在本教材的编写过程中，有多位老师也承担了编写任务，他们是：杨喜彪、谭乔月、王维娜、苏筱芮、曾俞竣、张思敏、粟靖凯、庞浩鹏、任彦、袁飞、贾晓璇、刘晋、蒋孟茜、赵超、张卓璐、张天瑜、翟天童、张淼、冉姗姗、郅新、成婧一、吴楠、汤月恒、李安琪、李思睿、冯杰、王岩、陈桃林、肖媛、赵又瑾、刘杰克、姚骊、李飞、陈丽舟、徐馨、郑楚珊、刘恒、童海鹏、杜学松，等等。他们做了大量细致而又严谨的工作，但因篇幅所限不能在正文列出，在此我们一并表示感谢！

承蒙同道与人民卫生出版社的信任，将此次编写任务交予我们负责，深感责任重大。在本书付梓之际，回顾本教材的编写经历，深感时间短促，未尽之处仍存。虽然已尽全力，但仍恐有疏漏之处，加之知识水平有限，恳请广大读者和同道不吝指教。

龚启勇　冯晓源

2017 年 6 月

目　录

第一章　神经系统检查方法

随着信息技术的进步，神经系统疾病的放射诊断发展迅猛，由解剖结构性诊断向更高级的生理、功能性影像综合诊断不断拓展。计算机体层摄影自 20 世纪 70 年代初应用于临床以来，大大提高了人体各系统疾病的诊断水平，特别是对神经系统疾病的定位和定性诊断。80 年代，磁共振成像进入临床应用，以其独有的软组织分辨力和丰富的对比度成像，在神经系统变性疾病、后颅窝病变、血管性病变，尤其是脊髓疾病的诊断方面具有明显的优势。随着脑科学的不断发展，尤其是脑科学计划的推动，影像学检查正在逐步确立在精神疾病诊断中的价值，为以往无法检测到病理改变的某些功能性精神病提供了新的病因循证手段。比如，精神分裂症患者存在程度不等的脑实质结构异常已为多数学者证实；相当部分的阿尔茨海默病患者的脑白质发生脱髓鞘改变。这些无疑为精神病的临床神经病理生理研究提供佐证。近来，随着经颅磁刺激、脑内起搏器、经脑细胞间隙给药等新兴脑病治疗技术的临床实践，脑磁图、脑细胞间隙成像等新兴成像方法也引起学界的重视。

第一节　颅脑 X 线摄片

一、发展历史

1895 年 11 月 8 日德国物理学家 Wilhelm Conrad Röntgen 无意中发现了 X 线，并于当年的 12 月 28 日报道了世界上第一张 X 线照片，引起了轰动。该发现于 1896 年 1 月 23 日正式公布于世，由于不明确这种射线的性质，所以 Röntgen 把这种射线称为 X 线，由此开启了放射诊断学（diagnostic radiology）这一全新研究领域。仅在研究公布的同年，就有 1000 多篇相关论文发表；Röntgen 也于 1901 年荣获诺贝尔物理学奖。后人为了纪念他的不朽功勋，将 X 线也称为伦琴射线。

自从 X 线发现不久，就被用于神经系统的检查上。被誉为"神经放射学之父"的奥地利学者

Arthur Schülle 采用 X 线观察到颅内松果体钙化，并对良恶性肿瘤钙化特点进行总结，甚至提出了经蝶窦进行垂体瘤治疗的手术方案。美国神经外科医生 Walter E. Dandy 在 1918 年左右分别发布了两项重要成果：X 线脑室造影术和大脑摄影术，用于婴儿脑积水的诊断和肿瘤的定位。葡萄牙外科专家 António Egas Moniz 发明了 X 线脑血管造影术并在 1949 年获得诺贝尔生理学或医学奖；Nudelman 在 1977 年获得了第一张数字减影血管造影图片。

头颅的解剖形态比较复杂，各组织器官之间相互重叠，必须采取特殊体位或采用不同的角度摄影，才能把所要求的部位清晰地显示出来，而头部不同的解剖部位，都有其各自的体位与摄影方法，为了得到准确的摄影位置，必须用头颅的标准平面，定位点和各种连线做标志来摆放体位，进行体位设计。自神经放射学家 Erik Lysholm 在 1931 年研发出第一个专用的颅骨 X 线摄影床用于实现精准多角度摄影以来，学者们研究了多种摄影体位，以便更好地发现病变和异常。

二、摄影技术

（一）X 线摄影摆位基准线

1. **听眶线**（anthropological basal line，ABL）　外耳孔与同侧眶下缘的连线。与解剖学的水平线平行。

2. **听眦线**（orbitomeatal basal line，OMBL）　外耳孔与同侧眼外眦的连线，通常称为听眦线。与 ABL 约呈 12°～15° 角，是 X 线摄影和做 CT 检查时实用的基准线。

3. **听鼻线**（acanthiomeatal line）　外耳孔至同侧鼻翼下缘的连线。

4. **听口线**（mouthmeatal line）　外耳孔至同侧口角的连线。

5. **听眉线**（glabellomeata line）　外耳孔至同侧眉弓上缘的连线。

6. **瞳间线**（interpupillary orinterorbital line，IPL）　两瞳孔间的连线。

(二) X 线摄影常见体位(图 1-1-1)

1. **后前位片** 患者俯卧于摄影床上,前额和鼻部紧贴台面,两侧外耳孔与床面等距,听眦线与台面垂直。标准后前位像上岩骨与眼眶重叠,矢状缝应成一条直线与蝶骨嵴垂直,居颅骨之正中。可观察头颅之大小、形状及颅盖骨,并可通过眼眶观察岩骨及内听道。

2. **侧位片** 患者俯卧于摄影床上,头侧转,被检侧耳部紧贴台面,被检侧上肢放于身旁,对侧屈肘支撑下颌,瞳间线垂直于床面。蝶鞍之前床突两侧应重叠,下颌关节也应彼此重合。可观察头颅大小及形状,蝶鞍形态可清晰显示;前、中、后颅窝的关系以及颅缝、血管压迹、脑回压迹及钙化松果体的位置。

头颅正侧位片是最常规的头颅 X 线摄片体位,其适应证为:①颅脑先天发育和后天因素所致头颅的大小与外形异常;②颅内压力增高;③颅内病理性钙化;④局限性骨质破坏和增生;⑤颅颈交界的畸形。

3. **颅底片** 患者仰卧于摄影台上,头颅正中面对台面中线,头尽量后仰,使头顶与台面接触,听眦线尽量与胶片平行,暗盒上缘超出前额部,下线超出枕外隆凸,球管中心线对准两侧下颌角连线中点,与听眦线垂直。用来观察颅底中后颅窝的情况,一些后颅窝的结构如颅底的卵圆孔、棘孔、破裂孔、翼内外板和岩骨及中耳乳突均可清楚显示。内听道也显示较好。鼻咽癌常有颅底骨破坏。

4. **蝶鞍侧位片** 取头颅标准侧位。将蝶鞍置于暗盒中心。体表定位点:外耳孔与外眦联线中、后 1/3 交点向上 2.5cm 处为蝶鞍中心。蝶鞍的大小因人而异,用径线测量其前后径为 8~16mm,平均

11.5mm,深度为 7~14mm,平均 9.5mm。鞍内肿瘤引起蝶鞍骨壁的压迫而使之呈球状扩大,严重时可有骨质结构的吸收破坏。鞍旁肿瘤常使一侧鞍背侵蚀而缩短,蝶鞍呈蝶形,上口较宽,前后径加大,亦可伴骨质吸收破坏。

5. **视神经孔片** 投射时要求患者俯卧于摄影台上,肘部弯曲。两手放于胸旁,头部转向对侧,被检侧眼眶放于暗盒中心。颧骨、鼻尖和下颌隆凸部三点紧靠暗盒,使头部矢状面与暗盒成 53°角,听鼻线与暗盒垂直。视神经孔在眼眶外下方显影。视神经孔扩大见于视神经和视神经鞘的原发性或继发性肿瘤。遇有解剖结构形态异常或由于外伤、意识不清等不易合作患者时,其摄影体位、胶片与中心线倾斜角度可根据具体情况灵活运用;头颅部分组织密度较高,应尽量使用滤线器,减少散射线对照片的影响。

三、临床意义

X 线平片方法简单、经济、无创,对发现骨质改变有较高的应用价值,在颅骨和脊椎骨折多能够明确诊断;对颅骨和脊柱结核、炎症、肿瘤、先天性发育异常等的诊断价值亦很高,颅内及椎管内占位性病变也常需平片了解骨质结构的浸润情况。然而,X 线平片检查在中枢神经系统的应用价值有很大的限度,对颅内和椎管内病变,需选用 CT 或 MRI 检查。尽管 CT 与 MRI 对神经系统疾病的诊断有其独到之处,但其空间分辨率远远不如 X 线摄片,尤其对骨疾病的诊断,CT 与 MRI 远不如 X 线片直观。相当多 CT 与 MRI 诊断必须以 X 线摄片为基础进行对照分析。因此,X 线检查仍不失为神经系统疾病的最基本和重要的检查手段。

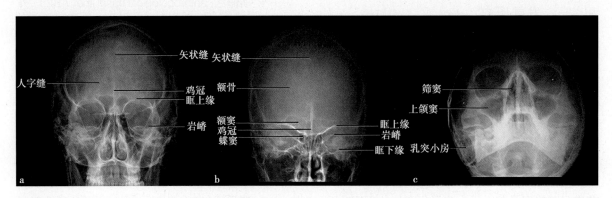

图 1-1-1 不同体位的颅骨 X 线片
从左往右依次是后前正位(a)、汤氏位(b)、华氏位(c)

（韩鸿宾）

第二节　颅脑 CT

一、发展历史

由于普通 X 线只能把人体内部形态投影在二维平面上，因此会引起成像器官的前后重叠，这导致很多病变难以发现。于是，科学家开始了探寻新技术来弥补 X 线技术的不足。1972 年，英国电子工程师 Godfrey Hounsfield 宣布基于 X 线的新成像技术——计算机体层成像（computer tomography，CT）的诞生，并且在 1979 年与研究 CT 重建的学者 Allan Cormack 共同分享了当年诺贝尔生理学或医学奖，在诺贝尔颁奖的致辞中 Hounsfield 阐明了 CT 的重要意义："实现人体的薄层成像，可获得三维数据，然而更主要的是其具有极高的敏感性，可区分不同软组织成分，比如肝脏和肾脏"。1972 年诞生的第一台 CT 机由于扫描孔径较小，在研发的 2 年之内仅用于颅脑检查，从而使神经放射学家第一次可以对脑实质进行直接观察和测量。多年来，CT 成像技术一直围绕如何增快扫描速度、提高图像质量和增加扫描范围三个相互制约的因素发展，最终多层螺旋 CT 的出现使三者得到了完美的融合。CT 自诞生之日起一直飞速发展，经历了多代发展后，现已实现三维容积成像、低剂量成像、全脑灌注成像和头颈联合血管成像等功能。

CT 发展可分为不同阶段，但其划分标准并不统一：可按照 CT 扫描方式分为 5 个阶段，包括：采取笔形 X 线束以及旋转 / 平移方式进行扫描的第一代 CT；采取扇形 X 线束的第二代 CT 机；采用多探测器（高达 300～800 个）及 X 线管作旋转运动的第三代 CT 机；探测器增加到 1000～2400 个，并采取环状排列、固定不动模式，形成反扇束扫描的第四代 CT 机；采用电子束 X 线管、具有惊人扫描速度（达到毫秒级）的第五代 CT 机；但是这种分级与临床效能并不相符，由于各种原因第四、五代 CT 机已逐渐被淘汰，以第三种 CT 机为原型的螺旋扫描 CT 机是临床上应用最广泛和发展最快的机型。因此也可将 CT 机的发展大致分为两个阶段，包括：从 CT 发明到螺旋 CT 出现前的非螺旋 CT 阶段和螺旋 CT 阶段。第一阶段的意义是改变了医用 X 线的诊断方式，目前仅保留了其历史意义；第二阶段则是在第一阶段基础上发展和丰富了横断面 X 线诊断的手段。

二、CT 成像原理和基本概念

CT 成像基本原理：以一定厚度的 X 线束从多个方向对人体进行扫描，由探测器接收透过人体的 X 线，经光电转换器转变为电信号，再经模拟 / 数字转换器转为数字，输入计算机处理后进行图像重建得到反映不同组织密度的 CT 图像。图像重建过程如下：将人体接受扫描的层面分成若干个体积相同的立方体构成体素，根据接收到的 X 线能量计算每个体素的 X 线吸收系数，构建基于此的数字矩阵，再将此体素中数字经数字 / 模拟转换器转为灰阶不等的小方块，称之为像素；并按原有矩阵顺序排列即构成 CT 图像；所以，CT 图像是由一定数目像素组成的灰阶图像，是重建的断层图像。

在 CT 成像中一些基本的概念应该熟练掌握：

滑环技术：是螺旋 CT 得以实现的关键技术，所谓滑环是圆形宽带状封闭的铜条制成的同心环，代替电缆实现机架固定部分和旋转部分之间的馈电和信息传输，从而可以使球管朝一个方向连续旋转并进行扫描，显著提高球管运转速度。

CT 值：是 X 线经过体素的衰减值，是以 Hounsfield 为单位（简称 Hu）人工设定的刻度值，其中将空气的 CT 值设定为 -1000Hu、骨皮质密度为 +1000Hu、人体所有结构的 CT 值均位于此两者之间，另将水的密度值设定为 0Hu。根据病变密度高于、低于或等于所在器官的密度而分为高密度、低密度或等密度病变。如果密度不均，有高有低，则为混杂密度病变。

空间分辨率：是指可区分最小物体的能力以及成像系统观察细节的能力，即可区分两物体的最短距离。主要与探测器的数量和图像重建的方法有关。探测器数量越多、质量越好，数据的采集点就越多，允许进行更薄的切层，其空间分辨率越高。

密度分辨率：是指在低对比的情况下，图像中能够区分物体密度微小差别的能力，用百分数来表示。如果 CT 的密度分辨率为 0.2%，即表示当相邻两种组织密度差小于 0.2%，CT 就能将它分辨出来；小于这个差值则因机器噪声干扰而无法分辨。主要与 X 线的电流强度、探测器灵敏度和采集层厚等因素相关。

窗宽和窗位：窗宽是指显示图像时所选用的灰度级的范围，只有在这个范围内的不同数值才有灰度级的变化，否则显示为黑色或白色的影像。窗位用来表示对应灰度值的中心位置。通过调节窗宽和窗位来改善图像对比度，统称为窗口技术，其基本选择原则是：根据检查的需要，采取与要观察的组织器官最佳密度值为窗位，再根据对比度的要求，选用适当的窗宽进行图像观察，才能获得既有一定层次，又有良好对比度的优质图像，例如，观察脑实质和颅骨需要不同的窗宽、窗位以便观察各自的形态。神经系统检查如观察脑实质等软组织结构（CT 值在 30～45Hu 间）窗位常设置为 35Hu，窗宽 80～100Hu；如观察骨质等结构，窗位常设置为 250～350Hu，窗宽 1000～1500Hu。

部分容积效应：在同一扫描层面内含有两种以上不同密度而又相互重叠物质时，所测得的 CT 值不能如实反映该任何一种物质的 CT 值，这种现象称为部分容积效应。在诊断中，由于部分容积效应的存在，致使小于层面厚度的病变虽可显影，但其 CT 值不能真实反映该组织的 CT 值，如果病变组织比周围密度高而其厚度小于层面厚度，则测得的 CT 值比实际小，且病变边缘模糊。相反，病变组织比周围密度低，而其厚度小于层面厚度，则测得的 CT 值比实际高。因此，对于小病变 CT 值的评价要进行客观的分析。

伪影（artifacts）：在成像过程中由于设备或被检查者的原因而产生的一些与被扫描的组织结构无关的异常影像。常见的伪影有线束硬化伪影、运动伪影和机器故障伪影等。

重组技术：对扫描后获得的原始数据进行计算、组合后形成新的数据，改变原有的扫描断面显示模式，以便更清楚地了解所要观察的组织及病灶的位置、大小、结构、形态和相互关系。目前临床常用的临床三维重组显示技术包括：多平面重组（multi-planar reformation，MPR）、最大密度投影（maximum intensity projection，MIP）、容积再现（volume rendering，VR）。

三、CT 检查技术

平扫指不用对比增强剂或造影的扫描，在所有病例中均应做平扫后再酌情进行强化 CT 检查。常规头颅 CT 检查采用听眦线（即外耳道中心与外眦的连线）为基线，以层厚 5mm 进行扫描。

增强扫描是指静脉注射水溶性有机碘对比增强剂后的扫描，注射后血液内的有机碘浓度增高，导致血管和血供丰富的组织器官或病变组织碘含量较高，而血供少的病变组织则含碘量较低，从而产生密度对比，有利于发现平扫不显示或显示不清晰的病灶，同时根据强化特点，有助于对病变进行定性。根据扫描方式可以分为常规增强扫描和动态增强扫描。神经系统检查一般都采用常规增强扫描，动态增强扫描是指在注射对比增强剂的短时间内对兴趣区进行快速连续扫描，常用于脑灌注成像。

CT 灌注成像（CT perfusion，CTP）：经静脉团注对比剂后，对脑在固定的层面进行连续扫描，得到多帧图像，通过不同时间影像密度的变化，绘制出每个像素的时间 - 密度曲线，而算出对比增强剂的达峰时间（time to the peak，TTP）、平均通过时间（mean transit time，MTT）、局部脑血容量（regional cerebral blood volume，rCBV）和局部脑血流量（regional cerebral blood flow，rCBF）等参数，再经假彩色编码处理可得 4 个参数图。分析这些参数与参数图可了解感兴趣区毛细血管血流动力学，即血流灌注状态。当前主要用于急性或超急性脑出血局部缺血的诊断、脑梗死及缺血半暗带的判断。

多平面重组（MPR）：在对患者进行横断位扫描后，可以应用这些数据重组并重建出另外两个断面的图像（冠状面和矢状面）以及任意斜面的图像，原始横断面的层厚越薄，重组的图像越清晰，最终可以实现各向同性成像，即在所有方向上空间分辨率几乎相同的成像。

容积再现（VR）：进行容积扫描后，通过重组可获得三维立体图像，使被检查器官的影像有立体感，并可通过旋转而在不同方位上观察。多用于颅骨骨折的显示和 CT 血管成像。

CT 血管成像（CT angiography，CTA）：CTA 是基于血管内对比增强剂的高浓度和高密度进行血管重建。目前最常采用智能追踪法，利用对比增强剂智能追踪软件，先低剂量获得上颈部平面横断面一层，将感兴趣区放在颈内动脉内，设定触发阈值后实行连续扫描实时监测，观察动态密度变化曲线，当颈内动脉 CT 值达到或超过设定阈值时，系统自动启动 CTA 数据的采集扫描，最后得到头颈部血管的容积数据。CTA 不仅可以清晰直观地显示脑内外动脉的狭窄以及是否有斑块形成，还可以观察血管走向是否迂曲，周围是否有腔外压迫与颈椎骨质增生，与 CTP 结合能更早期地显示颅内供血的异常，对脑缺血的病因和结果进行同步分析（图 1-2-1）。

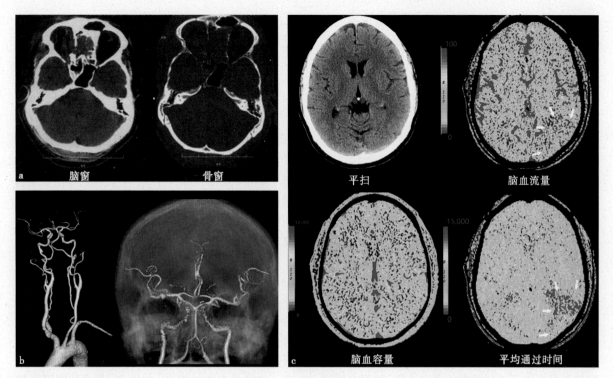

图 1-2-1 CT 血管成像

a. 颅脑在不同窗宽窗位下的 CT 图像；b. 采用 VR 技术的头颈 CTA 图像；c. 脑血流灌注技术显示左侧颞、枕交界区早期缺血改变

四、CT 研究进展

多层螺旋 CT 发展迅速，其扫描时间显著缩短、扫描能力显著提升、辐射剂量逐渐下降，能谱 CT、平板 CT 是目前的两个发展方向。双能 CT（dual-energy/spectral CT）的概念早在 1976 年就已经提出，但由于硬件设备发展的限制，实用的能谱 CT 机在 2009 年才进入临床。能谱 CT 基于人体同一组织对不同光子能量及不同组织对同一光子能量吸收能力的差异进行成像，即根据能量水平差异和组织特异性两个参数成像，因此可以利用不同能量水平的单能 X 线，得到相应能量水平的 X 线衰减系数，从而重建 CT 图像，即能谱成像。与常规 CT 相比，能谱 CT 具有多参数、定量分析的能力，它不仅能够获得基于物质密度及其分布的图像，还能获得不同能量水平的单能量图像，而且能根据所得到的能谱曲线计算出该病变或组织的有效原子序数，对病变组织成分进行鉴别；另外，能谱 CT 可以显著减少辐射剂量，从而实现了辐射小剂量和图像高质量的完美融合；最后，能谱 CT 能够有效抑制射线硬化伪影，在颅底检查中具有明显的优势。目前能谱 CT 在神经系统中主要应用于以下几个方面：①后颅窝病变检查；②鉴定肿瘤性病变的良恶性，

实现肿瘤组织的定性、定级分析；③颅内出血的病因诊断；④低剂量头颈 CTA 检查；⑤减少动脉支架或弹簧圈的硬化伪影，部分代替 DSA 检查，对术后患者进行复查评估。

随着 CT 探测器排数的几何级数增加，探测器单元增加附带的连间缝隙数量也逐步增加，传统探测器结构及数据采集系统均面临着信号损耗增加、X 线接受效率降低等难题。平板 CT 可以大幅度提高 X 线的探测范围，因此实现从常规形态学检查到功能性成像的飞跃，可以实现一圈扫描全脏器覆盖，一次增强全器官功能检查（包括全器官动脉期、静脉期、动态成像、全器官灌注和分析），实现了空间三维与时间维度结合的四维检查。平板 CT 可以大幅度降低信号损耗及提高信噪比，仅需常规 CT 辐射剂量的 20%，即可实现高质量的成像。

（韩鸿宾）

第三节 颅脑 MRI

磁共振成像（magnetic resonance imaging，MRI）是利用体内带电质子在磁场环境下可以吸收特定频率的射频脉冲从而发生共振的现象进行成像。自 1977 年 Raymond Damadian 第一次对人体胸部

进行成像至今，MRI 是影像学发展最为迅速的领域，目前全世界的装机量达到 10 万余台。

一、发展历史

（一）从原子结构到磁共振现象与理论基础的确立（1911—1946 年）

20 世纪初，许多物理学家对原子结构提出多种模型，Ernest Rutherford 基于前人的研究在 1911 年提出的核型结构假说：原子中的全部正电荷和几乎全部质量都集中在原子中央一个很小的体积内，称为原子核；原子中的电子绕核转动。他们共同开启了原子时代的大门，随后几年科学家即记录到原子核的磁矩特性，B.G.Lasarew 和 L.W.Schubnikow 被认为是最早发现核磁现象的人。1937 年，在他们对固态氢的研究中测出氢的核磁矩值，并发现氢核磁矩在很短时间内可以达到热平衡。

磁共振的发现主要归功于两位美国理论物理学家 Felix Bloch 和 Edward Purcell，他们率领的小组彼此独立地开展磁共振的研究工作，他们几乎同时发现，在外磁场作用下，试管中某些纯物质样品（如氢原子核）会吸收一定频率的电磁波。他们证实了，在主磁场的垂直方向上用适当的射频波对进动的原子核进行激励可使其进动角度增大，停止激励后原子核又会恢复到激励前的状态，并产生与激励电磁波同频率的射频信号。由于这个杰出贡献，他们共同获得了 1952 年诺贝尔物理学奖的殊荣。

（二）磁共振波谱和信号测量技术的发展（1946—1972 年）

由于发现磁共振频率依赖于核所在的化学环境，这引起化学家的极大兴趣。将检测到的磁共振信号记录到频率域上，就得到磁共振波谱。1950 年北京大学虞福春教授与 Procter 共同发现了磁共振"化学位移"，开辟了应用磁共振来测定化学结构的重要科学领域，即产生了磁共振波谱这一边缘学科。1953 年，磁共振发现不久，Felix Bloch 和 Edward Purcell 分别研制出了世界上最早的磁共振谱仪。此后，磁共振主要被化学家和物理学家用来研究物质的分子结构。磁共振成为鉴定化合物结构、研究化学动力学、追踪化学反应过程的重要分析工具，涉及的领域也逐渐拓展到有机化学、考古学、生物化学、植物学、动物学、药物化学、化学工业、石油工业、橡胶工业、食品工业和医药工业等。1967 年，Jasper Johns 等人首先在活体动物体内检测出氢、磷和氮的磁共振信号，开创了生物体组织化学分析的新纪元。1970 年，美国内科医生 Raymond Damadian 对已植入恶性肿瘤细胞的鼠进行了 MR 实验，发现正常组织与恶性组织的磁共振信号明显不同，构建了生物体成像的基础。

（三）磁共振成像技术的诞生和发展（1973 年—至今）

1. 磁共振技术的诞生（1973—1978 年） 1973 年美国 Paul C. Lauterbur 采用三组线性梯度磁场 G_x、G_y 和 G_z 来选择性地激发样品，利用投影重建法，获得了两根纯水的玻璃毛细管置于一根装有重水玻璃试管的一幅二维磁共振图像。几乎与 Lauterbur 同时，英国学者 Peter Mansfield 也提出用线性梯度场可有效获取磁共振的空间分辨率的结论。由于他们在磁共振研究中的重大贡献，Mansfield 和 Lauterbur 共同荣获了 2003 年诺贝尔生理学或医学奖。他们的工作是 MRI 诞生的基础。1975 年，瑞士的 Richard Robert Ernst 领导的小组报道了快速傅里叶成像法，研究出二维磁共振技术。脉冲傅里叶变换进入磁共振是磁共振成像革命性的变革。该成像方法效率高、功能多、形成的图像分辨率高、伪影小，目前医用 MRI 设备均采用该方法。由于他在发展高分辨率磁共振方向所作出的杰出贡献，Ernst 荣获了 1991 年的诺贝尔化学奖。1977 年，Damadian、Larry Minkoff、Michael Goldsmith 一道，建成人类历史上第一台名为 Indomitable 的全身磁共振成像装置，并获得了人类第一幅胸部 MRI 图像。

2. 磁共振成像技术迅速发展（1978—1999 年） 1978 年，Mansfield 与 Maudsley 用梯度回波进行信号采集，得到比自旋回波（spin echo，SE）序列更快速的成像技术。同年 Mansfield 提出平面回波序列的概念。1986 年，J.Hennig 利用单位重复时间（time of repetition，TR）内的多次 180° 脉冲实现快速扫描，J.Hennig 因此被称为"FSE 之父"，并且获得了 2003 年的 Max Planck 生物与医学研究成就奖。同年 Haase 与 Frahm 提出快速小角度梯度回波技术，包括扰相梯度回波与稳态重聚相位梯度回波技术。

20 世纪 90 年代中期，更多的序列与成像技术涌现，大大提高扫描速度、显著减少各种伪影，平面回波成像（EPI）技术也得以发展并商业化。

3. 磁共振功能成像时期（1985 年—） 在 MR 成像技术取得突飞猛进的同时，临床医学专家对 MRI 的应用研究也取得了日新月异的成就。20 世纪 90 年代，随着 MRI 脑功能成像技术的迅速发展，一门新的交叉学科——神经功能成像学迅速兴起，MRI 进入功能成像时期，其标志性技术包括弥散加权成像、弥散张量成像、血氧水平依赖法。

1985 年，Taylor 和 Bushel 设计并实现了弥散加权成像。1986 年法国 Denis Le Bihan 首先在活体上进行了磁共振成像。1990 年，美国 Michael Moseley 在猫脑缺血模型中的研究证实在常规 MRI 尚未显示脑梗死病灶时，弥散加权成像即可明确显示病灶。1994 年 Basser 教授发表了有关弥散张量成像的论文，提出利用扩散张量可以显示脑内神经传导束的形态。1990 年贝尔实验室的 S.Ogawa 提出血氧水平依赖脑功能成像技术，1993 年其应用 EPI 序列进行脑功能成像取得成功。

4. 磁共振分子成像的兴起（2000 年—）　随着分子和细胞生物技术的快速发展、基因组的不断破译，人们对于疾病的认识逐渐深入，许多疾病在基因水平上得到了正确的解释。21 世纪初期，分子影像的兴起为 MRI 开启了一扇新的大门——MR 分子成像。1999 年，美国的 Weissleder 最早提出了分子影像学的概念。目前认为分子影像学是一门应用影像学的方法直接或间接地检测和记录一些与生物化学、生物学、诊断学和治疗学相关的分子或细胞的分布与变化情况的学科。以特殊分子作为成像对象，其根本宗旨是将非特异性物质成像转为特异性分子成像。目前主要应用的技术有分子探针、基因标记、磁性对比剂标记、显微成像和磁共振波谱成像。

二、MRI 技术原理

人体内含有多种带有奇数正电核的原子核，比如 ^1H、^{13}C、^{19}F、^{31}P 等，这些原子核是磁共振成像的物质基础，本书以人体内最为丰富的 ^1H 原子核为例讲解 MRI 成像原理。

带一个正电核的氢原子核以自旋运动的形式存在，由于这种自旋运动使氢原子核产生磁矩，但是在正常状态下由于体外环境的磁场强度非常微弱（地球的磁场强度仅为 0.5Gauss），每个氢原子核磁矩的方向都是随机的，整体上看并不产生任何磁场，因此人体在正常情况下并不呈现磁化状态。但是如果将人体置于磁场强度高达 1.5T（15 000Gauss）甚至 7T（70 000Gauss）的主磁场环境内，在主磁场作用下体内氢原子核的磁矩方向呈现顺主磁场或逆主磁场的排列，人体将呈现出类似于磁针的磁化状态，"磁针"的两个极分别由具有不同磁矩方向和不同数量的氢原子核组成。这些自旋的氢原子核将围绕着主磁场的方向形成新的运动，这种运动形式称为进动。进动的频率与主磁场强度和原子核本身具有的旋磁比成正比关系：

$$进动频率 = 磁场强度 \times 旋磁比$$

氢原子核的旋磁比是 42 534 200Hz/T，因此在 1.5T 和 3.0T 的主磁场内氢原子核的进动频率分别是 63.80MHz 和 127.74MHz。根据玻尔兹曼分布定律，磁矩顺着主磁场方向的氢原子核的数量要多于逆着主磁场方向的氢原子核，并且这种数量的差异取决于外磁场强度，在 1.5T 下这种差异量级是 9×10^{-6} 个，结果在顺着主磁场的方向产生了核磁矩的磁化强度矢量和 M_0（图 1-3-1）。M_0 是 MR 成像的关键参数，无论哪种 MR 成像方法，其测量对象均是 M_0，其 MR 图像中信号强度反映的就是不同情况下组织的 M_0 的基本特性，如 M_0 的强度、弛豫时间等。

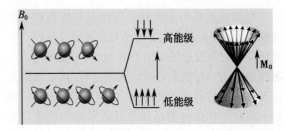

图 1-3-1　在主磁场 B_0 存在的情况下，氢原子核的磁矩呈现顺磁场或逆磁场方向的排列，并且磁矩顺磁场方向、处于低能级的氢原子核数量要多于高能级原子核，从而产生顺主磁场方向的净磁化强度矢量 M_0

由于 M_0 远小于 B_0，且经过一段时间后其大小、方向均呈现稳定状态，根据电磁感应定律，这种稳定的磁场并不能产生可检测的信号。因此为了准确测量，需要用具有共振频率的射频脉冲将 M_0 翻转至与 B_0 垂直的平面上，在关掉射频脉冲后，M_0 可逐渐恢复到沿 B_0 方向的稳定状态，在此过程切割感应线圈，产生可被检测的电信号，利用梯度线圈对这些信号进行空间定位后，可以提取出每个像素内的信号特征，从而形成可反映不同组织特性的 MR 图像。为了与实际工作密切结合，我们按照硬件构成来详细介绍 MR 成像的原理。

三、磁体系统

磁体系统的主要作用是提供外加磁场，使人体发生磁化，产生 MRI 系统测量的对象 M_0。目前临床使用的磁体包括永久磁体、常导磁体和超导磁体三种类型。永久磁体是最早用于全身磁共振成像的磁体，由具有铁磁性的永磁材料构成，目前主流材料是稀土钕铁硼，一般可提供 0.45T 以下的场强，同时由于磁场的永久存在，要注意防范不可逆的磁性相关意外事件发生（图 1-3-2）。常导磁体是在常温下给线圈通电进而产生磁场，磁体线圈常由铜或者铝导线绕制而成，其可提供 0.4T 以下的较均匀磁场，其缺点是运行和维护费用高、磁场均匀性和稳定性较差，已在市场上逐渐消失。超导磁体是在液氦建立的低温环境内给予超导体线圈通电产生磁场，超导线圈常用材质是铌-钛合金，其建立的磁场强度高、稳定性和均匀性均较好，目前 0.5T 以上的磁体场强均采用超导磁体（图 1-3-3）。

四、线圈系统

除了磁体系统外，磁共振最重要的系统是线圈系统。根据使用目的分为射频线圈和梯度线圈。

（一）射频线圈

射频线圈是与 MR 信号的激发和接收相关的线圈，分为发射线圈、接收线圈或发射 - 接收一体化线圈。射频发射线圈用于将 M_0 从主磁场的方向翻转 90°，使 M_0 成为可被检测的信号；接收线圈是在发射射频停止后，接收 M_0 信号变化的线圈；发射 - 接收一体化线圈是同时具备发射和接收功能的一组线圈，但是由于要兼顾收发，因此不能使发射和接收时都达到最好的性能，故一般不使用。

射频（radio frequency，RF）是一种电磁波，其频率范围一般是 8.52～127.32MHz（相当于 0.2～3T 的 MRI）。采用与氢原子核进动频率相同频率的射频脉冲，可引起氢原子核的共振，从而可将 M_0 从主磁场方向（Z 轴）翻转任意角度，如果翻转的角度为 90° 或 180°，这种 RF 称为 90° 脉冲或 180° 脉冲。将 M_0 偏转的角度称为翻转角（flip angle，FA）。翻转的 M_0 将在主磁场方向（Z 轴）和与其垂直的平面（X-Y 平面）产生矢量分别称为纵向磁化矢量和横向磁化矢量（图 1-3-4）。

当外加的 RF 关闭后，已共振到高能态的氢原子核将跃迁回低能级状态，这将在 Z 轴和 X-Y 平面产生两种效应。在 Z 轴表现为 M_Z 将自动趋于平衡值 M_0，此过程称为纵向弛豫（longitudinal relaxation），由于此过程中原子核与周围的物质（晶格）相互作用并释放能量，因此也称为自旋 - 晶格弛豫。磁共振常用的 T_1 值即是表征此过程快慢的特征量，其定义为：纵向磁化矢量由零增长到其最大值 63% 所用的时间。不同生物组织具有自身特有的 T_1 值，大部分生物组织的 T_1 值在 200～

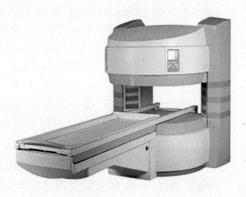
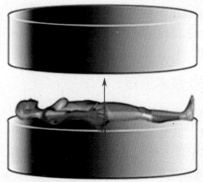

图 1-3-2 永磁磁共振设备示意图及其产生的主磁场 B_0

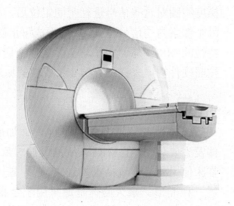
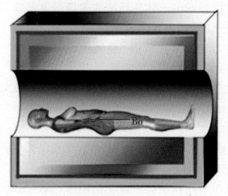

图 1-3-3 超导磁共振设备示意图及其产生的主磁场 B_0

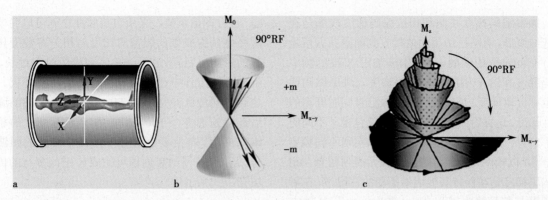

图 1-3-4　a. Z、X、Y 坐标方向示意图；b、c. 位于主磁场中的氢原子核沿着主磁场方向（Z 轴）产生净磁化矢量 M_0；在 90° 脉冲的作用下，氢原子核发生共振，从低能量状态（+m）跃迁至高能量状态（−m），宏观表现为 M_0 位于 Z 方向的矢量 M_z 逐渐减少并最终减少为 0；同时由于 RF 产生了与 B_0 垂直的磁场 B_1，翻转的 M_0 将在 XY 平面产生磁化强度 M_{XY}，产生了可被检测的信号。M_0 从 Z 轴翻转到 X-Y 平面的运动轨迹如 C 所示，称为章动，在脉冲关闭后将呈现反向运动轨迹进行弛豫恢复

3000ms。在 X-Y 平面则表现为 M_{XY} 逐渐衰减到零，此过程被称为横向弛豫（transverse relaxation），此过程中能量是在自旋核之间发生交换，而整个核系的总能量并没有发生改变，因此也称为自旋 - 自旋弛豫。磁共振常用的 T_2 值即是表征此过程快慢的特征量，其定义为：横向磁化矢量由最大值衰减到 37% 时所需的时间。大部分生物组织的 T_2 值在 50～200ms，比 T_1 值短得多。

由于磁化矢量 M_{XY} 在平面内进行运动，根据电磁感应定律，当在 X 轴或 Y 轴方向设置一个接收线圈，将在接收线圈两端感应出一个很小的电动势，这个电动势就是磁共振信号，称为自由感应衰减信号（free induction decay signal，FID）。通过调整 FID 信号的采集时间，可以重建出反映组织 T_1 值和 T_2 值特征的 MR 图像（图 1-3-5）。

（二）梯度线圈

梯度线圈包括匀场线圈以及成像梯度线圈。

为了较好的成像质量需要主磁场具有较高的磁场均匀性，不均匀的磁场将导致信号丢失、噪声增加、图像模糊、图像变形等问题，从而对图像诊断产生影响，目前要求主磁场的非均匀性要小于 5ppm（ppm 表示 10^{-6}）。为了实现这个目标，可采用恒定电流的匀场线圈，产生匀场磁场来补偿主磁场的非均匀性，从而大幅度提高成像质量，特别适用于快速成像和相位敏感性成像。

梯度线圈主要是为了对接收到的磁共振信号进行空间定位而研发。其原理是在射频脉冲发射和信号接收过程中分别在三个垂直方向按照一定的时间顺序施加梯度磁场，这将导致空间不同位置的氢原子核具有不同的进动频率或者获得不同的进动相位，借此实现对接收到的 MRI 信号进行空间定位。

磁共振成像首先必须进行层面选择，采用层面选择梯度线圈在主磁场方向（Z 方向）上施加线性梯度磁场 G_{slice}，一般梯度场强为 1～4Gauss/cm，这种梯度磁场的施加将导致氢原子核的进动频率在 Z 轴方向呈现轻微差异，通过选用频率在此差异范围内的某一带宽的射频脉冲，可以选择性地激发带宽频率范围内的氢原子核，而其他部位的氢原子核不发生共振现象，从而实现层面的选择。

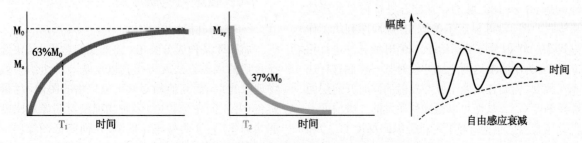

图 1-3-5　T_1 弛豫、T_2 弛豫和自由感应衰减信号
从左往右依次是 T_1 弛豫、T_2 弛豫和自由感应衰减信号图

频率编码梯度线圈和相位编码梯度线圈是在层选结束后，对从已选层面内接收到的磁共振信号进行空间定位的线圈，可分别施加沿 X 轴的频率编码梯度和沿 Y 轴的相位编码梯度。频率编码梯度也称读出梯度，是在接收磁共振信号同时开启的线性梯度，这样得到的 MR 信号中就包含了不同的频率信息，采用傅里叶变换后即可实现不同频率的分离，以频率差标定各像素体积元的列信息。相位编码梯度是在保持其他因素不变的情况下，在射频激发与信号接收过程之中，多次施加沿 Y 轴方向的不同梯度场，对进动频率相同的每列磁化矢量的相位进行干扰，来区分行信息。在临床实践中，频率编码方向和相位编码方向是可以任意选择的，其方向的选择主要考虑扫描时间、运动伪影、图像重叠失真等因素，对于横断位而言，如果选 X 方向为相位编码方向，则 Y 方向为频率编码方向，反之 Y 方向为相位编码方向，则 X 方向为频率编码方向。

五、谱仪系统

谱仪系统是 MRI 系统的控制部件，相当于 MRI 的大脑，控制和实现了 MRI 系统中硬件部分各个组件的工作时序以及各种波形和信号的产生和发送、接收与处理，可构建多种脉冲序列从而得到不同品质的图像。磁共振脉冲序列是指按照一定时间排列的、用于激发和获取 MR 信号进而形成图像的射频脉冲和梯度脉冲串，主要目的是实现不同对比度和速度的成像。充分理解各种脉冲序列的基本构建和特点是保证 MR 图像技术质量和提高诊断准确率的前提。由于脉冲序列类型繁多，并且即使同一序列各厂商命名也不统一，因此常会给临床工作者带来困惑，但其基本分为以下 3 类：自旋回波（spin echo，SE）脉冲序列及其衍生序列、梯度回波（gradient-recalled echo，GRE）脉冲、平面回波成像（echo planar imaging，EPI）序列。

SE 序列是 1950 年由 Hahn 首创，是理解 MR 成像原理的最基础的序列。SE 脉冲序列最主要的特点是 90° 和 180° 脉冲相互配合进行信号的激发和接收。图 1-3-6 显示了典型 SE 脉冲序列的工作方式：在 90° 射频脉冲后给予 180° 射频脉冲进行相位重聚，为了实现这两个脉冲仅对某一层面进行选择性激发，需要在这两个脉冲发射的同时开启层面选择梯度 G_{slice}，从而可以得到所激发的二维层面上所有像素内的信息，再采用相位编码梯度 G_{pahse} 和读出梯度 G_{read}（也称频率编码梯度 $G_{frequence}$）对这些信息进行解析，从而得到二维层面内每个像素的信息，进行图像重建。采用自旋脉冲序列可以简单地阐释磁共振成像的图像对比度与相关参数变化对其的影响。目前，由于 SE 序列成像时间过长，在临床实际工作中已逐渐被快速自旋回波替代。快速自旋回波脉冲是一个 TR 内在第一个 180° 脉冲后连续施加多个 180° 脉冲，配合逐渐变化的相位编码梯度，产生多个具有不同相位信息的回波信号，从而在一个 TR 内即可完成 K 空间多行的信息填充。

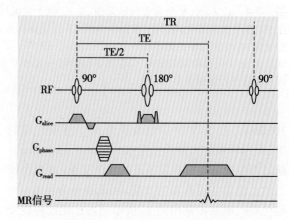

图 1-3-6　自旋回波序列设计示意图

GRE 序列是直接缩短 TR 的脉冲序列，主要的特点是去除 180° 的重聚脉冲，采用小角度激发脉冲。目前 GRE 临床最常用的序列包括扰相梯度回波和横向磁化相位重聚序列两种。

EPI 序列是目前最快的 MR 成像序列，在一个 TR 内即可完成整幅图像的采集，全脑数据在数秒之内即可采集完毕。根据射频激励次数不同分为单次激发 EPI 和多次激发 EPI。

以上就是通过谱仪系统构建的三种基础脉冲序列，调整脉冲的作用方式不仅可以得到反映组织内质子密度、T_1 值、T_2 值等参数的不同加权图像，而且可以对部分组织如水、脂肪的信号进行选择性抑制，极大促进了临床诊断的发展。

六、临床与科研应用

（一）磁共振加权成像

加权即某种成分突出、比重大的意思，只要选择合适的成像方法就可得到以反映一种组织参数物理量为主，而其他物理量可以忽略的图像，尽量避免（并不能完全避免）多种物理量对图像对比度的共同作用，使信号相互抵消，从而降低图像质量的问题。在诊断中常用的加权图像包括：质子密度加权像（proton density weighted imaging，PDWI）、

T_1 加权像（T_1 weighted imaging，T_1WI）、T_2 加权像（T_2 weighted imaging，T_2WI）、T_2^* 加权、弥散加权成像（diffusion weighted imaging，DWI）及磁敏感加权成像（susceptibility weighted imaging，SWI）（图 1-3-7）。

采用 SE 序列将重复时间（time of repetition，TR）与回波时间（time to echo，TE）分别设置为 2000ms 及 30ms 左右，将得到质子密度加权像，图像对比度由各组织被激活的质子密度或浓度的差异来决定，质子密度高的组织（如脂肪）信号强，质子密度低（如颅骨）信号低。

采用 SE 序列将 TR 与 TE 分别设置为 500ms 及 20ms 左右，将得到 T_1 加权像，图像对比度主要由组织的 T_1 差别所致，短 T_1 组织（如脂肪）信号强、长 T_1 组织（如脑脊液）信号弱。

采用 SE 序列将 TR 与 TE 分别设置为 2500ms 及 100ms 左右，将得到 T_2 加权像，图像对比度主要由组织的 T_2 差别所致，短 T_2 组织（如脑白质）信号弱、长 T_2 组织（如脑脊液）信号强，在大多数情况下，病理组织的 T_2 值均要高于脑实质组织，T_2 加权图像可以较好地显示病变。除了常规 T_2 加权像，在观察椎管内的病变时，可采用特长 TR 和特长 TE（TR = 8000ms、TE = 1000ms）形成重 T_2 加权图像，抑制一般组织的成像而突出椎管内脑脊液的信号，产生类似于 X 线椎管造影的效果，称之为 MR 椎管成像（MR myelography，MRM），从而显示整个椎管的影像，明确椎管有无变形、狭窄、阻塞等。与 T_2 加权对应的 T_2^* 加权成像中图像对比度主要依赖于组织磁化率的差别。

DWI 中图像对比度主要由组织间水分子的扩散系数差别所致，由于它是在分子水平上进行的成像，因此常用于疾病早期发现，是临床发现急性脑梗死的首选方式。从弥散加权成像可衍生出弥散张量成像（diffusion tensor imaging，DTI），通过计算至少 6 个不同空间方向扩散系数，可以获得水分子空间运动的主要方向，从而使标量成像转化为矢量成像，由于影响脑内水分子运动方向的主要因素是神经纤维的走行，因此 DTI 实际上是纤维束的选择性成像，可以显示神经纤维束的正常形态和病理状态下的形态、走行、交叉等各种改变，如受压、破坏、断裂、萎缩、稀疏等，已应用于外伤、外科手术、精神疾病、发育异常、退行性改变等研究中。

SWI 是基于不同组织间磁敏感性的差异形成图像对比度，利用了磁场局部不均匀性所引起的磁化率效应。对细小静脉结构、血液代谢产物（如出血）及铁质沉积具有特殊敏感性。

（二）磁共振血管成像

磁共振血管成像（magnetic resonance angiography，MRA）根据是否利用对比剂，可分为两类：单纯依靠血液流动特性来实现的 MRA，包括时间飞跃法（time of flight，TOF）、相位对比法（phase contrast technique，PC）等；需要团注 Gd-DTPA 的对比增强血管成像（contrast enhanced magnetic resonance angiography，CE-MRA）。上述两类方法的成像原理不同，但基本原型都是采用 GRE 序列，通过序列设计，尽量减小血管外背景组织的信号强度，突显血管内不同流速血液的信号（图 1-3-7）。

（三）磁共振组织抑制技术

磁共振组织抑制技术是通过抑制组织中脂肪或水的信号，提高其他成分在图像中的对比度，或通过比较抑制前后组织信号强度的变化推测此成分的含量。目前最常采用的技术是翻转恢复脉冲序列，包括可以对游离水进行抑制的液体衰减反转恢复（fluid attenuated inversion recovery，FLAIR）序列和对脂肪组织进行抑制的短时反转恢复（short-time inversion recovery，STIR）序列。

FLAIR 序列是目前脑部成像的常规序列之一。脑脊液或脑梗死后软化灶内均含有游离水，其具有很长的 T_2 值，在 T_2WI 上呈显著高信号，容易与组织水肿所致的高信号混淆，可以利用此序列达到游离水信号抑制的效果。

脂肪组织在磁共振的 T_1 和 T_2 加权像上均呈高信号，人体内富含脂肪组织，尤其在组织间隙中的脂肪组织在 MRI 上构成了自然的器官或组织分界轮廓线，所以一般情况下脂肪组织的存在对 MRI 成像是有利的。但是，在一些特殊情况下，我们就需要选择性抑制脂肪信号，比如观察颅骨髓腔内病变累及范围，也可明确病变组织内是否含有脂肪成分，如畸胎瘤的诊断。

（四）磁共振同/反相位成像技术

MRI 是利用体内水和脂肪中氢质子的磁共振现象成像的，选择不同的回波时间使水和脂肪的氢质子的磁化矢量处于一致或相反状态，即为磁共振同/反相位（in-phase and opposed-phase，IP/OP）成像技术。IP/OP 除回波时间不同外，其他参数均相同。当水质子和脂肪质子处于同相位时，两者磁化矢量相加，信号强度增加；反相位时，两者磁化矢量相减，信号强度降低。IP/OP 成像简单易行，成像时间短，主要用于腹部病变的诊断如脂肪肝等，在神经系统主要用于鉴别脊柱椎体肿瘤性病变和非肿瘤性病变以及骨髓浸润程度的评价。

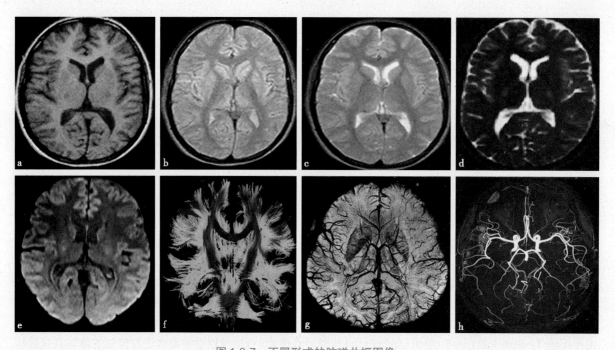

图 1-3-7　不同形式的脑磁共振图像

a. T$_1$ 加权像；b. 质子加权像；c. T$_2$ 加权像；d. 重 T$_2$ 加权像；e. DWI 图像；f. DTI 图像；g. SWI 图像；h. MRA 图像

（五）磁共振对比增强成像

磁共振对比增强成像（contrast enhanced MRI）目前在临床上最常用的对比增强剂为钆喷酸葡胺，其化学名为二乙三胺五乙酸钆葡甲胺，简称 Gd-DTPA，该物质为小分子物质，分子量为 938g/mol，经静脉注射进入人体后，经血液循环到达病变部位，能透过毛细血管壁进入病变组织内，显著缩短病变组织的 T$_1$ 弛豫时间，增强病变与周围组织的对比度，从而更好地显示一些微小的病变或平扫未能显示的病变，区别病灶与周围水肿组织，帮助甄别肿瘤类型，对一些血管性病变的显示也具有重要作用。与 CT 及 X 线血管造影成像所使用的碘剂相比，Gd-DTPA 副作用极少，但在严重肾功能不全患者有可能导致肾源性系统性纤维化，属于禁忌证。

（六）脑灌注加权成像

脑灌注加权成像（perfusion-weighted imaging，PWI）是用来反映组织的微血管分布及血流灌注情况的磁共振检查技术，1988 年 Villringer 等首先将此技术应用于脑部。PWI 所使用的方法主要有三种，包括自旋标记（artery spin label，ASL）灌注成像、动态磁敏感对比（dynamic susceptibility contrast，DSC）灌注成像和动态对比增强（dynamic contrast enhancement，DCE）灌注成像。但原理大致相同，都是通过不同的磁共振成像序列对自身血管内（血流本身）或由体外注入血管的示踪剂进行检测，通过局部磁场强度的微小变化，反映出局部血流动力学的特点，达到诊断疾病的目的。

ASL 是一种不需要使用任何外源性对比增强剂即可计算灌注参数的技术。其原理是在成像平面上使血液的自旋状态发生反转（即标记），待标记血进入组织，与组织发生交换后进行成像，所成图像（即标记像）包括原来的静态组织和流经成像区组织标记血的量，为了消除静态组织的信号，对感兴趣区进行另外一次未标记血成像（即控制像），只包括静态组织信号，标记像与控制像减影，所得的差值像只与流入成像平面的标记血有关。由于磁化强度或表观弛豫时间不同，就产生了灌注对比。此差值信号很小，一般为静态信号的 1%，因此动脉自旋标记技术的信噪比很小，需要进行多次采集。

DSC 灌注成像是目前临床最常用的反映组织或病灶的微血管分布、血流灌注情况等血流动力学信息的灌注成像技术。如果采用快速团注的方式，结合 T$_2^*$ 序列可以实现 MRI 灌注成像，在小血管内高浓度 Gd-DTPA 的作用下，产生局部的顺磁性效应，缩短 T$_2^*$，造成局部的信号下降，且与灌注的强度成正比，由此得到对比增强剂与时间的变化曲线，可计算出脑血容量，脑血流量和平均通过时间等参数。这种灌注方法的前提是血脑屏障保持完整，造影剂进入并停留在微血管内，即基于单室模型的假设。

DCE 灌注成像是最新的基于双室模型假设的灌注成像方法，在血脑屏障破坏性疾病的诊断中具有独特优势。即造影剂除了在血管内分布，也通过破坏的血脑屏障进入血管周围空间，通过计算 K_{trans}、V_e 或半定量参数 riAUC 可以评价微血管渗透性、血流量及周围微环境的变化。K_{trans} 代表容积转运常数，主要反映的是对比剂由血管内经血管内皮转运到血管外细胞外空间的量；V_e 则直接反映血管外细胞外间隙在单位体积所占比例；半定量参数 riAUC 与强化速度和范围密切相关，可描述造影剂随时间变化。

（七）血氧水平依赖性成像

1990 由 S.Ogawa 提出的血氧水平依赖（blood oxygenation level dependent，BOLD）成像已成为目前最为常用的 MR 脑功能成像技术。BOLD 的原理是基于以下假设：大脑皮质受到生理性刺激，局部神经元活动导致血流动力学的变化，使其局部能量代谢率上升，血管扩张；同时由于神经元本身并不储存所需的葡萄糖和氧气，当局部神经元活动时，为补充消耗的能量，其附近的血流会增加向兴奋脑区输送葡萄糖和氧气；这将最终导致脑兴奋区局部血流中的氧分压相对升高、脱氧血红蛋白浓度降低，由于脱氧血红蛋白属于顺磁性物质，从而导致局部磁化率会减小，T_2^* 值增加，BOLD 信号会随之加强。BOLD 成像第一次实现了无创脑功能区的直观成像，直接推动了心理学、神经解剖学、信息学等各领域的发展。

序列的选择直接关系到 BOLD 的敏感性和特异性，要充分考虑到所用序列的时间、空间分辨率、扫描范围、敏感性和特异性、图像伪影及费用等。目前一般选用对 T_2^* 效应敏感的 EPI。BOLD 研究包括实验设计和数据处理两大部分。

根据不同研究目标设计不同的刺激方案，主要包括组块设计和事件相关的两种方案。组块设计实验主要基于认知减法范式的"基线 - 任务刺激"模式，设计的特点是以组块的形式呈现刺激，在每一个组块内同一类型的刺激连续、反复呈现。一般至少要两种类型的刺激，其中一类是任务刺激，另一类是对照刺激。每个刺激的持续时间范围是 16～60 秒，通常不超过 40 秒，因为刺激持续时间更短有利于捕捉高频率发生的脑活动。基于此，组块设计通过对比任务刺激和对照刺激引起的脑局部血流动力学改变，了解与任务相关的脑局部反应活动，常用于功能定位实验中。采用这种方法能够得到脑的激活图。相比于事件相关设计，组块设计更有利于统计学分析，但是由于组块设计的规律性和可预测性，会导致被测试者很快地适应刺激，甚至导致情绪和心情的不稳定，从而影响 BOLD 信号的精确度。

事件相关设计较传统的组块设计能更好地描述 BOLD 信号，可根据受试者的反应对刺激进行事后的分类。其主要特点是：基于实验任务和被测试者反应的选择性处理；反映脑局部活动的反应过程与规律。此种设计可应用于对事先无法控制和预测的行为的研究，能够对 BOLD 信号进行更加准确的描述。但其统计力较弱，因此在实际应用中应与区组设计结合。因此，对于不同认知和记忆等任务来说，最佳实验设计方案有待于对血流动力学变化、个体间差异等因素的进一步理解。

BOLD 的信息后处理，是通过设定阈值使两种状态下的原始图像进行匹配减影，减影图像经过像素平均化处理后，使用统计方法重建可信的功能激发图像。目前常用的统计方法主要是相关分析、t 检验。通过这些后处理我们不但可以提高实验结果的可信度，并可有效地消除部分图像伪影，最终识别大脑受到生理性功能刺激前后皮层相关区域功能活动的信息。

目前国际上对脑功能成像后处理的常用软件包括 AFNI（analysis of functional neuroimages）、SPM（基于 Matlab）、MRIcro、FreeSurfer 和商业软件 MEDx（集成了 SPM、FSL）、Brain Voyager（集成了 SPM、FreeSurfer）等。其中 SPM 是国际上应用最普遍、最权威的脑功能成像处理分析软件。

（八）磁共振波谱成像

早在 MRI 技术发展之前，磁共振波谱成像（magnetic resonance spectroscopy，MRS）已经得到非常深入和实际的发展，是目前唯一能无损伤探测活体组织化学特性的方法。在正常组织中，代谢物在某种组织中以特定的浓度存在，如 N- 乙酰天门冬氨酸（N-acetylaspartate，NAA）、肌酸（creatine，Cr）、胆碱（choline，Cho）、肌醇（myo-inositol，mI）等；当组织发生病变时，代谢物浓度会发生改变。因此，MRS 技术在疾病早期诊断、鉴别诊断和检测疗效方面具有很大的临床价值。MRS 可检测到的原子核主要有 ^1H、^{31}P、^{13}C、^{19}F，它可以检测出含有上述原子核的代谢物。由于体内水含量丰富，^1H 的含量最多，活体 ^1H-MRS 检测灵敏度最高，故目前临床以 ^1H-MRS 应用最为广泛。^{31}P 在人体中含量也较为丰富，因此 ^{31}P-MRS 也有较多应用。脑是目前临床 MRS 研究最多的部位。这主要由于脑部

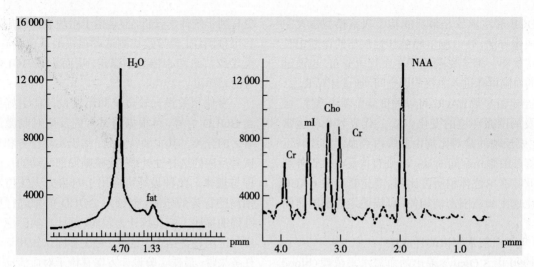

图 1-3-8 正常人脑在体 ^{1}H-MRS，可以看到位于 4.70ppm 和 1.33ppm 的水分子峰与脂肪峰。通过饱和等技术可以使水、脂峰被压抑，此时，会得到水、脂之间的其他分子代谢物峰，如化学位移位于 2.02ppm 的 N-乙酰天门冬氨酸（NAA）、位于 3.2ppm 的胆碱（Cho）、位于 3.03ppm 和 3.94ppm 的肌酸（Cr）、位于 3.56ppm 的肌醇（mI）

结构对称，不易受呼吸等运动影响，且代谢物种类丰富、活动旺盛，是 MRS 研究的理想部位。MRS 和其他成像技术一样，有其不可代替的一方面，但也有很多尚未解决的问题。比如，因为部分代谢物的浓度较低，产生的 MRI 信号几乎是水 MRI 信号的万分之一，MRS 的敏感性相对较低，因此需要几百次的重复采集，成像时间长。

（九）分子影像

1999 年美国哈佛大学 Weissleder 教授最早提出了分子影像学的概念。广义的分子影像学指的是在活体状态下，在细胞和分子水平上应用影像学技术，对生物过程进行定性及定量研究。而狭义的分子影像学则是特指分子探针成像，即应用影像学技术，借助分子探针，通过靶向结合原理及相应的信号放大手段，间接反映与诊断和治疗相关的细胞和分子的信息。分了成像显示分子信息的关键在于运用高特异性的成像专用探针，有效的组织和细胞内靶向技术，相应的信号放大技术和高敏感、高分辨率的图像检测系统。

（十）介入 MRI 技术

由于磁共振成像具有多方向层面定位、三维空间容积数据采集、软组织分辨率高、无电离辐射、使用对比剂较安全、不用对比剂即可显示血液流动、可将实时成像和温度图结合等特点，是目前最有发展潜力的介入工具。为了方便手术，介入 MRI 的磁体常采用提供低、中场的开放式磁体，也有报道介绍了一种由微小垂直型超导磁体构成的神经介入专用磁体，结合各种高速扫描序列及高性能计算机，使 MRI 实时监控介入操作成为可能。目前介入 MRI 的操作主要聚焦于肿瘤的热消融和放疗离子的植入、血管介入、诊断性活检以及穿刺引流等研究。

（韩鸿宾）

第四节 颅脑血管数字减影血管造影

第一例颅脑血管数字减影血管造影（digital subtraction angiography，DSA）是在 1927 年为了确定大脑肿瘤部位由 Moriz 通过手术过程中暴露的颈动脉直接注入造影剂来实现的。曾经是颅脑血管疾病的筛查和诊断重要手段，但目前其筛查作用已经被 CTA 和 MRA 取代。颅脑血管 DSA 主要用于评估颈动脉和椎动脉动脉粥样硬化狭窄、动脉瘤等疾病的程度及颅内血液循环情况，并为进一步的神经介入治疗提供实时信息。

颅脑 DSA 的技术支持包括很多方面，最主要的是需要一台性能优越的血管造影机，具有较高的分辨率（1024×1024）和计算功能。C 型臂的操作要简单、灵活，以便迅速定位到需要的投射角度。双球管机使用可以明显提高操作速度，减少造影剂的使用量。

颅脑血管造影使用的造影剂主要是非离子型碘，其清除半衰期为 1.5～2.0 小时，肾功能受损者则延长，甚至数天，肾功能正常者最多可以用到 800ml，肾功能受损者则要慎重。造影剂推荐的使用浓度是 180～200mg/ml，禁止使用浓度超过 320mg/ml 的高浓度造影剂。非离子型造影剂安全性较高，轻症副作用发生率为3.1%，主要表现为恶心、呕吐、荨麻疹等，严重副作用的发生率为0.04%，主要有呼吸困难、血压减低、意识丧失、心搏骤停等，需要急诊及住院治疗。对于有造影剂过敏病史的患者可以采用降低浓度，术前预防性应用泼尼松龙和苯海拉明。充分水化对预防造影剂肾毒性作用明显，特别是对于合并糖尿病和肾基础病变的患者。

颅脑血管造影检查常规静脉镇静，常用药物为芬太尼25～75mg和咪达唑仑0.5～2.0mg，这两种药物作用分别可以使用纳洛酮和氟马西尼来逆转。术前使用肝素抗凝的患者不影响操作，术前准备硫酸鱼精蛋白以备逆转肝素作用即可。对于术前服用华法林的患者，最好住院治疗使用肝素替代华法林。

穿刺动脉一般选择右侧股动脉，当无法触及股动脉搏动或右侧腹股沟区有感染、血肿、瘢痕时可考虑选择左侧股动脉穿刺。穿刺点常规选择腹股沟韧带即耻骨联合和髂前上棘连线中点下2～3cm，尽量不要超过腹股沟韧带，以免压迫不充分引起腹腔内血肿。穿刺点使用1%利多卡因浸润麻醉至股动脉周围，然后在皮肤做水平小切口，止血钳分离黏膜下组织后进行穿刺。

穿刺针常用套管针，成人和大于20kg儿童使用18G穿刺针，体重小于20kg的儿童和分支动脉穿刺选用21G穿刺针。套管针的使用方法为透壁法，进针至股动脉感到搏动时继续进针直至穿透股动脉到达股骨头骨质，然后抽出针芯，缓慢回抽套管针，见动脉血流出即穿刺成功。如果回流血较弱，提示穿刺针位置不好，需轻微调整穿刺针，不可强行引入导丝，必要时重新穿刺，以免损伤动脉内膜。引入导丝后，根据后续操作需要选择适当型

号的血管扩张鞘管和造影导管替代穿刺针。

导丝和导管需要根据术者的操作习惯、培训经历、血管迂曲程度和超选的水平及术中情况变化进行调整、选择。导丝包括金属芯、螺旋式外鞘和树脂外膜，颅脑血管造影常用的导丝为0.97mm（0.038inch）、145cm。J型导丝可以帮助导管顺利通过髂动脉到达动脉弓，减少内膜撕裂的发生几率。LT型导丝是直头，其软头长度多样化，并且可以根据需要重新塑型，但灵活性稍差，不适于弯曲血管插管。预成角导丝操作性能则好，但导丝周围宜形成血栓，不宜长时间使用。

造影导管型号很多，5F用于成人，3～4F导管用于儿童。猪尾巴导管侧孔多，能够快速注入大量造影剂，用于动脉弓造影，拔出时需要导丝辅助以免损伤内膜。另外，还有Berenstein导管、H1导管、Simmons导管。造影导管在使用过程中需要经常冲洗（90～120秒一次），在更换导丝、使用高压注射器前后均应采用双次冲洗法冲洗，即先接5ml空注射器抽出2ml血弃掉，然后接含有肝素盐水的注射器回抽2ml血后再连续推入肝素化盐水即可。

颅脑血管造影时通常先于动脉弓水平造影，观察其主要分支情况，造影剂用量为30ml，注入速度为15～20ml/s，如果各分支无明显狭窄，可以更换导丝导管进行颈动脉分支插管造影，颈内动脉造影剂的使用量为7～10ml，注入速度为5ml/s，颈外动脉则为4～5ml、2～4ml/s，优势椎动脉为10ml、7ml/s（图1-4-1）。

颅脑血管造影最担心的并发症是脑卒中，一过性脑缺血和脑卒中的发生率分别为0.6%和0.3%，其主要原因是斑块或导丝导管周围血栓在造影时脱落所致，另外，与操作过程中医源性血管内膜损伤和血管痉挛有关。脑卒中的发生率与术者的熟

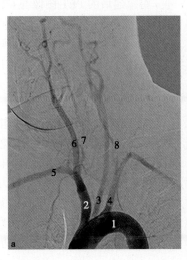
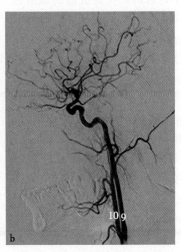

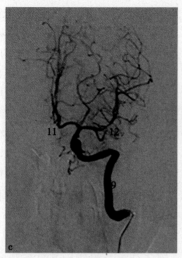
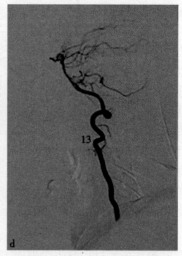

图 1-4-1　a. 主动脉弓造影所示主要分支；b. 颈总动脉造影所示主要分支（侧位图）；c. 颈总动脉造影所示主要分支（前后位图）；d. 椎动脉造影所示主要分支

备注：1 主动脉弓；2 无名动脉；3 左颈总动脉；4 左锁骨下动脉；5 右锁骨下动脉；6 右颈总动脉；7 右椎动脉；8 左椎动脉；9 颈内动脉；10 颈外动脉；11 大脑前动脉；12 大脑中动脉；13 椎动脉

练程度明显相关。其他常见并发症为血肿，发生率为 10%，大部分无需处理。另外，还有可能发生出血、假性动脉瘤、动静脉瘘等。

（韩鸿宾）

第五节　颅脑 PET/CT 和 PET/MR

一、发展历史

1950 年闪烁探测器问世，1958 年 Anger 发明第一台 γ 照相机，核医学作为影像学手段应用于疾病的诊疗至今已有近 60 年的历史。不同于其他的影像学手段，核医学检查将各类特异性放射性药物引入体内，它所产生的 γ 射线穿出机体，通过体外探测器的采集获得全身或局部特定脏器的放射性摄取、循环、聚集及排泄情况，从而在体内获得机体或器官的血流、功能和代谢状态。作为最早应用于分子影像的成像技术，它利用示踪原理，在神经系统疾病的研究、诊断和治疗方面发挥了重要的作用。1985 年单光子发射计算机断层成像（single photo emission computed tomography，SPECT）的出现使得基于 γ 照相机的核医学图像质量明显提高，SPECT 成为早期评价脑血流灌注、脑细胞功能的重要手段并应用于基础和临床研究当中。20世纪 70 年代中期出现的正电子发射计算机断层（positron emission computed tomography，PET），将图像采集的灵敏度及分辨率进一步提高，尤其是采集速度的提高，使得精确定量研究成为可能。而且作为正电子成像技术，它可以利用 C、N、O、F 等轻核素进行成像，这些作为生命分子的成分，其标记物可以最直接地在体反映机体的生理、生化及分子代谢过程。PET 可以灵敏地显示分子示踪剂的分布，定量测量脑血流、细胞代谢、增殖、受体状态、突触传递、转运蛋白活性、基因表达及多种分子异常。因此成为了脑功能、代谢、疾病研究方面不可缺少的影像学手段。

20 世纪 90 年代后期，随着图像融合技术的进步，多模态影像设备逐渐出现，使得影像学产生了重大飞跃。1998 年第一台临床应用型 PET/CT 产生，两种显像方法共用一个检查床进行 PET 和 CT 采集，并利用 CT 图像对 PET 扫描数据提供衰减校正，将重建后的 PET 图像与 CT 图像融合。这样将 PET 中生理生化等功能、代谢信息与精确的解剖定位图像完美地结合，给临床医师提供了更加全面和准确的信息。弥补了不同影像的不足，在临床诊断和治疗、疗效评估等方面发挥了巨大的作用，推动了精准治疗的发展。

作为医学影像学重要的组成部分，MRI 在反映组织的解剖形态和生理功能信息方面具有无可比拟的优越性。它克服了 CT 电离辐射可能产生的危害，对软组织有极佳的分辨力。在 PET 与 CT 融合技术的基础上，PET 与 MRI 融合一次成像，将影像诊断技术带入了全新的时代。尤其是在神经系统应用方面，尽管 PET 在脑功能代谢显像中发挥了重要作用,但是 CT 软组织分辨率较低,在 PET/CT 的诊断中所提供的诊断信息有限。MRI 不仅具有很高的分辨率和软组织对比度,同时可提供多种功能成像检查,如弥散成像、血氧水平改变、血管及血流灌注影像、MRS 化学位移成像等,成为了脑成像的理想手段。将 PET 与 MRI 融合,优势互补,在多模态显像中具有巨大的发展前景(图 1-5-1)。

二、PET 脑显像的基本显像原理

脑的物质组成中包含着许多特殊的分子,这些分子在脑的各项功能行使中起着重要的作用。利用放射性核素特有的可示踪性和靶向性原理可以将脏器的血流/功能、代谢、抗原、递质/受体、基因等在体展示出来,因此在众多的成像技术当中,SPECT 及 PET 被最早应用于可视化的人体生理或病理状态下神经系统分子影像学研究中。

PET 作为正电子成像手段,它与 SPECT 不同,它所使用的为正电子放射性核素,引入体内后,其发射的正电子与邻近的普通电子结合,产生湮灭辐射,转化为能量为 511keV、方向相反的一对 γ 光子。PET 通过成对的符合探测器体外对成对光子进行采集,计算机重建后获得正电子在体内的分布断层图像。与 SPECT 设备不同,PET 采用了全封闭环形探测器,使得探测效率明显提高;同时,PET 利用符合线路完成电子准直,筛选真正的符合事件,省去了沉重的铅制准直器,避免了准直器对灵敏度、分辨率和均匀性所造成的影响,大幅度提高了设备的探测效率。与 SPECT 相比,灵敏度提高了 10 倍以上,系统分辨率进一步提高,可以达到 3~4mm。尤其近年来出现的"时间飞跃法"(time of flight,TOF)技术,通过获得成对光子到达两端探测器的时间差,进一步精确计算湮灭辐射信号的

实际发生位置,大大提高了图像的质量和病灶的检出能力,使得 PET 的探测效率和精确度进一步提高的同时,缩短了采集时间。这些使得其在脏器的动态功能研究,尤其是精确的定量参数获得方面具有明显的优势,因此被广泛应用于神经系统分子影像的临床和基础研究中。

PET/CT 作为现代图像融合技术的代表性设备,它将功能成像与精准的解剖成像设备完美的融合,呈现出了 1+1>2 的功效,2000 年被《时代周刊》评为最有创意且已商业化的三大发明之一。它不只是将 PET 与 CT 简单地融合,而是使其在系统性能上及临床诊断的精确度上都得到了大大的提升。主要体现在以下几个方面:

PET/CT 减少了 PET 图像衰减校正的时间,提高了 PET 图像的分辨率。PET/CT 以 CT 图像进行衰减校正,比传统的 PET 透射扫描校正节省了 80% 的时间;同时图像分辨率与传统 PET 图像相比明显提高。

PET/CT 弥补了单纯 PET 影像的不足。充分利用 CT 提供的精确解剖定位和诊断信息,与 PET 信息相互印证和补充,大大提高了图像的可读性和诊断的准确性(图 1-5-2)。尤其在精准治疗方面,如放疗靶区的勾画、介入穿刺定位等方面发挥了非常重要的作用。

PET/MRI 继 PET/CT 之后,又一多模态成像技术的代表。尽管 PET/CT 在临床发挥了巨大的作用,但是仍存在不足。一是 CT 软组织分辨率有限,尤其是在神经系统显像方面,具有较大的局限性;二是 CT 扫描患者所接受的较高辐射剂量,也是其不利因素之一。MRI 不存在射线辐射,具有良好的软组织分辨力,同时可以提供多种功能成像检查,因此在脑疾病的诊断方面发挥了重要的作用。但

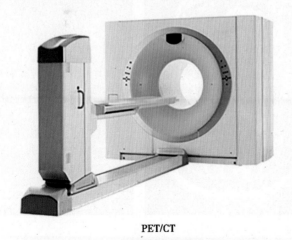
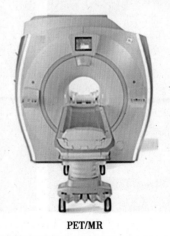

PET/CT　　　　　　　　　**PET/MR**

图 1-5-1　PET/CT 与 PET/MR 显像设备

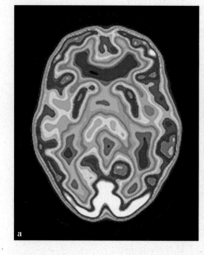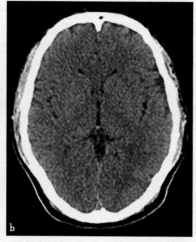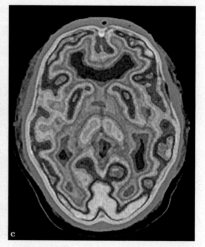

图 1-5-2　PET/CT 脑葡萄糖代谢显像
a. 脑代谢图像；b. 同机 CT 图像；c. 融合图像

是 MRI 对物质含量变化的灵敏度相对较低。PET 技术可以探测皮摩尔浓度的显像剂，能够极敏感和准确地探测脑组织新陈代谢方面的分子信息，但解剖分辨率低。将两种先进的影像学手段相融合，可获得脑结构、功能和代谢等全方位的信息，对于改进疾病的诊断和治疗方面具有重要的价值。

然而 PET 和 MRI 设备之间相互干扰的问题，一直是两种设备整合过程中最大的挑战。与 PET/CT 分别采集模式不同，如何进一步实现 PET 及 MRI 数据信息的同步一体化采集；如何避免 MRI 强大的静磁场、快速变化的梯度场和射频信号对 PET 晶体发光及光电倍增管的影响，减少对 PET 前端电子线路的干扰；如何清除 PET 探测器所造成的磁场不均匀，降低线圈性能，干扰 MRI 的采集。这些技术

问题随着近年来技术的快速发展，逐渐得到解决。如磁共振兼容晶体的研制，新的 PET 探测器的开发；应用光纤引导晶体光，避免 MRI 磁场的影响；采用固态探测器取代光电倍增管；通过 PET 电子线路进行屏蔽，避免电磁干扰等新技术应运而生，使得真正同步一体化的 PET/MRI 机得以完成和应用。自 2007 年美国核医学年会西门子展示了第一台神经系统应用的 Brain PET 原型机，到目前全身 PET/MRI 设备已经应用到了临床并得到推广。

一体化的 PET/MRI 脑成像能够同时获得多种生物学参数。在 PET 采集获得代谢、分子或功能等定量信息的同时，可以同时进行多个 MRI 序列的扫描，获得如 DWI、PWI、MRA、DTI、BOLD 及 MRS 等多种生物学参数图像（图 1-5-3）。

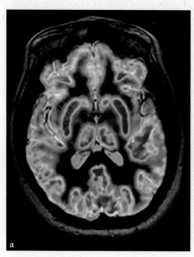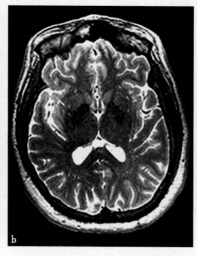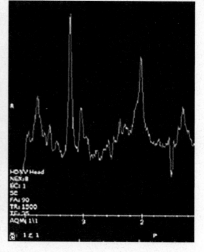

图 1-5-3　PET/MRI 脑代谢显像
a. 脑代谢图像；b. 同机 MRI 图像；c. MRI 波谱图像

三、PET 脑显像的方法

（一）脑代谢显像

人脑作为功能活动极其复杂的器官，代谢十分活跃。脑代谢显像在神经系统功能代谢活动研究以及脑疾病的诊疗等方面具有重要的意义。

1. 脑葡萄糖代谢显像 葡萄糖是脑功能活动的主要能源物质。脑内葡萄糖代谢率的变化可以反映脑细胞功能活动状态。所有中枢神经系统的功能活动和疾病几乎都不同程度地影响到脑的能量代谢水平，因此脑葡萄糖代谢显像和定量研究是 PET 最早应用于神经系统的分子显像手段之一。利用正电子核素 ^{18}F 取代葡萄糖羟基邻位的氢原子获得葡萄糖的类似物——氟代脱氧葡萄糖（2-fluoro-2-deoxy-D-glucose，FDG）。通过血脑屏障，它由同样的载体转运进入脑细胞，并在己糖激酶的作用下生成 $^{18}F\text{-}FDG\text{-}6\text{-}PO_4$。由于结构的不同，不能进一步作为底物被脑细胞所代谢掉，因此暂时性陷落于脑细胞内。通过 PET 可以准确地探测 FDG 在脑内的分布情况并获得相应的定量指标，从而反映脑内的葡萄糖代谢程度。

2. 脑蛋白质代谢显像 蛋白质在生物活动当中起着重要作用，它由多种氨基酸连接构成。利用正电子核素标记的氨基酸，通过血脑屏障，利用载体系统进入到脑细胞当中进行显像。如 ^{11}C 或 ^{18}F 标记的氨基酸，^{11}C- 蛋氨酸（methionine，Met）、^{18}F- 氟代乙基酪氨酸（^{18}F-ethyl-tyrosine，FET）等可显示氨基酸转运和蛋白质合成的速率。正常情况下神经系统中氨基酸载体呈饱和状态，PET 氨基酸显像脑组织摄取少，本底很低。很多病理状态下，氨基酸摄取明显增高。尤其在脑肿瘤的诊疗方面具有重要的指导意义。

3. 脑氧代谢显像 正常脑组织的重量仅占体重的 2%，但其耗氧量却占全身的 20%。因此脑耗氧量是反映脑功能代谢的重要指标。吸入 $^{15}O\text{-}H_2O$ 后，参与氧代谢的全过程，利用 PET/CT 进行动态显像，可获得脑氧代谢率（cerebral metabolic rate of oxygen utilization，$CMRO_2$）。结合局部脑血流量（rCBF）结果，还可计算出人脑的氧提取分数。

（二）脑血流灌注显像

PET 利用能进入脑细胞，并且进入量和局部脑动脉血流量成正比的正电子显像剂测定局部脑血流量。目前主要使用显像的方法有三种：① $^{15}O\text{-}H_2O$ 静脉注射。经血管快速弥散至脑组织内，与局部的动脉血流灌注成正比。利用 PET 显像可观察其在脑内的分布及动态变化过程。如果同时采集动脉血样，可获得脑组织的绝对血流量值。② $^{15}C\text{-}O_2$ 连续稳态吸入。$^{15}C\text{-}O_2$ 吸入至肺部毛细血管内，在碳酸酐酶作用下溶于水中转变为 $H_2^{15}O$，随血液循环到达脑内。待蓄积量达动态平衡时，进行显像。通过数学模型计算 rCBF。③ $^{13}N\text{-}NH_3$ 静脉注射。$^{13}N\text{-}NH_3$ 随血流进入脑组织，在谷氨酰胺合成酶作用下生成 ^{13}N 谷氨酰胺。脑血流灌注减低时，脑细胞摄取减低，从而观察脑血流灌注状况的改变。

（三）脑乏氧显像

肿瘤细胞的氧合程度决定了肿瘤对射线的敏感程度；脑梗死时，脑血流灌注的减低，缺氧状态会引起脑功能的损伤。在缺血状态下，处于氧和营养物质不足状态的细胞称为乏氧细胞。硝基咪唑类化合物可以通过弥散作用进入细胞，在黄嘌呤氧化酶的作用下，硝基发生单电子还原反应，产生自由基阴离子。在正常细胞中，这些阴离子被迅速氧化成原化合物扩散至细胞外。当细胞乏氧时，自由基阴离子被进一步还原与细胞内组分结合，从而滞留于细胞内。因此利用正电子核素标记的硝基咪唑类化合物，如 ^{18}F- 硝基咪唑类（^{18}F-misonidazole，MISO）等，在组织中的浓聚程度与乏氧程度成正比，从而得到乏氧组织的影像。可以区别乏氧状态下存活的脑组织，检出缺血半暗带，为临床治疗方案的确定提供依据。

（四）脑受体及神经递质显像

神经递质是神经系统信息传递的物质基础。神经递质在神经元合成，经突触前膜释放到突触间隙，从而作用于下一神经元突触后膜，产生生理效应。脑受体是突触后膜上与神经递质特异性结合并产生生物学效应的蛋白质。神经递质生理作用终止的方式有两种，一种是在突触后膜上酶的作用下分解失活；另一种是经位于神经细胞膜上的神经递质转运体（neurotransmitter transporter，NTT）转运回收，从而终止生理作用。神经受体显像通过正电子核素标记的配体，利用受体 - 配体特异性结合，通过 PET 显像设备在体观察特定受体的结合位点，获得受体分布、密度与亲和力等参数。神经递质显像利用正电子核素标记的合成神经递质的前体物质，来观察特定中枢神经递质的合成、释放、与突出后膜受体结合以及再摄取等信息。利用能与 NTT 特异性结合的正电子探针，还可以进行 PET 神经递质转运体显像，观察 NTT 的空间分布、位点、数量等参数。通过计算机技术和生理数学模型还可定量分析。

表 1-5-1　主要 PET 神经递质、转运体及受体显像配基及应用

	受体	PET 显像剂	脑内定位与疾病关系
多巴胺 （DA）	D1 D2 DAT	^{18}F- 多巴（dopa） ^{11}C-N- 甲基螺旋哌啶酮（^{11}C-N-methylspiperone, NMSP） ^{11}C- 雷氯必利（raclopride） ^{11}C-β-CIT	位于尾状核、豆状核。帕金森病、亨廷顿病及精神分裂症
乙酰胆碱 （Ach）	M（毒菌碱） N（烟碱）	^{11}C- 尼古丁（nicotine） ^{11}C- 哌啶基二苯乙醇酸酯 （^{11}C-N-methyl-4-piperidyl benzilate, NMPB）	位于大脑皮质和海马等。阿尔茨海默病、重症肌无力、舞蹈病
苯二氮䓬类 （BZ）	GABA, PBZ; NMDA	^{11}C- 氟马西尼（^{11}C-flumazenil, ^{11}C-FMZ）	与癫痫、神经胶质瘤等有关；癫痫灶定位和疗效观察
5-HT	5-HT$_{1A}$, 5-HT$_{1B}$ 5-HT$_{1C}$, 5-HT$_2$ 5-HT$_3$	^{76}Br-2- 凯坦色林（^{76}Br-2-ketanserin） ^{11}C-β-CIT ^{11}C-WAY-100635	位于杏仁核、丘脑中部等。焦虑、躁狂、抑郁症及睡眠障碍
阿片类药物 （opioid）	μ, κ 等	^{11}C- 特培洛啡（^{11}C-deprenorphine, ^{11}C-DPN）	位于丘脑、尾状核、豆状核等，麻药成瘾、疼痛、癫痫、精神病

目前多种神经递质、受体及神经递质转运体显像应用于基础和临床研究当中（表 1-5-1），在神经、精神疾病的诊疗以及脑科学研究当中发挥了重要的作用。

近年 PET/CT 显像在脑退行性疾病方面取得了很大的进展。尤其在阿尔茨海默病（AD）的诊断方面，β- 淀粉样蛋白（β-amyloid, Aβ）显像不但可以可视化 AD 患者脑内老年斑的分布特征，还可测定 AD 演变过程中 Aβ 的微小变化。Aβ 作为β- 淀粉样蛋白前体病理断裂后产生的多肽片段，可通过多种途径引发促进神经元细胞凋亡和细胞内多聚 tau 蛋白沉积。Aβ 显像当中，^{11}C-PIB（N-甲基 -^{11}C）2 -［4′-（甲氨基）苯基］-6- 羟基苯并噻唑（［N-methyl-^{11}C］2 -（4′-methylamino-phenyl）-6-hydroxybenzo thiazole）是临床应用最多的显像剂。它与 ^{18}F-FDG 显像相结合，进一步推断 AD 的演化进程，及早发现演讲过程中的系列变化。

四、PET/MRI 在颅脑显像中的优势和进展

尽管多模态成像技术 PET/CT 成为了重要的诊断工具，但是对脑组织较低的分辨率限制了其在脑疾病中的应用价值。PET/MRI 一体机的出现，充分发挥 MRI 在解剖结构、fMRI、MRS、DWI 及 PMR 等技术的优越性，在体同时获得各种生物学指标的同时，克服了 PET 显像的不足，尤其通过多参数综合评估模式，使得脑疾病的诊断和研究水平得到了巨大的提升。主要体现在以下几个方面：

（一）萎缩和部分容积效应校正

PET 信号受脑实质体积的影响，尤其伴有脑萎缩的疾病，可导致如脑 FDG 成像高估皮质的低代谢，低估 Aβ 显像中示踪剂的摄取。PET/MRI 一体机的应用避免了额外的辐射和检查时间的同时，可对 PET 数据进行萎缩和部分容积效应校正，提高了定量结果的准确性。

（二）体位移动校正

利用 PET/MRI 数据的同步采集优势，可以对图像采集过程中出现的患者头部移动进行监测和校正，这对于痴呆、帕金森及儿童患者尤为重要。不仅提高了 PET 定量的精确性，同时提高了检查效率和患者的舒适度。

（三）多参数综合评估模式和相互验证

PET 示踪剂在脑内的分布依赖于局部脑灌注，且与血脑屏障的完整性相关，这些将影响到 PET 信号能否准确定量转换为生物指标。通过传统的 PET 图像可获得很多重要的参数，如代谢率或受体密度等。但它们并未考虑到灌注或血脑屏障的完整性。MRI 可以提供如脑血流量、脑血容量、平均通过时间、渗透性及血脑屏障完整性等脑血管相关的参数。这些丰富的参数信息与 PET 成像数据相结合，可对 PET 示踪剂的摄取情况进行校正。

同步采集的 MRI 和 PET 数据同时还可用于新的显像方法的开发和相互验证，如 ^{15}O-H$_2$O PET 显像与 ASL-MRI 获得的脑血流量信息的对比研究。MRI 的 ^{17}O 与 PET 脑代谢率的比较等。

（四）脑代谢过程研究

尽管 ^{18}F-FDG 是目前最广泛应用的葡萄糖代谢 PET 显像剂，但是基于代谢性陷入的原理，仅能对糖酵解过程进行定量。而 MRS 能够对三羧酸循环的底物，如乳酸和丙酮酸盐，进行成像，通过与 PET 的代谢信息互为补充，可研究脑内组织葡萄糖代谢的不同阶段。MRS 所提供的胆碱信息和 PET 中的 ^{11}C/^{18}F- 胆碱显像相结合，有助于脑肿瘤的细胞膜特性研究。这些对比研究可用于观察多种病理状态导致的代谢变化。

（五）脑功能激活及结构连接的研究

PET（局部血流量或代谢）与 fMRI（利用 BOLD 效应）利用不同的物质观察各种生理或病理状态下脑激活的信号改变。二者激活模式分别反映的部位是血管内和组织信号。PET/MRI 还可综合研究 PET 神经化学改变和 BOLD fMRI 的局部脑区激活之间的关系。利用 MRI 弥散张量成像（DTI）与 PET 成像相结合，PET/MRI 可以同时显示如脑代谢、递质 / 受体及纤维束的情况。这些新技术将在脑功能网络的分析和评价，各类疾病脑代谢或受体异常与功能连接受损的关系以及药物与行为关系等研究方面提供崭新的应用前景。可以相信，不久的将来 PET/MRI 在脑分子影像诊断中，通过"一站式"显像模式，对进一步深入研究大脑的生理功能、中枢神经系统疾病发挥越来越重要的作用。

（韩鸿宾）

参 考 文 献

1. 白人驹，徐克. 医学影像学. 第 7 版. 北京：人民卫生出版社，2013
2. 吴恩惠，冯敢生. 医学影像学. 第 6 版. 北京：人民卫生出版社，2008
3. 郭启勇. 实用放射学. 第 3 版. 北京：人民卫生出版社，2007
4. 金征宇，龚启勇. 医学影像学. 第 3 版. 北京：人民卫生出版社，2015
5. 陈炽贤. 实用放射学. 北京：人民卫生出版社，1998
6. 吴恩惠. 影像诊断学. 第 3 版. 北京：人民卫生出版社，1995
7. 祁吉，高野正雄. 计算机 X 摄影. 北京：人民卫生出版社，1997
8. 李果珍. 临床 CT 诊断学. 北京：中国科学技术出版社，1994
9. Haaga JR. CT and MRI of the Whole Body. 5th ed. Philadelphia: Mosby, 2009
10. Shung KK, Smith M, Tsui BMW. Principles of Medical Imaging. San Diego: Academic Press, 1992
11. Lee JKT. Computed Body Tomography with MRI Correlation. 4th ed. Philadelphia: Lippincott-Raven, 2004

（高培毅　审校）

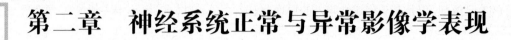

第二章 神经系统正常与异常影像学表现

第一节 神经系统正常影像学表现

一、颅脑

(一)头颅X线平片

见图2-1-1。

正常可见如下结构:

1. **颅板** 成人颅板在结构上分为三层,在切线位上显示最清晰:外层称外板,内层称内板,均为密质骨,X线片上为致密线状影;中间层为板障,为松质骨,内含红骨髓和板障静脉,X线上显示密度较内外板低。

颅板厚度差异较大,一般儿童颅板较薄,6岁以下难以分清层次,成人较厚。枕骨内外粗隆、额骨及颅缝交界处较厚,颞骨及枕骨鳞部变薄。

2. **颅缝与囟门** 颅骨发育过程中,各化骨核之间形成多个大小不一的间隙,其中大而宽者称为囟,X线上表现为边界清楚的不规则多边形透亮区;小而细者称为缝,X线上颅缝在外板面表现为锯齿样线样透亮影。新生儿有六个囟门,顶骨正中线两个分别称前、后囟门,两侧者分别称前后外侧囟门。两侧顶骨在中线形成矢状缝,其前方分别与额骨相交形成冠状缝,后方与枕骨及颞骨鳞部相交形成人字缝和较短的颞鳞缝。有时颅缝间可见缝间骨,为正常的解剖变异(图2-1-2)。新生儿的颅缝较宽,约1mm,30岁左右颅缝开始闭合,其后X线上显示颅缝边缘硬化为闭合的正常表现,但若儿童时期颅缝边缘出现密度增高则提示颅缝提前闭合(图2-1-3)。

3. **颅板压迹**

(1)血管压迹:脑膜中动脉沟、板障静脉沟、静脉窦及导静脉。脑膜中动脉压迹起于中颅窝,起始处较明显,注意两侧对称,需与颅骨线形骨折鉴别。

(2)脑回压迹:脑回压迫颅骨内板使其变薄,形成的卵圆形低密度区,囟门闭合前后脑回压迹较明显。

(3)蛛网膜颗粒压迹:蛛网膜颗粒压迫颅骨内板形成的边界锐利的低密度影,约0.5~1.0cm,多分布于额、顶骨矢状窦旁。

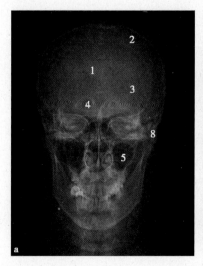
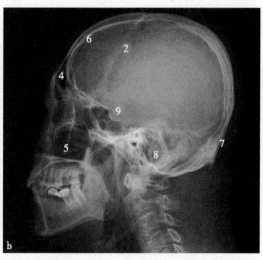

图 2-1-1 正常颅骨平片

1. 蛛网膜颗粒压迹 2. 冠状缝 3. 人字缝 4. 额窦 5. 上颌窦 6. 额骨 7. 枕骨
8. 乳突 9. 蝶鞍

4. 蝶鞍　一般由侧位片显示，位于颅底中央，前为鞍结节，后为鞍背（图2-1-4）。正常范围：前后径7～16mm，平均11.5mm，深7～14mm，平均9.5mm。

5. 岩骨及内耳道　后前位上显示眼眶内重叠显示为管状低密度影，基本对称，平均宽5.5mm。

6. 颅内常见非病理性钙化

（1）松果体钙化：侧位片上位于鞍背后上方，正位片上位于中线，成人显示率约40%，可根据其移位来判断颅内占位病变的大体位置。

（2）大脑镰钙化：正位片上位于中线，三角形或带状高密度影。

（3）床突间韧带钙化：侧位片显示蝶鞍前后床突间的韧带钙化，连接前后床突呈"桥形"。

（4）侧脑室脉络丛钙化：可见于三角区，平片显影率低。

（二）脑血管造影

1. 颈内动脉　按照Bouthillier分段法可将颈内动脉（internal carotid artery，ICA）由近端到远端分为7段（图2-1-5）：① C1段——颈段；② C2段——岩段；③ C3段——破裂孔段；④ C4段——海绵窦段；⑤ C5段——床突段；⑥ C6段——眼段；⑦ C7段——交通段。

C1段为颅外段，C2～C7段为颅内段。

颈内动脉的重要主支为大脑前动脉、大脑中动脉，另外还发出眼动脉、后交通动脉及脉络膜中动脉等。

大脑前动脉（anterior cerebral artery，ACA）：主要供应额顶叶的内侧面、尾状核、基底节、胼胝体以及额叶的底面。

大脑中动脉（middle cerebral artery，MCA）：主要供应大脑半球外侧面、基底节及额叶下面。

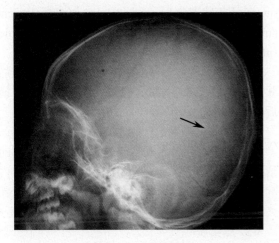

图2-1-2　缝间骨
箭头示颅缝之间的缝间骨

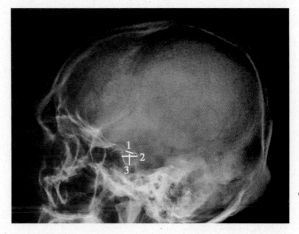

图2-1-4　正常蝶鞍测量
1. 前后床突之间连线　2. 蝶鞍前后径　3. 蝶鞍深径

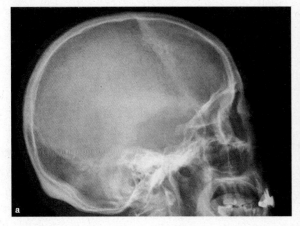

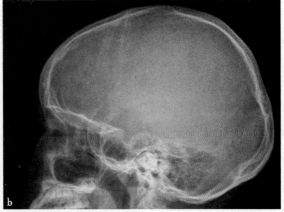

图2-1-3　颅缝边缘密度增高
a. 成人正常颅缝硬化；b. 7岁儿童颅缝周围骨质密度异常增高

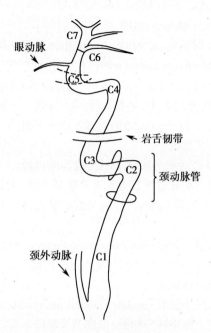

图 2-1-5 颈内动脉分段

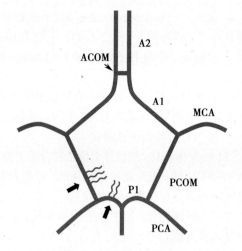

图 2-1-6 完整的 Willis 环

丘脑穿支动脉（粗箭头） ACOM：前交通动脉 PCOM：后交通动脉 MCA：大脑中动脉 PCA：大脑后动脉

2. 椎 - 基底动脉系统（vertebrobasilar artery）

（1）椎动脉：起自锁骨下动脉，经第 6～1 横突孔上行，经枕骨大孔入颅，两侧椎动脉在脑桥下缘汇合成基底动脉，汇合前发出小脑后下动脉。

（2）基底动脉：脑桥腹侧上行，发出小脑前下动脉、小脑上动脉、脑干穿支动脉及大脑后动脉。

（3）大脑后动脉（posterior cerebral artery, PCA）：基底动脉终支，主要供血区包括小脑中上部、小脑蚓部、间脑、中脑、大脑半球内侧面的后 1/3 区域、枕极及内囊后部等。

3. Willis 环 变异较大。完整的 Willis 环由颈内动脉的床突上段、大脑前动脉的 A1 段、前交通动脉、后交通动脉、大脑后动脉的 P1 段组成（图 2-1-6）。

4. 颈外动脉系统（external carotid artery, ECA） 发出 9 个分支：甲状腺上动脉、舌动脉、面动脉、胸锁乳突肌动脉、枕动脉、耳后动脉、咽升动脉、颞浅动脉、颌内动脉。脑膜中动脉是颌内动脉的重要分支，其通过棘孔入颅，紧贴颅骨内面走行，分布于颅骨和硬脑膜。

5. 颅内静脉系统

（1）浅静脉：包括大脑上、中、下静脉，收集皮质及皮质下髓质的静脉，汇入硬膜静脉窦。

（2）深静脉：包括大脑内静脉及大脑大静脉，收集深部髓质、基底神经节和丘脑的静脉，汇入直窦。

（3）静脉窦：包括上矢状窦（superior sagittal sinus）、下矢状窦（inferior sagittal sinus）、直窦（straight sinus）、横窦（transverse sinus）、乙状窦（sigmoid sinus）。

脑内静脉一般不与动脉伴行，颅内深浅两组静脉间存在相互交通，深、浅静脉先汇入静脉窦，最后静脉血引流入颈内静脉。

（三）正常颅脑 CT 表现（图 2-1-7）

1. 颅骨 用骨窗观察。颅底层面可观察到的结构有：颈静脉孔、卵圆孔、破裂孔、枕骨大孔、内听道、舌下神经管等，以及低密度的含气结构：乳突气房及鼻窦等。

2. 脑实质

（1）平扫：大脑灰（皮）质 CT 值约 32～40Hu，白（髓）质 CT 值约 28～32Hu，新生儿灰白质分界不清，白质的密度随年龄增长有下降趋势，基底节区的神经核团的密度与灰质类似。CT 横断面自下而上可显示的重要结构包括：小脑、脑桥、第四脑室、桥小脑池、颞骨岩尖、垂体、海绵窦、鞍上池、视交叉、中脑、环池、外侧裂池、中脑导水管、第三脑室、岛叶、四叠体池、松果体、上矢状窦、丘脑、尾状核、豆状核、内囊、外囊、侧脑室、胼胝体、放射冠、半卵圆中心、中央沟、中央旁小叶、中央前回、中央后回等。CT 对非病理性钙化的检出率较 X 线平片高，约 75%～80% 的成人可见松果体及缰联合区钙化。脉络丛钙化可不对称，出现率约 75%。大脑镰钙化可见于中年以上人群。成人尤其是高龄人群常可见苍白球钙化，通常认为无明确病理意义，但最新的研究表明苍白球钙化与某些基

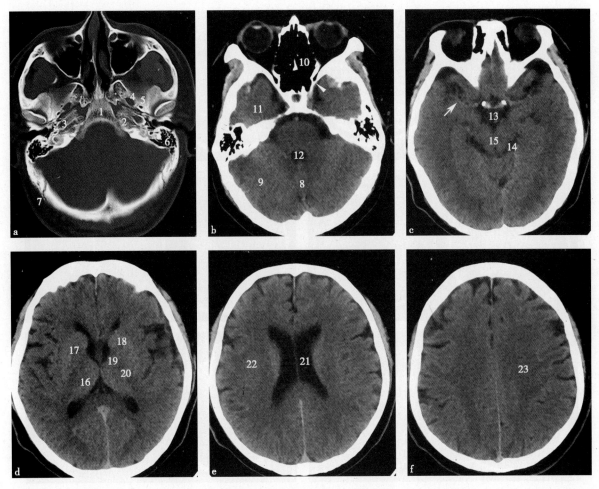

图 2-1-7 正常颅脑 CT 影像

视神经管（三角） 大脑中动脉（箭） 1. 斜坡 2. 颞骨岩部 3. 颈动脉管 4. 卵圆孔 5. 棘孔 6. 乳突
7. 枕乳突缝 8. 小脑蚓部 9. 小脑半球 10. 筛窦 11. 颞叶 12. 四脑室 13. 鞍上池 14. 环池
15. 中脑 16. 丘脑 17. 豆状核 18. 内囊前肢 19. 内囊膝部 20. 内囊后肢 21. 侧脑室 22. 放射冠
23. 半卵圆中心

因突变的运动障碍性疾病有关。

（2）增强扫描：正常脑实质轻度强化，脑血管明显强化。大脑镰、小脑幕等硬脑膜结构、垂体及松果体无血脑屏障故明显强化。蛛网膜正常时不强化。

（四）正常颅脑 MRI 表现（图 2-1-8～图 2-1-10）

1. 脑实质 灰白质对比明显，灰质含水多，故 T_1、T_2 弛豫时间均较白质长，表现为 T_1WI 上灰质信号较白质低，T_2WI 上灰质信号较白质高。脑实质内的一些核团因铁沉积较多故在 T_2WI 上呈相对低信号，如苍白球、红核、黑质及齿状核等。

2. 脑神经 高分辨率 MRI 的多种对比成像均可较好地显示脑神经，呈等信号。

3. 脑室、脑沟、脑池 含脑脊液，在 T_1WI 上为低信号，在 T_2WI 上呈高信号。

4. 颅骨 颅骨内外板为致密骨，T_1WI、T_2WI 均为低信号，板障含脂肪及造血组织，T_1WI、T_2WI 均为高信号。

5. 头皮和皮下组织 含大量脂肪，T_1WI、T_2WI 均为高信号。

6. 乳突气房、鼻窦 含气结构，几乎不含质子，故无信号或低信号。

7. 脑血管 动脉血因流速快形成流空效应，为无信号区，静脉血流速较慢，在 T_1WI 上呈高信号。利用这种现象，磁共振血管成像（MRA）和磁共振静脉成像（MRV）可显示颅内动、静脉（图 2-1-11、图 2-1-12）。

颅脑结构正常 MRI 信号如表 2-1-1 所示。

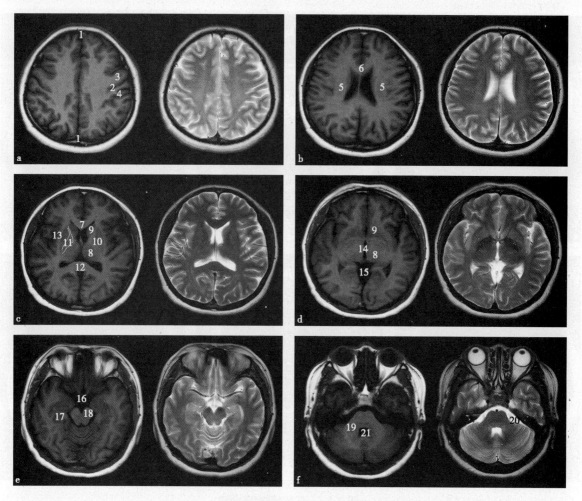

图 2-1-8　正常颅脑横断面 MRI T₁WI 及 T₂WI 影像

1. 上矢状窦　2. 中央沟　3. 中央前回　4. 中央后回　5. 放射冠　6. 胼胝体体部　7. 胼胝体 膝部　8. 丘脑
9. 尾状核头　10. 豆状核　11. 内囊　12. 胼胝体压部　13. 岛叶　14. 三脑室　15. 四叠体池　16. 视交叉
17. 海马　18. 大脑脚　19. 小脑中脚（桥臂）　20. 三叉神经　21. 第四脑室

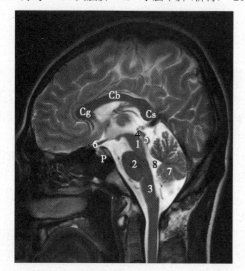

图 2-1-9　正常头颅正中矢状位 T₂WI 影像

Cg：胼胝体膝部　　Cb：胼胝体体部　　Cs：胼胝体压部
P：垂体　1. 中脑　2. 脑桥　3. 延髓　4. 中脑导水管
5. 四叠体　6. 视交叉　7. 小脑蚓部　8. 第四脑室

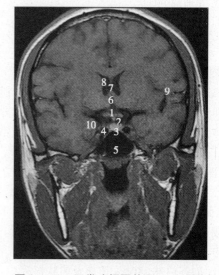

图 2-1-10　正常头颅冠状面 T₁WI 影像

1. 视交叉　2. 垂体柄　3. 垂体　4. 颈内动脉
5. 蝶窦　6. 三脑室　7. 透明隔　8. 侧脑室
9. 外侧裂　10. 内侧颞叶

表 2-1-1　颅脑结构正常 MRI 信号

	白质	灰质	脑脊液	脑膜	骨皮质	板障
T_1WI	高信号	等信号	低信号	低信号	低信号	高信号
T_2WI	等信号	中高信号	高信号	低信号	低信号	中高信号

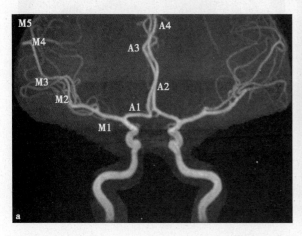 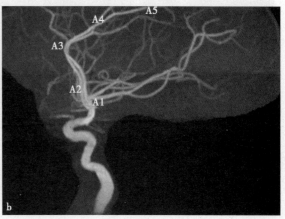

图 2-1-11　正常头 MRA

MCA：M1 水平段　M2 环绕段　M3 侧裂段　M4 分叉段　M5 终段

ACA：A1 水平段或交通前段　A2 垂直段或交通后段　A3 膝段　A4 胼周段　A5 终段

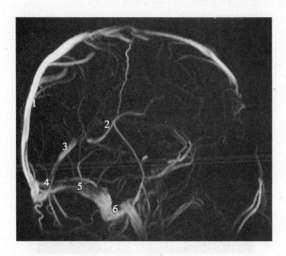

图 2-1-12　正常头 MRV

1. 上矢状窦　2. 大脑大静脉　3. 直窦　4. 窦汇
5. 横窦　6. 乙状窦

二、椎管与脊髓

（一）正常 CT 表现

1. **椎弓根层面**　观察椎管结构，椎管由椎体、椎弓根、椎板和棘突围成，椎管内硬膜囊平扫呈类圆形软组织密度影，硬膜囊外富含脂肪。

2. **椎间孔层面**　椎间孔呈裂隙状位于椎管前外侧，有脊神经根通过，脊神经根为直径约 1～3mm 的圆形影，位于硬膜囊前外方侧隐窝内，侧隐窝呈漏斗状，其前后径不小于 5mm，内有脊神经通过。

3. **椎间盘层面**　椎间盘呈软组织密度影，不能区分髓核和纤维环，其后方可见椎小关节，黄韧带位于椎板和小关节突的内侧面，超过 5mm 为增厚。

（二）CT 脊髓造影

CT 脊髓造影（CT myelography，CTM）目前应用较少。可显示脊髓的形态与大小，颈髓前后径正常范围为 6～8mm，横径 7～12mm，颈膨大横径可达 15mm，胸腰髓前后径范围 5～7mm，横径 7～9mm，脊髓圆锥略增粗后向下逐渐变细成终丝。

（三）正常 MRI 表现

1. **脊椎**　椎体呈中等 T_1WI 信号，可因黄骨髓分布不均而信号不均，T_2WI 上呈稍低信号，骨皮质在 T_1WI 和 T_2WI 上均呈低信号。椎间盘髓核在 T_2WI 矢状面上呈较高信号，椎间盘周边纤维在 T_1WI 及 T_2WI 上均为低信号。

2. **脊髓**　脊髓位于椎管中央，T_1WI 上呈中等信号，周围蛛网膜下腔呈低信号，T_2WI 脊髓亦呈中等信号，蛛网膜下腔呈高信号，蛛网膜下腔周围的静脉丛及纤维组织为低信号（图 2-1-13、图 2-1-14）。横断面可显示硬膜囊及脊神经根。矢状位可连续显示脊髓及椎管内外的病变。冠状位可用于观察脊髓两侧的神经根和脊髓病变的形态，对病变的定位及浸润范围的评估有补充作用。

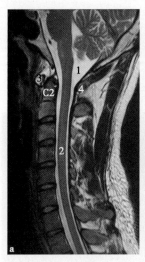
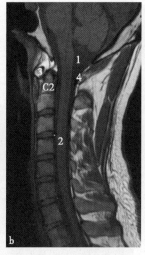
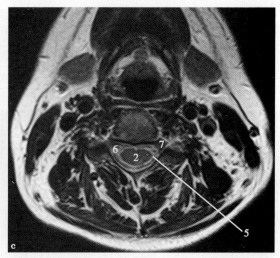

图 2-1-13　颈椎 MRI
a. T₂WI 矢状位；b. T₁WI 矢状位；c. T₂WI 轴位
1. 小脑延髓池　2. 颈髓　3. 寰椎前弓　4. 寰椎后弓　5. 蛛网膜下腔　6. 侧隐窝　7. 椎间孔

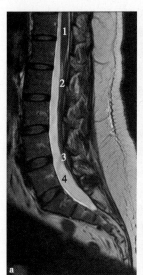
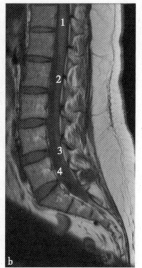

图 2-1-14　正常腰椎 MRI
a. T₂WI 矢状位；b. T₁WI 矢状位
1. 脊髓圆锥　2. 马尾　3. 终丝　4. 硬膜囊

（冯　逢）

第二节　神经系统病变基本征象

一、颅脑

（一）常见变异

学习病变基本征象之前，首先要对颅脑的常见正常变异有清楚的认识，避免将正常变异误认为病变。

颅骨及脑膜常见正常变异：脑膜动、静脉沟（图 2-2-1），静脉湖，薄层顶骨，双侧岩骨尖骨髓腔不对称，蛛网膜颗粒（图 2-2-2）等。

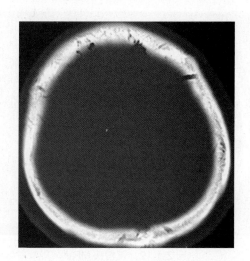

图 2-2-1　血管沟

颅内常见正常变异：扩大的血管周围间隙（图 2-2-3）、大枕大池、透明隔间腔（cavity of septum pellucidum，CSP）（图 2-2-4）、中央帆腔（cavum velum interpositum，CVI）、两侧侧脑室发育不对称（图 2-2-5）、海马残余囊肿（图 2-2-6），脑血管的正常变异等。

（二）X 线平片异常表现

1. 头颅大小及形状异常

（1）头颅增大

1）合并颅骨变薄、颅缝增宽、脑回压迹增深：多见于婴儿脑积水。

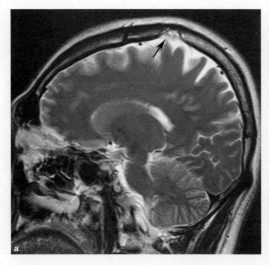
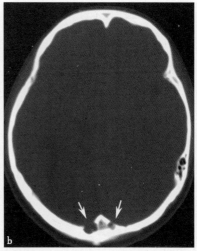

图 2-2-2　蛛网膜颗粒

蛛网膜颗粒最常见的部位是上矢状窦及横窦，常伴骨质改变（箭头所指）

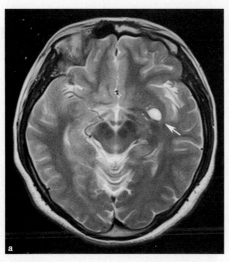
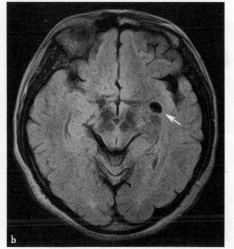

图 2-2-3　扩大的血管周围间隙

边界清晰，类圆形或曲线状，与脑脊液等信号，与穿支动脉伴行，与蛛网膜下腔不相通，无占位效应，不强化，多见于基底节前连合周围、深部白质、中脑及丘脑等部位

2）合并颅骨增厚：多见于肢端肥大症、骨纤维异常增殖及畸形性骨炎等。

注意：颅骨变薄或颅骨增厚最常见的原因是正常变异。

（2）头颅变小

1）颅缝未闭或颅缝已闭但无颅压增高：脑小畸形或脑发育障碍。

2）颅缝闭合且伴有颅压增高：狭颅症。

（3）头颅形状异常

1）尖头和短头畸形：多见于狭颅症。

2）舟状头畸形：多见于狭颅症或黏多糖病。

3）偏头畸形：见于狭颅症或一侧大脑发育不全。

2. 颅骨骨质结构异常

（1）骨质破坏

1）骨质破坏伴边缘硬化：多见于良性或慢性病变，如嗜酸样肉芽肿、表皮样囊肿等。

2）骨质破坏边缘不清：多见于急性或恶性病变，如多发性骨髓瘤（图 2-2-7）、转移瘤等肿瘤性病变是引起骨质破坏最常见的原因。

（2）骨质增生：颅骨密度及厚度的增加。

1）弥漫性颅骨增生：多见于系统性疾病，如畸形性骨炎、石骨症、肾性佝偻病、肢端肥大症及珠蛋白生成障碍性贫血（地中海贫血）（"怒发冲冠征"）等。

2）局限性颅骨增生：转移瘤是颅骨硬化最常

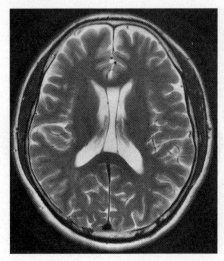

图 2-2-4　透明隔间腔

透明隔之间脑脊液积聚的间隙，前为胼胝体膝部，后为穹窿柱

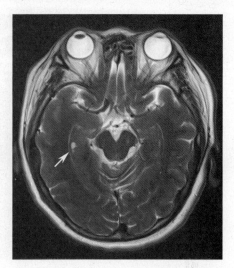

图 2-2-6　海马残余囊肿

内侧颞叶边缘成串的与脑脊液等信号的囊性影

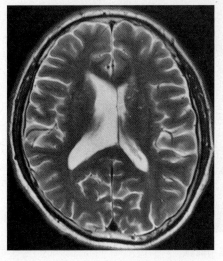

图 2-2-5　两侧脑室发育不对称

发育较大的一侧侧脑室边缘规则，侧脑室内脉络丛形态尚自然，同侧大脑半球脑组织及胼胝体发育正常

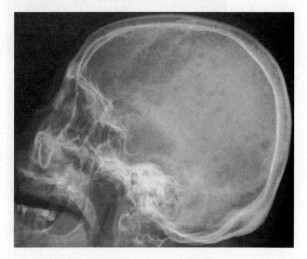

图 2-2-7　多发性骨髓瘤

颅骨穿凿样骨质破坏

见的原因，另外，局限性颅骨增生多继发于邻近病变的刺激，如脑膜瘤、骨瘤、骨纤维异常增殖症、慢性骨髓炎、Paget 病及陈旧性骨折等。

（3）颅骨骨折：常见凹陷骨折、线形骨折和颅缝分离等。

3. 颅压增高　常表现为颅缝增宽，脑回压迹增多，颅板变薄，蝶鞍骨质吸收、增大和变形，后床突和鞍背最早出现骨质吸收。

引起颅内压增高的原因有很多，如肿瘤、脑水肿、脑积水等，X 线上发现颅内压增高的征象需进一步 CT 或 MRI 检查。

4. 蝶鞍的异常改变　早期只显示垂体窝的骨皮质边缘模糊，进一步发展可表现为蝶鞍的增大、变形与骨质吸收；多见于鞍区及鞍上的肿瘤及颅压增高等。

5. 病理性钙化

（1）肿瘤性钙化：常见钙化的颅内肿瘤有脑膜瘤、颅咽管瘤、少突胶质细胞瘤以及松果体瘤等。

（2）感染性及炎性钙化：结核的钙化多见于蝶鞍附近，大小不等，分布广泛。寄生虫性钙化有脑囊虫钙化及棘球蚴囊壁的钙化，常位于脑灰白质交界区。

（3）脑血管疾病钙化：颅内血肿可形成团块状钙化；Sturge-Weber 综合征的钙化呈脑回状，靠近脑表面。

（三）CT 异常表现

1. 脑实质密度异常改变

（1）高密度病灶：钙化、血肿、肿瘤等。这三者的 CT 值是依次递减的。

（2）等密度病灶：亚急性出血、脑肿瘤、脑梗死等。可根据脑室、脑池的移位和变形或在周围水肿带的衬托下，判断等密度病灶的存在。

（3）低密度病灶：脂肪 CT 为负值（-20～-100Hu），判断病变含脂肪成分对缩小鉴别诊断范围很有帮助，单纯囊肿、慢性期脑梗死常表现为液性密度，部分脑肿瘤、陈旧性出血、脑水肿或脑脓肿等常表现为较低的软组织密度。

（4）混杂密度病灶：多种成分共存，如颅咽管瘤、恶性胶质瘤和畸胎瘤等。

2. 结构、形态改变

（1）病变本身表现：大小、部位、密度、边缘、数目等，有无出血、坏死、囊变及钙化。

（2）病变周围水肿情况。

（3）占位效应：中线是否移位，脑室、脑沟、脑池的大小及形态变化，脑萎缩，脑积水等。

3. 脑疝　由于颅腔内压力的改变，使脑组织移位，部分脑组织、神经、血管受压，脑脊液循环障碍而产生相应的症候群。

几种常见的脑疝类型如下：

（1）大脑镰下疝（最常见）：扣带回移位至大脑镰下（侧脑室、第三脑室移位越过中线）。

（2）单 / 双侧下行性小脑幕切迹疝（颞叶移位、越过小脑幕切迹）：内侧颞叶疝入小脑幕切迹，鞍上池消失，间脑压向颅底，中脑、脑桥下移。

（3）上行性小脑幕切迹疝：小脑向上移位并越过小脑幕切迹，四叠体池、被盖部受压。

（4）小脑扁桃体疝：小脑扁桃体受压进入枕骨大孔（小脑扁桃体下缘距枕骨大孔连线 >5mm），枕大池闭塞。

诊断要点：把握定义，注意观察脑室移位、脑沟 / 池闭塞。

4. 增强检查　静脉注射含碘对比剂后，根据病灶与周围正常组织血供的差异所产生的密度差异，可以更好地显示病灶。

（四）MRI 异常表现

1. 脑实质信号异常　见表 2-2-1。

2. 增强检查　静脉注射螯合的含钆对比剂，目的是了解病灶血供及血脑屏障破坏的情况，区别病灶及瘤周水肿，显示平扫未发现的病灶，有利于诊断与鉴别诊断。

均匀强化：脑膜瘤、生殖细胞瘤、髓母细胞瘤。

非均匀强化：高级别胶质瘤、血管畸形、炎症。

环形强化：脑脓肿、部分转移瘤及胶质瘤等。

脑回状强化：脑梗死。

无强化：囊肿、液化坏死及水肿等。

3. 脑水肿　均表现为 T_1WI 低信号，T_2WI 高信号。

（1）血管源性水肿（图 2-2-8）：血脑屏障受损或新生毛细血管未建立血脑屏障时，血管通透性增加，血浆渗入细胞外间隙。常见于脑肿瘤、出血、创伤或炎症等。白质表现更明显。DWI 上不呈高信号，表观扩散系数（apparent diffusion coefficient，ADC）值常高于正常脑组织。

（2）细胞毒性水肿（图 2-2-9）：脑缺血缺氧后，ATP 减少，神经细胞膜上 ATP 依赖的钠 - 钾泵异常，导致钠水潴留，细胞肿胀，细胞外间隙变窄。同时累及灰白质。DWI 上呈高信号，ADC 值明显降低。

（3）间质性水肿：又称积水性脑水肿，常见于脑积水，脑室压力增大导致脑脊液透过室管膜进入脑室周围白质内。常见于侧脑室及三脑室周围的白质。DWI 上不呈高信号，ADC 值轻度增高。

表 2-2-1　脑实质异常信号与常见疾病

T_1WI	T_2WI	T_2-FLAIR	常见疾病
低信号	高信号	高信号	脑肿瘤、转移瘤、急性期脑梗死、脱髓鞘病变
低信号	高信号	低信号	脑软化、囊肿
高信号	高信号	高信号	亚急性晚期脑出血、瘤内出血、脂肪性病变、含蛋白黏液成分
高信号	低信号	低信号	亚急性早期出血、黑色素瘤、肿瘤卒中
低信号	低信号	低信号	动脉瘤、动静脉畸形、烟雾病、肿瘤内血管、钙化
混杂	混杂	混杂信号	动脉瘤（湍流）、动静脉畸形伴血栓、部分脑肿瘤

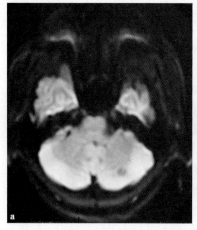
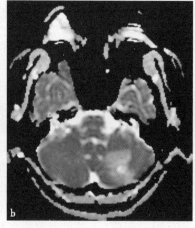
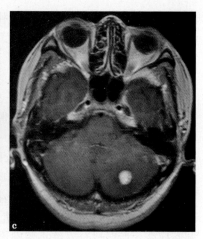

图 2-2-8 血管源性水肿

左侧小脑半球占位。a. DWI；b. ADC 图；c. 增强 T_1WI

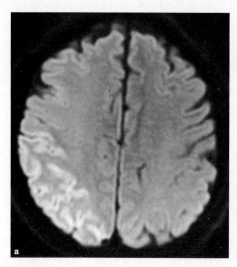
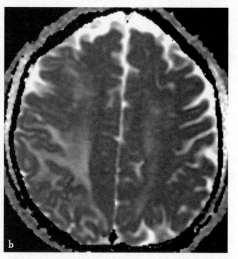

图 2-2-9 细胞毒性水肿

右大脑半球后部亚急性梗死。a. DWI；b. ADC 图

4. 占位效应（space occupying effect） 由颅内病变及周围水肿所致的影像学表现，主要表现为脑室及脑池变形、闭塞、移位，局部脑沟变窄，中线结构移位等。严重时可形成脑疝。

5. 脑萎缩（brain atrophy） 各种原因引起的脑实质体积的减小，表现为脑回变窄，脑沟、脑池增宽，脑室扩大。

二、脊髓

X 线不能直接显示脊髓的结构，CT 尽管密度分辨率提高，但是也不能清晰显示脊髓，都只能通过在椎管蛛网膜下腔内（鞘内）注射对比剂的方法，衬托出脊髓的外形，因此对于脊髓疾病的诊断价值是有限的。MRI 是唯一能够显示脊髓内部结构的影像学技术，所以考虑为脊髓的病变应该行 MRI 检查。因此，脊髓病变的基本征象主要是指在 MRI 上的观察。

（一）脊髓外形异常

正常脊髓全长粗细不等，有两个梭形膨大的部分：颈膨大（$C_4 \sim T_1$）和腰骶膨大（$L_2 \sim S_3$）。脊髓矢状位前后径约 6～8mm，胸段脊髓相对较细。

脊髓外形的异常包括：

1. 脊髓增粗 常见于髓内肿瘤（图 2-2-10）、脊髓感染、炎症及损伤的急性期，常伴有髓内磁共振成像信号的异常。

2. 脊髓萎缩（图 2-2-11） 常见于髓外硬膜下肿瘤压迫及脊髓损伤的后期，也可见于硬脊膜对脊髓的压迫。

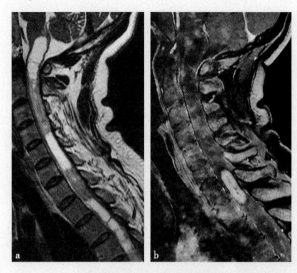

图 2-2-10　$C_6 \sim T_1$ 髓内占位性病变,增强后明显强化
脊髓增粗伴占位上下方中央管梗阻性扩张

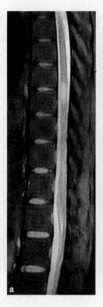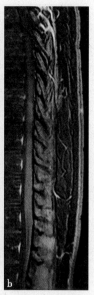

图 2-2-12　多发性硬化,胸段脊髓内多发斑片状
长 T_2 信号影

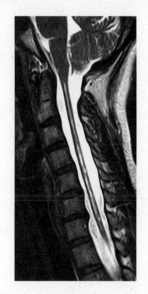

图 2-2-11　颈段脊髓萎缩,中央管扩张

（二）脊髓密度/信号异常

正常脊髓在 MRI 矢状位及冠状位上为均质表现,信号与脑实质的信号接近。脊髓信号的异常也与脑实质内的信号异常类似。偶有某些病变可以在 CT 上显示为椎管内密度的改变,但是准确地判断到底是髓内的病变还是髓外的病变仍需要进行 MRI 检查。

脊髓信号的改变可分为:

1. 局限性　常见于髓内肿瘤、多发性硬化（图 2-2-12）、脊髓梗死、血管畸形、脊髓感染、炎症及外伤等。局限性的脊髓信号改变可伴有脊髓外形的改变,如伴有脊髓增粗多见于脊髓肿瘤性病变。

2. 弥漫性　为长脊椎节段的信号改变,常见于脊髓感染、炎症及脱髓鞘病变等。

（三）脊髓的中央管扩张

人类脊髓中央管在出生时是开放的,随着年龄的增长趋于闭合。影像学上正常脊髓的中央管不可见,如果脊髓的中央管可显示,则说明脊髓中央管扩张,也称为脊髓空洞症。依据中央管扩张的程度不同,可描述为线样、串珠样、管状等。此外,依据中央管与第四脑室相通与否可以把脊髓中央管扩张分为交通性与非交通性的。其致病原因常常不同。交通性中央管扩张多系先天性发育异常所致,而非交通性则多见于肿瘤、蛛网膜炎或外伤。

（四）蛛网膜下腔形态异常

正常椎管内的蛛网膜下腔虽在不同脊椎节段大小不一,但总体比较均匀。若出现局限性的蛛网膜下腔形态改变,无论是增宽还是变窄,都提示椎管内病变。蛛网膜下腔变窄可见于髓内或髓外的病变。程度较轻的常见于髓内肿瘤,髓外硬膜内肿瘤常导致为患侧蛛网膜下腔增宽,脊髓受压向健侧移位（图 2-2-13）。这一征象可用于髓内外占位的鉴别诊断。而髓外硬膜外的病变则可导致患侧和对侧的蛛网膜下腔均变窄。

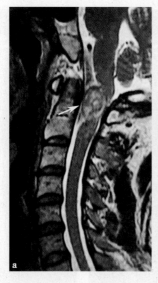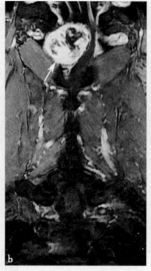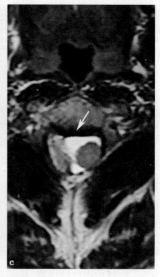

图 2-2-13 髓外硬膜下占位性病变
蛛网膜下腔增宽

（冯 逢）

参 考 文 献

1. 吴恩惠,张云亭,白人驹. 头部 CT 诊断学. 第 2 版.
北京：人民卫生出版社, 1995
2. 白人驹,张雪林. 医学影像诊断学. 第 3 版. 北京：人
民卫生出版社, 2010
3. 金征宇. 医学影像学. 第 2 版. 北京：人民卫生出版
社, 2010
4. 吴恩惠. 中枢神经系统与头颈部疾病影像诊断图谱.
福州：福建科技出版社, 1999
5. 雷静,高培毅. 动脉自旋标记灌注成像的原理、方法
及临床应用. 中国卒中杂志, 2006, 1(7)：484-487
6. 张雪林. 医学影像学. 北京：高等教育出版社, 2007
7. 沈天真,陈星荣. 神经影像学. 上海：科学技术出版
社, 2003
8. 侯键,许茂盛. 医学影像学. 北京：中国中医药出版
社, 2016
9. 高剑波,王滨. 医学影像诊断学. 北京：人民卫生出
版社, 2016
10. Osborn AG. Diagnostic Neuroradiology. St. Louis: Mosby
Year Book, Inc., 1994

（高培毅 审校）

第三章　脑血管疾病

第一节　脑　出　血

脑出血（intracerebral hemorrhage，ICH）占所有住院脑卒中患者的10%～30%，具有高致残率及高病死率，是一个严重危害人类健康的公共卫生问题。根据出血原因可分为创伤性和非创伤性，非创伤性又称为原发性或自发性脑出血，多由高血压、脑动脉瘤破裂、血管畸形、脉管炎、静脉血栓、出血性脑梗死或栓塞后再灌注、肿瘤以及凝血功能障碍等引起。出血可发生于脑实质内、脑室内和蛛网膜下腔，也可同时累及上述部位。年轻人以脑血管畸形出血多见，中年以上动脉瘤破裂出血多见，老年人则以高血压脑出血最常见。脑出血起病急、病情重，仅根据临床表现难于和其他疾病相鉴别，诊断主要依靠影像学检查。随着医疗卫生事业的发展，对于脑出血的治疗，已不仅仅局限于对生命的及时抢救，对患者生理功能恢复的治疗同等重要。临床上治疗时机的把握，治疗方案的制定，再出血的预防，均需要医学影像学的强力支撑。

【临床与病理】

脑出血起病多突然，常因体力活动、情绪激动或过度劳累等因素诱发，表现为突发剧烈头痛、频繁呕吐等，病情变化快，根据出血部位及出血量不同出现程度各异的意识障碍、偏瘫、失语等，一般在24小时内达到高峰。当出血破入脑室系统或进入蛛网膜下腔时，腰穿可发现血性脑脊液；但如果出血部位远离脑室或出血较少，未破入脑室，脑脊液检查可为阴性。

原发性脑出血以高血压性脑出血最为常见，其病理基础为长期高血压引起小动脉形成微型动脉瘤，或玻璃样变和纤维素样坏死破裂以致出血，好发于壳核、外囊、丘脑、内囊，其次为脑桥和小脑，出血量多少不一，可为浸润性出血，也可形成局限性血肿。基底节的供血动脉——豆纹动脉比较细小，且呈直角直接起自大脑中动脉水平段，当血管内压力突然增高时，细小的豆纹动脉难以承受而破裂出血。

脑出血的病理生理演变是动态发展的，主要经历以下发展过程：

超急性期：出血后12小时以内，血肿内含新鲜血液或血块，其中含有丰富的氧合血红蛋白。

急性期：出血发生后12小时～2天，血肿红细胞内的氧合血红蛋白逐步代谢为去氧血红蛋白，血肿周围水肿加重，周围脑组织可有一定程度的软化，还可有点状出血。

亚急性期：亚急性早期约为出血后2～7天，血肿红细胞内去氧血红蛋白自周边向中心逐渐氧化为高铁血红蛋白。亚急性晚期为出血后8天～4周，变形的红细胞溶解，高铁血红蛋白被释放到细胞外间隙中。周围的水肿开始减退并发生炎性修复反应，出现新生毛细血管，但缺乏相应的血脑屏障。这可能是此期血肿周围环状强化的基础。

慢性期：出血4周后进入慢性期，慢性早期血肿周围的水肿和炎性修复逐渐消失，胶质细胞增生明显，高铁血红蛋白均匀分布，含铁血黄素开始沉积。晚期血肿内坏死组织被吞噬、移除，缺损部分由胶质细胞及胶原纤维形成瘢痕。血肿小可由此类组织所填充，血肿较大时则遗留形成囊腔。

【影像学检查方法】

CT、MRI、DSA均可用于脑出血的检查，以CT和MRI为主。CT和MRI还可用于帮助评估预后及再出血。

CT以其扫描速度快、费用低廉等原因，常常作为诊断脑出血的首选检查方法。对临床疑诊急性出血性脑卒中患者行CT检查可初步确诊及查看出血部位，估算出血量。CT血管成像（CT angiography，CTA）可以显示可能存在或破裂的动脉瘤，帮助临床查找脑出血的病因，还可评估脑血管动脉硬化。CTA的三维图像给人以新的立体视觉，能从三维解剖方面对病变进行定位，应用CT仿真血管内镜可观察血管的内部形态，在计算机上对病变进行模拟手术则可以在术前制定手术入路。CT灌注成像，是经静脉注入对比剂，同时对某一选定层面进行动态CT扫描，获得的数据经过计算机处理,就可以得到被检组织的血流灌注情况,即微循环的正常与否,结果通常包括:平均通过时间(MTT)、局部灌注达峰时间(TTP)、脑血流量(CBF)、脑血容量(CBV)等血流动力学参数。

CT 平扫的局限性在于软组织分辨率相对较低,且对后颅窝结构如小脑和脑干的显示易受伪影干扰,对于微出血的诊断受到一定影响。CTA 的不足在于:①对细小的血管空间分辨率不及 DSA,对于小于 3mm 的动脉瘤显示有限;②重建图像的质量与扫描参数及阈值相关,若选择不当会丢失信息,造成血管失真;③与 DSA 相比,不能显示脑循环由动脉至静脉的血流动力学改变,目前主要用于动脉性疾病的诊断;④与 MRA 相比,仍具有放射性,且需要注射碘造影剂。

MRI 采用多种不同的扫描序列和成像参数,T_1 加权像、T_2 加权像、质子加权像、自旋回波序列、梯度回波序列、平面回波序列,从磁共振图像中我们可以得到物质的多种物理特性参数。在脑出血中可以用到的技术有:平扫、水抑制成像、增强、灌注成像(PWI)、弥散加权成像(DWI)、弥散张量成像(DTI)、磁共振波谱成像(MRS)、血氧水平依赖(BOLD)成像。MRI 对各期出血的显示均优于CT,尤其当出血量小于 2ml 时,病灶在 CT 可能显示不清,可行 MRI 检查,不但可以观察出血形态和出血量,并且可以对出血时期做出判断,还可以观察出血灶周围脑实质内的继发改变。MRA 也可用于诊断颅内动脉瘤和血管畸形。

【影像学表现】
(一)脑血管造影
高血压性脑出血常可见脑动脉走行僵直、粗细不均等动脉硬化表现,血肿较大时出现血管移位、拉直等占位征象。动静脉畸形所致脑出血,脑血管造影可见粗细不等、迂曲的血管团,有时表现为网状和血窦状,供血动脉增粗,引流静脉早期显现。若因动脉瘤、或脉管炎等引起的脑出血可呈现脑血管的相应改变。

(二)CT
1. 平扫 可反映出血肿形成、吸收及囊变的不同过程(图 3-1-1)。
(1)超急性及急性期:表现为脑内密度均匀一致的高密度灶,边界清楚,CT 值 50～80Hu。血肿可表现为肾形、类圆形或不规则形,血肿周围常出现低密度环影,此与血肿压迫周围脑组织造成的缺血及水肿有关。出血量多时占位效应较重,患侧脑室受压变窄,中线结构移位,甚至可引起脑疝。血肿若压迫室间孔、导水管或第四脑室,还可引起脑积水。血肿常可破入相邻脑室及蛛网膜下腔,脑室内少量积血时常沉积于侧脑室后角或三角区形成液 - 液平面,下为血液,上为脑脊液,大量积血时呈铸型改变。蛛网膜下腔出血表现为相应脑沟、脑池内见线样密度增高影。

(2)亚急性期:血肿密度从边缘向中心逐渐减低,出现"融冰征",表现为高密度血肿边缘模糊,高密度影向心性缩小,周围低密度环范围扩大。随

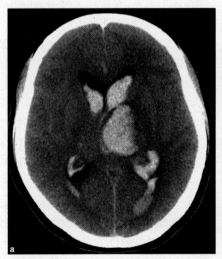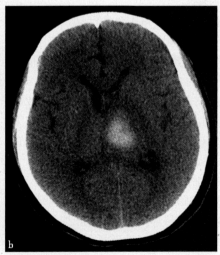

图 3-1-1 左侧丘脑出血,破入脑室
a. 发病后 12 小时的 CT 平扫,显示左侧丘脑出血,破入脑室系统并脑积水;b. 发病 12 天且行侧脑室引流术后,显示血肿边缘模糊,周围低密度环范围扩大,高密度影向心性缩小的"融冰"现象

后血肿被逐渐溶解吸收，转变为等、低或混杂密度灶。血肿周围环形低密度影一般于出血后3～7天到达高峰，此时为脑水肿的高峰期。

（3）慢性期：血肿可完全吸收变成水样密度软化灶，出现相邻脑室、脑沟牵拉扩大等负效应。偶可见血肿内钙化，少部分患者可无后遗改变。若此期内发生再出血时则表现为低密度区中间的高密度灶。

2. 增强扫描 早期多不强化（急性期一般不推荐做增强扫描），出血后7～9天可见血肿周围环形强化，与血肿之间有低密度或等密度溶解带相隔。通常平扫即可明确诊断早期出血，但血肿呈等密度时，CT平扫仅表现为占位效应，增强扫描意义更大。

（三）MRI

1. 血肿病理变化与信号强度的关系，如表3-1-1所示。

2. 脑出血时血液演化过程与MR征象（图3-1-2）

（1）超急性期（出血后～12小时）：含丰富的氧合血红蛋白，Fe^{2+}缺乏不成对的电子，为非顺磁性物质，不影响T_1、T_2弛豫时间，但此时血肿内蛋白含量低，质子密度高，主要延长T_2弛豫时间，呈等T_1长T_2信号。

（2）急性期（12小时～2天）：主要为去氧血红蛋白，此时的Fe^{2+}含4个不成对电子，具顺磁性，主要缩短T_2，呈等T_1短T_2信号。

（3）亚急性期（2天～4周）：去氧血红蛋白逐渐变为高铁血红蛋白，具有明显顺磁性作用。亚急性早期（2～7天）高铁血红蛋白仍处于细胞内，缩短T_1不影响T_2，呈短T_1短T_2信号。这一现象从血肿周边出现，逐渐向中心发展，因此在T_1WI上表现为血肿周边呈高信号，中心呈等信号的"豆沙包"样外观，而在T_2WI上仍为低信号。周围水肿呈长T_1长T_2信号。亚急性晚期（8天～4周）高铁血红蛋白位于细胞外，缩短T_1而延长T_2，因此呈短T_1长T_2信号。红细胞溶解从血肿周边开始出现，向中心发展，最后达到均匀性高信号。

（4）慢性期（>4周）：含铁血黄素中Fe^{3+}具有顺磁性，使血肿和水肿之间在T_2WI上出现条状低信号环。当血肿囊变完全时呈长T_1长T_2的水样信号。

3. 功能磁共振成像 DTI和弥散张量纤维素成像技术可用于观察脑出血后血肿邻近纤维束受累、移位或破坏的程度和范围，并能根据其观察的锥体束受累情况评估患者运动功能的恢复能力，对临床预后有预测价值（图3-1-3）。PWI可显示血肿及周围灌注改变情况，通常MTT较对侧对称区延长，血肿周围血量减少。MRS研究显示血肿及周围NAA/Cr较对侧对称区降低，在一定程度上反映了血肿周围神经元密度的减低。

【诊断与鉴别诊断】

根据临床突发卒中症状及CT与MRI表现，脑出血的诊断并不困难。要明确出血的真正原因，将高血压性脑出血与其他血管类疾病所致出血鉴别开来，常需要进一步检查，动脉瘤或血管畸形、脉管炎造成的出血可以通过DSA、CTA、MRA对血管的显像做出直观的观察。

此外，单纯出血与肿瘤合并出血需要仔细鉴别，要点如下：①良性出血常有含铁血黄素环，而肿瘤没有；②肿瘤成分更复杂，不均匀；肿瘤增强后常有非出血成分；③良性出血追踪观察有顺序演变，而肿瘤出血的演变顺序延迟，不规则；④良性出血的水肿及占位效应很快消退，而肿瘤出血则持久存在；⑤出血性血管畸形常多发，而肿瘤常为单发，转移瘤可多发。

【临床研究现状】

脑出血是中枢神经系统常见疾病，也是急重症之一，致残率和致死率都较高，是影响人类健康的重大疾病之一，患者往往会有不同程度的后遗症。近些年该领域临床研究的热点问题集中在对血肿扩大及再出血的预测上，以及提高对微小出血灶的检出。

血肿扩大是导致脑出血患者死亡率增加和神经功能不良预后的独立影响因素，有研究表明CT

表3-1-1 血肿病理变化与信号强度的关系

血肿成分	存在时间	T_1WI	T_2WI
氧合血红蛋白	发作至12小时	等或稍高信号	高信号
去氧血红蛋白	12小时～2天	等低信号	较低信号
高铁血红蛋白	2天至数月		
细胞内		等、高信号	低信号
细胞外		高信号	高信号
含铁血黄素及铁蛋白	数周至数年	低信号	低信号

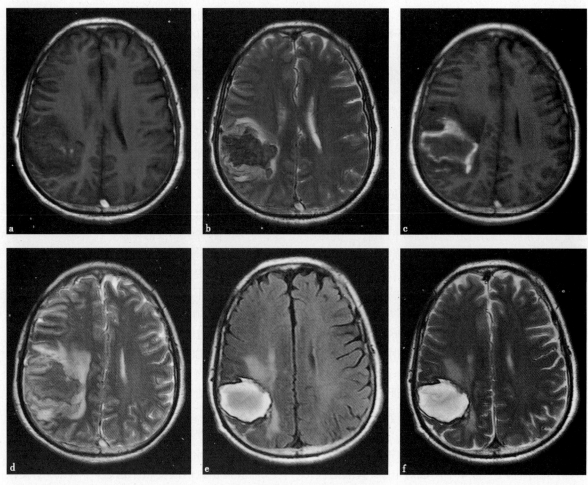

图 3-1-2 右侧顶叶血肿 MRI 动态变化过程

a、b. 起病后 2 天的 MRI 成像，血肿呈急性期等 T_1 短 T_2 信号改变；c、d. 起病后 7 天亚急性早期改变，T_1WI 表现为血肿边缘高信号，中心等信号的"豆沙包"样外观，T_2WI 呈稍低信号，周围水肿加重；e、f. 起病 2 个月后，含铁血黄素沉积，T_2WI 上出现低信号环

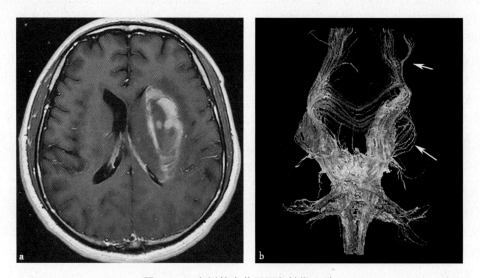

图 3-1-3 左侧基底节区亚急性期血肿

a. 左侧基底节区亚急性血肿（T_1WI 增强）；b. DTI 显示左侧皮质脊髓束受压推移（长箭头），左侧额叶白质纤维较对侧稀疏减少（短箭头）

血管成像（CTA）及 CT 灌注成像（CTP）可以观察到脑出血患者血肿局部的活动性对比剂外渗情况，被命名为"点征"，此征象与血肿局部的活动性出血有关，可以有效地预测患者血肿的进展及预后。也有研究表明，CT 平扫中，在出血灶内呈现出的形态不一的低密度"黑洞征"可以有效地预测早期血肿再扩大，特异性可达到 94.1%（详见 https://www.ncbi.nlm.nih.gov/pubmed/27174523）。此外，部分血肿周围还可见到"混合带征"，表现为平扫中血肿旁的高低混合密度影，与血肿有分界，此征象预测血肿扩大的特异性可达 95.5%（详见 https://www.nlm.nih.gov/pubmed/26089330）。"黑洞征"和"混合带征"这两种征象被认为与血肿的异质性有关。

脑微出血泛指 <5mm 的小出血灶，它们体积小，无明显周围组织的水肿，在 CT 及 MRI 常规序列中常呈阴性。磁敏感加权成像（SWI）可以通过出血灶中含铁血黄素等顺磁性物质的磁敏感效应有效地提高微出血灶的检出率（图 3-1-4）。SWI 较 T_1WI/T_2WI 更能清楚地显示高血压脑部的微血管改变，比如基底节区及皮质下出现的多发微小出血灶，以及梗死灶内可能伴发的出血灶数目和大小范围。

脑出血后血肿周围继发性水肿和神经损伤是脑出血患者预后不良的重要因素，脑出血后组织及周围血流灌注情况一直备受关注，试图证实出血周围的区域是否存在缺血半暗带也是近期深入研究的焦点。MR 灌注加权成像（PWI）及 CTP 检查可以观察到血肿周围存在低灌注区，较对侧正常区

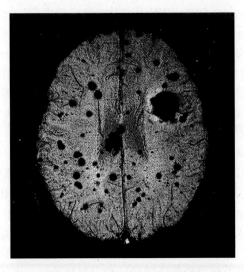

图 3-1-4　脑实质内多发大小不等出血灶
图示为磁敏感加权成像（SWI），可显示脑实质内大小不等多发出血灶，对微出血灶（<5mm）特别敏感

域的相对值（CBF 为 0.51，CBV 为 0.62）明显减低，并具有个体差异，对预后有一定的指导意义。也有学者认为灌注减低是脑组织损伤后氧需求量减低的继发现象。MRS 显示部分患者血肿周围还存在较明显的乳酸峰。也有很多研究结果不支持血肿周围存在持续或严重的真正缺血，比如 Qureshi 等应用左侧基底节出血的 ICH 模型，以放射物标记的微球测量血肿周围和远处的脑血流量 CBF，用矢状窦静脉血测量脑组织氧摄取分数（oxygen extraction fraction，OEF）和脑氧代谢率（cerebral metabolic rate of oxygen utilization，$CMRO_2$），结果未能发现血肿周围存在缺血半暗带。有 PET 研究显示 ICH 后血肿周围 CBF 和脑组织氧代谢率均下降；氧摄取分数也下降，而不是缺血时应该出现的上升表现，因此不少学者认为血肿周围血流动力学改变可能是由于脑功能抑制如神经功能不全以及代谢要求减低所致。

（朱文珍）

第二节　脑　梗　死

脑梗死，又称缺血性脑卒中（ischemic stroke），是最常见的脑卒中类型，占全部脑卒中的 60%～80%，具有发病率高、病死率高、致残率高和复发率高等特点，严重危害人类健康和患者的生存质量，50%～70% 的存活者遗留瘫痪、失语等严重残疾，给家庭和社会带来严重的负担。其最常见原因是急性血栓形成造成局部脑血管闭塞，处理应强调早期诊断、早期治疗和早期预防再发。

【临床与病理】

脑梗死包括脑血栓形成、腔隙性脑梗死和脑栓塞等，是脑血流供应障碍引起缺血、缺氧，导致局限性脑组织缺血性坏死或脑软化，引起局限性或弥漫性脑功能缺损。脑梗死的病因主要包括动脉粥样硬化、高血压性动脉硬化，其次为结核性、梅毒性及结缔组织所致的动脉炎；颅脑手术、插入导管和穿刺导致的血管损伤，以及药物、毒物、恶性肿瘤所致的血管病损；风湿性或非风湿性心脏病、扩张性心肌病、房颤等心脏疾病可形成血栓随血液循环阻塞脑血管引起脑梗死；诸如高黏血症、凝血机制异常、血液病等其他因素也可引起血栓形成最终发展为脑梗死。

脑梗死患者依梗死部位不同临床表现多种多样，主要表现为突发单侧肢体偏瘫、失语、口角歪斜或意识模糊。部分患者可在安静或睡眠中发病，

可有短暂性脑缺血发作（transient ischemic attack, TIA）前驱症状如肢体发麻、无力等症状。海马发生梗死可出现记忆力下降，脑干及小脑梗死可出现眩晕、呕吐、四肢瘫痪、共济失调、站立不稳、肌张力降低、昏迷、高热等。发生于脑干梗死的一个最常见类型是延髓背外侧综合征，也称小脑下后动脉或椎动脉闭塞综合征，其往往梗死面积很小，临床症状往往很重，主要表现为眩晕呕吐、眼球震颤、交叉性感觉障碍、同侧 Horner 征、饮水呛咳、吞咽困难等。

脑血管狭窄或阻塞后，如果没有有效的侧支循环代偿，缺血区毛细血管血流灌注量迅速减少，从脑组织缺血、缺氧的病理生理演变过程开始，这一过程分为：急性坏死（以细胞急性死亡为主要病理特点）和迟发性神经元死亡（以神经细胞凋亡为主要病理特点）。

急性缺血性脑卒中是神经科的急症，时间就是大脑。临床早期诊断和超早期治疗非常重要，应用溶栓药、抗血小板药、抗凝药或介入机械性取栓等均可以取得较好的疗效。依据《中国急性缺血性脑卒中诊治指南 2014》，早期溶栓治疗是目前最重要的恢复血流的措施，重组组织型纤溶酶原激活剂（rt-PA）和尿激酶是我国目前使用的主要溶栓药，及时恢复血流可有效地挽救脑梗死周边的缺血半暗带。现认为有效抢救半暗带组织的时间窗为 4.5 小时内或 6 小时内。超过 4.5 小时但仍存在缺血半暗带是目前研究的热点，应根据多模态 CT 及 MRI 技术进行综合评估。目前，关于脑梗死分期标准不统一，参照 Steve H. Fung（见参考文献）的方法分为以下几期：

（1）超急性期脑梗死：发病 < 6 小时。此期大体病理改变不明显，细胞缺氧，Na^+/K^+ 泵的活性减弱，发生细胞毒性水肿，光镜下可见神经细胞核固缩、核仁消失，Nissl 小体消失。

（2）急性期脑梗死：发病 6～24 小时。此期仍主要发生细胞毒性水肿，梗死区脑组织开始肿胀变软、脑回变平、脑沟变窄，切面上灰白质的界限模糊。急性期其显微结构改变与超急性期基本相似。

（3）亚急性早期脑梗死：发病 1～7 天。梗死区发生细胞毒性水肿，并逐渐开始发生血管源性水肿。脑组织水肿进一步加剧，并逐渐达到高峰，神经细胞发生髓鞘脱失，细胞坏死。修复过程也同时开始，小胶质细胞向坏死区增生并吞噬坏死组织，此时星形胶质细胞增生活跃，内皮细胞增生形成新的毛细血管。

（4）亚急性晚期脑梗死：发病 8～14 天。此期细胞毒性水肿与血管源性水肿同时存在。脑组织水肿相对减轻，细胞的修复活动继续。梗死区域较大时，中央坏死脑组织常不能完全清除，开始出现液化。

（5）慢性期脑梗死：自发病后 15 天开始进入此期，可持续数月到数年，主要为局限性脑萎缩和囊变。脑梗死引起的脑组织不可逆性损害，坏死脑组织逐渐液化和被清除，周围可见胶质增生形成的瘢痕，邻近脑室、脑沟扩大，皮质萎缩，最终梗死区域形成囊腔。小的梗死灶可没有囊腔，仅表现为胶质增生。较大范围的梗死灶中心凝固性坏死多难以完全清除，可长期存在。

【影像学检查方法】

CT、MRI、DSA 均可应用于脑梗死的诊断，需综合进行评估。

脑卒中疑诊患者首选头颅 CT 平扫检查，可鉴别是缺血性脑卒中还是出血性脑卒中，CT 对于出血性脑卒中的诊断非常敏感，但对于起病 6 小时以内的超急性期脑梗死的诊断较难，常呈阴性。CT 灌注成像可评估脑缺血区域的血流灌注情况，判断梗死周围是否存在缺血半暗带。

MRI 的软组织分辨率高，其多序列、多模态检查可为脑梗死提供大量有益的诊断信息。在脑梗死起病 6 小时以内，弥散加权成像（diffusion weighted imaging, DWI）即可观察到脑梗死的责任病灶，指导临床早期治疗。磁共振灌注加权成像包括动态磁敏感对比增强灌注加权成像序列（dynamic susceptibility contrast-perfusion weighted imaging, DSC-PWI）及动脉自旋标记成像（arterial spin labeling, 3D-ASL），可观察评估脑组织的灌注状态，评估有无缺血半暗带（ischemic penumbra, IP）的存在，其中 DSC-PWI 定量分析参数主要为脑血容量（cerebral blood volume, CBV）、脑血流量（cerebral blood flow, CBF）、平均通过时间（mean transit time, MTT）和达峰时间（time to the peak, TTP）；ASL 定量分析参数主要为 CBF。CT 也可以行灌注成像（CT perfusion），其定量分析参数同 DSC-PWI。磁敏感加权成像（susceptibility weighted imaging, SWI）可早期检出梗死灶内的出血成分，较 CT、T_2-FLAIR 更敏感；可发现阻塞动脉的急性血栓（动脉内栓子，新鲜血凝块含有较多去氧血红蛋白呈低信号），指导溶栓治疗。磁共振波谱成像（magnetic resonance spectroscopy, MRS）可以在超早期敏感地检测到 Lac 峰的升高，随后脑组织发生坏死，神经元丢失，则 NAA 峰出现降低。随着磁共振技术的不断发展，现已通过磁共振已可初步实现氧摄取分数（OEF）成像、酰胺质子转移（amide proton transfer，APT）成像、脑氧代谢率（CMRO$_2$）成像，分别反映脑梗死区域的氧摄取情况、pH 以及脑氧代谢情况，但目前这些技术仍处于研究当中。

CT、MRI 均可行脑血管成像（CTA、MRA），观察脑血管闭塞的情况。

DSA 可观察脑血管情况，并同时可行机械性取栓等介入治疗。

【影像学表现】

（一）脑动脉闭塞性脑梗死

1. 超急性期脑梗死　常规 CT 和 MRI 常为阴性（图 3-2-1a、图 3-2-2a、图 3-2-2c）。少数病例 CT 平扫可观察到动脉致密征，即在大脑中动脉或颈内动脉的某一段由于血栓形成，密度升高，可见沿动脉走行的条形高密度影（图 3-2-2a）。其他间接征象有豆状核模糊、灰质与白质分界模糊、受累部位局限性脑肿胀等征象。磁共振 DWI 上可呈高信号，与闭塞血管供血范围一致。DWI 对于发现超急性脑梗死非常敏感（图 3-2-1d），脑血管闭塞 2 小时即可在 DWI 上呈明显的高信号，因此 DWI 也被称为"脑卒中序列"。

磁共振灌注成像可评价脑梗死区域及周边的血流灌注信息，包括 DSC-PWI 及 3D-ASL 技术。主要表现为 CBF、CBV 减低，MTT、TTP 升高，其中 MTT 是发现早期脑缺血的最敏感指标。3D-ASL

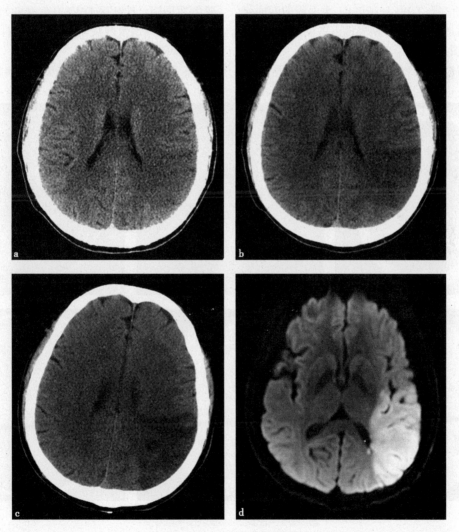

图 3-2-1　左侧颞叶脑梗死

患者，男，56 岁，突发胡言乱语伴右侧肢体无力；分别于起病 3 小时（a）、8 小时（b）、8 天（c）时行头颅 CT 平扫。3 小时左侧颞叶可见皮髓质分界模糊，随着时间延长，左侧颞叶密度逐渐减低。d 为起病 3 小时行 MRI DWI 扫描，可见左侧颞叶明显高信号

技术无需静脉注射对比剂即可在短时间内获得全脑CBF图，全面评价脑组织的血流灌注情况，且可反复多次扫描，评估梗死区的血流灌注恢复状况（图3-2-2d、e），但3D-ASL技术有一定的扩大效应。

应用PWI与DWI，除了可以诊断早期脑梗死，还可以判断是否存在缺血半暗带。缺血半暗带是指急性脑缺血后局部的脑血流量降低，但该组织恢复血流供应后仍可以存活的区域。通常认为PWI与DWI不匹配（PWI-DWI mismatch，PDW）的区域为缺血半暗带。

2. 急性期脑梗死　CT平扫可表现为某一动脉供血区脑实质模糊密度减低（图3-2-1b）、动脉致密征（图3-2-2a）、局部脑肿胀征。部分病例在大脑中动脉闭塞的早期可出现岛带区（脑岛、最外囊、屏状核）灰白质界限消失，即岛带征。磁共振T_1WI开始出现低信号，T_2WI呈高信号，大面积的脑梗死其水肿发生速度快，可早期表现出占位效应，并可发生脑疝（图3-2-3）。

磁共振波谱成像（MRS）在急性脑梗死区具有特异性的征象。^{1}H-MRS反映超早期缺血比常规成像敏感，Lac升高是早期缺血的敏感指标，NAA减少的出现比Lac升高晚，标志着损伤程度加重，出现了神经元不可逆损伤。急性期MRS主要表现为高耸的乳酸（Lac）双峰，NAA及Cho峰下降（图3-2-3d）。

急性期脑梗死患者增强扫描可出现梗死区强化，多呈脑回样、斑片状、线样强化甚至均匀强化等多种强化方式，与梗死时期、血脑屏障破坏及侧支循环有关。

3. 亚急性早期脑梗死　CT平扫表现为脑实质密度明显减低，边缘模糊，MRI T_1WI呈低信号，T_2WI呈高信号，梗死周围可见水肿，脑组织肿胀明显。

4. 亚急性晚期脑梗死　常规CT、MRI表现同亚急性早期。梗死区DWI高信号开始减低，梗死边界清晰，周围水肿减轻，DWI在此期可出现假性正常化（图3-2-4）。

5. 慢性期脑梗死　随着梗死进一步演变至慢

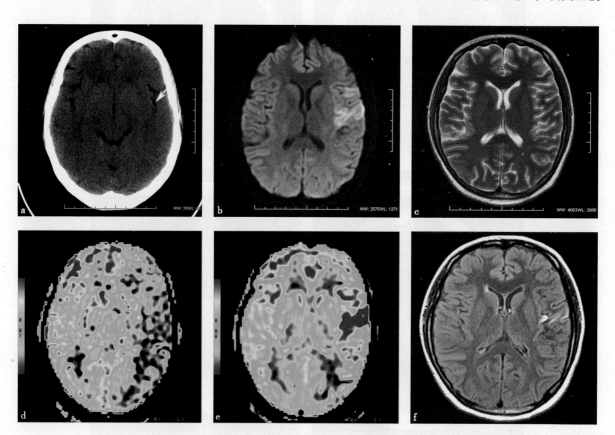

图3-2-2　左侧颞叶超急性期脑梗死

a为CT平扫，可见左侧大脑中动脉外侧裂段呈高密度影（箭），即动脉致密征。DWI（b）上可见左侧颞叶局限性皮层高信号，而T_2WI（c）上未见明显异常信号。d为3D-ASL序列，可见左侧大脑中动脉供血区广泛CBF减低。e为患者行rt-PA溶栓治疗后1天复查3D-ASL，可见原大脑中动脉供血CBF减低区血流灌注基本恢复，且左侧颞叶梗死区呈高信号，提示梗死区再灌注。1周后复查（f），FLAIR序列见最终梗死灶范围明显缩小

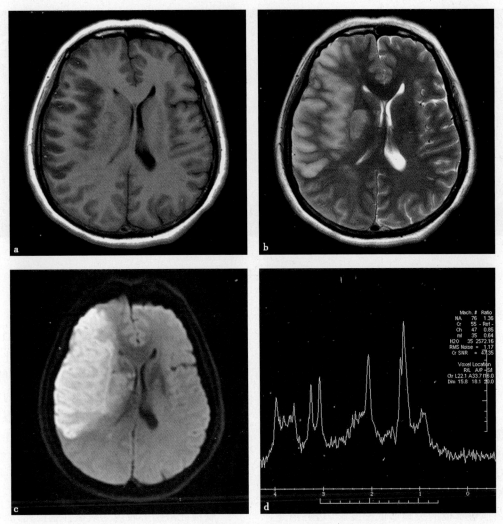

图 3-2-3　右侧额颞叶、基底节区大面积急性期脑梗死

a、b 分别为 T₁WI、T₂WI。右侧额颞叶、基底节区呈长 T₁ 长 T₂ 信号，c 为 DWI，呈显著高信号，并见占位效应，右侧脑室受压。MRS（d）可见高耸乳酸（Lac）双峰，NAA 及 Cho 峰下降

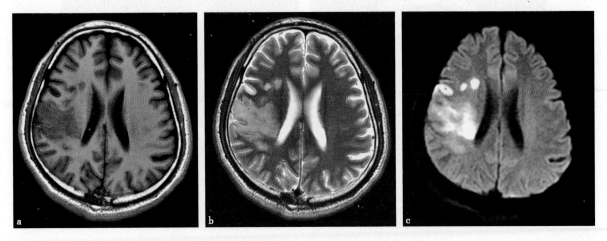

图 3-2-4　右侧颞顶叶大片状脑梗死（亚急性晚期）

T₁WI（a）呈低信号，T₂WI（b）呈高信号，DWI（c）上梗死周边开始出现假正常化区

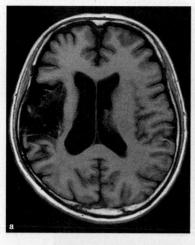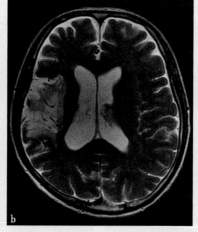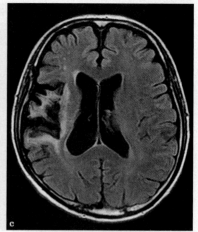

图 3-2-5　右侧颞叶慢性期脑梗死

可见 T_1WI（a）呈低信号，T_2WI（b）呈高信号，T_2-FLAIR（c）呈低信号，周边可见高信号胶质增生

性期，梗死区逐渐形成软化灶，可伴囊腔形成，梗死灶边界更清晰，MRI 上呈显著长 T_1 长 T_2 信号，FLAIR 上囊腔呈明显低信号，周围胶质增生呈高信号改变，可伴有局限性脑萎缩（图 3-2-5）。CT 上呈明显的低密度影。

（二）腔隙性脑梗死

腔隙性脑梗死（lacunar infarction）是由于脑穿支小动脉闭塞引起的较小面积的深部脑组织缺血坏死，主要好发于基底节区、丘脑、小脑、脑干等区域。

1. CT　CT 平扫表现为基底节区、丘脑、侧脑室周围白质等部位的类圆形低密度影，边界清楚，直径 2～20mm，多数为 2～10mm，可多发。小于 2mm 的梗死灶，由于部分容积效应的影响不容易发现。位于小脑、脑干的腔隙性脑梗死由于颅底骨伪影的影响也较难发现。

2. MRI　腔隙性脑梗死主要表现为 T_1WI 低信号，T_2WI 高信号。病变的信号强度变化与病程密切相关。梗死灶的病理改变是由缺血水肿、细胞坏死向液化坏死逐渐演变。起病 6 小时内的病灶仅 DWI 可以发现，T_1WI、T_2WI 多无阳性发现。随着病程的延长，T_1WI 信号逐渐减低，T_2WI 信号升高，至慢性期梗死灶软化，形成囊腔，呈长 T_1 长 T_2 信号（图 3-2-6）。

（三）出血性脑梗死

脑梗死最初多表现为缺血性脑梗死，部分患者由于血液再灌注，局部血管壁破坏，血液流出，而进展为梗死内部出血，即出血性脑梗死（hemorrhagic infarction）。

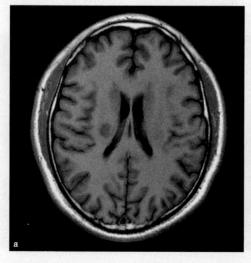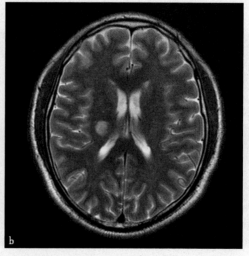

图 3-2-6　右侧基底节区腔隙性脑梗死

图中可见右侧基底节区类圆形病变，T_1WI（a）呈低信号，T_2WI（b）呈高信号

1. CT　CT平扫表现为扇形或不规则形低密度影内或边缘出现高密度出血灶（图3-2-7），常为不均匀、散在斑点状或片状高密度影，多数患者占位效应明显，主要是由于出血及脑水肿所致。

2. MRI　出血性脑梗死的MRI表现与颅内出血相似，均经历由氧合血红蛋白到脱氧血红蛋白，再到正铁血红蛋白，最后演变为含铁血黄素的过程。

（四）脑梗死的远隔效应

脑梗死发生后可发生远隔部位的继发性损害，与运动功能及认知功能改变密切相关，主要位于同侧或对侧海马、黑质、红核等部位，为顺行性或逆行性神经元退变所致，病理机制主要包括轴突退行性改变、神经营养障碍、神经递质调节失衡、神经生长抑制因子、蛋白合成抑制、氧化损伤、炎症反应及血流动力学改变等，最终导致神经传导通路抑制，迟发性神经元死亡。Wallerian变性是一种常见的顺行性神经元退变，为脑梗死后继发同侧皮质脊髓束的损害（图3-2-8）。

【诊断与鉴别诊断】

MRI对脑梗死的诊断特异性高，DWI可发现发病6小时以内的超急性期脑梗死灶。发病24小时后，CT上可呈明显低密度影，MRI上出现明显的特征性征象，增强扫描呈脑回样、斑片状、线样强化。结合患者的临床表现，对脑梗死的诊断不难。

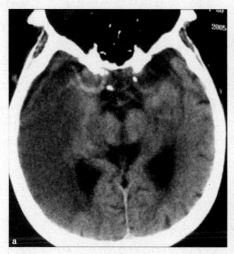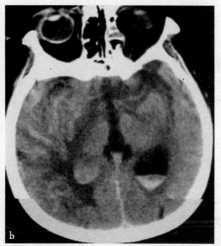

图3-2-7　右侧颞叶大面积脑梗死并出血转化
a为发病第2天行CT平扫图，见大脑中动脉致密征及右侧颞叶大面积缺血性梗死灶，第7天复查CT（b）见梗死灶内出血转化，其内见较多高密度出血并破入侧脑室

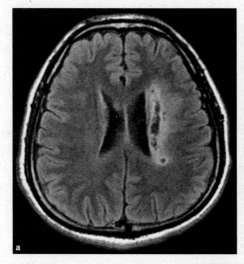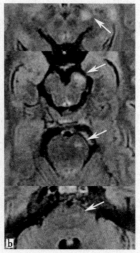

图3-2-8　Wallerian变性
左侧放射冠区脑梗死，分别在同侧的皮质脊髓束走行区可见T_2-FLAIR高信号（箭）

脑梗死的 CT、MRI 影像学表现典型，但有时脑梗死需要与脑炎、低级别胶质瘤、脱髓鞘性疾病、转移瘤、脑脓肿等鉴别。脑梗死的病变范围多与动脉的供血区一致，增强扫描可呈脑回样强化。胶质瘤多出现不规则强化，脱髓鞘性疾病多位于侧脑室周围，呈不均匀斑片状强化或无强化，转移瘤多呈均匀或环形强化，周围可有水肿，脑脓肿多为规则环形强化，与脑梗死鉴别不难。

【临床研究现状】

脑梗死是神经系统常见病，具有发病率高、病死率高、致残率高和复发率高等特点，严重危害人类健康和患者的生存质量，造成巨大的社会压力。临床研究主要围绕超急性期脑梗死的早期诊断、缺血半暗带的界定、侧支循环的评估以及康复治疗等方面来进行综合评估。现以目前要解决的临床热点问题为核心，结合目前各种功能成像方法，对目前的研究现状进行概述。

1. 脑梗死缺血半暗带的评估　急性缺血性脑卒中的梗死核心周围往往存在缺血半暗带（ischemic penumbra，IP），该部分缺血脑组织的神经元电活动丧失，但细胞膜完整性仍然存在，一旦血流恢复可转变为正常脑组织，IP 一直是神经影像和溶栓治疗的靶点。传统观念认为 DWI 高信号代表梗死区，PWI 与 DWI 不匹配作为 IP 的界定标准，但该标准夸大了 IP 直接导致了患者的过度治疗可引起严重的出血转化。新的理念认为 PWI-DWI 不匹配区包含了 IP 及良性灌注不足区，并且 DWI 上的高信号并不完全代表梗死核心，IP 亦可以存在于 DWI 及 PWI 的异常区域，良性灌注不足区无需治疗可自动恢复。如何从影像学上建立有效、实用的缺血半暗带界定标准及出血转化预测标准从而指导临床个体化溶栓治疗一直是神经影像学领域的研究热点。

酰胺质子转移（amide proton transfer，APT）成像是基于化学交换饱和转移（chemical exchange saturation transfer，CEST）技术的一种新的磁共振成像方法，它可以监测到组织内移动的内源性蛋白质和多肽类物质，常用来观察急性脑梗死后 pH 的减低。当梗死发生后，神经组织呈缺血、缺氧状态，主要以无氧酵解来提供能量，细胞内的酸碱平衡失调，pH 减低，处于不同状态的组织其 pH 改变也不同。APT-CEST 成像对组织的 pH 改变十分敏感，提供了一种不同于扩散成像及灌注成像的新的磁共振成像技术。APT 成像可反映急性脑梗死后梗死组织代谢物的变化，可用于评估超急性期脑梗死的缺血半暗带，这是由于梗死核心区、缺血半暗带区以及周围正常脑组织区域的 pH 变化均不同。

当脑组织处于缺血状态时，CBF 减低，脑组织为了维持正常脑功能活动的需要势必增加局部细胞摄取氧的能力，此时氧摄取分数（OEF）会不断增加。尽管 CBF 降低，但只要氧摄取分数没有达到最大值，处于缺血的脑组织就会维持正常的脑活动需要。反之，当 OEF 达到最大值（100%）后，局部缺血脑组织则不能维持正常的功能，一系列的脑功能丧失，局部神经元坏死，开始出现脑梗死。脑 CBF 主要反映脑血流运输功能，不能反映脑组织活性状态。而氧需求量与氧运输之间是否处于平衡状态则可以准确评估脑组织的实时状态。此时，定量评价缺血脑组织局部的氧代谢情况至关重要，即脑氧代谢率（CMRO$_2$），与氧摄取分数、脑血流量有关及动脉氧含量有关，其计算公式为 $CMRO_2 = OEF \times CBF$。CMRO$_2$ 对于发现脑梗死周围是否存在缺血半暗带更加准确、更加敏感。PET 成像可以在体内得到 OEF 和 CBF 的定量参数，从而获得 CMRO$_2$，但 PET 成像需要放射性同位素，属于侵袭性检查，且花费昂贵，临床工作中无法广泛应用。目前，磁共振已经可以初步实现 OEF 成像，CBF 可通过 ASL、PWI 技术得出，进而可以实现 CMRO$_2$ 成像。

2. 脑梗死侧支循环的评估　颅内侧支循环分为三级，一级侧支循环为 Willis 环，是最快速和最主要的侧支循环代偿途径；二级侧支循环即软脑膜侧支吻合血管、眼动脉和其他颅内外动脉分支的吻合等，缺血发生后需要一定时间进行代偿；三级侧支循环为脑缺血后诱发新生成的血管，这一代偿过程需要数天才能完成。脑梗死后侧支循环越丰富，脑梗死核心的体积增加越少，起始 / 最终梗死面积越小，临床预后则更好。评估脑梗死后侧支循环的方法有 DSA、CTP、CTA、TOF-MRA、PC-MRA、ASL、tASL、DSC-PWI。DSA 是评估侧支循环的金标准，可动态观察颅内血管的分布，图像清晰、分辨率高，对 Willis 环、软脑膜侧支循环均可清晰显示。CTA 主要通过血管成像来显示侧支循环的分布，通过 VR 成像显示 Willis 环，MIP 成像可以显示软脑膜侧支循环，但对 Willis 环显示欠佳，只能提供血管结构信息，不能提示血流方向和灌注信息，容易漏掉速度特别慢的侧支血流。TOF-MRA 可显示 Willis 环以及大的分支血管，动态 MRA 成像可以显示血流的方向及一些软脑膜侧支循环。脑梗死患者行 ASL 扫描时部分患者可观察到动脉流动伪影（arterial transit artifact，ATA），提示局部侧支循环形成，脑梗死患者出现 ATA 征象其临床预后也更好。支配区动脉自旋标记（territorial ASL，tASL）采用 QUASAR 脉冲标记技术分别标记左、右颈内动脉及椎 - 基底动脉，用三种不同的颜色分别表示不同的标记血流，可显示不同血管的血流供应情况，反映侧支循环的来源及代偿情况，其结合 TOF/PC-MRA 可更好地显示脑梗死周围的侧支循环状况。CTP/DSC-PWI 可用于观察血流特别缓慢的侧支血管，主要用于评估软脑膜侧支血管，不能观察 Willis 环，同时其主要为结构评估，缺乏功能评估。

3. **脑梗死后的继发性损害** 脑梗死发生后，远离梗死灶、与大脑皮质有大量纤维联系的纹状体、丘脑、黑质、海马、脑干和脊髓等区域均可发生继发性损害。常见的脑梗死继发性损害有 Wallerian 变性、交叉性小脑连接不能、海马迟发性损伤与认知功能障碍等，最常见的为 Wallerian 变性，是指脑梗死发生后其远端和部分近端轴索及所属髓鞘发生变性、崩解和被巨噬细胞吞噬的过程，是一种顺行性神经元退变，常发生于皮质脊髓束。对脑梗死后继发性损害进行评估，便于对预后转归进行预测，目前主要的影像学评估方法有 DTI/DKI、MRS 以及各种脑功能成像技术方法等。

（朱文珍）

第三节 脑静脉血栓形成

脑静脉血栓形成（cerebral vein and sinus thrombosis，CVT）是指颅内静脉及静脉窦的血栓形成，是由于感染性或非感染性原因导致静脉系统形成血栓而造成静脉回流障碍，导致脑组织淤血、水肿及颅内压增高，从而表现出一系列临床症状与体征。由于 CVT 的临床表现多样，缺乏特异性，误诊率、病死率相对较高，而近年来随着影像学技术的发展，提高了该病早期诊断的准确率。

【临床与病理】

CVT 是脑血管病的一种特殊类型，发病率低，每百万人中有 5 人罹患此病，静脉血管病占所有卒中的 1%~2%，可以发生在任何年龄，女性多于男性。CTV 具有广谱的诱发因素，通常可分为炎症性和非炎症性两类，前者多由于感染直接侵犯脑静脉和硬膜窦引起；后者则多由于颅脑外伤、颅脑术后、严重脱水、血液病、颅内肿瘤、药物特别是口服避孕药、抗肿瘤治疗等引起。CVT 的临床症状极为广泛，最常见的症状体征为头痛、癫痫发作、局灶性神经功能缺损、意识水平下降及视神经乳头水肿等。依据受累静脉或静脉窦的不同，临床症状可分为 4 类：①单纯高颅压型，是很常见的一种类型。表现为头痛、视乳头水肿及第 Ⅵ 对脑神经的麻痹，与良性颅内压升高相似。②局灶性综合征，是最常见的一种类型，可出现失语、偏瘫、偏盲及癫痫发作等。③亚急性脑病型，表现为意识水平的下降，有时伴有癫痫，无明确的定位体征或可识别的颅内压升高的特点，此型易出现误诊。④海绵窦综合征，通常发病急，慢性进展，以眼部症状为主，表现为眼眶疼痛、结膜水肿、眼球突出、动眼神经麻痹等。实验室脑脊液检查可为 CVT 的诊断及治疗提供重要信息，脑脊液压力多数（66.7%）>300mmH$_2$O（1mmH$_2$O=0.098kPa），脑脊液蛋白及白细胞大多正常，也可轻度升高，明显升高应除外感染性或其他类型的 CVT，如癌性。大体病理及术中可见硬脑膜窦闭塞，由于存在急性血栓而引起窦扩张，邻近皮质静脉可见血栓形成或邻近皮质水肿、点片状出血。显微镜下可见静脉内血栓形成，慢性期血栓内可见增生性纤维组织。最常见的演变过程为初始在硬脑膜窦内形成血栓，随后血栓扩张至皮质静脉，静脉回流受阻，静脉压升高，进而血脑屏障破坏伴血管源性水肿、出血，继而出现静脉性梗死伴细胞毒性水肿。因此，静脉性缺血可分为 4 级：1 级：无异常；2 级：T$_2$-FLAIR 呈高信号，无强化；3 级：T$_2$-FLAIR 呈高信号，强化；4 级：出血或静脉性梗死。

【影像学检查方法】

脑静脉窦血栓形成的临床表现缺乏特征性，影像学检查在脑静脉窦血栓诊断中发挥着关键性作用。多种影像学检查方法均可做出脑静脉窦血栓形成的诊断。DSA 检查是人们过去认为诊断脑静脉窦血栓形成的"金标准"，但 DSA 是一种创伤性检查，难于分辨静脉窦闭塞为外在性压迫、先天性不发育或静脉窦血栓形成，且难以发现脑静脉窦血栓形成时伴发的脑梗死等病变以及颅脑局部可能的诱因，所以在无创性影像不能获得可靠结果或者临床高度怀疑时，可能需要行脑血管造影。CT 是诊断脑静脉窦血栓形成的重要方法，CT 平扫及增强检查可作为 CVT 的初筛工具，还可发现伴发的脑病变如脑出血、脑梗死等。但由于脑静脉窦内血液密度平扫时已高于脑实质，而急性期血栓形成时其密度略有增高，常被忽略和遗漏。提高对 CT 平扫急性期脑静脉窦血栓的高密度征和增强时的"δ"征的认识，是减少 CT 漏诊的重要环节。MRI 多参数、多方位成像以及高软组织分辨力等优点,使其成为诊断脑静脉窦血栓形成的优选检查方法。亚急性期脑静脉窦血栓 MRI 平扫即可确定。急性期初和慢性期静脉窦血栓的诊断有一定困难,但仔细分析静脉窦血流信号改变,多能做出诊断。MRA 和增强 MRI 是诊断静脉窦血栓的重要补充手段。可作为诊断脑静脉窦血栓形成的最佳非创伤性影像学检查。单独的 MRI 检查有一定的局限性,血流的伪影可导致假阳性,且在血栓形成的超急性期,T_1 加权成像(T_1WI)及 T_2WI 缺乏高信号,发病 3~5 天内的静脉窦(有血栓形成)在 T_1WI 上是等信号,T_2WI 低信号,因此很难与正常静脉鉴别;而单独的 MRV 则不能鉴别血栓及血管发育异常。MRI 和 MRV 还可作为脑静脉窦血栓形成的有效随诊手段。多模式 MRI 的联合应用(T_1WI、T_2WI、FLAIR、T_2^*)可产生最佳的效果,以致目前脑血管造影较少用于 CVT 的诊断。

【影像学表现】

（一）CT

平扫,硬脑膜窦显示高密度,普遍脑水肿显示为广泛的脑质密度减低,因水肿压迫而脑室变小,脑池、脑沟封闭。静脉及硬膜窦内血栓在周围低密度脑水肿和梗死低密度区衬托下,显示为高密度带状影,称之为"带征"或"条索征"具有一定特征,但显示机会不多。闭塞脑静脉和(或)硬膜窦所属引流区可出现脑实质异常表现,包括点片状出血、受累血管引流区的低密度。大脑深静脉血栓 CT 平扫可见大脑内静脉的高密度,双侧丘脑、基底节可呈低密度,可伴有脑水肿、深部灰白质的分界欠清。

增强检查,硬膜窦闭塞时,对比剂可经吻合静脉或不全闭塞的静脉进入闭塞的硬膜窦内,横断扫描对比剂使窦周围显影,密度增高,而中心为低密度无强化区即充盈缺损,代表硬膜窦内的凝血块,由于强化区表现似希腊字母"δ",故称为空"δ"征,有诊断意义,出现率为 35%~75%,但须用不同窗位观察,才能显示本征。增强检查尚可显示脑梗死一系列强化表现,并可见凹凸不平增粗、不规则的静脉,代表侧支通道的形成。CTV 可见硬膜窦或静脉内的充盈缺损,可存在扩张的侧支通路(图 3-3-1)。

（二）MRI

脑静脉窦血栓依其形成时间的长短和 MRI 表现的差别可分为急性期(<1 周),T_1WI 呈等或略低信号,T_2WI 呈低信号,这是由红细胞内分布不均的脱氧血红蛋白和正铁血红蛋白选择性使 T_2 值缩短

所致,血栓呈极短 T_2 信号,静脉窦壁呈高信号是诊断急性期静脉窦血栓的重要依据。亚急性期(1~2 周),血栓内红细胞破裂,游离稀释正铁血红蛋白形成,在 T_1WI 和 T_2WI 序列上均呈高信号。慢性期(>2 周),各序列血栓信号减低,不均匀性增加,为血栓机化和再通表现(图 3-3-2)。T_1WI 增强可见围绕血栓周围的硬膜增强,急性期、亚急性早期血栓周围强化可显示血栓轮廓,慢性期血栓由于纤维组织机化或再通而可能强化,可伴有脑实质异常,如静脉性梗死可呈斑片状强化,静脉性高压表现为脑回水肿,T_1WI 呈低信号,T_2WI/T_2-FLAIR 呈高信号,可伴有出血。大脑深静脉血栓 MRI 平扫可见双侧丘脑受累,呈长 T_1WI 长 T_2WI 信号,由于深部髓质静脉淤血可呈现从脑室向外辐射的线样强化(图 3-3-3)。

根据静脉窦闭塞和颅内压的关系 MRI 可表现为:①硬脑膜窦或静脉流空影消失;②T_1WI 脑肿胀或异常信号,不伴 T_2WI 异常信号;③脑肿胀、脑室大小正常伴 T_2WI 异常信号;④脑肿胀、脑室扩大伴 T_2WI 异常信号;⑤T_2WI 异常信号伴脑出血或脑水肿。

①和②的 MRI 表现是硬脑膜窦闭塞初期改变,静脉或硬脑膜窦血栓形成,脑内液体总量增加(主要是血容量),脑静脉系统扩张而静脉内压力无明显上升。因脑静脉系统网织交错,静脉内无瓣膜,静脉内血流可逆向流动。一般情况下,多数小静脉处于塌陷状态。当静脉压上升时,这些小静脉扩张,起到相互吻合引流作用,使静脉内压力下降。此时,脑静脉系统压力无明显上升,颅内压稳定,无血脑屏障破坏。因此,T_2WI 无异常信号,T_1WI 仅见脑回粗大,脑沟变窄,有时脑肿胀较轻需仔细观察。此状态可持续数月甚至数年。

②和③的 MRI 表现是否出现 T_2WI 异常信号,主要分布于双侧脑室旁和脑静脉引流相对较差的基底核区及丘脑,④还出现脑室扩大。随着脑硬膜窦闭塞病情的进展,静脉系统扩张已经不足以维持脑静脉压稳定时,静脉压升高。在静水压力驱动下,游离水经毛细血管床进入脑室系统,脑室系统参与颅内压稳定的调节,尽管其调节能力较静脉系统弱,此时进入硬脑膜窦闭塞中期。本阶段初期,脑室内压力低于毛细血管床,水分较容易进入脑室形成脑脊液。由于硬脑膜窦闭塞使脑脊液回流受阻,脑脊液在脑室内聚积,脑室内压力上升,导致脑室扩大,但程度较轻,这样减缓脑室内压力上升过快,维持颅内压稳定。当脑室内压足够高,迫使

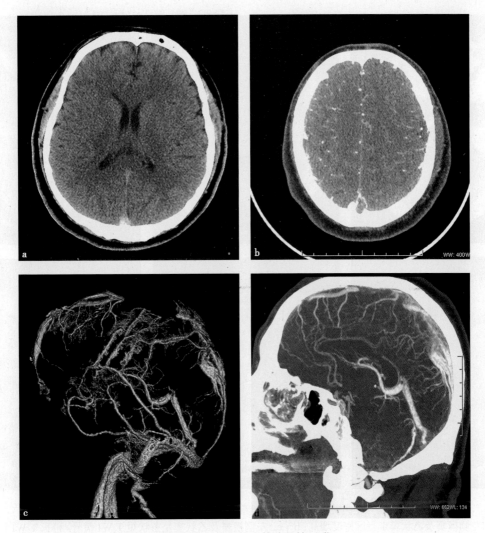

图 3-3-1 上矢状窦静脉血栓形成

a. CT 平扫示上矢状窦内密度增高；b. 另一患者 CT 增强示上矢状窦内充盈缺损，呈空"δ"征；
c. CTV 示上矢状窦内连续性中断；d. MIP 图像显示上矢状窦内充盈缺损

水分透过室管膜进入脑间质时，便出现室旁水肿。硬脑膜窦闭塞中、后期，于 T_2WI 出现异常高信号。当脑室和脑脊液缓冲作用已不足以维持颅内压稳定时，则颅内压增高，反之，高颅内压阻止脑室进一步扩大。颅内压增高引起脑水肿发生，脑总容量进一步增加，静脉及脑脊液回流更困难，在此种恶性循环下，颅内压上升很快，压迫脑室缩小，因此脑室大小取决于脑室内脑脊液压力和颅内压之间的压力差。⑤表现为硬脑膜窦闭塞的晚期，颅内压很高，静脉回流严重受阻，引起脑水肿，动脉血流减慢，脑缺氧、酸性物质增加，脑组织缺血、梗死，血脑屏障破坏，上述综合作用下，小血管壁破裂，出现脑出血或脑内血肿形成。此期 MRI 增强检查所表现的血肿旁脑实质异常强化系血脑屏障破坏所致。

脑静脉 MRV 可很好地反映脑静脉窦的血流状态和静脉窦的形态。脑静脉窦血栓形成时，MRV 直接征象表现为受累静脉窦连续性中断、血液流空信号缺失、不规则狭窄和充盈缺损。由于静脉窦回流障碍，常见脑表面及深部静脉扩张、静脉血淤滞及侧支循环形成。T_1WI 高信号如亚急性期血栓可能貌似 MRV 中的血流，需要查看常规序列、源图像以排除伪影。增强 MRV 具有快速的特点，在显示血栓、小静脉的详细情况、侧支血流方面较 2D TOF-MRV 有优势。TOF 法 MRA 不能消除背景上的高信号，对显示呈高信号的血栓（如亚急性期血栓）不利。相位法 MRV 不受限于 T_1 高信号血栓，不仅可消除背景的高信号，且对慢血流显示优于 TOF 法 MRA。

弥散加权成像（DWI）在 CVT 诊断中的价值近年来受到广泛关注。脑实质内的静脉血栓信号变

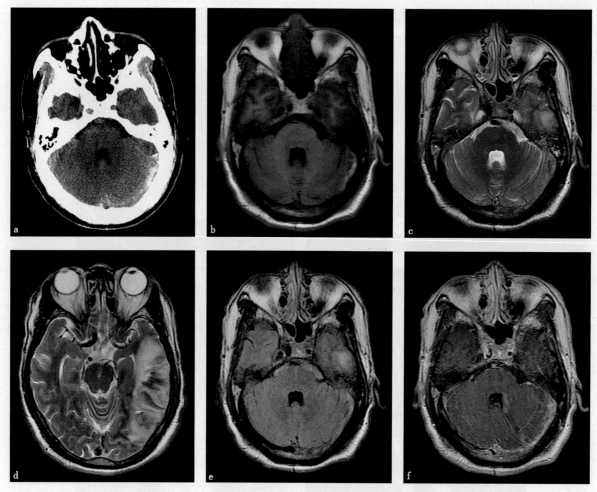

图 3-3-2　左侧横窦及乙状窦血栓形成伴左侧颞叶静脉性梗死及出血

a. CT 平扫左侧横窦及乙状窦走行区密度增高；b～e. 左侧横窦及乙状窦呈条状短 T_1WI 信号，稍长 T_2WI 信号，稍高信号 T_2-FLAIR 信号；d. 左侧颞枕叶混杂 T_2WI 信号；f. 左侧小脑半球表现软脑膜可见不规则强化

异很大，T_1WI、T_2WI 上未发现异常的比例达 30%，而在其他病例，正常或不正常的局部或弥漫性脑水肿提示水肿、梗死或出血。DWI 因缺血、水肿类型、出血等病损而表现不同，40% 的病例在闭塞的血管内可见高信号的血栓，脑实质表现各异，可见早期弥散受限，如大脑深静脉血栓表现为基底节、丘脑呈高信号，后期可恢复正常。DWI 还可区别血管源性和细胞毒性水肿，在硬脑膜窦血栓形成中细胞毒性水肿可能先于血管源性水肿，脑实质的异常可能是可逆性的，缺血坏死边缘区低于中央区的 ADC 值，病灶面积较小者的中央区较面积较大的病灶 ADC 值要低，这一改变与脑组织受损病理演变情况大体相符，即急性期细胞毒性水肿明显，随着病情发展，加剧血管源性水肿，大量水分子进入细胞外间隙，扩散受限增加，同时大病灶的中心区缺血较外周缺血更为严重，进一步加剧扩散受限程

度，总的来说 DWI 模式与动脉梗死不同，这种不同表明所谓的静脉型梗死与动脉型梗死有很大的不同，预后较好（图 3-3-4）。

MR 的特殊序列——平面回波磁敏感加权成像（echo planar susceptibility weighted images，T_2^*）可能对 CVT 的诊断有特殊的价值。2011 年美国卒中协会（ASA）发布 CVT 的诊断及治疗指南提出，对可能的 CVT 病例需首要完善 MRI 的 T_2^* 加权梯度回波序列检查。在磁敏感效应的作用下，血栓在 T_2^* 上呈现低信号，常呈"开花征"，表现为条索样改变。在一个 39 例 CVT 病例首次 MR 检查中，T_2^* 可以检测到 90% 的血栓位点，而 T_1WI 可检测到 84% 的狭窄位点。T_2^* 的良好敏感性在发病前 3 天意义最大，T_2^* 上可检测到 90% 的低信号，而 T_1WI 可检测到 78% 的高信号，液体衰减反转恢复序列（FLAIR）的检出比例 <40%。T_2^* 在单独的皮层静脉

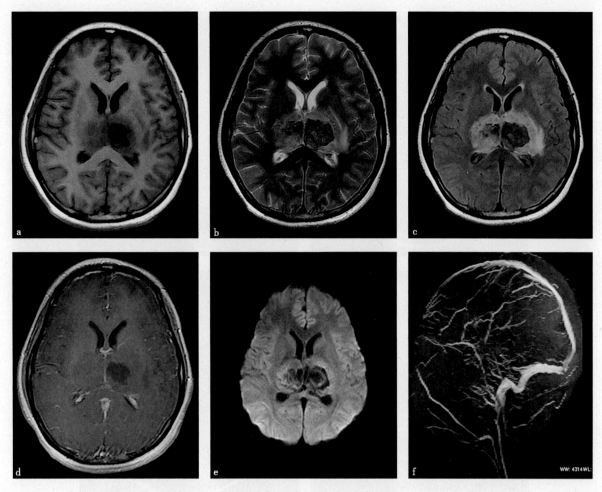

图 3-3-3 大脑深静脉血栓静脉梗死

a～c. 双侧丘脑呈长 T_1WI 长 T_2WI 高 T_2-FLAIR 信号；d. 增强 T_1WI 左侧丘脑病灶呈不均匀强化；e. DWI 双侧丘脑病灶部分弥散受限；f. MRV 示直窦显示欠清

血栓且在 CVT 前几天的意义较大，因为这时 T_1WI 及 T_2WI 的敏感性较差。T_2^* 是由 T_2 和磁场的不均匀性决定，是利用不同组织 T_2^* 的差异，利用长 TE 产生不同组织明显对比度序列。在血栓形成过程中，血栓内高铁血红蛋白和还原血红蛋白产生顺磁性产物，在 T_2^* 序列上表现为低信号被清晰识别。特别是在静脉血栓急性期，T_2^* 序列对明确诊断有很大帮助。在皮质静脉血栓病例，T_2^* 序列表现为线样或点样低信号，且早期即可出现血栓信号，T_2^* 序列可作为皮质静脉血栓的早期诊断最佳方法。磁敏感加权成像（SWI）是利用组织间磁敏感差异成像的技术，采用完全流动补偿射频脉冲扰相高分辨率的梯度回波序列 T_2^* 的基础上结合了相位信息，与 T_2^* 相比有更强的磁敏感性及更高的空间分辨率。SWI 采用高分辨率、三维、完全速度补偿梯度回波扫描产生相位图和强度图，相位图通过滤波产生蒙片，再利用相位蒙片对强度图进行增强处理，而相邻层面进行最小密度重建，使周围组织磁敏感度不同的物质（如静脉血或出血）产生信号对比。SWI 相对于传统意义上的 T_2WI、T_1WI 和血管造影来说，对小静脉、微出血和铁沉积更敏感。对于皮质静脉血栓显影较 T_2^* 序列更加清楚，且显示了多处因静脉血栓形成、血液淤滞造成的微出血（图 3-3-5）。

【诊断及鉴别诊断】

诊断脑静脉血栓要注意以下几点：①为了排除增强 CT 上的假阴性致密血栓，需要结合观察 CT 平扫；② T_2WI 上的"流空效应"不能排除 DCVT；③为了排除假性闭塞，要观察 MRV 源图像并结合平扫序列；④缺乏脑实质异常并不能排除脑静脉血栓形成；⑤如果 CT、MRI 不能定论，临床高度怀疑时，或者计划介入处理时，需要进行 DSA。

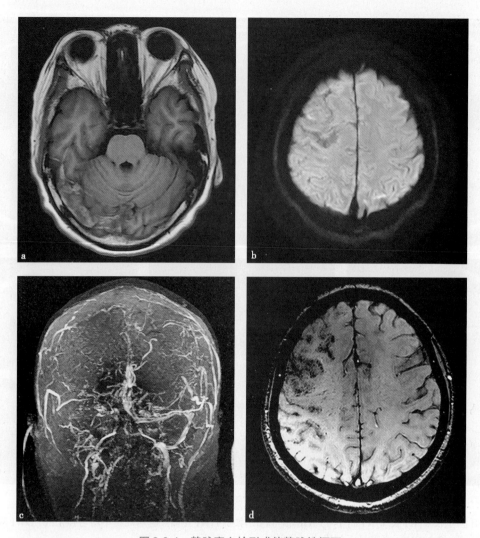

图3-3-4　静脉窦血栓形成伴静脉性梗死

a. 右侧横窦及乙状窦可见短 T_1 信号；b. DWI 见右侧额叶大脑皮层肿胀，呈稍高信号；c. MRV
示上矢状窦、右侧横窦、乙状窦连续性中断；d. SWI 幅度图示右侧额叶周围小静脉流空信号

在鉴别诊断中：① CT 平扫时动脉、静脉循环的血流呈正常的稍高密度。②解剖变异包括硬脑膜窦发育不良：如先天性横窦发育不良可能貌似硬脑膜窦血栓，59% 为右侧横窦优势，25% 为左侧优势，双侧共同优势为 16%。③鉴别于"巨大"蛛网膜颗粒：常呈圆形或卵圆形充盈缺损（典型血块呈长条状、线样形态），表现为脑脊液密度/信号，横窦为常见部位，左侧＞右侧。④急性硬膜下血肿如小脑幕等层状出血可能类似于横窦血栓形成；有时脑出血可能貌似静脉性梗死。⑤ DCVT 需要与其他双侧丘脑、基底节损害的疾病相鉴别，如非静脉缺血性损伤，基底动脉尖端脑梗死，肿瘤引起的疾病如原发中枢神经系统淋巴瘤，T_2WI 常呈高信号，病变可强化，沿室管膜表面生长，而静脉系统表现为正常。胶质瘤发生在深部灰质核团 T_2WI 表现为高信号占位，静脉系统正常，磁共振波谱成像（MRS）胆碱峰升高，NAA 峰减低。与中毒、代谢类疾病鉴别如 CO 中毒典型表现为深部灰质核团苍白球的高信号，临床实验室检查碳氧血红蛋白呈阳性，典型体征如樱桃红皮肤等。

【临床及科研进展】

关于 CVT 的病理生理学、诊断及随访仍然有很多未解决的问题，目前即使是 MRI 与 MRV 联合应用，诊断 CVT 仍然有困难，尤其是对皮层静脉和深部小静脉血栓更容易漏诊，所以在影像诊断中，应进一步开发新的磁共振序列以增加 CVT 诊断的精确度。目前已经在研究的技术可包括：①磁共振时间分辨对比剂动态成像（time resolved imaging of

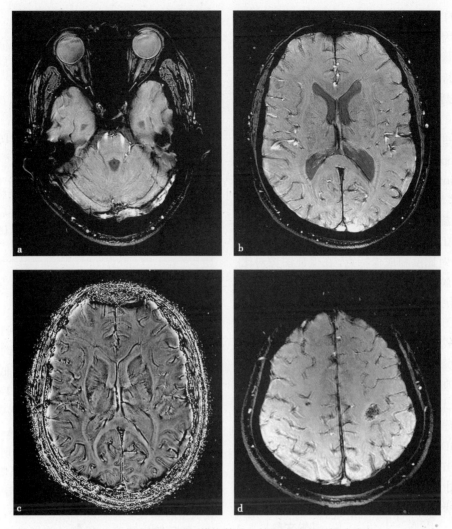

图 3-3-5 上矢状窦、双侧横窦静脉血栓形成伴左侧额叶脑出血

a、b. SWI 幅度图示上矢状窦、双侧横窦内可见条片状高信号；c. 相位图呈混杂信号；
d. 幅度图示左侧额叶出血

contrast kinetics，TRICKS）是一种多时相采集、数字减影血管造影式动态显示血管的一种新技术，其原理是通过静脉注射顺磁性对比剂缩短 T_1WI 弛豫时间，用 3D 梯度回波技术扫描感兴趣区血管，然后用最大密度投影（maximal intensity projection，MIP）技术重建，最后得到信号强、显影清晰、可多角度观察血管的 3D 血管图像。TRICKS 采用三维重建技术可真实反映静脉窦内血流状态，可清晰显示静脉窦闭塞、信号缺失及侧支循环形成等。3D-TRICKS 技术对静脉窦的连续性和血栓的变化过程有独特的显示，其中血流信号的中断是反映静脉窦血栓的直接征象。因 TRICKS 技术把对比剂在体内运动分成了多个时相，故其有较高的时间分辨力，此技术无需计算对比剂到达靶血管的时间，从而避免了因个体差异或操作失误等造成的扫描时机不准、动脉未显影或静脉污染等情况的出现，有安全、无辐射、无碘过敏、信息量丰富、高时间分辨力等优点。②磁共振血管成像技术可分为亮血和黑血技术，亮血技术表现为流动的血液呈现为高信号，而黑血技术表现为流动的血液呈现为低信号，常规 MRV 成像序列（TOF 和 PC）即是亮血技术，三维高分辨率增强静脉造影（three dimensional high resolution magnetic resonance venography with flow compensation，3D HR-MRV）即是黑血技术。黑血技术是一种使用预饱和脉冲序列抑制血流信号、使流动血液表现为低信号的技术，它是以射频扰相为基础的三维梯度回波序列，它可在足够的扫描范围内获得较高分辨率的各向同性容积数据，有较高的空间和时间分辨率，可避免 2D-TOF 因涡流等原因造成的假阳性；故 3D HR-MRV 作为一种新的成像技术，它有信噪比高、受涡流和旋流的影响小等特点，它不仅可以显示病变血管的狭窄程度，还可以清晰地显示窦壁及窦腔内情况，对静脉窦血栓等的显示有独特优势。③三维可变翻转角快速自旋回波序列（3D sampling perfection with application-optimized contrasts using different flip angle evolutions，3D-SPACE）由美国维吉尼亚大学的 Mugler 等首先提出来。磁共振系统上的三维双翻转快速自旋回波成像技术，不同公司对该序列命名各异。3D-SPACE 有各向同性分辨率，可呈现 TSE 图像的对比度和成像特点，在保证图像对比度的基础上解决了射频吸收率高、回波链短等缺点。由于可快速采集高分辨率数据，可进行不同层厚的观察和图像重建，目前国内有报道应用于静脉窦壁及窦腔成像，可以从矢冠轴等多方面显示窦壁及窦腔内情况，在以管腔为低信号的基础上对高信号的静脉窦血栓诊断有独特优势。3D-SPACE 技术作为一种无创性检查方法，国内已有文献报道 3D-SPACE 序列应用于颅内斑块与脑梗死关系的研究中，但 3D-SPACE 序列作为一种高分辨率成像方法，目前国内外有报道应用于颅内动脉血管疾病的研究，应用于脑静脉窦成像的相关报道较少，需要在今后的研究中进一步探索。

（朱文珍）

第四节 动脉瘤

颅内动脉瘤（intracranial aneurysms，IAs）是指颅内动脉局限性病理性扩张所造成的动脉管壁异常膨出，多在动脉管壁的先天性缺陷和局部腔内压力增高等因素的基础上形成。未破裂颅内动脉瘤（unruptured intracranial aneurysms，UIAs）的成人发生率约为 3%～5%。随着 MRI 和 CT 成像技术的普及和发展，UIAs 的检出率越来越高。UIAs 破裂出血是脑血管意外的主要原因，仅次于脑血栓形成和高血压性脑出血，也是造成自发性蛛网膜下腔出血（subarachnoid hemorrhage，SAH）的首位病因，约占所有 SAH 患者的 80%。IAs 可发病于任何年龄，多见于 40～60 岁中老年女性，好发于脑底 Willis 动脉环分叉部及其主要分支，约 85% 位于颈内动脉系统。IAs 可根据病因、形态、大小、发生部位及瘤壁结构等进行分类，如表 3-4-1 所示。

表 3-4-1 IAs 的分类

分类依据	具体类型
病因	先天性（最为常见）、外伤性、感染性、动脉硬化性 IAs
形态	囊性（常见）、梭形（少见）、夹层（罕见）、不规则型 IAs
大小	小型（<5mm）、中型（5～10mm）、大型（11～25mm）、巨大型 IAs（>25mm）
发生部位	Willis 环前循环、颈内动脉、脉络膜前动脉、后交通动脉、大脑前动脉、大脑中动脉、前交通动脉、Willis 环后循环、椎动脉、基底动脉、大脑后动脉 IAs 等
瘤壁结构	真性、假性 IAs

【临床与病理】

（一）流行病学

IAs 可发生于任何地理位置、任何种族、任何年龄的男性和女性。IAs 多为先天性，约 20%～30% 为多发性 IAs。20 岁以下发病率很低，发病多见于 40～60 岁中老年人群。儿童的 UIAs 发病率不到 5%，其中 50%～70% 是由创伤、感染等引起，仅 20%～30% 为囊状，且多为症状性 IAs。当患者的一级亲属中有两个或多个患有 IAs 时，可诊断为家族性 IAs。此类人群患 IAs 的几率增加 4 倍，发展为 SAH 的几率增加 50 倍。一般情况下，有家族性 IAs 的患者出现症状时的年龄更小，发生多发性 IAs 的风险也更高。尽管目前尚未发现特定的基因缺陷，但大多数家族性 IAs 以常染色体显性方式遗传。

（二）病因和发病机制

有关 IAs 的发病原因及发病机制尚不十分清楚，存在争论。目前，普遍认为动脉壁在先天性因素、血管风险因素（如动脉硬化、高血压、吸烟、脂质蓄积等）、感染或创伤等多种致病因素的基础上，加上不良血流动力学的冲击，最终形成 IAs。其形成病因主要有以下几种：

1. 先天性因素 与颅外动脉结构不同，脑动脉管壁较薄，缺少弹力纤维，外膜稀疏，平滑肌较少。当内弹性膜降解或损伤时，血流动力学改变可能是血管分叉部形成 IAs 的主要因素，特别是血液流动对血管壁形成的壁面剪应力以及搏动压力造成的血管壁退化。Willis 动脉环先天发育异常（如残留的胚胎血管、分叉部含有发育不良的分支动脉或分叉部角度尖锐，管壁中层有裂隙、内弹性膜及中层发育不良等）都是形成 IAs 的重要因素。

2. 后天性因素

（1）动脉粥样硬化：动脉粥样硬化可引起弹力纤维断裂及消失，动脉壁承受压力阈值降低，多形成梭形 IAs。40～60 岁是动脉硬化的高发年龄段，同时也是 IAs 的好发年龄段，说明二者之间可能存在密切关系。

（2）感染：感染性 IAs 约占所有 IAs 的 4%。全身各部位的感染性栓子都可经血液游走，附着于颅内动脉远端或脑动脉分叉部。大多数感染为细菌感染，最常见于感染性心内膜炎，也可见于颅骨骨髓炎、颅内脓肿和脑膜炎等感染性疾病。

（3）创伤：创伤性 IAs 多见于闭合性或开放性颅脑损伤的儿童或青年男性，也可以发生于经鼻或经蝶窦术后，由于异物、骨碎片、器械等直接损伤或牵拉动脉管壁造成局部管壁薄弱所致。常发生于皮质动脉的软膜分支或颈外动脉脑膜支，后循环少见。

（4）其他：肿瘤（最常见于转移性绒毛膜癌或心房黏液瘤）、高血流状态（如动静脉瘘、动静脉畸形等）、颅底异常血管网症、脑动脉闭塞、高血压、血管炎等因素与 IAs 的发生、发展也有关系。此外，IAs 还与显性遗传性多囊肾、马方综合征、主动脉缩窄、肌纤维发育不良、结节性硬化症、I 型神经纤维瘤病和 Ehlers-Danlos 综合征等特殊疾病相关。术后残余的动脉瘤蒂、动脉分叉部的膨隆、局部突出的动脉壁等也可能发展成 IAs。

（三）构成及好发部位

绝大多数先天性 IAs 为囊状或浆果状，亦可为分叶状、葫芦状、圆球状、漏斗状、腊肠状等。瘤壁多光滑，由薄弱的动脉壁构成，缺乏弹力层，常位于较大动脉分叉部。IAs 与载瘤动脉连接处较狭窄，称为瘤颈（蒂）。瘤颈宽窄不一，通常只有平滑肌和内膜，缺乏弹力层。与瘤颈相对的远侧突出部分称为瘤底（顶），常指向载瘤动脉的血流方向。瘤底与瘤颈之间的部分称为瘤体（囊）。许多较大 IAs 的底部会有一个囊壁极为薄弱的小袋状突起，是 IAs 破裂的最常见部位。

不同性别的 IAs 好发部位稍有区别，女性更常见于后交通动脉起始处，男性更好发于前交通动脉。约 85% 的浆果型 IAs 位于颈动脉系统，最常见于前交通动脉或后交通动脉的起始处和大脑中动脉的分叉部。非囊性 IAs 多位于大动脉或基底动脉的表浅分支。动脉粥样硬化性 IAs 常见于椎 - 基底动脉，大脑中动脉近端和颈内动脉远端也可受累。外伤性夹层 IAs 常发生在椎 - 基底动脉。巨大型 IAs 临床很少见，常见于颈内动脉海绵窦段，也

可见于大脑中动脉和椎 - 基底动脉。后循环 IAs 多见于基底动脉分叉部或小脑后下动脉的起始处。

（四）IAs 形成、发展和破裂的病理生理

内弹性膜损伤和机械过载引起的拉力变化可引起血管平滑肌细胞和纤维母细胞合成 I 型和 V 型胶原，血管平滑肌细胞迁移至内膜，表型朝向合成型转变，通过合成胶原修复血管壁，导致肌内膜增生。持续的血流动力学变化对血管壁的剪应力导致细胞外基质重构和降解，内皮细胞功能障碍，以及平滑肌细胞凋亡或朝向去分化、促炎表型转变。当分子机制无法调节血管壁的机械过载和肌内膜损伤时，细胞和体液性炎症反应成为 IAs 形成的主要驱动因素。这些反应由 TNF、IL-1β 和 MMP 等炎症细胞因子介导，促进巨噬细胞聚集以及胶原和弹性纤维持续降解。壁面剪应力也可能促进 IAs 形成过程中的细胞炎症反应。高壁面剪应力和（或）冲击血流通过壁细胞介导的破坏性壁重塑，常形成很小的薄壁 IAs。由于瘤内血液处于紊乱的流动状态，低壁面剪应力可导致炎症介导的壁重塑，常形成较大的厚壁 IAs。

IAs 的生长是一个不连续的、随机的过程，而非线性生长。IAs 形成后，可在较长时间内保持稳定。若患者暴露于风险因素中，会出现快速生长，并且在生长阶段更容易破裂。并不是所有的 IAs 都会在长时间内保持稳定，一些可在几周至几个月内快速增大、破裂。一项纳入 557 例患者的 UIAs 前瞻性研究发现，12% 的 UIAs 在随访中进一步生长（平均持续时间 2.7 年），进展的 UIAs 的破裂风险是稳定性 UIAs 的 12 倍。动脉瘤壁炎症被证明在 IAs 的生长和破裂中发挥着重要作用。在分子水平，IAs 的稳定性取决于两个过程之间的平衡：动脉瘤壁通过营养丰富的胶原代谢、血管平滑肌细胞增殖和细胞外基质再生进行修复，以及营养不良的胶原代谢和细胞外基质降解导致的动脉瘤壁破坏。异常血流引起的内皮细胞功能障碍或凋亡、平滑肌细胞功能障碍、血栓形成、细胞外基质降解等一系列过程可导致 UIAs 破裂。单核细胞趋化蛋白 -1、TNF、IL-1β、NF-κB 和 MMP 等可介导动脉瘤壁的体液性和细胞性炎症反应。溶酶体降解及其他损伤性免疫反应也可能促进 UIAs 破裂。T 细胞、多形核中性粒细胞及肥胖细胞浸润也是 UIAs 的促破裂因素。

组织病理学主要表现：镜下可见血管内膜正常或内膜下细胞增生；内膜弹力膜缺失；肌层缺失止于瘤颈开口处，外膜可有淋巴细胞和（或）吞噬细

胞浸润；瘤腔内可有血栓形成；载瘤动脉可发生动脉粥样硬化。巨大 IAs 的瘤壁常可见钙化或动脉粥样硬化斑块。由于层流导致血流淤滞，亦可在瘤内发生血栓。IAs 破裂出血后，由于血液凝固、血管痉挛收缩及脑脊液的作用，出血可自行停止。

（五）IAs 破裂的风险

IAs 可具有多种结果：①随机生长直至破裂；②长期结构稳定，随后生长，但不破裂；③长期结构稳定，随后破裂，但没有任何生长；④非常小的 IAs 甚至可迅速发展并随后破裂，而中间没有稳定期。通常所说的 IAs 破裂实际上仅有瘤壁渗血，与术中 IAs 爆裂不同。

IAs 大小悬殊，通常在 5～20mm。IAs 的大小是破裂出血的最显著风险因素。直径 <5mm 时，破裂风险相对较低。破裂的 IAs 平均直径约为 6～8mm，直径 >10mm 时，最容易破裂出血。除了 IAs 大小以外，IAs 破裂的主要风险因素还包括性别（女性多于男性）、高血压、吸烟、酗酒、使用咖啡因、Valsalva 动作、口服避孕药和滥用拟交感神经药等。在很多情况下，IAs 破裂可在无明显诱因时突然发生。忧虑、紧张、情绪激动、排便用力、擤鼻涕、咳嗽、妊娠晚期、分娩、剧烈体力劳动、性交等是 IAs 破裂的常见诱发因素。这些相对风险因素使 IAs 的破裂风险由咖啡因的 2 倍增加至惊恐的 20 倍。尽管高血压在一般情况下不被视作动脉瘤性 SAH 的风险因素，但血压突然急剧升高可能促进 IAs 破裂。这或许可以解释与剧烈运动或性交有关的 SAH，以及服用兴奋剂后的 IAs 破裂。

（六）临床表现

绝大多数 UIAs 患者在破裂出血之前缺乏明显的临床症状和体征，而是在罹患其他疾病或者影像学体检时被偶然发现。绝大多数患者是因为破裂出血引起 SAH 被确诊，故以自发性 SAH 的表现最为多见，少数因 UIAs 影响到邻近神经结构出现神经压迫或发作性头痛症状而被发现。IAs 患者的症状和体征可分为破裂前先兆症状、破裂时出血症状、局部定位症状以及其他特殊表现等。

1. 破裂前先兆症状 由于 IAs 破裂前通常突然扩张或少量渗血，40%～60% 的患者可出现破裂前先兆症状。如后交通动脉 IAs 常出现动眼神经麻痹，相当比例的 SAH 患者早期出现以头痛为主的预警症状。这些症状往往发生在 IAs 破裂前的 1～3 周。

2. 破裂时出血症状

（1）诱因与发病：部分患者 IAs 破裂前常有前文所述的诱因，部分患者无明显诱因，甚至在睡眠中发生。通常发病很急，以剧烈头痛和意识障碍表现最为常见。

（2）局灶性神经系统症状：SAH 常引起脑膜刺激症。后交通动脉或基底动脉顶端 IAs 破裂常造成动眼神经麻痹。大脑前动脉或大脑中动脉 IAs 破裂常引起痴呆、记忆力下降、偏瘫、偏盲及失语等。

（3）全身性症状：IAs 破裂出血可引起一系列全身性症状，如血压一过性升高、体温升高、脑心综合征和胃肠出血等。

（4）再出血：破裂的 IAs 容易发生反复破裂出血，再次出血率高达 30%，其中 10 天内约为 20%，24 小时之内约为 4%，1 周内约为 10%，6 个月以后再下降到大约每年 2%～3%。

（5）局部定位症状：由 UIAs 直接压迫邻近血管神经等结构引起，多与 IAs 的大小和位置有关。以脑神经症状、视觉症状、偏头痛等症状常见，具有定位意义。

（6）其他特殊表现：一般认为 IAs 直径超过 25mm，未破裂的巨大型 IAs 或破裂 IAs 伴有颅内血肿时可引起颅内压增高。SAH 可在出血后 3～15 日诱发脑动脉痉挛。少数患者可出现急性精神障碍。

IAs 破裂出血后，患者病情轻重不一。为了准确判断病情及评估手术风险，通常根据临床表现将 IAs 患者分为五级（表 3-4-2）。

表 3-4-2　IAs 患者的临床分级

级别	临床表现
Ⅰ级	无症状，或有轻微头痛及轻度颈强直
Ⅱ级	中至重度头痛，颈强直，除有动眼神经等脑神经麻痹外，无其他神经功能缺失
Ⅲ级	嗜睡，意识模糊，或轻微的局灶性神经功能缺失
Ⅳ级	木僵，中至重度偏侧不全瘫痪，可有早期去皮质强直及自主神经系统功能障碍
Ⅴ级	深昏迷，去皮质强直，濒死状态

【影像学检查方法】

UIAs 一旦破裂可引起 SAH，后果严重，致死率和致残率极高。目前尚无证据表明需对一般人群进行筛查，但建议对前文提及的 IAs 高危风险人群进行筛查。由于大多数 IAs 是散发的，对 IAs 患者的亲属进行筛查的收获相对较低。但是如果患者有两个或更多的一级亲属患有 IAs，则应对其进行筛查，同时要考虑 SAH 的可能。理想的 UIAs

筛查方法应该具有无创性、高敏感性及高特异性。正确认识各种影像学检查手段并且早期准确诊断 UIAs 对于患者的正确评价和有效治疗具有重大的临床意义。

（一）数字减影血管造影

数字减影血管造影（digital subtraction angiography，DSA）在所有血管成像检查中空间分辨率最高，是目前诊断 IAs 的最可靠检查手段。DSA 可以清晰显示 IAs 的位置、大小、形态、数量、瘤颈宽度，载瘤动脉是否痉挛，与周围毗邻血管的关系，侧支循环状况等。随着介入手术的普及，建议在患者出现症状首日即行 DSA 检查。3D-DSA 具有三维成像和任意角度旋转的功能，可全方位、立体地显示完整的颅内血管和 IAs 形态特征。尽管 DSA 在隐匿 IAs 的检出中具有很高的敏感性和特异性，但它仅能反映瘤体内有血流的部分，对完整显示血栓性 IAs 具有一定的难度，常常会低估 IAs 的实际大小。2%～5% 的 IAs 在初次 DSA 检查时可为阴性，可能是 IAs 出血后消失、载瘤动脉痉挛、血管间重叠、瘤腔内血栓等原因所致，而再次行 DSA 检查时 10%～20% 可为阳性。此外，DSA 尚不足以精确显示复杂 IAs 的特征，必须辅以其他影像检查来帮助评估。DSA 是一项侵入性检查，具有射线剂量大、操作流程烦琐、检查耗时较长、检查费用昂贵、短期内不宜多次检查等缺陷，检查结果的准确性与检查医师的水平密切相关，此外，无法显示血管与周围组织结构的空间关系，并且可能引起神经系统并发症、血管痉挛及诱发 IAs 破裂的风险，禁忌证较多，作为筛查手段患者往往难以接受，因此限制了其作为以单纯诊断为目的的临床应用。

（二）CT

虽然在确定 IAs 的有无、大小、位置等方面不如 DSA，CT 检查却具有快速、安全、风险小、不影响颅内压等优势，并可在短期内随时、反复多次检查。当患者以 SAH 或脑缺血为首发症状时，CT 是首先建议完成的影像检查。IAs 瘤壁较薄，易破裂出血，CT 检查对判断颅内出血有很高的价值，能帮助明确 IAs 的部位和类型，识别瘤内钙化和附壁血栓，显示局限性出血或 SAH 的范围和程度。随着 CT 扫描技术及后处理软件的快速发展，三维 CT 血管成像（three dimensional computerized tomography angiography，3D-CTA）敏感性高，甚至可以和 DSA 相媲美，在诊断 IAs 方面具有 DSA 无法比拟的优势。CTA 可使用多平面重组（MPR）、最大密度投影（MIP）、表面遮盖显示法（shaded surface display，SSD）、容积再现（VR）、仿真内镜（virtual endoscopy，VE）等多种图像重建后处理技术，可以任意角度显示 IAs 的立体形态特点及与载瘤动脉及周围解剖结构的空间关系。随着 CT 硬件设备的更新、后处理软件的开发和检查医师不断的经验积累，日益完善的 3D-CTA 技术有望替代 DSA 成为 IAs 诊断的首选检查方法，尤其适用于不能耐受 DSA、病情危重及躁动的患者。与 3D-DSA 相比，数字减影 CTA 检出 IAs 的敏感性和特异性分别可达到 97.8% 和 88.7%（Lu L，2012），但这取决于 IAs 的大小。双侧颈内动脉融合 3D 血管造影可更为清晰地显示前交通动脉复杂解剖结构，从而有效评价前交通动脉 IAs（Yang K，2016）。然而，3D-CTA 存在部分容积效应以及图像噪声的限制，并且不能反映血流动力学变化。图像后处理易导致部分信息丢失，对于颈内动脉床突段及末梢血管的微小 IAs 的检出尚不理想，容易漏诊。某些情况下，瘤颈细长或狭窄的 IAs 或者对比剂刺激 IAs 颈部痉挛会导致对比剂难以进入瘤体内，使得 IAs 内对比剂浓度过低而未能被检出。血管襻、动脉圆锥等结构可导致假性结果。此外，极少数患者可出现对比剂不良反应和肾功能异常。

（三）MRI 检查

MRI 对诊断 IAs 具有明显的优势，它能观察瘤内血流状态和血栓形成情况，明确 IAs 大小及有无瘤周异常，筛查无症状的隐匿型 IAs。然而，IAs 的 MRI 表现多种多样，有时难以确诊。部分血栓的巨大型 IAs 由于含有不同时期的凝血成分呈高低混杂信号，影像学表现类似脑外肿瘤。偏心性或中心的 IAs 残腔可能被误认为是流空信号。IAs 或血管壁搏动可在相位编码方向上产生特殊"鬼影"伪影，具有诊断特异性。磁共振血管成像（magnetic resonance angiography，MRA）是一种无创性血管内血液流动成像技术，具有非侵入性、无电离辐射、无需注射对比剂、高敏感性等优势。MRA 可通过多种重建方法进行任意角度旋转，对帮助显示 IAs 的位置、大小和瘤颈形态有一定价值。因此，MRA 常被作为 UIAs 的首选筛查方法，并可作为 MRI 上显示残腔流空信号的补充检查手段。一项比较 MRA 和 DSA 的研究显示，MRA 检出 IAs 的敏感性为 87%，特异性为 95%，阳性预测值达到 97%。目前常用的时间飞跃法（time of flight，TOF）、相位对比法（phase contrast，PC）和多次重叠薄层采集技术（multiple overlapping thin slab acquisition，MOTSA）等检查方法，均能清楚地显示 Willis 环和大脑前、中、后动脉的近侧段。然而，MRA 信号采集时间较长，容易产生各种伪影，不适合婴幼儿、烦躁及需要监护的危重患者。其次，MRA 的空间分辨率较低，对以湍流或缓慢血流为主的较大 IAs 显影较差。MRA 对 IAs 颈部及与载瘤动脉的关系显示欠佳，对瘤壁钙化、快速血流也不敏感。此外，受解剖部位的影响，MRA 还可在漏斗部和动脉环处产生类似于 UIAs 的假阳性影像学表现。

单一采用 DSA、CTA、MRA 或结合检查可显示绝大多数 IAs，准确做出诊断。简单来说，DSA 是诊断 IAs 的金标准，CTA、MRA 有助于了解 IAs 的全貌。但它们仅能显示血流内腔，不能真实地反映 IAs 的实际大小。当巨大型 IAs 发生占位表现时，CT、MRI 可显示其中的钙化、血栓、血管流空和 IAs 内含有对比剂强化的血流，可为临床诊断提供更多的有效信息。当 IAs 破裂合并 SAH 时，CTA 可快速检测，有利于尽快明确病因，较 MRI 及 DSA 具有优势。3D-CTA 可作为自发性 SAH 患者排除 IAs 的首选检查方法。MRA 可显示血流动力学状态，并且为无创检查而被临床优先采用。当诊断困难或介入治疗时，应用 DSA 进一步明确。有时 IAs 破裂后可出现单纯硬膜下血肿，而不出现 SAH。这提示，当患者在无创伤或凝血性疾病的情况下出现单纯性硬膜下血肿时，应采用 3D-CTA 或 MRA 评估血管病变，找出可能病因，指导正确治疗。

（四）栓塞术后的影像学检查

IAs 的治疗主要有开颅夹闭动脉瘤蒂手术治疗和经血管内介入治疗（球囊、弹簧圈栓塞等），前者被认为是最理想的治疗方法，可在不阻断载瘤动脉的前提下彻底消除 IAs。影像学随访检查主要观察 IAs 瘤体变化、有无破裂、IAs 瘤颈是否被完全夹闭，并对证实 IAs 是否消失、动脉瘤夹是否发生断裂或移位、评估手术效果等均有较大的价值。

随着介入放射学的快速发展，经血管内介入治疗越来越多地被应用于 IAs 的治疗。栓塞术后的影像学检查主要用于评价手术情况，栓塞后有无残留、复发及并发症等。IAs 栓塞术后并发症较多，如破裂出血（由导丝穿通、药物使用不当、拔管时牵拉等引起）、缺血性脑梗死等，影像学检查可及时为临床提供必要的指导和处理。基于 3D-DSA 双容积再现的单模融合技术对于发现栓塞术后残留或复发具有较大价值。

【影像学表现】

（一）DSA

IAs 常呈囊袋状突出于动脉壁一侧，形状可为圆形、卵圆形、葫芦状或不规则形，也可呈梭形膨大（图 3-4-1d）。

（二）CT

CT 平扫常表现为 SAH，脑沟、脑池内呈铸型及线样高密度（图 3-4-1a）。CT 所见与 IAs 破裂的时间间隔、出血的严重程度和患者的神经系统状况有关。由于大多数 IAs 发生于 Willis 环附近，因此出血主要位于脑底池。几乎所有出现意识障碍的患者均可发现出血。出血后数天或非常轻微出血的患者可能观察不到出血。对于多发性 IAs，蛛网膜下腔内局部血液聚集提示该部位的 IAs 破裂。出血的模式和程度可以提示预后和出现并发症的可能。

无血栓动脉瘤：CT 平扫呈圆形或卵圆形稍高密度影，边缘清楚，增强呈均匀强化，CTA 可显示瘤体大小、形态、瘤颈宽度及其与载瘤动脉的关系。

部分血栓动脉瘤：CT 平扫瘤腔呈稍高密度，其外侧为新月形、环形或不规则形等密度或低密度血栓影，最外层为增厚的略高密度的瘤壁，部分可见斑点状或曲线状钙化；增强扫描瘤腔及瘤壁明显强化，血栓不强化。CTA 显示瘤体体积小于真实瘤体。

完全血栓动脉瘤：CT 平扫见增厚的动脉瘤壁呈环形稍高密度，常见钙化；瘤腔内密度不均匀，新鲜的血栓呈高密度；增强扫描仅动脉瘤壁环形强化，血栓不强化。CTA 显示不佳。

梭形动脉瘤：通常表现为血管的梭形膨大，常见于椎动脉或基底动脉。

巨大型动脉瘤：CT 平扫一般呈圆形或卵圆形稍高密度影，常可见瘤壁蛋壳样钙化或瘤腔内血栓散在钙化，增强扫描可显示瘤腔，相邻部位可发生骨质吸收（图 3-4-1e、f）。

（三）MRI

IAs 的 MRI 表现与瘤内血流速度、有无血栓形成及血栓形成的时间长短、钙化及含铁血黄素沉积等有关（图 3-4-1g～i）。

无血栓动脉瘤：通畅的瘤腔由于血流速度较快，造成流空效应，T_1WI，T_2WI 上呈低信号或无信号影；血流速度慢的 IAs 在 T_1WI 上呈低信号或等信号，T_2WI 上呈高信号。增强呈明显强化，周围可见搏动伪影。

部分血栓动脉瘤：IAs 内血栓常为半圆形或新月形，位于瘤体周边，紧靠通畅瘤腔的血栓因含有较多的高铁血红蛋白，在 T_1WI，T_2WI 上呈高信号，在其外围的血栓呈高、等、低混杂信号。通畅的瘤

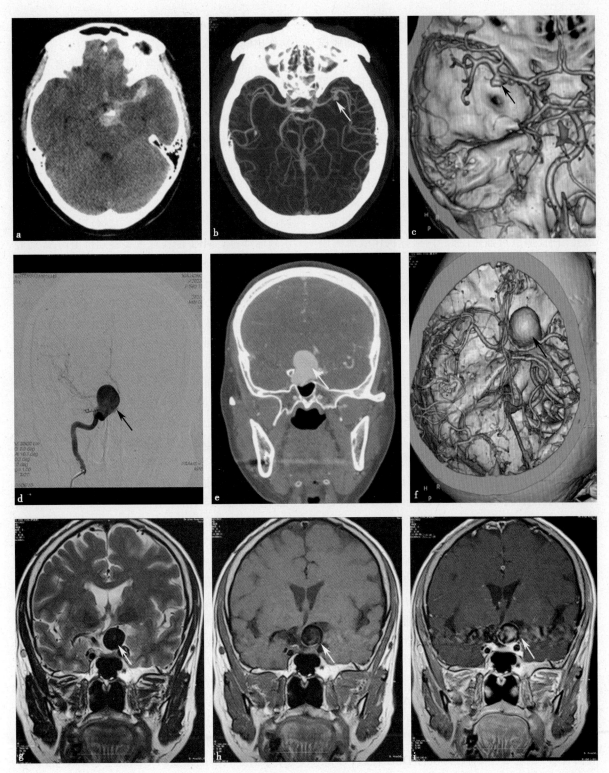

图 3-4-1　IAs 的影像学表现

a～c. 患者，女，40 岁，左侧大脑中动脉 M1 段动脉瘤，大小约 3.3mm（瘤颈）×5.6mm（中型）。CT 平扫见左侧脑池、沟和裂高密度影，为出血灶（a）。箭头所示为动脉瘤体。d～f. 患者，女，48 岁，右侧颈内动脉膝段动脉瘤，大小约 21.8mm×25.2mm（巨大型）。箭头所示为动脉瘤体。g～i. 患者，女，69 岁，左侧颈内动脉后交通段动脉瘤，大小约 9.7mm（瘤颈）×15.1mm（大型）。箭头所示为动脉瘤体

腔位于瘤体中央或偏侧呈低或无信号，血流缓慢时可呈高信号。增强扫描瘤腔及瘤壁有强化，而血栓不强化。

完全血栓动脉瘤：因血栓形成早晚不同，信号表现各异。急性期血栓呈等信号，亚急性期血栓呈短 T_1、长 T_2 信号，陈旧性血栓因含有出血、钙化和含铁血黄素而呈混杂信号；增强扫描仅瘤壁呈环状强化。

梭形动脉瘤：局部动脉梭形扩张，腔内多种信号改变与血流速度及血栓形成程度有关，MRI 可直接显示出病变血管迂曲扩张且无瘤颈的特征。增强扫描，瘤壁可强化，瘤腔内血栓机化或血流速度快时无强化，存在紊流或血流速度较慢时，可有强化。夹层动脉瘤可见动脉壁增厚，内腔狭窄。

巨大动脉瘤：病灶局限，边界清晰，因血管内有无血栓形成及血栓形成时间长短不一，可见层状低、中等、高信号及流空信号。

IAs 在 MRA 上显示为与载瘤动脉相连的囊状物，其大小与 DSA 所显示相仿。UIAs 破裂出血形成颅内血肿，MRA 有时还可以见到大部分瘤体，但如果 IAs 较小，破裂后则看不到瘤体存在。

【诊断与鉴别诊断】

IAs 根据病因、临床表现、实验室检查和特征性影像学表现可作出诊断。诊断思路如下：

1. 确定有无 SAH　SAH 急性期（3 天内），CT 平扫确诊阳性率极高，安全迅速可靠。但 SAH 发生 5～7 天后，CT 检查敏感性逐渐下降，此时需行腰椎穿刺检查，腰穿压力升高伴有血性脑脊液是诊断动脉瘤性 SAH 的直接证据。由于血液降解播散需要一定时间，因此建议在出血 6～12 小时后再行腰椎穿刺检查。但颅内压很高时，腰穿要慎重。对那些 CT 诊断 SAH 阴性但临床高度可疑的患者，可行 MRI 检查。但若 MRI 检查为阴性，仍须行腰椎穿刺检查。

2. 确定病因及病变部位　DSA 是确诊 IAs 的金标准，3D-DSA 能够明确 IAs 的部位、形态、大小、数目、是否存在血管痉挛等特征。首次 DSA 检查阴性者，应在 2～4 周后再次行 DSA 检查，以降低漏诊率。3D-CTA 可用于 SAH 的病因学诊断，在一定程度上可代替 DSA 检查，为 IAs 的诊疗决策提供帮助。

鉴别诊断：

1. 以自发性 SAH 起病的患者　除了 IAs 破裂以外，脑动静脉畸形、硬脑膜动静脉瘘、海绵状血管瘤、烟雾病、脊髓血管畸形等疾病也可能造成自发性 SAH。DSA、CT 或 MRI 检查均能够对相应疾病作出确定性诊断。

2. 未破裂出血的高度怀疑 IAs 的患者　UIAs 在 CT 检查时需与高密度肿瘤和囊肿等鉴别。如发现脑外高密度结节或肿块，应考虑到肿瘤、囊肿、结核瘤、血肿及 IAs 等。在 CT 增强检查中，IAs 瘤腔由于含有对比剂的血液充盈而出现强化，而血栓内无对比剂充盈不发生强化，可与颅内肿瘤进行鉴别。IAs 的 CT 征象有时缺乏特征性，以下几点具有参考意义：①瘤周水肿不明显；②位于蛛网膜下腔，占位效应不如肿瘤显著；③高分辨率 CT 可显示载瘤动脉。MRI 也具有重要鉴别价值，IAs 瘤腔流空信号与其他肿瘤明显不同，而血栓 T_1 高信号和含铁血黄素沉积也较具特征。

无论是 CTA 还是 MRA 都不易区分后交通动脉起始部的漏斗部扩张与 IAs。鉴别要点主要是漏斗部扩张呈圆锥状、直径小于 3mm 及从顶端处发出血管等。有时 MIP 上血管襻也易与 IAs 混淆，仔细观察不同层面原始图像，可以区分。多个角度的 DSA 斜位检查也有助于鉴别。此外，有时还须鉴别 IAs 与 CTA 上显示的毗邻动脉和静脉。

3. 巨大型 IAs 与其他肿瘤的鉴别　巨大型 IAs 的影像诊断、鉴定及处理都比较困难，需注意勿与其他颅内肿瘤混淆。如颈内动脉海绵窦段 IAs 常突入垂体窝和鞍上池，须与垂体大腺瘤伴出血、颅咽管瘤和脑膜瘤等鞍区肿瘤进行鉴别。鉴别要点包括肿块与颈内动脉延续、血管流空征及搏动伪影等。原发性肿瘤出血和大型海绵状血管瘤内由于含有不同时期的血液成分，也会产生类似 IAs 的影像学表现。然而，这两种病变均位于脑内，而巨大型 IAs 位于蛛网膜下腔，可以此鉴别。此外，巨大型 IAs 应与较大的脑外肿瘤进行鉴别，尤其是当 CT 表现为高密度影或 MRI 显示血液成分时，需根据增强扫描前后的影像学表现并结合临床，方能作出明确的鉴别诊断。

【临床研究现状】

1. 与 IAs 形成相关的基因　一项最新研究显示，东南亚人群的无症状 UIAs 的发病率为 3.5%，其中 88.5% 的 IAs 直径 <5mm。虽然有证据表明有 IAs 或 SAH 家族史的人群形成 IAs 的风险增加，与 IAs 形成密切相关的特定基因尚未确定。一项 meta 分析在分析了 32 887 例散发 IAs 和 83 683 例对照的 61 个候选基因后，发现 3 个单核苷酸多态性与散发 IAs 相关。它们分别位于 9 号染色体的 CDKN2B-AS1 基因、8 号染色体的 SOX17 转

录调节基因附近，以及 4 号染色体的内皮素基因附近。全基因组关联分析研究显示，7 号染色体的 HDAC9 附近，1p34.3-p36.13、19q13.3、Xp22 和 7q11 等部位与 IAs 形成也有关系。Fan 等最近发现，人 WWOX 基因（OMIM：605131）上的功能性 CNV（CNV-67048）缺失基因型的人群更容易发生 IAs。一项 meta 分析比较了 IAs 瘤壁和正常血管的基因表达差异。结果显示，MMP12 在 IAs 瘤壁中上调的程度最高。在破裂的 IAs 中，一些促血管因子如 HIF1A、VEGFA、ANGPTL4 上调。炎症和免疫反应上调、可收缩性血管平滑肌细胞丢失可能有助于形成 IAs，而血管生成和血管重构在 IAs 形成和破裂中的作用有待于进一步研究。

2. 破裂风险及预测 早期检测 IAs 的形态学特征并正确评估 UIAs 的破裂风险，对于指导治疗决策，降低破裂风险及改善患者预后具有重要的临床意义。迄今为止，关于 UIAs 破裂风险的最大规模 meta 分析包含了六个队列研究，其中包括来自 8382 例患者的总共 10 272 例 UIAs。该分析提出了 6 个与 IAs 破裂相关的独立风险因素：患者年龄≥70 岁，高血压病史，其他 IAs 引发 SAH 史，IAs 的大小和部位，以及患者的地理位置。基于这 6 个关键风险因素，制定出用于预测 IAs 破裂风险的 PHASES 评分体系（表 3-4-3），其 5 年破裂风险的绝对估计值从 0.25% 到≥15%。

研究人员进行单变量和多变量 Cox 回归分析来预测基线时 PHASES 得分与 IAs 增大之间的关系，并计算危险比和相应的 95% 置信区间（confidence interval，CI）。PHASES 得分每增加一个点，IAs 增大的比值比为 1.32（95% CI，1.22～1.43）。以 PHASES 得分的最低四分位数（0～1）作为参考，则第二四分位数（PHASES 2～3）的危害比为 1.07（95% CI，0.49～2.32），第三四分位数（PHASES 4）为 2.29（95% CI，1.05～4.95），第四四分位数（PHASES 5～14）为 2.85（95% CI，1.43～5.67）。

尽管 UIAs 的大小是 IAs 破裂的最关键风险因素，小型 IAs（<5mm）也可在随访期间破裂。可能的解释是高壁面剪应力和增加暴露于风险因素，如血压突然升高等。颅内小型 IAs（<5mm）患者容易发生 SAH，但出血风险评估在临床上仍存在一定争议。Feng 等回顾性分析了 618 例次小型 IAs 发现，载瘤动脉分叉部位和颅内小型 IAs 的破裂密切相关。70.4% 的小型破裂 IAs 位于载瘤动脉分叉部。Li 等比较了较小破裂 IAs（<10mm）和较大 UIAs（>10mm）的基因表达情况，发现较小破裂

表 3-4-3　IAs 破裂的 PHASES 绝对风险评分体系

风险因素	评分
人群（P，population）	
北美，欧洲（芬兰除外）	0
日本	3
芬兰	5
高血压（H，hypertension）	
无	0
有	1
年龄（A，age）	
≤70 岁	0
≥70 岁	1
IAs 的大小（S，size of aneurysm）	
<7mm	0
7～9.9mm	3
10～19.9mm	6
≥20mm	10
其他 IAs 引发 SAH 史（E，earlier SAH from another aneurysm）	
无	0
有	1
IAs 部位（S，site of aneurysm）	
颈内动脉	0
大脑中动脉	2
大脑前动脉/后交通动脉/后循环	4

IAs 和较大 UIAs 中分别有 101 个和 179 个基因发生上调。其中，对细胞内金属离子和无机底物响应的基因可能促进 IAs 破裂。而炎症和细胞外基质重构的相关基因可能保护 IAs 免遭破裂。

许多已建立的 IAs 破裂风险因素未被包括在 PHASES 评分体系中。这些风险因素未被记录或在不同前瞻性队列研究中缺乏统一定义，因此不能够合并在 PHASES 预测评分中。此类风险因素可分为患者相关的和 IAs 相关的风险因素，只能判断其相对影响。

患者相关的风险因素　①吸烟。当前吸烟者发生 UIAs 破裂可能性是不吸烟或已戒烟者的 3 倍。当前吸烟可作为独立风险因素在一项 SAH 风险因素研究的汇总分析中得到进一步证实。②家族 IAs 史。有家族 IAs 史的患者每年 UIAs 破裂率增加 17 倍。有两个或多个一级亲属患 IAs 的人群患 IAs 的几率增加 4 倍，发展为 SAH 的几率增加 50 倍。这提示有家族 IAs 史的患者破裂风险增加。

③遗传因素。一项新的系统性综述报道了10个与破裂相关的遗传风险因素，包括编码内皮一氧化氮合酶的基因（也称为eNOS）、补体因子H、弹性蛋白、Jun、α-突触核蛋白、MMP-1和MMP-9、干扰素、纤连蛋白和5-氨基乙酰丙酸合酶2等多态性。此外，系统性感染也可能与UIAs破裂相关。这可以从SAH发病率在流行性感冒流行期间和不久后增加得到印证。

IAs相关的风险因素　未被包含在PHASES预测评分中的IAs相关的风险因素主要包括IAs的形状、形态学特征和血液流入IAs的方向。不规则的IAs形态，如存在子囊被认为是IAs破裂的独立风险因素，其发生破裂的风险增加1.6倍，与IAs的大小和位置无关。Abboud等将IAs按照形态分为边缘光滑的单囊IAs、边缘不规则的单囊IAs、含子囊IAs和多分叶IAs。结果显示多分叶IAs最容易发生破裂。而UIAs中以边缘光滑的单囊IAs较多。此结果表明形态学特征可独立预测IAs破裂，不同程度形态学变化的IAs具有不同的破裂风险。椭圆形的IAs比球形IAs破裂发生SAH的风险更大。纵横比>1.6和大小比>3被认为和IAs的破裂状态具有相关性。血流直接进入IAs的患者比弯曲流入或等效流入IAs的患者具有更高的破裂风险。

采用CT血管造影（CT angiography）回顾性分析219例分叉IAs破裂的风险因素发现，年龄≥60岁、大脑中动脉粥样硬化、具有较大的颈宽和较大外侧角比的分叉IAs破裂几率较小，具有不规则形状和较大纵横比的IAs更容易发生破裂。Tian等分析了56例颅内镜像IAs破裂风险因素发现，瘤体形态学特征（IAs大小、纵横比、尺寸比）和血流动力学特征[时间平均的平均壁面剪应力（wall shear stress，WSS）、低WSS面积]与IAs的破裂具有相关性。多变量逻辑回归分析显示，较大的IAs尺寸和较低的WSS面积是IAs破裂的独立风险因素。但该发现需要多中心、多人群研究来进一步证实。高分辨率MRI（high-resolution magnetic resonance imaging，HRMRI）结果显示，IAs瘤壁强化和IAs症状具有明显相关性，可作为炎性改变的标志物，用来预测囊状IAs的不稳定状态。IAs再出血是动脉瘤性SAH后高致死率的主因，常发生于低分急性SAH患者（世界神经外科联合学会Ⅳ级和Ⅴ级）。然而，对这些患者的再出血预测研究较少。一项多中心研究结果显示，IAs再出血患者的预后很差，较低的Fisher分级、破裂的大脑前IAs、脑室

外引流患者发生再出血的风险增大。分析UIAs的搏动状态有助于评估IAs稳定性和破裂风险。然而，由于IAs瘤壁的微小运动，其搏动状态难以准确分析，开发新的后处理技术意义重大。Illies等采用ECG触发的4D-CTA和手动/计算机辅助的3D后处理技术，实现了对IAs搏动的定量分析。该半自动后处理技术可以有效缩短后处理时间，但尚不能够取代手动分割法。

血管造影衍生的计算机流体动力学（computational fluid-dynamics，CFD）可模拟估算IAs的壁面剪应力、血液流速及冲击区域、血流类型等。Zhang等采用CFD评价了一系列形态学和血流动力学参数与极小性IAs（≤3mm）的破裂状态的关系，发现分叉部位、较大的低剪切面积（low shear area，LSA）与极小性IAs的破裂状态密切相关，可作为预测极小性IAs破裂的独立风险因素。一项meta分析认为，较高的壁面剪应力和较高的梯度振荡数可能促进IAs形成，而较低的壁面剪应力和IAs破裂有关。IAs位于分叉部或侧壁可能会影响这些血流动力学因素。然而，目前的CFD技术仍具有一定的局限性，因为大多数研究比较的是破裂的IAs和UIAs，而非同一个IAs破裂前后的比较。而且，应将IAs内的血压梯度和IAs瘤壁的弹力和张力考虑在内，以更为准确地模拟真实情况。

3. 临床处理　大量研究从不同角度及水平提供了IAs形成、进展和破裂的信息，但关于预防性治疗的风险和功效的研究却很少。临床医生对于如何适当管理UIAs仍然面临困境，是预防性治疗还是保守处理加随访影像可以使UIAs破裂的风险降至最低？研究发现，对前循环<7mm的UIAs，手术处理的风险远大于其自然风险。当选择UIAs的处理方案时，临床医生必须考虑患者的年龄和预期寿命、预测破裂风险、由预防性治疗引起的并发症风险以及患者由于患有UIAs焦虑的程度。囊状IAs和非囊状IAs有着不同的病理生理特征，因此处理方法也不同。UIAs发病机制和破裂风险的众多数据冲突使得UIAs的治疗具有明显的不确定性，导致对不同UIAs患者的处理存在很大差别。一项包括来自3990例患者的4972例UIAs的meta分析显示，437（9%）的UIAs在平均随访时间为2.8年的过程中扩大了。这提示了保守性处理过程中的随访必要性。IAs夹闭显微术中，常规的吲哚菁绿视频血管造影（indocyanine-green video angiography，ICG-VA）可通过灰度对比使血管结构可视化，但不能够显示解剖关系。最新研究发现，双图像视频血管造

影（dual-image videoangiography，DIVA）可同时动态观察 IAs、血管及周围解剖结构。与 ICG-VA 相比，DIVA 的血管与背景的视觉对比明显提高，并且具有更深的成像深度。

最近发表的国际蛛网膜下腔出血颅内动脉瘤研究（ISAT），以及由韩国发布的《颅内动脉瘤临床治疗指南》、Stroke 发布的《未破裂颅内动脉瘤的多学科共识》、Stroke 发布的《动脉瘤性蛛网膜下腔出血的治疗指南》、美国心脏协会 / 美国卒中协会发布的《未破裂颅内动脉瘤患者管理指南》、欧洲卒中组织发布的《颅内动脉瘤和蛛网膜下腔出血的治疗指南》、中华医学会神经外科学分会神经介入学组发布的《颅内动脉瘤血管内介入治疗中国专家共识》等一系列文件为 IAs 患者的管理提供了更加系统、规范、安全和有效的建议。IAs 是非常复杂的血管疾病，治疗理念不断更新，这些指南仅是指导性文件。针对具体的 IAs 患者，临床医生仍应结合患者的各种因素，以及丰富的临床经验，合理实施个体化治疗。

（张伟国）

第五节　脑血管畸形

颅内血管畸形是一类血管结构异常疾病，可以是先天性发育异常，也可能是后天其他刺激因素导致的血管结构异常，如创伤、炎症、肿瘤等。先天性发育异常，特别是血管形态结构的发育异常（通常发生在胚胎早期的第 4 周，并持续到第 10 周），是颅内血管畸形最为常见的致病因素。与机体其他组织、器官类似，颅内血管畸形几乎可以发生在颅内所有脉管结构，包括动脉血管、静脉血管、毛细血管以及淋巴管等。

国际脉管性疾病研究学会（International Society for the Study of Vascular Anomalies，ISSVA）依据畸形血管成分将血管畸形分为毛细血管畸形（capillary malformations）、淋巴管畸形（lymphatic malformations）、静脉畸形（venous malformations）、动静脉畸形（arteriovenous malformations）以及动静脉瘘（arteriovenous fistula）等五种类型（详见 www.issva.org/classification）。这五种不同类型的血管畸形在颅内又分别表现为：毛细血管扩张症（capillary telangiectasia，CT）、海绵状血管瘤（cavernous haemangioma，CCM）、淋巴管畸形（lymphatic malformations，LM）、发育性静脉血管异常（developmental venous anomalies，DVA）、动静脉畸形（arteriovenous malformations，AVM）以及硬膜动静脉畸形（dural arteriovenous malformations，DAVM）等形式。

【临床与病理】

1. 动静脉畸形　动静脉畸形（arteriovenous malformations，AVM）是常引起临床症状的脑血管畸形，人群发生率约 0.14%。AVM 是一团发育异常的血管结构，其特征表现为动脉和静脉的异常交通。

大体观察，AVM 畸形血管团大小不等，呈团状粗细不均的"蚯蚓样"改变，供血动脉通常增粗、迂曲，粗大的引流静脉位于畸形血管团附近，引流静脉数目不等，可汇入静脉窦。光镜观察，畸形血管常呈不同程度扩张，管径粗细不等，管壁薄，有时可见透明样变性、淀粉样变性或钙化，畸形血管常见内膜增生、增厚，弹力层变薄或不完整，中膜发育不全，平滑肌排列紊乱，常伴有不规则内膜和平滑肌突入管腔。发生出血时，AVM 内膜破坏则更为严重，常见内皮细胞脱落，弹力板破坏，偶见退变的平滑肌细胞，部分引流血管狭窄甚至闭塞。AVM 畸形血管本质上为原始交通血管（血管巢）取代了正常动脉和毛细血管床，毛细血管床缺失的畸形血管缺乏相应的调控因素，失去正常生理调节，血流量及流速均明显增大，表现为"高流量"，即供血动脉血流增加，在压力较低的情况下运送高血容量的血液进入静脉系统。AVM 最常见的临床症状表现为头痛和癫痫发作，颈背部疼痛和恶心、呕吐等，严重者有反复颅内出血的风险。

2. 海绵状血管畸形　海绵状血管畸形（cavernous malformation，CCM）又称海绵状血管瘤（cavernous hemangioma），是第二位常见的有症状血管畸形，人群患病率约为 0.1%～0.5%，占颅内血管畸形的 10%～20%。颅内海绵状血管瘤并非真正意义上的肿瘤，它是由大量薄壁血管组成的海绵状异常血管团，其实质是畸形的血管团缺少高压力的动脉，致使病灶内的血液流动缓慢，使血液滞留，进而导致血栓和钙化形成。病灶大体呈深红色或紫红色，表面呈桑葚状，剖面呈海绵状或蜂窝状，与周围组织分界比较清楚。镜下显示病灶血管壁较薄，由缺乏平滑肌及弹力层的单层扁平上皮细胞组成，管腔内充满血液，基底膜显著增厚，血管周细胞和细胞间紧密连接也出现异常缺失。海绵状血管瘤可表现为反复出现的头痛、癫痫、出血或进行性神经功能丧失。40%～60% 的患者表现为癫痫，多为局灶性，与含铁血黄素、胶质增生和邻近皮质受压等刺激因素有关。与 AVM 不同，海绵状血管瘤出血灶通常较小，临床症状与出血部位关系密切。幕上海绵状血管瘤很少引起进行性神经功能丧失,但幕下者可出现持续性神经功能丧失。

3. 淋巴管畸形 淋巴管畸形(lymphatic malformation, LM)是胚胎时期淋巴系统发育异常导致淋巴管无法与周围静脉系统沟通所致。LM病灶是由内皮细胞组成的薄壁、形态不规则及大小各异的淋巴管,管腔内充满淋巴液,周围分布大量的成纤维细胞、白细胞及脂肪细胞等。LM无内皮细胞数量的增加,其形态和功能也表现正常,仅见淋巴管管腔直径的增加。淋巴管畸形可以发生在体内任何结构,以头颈部好发,约占全身LM的45%~52%。LM是一类相关的先天异常疾病,依据病变内淋巴管囊腔的大小,可将LM分为大囊型(macrocystic)、微囊型(microcystic)及混合型(combined)等三型(Ellure RG, 2014)。大囊型LM由1个或多个体积一般大于或等于$2cm^3$的囊腔构成,以往又称为“囊性水瘤”。微囊型则由1个或多个体积小于$2cm^3$的囊腔构成,混合型则二者兼而有之。淋巴管畸形很少引起临床症状,多为体检时发现,当畸形合并其他类型病变时,常以综合征的形式表现出来,如戈勒姆综合征(Gorham-Stout syndrome)等。

4. 毛细血管扩张症 毛细血管扩张症(capillary telangiectasia, CT)也称毛细血管血管瘤,病因不明,通常包括多个薄壁血管的局部聚集,偶然发现散布正常脑实质内。尸检发现,毛细血管扩张症是一种常见的血管畸形,约占血管畸形的4%~12%,因为通常为隐匿起病的单发的小病灶(大于1cm的病灶仅占6.7%),故而鲜有报道,目前较多的报道为尸检偶然发现。毛细血管扩张症多位于脑桥,表现为动脉血管网不同程度的扩张。毛细血管扩张症通常表现为良性病灶特征,与淋巴管畸形类似,很少引起临床症状,如果合并有其他综合征(如Osler-Weber-Rendu综合征、Sturge-Weber综合征等),则可能出现癫痫发作、神经功能障碍、头晕、视力变化、眩晕、耳鸣或进行性痉挛性截瘫等不同程度的临床症状。

5. 发育性静脉畸形 发育性静脉异常(developmental venous anomalies, DVA)也称静脉血管瘤或静脉畸形(venous malformations, VM),多认为是脑静脉系统的正常代偿而不是病理变化,然而对其具体的病理发生发展过程仍存在较大争议。国外多数学者认为脑发育性静脉畸形是先天性疾病,是由于在胚胎形成髓静脉和侧支时缺血造成的病理性静脉引流,发育不良的静脉成分构成此类脑血管畸形,发育畸形的静脉包括许多畸形发育而略微扩张的髓静脉和数条引流静脉,其间含有少量发育正常的脑组织,一般不伴随胶质增生或者钙化。国内许多医学专家则认为发育中的皮质静脉系统阻塞导致髓静脉的代偿性扩张造成静脉发育异常,为了维持人体正常的血液供给稳定,则会采用早期静脉引流的形式,从而造成脑发育性静脉畸形。发育性静脉异常是最常见的脑血管畸形,大样本尸检研究显示其占脑血管畸形的63%,人群中发病率为0.02%。病灶由静脉和脑组织间隔组成,无含铁血黄素沉积或胶质增生。静脉畸形的分类方式很多,根据静脉畸形的形态可以将其分为:①散发静脉畸形(sporadic venous malformation),该型较为好发,约占其94%;②球形细胞静脉畸形(glomuvenous malformation, GVM),又称血管球瘤,是家族性静脉畸形最常见类型;③蓝色橡皮疱样痣综合征(blue rubber bleb nevus Syndrome),表现为不同管径的连续的静脉畸形相互连接,好发于皮下及胃肠道内,颅内极少见,胃肠道的静脉畸形临床常见自发出血。按照Anne Osborn分类则将颅内静脉畸形分为静脉瘤(venous angioma),Galen静脉畸形(vein of Galen malformations)和静脉异常扩张、曲张(venous varix)等三种类型。静脉血管瘤属于解剖变异,静脉引流能满足脑组织的正常生理功能需要,很少出现临床症状,但也有引起颅内出血的风险,通常属于继发性出血。静脉血管瘤常伴随单发海绵状血管瘤,极少数情况下可伴有多发海绵状血管瘤。

6. 硬膜动静脉畸形 硬膜动静脉畸形(dural arteriovenous malformations, DAVM)是硬脑膜内的动静脉沟通或动静脉瘘形成,由硬脑膜动脉或颅内动脉的硬脑膜支供血,并回流至静脉窦或动脉化脑膜静脉,本质上是基于硬脑膜的一处或多处动静脉瘘,故以往又称之为“硬脑膜动静脉瘘”(arteriovenous Fistulas, AVF)。颈动脉海绵窦瘘(carotid-cavernous Fistula, CCF)是临床工作中最常见的一类DAVM。依据畸形血管瘘口所在的位置,将DAVM分为:①硬膜窦区,包括横窦-乙状窦区、上矢状窦区;②海绵窦区;③天幕区,包括Galen引流系统、非Galen引流系统;④颅底静脉丛;⑤大脑镰区,其中以海绵窦区临床最为好发。DAVM不同于AVM,两者的血管构成、临床表现、影像学表现及治疗方法均存在差异。DAVM占颅内血管畸形的10%~15%,好发于女性,发病年龄为30~60岁。其供血动脉主要是颈外动脉脑膜支、颈内动脉或椎动脉，回流入静脉窦或其他硬膜或柔脑膜静脉，常累及静脉窦，导致静脉窦栓塞或闭塞，容易引起继发性出血。DAVM 的病程和临床表现差异较大，主要取决于病变的部位和引流的静脉，海绵窦区 DAVM 多表现为眼球突出、球结膜充血水肿，相关的血管堵塞会导致眼压升高和视力下降。前颅窝区 DAVM 多表现为颅内出血。上矢状窦区 DAVM 多表现为颅内静脉充血症状，如癫痫、痴呆等。横窦 - 乙状窦区 DAVM 多表现为搏动性耳鸣。

【影像学检查方法】

数字减影血管造影（digital subtraction angiography，DSA）是诊断颅内血管畸形的金标准。随着 CT 和 MR 技术，尤其是 CTA 及 MRA 的广泛应用，DSA 的诊断作用已在很多情况下逐步被这些无创性检查所取代。

DSA 检查可以从任意角度清楚地观察颅内血管的连续性，能够直观观察动静脉分流和"盗血"现象并判断和测量畸形血管内血流量的高低，有效指导临床采取相应治疗措施。但 DSA 为有创检查，操作流程较复杂，且无法显示脑实质情况，并不适用于儿童、筛查以及病情复杂的患者。

3D-CTA 被广泛应用于临床，CTA 主要的后处理技术包括表面遮盖显示法（SSD）、多平面重组（MPR）、容积再现（VR）和最大密度投影（MIP）等。VR 技术能够同时显示脑实质表浅与深在结构影像，结合多角度旋转，可以更加立体、真实地显示畸形血管，通过 MIP 和 SSD 三维重建技术获得的重建影像，通过任意旋转与切割图像，能够显示脑血管病变立体形态特点及空间解剖结构关系。但 CTA 技术，尤其是 3D-CTA 空间分辨率略差，对于 <3mm 血管成像细节存在失真现象，且不能连续动态显示动静脉血流动力学的改变。

MRA 技术近年来已趋于成熟，逐渐成为无创筛选颅内血管性病变的首选检查。相位对比血管成像法（phase contrast MRA，PCA）和时间飞跃法（time of flight，TOF）对血流流速和血管走向十分敏感，但不能有效区分动静脉，血流湍流等原因可造成 MRA 血流信号丢失，降低了 MRA 对颅内异常血管的显示效果。

磁敏感加权成像（susceptibility weighted imaging，SWI）是一种高分辨率 3D 梯度回波成像技术，图像采集过程中在三个方向上加有完全流动补偿技术，可以实现毫米级薄层扫描。SWI 可以对几百微米大小的静脉成像，在 1.5T 场强下其分辨力为

$1mm^3$。绝大多数磁敏感改变与血液中铁的不同形式或出血等相关。对于隐匿的血管疾病，如海绵状血管瘤、静脉畸形、毛细血管扩张症等，病灶内血流速度较慢，MRA 和 TOF 表现欠佳，而 SWI 在未使用对比剂的情况下可清楚观察到小血管瘤的"蜘蛛样"改变。

【影像学表现】

1. 动静脉畸形　AVM 的影像学检测目的除了检出病灶并进行定性诊断以外，更重要的是对 AVM 进行治疗前分级、预测特异性治疗的难度以及不同 AVM 对治疗的反应。经典的分级方法是 Spetzler 和 Martin 建立的，主要评价血管巢的大小、位置和静脉引流方式，数字越大，级别越高（表 3-5-1）。普遍认为，分数越低的 AVM 患者，其手术的复杂程度越低，相应的临床治愈率越高，同时出现不同程度的神经损伤症状、体征的可能性也大大降低。Spetzler 分级方法规范了临床 AVM 治疗策略的选择，同时也存在一些不足。该方法相对来说比较粗糙，缺乏细化的指标。近年来一些学者，包括 Spetzler 本人提出需要将该方案进行补充。目前比较可行的方案是将包括年龄、病灶出血等与患者预后密切相关的指标纳入进行综合考虑。

表 3-5-1　AVM 的 Spetzler-Martin 分级

分级表现	分数
AVM 大小	
小（<3cm）	1
中（3~6cm）	2
大（>6cm）	3
邻近脑组织功能	
非功能区	0
功能区	1
静脉引流方式	
浅静脉	0
深静脉	1

经典的 AVM 病灶在 CT、MRI、DSA 均可见粗大的供血动脉和引流静脉以及畸形血管团（图 3-5-1）。颅内 AVM 好发于幕上，约占 89% 以上，幕下者少见，主要位于小脑半球，脑干较为罕见。

DSA 是确认供血动脉、引流静脉及畸形血管团的金标准。DSA 不仅可见动静脉分流情况，还能对畸形血管血流动力学进行评估。同时，可直接显示供血动脉的分支小血管，为准确的分级和治疗提供依据。

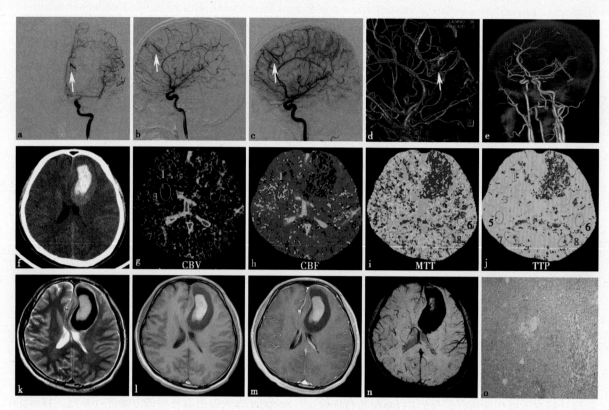

图 3-5-1 脑动静脉畸形

男性患者，29岁，言语表达障碍，运动性失语半个月。a～d. DSA 动脉期提示左侧大脑前动脉异常静脉显影（白色箭头）。e～j. CTA 显像对异常静脉敏感性较差。CT 平扫左侧额叶大片血肿，周围环形稍高密度，有占位效应。CTP 成像左侧额叶病灶区明显低灌注（MTT、TTP 显著延长，CBF 减低，CBV 改变不明显）。k～n. MRI 病灶周围可见显著的 T_2W 低信号环，T_1W 病灶信号明显升高（对应 CT 上高密度区），增强扫描病灶无明显强化，SWI 序列可见到大片状低信号区。o. 病理学检查见左侧额叶病灶形态符合（脑血管）动静脉畸形，周围脑组织变性、水肿、灶性出血，并可见（小）胶质细胞增生

CT 平扫，呈团块状、蜂窝状或结节状，边界较清楚，大多显示为高密度或混杂密度，少数为低密度影。AVM 破裂出血时形成颅内血肿，破溃入脑室内可见铸型脑室出血或蛛网膜下腔出血，硬膜下出血罕见。血肿吸收期呈等或低密度。AVM 一般很少出现占位效应，病灶较大时（大于 6cm）或破裂出血者则可出现不同程度的占位效应，表现为脑室系统受压、中线结构移位，严重者可出现脑积水、脑肿胀等。继发征象则为动脉硬化性脑病、局限性脑萎缩、脑梗死等。CT 增强扫描，畸形的血管团可见明显强化，周围可见条索状、蚯蚓状强化的迂曲血管影，部分病灶可见粗大引流静脉。CTA 可清楚地显示网状、迂曲扩张的畸形血管团，在显示供血动脉、脑组织受累以及其他并存的血管畸形方面与 DSA 有较好一致性。然而，CTA 存在时间分辨率低、后处理较为复杂等情况，无法动态显示畸形血管的动静脉分流情况。

MRI 是 AVM 最常用的检查方式，典型的 AVM 表现为团状流空信号，呈圆形、线状、迂曲状低信号改变，反映畸形血管的血流速度较快。由于血流相关强化效应、相位重聚等现象的存在，畸形血管内流动较慢的血流常显示高信号。MR 增强扫描，血液流动较慢的扩张血管（主要为病灶内的静脉）可出现强化，血管巢可部分强化，但快速血流的供血动脉则无强化。MRA 可以显示 AVM 高流速血管，并能确定血管巢的体积，也是治疗前后常用的检查方法。但是，MRA 对于较小的，直径小于 1cm 的 AVM 难以确诊，小的动脉瘤也易被漏诊。MRV 能够明确有无静脉阻塞、静脉扩张或血栓形成。AVM 异常增粗的血管巢在 SWI 上即表现为类似于"流空信号"的明显低信号。同时，SWI 的高分辨率图像能够清晰地显示病灶周围的解剖结构。

2. 静脉畸形 脑静脉畸形常发生于大脑中动脉分布区、小脑半球及大脑大静脉脑池部。典型的

静脉畸形表现为病灶区多发细小扩张的髓静脉呈特征性的"水母头"或者"海蛇头"样表现，同时可观察到周围粗大的引流静脉（图3-5-2）。

CT 平扫对静脉畸形的显示不敏感，通常表现为点状或片状稍高密度影。当病灶出现明显肉眼可见的静脉石时，可提示颅内 VM 的可能。CTA 可以显示异常增粗的畸形血管团，CTV 检查可显示粗大的静脉血管汇入颅内主要的静脉结构。CT 增强容积再现（volume rendering, VR）可以从多个方位、多角度显示增粗的静脉汇入引流静脉（常见为上矢状窦），并且能够显示静脉内血栓的形成。

MRI 图像上 VM 常表现为显著高信号（T_2WI），病灶通常表现为分叶状或匍形生长，当静脉管腔内出现静脉血栓时，T_2WI 信号可以降低。MRI 增强检查，VM 病灶可以表现出多种形式的强化方式，其主要特点为显著延迟强化以及混杂、不均匀强化。散在 VM 最为常见，其强化方式亦最为典型。球形细胞静脉畸形与散在 VM 强化方式近似，但是球形细胞 VM 的强化更为均匀。MRA 检查无法直接显示病灶的形态、结构等信息，但是可以间接提示病灶附近血流动力学的改变，为诊断医师判断动脉静脉分流提供一些线索。MRV 对引流静脉及其

相应的引流方向的显示更为直观而形象，类似于脑血管造影的表现，但是对于 VM 的精细结构，特别是细小的髓静脉结构仍然缺乏敏感性。

3. 淋巴管畸形　淋巴管畸形（LM）属于低血流量血管畸形，发病部位对本病的诊断有极大提示作用。LM 好发于富有淋巴管结构的部位，其中尤以头颈部、腋窝、纵隔及腹股沟等最为常见。淋巴管畸形较为少见，文献报道也常以其他类型血管畸形（如静脉畸形、海绵状血管瘤等）的伴发畸形予以报道，而颅内的淋巴管畸形则极为罕见，国内外目前尚无文献报道。

4. 海绵状血管瘤　颅内的海绵状血管瘤（CCM）是一种隐匿性血管畸形，缺乏常见的动脉成分。大多数海绵状血管瘤为单发，以大脑半球的表面或皮质下最为常见，常临近蛛网膜下腔或脑室。CCM 很少累及基底节区、丘脑和内囊的深部脑组织，极少数的病变位于幕下。幕下发病者以小脑和脑干好发，二者发生率基本相等。脑桥是脑干最易发部位。颅内多发海绵状血管瘤在脑的各部分均可有病灶分布，以额叶为最多见。MRI 技术对显示 CCM 特征性病理改变有较大优势。CT 技术对 CCM 的检测则缺乏特异性及敏感性（图3-5-3）。

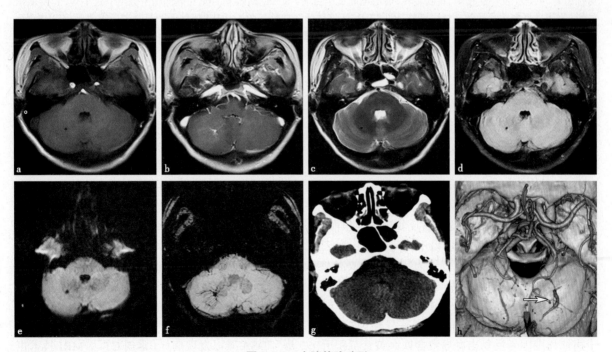

图3-5-2　小脑静脉畸形

女性患者，58岁，突发头昏3天。a～f. MRI 检查见右侧小脑半球条状 T_1W 低信号，T_2W 亦为低信号，增强扫描病灶可见明显条状强化，FLAIR 信号病灶明显减低。DWI 序列病灶未见明显弥散受限。SWI 显示右侧小脑半球异常血管影，呈特征性的"水母头"样改变。g、h. CT 平扫颅脑未见明显异常，MRI 上右侧小脑半球病灶显示欠佳。CTA 可见右侧小脑半球异常血管影，VR 可见明显扩张的畸形静脉显示（白色箭头）

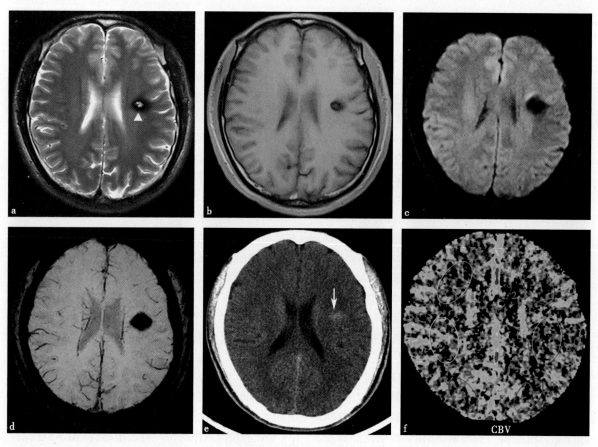

图 3-5-3 海绵状血管瘤

男性患者，47 岁，发作性眩晕、视物旋转、恶心呕吐 2 个月余。a～d. MRI 检查见左侧侧脑室旁结节状 T_1W、T_2W 低信号影，周围含铁血黄素环致病灶周围特征性"T_2W 低信号环"（白色三角）。DWI 病灶无明显弥散受限显示。SWI 序列可见结节呈片状低信号影。e、f. CT 所示左侧侧脑室体部旁斑片状高密度影（白色箭头），边界模糊。CTA 所示颅内动脉未见明显异常，CTP 病灶未见明显异常灌注

CT 平扫，CCM 多表现为多发蜂窝状改变，钙化多见。CT 增强扫描，病灶表现为渐进性强化。在注射对比剂后立即扫描，病灶无明显强化，而延迟（8～10 分钟）扫描，病灶则出现均匀或不均匀的轻中度强化，病灶的 CT 值升高幅度为 20Hu 以上。

MRI 是诊断、鉴别诊断及随诊 CCM 的最佳影像学检查方法。CCM 病变内易反复出现内出血，引起病灶内成分的改变，所以不同时期的出血表现不同。CCM 在 T_1WI 上表现为等低信号或混杂信号，T_2WI、FLAIR 表现为高信号，周围可见特征性的 T_2WI 低信号影绕，呈典型的"铁环征"，即结节状不均匀高信号周围伴有低信号环，这是由于病灶周围因为反复出血导致含铁血黄素沉积所致。同时，病灶周围出现胶质增生时，T_1WI 表现为低信号，T_2WI 呈高信号，钙化则为低信号。增强扫描，病灶可表现为瘤体轻度或不显著强化。SWI 上 CCM 常表现为显著的、较大面积的低信号区域，

通常认为该区域包含了 T_2WI 上低信号的含铁血黄素环、反复出现的陈旧性出血以及部分钙化成分，MRI 区分该三种成分较为困难，需要结合多参数联合鉴别。当 CCM 合并有静脉畸形时，SWI 的诊断及鉴别诊断价值较大，原因是 SWI 静脉成像主要依靠血氧饱和度的磁敏感差异，不受血流速度的影响，对静脉尤其是小静脉的显示具有明显的优势。

DSA 不能发现 CCM 的特征性血管畸形改变，这可能与过细的血管管径及血管内血栓形成有关。

5. 毛细血管扩张症 毛细血管扩张症通常为单发小病灶，多位于脑桥，大脑及小脑半球的发生率相对较低。毛细血管扩张属于"隐匿性血管畸形"，DSA 难以发现病灶，常规 CT 及 MRI 技术也难检出。个别病灶可因合并出血密度稍增高可提示病灶的存在，但对本病的检出效果欠佳。既往临床实践认为增强扫描对毛细血管扩张症的检出有极大的提示作用，主要表现为花边状或点状强

化灶,这一征象强烈提示毛细血管扩张症的存在。SWI 技术的应用显著提高了影像学对毛细血管扩张诊断的敏感性。本病扩张的毛细血管内主要为静脉血,因此 SWI 表现为点状、圆形或类圆形低信号,边界清楚,与周围脑组织对比清晰,病灶较大时可见典型的"靶征"(即病灶变异呈环状低信号,中间带呈稍高信号,中心又呈点状低信号)。"靶征"的出现,可能与病灶内并发小灶性出血或扩张血管周围胶质增生有密切关联(图 3-5-4)。

6. 硬膜动静脉畸形 原发的 DAVM 较为罕见,临床较为常见的为获得性的颈内动脉海绵窦瘘,占颅内 DAVM 的 35% 以上。影像学检查的目的在于检出海绵窦瘘的供血动脉、瘘口位置、静脉引流方式等,具有较大临床价值(图 3-5-5)。

MR 扫描通常不能显示 DAVM 分流的直接征象,尤其是没有皮质静脉回流的病例。DSA 仍是

DAVM 检查的首选方法。海绵窦瘘的供血动脉可以按照 Barrow 系统进行分型(Barrow DL,1985):A 型,颈内动脉(ICA)海绵窦段与海绵窦之间形成分流;B 型,ICA 硬膜支和海绵窦之间分流;C 型,颈外动脉脑膜支和海绵窦之间分流;D 型,颈内、颈外动脉分支与海绵窦之间均有分流。

DAVM 分流很细且位于硬膜内,因而 MR 及 CTA 不能显示分流和瘘口的确切部位,直接显示静脉引流的方式也较为困难,需要行 DSA 静脉期动态观察。CCF 静脉引流方式通常分为四型:①向前入眼上静脉、内眦静脉及面静脉,该型最为常见,特别是向眼上静脉引流;②向后入岩上窦、岩下窦、横窦及颈内静脉等;③向下经蝶顶窦流向大脑中浅静脉或经 Trolard 上吻合静脉流入上矢状窦;④向下入基底静脉窦或经中脑外侧静脉引流,如基底静脉、大脑大静脉和直窦。

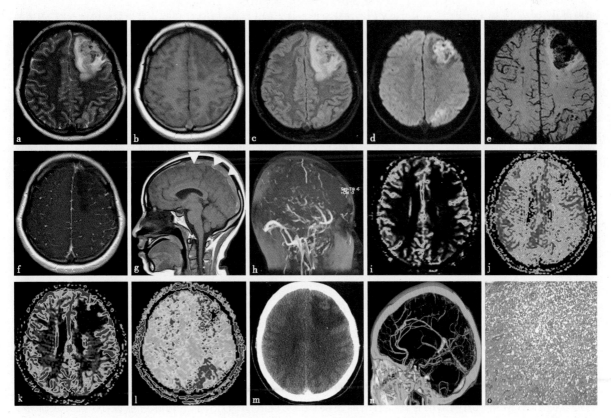

图 3-5-4 毛细血管扩张症

女性患者,25 岁,头痛头晕 1 周。a~l. MRI 检查见左侧额叶皮层区团片状混杂信号影,T$_1$W 显示低信号,T$_2$W 及 FLAIR 显示混杂高信号。DWI 显示病灶显著的弥散受限。SWI 序列大片状、混杂的低信号影。增强扫描病灶区强化不明显,矢状位见上矢状窦血栓形成(白色三角),表现为上矢状窦增宽,内有多发混杂斑点状强化灶;MRV 检查亦提示上矢状窦显影欠佳。PWI 病灶表现为低灌注特点(MTT、TTP 略显延长,CBV 及 CBF 显著降低)。m、n. CT 检查见双侧大脑半球脑组织轻度肿胀,左侧额叶片状低密度影,额顶部脑沟铸型高密度影,上矢状窦密度增高。相应 CTA 检查亦提示上矢状窦内充盈缺损。o. 病理学检查证实,大脑皮层浅部大量中、小血管增生,符合毛细血管扩张症;软脑膜表面动静脉畸形伴血栓形成

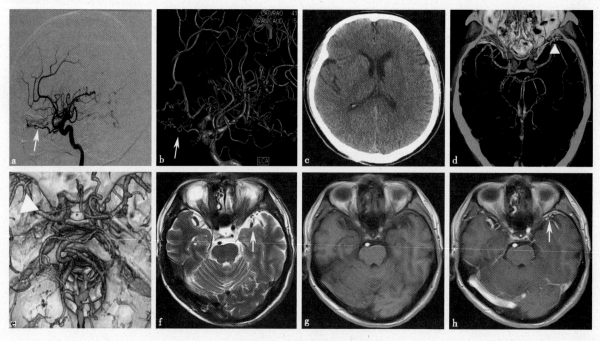

图 3-5-5 硬膜动静脉畸形

男性患者，55 岁，头痛 4 年入院。a、b. DSA 检查动脉早期可见右侧大脑中动脉 M1 段与一异常显影静脉交通，引流静脉粗大（白色箭头）。c～e. CT 平扫颅内未见明显异常。CTA 检查在右侧额叶见增粗血管影，VR 显示该血管由右侧大脑中动脉 M1 段发出（白色三角）。f～h. MRI 扫描 T₂W 见左侧侧裂池周围多发流空信号影（白色尖头），T₁W 信号显示无明显异常。增强扫描示左侧大脑中动脉侧裂池段血管影增多，同侧相应硬脑膜明显增厚（白色尖头）

MRI 可显示病灶的脑实质并发症、静脉闭塞性疾病的异常皮质静脉回流、静脉流出受阻的髓静脉扩张以及排除引起静脉扩张的其他原因。同时，MRI 对显示 DAVM 病灶与周围解剖结构的关系有很大帮助。

【诊断与鉴别诊断】

血管畸形的诊断与鉴别诊断需要解决以下几方面的问题：第一，颅内血管畸形与出血、梗死及肿瘤性病变鉴别；第二，判断血管畸形的类型，综合分析血流动力学情况；第三，明确是否伴发颅内其他类型血管畸形。

1. 颅内血管畸形与出血及肿瘤性病变鉴别　脑出血是颅内血管畸形最常见的临床症状，有颅内出血的患者应排除本病。血肿周围有明显扩张的血管可以提示 AVM 等血管畸形的存在。有时即使没有发现扩张的血管也不能完全排除合并隐匿性血管畸形，特别是病变较小、血管痉挛、血栓形成等因素的影响，血管畸形更加难以显示。

一般来讲，目前的影像技术对血管畸形的确诊不难，但烟雾病（Moyamoya disease）有时与颅内血管畸形表现相似，特别是与 AVM 有时难以鉴别。烟雾病的特点是进行性、对称性的 ICA 分叉处以及大脑前、中动脉近端闭塞，同时伴有基底节、皮质穿支和硬膜穿支广泛的侧支循环形成，从而导致血管的显著扩张。因此，影像学上发现 ICA 末端闭塞时常提示烟雾病的存在。

某些血供丰富的颅内肿瘤也可以表现为血管的明显扩张。如血管母细胞瘤，可出现典型的囊性成分和强化壁结节，但不典型血管母细胞瘤常缺乏壁结节，此时 MRA 或 CTA 图像上增粗的引流静脉或供血动脉有助于二者的鉴别。

2. 判断血管畸形的类型，综合分析血流动力学改变　准确判断血管畸形的类型对指导临床治疗方案有重要意义。颅内血管畸形的治疗包括手术、血管内治疗及立体定向放射治疗。手术切除病灶是传统有效的方法，但对病灶深、范围大及重要功能区的病灶，手术切除可能性小，且并发症多，风险大。某些类型血管畸形，如静脉畸形虽然体积较大，但是无明确临床症状，并且出血风险较低时常采用保守治疗。

近期的研究结果显示，血管畸形血流动力学特征比鉴别血管畸形的类型对指导临床治疗方案的选择更有意义。毛细血管、静脉和淋巴管畸形是流速较慢的畸形血管，而 AVM 和动静脉瘘则表现为流速较快。低流速的血管畸形倾向于血管内硬化治疗，而流速较高的血管畸形则适合采用血管栓塞方案治疗。

3. 明确是否合并其他类型血管畸形 颅内血管畸形是一类先天性胚胎发育异常所致血管异常类疾病。颅内单发血管畸形通常比较容易诊断，其治疗方案也较为一致。而部分颅内血管畸形可以合并一种或多种其他类型血管畸形，也可能合并其他部位或器官的血管畸形，不同类型的血管畸形，治疗方式也不尽相同。常见合并的血管畸形如下（表3-5-2）。

【临床研究现状】

颅内血管畸形是比较常见的病变，可以导致相当高比例的人群出现严重的神经系统损害甚至是死亡。常见的颅内血管畸形包括 AVM、CCM 以及 VM 等。这些病变可以散发或在遗传综合征的背景下发生，神经系统症状包括出血性、癫痫和局灶性神经损害的症状和体征。患者患病过程中诊断、治疗、护理及康复等需要大量医疗费用，颅内血管畸形每年给社会及个人带来相当大的经济负担。

1. 血管畸形的病因学研究 颅内血管畸形是青少年颅内出血及癫痫发作最常见的病因之一，深入探究不同类型血管畸形的起源及其发生发展的病理生理过程，寻找具有鉴别诊断价值的生物标志物对明确血管畸形的发生发展过程以及进一步认识该类疾病有重大临床意义。

既往的研究显示，血管畸形患者体内存在大量发生了基因突变事件的"正常内皮细胞"，但是这些内皮细胞并不参与形成畸形的血管，因此血管畸形的发生还存在其他病理生理的改变。近年来，"二次打击学说"广泛关注。该学说指出，发生了CCM等基因突变的血管内皮细胞仅具有较高的产生畸形血管的风险，其进展为畸形血管的结果依赖"第

二次打击"事件的发生，如果出现"第二次打击"的事件，血管畸形出现的可能性就会大幅度上升（如抑癌基因 p53 的缺失会诱导存在 CCM1 突变的血管内皮细胞参与形成海绵状血管瘤）。除了基因水平的因素外，"第二次打击"事件还可以是微环境方面的因素，如血管生成相关因子及炎症因子等。

血管畸形属于遗传疾病，数据显示基因突变在疾病的发生、发展过程中发挥了重要作用，如 CCM（CCM1、CCM2、CCM3），HHT_1/HHT_2 等。大量临床样本显示，这些基因突变事件在血管内皮细胞频繁发生，导致了血管生成、血管新生以及血管重塑等过程的异常，进而引起了血管畸形的形成，但是其参与血管畸形发生发展的具体机制尚不明了。

RASA1 在成人的脾脏、脑组织、淋巴结、甚至肺内均可以表达，其分布无显著组织特异性。临床及动物实验表明，RASA1 的 LOF（loss of function）作用在散发及家族性毛细血管类畸形发生发展过程中有重要作用。其他重要的基因突变，如编码 $G\alpha_q$（该亚基是激活 G 蛋白偶联受体的使动因素之一）的 GNAQ，以及参与磷酸化的 PIK3CA 等。基于毛细血管畸形的检出率以及相应治疗策略的限制，病灶的标本难以获取。目前针对毛细血管畸形使动因素的研究局限于动物模型。然而，目前仅 Rasa1 基因敲除小鼠模型获得成功，并能够在动物体内较好地模拟与患者类似的症状。有关 PI3K 以及 GNAQ 等在毛细血管畸形发生发展过程中的发挥作用的具体机制需要深入的研究，特别是动物模型的建立。CCM 是目前血管畸形发病过程中研究较为透彻的因子之一。已有至少三个 CCM 家族成员被鉴定出来，包括：CCM1、CCM2、CCM3 等。它们分别编码一种不同的细胞溶质蛋白，不同的 CCM 相关细胞溶质蛋白互相铰链，形成复合物，这些复合物参与调节内皮细胞不同的生理功能，能够

表 3-5-2 常见合并的血管畸形

类型	全称	缩写
CM+VM	capillary-venous malformation	CVM
CM+LM	capillary-lymphatic malformation	CLM
CM+AVM	capillary-arteriovenous malformation	CAVM
LM+VM	lymphatic-venous malformation	LVM
CM+LM+VM	capillary-lymphatic-venous malformation	CLVM
CM+LM+AVM	capillary-lymphatic-arteriovenous malformation	CLAVM
CM+VM+AVM	capillary-venous-arteriovenous malformation	CVAVM
CM+LM+VM+AVM	capillary-lymphatic-venous-arteriovenous malformation	CLVAVM

影响内皮细胞的增殖、迁移、细胞连接，甚至凋亡等。针对三种 CCM 基因的模式研究加深了我们对这些蛋白质的生理和病理作用的认识，同时也为寻找新的治疗靶点提供了契机。近年来，一种高通量的基于机器学习方法的以及配合后续体内外实验可用于重新调整药物及其他适应证的技术开始应用，加快了 CCM 靶向药物的开发。

2. 颅内血管畸形高、低血流量的鉴别诊断　鉴别畸形血管流量高低远比确定血管畸形的类型重要，对指导选择治疗方案更具临床意义。早期鉴别畸形血管流量高低的方法比较简单，Jackson 等通过判断畸形血管内有无动脉成分来鉴别流量高低：有动脉成分的归为高流量畸形血管，而无动脉成分的归为低流量畸形血管。

随着影像技术的进步，越来越多的成像方式开始用于评估血管畸形的类型和流量。超声成像技术在血管畸形的筛查和诊断中广泛应用，但是颅内静脉畸形的应用受到少许限制，尤其是颅骨的干扰。MR 动态时间分辨血管成像（dynamic time-resolved angiography）已被证明是一种准确区分高、低流量的血管畸形的方法。然而，用于分类的高流量和低流量血管畸形的标准在不同的研究组之间差异较大，无法取得共识。Kociemba 等提出采用多期扫描的方式，采集注射对比剂前后病灶瘤体的强化程度（也就是信号强度变化），进而分析计算强化程度曲线的斜率，该斜率可作为区分高、低流量血管畸形的临床指标。

3. 影像学新技术在颅内血管畸形中的应用　近年来，随着神经影像学及神经介入学的发展，颅内血管畸形的影像学检查逐渐倾向于解剖、血管结构特征及功能的综合诊断。多种相应的影像学新技术应运而生，包括四维数字减影血管造影（4D-digital subtraction angiography，4D-DSA）、磁敏感加权成像（susceptibility weighted imaging，SWI）以及 4D 血流成像（4D flow imaging）等。这些功能性成像技术可以在活体显示血管畸形病灶及周围组织的功能信息，弥补了传统结构成像的不足，对畸形血管的鉴别诊断、预后评价方面发挥重要作用。

4D-DSA 通过 4D 模型软件将常规图像与 3D 图像进行融合，除具有 3D-DSA 所有的特点外，还具有可任意时间观察病灶的优点，时间和空间分辨力优于目前的 CTA 和 MRA。研究结果表明，4D-DSA 可同时获得动脉和静脉的解剖信息，并且能够更加清晰地描述引流静脉的狭窄程度。该成果显示，4D-DSA 极大地克服了传统 DSA 技术对各级脑血管结构显示欠清晰的不足，同时也提示该技术在反映脑血管血流动力学特点、显示复杂颅内血管畸形的血管结构特征等方面有着巨大的应用前景。

SWI 对于显示静脉血管、血液成分（如出血后各期代谢产物）、钙化、铁沉积等非常敏感。已广泛应用于各种出血性病变、异常静脉血管性病变、肿瘤及变性类疾病的诊断及铁含量的定量分析。SWI 的相位图（phase images）可以鉴别钙化和出血，钙化在相位图表现为高信号，而出血则表现为低信号。然而，SWI 对供血动脉的显示较差，有时难以显示病灶的实际大小，对畸形血管的综合诊断价值有限。

早在 1980 年，Moran 就提出血流动力学信息，尤其是对血流量的信息的描述，可以通过在常规 MRI 序列里添加反映血流量编码的梯度来实现。4D 血流量评价技术可以获得病灶定量及定性图像特征，其定性特征可以较清楚地显示血管内血流的方向，而定量特征可以直接测算血流的速度以及所产生的流体剪切力。通过将定量信息与反映血流方向的定性特点进行融合，4D 流量 MR 成像可以对目标区域的血管网络进行模拟显示。

（张伟国）

第六节　烟　雾　病

《中国脑血管病分类 2015》由中华医学会神经病学分会脑血管病学组根据《中国脑血管疾病分类》（1995）、《国际疾病分类》（ICD-10）中脑血管病分类部分以及 2009 年由法国、瑞士、美国、澳大利亚和德国五国脑血管病专家提出的《国际卒中新分类》，结合近年来国内外对脑血管病的新的认识，对脑血管病分类进行重新修订、撰写而成。其中，将烟雾病归为其他脑血管疾病下属的脑底异常血管网症，并细化分类出由烟雾病引起的脑梗死、蛛网膜下腔出血、脑出血等类别。与《中国脑血管疾病分类》（1995）相比，新的分类标准综合考虑了脑血管病的病因、病变血管、病变部位及临床表现等，能够为临床医生提供更清晰、全面、实用的脑血管病分类信息。

【临床与病理】

烟雾病是一种原因不明、慢性进行性脑血管闭塞性疾病，主要累及颈内动脉虹吸部及大脑前、中动脉起始部，因颅底异常血管网在脑血管造影像上似"烟雾状"（日文 Moyamoya），又称 Moyamoya

病（Moyamoya disease，MMD）。本病于 1955 年首先由日本学者提出，发病率在世界范围内呈现极度不平衡的特征，在亚洲地区如中国、日本、韩国发病率较高，既往研究中，日本 MMD 的发病率约为 3/10 万，韩国最近的一次普查结果约为 4.3/10 万。MMD 在欧美则相对少见，在美国的发病率约 0.86/10 万。MMD 发病年龄呈双峰样，第一高峰为 5～14 岁的青少年，第二高峰在 40～50 岁成人，MMD 好发于女性，女性患者约为男性的 1.8 倍（Ahn IM，2014）。MMD 病因尚不十分清楚，有研究发现 MMD 的发生与 3 号染色体 3p24.2-26、6 号染色体 D6s441 及 17 号染色体的基因异常有关，MMD 患者中约 6%～10% 有家族史，一级亲属的患病率约为 10%。部分研究发现 MMD 患者可能与细菌、病毒、结核和血吸虫感染有关，但目前尚未发现感染与 MMD 的发生存在着明显因果关系的证据。

MMD 的临床表现因其病理机制不同而不同，MMD 患者因脑动脉平滑肌细胞增殖造成血管腔狭窄、闭塞，最终导致侧支循环建立，形成杂乱的异常血管网。当侧支循环不足以供应正常脑血流量时，导致脑组织缺血缺氧，临床常出现头晕、头痛、耳鸣、肢体无力、癫痫发作等症状。另外，异常形成的血管网易形成微血管瘤，微血管瘤破裂导致 MMD 患者反复性脑出血、脑室内出血以及蛛网膜下腔出血等症状，少数患者还会出现不同程度的智力障碍。MMD 发病机制较为复杂，血管中层平滑肌细胞的破坏、增生与再破坏、再增生的反复循环可能是 MMD 发病的病理学基础，电镜下可以清楚地观察到血管平滑肌细胞的变性、坏死、消失以及内弹力层的破坏，同时也可观察到间质萎缩变薄，血管壁出现附壁血栓及脂质沉积等现象。

【影像学检查方法】

DSA、CT、MRI 都可用于烟雾病的诊断，DSA 是烟雾病确诊的金标准。

数字减影血管造影（DSA）已经实现了多角度、一站式、精确化成像，三维 CT 血管成像（three dimensional computerized tomography angiography，3D-CTA）、类 CT 成像功能，都被广泛应用于 MMD 的诊断、治疗。3D-DSA 及血管仿真内镜技术可以从任意角度清楚地观察 MMD 血管的连续性，从腔内观察血管的形态、更直观地判断血管管腔狭窄程度、管腔形态是否正常以及是否存在侧支循环。通过 3D-DSA 旋转造影还可以进一步获得更加清晰、准确的畸形血管团形态，更准确地判断供血动脉、

引流静脉以及病变是否位于重要功能区的生理病理信息。DSA 属有创检查，操作流程较复杂，无法显示脑实质，并不适用于儿童、筛查以及病情复杂的患者。

3D-CTA 被广泛应用于临床 MMD 诊断，主要后处理技术包括表面遮盖显示法（shaded surface display，SSD）、多平面重组（multi-planar reformation，MPR）、容积再现（volume rendering，VR）和最大密度投影（maximum intensity projection，MIP）等。VR 技术真正意义上实现了全容积三维成像，能够同时显示脑实质表浅与深在结构影像，结合多角度旋转，可以立体、真实地诊断 MMD 病变，MIP 和 SSD 三维重建技术可任意旋转与切割图像，清晰地显示脑血管病变立体形态特点及局部空间解剖结构关系。但 CTA 技术，尤其是 3D-CTA 空间分辨率略差，对于 <3mm 血管成像细节存在失真现象，且不能连续动态显示动静脉血流动力学的改变。

MRA 逐渐成为无创筛选 MMD 的首选检查方法，时间飞跃法（time of flight，TOF）可清晰显示 MMD 主要病变血管，MRI 及 MRA 能同时显示 MMD 病变、闭塞血管、异常血管网以及脑实质病变，是临床诊断 MMD 的重要方法。3D-TOF MRA 通过对整个容积进行激发和采集，具备信号丢失少、空间分辨率高、成像时间短等特点，通过三维重建技术，能够直接显示整个 Willis 环和脑基底部异常血管网，明确 MMD 病变血管的部位与程度。但血液湍流等原因可造成 MRA 血流信号丢失，降低对颅内外侧支循环的显示效果与血管狭窄程度评估的准确性。

【影像学表现】

MMD 是一种原因不明的慢性进行性脑血管疾病，主要特征为颈内动脉分叉部周围血管的狭窄、闭塞并伴有颅底异常增生血管网形成。DSA 是诊断与评估 MMD 的"金标准"，不仅可以较为准确地评估颈内动脉末端周围血管的狭窄-闭塞率，对颅底烟雾状血管的生成及其他途径的侧支循环评估也较为准确。MMD 的 DSA 影像学表现主要有以下几点（图 3-6-1）：

（1）双侧颈内动脉床突上段和大脑前、中动脉近端有严重的狭窄或闭塞：其中以颈内动脉虹吸部颈$_1$段的狭窄或闭塞最常见，几乎达 100%，延及颈$_2$段者占 50%，少数患者可延及颈$_3$、颈$_4$段，闭塞段的远端血管形态正常。MMD 患者双侧脑血管造影表现基本相同，但并非完全对称，少数病例可仅一侧出现上述血管异常表现。一般 MMD 患

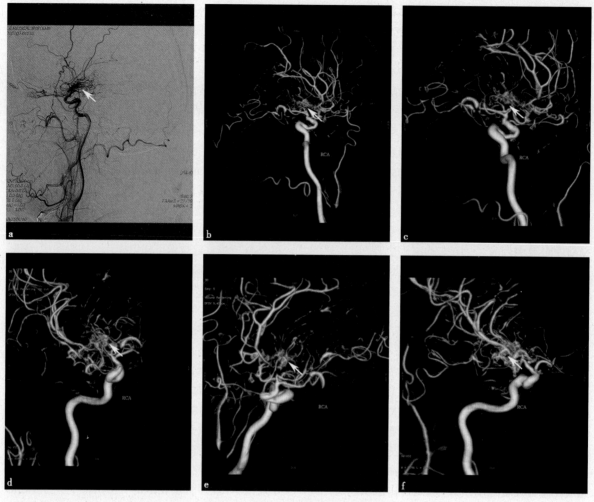

图 3-6-1 MMD 的 DSA 典型影像学表现

DSA 可见右侧大脑中动脉狭窄,病灶周边可见多发异常血管网形成,a~f 为 DSA 及 3D-DSA 图像,箭头所指为异常血管网

者随着病程的进展,常先出现单侧大脑血管病变,后逐渐累及发展至双侧血管,先累及 Willis 环前半部分,后迁延至后半部,直至整个动脉环闭塞。最终,造成基底节、丘脑、下丘脑、脑干等多数脑底穿通动脉的闭塞,形成脑底部异常的血管代偿性侧支循环。

(2)基底节区有显著的毛细血管扩张网:形成以内、外纹状体动脉及丘脑动脉、丘脑膝状体动脉、前后脉络膜动脉为中心的侧支循环。

(3)广泛而丰富的侧支循环形成:包括颅内、外吻合血管的建立。侧支循环通路主要有以下三类:①颈内动脉虹吸部末端闭塞后,通过大脑后动脉与大脑前、中动脉终支间吻合形成侧支循环;②未受损的动脉环及虹吸部的所有动脉分支均参与基底节区的供血,构成侧支循环以供应大脑前、中动脉所属分支,是 MMD 最重要的侧支循环通路;③颈外动脉的分支与大脑表面的软脑膜血管之间吻合血管。

目前常用的 MMD 临床分期法是 Suzuki 于 1969 年基于 MMD 脑血管造影表现总结提出的(Suzuki 分期法),根据颈内动脉末端周围血管狭窄程度、狭窄累及范围及颅底烟雾状血管增生的程度将 MMD 分为 6 期(表 3-6-1,图 3-6-2)(Suzuki J,1969)。

Suzuki 的分期详细还原了 MMD 血管病变的全部过程,反映了疾病的进展过程,为 MMD 血管评估提供了重要的参考标准。然而,部分分期存在一定程度的交叉,导致 MMD 临床准确分期困难。2014 年 Strother 在 Suzuki 分期法的基础上提出了改良的 MMD 分期法(表 3-6-2)。

与经典 Suzuki 分期法相比,改良 Suzuki 法更易在临床实施,减少了不同分期之间的混淆,并能够在一定程度上预测 MMD 的预后情况。

MMD 的 CT 扫描表现常常与其临床表现相对应,患者具有以下一种或是几种 CT 表现:

(1) 多发性脑梗死:由于不同部位的血管反复闭塞,产生多发性脑梗死。由于血管闭塞先后时间的不同,梗死可为陈旧性,也可新发生,但多表现为腔隙性脑梗死。CT 表现为两侧丘脑、基底核、额叶及颞叶多发低密度区,并可伴发有大小不一的脑软化灶。

(2) 继发性脑萎缩:多表现为局限性脑萎缩,脑萎缩程度、范围与颈内动脉闭塞范围密切相关。颈内动脉狭窄越严重,血供越差的部位,脑萎缩越明显。侧支循环良好者,CT 可没有脑萎缩。CT 多表现为颞叶、额叶、枕叶的脑室增大及脑沟裂增

表 3-6-1 经典 Suzuki 分期法

分期	脑血管造影表现
Ⅰ期	单纯的颈内动脉、大脑中动脉和大脑前动脉的狭窄,无其他异常(颈内动脉分叉部狭窄期)
Ⅱ期	在狭窄血管附近出现烟雾血管(异常血管网初发期)
Ⅲ期	烟雾血管加重,在脑底出现典型的烟雾血管(异常血管网增多期)
Ⅳ期	烟雾血管开始减少,血管狭窄更加明显(异常血管网变细期)
Ⅴ期	烟雾血管更加减少,颅内、颈内动脉系统主要脑血管全部消失显影(异常血管网缩小期)
Ⅵ期	烟雾血管消失,颈内动脉系统主要血管和烟雾血管一起消失(异常血管网消失期,仅余颈外动脉来源侧支循环)

表 3-6-2 改良 Suzuki 分期法

分期	脑血管造影表现
0期	无血管异常
1期	颈内动脉末端轻到中度狭窄,不伴或仅有少量的烟雾状增生血管
2期	颈内动脉末端重度狭窄且可累及大脑前、中动脉,伴明显增生的血管网
3期	大脑前、中动脉闭塞,伴明显增生的血管网
4期	颈外动脉代偿开始形成
5期	大脑前、中动脉闭塞,不伴或仅出现少许增生的血管网

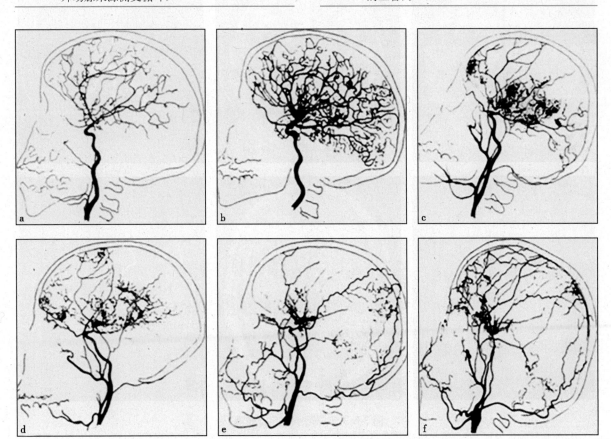

图 3-6-2 Suzuki 分期示意图

a. 第 1 期;b. 第 2 期;c. 第 3 期;d. 第 4 期;e. 第 5 期;f. 第 6 期。第 1~6 期 Willis 环动脉闭塞性病变逐渐加重,颅底烟雾逐渐出现、旺盛、衰减到最后减少和消失

宽，约半数以上的患者会出现脑室扩大，扩大的脑室可与病变同侧，也可为双侧，起病2~4周脑萎缩程度达到高峰，后逐渐好转，与侧支循环建立有一定关系。

（3）颅内出血：超过半数的MMD患者可发生颅内出血，其中以蛛网膜下腔出血最常见，脑室内出血亦较常见，但多与蛛网膜下腔出血合并出现，CT表现为蛛网膜、侧脑室内铸型高密度影。脑内血肿以额叶多见，形状不规则，大小不一，邻近脑室时，可破裂出血，血肿进入脑室、邻近脑池亦可破裂后形成蛛网膜下腔出血。

（4）CT增强扫描可见基底动脉环附近的血管变细、显影不良或不显影，并可在基底节区及脑室周围见点状或弧线状强化的异常血管团。MMD患者CTA上主要表现为颈内动脉末端、椎动脉、基底动脉、Willis环各血管的狭窄、闭塞以及闭塞血管附近颅底异常增生血管网，同时可以观察到椎-基底动脉系统广泛性代偿性的增粗与侧支循环血管形成。

MRI一直是颅脑病变的主要检查手段，与CT表现类似，MMD的MRI表现主要与MMD的病理形态变化相关，主要影像学表现有以下几点（图3-6-3）：

（1）多发性脑梗死：多发生在皮层或皮层下，呈点状或蜂窝状异常信号，无论是陈旧性还是新近出现的脑梗死，均表现为长T_1长T_2信号，伴有软化灶形成时则表现为更为明显的界限清楚的长T_1长T_2信号。

（2）颅内出血：呈现较典型的颅内出血MRI表现，根据出血时期的不同，可在MRI序列上呈现高信号或低信号。

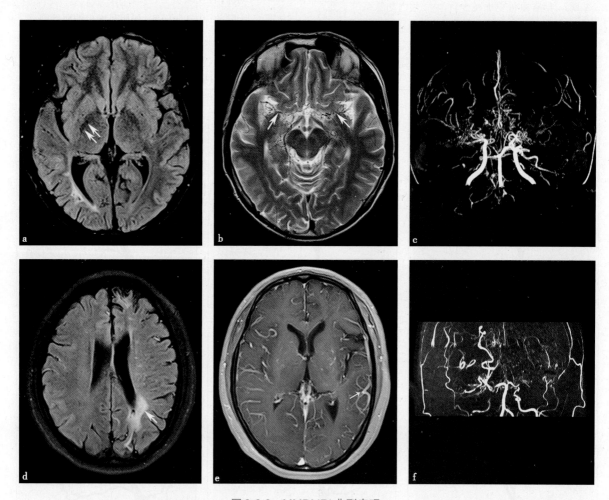

图3-6-3　MMDMRI典型表现

a. MMD典型MR表现，右侧箭头所指基底节区可见点状的血管留空影；b. T_2加权像双侧鞍上池、前纵裂池见圆点状、条状细小紊乱烟雾状异常血管；c. MRA见双侧大脑中动脉异常血管网形成；d. 左侧侧脑室下角旁可见梗死灶；e. T_1增强扫描，箭头所指见左侧额叶沿软脑膜走行的线状强化信号（常春藤征）；f. MRA显示左侧大脑中动脉起始段狭窄闭塞，远端血管分支未见显影

（3）局限性脑萎缩：以额叶底部与颞叶最为明显，表现为相应脑区脑沟变深与脑室增宽。

（4）颅内血管狭窄、闭塞：表现为 T_2 加权像血管流空信号不连续、消失以及 T_1 加权像上多发圆点或线状长 T_1 异常信号。

（5）常春藤征（ivy sign）：是指因流空效应而呈蜂窝状或网状低信号的颅底异常血管网影像，FLAIR 上表现为皮层软脑膜点状或细条状高信号，T_1 增强扫描时表现为软脑膜点状或细条状强化影，类似爬行在石头上的常春藤，由 Ohta 等首次报道命名，有研究总结约 70% 的 MMD 患者会出现此征象，甚至有报道称该比例高达 97.1%。因此，常春藤征对 MMD 的诊断具有较高特异性。

MRA 是最早被用于 MMD 诊断的无创血管成像技术，1994 年起 MRA 就作为重要的诊断工具被写入 MMD 的诊断标准中。根据 MMD 的 MRA 诊断经验，Houkin 等提出了基于 MRA 的 MMD 评价体系（表 3-6-3）（Houkin 评分法）。

表 3-6-3　Houkin 评分法

动脉类型	MRA 表现	评分
颈内动脉	正常	0 分
	C1 段狭窄	1 分
	C1 段信号不连续	2 分
	C1 段信号不显示	3 分
大脑中动脉	正常	0 分
	M1 段狭窄	1 分
	M1 段信号不连续	2 分
	M1 段信号不显示	3 分
大脑前动脉	A2 段及其远段正常	0 分
	A2 段及其远段信号减少或缺失	1 分
	A2 段及其远段信号未显示	2 分
大脑后动脉	P2 段及其远段正常	0 分
	P2 段及其远段信号减少或缺失	1 分
	P2 段及其远段信号未显示	2 分

Houkin 评分系统将颈内动脉及大脑前、中、后动脉评分相加，按照总得分对 MMD 的严重程度进行分级：0～1 分为 1 级；2～4 分为 2 级；5～7 分为 3 级；8～10 分为 4 级。MRA 评分系统与 Suzuki 分期法具有良好的相关性，与 Suzuki 分期法相比，Houkin 评分系统不仅评估了颈内动脉的狭窄程度，还在此基础上进一步评估了大脑前、中、后动脉及其远端分支的病变累及情况，对 MMD 诊断具有较高的敏感性与特异性，但 Houkin 评分系统并无法评价 MMD 侧支循环情况。

正电子发射计算机断层成像（PET）可以评估脑组织代谢情况，对于 MMD 的病情判断及寻找外科手术指征有重要的意义。已有多项研究证实，MMD 有不同程度的脑代谢异常表现，PET 主要表现为脑皮层血供降低、神经核团的放射性分布减低与缺损，但其他脑血管疾病、癫痫也可以出现相类似的表现。因此，针对 MMD 的 PET 显像诊断并不具备特异性，不过脑 PET 显像可以真实地反映脑组织的代谢和脑灌注状况，对 MMD 外科手术选择及效果评估具有重要意义。当 MMD 患者脑组织仅出现放射性分布减低时，表明该部位脑组织代谢减低，此时重建血管、恢复血供，该部位脑组织复活的可能性较大，而当脑 PET 出现放射性分布缺损时，则表明该部位脑组织代谢丧失，脑组织已坏死变性，即使重建血管、恢复血供，也不可能使脑组织发生可逆性改变。

脑功能性成像可以较准确地评估脑组织的微循环与血流动力学变化，目前常用的脑功能性成像影像学方法主要为灌注成像技术，可通过评估脑缺血的血流动力学改变的严重程度，评价 MMD 血流重建术后疗效及临床预后：

（1）^{15}O-PET 是目前评价脑血流灌注的"金标准"，通过对氧摄取分数（oxygen extraction fraction，OEF）的测量，PET 能够对 MMD 患者脑缺血和典型灌注缺损的程度进行评估。脑缺血继发一系列代偿反应时，为维持脑氧代谢率，常表现为 OEF 的增加，意味着 MMD 脑代谢储备的降低。

（2）MRI 灌注成像（magnetic resonance imaging perfusion imaging，MR-PWI）利用 MRI 快速成像技术，分析脑血流动力学改变，通过进一步评价脑血容量（cerebral blood volume，CBV）、脑血流量（cerebral blood flow，CBF）、平均血流通过时间（mean transit time，MTT），达峰时间（time to peak，TTP）等指标，评价 MMD 的脑血流灌注改变。随着 MMD 病理进程与严重程度的不同，MRI 各个灌注参数的改变也不尽相同。MMD 患者颈内动脉狭窄或闭塞早期，缺血区毛细血管灌注压（capillary perfusion pressure，CPP）降低，MTT 延长，但依靠脑血管自身调节机制代偿性扩张，使局部 CBV 增加，维持正常 CBF。随着病情进展，CPP 持续下降，血管扩张达到极限时，CBV 不能继续增加，CBF 则开始下降。因此，MMD 患者 MTT 的延长早于 CBF 下降，MTT 比 CBF 对缺血的敏感性更高。有研究证实，MMD 患者的 MTT 延长，且延长程度与血管狭窄程度及 MMD 病情进展程度相关。

结合 MMD 的多种影像学表现与 2012 年日本制定的 MMD 治疗与诊断指南，总结出 MMD 诊断标准如下：

（1）DSA 是明确诊断烟雾病的金标准

1）内动脉末端或大脑前动脉和（或）大脑中动脉起始部狭窄或者闭塞；

2）造影动脉期在狭窄或者闭塞血管附近出现异常脑血管网；

3）双侧均符合 1）和 2）的表现。

（2）当 MRI 和 MRA 的表现符合以下所有标准时，可不行脑血管动脉造影检查。以下为"MRI 和 MRA 影像学诊断标准"。

1）MRA 显示颈内动脉末端或大脑前动脉和（或）大脑中动脉起始部狭窄或者闭塞；

2）MRA 显示在基底部出现异常脑血管网；MRI 显示在基底节区出现 2 个以上可见流空影时，即可将流空影认作异常血管网的表现。

3）双侧均符合 1）和 2）的表现。

2012 年日本制定的 MMD 诊断与治疗指南是目前国际上普遍承认的 MMD 诊断标准，该指南指出 MMD 诊断除符合典型的 DSA 或 MRA 表现外，同时要排除动脉粥样硬化、脑动静脉畸形、自身免疫性疾病、脑膜炎、脑肿瘤、唐氏综合征、脑外伤、头部放射治疗后和甲亢等疾病。

【诊断与鉴别诊断】

MMD 的诊断与鉴别诊断需要注意以下两个层次的问题：第一，鉴别 MMD 与其他脑血管疾病；第二，准确判断 MMD 分期与脑血流动力学改变程度，以协助确定 MMD 治疗方式、评估治疗效果、监测预后。

（一）烟雾病与其他脑血管疾病鉴别诊断

MMD 需要与颅内常见的脑血管病变进行鉴别，主要包括：动脉粥样硬化、脑动脉瘤与脑动静脉畸形、肌纤维发育不良等。

1. 动脉粥样硬化　动脉粥样硬化好发于老年人，常伴有多年高血压、高血脂病史，DSA 与 CTA 多表现为脑动脉中断或呈不规则狭窄、闭塞，一般无异常血管网出现。高分辨率血管壁 MRI 对 MMD 与动脉粥样硬化鉴别有价值，MMD 动脉狭窄段管腔外径及面积较小，多呈向心性狭窄，管壁信号均匀，周围侧支血管增多，而动脉粥样硬化狭窄段管腔外径及面积更大，呈偏心性狭窄，管壁信号混杂，且狭窄段周围侧支血管比 MMD 少见。

2. 脑动脉瘤或脑动静脉畸形　MMD 常可伴发动脉瘤，出血也可引起蛛网膜下腔出血，少数情况可与动脉瘤或脑动静脉畸形相混淆。CTA、MRA、DSA 可显示动脉瘤常常起源于动脉壁的一侧，多为圆形、卵圆形、囊袋状，亦可为葫芦形或不规则形状，伴发 MMD 时常可发现异常血管网以及侧支循环，但单纯动脉瘤并无该现象出现。脑动静脉畸形常可发现增粗的供血动脉、畸形血管团和异常粗大的引流静脉，与 MMD 伴发情况少见，且无颈内动脉狭窄、闭塞和侧支循环等现象。

3. 肌纤维发育不良　肌纤维发育不良是一种非炎性、非动脉硬化性动脉疾病，病因不明，常累及全身血管，以肾动脉与颈内动脉最常见，常累及双侧血管，DSA 可发现特征性的串珠样改变，通过分析全身血管病变与特征性 DSA 表现，可与 MMD 相鉴别。

（二）判断 MMD 分期与脑血流动力学改变程度

MMD 可发生在儿童到成年人的各个年龄阶段，由于发病年龄与发病类型不同以及症状严重程度的差异，MMD 的症状与病程呈现动态变化。DSA 是 MMD 诊断和评估的"金标准"，基于 DSA 的 Suzuki 分期法详细描述了 MMD 血管病变的全部过程与疾病进程，为 MMD 血管评估提供了重要的参考标准，但其在 MMD 病程分期中界限不清，各病理分期间存在交叉，单纯依靠 Suzuki 分期法会导致对 MMD 严重程度的错误评估。2012 年日本颁布的 MMD 诊断与治疗指南明确指出可以采用脑血管重建手术治疗 MMD，手术方式包括直接脑血管重建（搭桥）手术、间接脑血管重建（搭桥）手术和直接 - 间接脑血管重建（搭桥）手术三种。不同术式的优势和缺陷：直接血管重建术可立即改善脑部血供，部分恢复缺血区血液供应，但由于大多数病变区血管变细，且直接在手术时需短暂性夹闭大脑中动脉分支，有加重脑缺血的危险；间接血管重建术的优点是手术方法相对简单，便于实施，对头皮和硬膜动脉的侧支不产生影响，不需要暂时阻断脑血管分支，对儿童患者宜采用硬脑膜动脉血管融合术。因此，详细评估 MMD 患者脑血管病变程度与血流动力学改变，对 MMD 治疗方式的选择具有重要意义。

MMD 诊断与治疗指南中明确推荐使用 SPECT 对 MMD 的脑血流动力学改变进行评估，通过 MMD 脑血流动力学改变的程度的评估，选择 MMD 手术重建术式、时机以及预后评价。SPECT 可应用不同的示踪剂评价全脑的低灌注情况，在 MMD 脑血流动力学检查中主要包括两个方面：① MMD 患者的脑血流量检测，通过示踪剂在大脑相应部位的分布，病变区域血管狭窄或闭塞时，图像上表现为相应区域示踪剂分布的降低或缺失；② MMD 病变区域组织功能检测，在血管没有狭窄的前提下，相应组织细胞功能异常时，示踪剂的摄取明显减少。颈内动脉、大脑中动脉狭窄或闭塞的脑血流动力学改变按照灌注参数可分为以下 3 期（表 3-6-4）。

表 3-6-4　脑血流动力学分级

分期	灌注参数
0 期	脑血流动力学正常，CPP 正常，CBF、CBV/CBF 比率均正常
1 期	侧支循环代偿不充分，病变远端的 CPP 下降，CBF 尚正常，CBV、MTT 升高
2 期	CPP 进一步降低，CBF 减低，CBV、CBV/CBF 比率明显增高，"灌注贫乏"期

当灌注成像发现 MMD 脑血管储备下降提示大脑缺血时，应考虑行脑血管重建术，改善患者预后。根据 2012 年 MMD 治疗与诊断指南，对于处于贫乏灌注以及脑缺血血流动力学 2 期的 MMD 患者行脑血管重建术可以改善患者脑血流灌注。但对于单侧 MMD 者，尤其是儿童患者，若无症状侧脑缺血不严重，足够代偿时，可待患侧缺血症状自行改善后再行血管重建术。相反，即使 MMD 患者 SPECT 检测脑血管储备不下降，对于出血型 MMD 患者也应及时行脑血管重建术以预防再次出血的发生。

MRI 灌注成像能够通过 CBF、CBV、MTT 多个参数评估，发现 MMD 的脑血流异常灌注、分布与严重程度，MTT 对于脑血流异常是相对敏感的参数，通过各个参数的脑功能伪彩图能直观提供与 MMD 临床症状相应的脑血流灌注异常区域，为 MMD 临床手术方案的选择提供重要参考。通过 MMD 手术前后各灌注参数相对值的对比，PWI 能很好地评估手术后脑血流动力学的变化，将 PWI 与 MR 血管成像结合，能够从功能影像与形态学全面评价 MMD 血管重建术的疗效，证实脑血管重建术后脑血流动力学是否得到长期改善，但 MMD 预后情况追踪报道尚有待进一步证实。有研究发现，成人 MMD 患者行脑血管重建术后会发生过度灌注，并伴随一过性神经症状恶化的现象。

【临床研究现状】

MMD 是一种原因不明的慢性进行性脑血管疾病，主要特征为颈内动脉分叉部周围血管的狭窄 - 闭塞伴有颅底异常增生血管网形成。自 1955 年首次在日本报道以来，针对 MMD 的诊断、治疗等研究已逾半个世纪，但 MMD 的发病机制目前仍未明确，且患者的临床症状缺乏特异性，对于不典型 MMD 尤其是早期 MMD 诊断仍较困难。影像学是 MMD 诊断、术前评估及术后随访复查的主要手段，但目前临床上应用于 MMD 评估的具体的影像学方法较多，且各有其优点与不足。

1. 病因学研究　既往流行病学研究发现亚洲国家 MMD 发病率较高，以日本最为多见，其次为韩国、中国及一些东南亚国家，具有显著的地区、人种差异性。Seol 等研究发现，除地域差异外，约 6%～10% MMD 患者具有家族遗传史，具有家族史 MMD 患者中约 24% 发生在父母与子女之间，70% 发生在同胞之间，同卵双胞胎同时罹患 MMD 的概率甚至高达 80%，经统计发现 MMD 患者同胞及其后代罹患 MMD 风险较一般人群分别要高 42 倍与 34 倍。目前已有多个 MMD 相关染色体基因改变区域被发现，主要包括 3p24、2p26、6q25、8q23、17q25 等，有研究认为家族性 MMD 的遗传方式很可能是多基因遗传或伴有不完全外显率的常染色体显性遗传方式，其主要基因位点可能存在于染色体 17q25.3 上。Kamad 等利用全基因组关联分析（GWAS）对 72 例 MMD 患者研究发现，一种 RNF213 基因与 MMD 发病密切相关，该研究中约 95% 的家族性 MMD 患者以及 79% 的散发 MMD 患者中存在 RNF213 基因突变。通过敲除斑马鱼的 RNF213 基因，可以观察到斑马鱼主干动脉管壁扭曲以及异常血管形成的现象，因此 RNF213 基因可能参与了一条与颅内血管生成相关的信号通路。日本学者 Morito 等在研究中证实 RNF213 基因是 MMD 的易感基因，针对汉族人群检测 RNF213 基因中的 R4810K 突变也证实 RNF213 基因是汉族人群的 MMD 易感基因，这些研究结果阐明了 RNF213 在 MMD 异常血管网中的发病机制，为 RNF213 基因是 MMD 致病基因的理论提供了实验基础，对 MMD 的家族遗传性以及地区和家族差异性这一流行病特点进行了合理的解释。

2. 烟雾病的病理学机制　MMD 的主要病理学机制是病变血管内膜明显增厚、内弹力层弯曲、间质萎缩变薄以及血管外径的减小。随着医学影像新技术的进展，如高分辨率 MRI（high resolution magnetic resonance imaging，HR-MRI）在 MMD 中的应用，发现 MMD 患者病变血管壁呈现向心性的强化，而血管的外径明显狭窄。一项针对成年

MMD 患者 HR-MRI 检查的大规模队列研究发现，约 90.6% 的患者在 HR-MRI 上表现为颈内动脉及大脑中动脉的结构性重塑与长节段的向心性强化，这些研究结果表明新的影像学技术可以在一定程度上反映并检测 MMD 的病理变化，对 MMD 的治疗以及预测具有积极的意义。RNF213 基因突变已被证实在 MMD 的发生、发展中起着关键的作用，已有研究证实 RNF213 的多态性可以影响自身的免疫系统，促进 MMD 的发展，导致 MMD 的一系列病理变化。在此基础上，血管平滑肌的 ACTA2 基因突变也被认定为是 MMD 动脉闭塞性主要机制之一，但 RNF213 的多态性同样存在于 1.4% 的正常人群中，其中只有极少数的人群罹患 MMD。因此，基因突变机制并不是单纯造成 MMD 病理变化的单纯机制，环境因素以及其他的继发因素对 MMD 的发病机制同样十分重要，继发因素主要包括感染、自身免疫、其他炎症刺激以及颅脑放化疗等，这其中自身免疫机制可能是最重要的 MMD 继发因素。研究发现，在东亚人群中自身免疫性甲状腺炎与 MMD 的发病密切相关，而在美国人群中自身免疫性甲状腺炎与 1 型糖尿病与 MMD 密切相关。从 20 世纪 90 年代开始，血流动力学特征和手术疗效的评估成为 MMD 临床研究的热点问题，新近研究发现来源骨髓的循环内皮祖细胞（EPCs），在维持心肌梗死区域血管结构与血流量方面起着重要作用，而 EPCs 此种生理效用可能存在潜在促进 MMD 患者缺血性脑损伤区域新生血管的作用。已有一系列报道发现虽然 MMD 患者血液中循环 EPC 含量增高，但在成年人与儿童 MMD 患者中均发现 EPCs 促血管生成作用存在缺陷。除 EPCs 外，有研究发现平滑肌细胞也参与了 MMD 血管异常机制，Lee 等成功地从 MMD 患者外周血中分离出平滑肌祖细胞（SPCs），发现这些细胞与正常对照相比更倾向发育成不规则增厚、排列的血管壁，这些发现在一定程度上揭示了 MMD 血管异常机制。

3. MMD 的影像诊断难点与进展　既往 MMD 的确诊需要明确双侧 ICA 均有明确的狭窄存在，新近修订的 MMD 诊断指南则指出，经过 DSA 确诊的仅单侧 ICA 狭窄的患者同样可以确诊为 MMD，而双侧 ICA 病变患者通过无创 MRA 检查同样可以及时确诊。基于 DSA 的 Suzuki6 期法一直是 MMD 的诊断准则，但仅有少数患者呈现为经典 Suzuki 分期法的表现，Suzuki 分期法临床的实用性仍待商榷。

MRA 与 CTA 是目前临床对 MMD 无创性诊断的主要手段，能够在很大程度上满足临床 MMD 筛查需求，是对 DSA 检查很好的补充。但是，目前 MRA、CTA 在诊断 MMD 基底动脉异常血管网以及微小动脉瘤的敏感性方面均低于 DSA，因此，即使已完成 MRA 与 CTA 检查，需要进行搭桥手术的患者，仍需进行 DSA 检查和评估。异常血管不明显时，对早期 MMD 以 Suzuki 分期法进行诊断是十分困难的，近年来高分辨率血管 MRI 的应用在一定程度上可以提高 MMD 的诊断正确率。Kaku 等提出了 MMD 的血管结构重塑理论，Kaku 通过 3D steady-state（CIISS）MRI 图像发现，血管外径的狭窄是 MMD 病变的早期改变，Yuan（Yuan M, 2015）等同样通过高分辨率血管壁 MRI 发现病变血管的血管壁变薄以及血管外径的增厚是 MMD 血管的早期形态改变。一个大型的针对 MMD 高分辨率血管壁 MRI 队列研究发现，绝大多数 MMD 患者的病变血管呈现为收缩性重塑以及长节段的向心性管壁增厚，所有这些信息表明高分辨率 MRI，包括三维稳态构成干扰序列（3D-constructive interference in steady state, 3D-CISS）图像采集能够有效地提高 MMD 的诊断，尤其是 MMD 早期的精确诊断。

4. MMD 手术预后评估　根据最新的 MMD 治疗指南，手术治疗可以明确改善 MMD 血流动力学状况，但术中和术后均存在多种风险，威胁 MMD 患者的手术安全，例如在手术中应避免高碳酸血症与低碳酸血症以及术后脑缺血再灌注综合征等并发症的损害，在成年人中，脑缺血再灌注综合征是最严重的并发症。目前，已有多项研究，能够检测术中、术后 MMD 患者血流量改变，Gesang 等应用激光多普勒评估颞浅动脉 - 大脑中动脉直接吻合术后早期局部脑血流量的变化，发现脑供血显著提高，但存在症状性高灌注的风险。而 Zhang 等进行的 CT 灌注成像和 CT 血管成像研究发现，256 排 CT 灌注可以较好地评价 MMD 术后脑血流动力学的改变，而三维 CT 血管造影有助于确定移植血管是否通畅。与缺血型 MMD 手术评估不同，出血型 MMD 患者术后再出血风险评估在近几年国际上争议较大，目前的主流观点认为，手术可能是降低出血型 MMD 再出血率的有效手段，但目前缺乏循证医学的证据支持。

（张伟国）

第七节 脑小血管病

【临床与病理】

脑小血管病（cerebral small vessel disease，CSVD）是指由于脑小血管异常导致的脑组织局部病变，约占所有脑卒中的 20%。CSVD 主要受累及的血管是直径为 40～200μm 的小动脉和微动脉，包括大脑表面的皮层动脉和颅底的穿支动脉。皮层动脉主要包括短皮质动脉和长髓质动脉，前者为大脑皮层供血，而后者为大脑深部白质供血。颅底穿支动脉主要包括颈内动脉发出的脉络膜前动脉、大脑前、中、后动脉发出的穿支动脉以及基底动脉发出的脑桥支。CSVD 临床表现变异很大，与病变损害的部位、严重程度及所处疾病发展阶段有关。疾病早期，多数患者无明显症状。脑小血管急性阻塞或破裂可出现突然发作的卒中症状。疾病晚期主要表现为步态紊乱、精神症状、认知功能进行性下降，甚至发展为痴呆。认知功能障碍是 CSVD 最突出的临床表现，以执行和注意功能下降为特征，多达 45% 的痴呆与 CSVD 有关。

CSVD 的发病机制尚不清楚，可能与内皮细胞损伤、炎症、氧化应激等有关。比较明确的风险因素是高龄和遗传因素，而高血压、高血脂、糖尿病等与大血管有关的风险因素在 CSVD 中的作用还没有定论。CSVD 的病理生理过程也有待进一步研究。在疾病早期，小动脉内皮细胞损伤导致管壁通透性增高，血管内血液成分进入血管壁和血管周围组织，导致血管壁损害以及血管周围组织炎症、脱髓鞘和胶质增生。在疾病中期，血管壁进行性损害导致管壁增厚、僵硬、自我调节能力降低。在疾病晚期，小动脉管腔狭窄，甚至闭塞，如遇血管痉挛、低血压等情况会导致脑梗死的发生。

CSVD 的病理学改变包括血管本身的病理学改变和脑组织的病理学改变。与大血管疾病相似，CSVD 也可在小动脉近端形成微小动脉粥样硬化斑块，引起管腔狭窄或闭塞。CSVD 还存在 2 种特征性血管病理学改变，一是在小动脉远端及微动脉血管平滑肌细胞发生脂质玻璃样变性；二是微动脉局部发生纤维素样坏死。CSVD 的脑组织的病理学表现包括：

（1）小梗死灶：为脑小动脉或微动脉闭塞所致的脑组织梗死。皮层下小梗死灶直径常小于 20mm，包括症状性脑梗死和沉默性脑梗死。前者可以引起相关临床症状，但 30% 患者 MRI 检查阴性；后者无明显临床症状，发病率是症状性脑梗死的 5 倍，与年龄和高血压有关，可增加脑卒中和痴呆的风险。皮层微梗死是指直径 < 1mm 的皮层梗死，发病率是沉默脑梗死的 15 倍。

（2）腔隙（lacune）：是指直径为 3～15mm 的圆形或卵圆形皮层下空腔性病变，多为脑小动脉闭塞所致的脑梗死灶或破裂所致的脑出血灶演变而来。

（3）白质缺血性改变：脑白质的血供来源于垂直于脑表面的穿支动脉，终止于毛细血管床，很少或完全没有侧支循环，因此，易受到血流灌注不足和慢性缺氧的影响，从而发生少突胶质细胞萎缩、轴突及髓鞘损伤及胶质增生等改变。

（4）血管周围间隙：又称 Virchow-Robin 间隙，为包绕血管、沿着血管走行的脑外液体间隙。当血管周围间隙的直径超过 2mm 时，被认为是血管周围间隙扩大，与老年人血管增粗扭曲、脑萎缩形成的拉空现象、血管炎等原因引起的动脉壁通透性增高、脑脊液回流障碍、微血管纤维化和脂质沉积等有关。

（5）微出血：直径 2～5mm 的卵圆形或圆形出血灶，可以是新鲜出血，也可以是陈旧性出血。多发生于双侧丘脑、壳核、尾状核及小脑，也可发生在脑叶。CSVD 所致的微出血与微动脉瘤、纤维素样坏死、淀粉样物质沉积、铁稳态异常等有关。

（6）萎缩：是指脑体积下降，可为全脑萎缩或局部萎缩，可对称或不对称发生，也可具有组织选择性，与认知功能下降有关。病理学表现为神经元丢失、皮层变薄等。

【影像学检查方法】

CT 可以发现发病 12 小时以上的急性脑梗死灶、显示脑白质病变、评估脑萎缩的严重程度。但是，CT 敏感性不如 MRI，尤其是很难检测微梗死、微出血及血管周围间隙，故一般不推荐使用 CT 评估 CSVD。CT 灌注成像可以显示脑小血管床的血流灌注及血管通透性，也可评估脑组织血流动力学变化。

MRI 是评估 CSVD 的首选影像学检查方法，常规检查序列包括：T_1WI、T_2WI 或 T_2-FLAIR、DWI 和 T_2^* 加权梯度回波（gradient-recalled echo，GRE），可以诊断及评估新发小梗死、微出血、腔隙、脑白质病变、血管周围间隙、脑萎缩等病理改变。GRE 和磁敏感加权成像（susceptibility weighted imaging，SWI）序列均可显示微出血，但 SWI 敏感性更高。

【影像学表现】

CSVD 影像学的表现多样，描述影像学特征的

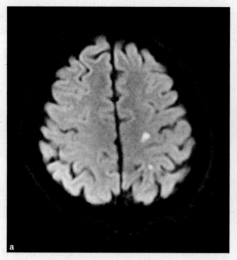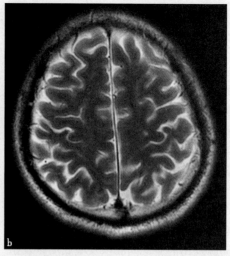

图 3-7-1　新近皮层下小梗死 MRI 平扫

a. DWI 显示左侧额顶叶皮层下见小点片状高信号；b. T₂WI 呈稍高信号

术语和定义差异性很大。为此，国际脑血管病领域的专家于 2013 年发布了报告神经影像血管性改变的标准（standards for reporting vascular changes on neuroimaging，STRIVE）。

1. 新近皮层下小梗死（recent small subcortical infarct）

（1）定义：小穿支动脉供血区域内存在近期梗死的神经影像学证据，影像特征或临床症状支持病灶发生在数周之内。在横轴位图像上，病灶最大直径小于 20mm。

（2）CT：较大的病灶可于梗死后 12 小时后检出，表现为圆形、卵圆形或结节状的低密度病灶。增强检查可见环形或不规则形斑片状强化。

（3）MRI：是诊断新近皮层下小梗死最为敏感的检查方法。病灶在 DWI 序列上呈高信号，T₁WI 序列上呈低信号，T₂WI 和 T₂-FLAIR 序列呈高信号（图 3-7-1）。梗死后 3 天～1 个月可发生均匀、环形或不规则形斑片状强化。新近皮层下小梗死存在 3 种转归：当血供及时完全恢复时病灶可以消失；当血供部分恢复时可演变为白质高信号；当血供未及时恢复时可演变为腔隙。

2. 假定血管起源的腔隙（lacune of presumed vascular origin）

（1）定义：由穿支动脉供血区域内皮层下小梗死或出血发展而来的直径为 3～15mm 的圆形或卵圆形充满液体的腔。直径大于 3mm 可与直径一般较小的血管周围间隙区分开。

（2）CT：病灶位于小穿支动脉供血区域内，表现为圆形或卵圆形低密度腔隙（图 3-7-2），边界清

楚，增强检查无强化。

（3）MRI：病灶表现为小穿支动脉供血区域内 CSF 样长 T₁、长 T₂ 信号影，DWI 为低信号（图 3-7-3）。T₂-FLAIR 序列上病灶表现具有特征性，中央呈低信号，周围可见高信号边缘，提示胶质细胞增生，此征象可与血管周围间隙相鉴别。增强检查病灶无强化。

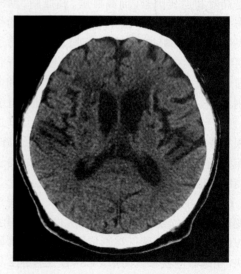

图 3-7-2　假定血管起源的腔隙 CT 平扫

横轴位 CT 显示双侧基底节区多发点片状低密度影

3. 假定血管起源的白质高信号（white matter hyperintensity of presumed vascular origin，WMH）

（1）定义：T₂WI 和 T₂-FLAIR 序列上大小不一的白质高信号，一般不包含皮层下灰质和脑干的高信号，如果包含应称为皮层下高信号。

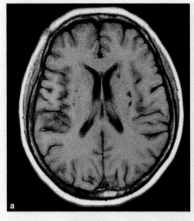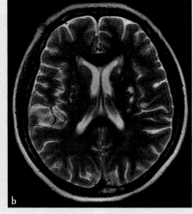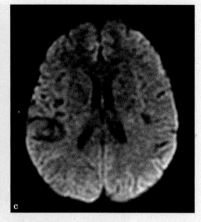

图 3-7-3 假定血管起源的腔隙 MRI 平扫

a. T₁WI 示双侧基底节区多发斑片状低信号；b. T₂WI 呈高信号；c. DWI 呈低信号

（2）CT：此类病变表现为皮层深部和（或）脑室周围白质内斑片状低密度影，可融合成大片状，对称分布，增强检查无强化。

（3）MRI：WMH 表现为皮层深部和（或）脑室周围白质内 T₂WI 或 T₂-FLAIR 高信号，T₁WI 等或稍低信号。增强检查无强化。常用改良 Fazekas 分级法（1～3 级）来评估 WMH 的严重程度，0 级为正常；1 级为斑点状；2 级为斑块状；3 级为斑片状或融合病变（图 3-7-4）。

4. 血管周围间隙（perivascular space）

（1）定义：位于灰、白质内沿着典型血管走行的充满液体的间隙，在所有 MRI 序列上信号强度与 CSF 相似。

（2）CT：只能显示较大的血管周围间隙，表现为圆形或卵圆形 CSF 样低密度影，边界清楚，增强检查无强化，常位于基底节区，也可见于半卵圆中心、侧脑室旁白质、中脑等。

（3）MRI：对血管周围间隙的显示较 CT 更加敏感。在所有序列上的信号与 CSF 相同，高分辨率成像有时可见中央血管。当成像平面平行于穿支血管时血管周围间隙呈线样，当成像平面垂直于穿支血管时呈直径小于 3mm 的圆形或卵圆形（图 3-7-5）。血管周围间隙有时可以很大，甚至可达 10～20mm。增强检查无强化。

5. 脑微出血（cerebral microbleed）

（1）定义：指在对磁化率敏感的 MRI 成像序列上直径小于 10mm（多为 2～5mm）的小的无信号区。

（2）CT：常为阴性，偶尔可以显示较大的急性期的微出血灶。

（3）MRI：常规 T₁WI、T₂WI 及 FLAIR 序列一般不能显示微出血灶。在 GRE 或 SWI 上表现为圆形或卵圆形、边界清楚、均匀低信号灶，直径多为 2～5mm，最大不超过 10mm，病灶无明显水肿及占位效应，增强检查无强化。SWI 显示的微出血，应注意排除血管流空及颅底骨的部分容积效应所致的低信号（图 3-7-6）。

6. 脑萎缩（brain atrophy）

（1）定义：与宏观局部脑损伤（如创伤或梗死）无关的脑体积减低。

（2）CT 及 MRI：弥漫性脑萎缩表现为脑皮层变薄，脑室系统扩张，脑沟、脑池增宽。局限性脑萎缩表现为受累区域的脑沟增宽及邻近脑室扩大。单侧脑萎缩可见患侧呈上述表现，中线结构向患侧移位。

【诊断与鉴别诊断】

基于上述典型的 MRI 表现，CSVD 的诊断并不困难。MRI 技术可以评估 CSVD 的严重程度，标准如下：存在 1 个以上的腔隙，记 1 分；存在 1 个以上的微出血灶，记 1 分；存在 10 个以上基底节的血管周围间隙，记 1 分；存在融合或早期融合的白质高信号，记 1 分。最低 0 分，最高 4 分，分值越高，提示病情越重，预后越差。

假定血管起源的 WMH 应与多发性硬化等其他脑白质病变鉴别。多发性硬化好发于中青年女性，临床上多有反复发作的病史，典型脑白质病灶垂直于侧脑室长轴，称为"直角脱髓鞘征"，急性期脱髓鞘斑块呈环状或斑片状强化，WMH 则不会强化。

CSVD 的微出血应与其他原因所致的磁敏感序列的低信号鉴别。钙化在 GRE 序列及 SWI 幅值图上也显示为低信号，但 SWI 相位图上钙化呈高信号，与微出血灶的低信号截然相反。海绵状血管

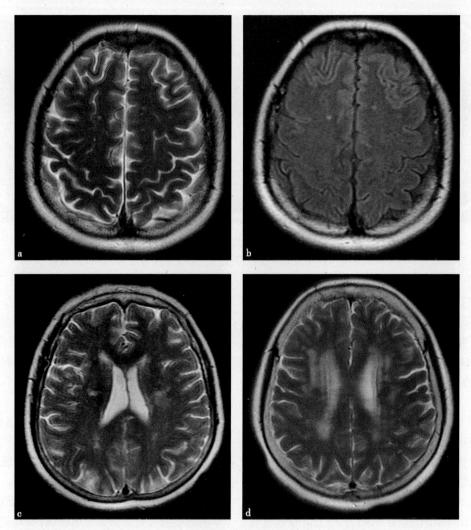

图 3-7-4　改良 Fazekas 分级法评估 WMH 的严重程度

a. 1 级，T₂WI 示双侧半卵圆中心斑点状稍高信号；b. 1 级，T₂-FLAIR 示双侧半卵圆中心斑点状高信号；c. 2 级，T₂WI 示双侧脑室周围斑块状、部分融合高信号病灶；d. 3 级，T₂WI 示双侧侧脑室周围片状融合的高信号病灶

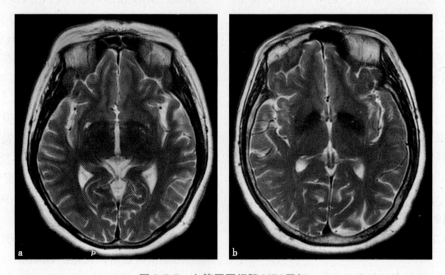

图 3-7-5　血管周围间隙 MRI 平扫

a. T₂WI 示双侧基底节区多发点状高信号；b. T₂WI 示双侧岛叶、枕叶皮层下多发线状高信号

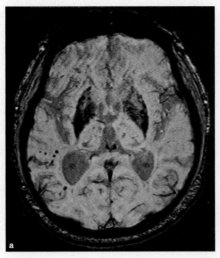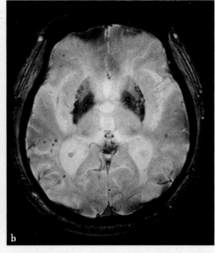

图 3-7-6 脑微出血 MR 平扫

a. SWI；b. GRE 示双侧基底节及右侧颞枕叶点状低信号

瘤也可表现为 SWI 低信号，但 T_2WI 常表现为中心高信号，周围低信号，而 CSVD 微出血常规 MRI 检查多为阴性。弥漫性轴突损伤可导致微出血，但病灶多位于皮髓质交界区及胼胝体，结合外伤史有助于鉴别。

散发性 CSVD 还应与一些特殊类型的以累及脑小血管为主要表现的疾病相鉴别。脑淀粉样血管病（cerebral amyloid angiopathy，CAA）好发于老年人，是老年人脑叶出血和认知功能下降的重要原因。CAA 表现为大脑皮层和软脑膜的小动脉和毛细血管管壁的 β- 淀粉样蛋白沉积，使得血管壁脆性增加，破裂后引发大出血或微出血。脑叶出血是 CAA 的典型表现，也可出现皮层微梗死和 WMH。伴皮层下梗死和白质脑病的常染色体显性遗传性脑动脉病（cerebral autosomal dominant arteriopathy with subcortical infarcts and leukoencephalopathy，CADASIL）是 NOTCH3 基因突变损害穿支动脉和软脑膜动脉所致。临床上，具有家族史的中青年患者在无明显脑卒中危险因素的情况下反复出现卒中发作提示 CASASIL。MRI 检查可发现 WMH、多发梗死灶及微出血，其中颞叶前部和外囊 WMH 具有一定特异性。CASASIL 的确诊需要皮肤活检发现血管平滑肌存在颗粒状嗜锇物质沉积和遗传学检测发现 NOTCH3 基因突变。

【临床研究现状】

CSVD 的诊断并不困难，对 CSVD 的影像学研究主要集中在以下几个方面：

（1）利用 MRI 技术精确刻画 CSVD 所致的人脑结构和功能损害：高分辨率结构 MRI 可以精确评估 CSVD 所致的脑体积和皮层厚度变化。DTI 技术可以评估脑白质损害的严重程度。MRS 可以评估 CSVD 所致的代谢变化。ASL 等脑灌注成像技术可以评估脑缺血的严重程度。SWI 可以敏感地发现微出血灶，QSM 还对其进行定量分析。静息态 fMRI 可以评估 CSVD 所致的脑功能连接及功能网络损害。7T MRI 还可以显示皮层微梗死及更小的微出血灶。

（2）研究 CSVD 不同类型脑损害之间的关系：有研究显示，扩大血管周围间隙的数量与白质高信号的体积和是否存在腔隙有关，而与脑萎缩的严重程度无关。脑白质高信号的范围与脑灰质体积的下降及皮层厚度变薄有关。脑白质的血流灌注减低与平均扩散率增高相关。

（3）研究 CSVD 不同类型脑损害与临床症状的关系：CSVD 患者中，脑萎缩、微出血、脑白质高信号的范围及表观正常脑白质的完整性与步态紊乱有关。CSVD 的总体病灶负担、额叶白质高信号、脑室周围白质高信号、脑梗死、脑萎缩、微出血、功能连接降低、结构与功能网络效率降低与认知功能下降有关。CSVD 的脑白质完整性损害与抑郁症状有关。

（4）研究 CSVD 的脑损害与脑卒中治疗的关系：严重的脑白质高信号增加不可逆脑梗死的风险，并可以降低患者功能恢复的程度。中重度 WMH 将增加脑出血的风险。SWI 所检出的少量微出血（如单个微出血灶）不是溶栓治疗的禁忌证，而多发微出血会增加缺血性脑卒中患者溶栓后出血的风险。

（于春水 孙志华）

参 考 文 献

1. 薛静，林燕，高培毅，等. CT灌注成像原始像点征预测急性自发性脑出血血肿扩大的初步研究. 中华老年心脑血管病杂志，2010，12（8）：676-679

2. 张琳，漆剑频，朱文珍，等. 磁敏感成像在脑微出血诊断中的应用价值. 放射学实践，2009，24（1）：19-22

3. 罗峰，高培毅. 脑静脉窦闭塞的MR表现及与颅内压关系初探. 中华放射学杂志，1997，31（12）：5-9

4. 中华医学会神经病学分会，中华医学会神经病学分会脑血管病学组. 中国脑小血管病诊治共识. 中华神经科杂志，2015，48（10）：838-844

5. Fung SH, Roccatagliata L, Gonzalez RG, et al. MR diffusion imaging in ischemic stroke. Neuroimaging Clin N Am, 2011, 21（2）：345-377

6. EC Jauch, et al. Guidelines for the early management of patients with acute ischemic stroke: a guideline for healthcare professionals from the American Heart Association/American Stroke Association. Stroke, 2013, 44（3）：870-947

7. McVerry F, Liebeskind DS, Muir KW. Systematic Review of Methods for Assessing Leptomeningeal Collateral Flow. American Journal of Neuroradiology, 2012, 33（3）：576-582

8. Kirchhof K, Welzel T, Jansen O, et al. More reliable noninvasive visualization of the cerebral veins and dural sinuses: comparison of three MR angiographic techniques. Radiology, 2002, 224（3）：804-10

9. Backes D, Vergouwen MD, Tiel Groenestege AT, et al. PHASES Score for Prediction of Intracranial Aneurysm Growth. Stroke, 2015, 46（5）：1221-1226

10. Lu L, Zhang LJ, Poon CS, et al. Digital subtraction CT angiography for detection of intracranial aneurysms: comparison with three-dimensional digital subtraction angiography. Radiology, 2012, 262（2）：605-612

11. Krings T, Mandell DM, Kiehl TR, et al. Intracranial aneurysms: from vessel wall pathology to therapeutic approach. Nat Rev Neurol, 2011, 7（10）：547-559

12. Backes D, Rinkel GJ, Laban KG, et al. Patient- and Aneurysm-Specific Risk Factors for Intracranial Aneurysm Growth: A Systematic Review and Meta-Analysis. Stroke, 2016, 47（4）：951-957

13. Molyneux AJ, Birks J, Clarke A, et al. The durability of endovascular coiling versus neurosurgical clipping of ruptured cerebral aneurysms: 18 year follow-up of the UK cohort of the International Subarachnoid Aneurysm Trial（ISAT）. Lancet, 2015, 385（9969）：691-697

14. Al-Shahi Salman R, Kitchen N, Thomson J, et al. Top ten research priorities for brain and spine cavernous malformations. Lancet Neurol, 2016, 15（4）：354-355

15. Lubeck BA, Lapinski PE, Bauler TJ. Blood vascular abnormalities in Rasa1（R780Q）knock in mice: implications for the pathogenesis of capillary malformation-arteriovenous malformation. Am J Pathol, 2014, 184：3163-3169

16. Edjlali M, Roca P, Rabrait C. MR selective flow-tracking cartography: a postprocessing procedure applied to four-dimensional flow mr imaging for complete characterization of cranial dural arteriovenous fistulas. Radiology, 2014, 270：261-268

17. Derdeyn CP, Videen TO, Yundt KD, et al. Variability of cerebral blood volume and oxygen extraction: stages of cerebral haemodynamic impairment revisited. Brain, 2002, 125（Pt 3）：595-607

18. Kuroda S, Houkin K. Moyamoya disease: current concepts and future perspectives. Lancet Neurol, 2008, 7（11）：1056-1066

19. Lambert C, Benjamin P, Zeestraten E, et al. Longitudinal patterns of leukoaraiosis and brain atrophy in symptomatic small vessel disease. Brain, 2016, 139（4）：1136-1151

20. van der Veen PH, Muller M, Vincken KL, et al. Longitudinal relationship between cerebral small-vessel disease and cerebral blood flow: the second manifestations of arterial disease-magnetic resonance study. Stroke, 2015, 46（5）：1233-1238

（高培毅 审校）

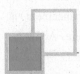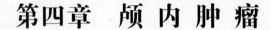

第四章 颅内肿瘤

第一节 星形细胞与少突胶质细胞肿瘤

一、弥漫星形细胞与少突胶质细胞肿瘤

2016 年版 WHO 中枢神经系统肿瘤分类（详见 http://link.springer.com/article/10.1007%2Fs00401-016-1545-1）以肿瘤的组织病理学特征（如：星形细胞与少突胶质细胞）、基因学特征［如：异柠檬酸脱氢酶（isocitrate dehydrogenase，IDH）突变型与野生型］、生长方式（如：弥漫浸润生长与局限生长）作为分类依据。其中，将肿瘤基因学特征作为分类标准是相对于 2007 年版 WHO 中枢神经系统肿瘤分类的主要变化。根据肿瘤的基因型进行分类不仅有助于鉴别不同类型的肿瘤，同时也对指导治疗、判断预后具有重要的临床意义。比如，^{6}O- 甲基鸟嘌呤 -DNA 甲基转移酶（^{6}O-methylguanine DNA methyltranferase，MGMT）启动子甲基化的胶质瘤对替莫唑胺化疗较为敏感；IDH 突变型胶质瘤患者较同类型、同级别的野生型患者具有更长的无进展生存期和总生存期；染色体 1p/19q 联合缺失在少突胶质瘤中较为常见，可作为诊断少突胶质瘤的依据，同时 1p/19q 联合缺失的少突胶质瘤患者对 PCV（洛莫司汀 + 丙卡巴肼 + 长春新碱）方案化疗较为敏感，预后也更好。

在 2016 年版 WHO 中枢神经系统肿瘤分类中，根据肿瘤的生长方式，将所有弥漫浸润生长的星形与少突胶质肿瘤归为 类，称为"弥漫星形与少突胶质肿瘤（diffuse astrocyticand oligodendroglial tumors）"，包括弥漫型星形细胞瘤（WHO Ⅱ级）和间变型星形细胞瘤（WHO Ⅲ级）、少突胶质瘤（WHO Ⅱ级）和间变少突胶质瘤（WHO Ⅲ级）、多形性胶质母细胞瘤（WHO Ⅳ级）、弥漫中线胶质瘤 H3K27M 突变型（WHO Ⅳ级），其中星形细胞瘤与多形性胶质母细胞瘤又根据 IDH 基因检测结果分为突变型、野生型和未定型；将相对局限生长的星形细胞瘤归为另一类，包括毛细胞型星形细胞瘤（WHO Ⅰ级）、室管膜下巨细胞型星形细胞瘤（WHO Ⅰ级）、多形性黄色星形细胞瘤（WHO Ⅱ级）、间变多形性黄色星形细胞瘤（WHO Ⅲ级）。

【临床与病理】

弥漫型星形细胞瘤（diffuse astrocytoma，DA）约占星形细胞来源肿瘤的 10%～15%，其分化程度好、进展缓慢，但呈浸润性生长，缺乏明确边界。DA 好发于青年人，峰值年龄为 30～40 岁，男性多见。DA 多见于幕上，额叶、颞叶受累为主，病灶可经胼胝体纤维束侵犯至对侧，也可发生于脑干、脊髓。成人多见于大脑半球的白质或灰白质交界处，儿童多见于脑干，其中脑桥较为常见。临床症状主要为癫痫样抽搐，以及头痛、头晕、呕吐等。DA 大体病理上多为灰色，质地较硬，边界不清，囊变时局部可呈海绵样改变。镜下肿瘤细胞高度分化，星形细胞分布在微囊样疏松肿瘤基质中，偶见核异型。一般无坏死出血。

间变型星形细胞瘤（anaplastic astrocytoma）好发于 30～60 岁，可继发于 WHO Ⅱ级弥漫型星形细胞瘤，亦可为原发，并具有进展为多形性胶质母细胞瘤的倾向。间变型星形细胞瘤组织学特征与弥漫型星形细胞瘤基本相似，但核异型性更明显，且细胞密度增大、核分裂象增加，Ki-67 抗原标记的细胞增殖指数也升高。生物学行为类似多形性胶质母细胞瘤的间变型星形细胞瘤，可以很快演变为胶质母细胞瘤。

星形细胞瘤在免疫组化染色时可见胶质纤维酸性蛋白（glial fibrillary acidic protein，GFAP）和波形蛋白（vimentin）不同程度表达，基因检测常常可以见到 P53 基因突变，部分病例还可检测到 MGMT 启动子甲基化阳性改变。有 MGMT 启动子甲基化的患者对替莫唑胺化疗敏感，预后也较好。

少突胶质瘤（oligodendroglioma）好发于 30～40 岁，儿童少见。额叶最常见，颞叶次之，脑室内及幕下少见。肿瘤生长缓慢，临床症状以癫痫为主。大体病理呈边界相对清楚的粉灰色鱼肉状肿块,质地较硬,常伴条索状钙化,出血、囊变亦可见到。镜下可见肿瘤细胞大小一致,分布均匀,胞质肿胀,间质较少,细胞核呈圆形深染,核周有空晕。

间变型少突胶质瘤(anaplastic oligodendroglioma)也好发于额叶,颞叶次之,脑室及幕下少见。间变型少突胶质瘤大体病理呈灰红色,质软,肿瘤与正常脑组织分界不清,肿瘤内钙化、坏死和出血多见。镜下可见肿瘤细胞密集、成分多样,核呈多形性,病理性核分裂象及坏死、微血管增生较为明显。

少突胶质瘤在免疫组化染色时可见不同程度表达 S-100 蛋白、髓鞘碱性蛋白(myelin basic protein, MBP)、Olig1、Olig2 等。基因学检测可见 70% 左右的病例出现 1p19q 染色体联合缺失,这类肿瘤对 PCV 化疗较敏感,预后较无缺失者好。

多形性胶质母细胞瘤(glioblastoma multiforme, GBM)分为原发性和继发性,继发性主要由星形细胞、少突胶质瘤和室管膜瘤恶变而来。GBM 好发年龄为 40~70 岁,临床症状多为急剧进展的颅内压增高表现,伴不同程度的神经功能损害,多数患者病程短、预后差(术后 3 年生存率不到 5%)。GBM 呈浸润性生长,可侵犯几个脑叶,还可经胼胝体越过中线侵犯对侧大脑半球。GBM 常沿白质纤维束及血管周围间隙扩散,瘤周脑组织水肿广泛。镜下可见肿瘤细胞密度高、分化差,有明显的核异型和活跃的核分裂,并有血管内血栓形成、血管周围淋巴细胞套、微血管增生;肿瘤中心坏死明显,周围围绕存活的致密梭形胶质细胞,呈假栅状排列。

弥漫中线胶质瘤 H3K27M 突变型(diffuse midline glioma H3K27M mutant)是 2016 年版 WHO 中枢神经系统肿瘤分类中新增加的一种类型,包括了部分旧版的弥漫内生型脑桥胶质瘤(diffuse intrinsic pontine glioma, DIPG)。这种肿瘤多发于儿童,偶见于成人,位于中枢神经系统中线区,以脑干、丘脑和脊髓等多见,呈弥漫型生长,预后极差。其组织学形态变异很大,免疫组化的共同特点是肿瘤细胞高表达 H3K27M 突变蛋白,常伴 ATRX 缺失。

【影像学检查方法】

MRI、CT、DSA、PET 均可用于胶质瘤的检查,但以 MRI 为主。

MRI 具有较高的软组织分辨率,其多序列、多模态检查可为胶质瘤的定位、定性乃至定量诊断提供大量有益的信息。近年来,随着多种磁共振新技术的兴起和在临床的逐渐普及,大大提高了 MRI 在诊断、鉴别诊断,以及治疗后随访的临床应用价值。MR 灌注(MR perfusion, MRP),包括动态磁敏感增强(dynamic susceptibility contrast, DSC)灌注、动态对比剂增强(dynamic contrast enhancement)灌注、动脉自旋标记(arterail spin labelling, ASL)等,可以了解肿瘤血流动力学和血管通透性信息。磁共振波谱成像(magnetic resonance spectroscopy, MRS)和化学交换饱和传递(chemical exchange saturation transfer, CEST)可以提供肿瘤代谢信息;近年来随着 MRS 绝对定量方法(相对于计算代谢物比值的相对定量方法而言)的应用,使得无创性测定肿瘤内各种代谢物浓度成为可能。MR 弥散相关技术,包括常规弥散加权成像(diffusion weighted imaging, DWI)、弥散张量成像(diffusion tensor imaging, DTI)、弥散峰度成像(diffusion kurtosis imaging, DKI)等,可以提供肿瘤内部水分子弥散、脑白质纤维束走行等信息。功能磁共振成像(functional magnetic resonance imaging, fMRI)能够提供肿瘤对脑功能区侵犯的信息。磁敏感加权成像(susceptibility weighted imaging, SWI)能提供肿瘤内出血、钙化、静脉引流的信息。所有这些 MRI 检查方法为胶质瘤的诊断提供了全方位、多维度的依据。

CT 因其扫描速度快、费用低廉等原因,在筛查颅内病变方面有着广泛应用。CT 对于显示微小钙化和骨皮质的破坏也较 MRI 更有优势。CT 增强扫描可以显示肿瘤血脑屏障破坏情况,CT 灌注成像(CT perfusion, CTP)可以显示肿瘤血供情况,CT 血管成像(CT angiography, CTA)可以显示肿瘤推挤、包绕、侵犯血供的情况。但 CT 的软组织分辨率低,且对后颅凹结构如小脑、脑干的显示容易受伪影干扰,因而限制了其在胶质瘤诊断中的应用。

DSA 是诊断血管病变的金标准。当胶质瘤与血管性病变不易鉴别时,或需要了解肿瘤侵犯血管的情况时,DSA 能提供有价值的信息。但随着 CTA 和 MRA 技术的广泛应用,DSA 已在很多时候被这些无创性检查所取代。

PET/CT 或 PET/MRI 因其价格昂贵,在胶质瘤的初诊初治阶段应用不多。但在胶质瘤治疗后的随访过程中,如出现不能鉴别肿瘤复发与放疗坏死、假性反应等情况时,PET 尤其是 PET/MRI 有其独特价值。除临床上常用的 F[18]-脱氧葡萄糖(fluorodeoxyglucose, FDG)外,氨基酸标记的核素示踪剂,如 [11]C-甲硫氨酸(methionine, MET),[18]F-乙基酪氨酸(fluoro-ethyl-tyrosin, FET),[18]F-二羟苯丙氨酸（dihydroxyphenylalanine，DOPA）等，在胶质瘤术后的鉴别诊断中更具价值。

【影像学表现】

弥漫型星形细胞瘤影像学表现多样，从形态上可分为弥漫性斑片状病灶、囊状病灶及肿块样病灶。弥漫性斑片状病灶（图 4-1-1）较为常见，其边界不清，可呈大片状并可累及一个以上脑叶。CT 呈低密度，MRI 呈稍长 T_1 长 T_2 信号，增强扫描常无明显强化，部分病灶内可见点片状不规则强化影，瘤周水肿轻，占位效应不明显。弥漫型星形细胞瘤的这种表现与慢性炎症、胶质增生等鉴别较为相似，是临床上鉴别诊断的主要难点之一，虽然已有一些改善鉴别诊断方法的报道，但结果不尽相同，标准也难以统一，有待进一步研究。DWI 可见弥散无明显受限，甚至因瘤内自由弥散水分子增多而呈现高信号。MRS 可见神经元标志物 N- 乙酰天门冬氨酸（N-acetylaspartate，NAA）不同程度减低，胶质细胞标志物肌醇（myo-inositol，mI）增高，代表细胞增殖与生物膜更新的胆碱复合物（choline，Cho）轻度增高，偶可见到代表坏死的脂质（lipid，Lip）和代表无氧糖酵解的产物乳酸（lactate，Lac）。PWI 上瘤内相对脑血容量（relative cerebral blood volume，rCBV）轻度增高、不变甚至减低。囊性病灶边界清楚，呈均匀的低密度和长 T_1 长 T_2 信号，DWI 较周围正常脑组织弥散加快，合并出血可呈短 T_1 信号或不均匀信号，无瘤周水肿或轻度瘤周水肿，占位效应轻，增强扫描无强化，囊壁可见强化。肿块样病灶表现为边界清晰或不清晰的肿块影，密度或信号不均匀，瘤周常有水肿，增强扫描可呈结节状、斑片状或不规则环状强化，占位效应为轻 - 中度占位，少部分病灶占位效应较重。关于 DA 亚型影像学表现的报道尚不多，一项关于 47 例低级别胶质瘤 MRI 特征与 IDH 基因突变的研究表明，与 IDH 突变型胶质瘤相比，IDH 野生型胶质瘤更累及岛叶，肿瘤体积更大，并呈现更为浸润性的生长方式。另一项关于 146 例低级别胶质瘤的研究表明，IDH 突变型胶质瘤常常发生于额叶。

间变型星形细胞瘤（图 4-1-2）的好发位置为额叶、颞叶、额顶叶交界区，极少数肿瘤可呈多发病灶改变。肿瘤内部常伴囊变，实性部分的 MRI 信号一般为等 T_1、稍长 T_2 信号，增强扫描常呈明显不规则环形强化，囊性部分无强化。肿瘤小者占位效应轻、无水肿，大者占位效应重、水肿严重，其内部

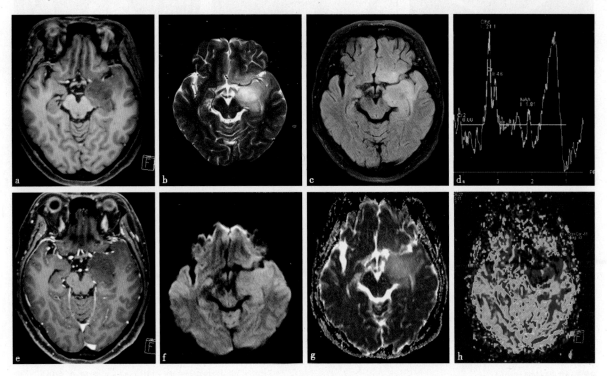

图 4-1-1　弥漫型星形细胞瘤 IDH 野生型

可见左侧颞叶及额叶后份长 T_1（a）长 T_2（b）团状影，有轻度占位效应，T_2-FLAIR（c）呈不均匀高信号，增强扫描（e）不均匀强化，DWI（f，b 值 = 1000）及 ADC（g）呈稍高信号，MRS（d）可见 NAA/Cho 倒置，并有脂质峰出现，PWI（h）示相对脑血容量（rCBV）较对侧减低

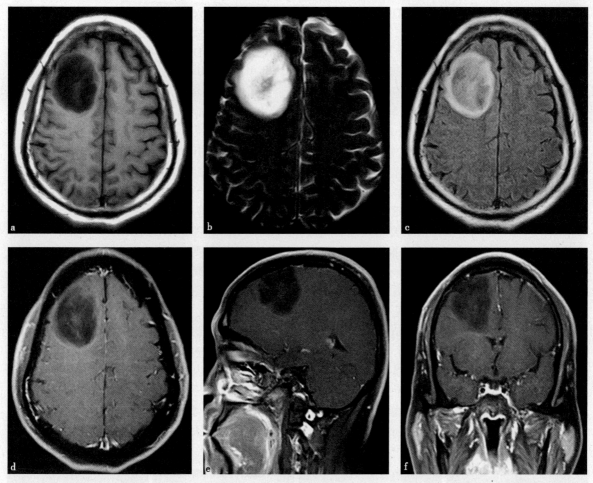

图 4-1-2 间变型星形细胞瘤 IDH 突变型

可见右侧额叶长 T_1（a）长 T_2（b）肿块影，占位效应轻，T_2-FLAIR（c）呈不均匀高信号，增强扫描（d～f）呈不均匀强化，其中中央部分强化较为明显

常伴坏死；肿瘤较大者边界常不清，周围组织受压明显，中线结构偏移。MRS 可见 Cho 增高，NAA 和 Cr 减低，NAA/Cho 明显倒置（即小于 1，正常脑组织 MRS 因 NAA 是最高峰，因此 NAA/Cho 大于 1），Cho/Cr 亦可明显升高，Lip 和 Lac 峰较弥漫型星形细胞瘤更为常见。SWI 可以显示肿瘤内微出血灶。一项关于 122 例间变性胶质瘤的 MRI 特征与 IDH 基因突变的研究表明，IDH 突变的间变型胶质瘤多数发生在额叶。另一项关于 111 例弥漫型和 82 例间变型星形细胞瘤的研究的研究表明，IDH 突变型胶质瘤大多数只累及一个脑叶，且很少位于手术风险较大的区域（如脑干）；相对于 IDH 野生型星形细胞瘤其边界更清楚，信号更均匀，增强扫描强化不明显。

少突胶质瘤好发于额叶，其次是颞叶。边界常不清，无或轻度占位效应，无或有轻度水肿，瘤内钙化较为常见，也可发生出血、囊变。与星形细胞瘤相比，少突胶质瘤钙化更为常见而囊变相对少见。CT 上肿瘤可表现为稍高密度、等密度或稍低密度，如伴有囊变则为低密度，伴有出血则为高密度。肿瘤在 T_1WI 上表现为稍低信号，T_2WI 上表现为稍高信号，当出现囊变、坏死时，信号混杂多样。增强扫描无或仅轻度强化较多见，部分呈明显强化。DWI 上肿瘤实质部分可有轻度弥散受限，囊变部分无弥散受限。磁共振波谱 Cho 峰值增高，NAA 峰值减低，Cho/NAA、Cho/Cr 比值升高。DSC 灌注可见 rCBV 增高。DCE 灌注可见 K_{trans} 增加。少突胶质瘤常伴有 1p19q 联合缺失，这种肿瘤多位于额叶，瘤内多信号不均匀，且增强扫描无明显强化（图 4-1-3）。

间变型少突胶质瘤（图 4-1-4）多见于额叶。典型少突胶质瘤常具有 IDH 突变和 1p19q 联合缺失，一项关于 122 例间变性胶质瘤的研究和一项关于 50 例间变少突胶质瘤的研究表明，IDH 突变

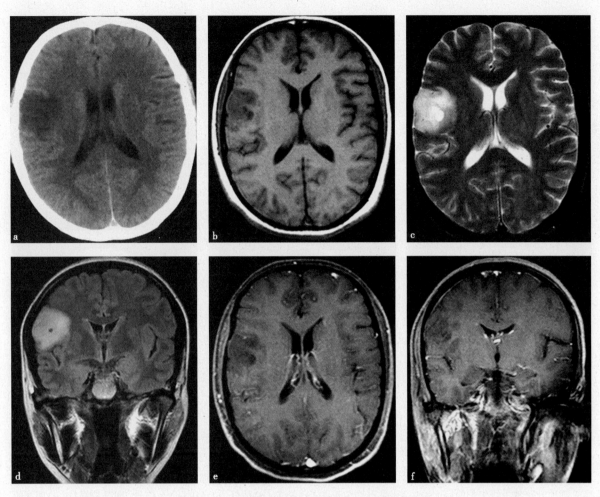

图 4-1-3　少突胶质瘤 IDH 突变且 1p/19q 联合缺失

CT 可见右侧额颞叶低密度占位（a），MRI 上呈长 T_1（b）长 T_2（c）信号，T_2-FLAIR（d）呈高信号，增强扫描（e、f）轻微不均强化

和 1p19q 联合缺失的少突胶质瘤多位于额叶，很少累及颞叶。CT 上间变少突胶质瘤多呈稍低密度，或混杂密度，病灶内有大而不规则的高密度钙化，常呈条索状，被认为是少突胶质细胞瘤的特征性改变。亦可伴有囊变，囊性部分 T_1WI 多呈低信号，T_2WI 多呈高信号，实性部分 T_1WI 呈稍低信号，T_2WI 呈稍高信号，增强扫描多呈明显不均匀强化，囊实性及实性 MRI 信号多不均匀。间变型少突胶质细胞瘤在 DWI 上表现多样。因肿瘤血管较正常组织增多，且血管发育不完善导致通透性增加，DSC 灌注可见 rCBV 增高，DCE 灌注可见 K_{trans} 增加。MRS 显示 Cho 峰升高，NAA 峰降低，NAA/Cho 倒置，NAA/Cr 降低，Cho/Cr 增高。一项关于 50 例间变少突胶质瘤的研究（Reyes-Botero G，2014）表明，间变型少突胶质瘤 IDH- 野生型常位于额叶以外，且更容易出现环状强化。

多形性胶质母细胞瘤（图 4-1-5）高度间变和不成熟性，新生血管结构不良，易致血栓形成，引起肿瘤中心部分血供中断而发生坏死囊变或发生血管破裂出血，肿瘤呈多形性改变，浸润生长，边缘模糊。CT 平扫肿瘤内多呈高、等、低同时存在的混杂密度，稍高 - 高密度区与出血有关，等密度多为肿瘤实质，中央低密度区常为坏死所致，钙化不常见。MRI T_1WI 上肿瘤的实质部分呈现稍低信号、等信号或低、等混杂型号区，囊变坏死部分呈更低信号。瘤内出血呈高信号，肿瘤与周围脑组织分界不清。T_2WI 呈混杂信号，中央高信号为坏死区，坏死区周围瘤组织呈等信号区，瘤周指状高信号相当于肿瘤细胞浸润的脑组织或水肿带。血供丰富的肿瘤有时可见病理血管，在 SWI 上呈条状或团状低信号影。GBM 的血脑屏障被破坏明显，增强扫描肿瘤大多数明显强化，呈环状或花环状，厚薄不均。因肿瘤生长迅速且呈浸润性生长，检出时肿瘤常较大，形态不规则，边界不清，多有

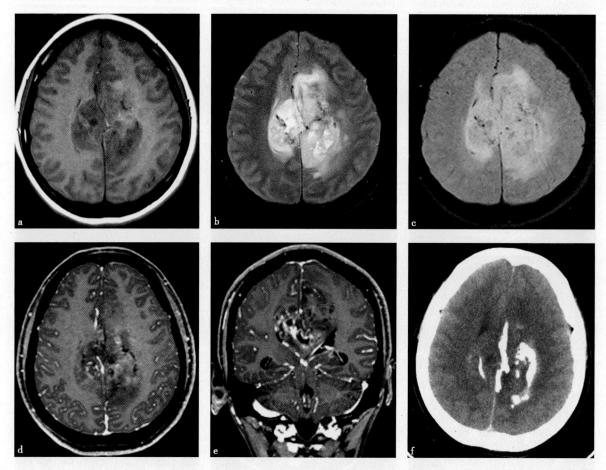

图 4-1-4　间变少突胶质瘤 IDH 突变且 1p/19q 联合缺失

可见额顶叶跨越中线生长的巨大肿块影，呈不均匀长 T_1（a）长 T_2（b）信号，FLAIR（c）高信号，增强扫描（d、e）明显不均匀强化，CT（f）示瘤内多发条钙化灶

明显占位效应。DWI 上肿瘤实性部分肿瘤细胞密集，呈高信号或较高信号，囊变坏死区呈低信号。SWI 可显示肿瘤内部的微出血和引流小静脉，呈现点状、结节状、条状低信号。微血管增生是 GBM 的主要病理特点之一，在 PWI 上表现为 rCBV 及 rCBF 灌注增高，K_{trans} 增加。MRS 上可见肿瘤实质部分 Cho 峰明显升高，NAA 峰显著降低，Cr 峰轻、中度降低，Ins 峰亦见减低，相应的 Cho/Cr、Cho/NAA 的比值升高，而 NAA/Cr 的比值降低，Lac 峰较为常见，肿瘤坏死区可见 Lip 峰。DTI 可清楚显示白质纤维束的变形、移位、浸润及占位征象。最近一项关于 55 例 GBM 的研究表明，IDH 野生型 GBM 较突变型 GBM 具有更高的 CBV 值和更大的坏死面积，对这些征象的定量分析有助于预测肿瘤的 IDH 突变状态。

弥漫中线胶质瘤 H3K27M 突变型（图 4-1-6）涵盖组织病理学上从 Ⅱ 级到 Ⅳ 级的肿瘤，其组别形态表现多样，影像学表现也不尽相同。共同特点是中线区占位病变，相应解剖结构（如脑桥）膨大，伴不同程度占位效应。在 CT 上呈稍低密度，T_1WI 呈稍低信号，在 T_2WI 上呈稍高信号影，弥散受限或不受限，增强扫描可从无强化到轻度强化到明显强化，强化方式多样。作为新增加的一类肿瘤，其影像学特征报道不多，有待进一步研究总结。

【诊断与鉴别诊断】

胶质瘤的诊断与鉴别诊断需要解决以下几个层次的问题：第一，鉴别肿瘤与非肿瘤性病变，鉴别其他性质的肿瘤；第二，初步判断胶质瘤的类型与恶性程度，第三，确定肿瘤的浸润范围、与脑功能区和白质纤维束的关系，以协助确定手术入路、切除与放疗范围、脑功能区的保护等治疗方案。

1. 鉴别胶质瘤与非肿瘤性病变，鉴别胶质瘤与其他性质肿瘤　表现为弥漫性斑片状病灶的胶质瘤，需要与脑炎、脑梗死、脑挫伤相鉴别。脑炎临床起病急，进展快，常有上呼吸道前驱感染史。病变主要侵犯边缘系统，主要累及皮层、皮层下及

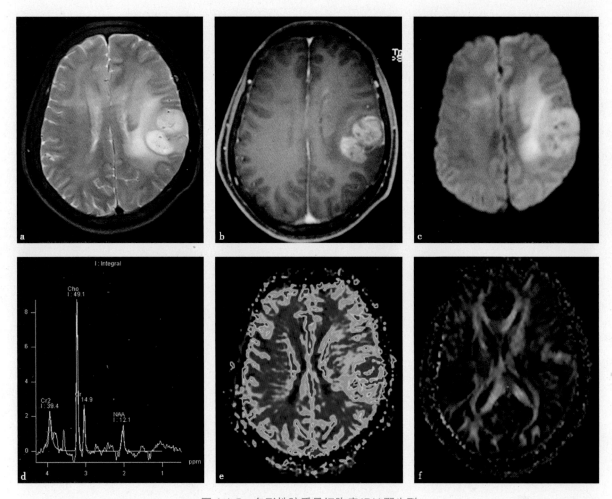

图 4-1-5　多形性胶质母细胞瘤 IDH 野生型

可见左侧颞顶叶占位，呈长 T_2（a）信号，增强扫描（b）明显强化，DWI（c）呈高信号，MRS（d）可见 Cho/NAA 比值高达 4.1，且可见倒置的乳酸峰，PWI（e）示肿瘤 rCBV 值远高于健侧脑组织，DTI（f）示皮层下弓状纤维受累

侧脑室周围白质，散发或单发病灶，双侧颞叶多见，增强常见斑片状、线样强化。可结合实验室检查鉴别。脑梗死临床急性起病，症状较重。CT 可见血管致密征，一般无指状水肿，为灰白质同时受累，与供血动脉分布区一致，增强后病灶内可见脑回样、线样强化或无强化。星形细胞瘤病变以白质累及为主。脑挫伤患者有近期外伤病史，表现为局灶性脑水肿，多位于颅板侧，呈楔形表现居多。随访可趋于软化灶形成，鉴别并不困难。

表现为囊性病灶的胶质瘤，需要与孤立性脑转移瘤、血管母细胞瘤、脑脓肿相鉴别。孤立性脑转移瘤多位于大脑皮层或皮髓交界处较多，转移瘤灶小，瘤体边界较清晰，周围指状水肿明显、无钙化等特点，灶周脑组织血管源性水肿，而非组织浸润，^{1}H-MRS 在周围水肿区未见 Cho 增高，NAA 和 Cr 无减低，但 Lip 峰可以很高，DTI 和 DTT 显示脑白质纤维束以受压推移为主。PWI 转移瘤灌注增

加，瘤周水肿灌注无明显增加。血管母细胞好发于小脑半球，灶周水肿轻，典型的大囊小结节样强化，结节强化明显，并可见粗大血管穿行特征性表现。脑脓肿临床多有感染病史和体征。脑脓肿壁的 T_1WI 高信号具有一定的特异性，增强壁环形强化，其壁一般较薄且均匀，外壁光滑、连续、完整，张力较高的特征。DWI 序列呈明显高信号，提示弥散受限，这与囊性胶质瘤弥散不受限明显不同。

表现为实性肿块的胶质瘤，应该与瘤样脱髓鞘（tumefactive demyelinating lesions，TDLs）和其他实性肿瘤（如淋巴瘤、髓母细胞瘤）相鉴别。TDLs 由感染或变态反应等原因引起，脑内单发或多发的肿块，部位以白质为主，或垂直于侧脑室分布，占位效应轻或无，且与病灶大小不成比例，内部信号多较均匀，灶周伴有或不伴有水肿，水肿多较轻。增强后部分病灶可表现为特征性的开环状强化。与低度恶性星形细胞瘤很难区别，波谱及磁共振灌注

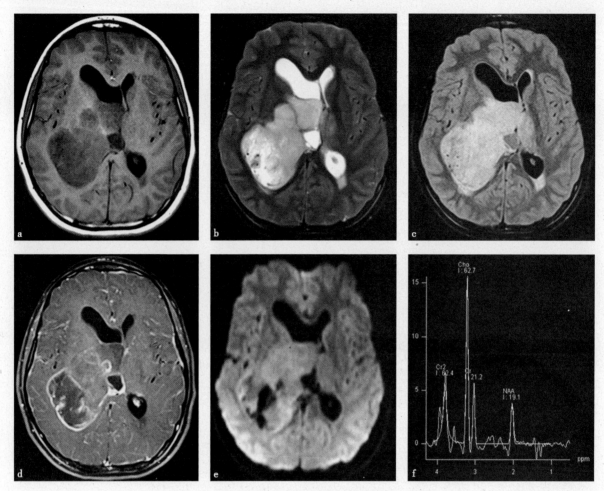

图 4-1-6　弥漫中线胶质瘤 H3K27M 突变型

可见右侧丘脑占位向内累及胼胝体及侧脑室，肿瘤呈 T_1（a）低信号，T_2（b）不均匀高信号，T_2-FLAIR（c）呈高信号，增强扫描（d）不均匀、环状强化，DWI（e）呈稍高信号，MRS（f）可见 Cho/NAA 达 3.3，并可见乳酸峰

成像有一定帮助。髓母细胞瘤好发于儿童小脑蚓部的恶性肿瘤，亦可发生于成人。儿童肿瘤以实性为主，坏死囊变较少，增强扫描实性部分呈轻到中度强化。淋巴瘤常位于脑表面或近中线部位（血管入脑的部位），T_2WI 上呈等信号或低信号为其较具特征性的表现。病灶周围水肿较轻，占位效应较轻，病灶信号多均匀，瘤内坏死囊变少见。增强后多呈团块状或分叶状强化。DWI 淋巴瘤常有弥散受限，但 PWI 灌注增加不明显，与高级别胶质瘤同时具有弥散受限和灌注增加不同。

2. 判断胶质瘤的类型与恶性程度　星形细胞瘤与少突胶质瘤在影像学上的表现略有不同。比如，星形细胞瘤相对更容易发生囊变，而少突胶质瘤发生钙化的几率则更高，少突胶质胶质瘤常为等或稍高密度，而星形细胞瘤的密度偏低等。但这种差别是相对的，实际上某些胶质瘤即使根据组织病理也很难确定是星形细胞瘤抑或少突胶质瘤，需

要结合免疫组化标记来加以鉴别。关于胶质瘤分子病理类型的判断，目前相关研究不多，但已有研究表明 IDH 突变型和 IDH 野生型胶质瘤在好发部位（前者好发于额叶、低手术风险区，后者好发于岛叶、脑干、高手术风险区）、生长方式（前者边界相对清楚，浸润性、周边水肿及强化程度不及后者显著）上可能存在差异，这些征象对鉴别诊断可能有一定帮助。IDH- 野生型 GBM 还包括上皮样、巨细胞型 GBM 和胶质肉瘤三个亚型。其中花环状强化伴明显强化壁结节或者栅栏状强化、容易侵犯邻近脑膜甚至发生颅外转移是胶质肉瘤相对于普通 GBM 的特点。需要注意的是，无论常规影像学还是功能影像学，对胶质瘤无论细胞类型还是分子分型的判断都具有很大的局限性，因而在诊断中必须依据典型可靠的征象审慎做出诊断，避免在证据不足时做出过度诊断。

判断肿瘤的恶性程度，即是低级别（Ⅰ～Ⅱ级）

还是高级别（Ⅲ～Ⅳ级），比判断胶质瘤的细胞类型更具临床意义，因为肿瘤的 WHO 分级与其预后直接相关。常规平扫与增强扫描对判断肿瘤的恶性程度价值有限，尽管高级别胶质瘤常常具有实性肿块、囊变、出血、水肿等多形性特点，增强扫描时其强化比率和强化程度也比低级别胶质瘤高，但二者之间重叠范围较广，给具体病例的良恶性判断带来困难。多模态、功能性影像学检查在很大程度上弥补了常规影像学的缺陷，为胶质瘤级别的判断带来更全面、更可靠的依据。较高级别的胶质瘤通常具有较高的细胞密度、较快的增殖速度，以及更多的肿瘤新生血管，因而在 DWI 上表现为更低的 ADC 值，在 MRS 表现为更高的 Cho 和更低的 NAA 以及更加频繁出现的 Lac 和 Lip，在 PWI 表现为更高的 rCBV 和 K_{trans} 值，等等。在实际临床应用中，确定一个区分低级别与高级别的"阈值"十分重要，但不同单位、不同研究之间的这个阈值差别较大。在实际工作中，需要研究者结合本区域的病例数据库、仪器设备配置和后处理方法来具体确定。

3. 确定肿瘤的浸润范围、与脑功能区和白质纤维束的关系 弥漫性胶质瘤的外科手术治疗原则，是在不损伤重要脑功能区的前提下尽可能最大范围切除肿瘤。因此胶质瘤的浸润范围直接决定了肿瘤切除与后期放疗的范围，胶质瘤与脑功能区和白质纤维束的关系不仅影响手术与放疗范围的确定，也直接决定手术入路，且与患者治疗后的功能恢复和生活质量有密切关系。

由于胶质瘤呈弥漫浸润性生长，缺乏明确边界，借助影像学手段准确判断肿瘤的浸润范围就尤为重要。借助常规 MRI 平扫与增强扫描，可以明确肿瘤强化范围，瘤周水肿范围，但这些范围都不一定是真实的肿瘤浸润范围（强化范围可能低估了肿瘤浸润范围，而水肿范围可能高估了肿瘤浸润范围）。功能性、多模态的磁共振成像方法则可以在一定程度上弥补常规 MRI 的不足。比如，根据多体素 MRS 上的 Cho/NAA 或 Cho/Cr 比值，可以画出相应的等高线，处理形成肿瘤的代谢图，以一定的"阈值"为标准，就可以确定肿瘤所致的代谢异常范围。同样，灌注成像产生的 rCBV 值与 rCBV 图也可以确定肿瘤血流灌注异常范围，通过 DTI 可以显示肿块与邻近白质纤维束的压迫、侵犯程度。通过图像融合将常规加权图像与代谢、血流、功能图像结合在一起，能更准确地判断肿瘤的浸润范围，让治疗更加有的放矢，在最有效治疗肿瘤的同时，把对脑组织和脑功能的损伤减少到最低。

【临床研究现状】

胶质瘤是中枢神经系统最常见的肿瘤，由于大部分肿瘤呈弥漫浸润生长，手术完全切除、术后根治放化疗困难，复发率、致残率、致死率都很高，是影响人类健康的重大疾病之一，也一直是神经影像研究的重点、热点与难点之一。现以需要解决的临床热点问题为中心，结合目前的各种影像学检查方法尤其是功能性磁共振检查方法，对本领域的研究现状进行概述。

1. 胶质瘤基因影像学与影像组学：研究胶质瘤分子病理与影像表型的联系 将肿瘤基因学特征作为分类依据是 2016 年版 WHO 中枢神经系统肿瘤分类相对于 2007 年版分类的主要更新之一。这带来了两方面的变化：一是肿瘤的分类发生变化或细化了，比如弥漫型星形细胞瘤分为 IDH 野生型和突变型；二是出现了一些新的肿瘤类别，比如弥漫中线胶质瘤 H3K27M 突变型。这些不同类型的肿瘤的影像特征是什么，能否用影像学的方法进行术前鉴别，能否通过影像方法评估预后，等等，都是在未来值得研究的问题。多模态、功能性的磁共振成像方法，能从结构、功能、代谢、弥散、血管/血流/微出血等各个方面对不同类别肿瘤进行全方位评估。而近年来迅速兴起的影像组学（radiomics）方法，则可以以这些技术方法为基础，通过影像大数据分析和机器学习，找寻上述问题的解决方案（相关延伸阅读见 http://www.sciencedirect.com/science/article/pii/S1064968916300472）。

胶质瘤相关基因中，与临床关系密切且研究得也较多的当属 IDH 基因。IDH 基因突变对脑胶质瘤的诊断、治疗及预后有着非常重要的意义。IDH 突变型胶质瘤的预后明显好于 IDH 野生型胶质瘤，IDH 也可能成为新的化疗靶点。近年来，已有一些在活体检测 IDH 突变的报道。比如，IDH 突变往往与肿瘤内的 2-羟基戊二酸二乙酯（2-hydroxyglutarate，2-HG）堆积有关，通过特殊的 MRS 方法在术前无创地检测 2-HG，就可以了解 IDH 突变状态，从而指导治疗并初步判断预后。还有研究发现 rCBV 在脑胶质瘤的分子水平的分类上没有显著的统计差异，但 rCBV 可以作为患者的整体生存率的生物标记物。

2. 胶质瘤的术前诊断：鉴别诊断、恶性程度分级、手术方案制定 弥漫性胶质瘤和脑炎、脑胶质增生是中枢神经系统性质截然不同的两种疾病，二者治疗方法也大相径庭，因此正确的鉴别诊断至关重要。但是对无肿块形成的脑炎样胶质瘤（弥漫性、斑片状胶质瘤）与脑炎的鉴别诊断比较困难，常规 MR 二者均可能表现为斑片状或弥漫性 T_1WI 稍低、T_2WI 稍高信号影，弥散受限或不受限，增强扫描病灶可见片状、环形或不强化。尽管国内外已有少数利用 MRS、PWI 等技术方法对其进行鉴别诊断的报道，但结果不尽相同，标准也难以统一，有待进一步研究。

胶质瘤的分级不同，临床治疗方案及患者预后也有很大区别，因此术前的分级评估对制定治疗方案颇为重要。不同级别的胶质瘤，其细胞密度、增殖状态、代谢水平、血管增生程度与血管通透性、是否合并微出血和微坏死都不同。这些病理改变均可以通过相应的 MRI 技术进行检测评估（详见"【影像学检查方法】"部分）。目前，关于胶质瘤影像分级评价的研究已有大量发表，观点逐渐趋于统一。比如，恶性程度较高的肿瘤常具有更低的 ADC 值，更高的 Cho 水平 Cho/NAA 比值，更大的 rCBV 和 K_{trans} 值，以及更多的微出血，等等。但迄今仍然缺乏基于大样本研究的阈值（cut-off value）来指导特定病例的恶性程度判断。大样本、多中心、跨平台的研究，或基于多个研究的 meta 分析与系统评价，是研究这一主题的研究方向。

手术切除治疗仍然是临床治疗脑胶质瘤的首要方式。能否有效保护脑白质纤维束和脑功能区是影响胶质瘤手术预后的关键因素之一。术前进行 DTI 检查可显示肿瘤与白质纤维束之间的关系，帮助术者避开重要神经纤维束；术前进行 fMRI 检查，可了解肿瘤对重要脑功能区的侵犯情况，确定肿瘤切除的安全边界，二者都有助于保护重要的感觉、运动、语言功能，减少致残率，改善患者生活质量。但目前 DTI 对于交叉纤维的示踪存在困难，而利用 fMRI 确定安全边界时其阈值的选择也不统一，均有待进一步的研究。

3. 胶质瘤术后评价：疗效评价与假反应、假进展、肿瘤复发的鉴别 目前，胶质瘤的疗效评价主要依据神经肿瘤反应评价（Response Assessment in Neuro-Oncology, RANO）标准（详见 http://ascopubs. org/doi/full/10.1200/jco.2009.26.3541）。该标准相对于前任的 MacDonald 的明显改进就是不仅根据 T_1WI 增强扫描上肿瘤的强化范围的变化来判断疗效，同时也根据 T_2-FLAIR 范围的变化来判断疗效。但是无论 T_1WI 增强扫描还是 T_2-FLAIR 相均不足以全面反映肿瘤的进展、稳定、缓解或部分缓解状态。目前，新的 RANO 2.0 标准正在修订之中，预计新的标准将会更加重视多模态、功能性 MRI 手段在疗效评价中的作用。

在胶质瘤的疗效评价中，需要注意的一种特殊情况是假反应。假反应通常发生于抗血管生成药物（如贝伐单抗）治疗后数天到数周，表现为 MRI 上肿瘤强化范围及水肿范围在短时间内显著缩小。但这种缩小并非由于肿瘤缩小形成，而是由于肿瘤血管的高通透性得到一定程度纠正以及破坏的血脑屏障一定程度正常化所形成的假象，故名假反应。国外有报道称采用 T_1 加权减影图（T_1-weighted subtraction maps）进行评估，有助于对肿瘤边界的准确识别和对预后的判断。这为假反应的识别提供了一种新的方法（详见 http://pubs.rsna. org/doi/abs/10.1148/radiol.13131305）。

假进展（pseudoprogression）是胶质瘤术后评价中需要注意的另外一种特殊情况（详见 http://china. tandfonline.com/doi/full/10.1586/ern.13.7）。假进展的发生可能与 MGMT 启动子甲基化、IDH 突变、替莫唑胺的应用有一定的关系。推测其病理基础可能是放射性脑损伤引起神经胶质细胞脱髓鞘、变性甚至死亡，大血管退变硬化，同时破坏血脑屏障，在 MRI 上表现为明显强化的片团影或肿块影，常伴周围水肿，常被误判为肿瘤复发并导致不必要的再次外科手术干预。鉴别假性进展与真性复发具有非常重要的临床意义，也是目前胶质瘤术后评价研究的热点之一。多数 DWI 研究显示胶质瘤术后复发的 ADC 值比放射性坏死的 ADC 值明显降低，PWI 研究显示胶质瘤术后复发的 rCBV 较放射性坏死显著增高，MRS 研究显示复发肿瘤的 Cho/Cr 明显高于假进展，而氨基酸标记的 PET 研究多发现复发肿瘤摄取明显高于假进展。但是，由于胶质瘤在治疗后影像学表现受到许多因素的影响，临床诊断中对二者的鉴别仍存在困难，需要进一步的大样本、多模态研究，包括 PET/MRI 的联合研究来阐明问题。

二、其他星形细胞肿瘤

在 2016 年版 WHO 中枢神经系统肿瘤分类中，根据肿瘤的生长方式，将相对局限生长的星形细胞瘤归为"其他星形细胞肿瘤（other astrocytic tumors）"，包括毛细胞型星形细胞瘤（WHO Ⅰ级）、室管膜下巨细胞型星形细胞瘤（WHO Ⅰ级）、多形性黄色星形细胞瘤（WHO Ⅱ级）、间变性多形性黄色星形细胞瘤（WHO Ⅲ级）。

【临床与病理】

毛细胞型星形细胞瘤（pilocytic astrocytoma,

PA），好发于幕下，尤以小脑半球和蚓部多见，多见于儿童及青少年，肿瘤以囊性成分为主。幕上好发于中线结构，以成人多见，实性为主。临床表现为头痛、呕吐等颅内高压症状及肢体无力、月经紊乱等。PA 生长缓慢、边界清楚。易发生囊变，单囊或多囊。镜下见毛发样星形细胞与疏松成熟的胶样纤维混杂排列。免疫组织化学 GFAP、Vim、S-100 多为阳性。

室管膜下巨细胞型星形细胞瘤（subependymal giant cell astrocytoma, SEGA）好发于青少年、儿童，男多于女。临床多表现为症状性癫痫和进行性颅内压增高，典型者可见面部皮脂腺瘤、智力障碍、癫痫组成的三联症。肿瘤边界清晰，血供不丰富，质软或稍硬。镜检可见围绕小血管呈菊花状或被血管分割成分叶状的不规则肥大细胞，主要由巨细胞和小胶质细胞组成。免疫组化见 GFAP 表达以梭形细胞为主，胖细胞、节细胞样瘤细胞部分阳性。

多形性黄色星形细胞瘤（pleomorphic xanthoastrocytoma, PXA）好发于儿童和青少年，发病率无性别差异，颞叶多见。以长期顽固性癫痫为主要特征。镜下肿瘤细胞弥漫分布或呈梭状排列，细胞多形性明显，可见单核或多核的瘤巨细胞，胞质丰富嗜酸性，核深染，乏核分裂象，免疫组化常见 GFAP（+），S-100（+）。

【影像学检查方法】

参见前述"一、弥漫星形细胞与少突胶质细胞肿瘤"。

【影像学表现】

PA 囊性多见，囊内壁较光滑，周围境界较清楚；瘤周一般无水肿。根据囊变程度不同，将其分为 3 种类型：①囊肿型，为单囊或多囊；②囊肿结节型，囊性为主伴壁结节；③肿块型，实性为主伴或不伴囊变。囊液 CT 平扫呈明显低密度，MRI T_2WI 表现为高信号，可高于正常脑脊液信号。肿瘤囊壁、壁结节及实性部分 CT 呈等或稍低密度，MRI T_1WI 呈等或不均匀低信号，T_2WI 呈不均匀稍高信号，FLAIR 序列上为不均匀高信号。增强后肿瘤实性部分及壁结节呈明显不均匀强化，强化部分是由于其毛细血管的通透性增高而引起，而非血脑屏障破坏而引发，所以强化程度与肿瘤级别无关。囊壁可强化或不强化，强化的囊壁提示由肿瘤组织构成。PA 瘤周多无水肿，有水肿亦为血管源性水肿（图 4-1-7）。DWI 一般无弥散受限。灌注成像（perfusion weighted imaging, PWI）可见最大相对脑血流量（$rCBV_{max}$）出现在结节强化区，相对于正常脑白质区 PA 呈稍高或低灌注。MRS 上 PA 内的 Cho/NAA、Cho/Cr 比值增高，有时可见乳酸峰。

SEGA 常可见到结节性硬化的背景，即大脑皮层和皮层下、室管膜下的多发结节状病灶，部分出现钙化；位于室间孔周围的结节易引起梗阻性脑积水。如室间孔处结节大于 5mm，且影像随访逐渐长大，应考虑此病的可能性。SEGA 在 CT 平扫上呈等、低或混杂密度，边界清楚或呈分叶形，钙化多见，CT 对钙化显示优于 MRI，SWI 可以在一定程度弥补其他 MRI 序列对钙化显示的不足。肿瘤可伴有大小不一囊变，以特征性微囊多见，增强扫描肿瘤实体部分明显强化，囊变部分不强化。磁共振 T_1WI 肿瘤呈等或略低信号，T_2WI 呈等或稍高信号，质子像肿瘤信号更高，位于室管膜下病灶信号强度与脑白质相近，在脑脊液衬托下显示清晰；灶周一般无水肿（图 4-1-8）。

PXA 好发于大脑表浅部位，颞叶多见，PXA 典型特征为脑叶浅部伴有附壁结节的囊性或囊实性肿块，一般囊腔大、瘤结节小，结节靠近脑膜面，肿瘤实性部分及结节呈不同程度强化，邻近脑膜可见强化。瘤周无或轻度水肿。肿瘤边界清楚，囊性部分呈长 T_1 长 T_2 信号，DWI 为低信号；肿瘤实性成分呈稍长 T_1 稍长 T_2 信号，DWI 呈稍高信号，增强扫描后明显强化（图 4-1-9）。PWI 示病灶实性成分高灌注，rCBV 值可大于 2.5，反映肿瘤供血丰富。MRS 上实性强化结节 Cho 峰升高，NAA 峰降低，NAA/Cho 倒置。DWI 上结节呈等信号或低信号，ADC 图呈等信号或高信号，ADC 值较高。

【诊断与鉴别诊断】

与其他星形细胞瘤之间以及与其他肿瘤，应从分布鉴别，即幕上脑中线区及颞叶病灶鉴别，幕下小脑及第四脑室病灶鉴别。

1. 幕下肿瘤的鉴别 幕下毛细胞星形细胞瘤应与以下肿瘤相鉴别：①髓母细胞瘤：多发生于小儿小脑蚓部，或第四脑室顶部，肿瘤坏死囊变较少，增强扫描呈轻-中度强化，早期易发生脑脊液种植转移，压迫第四脑室，引起梗阻性脑积水。②血管母细胞瘤：好发于成年小脑半球，肿瘤以大囊伴小结节为特征，无钙化或出血，增强扫描壁结节显著强化，瘤旁常可见到流空的血管影。③室管膜瘤：多不规则，可呈脑室铸型，沿常伴有周围脑组织水肿，可钙化、囊变；肿瘤增强不均匀，边缘不光整。

2. 幕上肿瘤的鉴别 多形性黄色星形细胞瘤需与以下几种肿瘤鉴别：①颞叶节细胞瘤或节细胞胶质瘤，后两者亦发生在颞叶表浅位置，多为囊实

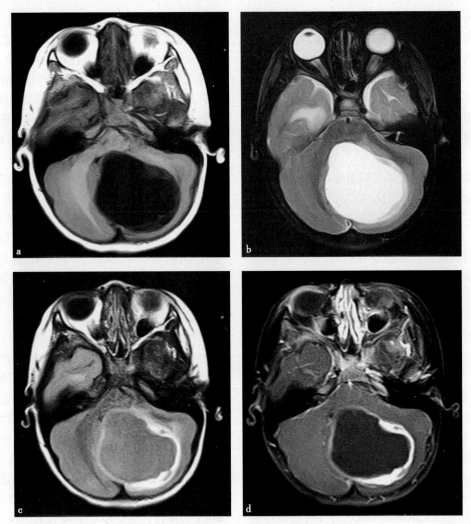

图 4-1-7　毛细胞型星形细胞瘤

左侧小脑半球、小脑蚓部见巨大以囊性肿块伴壁结节形成，呈长 T_1（a）长 T_2（b）信号影，T_2-FLAIR（c）实性部分呈高信号，囊性部分为等低信号影，增强后（d）实性部分明显强化

性占位病变，内见实性壁结节，但壁结节不临近脑膜，且不会出现邻近软脑膜的强化，常伴有钙化，PXA 钙化少见，脑膜多强化。②胚胎发育不良性神经上皮肿瘤（DNT），DNT 也好发于颞叶，以囊实性肿块多见，通常无强化或仅轻度强化，占位效应不明显，同时临近肿瘤处的脑组织常伴有皮层结构不良，有助于鉴别诊断。③胶质母细胞瘤，恶性程度高，累及范围广泛，囊壁常不规则，中心坏死、出血常见，灶周水肿及占位效应明显，多呈不均一花环状强化。④脑膜瘤，实性为主 PXA 需要与脑膜瘤鉴别，脑膜瘤多发生于成年人，囊变、坏死少见，强化明显，可见"脑膜尾征"，且 MRS 上无 NAA 峰，可见特征性的丙氨酸峰。

室管膜下巨细胞型星形细胞瘤主要与以下肿瘤鉴别：①脉络丛乳头状瘤，常发生于侧脑室三角区，

室间孔少见，常伴发脑积水，呈分叶状、菜花状，增强后明显均匀强化。②中枢神经细胞瘤，好发于青壮年，也常见于孟氏孔附近，钙化和囊变多见，增强后不均匀强化。上述肿瘤一般没有结节性硬化的影像背景，也没有 SEGA 的临床三联症，可资鉴别。

【临床研究现状】

毛细胞黏液型星形细胞瘤（pilomyxoid astrocytoma，PMA），作为毛细胞型星形细胞瘤的亚型，2007 年版 WHO 分类定为 WHO Ⅱ级。近来发现，部分毛细胞黏液型星形细胞瘤可成熟为毛细胞型星形细胞瘤，两者的组织学和基因表型具有广泛重叠，影像学表现也有许多相似之处。有报道，同一肿瘤中，有 PMA 及 PA 两种类型肿瘤成分。对于 PMA 的起源也存在争议，虽然更多倾向于星形细胞起源，但还是缺乏有力的证据。PMA 虽侵犯邻近脑组织

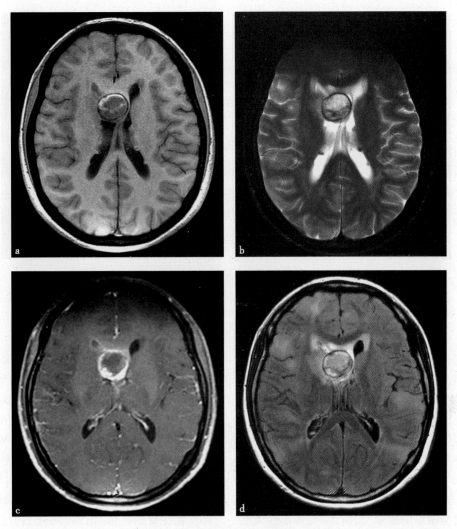

图 4-1-8　室管膜下巨细胞型星形细胞瘤

室间孔区见一囊实性结节影，呈混杂信号，以稍长 T_1（a）稍长 T_2（b）信号为主，T_2-FLAIR（c）呈不均匀稍高信号影，增强后（d）明显环状强化。该患者有结节性硬化病史，可见双侧室管膜下多发钙化结节影，双侧大脑皮层下多发长 T_2 结节影

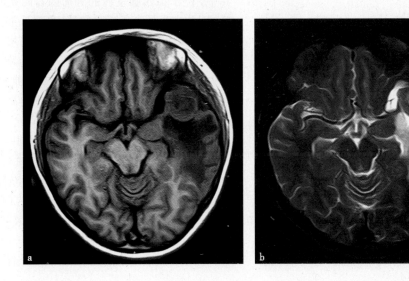

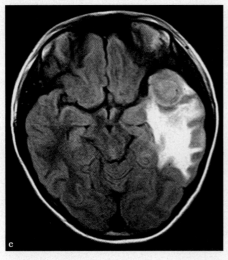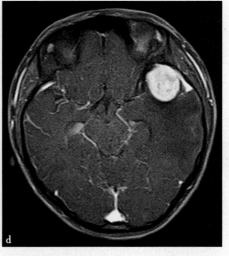

图 4-1-9 多形性黄色星形细胞瘤

左侧颞叶浅部见一实性结节影,呈等 T_1(a)稍长 T_2(b)信号影,T_2-FLAIR(c)呈稍高信号影,
周围见大片水肿,增强后(d)病灶明显强化,邻近脑膜增厚、强化

并可随脑脊液播散,但是否更具侵袭性的生物学行为尚不确定,新版分类建议先降低其分级。由于 PA 和 PMA 临床上少见,尤其是 PMA,所以影像对二者鉴别仍较困难。对 PA 和 PMA 之间关系、PMA 起源,今后的研究,仍是具有挑战性的。

间变性多形性黄色瘤型星形细胞瘤(anaplastic pleomorphic xanthoastrocytoma,WHO Ⅲ级),新版中作为"新的成员",替代以往"伴间变特征的多形性黄色瘤型星形细胞瘤"的描述,与多形性黄色瘤型星形细胞瘤(WHO Ⅱ级)相比,生存期更短,BRAFV600E 突变的患者与 BRAFV600E 非突变患者相比,有显著较长的总体生存时间。而二者影像特征及鉴别,尚待进一步研究和探索。

(月 强)

第二节 室管膜肿瘤

一、室管膜瘤与间变性室管膜瘤

室管膜肿瘤是起源于脑室与脊髓中央管的室管膜细胞或脑内白质室管膜细胞巢的中枢神经系统肿瘤。根据 2016 年 WHO 对中枢神经系统肿瘤的分类,室管膜肿瘤分为室管膜下室管膜瘤、黏液乳头型室管膜瘤、室管膜瘤、RELA 融合基因阳性室管膜瘤和间变性室管膜瘤五类。

【临床与病理】

室管膜瘤(ependymoma)起源于室管膜或室管膜残余组织,肿瘤可发生于脑室内,也可发生于脑室外;可发生于幕上,也可发生于幕下。儿童室管膜瘤以第四脑室多见,占儿童颅内肿瘤的 6%～12%,其发病高峰为 4～5 岁,占 3 岁以下儿童颅内肿瘤的 30%;成年人室管膜瘤以侧脑室多见,也可发生于大脑半球内。室管膜瘤为 WHO Ⅱ级肿瘤,肿瘤以膨胀性生长为主,生长缓慢,术后可存活 8～10 年。肉眼观瘤体边界清楚,球状或分叶状,切面灰白或呈淡红色,质地均匀或呈颗粒状,可有囊性变或钙化,出血、坏死不明显。镜下见,瘤细胞密度中等,大小形态一致,罕见或无核分裂象,瘤细胞排列成菊形团样,有时亦可排列于小血管周围,称之为假菊形团。免疫组化染色瘤细胞 Vimentin 呈强阳性,GFAP 和 S-100 阳性,EMA 灶性阳性或阴性。临床症状主要与颅内高压相关。其中,位于第四脑室内的肿瘤因易阻塞脑脊液循环,因此产生颅高压症状较早,多以头痛为首发症状,伴有呕吐、头晕及强迫头位。肿瘤增大累及小脑蚓部或半球时,可出现平衡障碍、走路不稳和共济失调等症状。当肿瘤压迫脑干或脑神经时,可出现相应的脑神经障碍。幕上肿瘤颅内高压出现较晚,病程可长达 4～5 年。

在 2016 年版 WHO 中枢神经系统肿瘤分类中,一种由基因定义的室管膜瘤亚型被独立出来,即 RELA 融合基因阳性室管膜瘤。该亚型室管膜瘤占据儿童幕上肿瘤的绝大多数,其特异性表达 L1CAM,后者可作为此型室管膜瘤的一个潜在免疫组化标记,但此型室管膜瘤的具体特征尚有待进一步阐明。

当室管膜瘤发生间变(如出现核分裂、核异型、血管内皮增生和灶性坏死等）时，称为间变性室管膜瘤，为 WHO Ⅲ级，该肿瘤生长较为迅速，患者病程较短，颅高压症状明显，预后较差。镜下见肿瘤细胞呈菊形团样，异型性明显，核分裂活跃，围绕血管排列，伴血管增生及假栅栏状坏死。免疫组化染色肿瘤细胞 GFAP、Vimentin、S-100 表达阳性。

【影像学检查方法】

MRI、CT 均可用于室管膜肿瘤的检查，但以 MRI 为主。

MRI 具有软组织分辨率高、能进行多方位、多参数成像等优点，且对后颅窝病变显示清晰而无骨伪影干扰，这对于好发于脑室系统内的室管膜肿瘤的定位、定性诊断非常重要。近年来，一系列新兴的 MRI 技术的应用也为临床诊断及治疗方式的选择提供了重要信息。MR 灌注成像（包括 DSC、DCE、ASL 等）可以提供肿瘤血流动力学和血管通透性等信息；MRS 和 CEST 可以提供肿瘤代谢信息；对于发生在脑实质或伴有脑实质侵犯的肿瘤，DWI、DTI 和 DKI 等 MR 弥散相关技术可提供肿瘤分子内部分子弥散、白质纤维束与肿瘤的关系等信息；fMRI 可提供肿瘤对脑功能区侵犯情况的信息；SWI 可提供肿瘤内出血、钙化和静脉引流等信息。这些 MRI 技术大大提高了 MRI 在诊断、鉴别诊断和治疗后随访的临床应用价值。

CT 具有成像速度快、检查费用低、对出血及钙化显示优于 MRI 等优点，在室管膜肿瘤检出中亦有一定的优势；但其因有软组织分辨率差、对后颅窝病变显示易受骨伪影等不足，而在室管膜肿瘤的诊断中不如 MRI。

【影像学表现】

幕下室管膜瘤好发部位为第四脑室，常表现为第四脑室内实质性肿块，肿瘤体积较小，常伴有幕上脑积水。CT 平扫病灶实质部分常呈等或略高密度。由于瘤内常发生囊变坏死，且囊变多为小囊样变，故肿瘤密度不均。发生于第四脑室内的肿瘤易发生钙化，且多为点状钙化。发生于幕下脑实质内的肿瘤多为实质性肿瘤，好发于小脑半球表面，囊变者多为大囊变，肿瘤周围可有轻到中度水肿，钙化较室内者少见。幕上室管膜瘤发病年龄较幕下者大，约 50% 的肿瘤发生在脑实质内，且多位于顶、颞、枕交界处，肿瘤一般紧邻侧脑室，绝大多数伴有囊变及钙化。其中，囊变发生率约占 80%，且常为大的囊变，钙化发生率约占 40%。

MRI 是目前诊断室管膜瘤最好的影像学方法之一，T_1 加权像上呈低或等信号，T_2 加权像上呈高信号。肿瘤常发生囊变，而在 T_1（或 T_2）加权像上呈更低（或高）信号，增强后不均匀显著强化。发生于脑室系统者常合并有脑积水（图 4-2-1）。

间变性室管膜瘤恶性程度高，肿瘤多呈侵袭性生长，常表现为分叶状或花环状的囊实性肿块，坏死、囊变及出血常见，且以大囊大结节多见，部分病变内可见斑点状、结节状钙化，瘤周常伴有较明显的瘤周水肿；CT 及 MRI 扫描密度、信号表现多样，多呈混杂密度或信号，增强扫描肿瘤实性部分明显强化，坏死、囊变及出血无强化。

【诊断与鉴别诊断】

第四脑室内室管膜瘤主要与髓母细胞瘤、脉络丛乳头状瘤鉴别：

（1）髓母细胞瘤：多起源于小脑蚓部，向第四脑室内生长，在其前方或上方可有新月形的脑脊液信号；室管膜瘤多发生于四脑室，肿瘤可通过 Luschka 孔向脑室外延伸至桥小脑角区。对比增强后髓母

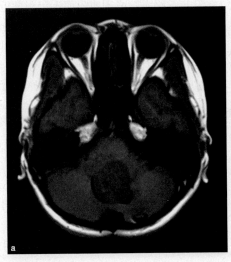
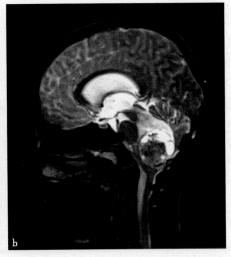

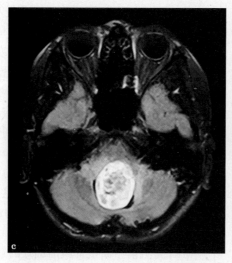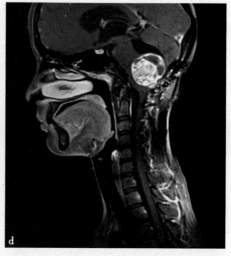

图 4-2-1 室管膜瘤

第四脑室内见混杂信号团块影，边界清楚，平扫示肿瘤呈不均匀稍长 T_1(a) 稍长 T_2(b) 信号改变，FLAIR(c) 呈不均匀高信号，增强扫描(d) 肿瘤不均匀显著强化，幕上脑室继发扩张、积水

细胞瘤强化较室管膜瘤更显著。

（2）脉络丛乳头状瘤：主要见于儿童，好发于侧脑室三角区，肿瘤常呈菜花状，由于肿瘤有分泌功能，可产生过多的脑脊液，因此，在肿瘤较小未出现梗阻时即可出现交通性脑积水。

侧脑室内室管膜瘤主要与脉络丛乳头状瘤和室管膜下巨细胞型星形细胞瘤鉴别：

（1）脉络丛乳头状瘤：多见于儿童，常位于侧脑室三角区，呈分叶状，因肿瘤有分泌脑脊液的功能，因此常伴有交通性脑积水。

（2）室管膜下巨细胞型星形细胞瘤：多见于青少年，临床表现为典型的三联症，即颜面部皮脂腺瘤、癫痫、智力低下。影像检查表现为孟氏孔区明显强化结节或肿块，钙化常见，并常合并结节硬化（室管膜下多发结节伴钙化）。

二、室管膜下瘤

室管膜下瘤（subependymoma）又称室管膜下室管膜瘤，是发生于中枢神经系统的一种少见良性肿瘤，为 WHO Ⅰ级，在所有颅内肿瘤中不超过 1%。

【临床与病理】

室管膜下瘤起源于室管膜下细胞，包括室管膜下胶质细胞、星形细胞以及室管膜细胞，是一种少见的良性肿瘤，好发于中老年男性。肿瘤可以伴随室管膜瘤一起发生，常为一种恶变征象。大约 2/3 的肿瘤发生于第四脑室，1/3 的肿瘤发生于侧脑室和第三脑室，偶发于透明隔及脊髓内。肿瘤大体观，多呈结节状或分叶状，质韧，色灰白，呈漂浮状

游离于脑室内，一侧与侧脑室粘连。光镜下见大片增生的胶质纤维基质中瘤细胞呈散在或簇状分布，瘤细胞大小基本一致，异型性不明显，无核分裂象，细胞核埋入纤维基质中，瘤组织内可见围血管假菊形团结构，间质内微囊形成。免疫组化染色肿瘤细胞 GFAP 及 nestin 表达阳性，而 NeuN 阴性。患者临床症状与肿瘤所在部位有关，当肿瘤位于室间孔附近时，即使较小的肿瘤也可引起脑脊液循环障碍，进而引起颅高压症状，如头痛，甚至呕吐等，肿瘤压迫邻近脑组织也可引起相应的神经系统症状。

【影像检查】

与室管膜瘤影像学检查方法相似。

【影像学表现】

室管膜下瘤影像检查符合一般良性肿瘤的特征，表现为脑室系统内膨胀性生长肿瘤，边界清晰，常附着于脑室壁或透明隔而不侵犯邻近脑组织，瘤周脑组织一般无水肿。CT 平扫以低或等密度为主，密度欠均匀，可有小的低密度囊变区及细微钙化。T_1WI 肿瘤呈低信号或等信号，信号强度稍高于脑脊液，T_2WI 肿瘤呈高信号。肿瘤内可多发小囊变区，而在 T_1(T_2) 加权像上呈更低（高）信号。小囊变区常呈散在分布，有时可融合成大的囊腔。增强扫描多数肿瘤无强化或轻度强化，可能与肿瘤富含胶质纤维并伴有多发小囊状结构有关（图 4-2-2）。由于肿瘤细胞呈散在或簇状分布，致水分子扩散运动受限相对较小，故 DWI 呈等或低信号；肿瘤内出血少见，约 50% 的肿瘤可发生钙化。当肿瘤发生于室间孔处或肿瘤较大时可伴发继发性脑积水。

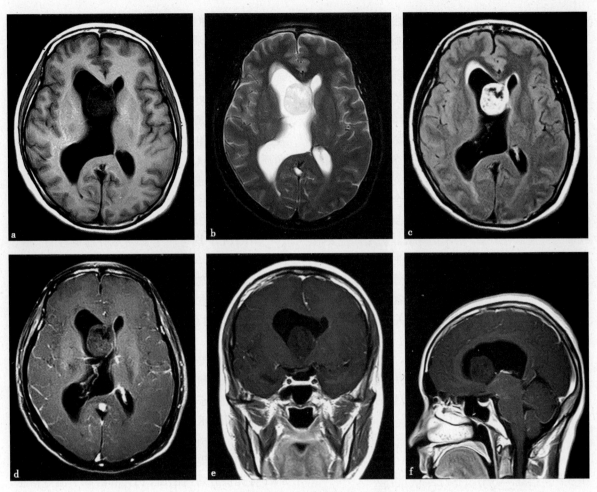

图 4-2-2　室管膜下瘤

右侧脑室体部前份见类圆形稍长 T$_1$（a）长 T$_2$（b）肿块影，FLAIR（c）呈高信号，肿瘤边界清晰，其内可见多发小囊变区，呈更长 T$_1$、更长 T$_2$ 信号改变，增强扫描（d～f）肿瘤轻微强化。右侧脑室扩张、积水

【鉴别诊断】

室管膜下瘤因具有脑室内起源、生长缓慢、边界清楚、通常无浸润行为等生物学特性以及 T$_1$WI 呈等或低信号，信号强度稍高于脑脊液，T$_2$WI 呈高信号，增强扫描无强化或仅轻微强化等影像学特征而不难诊断。当室管膜下瘤表现不典型时，需与以下肿瘤相鉴别：

（1）室管膜瘤：好发于儿童及青少年，囊变、坏死多见，并常见致密性钙化，周围脑实质常有水肿，增强扫描肿瘤强化明显且不均匀。儿童肿瘤好发于第四脑室，肿瘤可通过 Luschka 孔延伸至桥小脑角区而具有特征性；成人肿瘤好发侧脑室，肿瘤易侵及对侧侧脑室或三脑室。

（2）脉络丛乳头状瘤：主要见于儿童，好发于侧脑室三角区，肿瘤常呈菜花状，T$_1$WI 呈等或低信号，T$_2$WI 呈稍高信号，增强后肿瘤呈显著强化。另

外，因肿瘤可刺激脉络丛过度分泌脑脊液而特征性地表现为交通性脑积水。

（3）中枢神经细胞瘤：见于 20～40 岁成人，肿瘤起源于侧脑室壁或透明隔，"绳索征"和肿瘤内及边缘流空的血管为其特征性表现，囊变多位于肿瘤的边缘，增强扫描呈轻至中度强化。

（4）室管膜下巨细胞型星形细胞瘤：多见于青少年，临床表现为典型的三联症，包括颜面部皮脂腺瘤、癫痫及智力低下。影像检查表现为孟氏孔区明显的强化结节或肿块，钙化常见，并常合并结节硬化（室管膜下多发结节伴钙化）。

【临床研究现状】

室管膜肿瘤是起源于脑室与脊髓中央管的室管膜细胞或脑内白质室管膜细胞巢的一类较少见的中枢神经系统肿瘤。其常见发生部位为脑室系统，其次为脊髓中央管，发生于脑实质者极为少

见。对于发生于脑室系统且具有典型影像改变者诊断一般不难，但对于一些发生于脑实质内的肿瘤需与其他颅内肿瘤相鉴别。

一般而言，室管膜肿瘤手术效果好，并且手术方式的选择与患者的预后密切相关。对于室管膜瘤而言，未能行肿瘤全切除的患者，术后应行局部放射治疗，因为绝大多数肿瘤复发为瘤床原位复发。而对于室管膜下瘤而言，手术全切肿瘤是根治室管膜下室管膜瘤的主要措施，而对于一些生长部位深在、难以做到肿瘤全切者，次全切除亦可获得良好的治疗效果，并且复发罕见。虽然间变性室管膜瘤为高度恶性肿瘤，手术切除病灶仍是其主要治疗措施。在外科手术有较大风险时，一些关键部位肿瘤的全切应该慎重（例如，室管膜下瘤选择次全切亦可获得较好效果），能否有效地保护脑功能区和避开功能纤维是手术预后的关键。术前进行DTI检查可了解肿瘤与白质纤维的关系，进行纤维示踪，帮助术中避开重要神经纤维，术前进行fMRI检查可了解肿瘤对重要脑功能区的侵犯情况，二者有助于帮助确定手术范围，保护重要脑功能区，减少手术并发症。

（月 强）

第三节 脉络丛肿瘤

一、脉络丛乳头状瘤

脉络丛肿瘤（choroid plexus tumors, CPT）是指起源于脉络丛上皮细胞的肿瘤，发病率低，约占颅内肿瘤的0.4%～0.6%，恶性者少见，仅占该肿瘤的10%～20%。根据2016年WHO对中枢神经系统肿瘤的分类，脉络丛肿瘤分为脉络丛乳头状瘤（choroid plexus papilloma, CPP）、非典型脉络丛乳头状瘤（atypical choroid plexus papilloma）和脉络丛乳头状癌（choroid plexus carcinoma, CPC）三类，分属Ⅰ级、Ⅱ级和Ⅲ级肿瘤。

【临床与病理】

脉络丛乳头状瘤可发生于任何年龄，以儿童及青少年多见，男性居多，因瘤细胞具有分泌脑脊液的特性，因此临床主要表现为由脑积水引起的颅高压症状和局限性神经损害症状。肿瘤多发生于脑室系统，儿童好发于侧脑室，并以左侧脑室三角区为多见，成人好发于第四脑室。发生于脑室系统外的肿瘤最多见于桥小脑角区，其他罕见部位还包括鞍上池、大脑凸面、脑干、大脑镰旁等。

大体观：肿瘤多沿脑室内生长，形如菜花或结节样，暗红色、质软、无包膜，表面呈不规则的乳头样突起。肿瘤与周围脑组织分界清楚，很少发生囊变、出血及坏死，其内可有细小的颗粒样钙化。镜下瘤细胞分化良好，形态如正常脉络丛组织，表现为在基底层间质上整齐排列的单层矩状或柱状上皮细胞。免疫组化染色瘤细胞GFAP、S-100、细胞角质素及转甲状腺素蛋白（transthyretin）表达阳性，其中转甲状腺素蛋白阳性表达被认为与脉络丛乳头状瘤具有相对特异性。

【影像检查】

MRI、CT均可用于脉络丛肿瘤的检查，但以MRI检查为主。

MRI具有软组织分辨率高、能进行多方位、多参数成像等优点，且对后颅窝病变显示清晰而无骨伪影干扰，这对于好发于脑室系统内的脉络丛肿瘤诊断极为重要。MR灌注成像（包括DSC、DCE、ASL等）可以提供肿瘤血流动力学和血管通透性等信息；MRS和CEST可以提供肿瘤代谢信息，在^{1}H-MRS上肿瘤表现为NNA峰消失，Cho峰升高；DWI、DTI和DKI等MR弥散相关技术可提供肿瘤分子内部分子弥散、白质纤维束与肿瘤的关系等信息；fMRI可提供肿瘤对脑功能区的侵犯的信息；SWI可提供肿瘤内出血、钙化和静脉引流等信息。这些MRI技术大大提高了MRI在诊断、鉴别诊断和治疗后随访的临床应用价值。

CT对脉络丛肿瘤发生的出血及细微钙化的显示优于MRI。

【影像学表现】

CT平扫示肿瘤呈边界清楚的分叶状或菜花状肿块，呈稍高或等密度，多密度均匀，少数为低或混杂密度，钙化或出血少见，增强后肿瘤均匀明显强化。MRI检查肿瘤在T_1WI上呈稍低信号，较脑实质信号稍低，但较脑脊液信号高，T_2WI上肿瘤呈高信号，与脑脊液分界清楚，其内信号均匀，呈颗粒状，部分肿瘤内可见出血及钙化，DWI示肿瘤扩散不受限或稍受限，增强后明显强化（图4-3-1）。因瘤细胞具有分泌脑脊液的特性，因此，肿瘤常与脑积水并存。

总体而言，脉络丛乳头状瘤影像学具有一定特点：①边缘颗粒状或凹凸不平，肿瘤内部信号虽然基本均匀，但仍可分辨出细小的颗粒样信号。②肿瘤常位于扩大的脑室内，并与脉络丛相连，积水严重者肿瘤几乎完全浸泡在脑脊液内。肿瘤很少侵犯脑组织，一般不引起脑水肿。

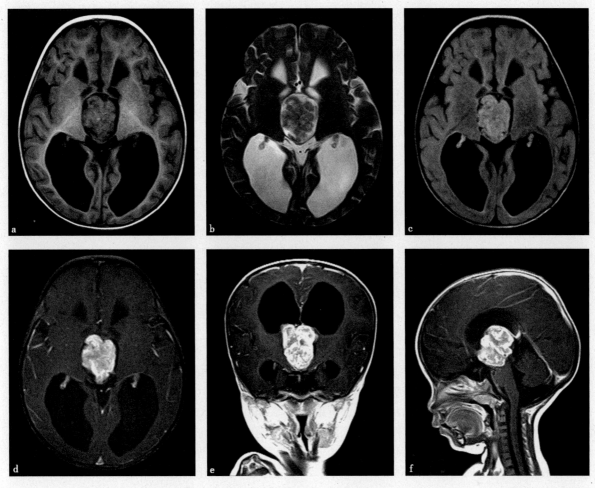

图 4-3-1　脉络丛乳头状瘤

第三脑室内见等 / 稍长 T₁(a)、稍长 T₂(b)信号占位灶，FLAIR(c)呈高信号，病变边界清晰，其周围可见脑脊液信号影包绕，邻近脑实质未见明显受侵，增强扫描病灶明显强化，幕上脑室扩张、积水

【鉴别诊断】

1. 位于第四脑室内的脉络丛乳头状瘤主要与以下肿瘤相鉴别：

（1）室管膜瘤：好发于儿童和年轻人，幕上室管膜瘤以成人多见，幕下室管膜瘤以儿童多见；信号与脉络丛乳头状瘤相似，囊变及钙化多见，常引起梗阻性脑积水，与脉络丛乳头状瘤分泌所致的交通性脑积水有区别。

（2）髓母细胞瘤：多见于男性儿童，好发于第四脑室，肿瘤生长迅速，恶性程度极高。肿瘤起源于第四脑室顶部向下生长。CT 扫描表现为边缘清楚的等或稍高密度肿块，周围可见低密度脑脊液包绕，增强后轻中度强化。MR 成像 T₁WI 为低或等信号，T₂WI 为等或略高信号影，可因囊变而信号不均，囊变为多发小斑片状或点状，钙化、出血较少见。肿瘤易沿脑脊液播散，预后不良。

2. 位于侧脑室内的脉络丛乳头状瘤主要与以下肿瘤相鉴别：

（1）脑膜瘤：多见于中年女性，影像学表现与脑室外脑膜瘤相似，CT 平扫呈均匀一致的等或稍高密度肿块，MR 扫描呈等 T₁ 等 T₂ 信号改变，边缘清楚，增强后明显强化。

（2）中枢性神经细胞瘤：位于透明隔及孟氏孔附近，以一侧生长为主，多为左侧，肿瘤较大时向双侧脑室生长，肿瘤边界清楚，CT 扫描呈稍高密度，MRI 表现为稍长 T₁、稍长 T₂ 信号，有轻至中度强化。

（3）室管膜下巨细胞型星形细胞瘤：多见于青少年，临床表现为典型的三联症，包括颜面部皮脂腺瘤、癫痫及智力低下。影像检查表现为孟氏孔区明显的强化结节或肿块，钙化常见，并常合并结节硬化（室管膜下多发结节伴钙化）。

3. 位于桥小脑角区脉络丛乳头状瘤主要与以下肿瘤相鉴别：

（1）脑膜瘤：脑膜瘤一般与脑膜呈广基底相接，强化具有脑膜尾征。

（2）听神经瘤：听神经瘤钙化相对少见，并常伴有内听道的破坏、扩大。

二、脉络丛乳头状癌

【临床与病理】

脉络丛乳头状癌（choroid plexus carcinoma, CPC）是起源于脉络丛上皮的一种罕见恶性肿瘤，约占颅内肿瘤的 0.05%～0.1%。本病可以发生于任何年龄，但以儿童发病多见，约占全部病例的70%。肿瘤多发生在侧脑室三角区，其他部位罕见。大体观肿瘤位于脑室内，瘤体边缘不规则，呈乳头状或分叶状，紧贴脑室壁生长，与侧脑室内脉络丛有蒂相连，部分瘤体可突破侧脑室壁向脑实质内生长，还可通过脑脊液播散。细胞病理学检查有如下特点：①中重度的细胞学不典型和多形性；②常见核分裂象，包括不典型核分裂；③由乳头状结构移行至实性、分化差的生长结构，细胞密度增高，实质和间质界限消失，呈局灶性坏死；④浸润性生长，侵犯其下的脑组织。临床主要表现为由过度脑脊液分泌所引起的进行颅高压症状。

【影像检查】

同脉络丛乳头状瘤影像学检查方法。

【影像学表现】

影像学检查可见侧脑室三角区乳头状或分叶状肿瘤，瘤体位于脑室内或贴紧脑室壁，并超出脑室边缘向邻近脑实质内浸润生长。瘤周常合并程度不一的脑水肿，严重者可以占据两个脑叶以上，白质水肿呈指套状。肿瘤常引起不同程度的脑积水。

CT 平扫病灶密度不均，出血、钙化常见，增强扫描瘤体实性部分明显强化。MRI 检查病灶信号不均匀，T_1WI 上呈稍低信号，T_2WI 呈稍高信号，DWI 为等或稍低信号，增强后不均匀显著强化（图 4-3-2）。因 CPC 属脑实质外肿瘤，因此是在 ^{1}H-MRS 上病变 NNA 峰消失，而 Cho 峰明显升高。

【鉴别诊断】

CPC 需与以下疾病相鉴别：

1. 脉络丛乳头状瘤　起源于脉络丛组织，呈稍长 T_1 稍长 T_2 信号灶，与脑脊液分界清晰，轮廓清楚欠规则，病变常伴有脑积水，出血很少，增强扫描肿瘤强化明显。

2. 脑膜瘤　侧脑室三角区最常见肿瘤，中年女性多见，典型表现为等 T_1 等 T_2 类圆形病灶，边界清晰，增强后病变明显强化，并可出现典型的"脑膜尾征"。

3. 室管膜瘤　儿童常发生于第四脑室，成人多发生于侧脑室，囊变机会较多，塑型生长为其特点，大多数轻至中度强化。

4. 室管膜下巨细胞型星形细胞瘤　常表现为孟氏孔区类圆形或分叶状肿块，T_1WI 呈等或稍低信号，T_2WI 呈等或稍高信号，其内可有囊变，边缘常见结节状钙化，增强后明显强化，病变多合并室管膜下结节或皮质结节。

【临床研究现状】

脉络丛肿瘤是起源于脉络丛上皮细胞的一种少见肿瘤，多发生于儿童，以良性者多见，恶性者极为少见，当影像检查表现典型时，一般不难诊断。

手术切除肿瘤是脉络丛肿瘤首选治疗方式，且手术是否完全切除病灶与患者预后相关，肿瘤残留

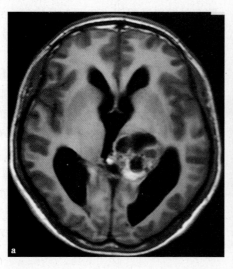

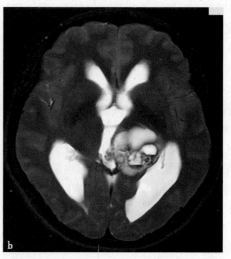

a　　　　　　　　　　　　b

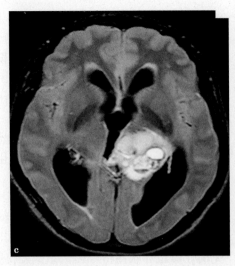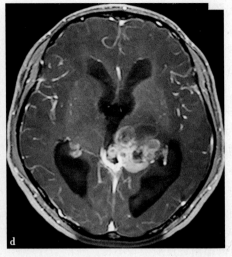

图 4-3-2 脉络膜乳头状癌

可见左侧侧脑室三角区囊实性肿块影，呈 T₁WI 低信号（a），T₂WI 高信号（b），FLAIR 高信号（c），内部可见出现囊变形成的液 - 液界面，增强扫描不均匀明显强化（d），肿块边界不清，邻近脑实质受侵

易导致术后复发。一般情况下，脉络丛乳头状肿瘤边界清楚，手术易于切除干净，一般无复发，次全切除后复发率低于 10%。恶性乳头状癌可有脑组织浸润，很难切除干净，易于复发。术前进行 DTI 检查可了解肿瘤与白质纤维的关系，进行纤维示踪，帮助术中避开重要神经纤维，进行 fMRI 检查可了解肿瘤对重要脑功能区的侵犯情况，二者有助于帮助确定手术范围，保护重要脑功能区，减少手术并发症。

脉络丛肿瘤的术后随访极为重要，尤其是脉络丛乳头状癌，术中病灶残留易导致肿瘤复发，也可发生蛛网膜下腔播散转移。因此，术后一般需要对术区行局部放射治疗，对降低复发率、延长生存期有效。如何区分术后复发与放射反应在术后的随访复查中也极为重要。DWI、MR 灌注成像、MRS 成像均可用于术后随访，但由于脉络丛乳头状癌发病率较低，对其术后随访的研究甚少。

（月　强）

第四节　神经元或混合性神经元 - 神经胶质肿瘤

神经元和混合性神经元 - 神经胶质肿瘤（neuronal and mixed neuronal glial tumours）是一组由不同程度神经元分化和胶质分化的细胞组成的肿瘤，因其较少见，术前诊断准确性较低。此类肿瘤的生物学行为不同于常见的神经胶质瘤，其经手术全切后多可达到治愈。临床上，神经元及混合性神经元 - 神经胶质肿瘤多发生于儿童和青年，主要表现为癫痫、颅内压增高以及依肿瘤部位不同所致的神经功能受损。其中，癫痫是突出表现，常作为临床上主要或唯一表现。WHO 中枢神经系统肿瘤分类中神经元和混合性神经元 - 神经胶质肿瘤包括胚胎发育不良性神经上皮肿瘤、节细胞瘤、节细胞胶质瘤、发育不良性小脑神经节细胞瘤、促纤维增生性婴儿星形细胞瘤和节细胞胶质瘤、中枢神经细胞瘤以及副神经节瘤等。

一、胚胎发育不良性神经上皮肿瘤

【临床与病理】

胚胎发育不良性神经上皮肿瘤（dysembryoplastic neuroepithelial tumour, DNT）是一种少见的神经系统肿瘤，其发病率约占神经上皮肿瘤的 0.63%。DNT 好发于儿童或青少年，男性略多于女性。DNT 被认为是顽固性复杂部分性癫痫发作的一个原因，部分可继发全面性发作。部分患者亦可出现头痛等症状，颅内压升高少见。少数可出现视神经乳头水肿、视野受损等与肿瘤发生部位相关的体征。

DNT 于 1988 年由法国病理学家 Dauma-Duport 等首先发现并命名，1993 年在 WHO 中枢神经系统肿瘤的修正分类中将 DNT 新增为神经元和神经胶质混合的肿瘤。WHO 分类中将其列为 WHO Ⅰ级。DNT 一般认为是良性肿瘤，较稳定且无侵袭性。但也有少数恶变的报道。大体标本上肿瘤呈灰白或黄褐色结节样软组织,质软,边界清,部分可见黏液基质伴微囊形成。根据 DNT 形态学、免疫细胞化学及超微结构特点分为多结节型、单结节型和弥漫型 3 种亚型。镜下可见病变处脑皮质增厚,细胞密度增高,皮层的正常层次消失。组织学上 DNT 的共同特点是肿瘤主要由少突胶质细胞样细胞、神经元和星形细胞 3 种细胞成分混合而成,不同亚型的细胞成分比例不同,细胞在分布和排列上有很大不同。部分结节内黏液变明显,神经元漂浮于黏液中,构成了特殊的胶质神经元成分。而神经胶质结节主要由星形细胞和少突胶质细胞组成,伴或不伴有神经元。部分病变可浸润软脑膜。部分患者可见肿瘤附近皮质发育不良。

【影像学检查方法】

MRI、CT 均可用于 DNT 的检查,但以 MRI 为主。

MRI 的软组织分辨率较高,其多种序列、多模态检查可为胚胎发育不良性神经上皮肿瘤的定位、定性乃至定量诊断提供更加丰富的信息。MR 灌注成像可以了解肿瘤血流动力学和血管通透性等信息;MRS 和 CEST 可以提供肿瘤代谢信息;DWI、DTI 和 DKI 等 MR 弥散相关技术可提供肿瘤分子内部分子弥散、白质纤维束与肿瘤的关系等信息;fMRI 可提供肿瘤对脑功能区的侵犯的信息;SWI 可提供肿瘤内出血、钙化和静脉引流等信息。这些 MRI 技术大大提高了 MRI 在诊断、鉴别诊断和治疗后随访的临床应用价值。

CT 检查的优势是扫描速度快,费用较低。CT 血管成像可显示肿瘤推挤、包绕血管情况;CT 灌注成像可以了解肿瘤血供。但 CT 软组织分辨率低以及后颅窝伪影干扰限制了它在 DNT 诊断中的应用。

【影像学表现】

DNT 组织学多样性决定其影像学表现各异,主要依靠 CT 和 MRI 诊断。大多位于幕上、大脑皮层内和灰白质交界区,以多结节结构为主,可能与大脑皮层发育异常有关。好发于颞叶,额叶次之,少见于顶枕叶、小脑、脑干等部位。

最典型的表现为边界清楚的假囊肿样病变,CT 平扫肿瘤多呈低密度,少数混杂密度,肿瘤钙化和出血少见。MRI 扫描 T_1WI 多为低信号,T_2WI 为高信号,钙化或出血时信号混杂,FLAIR 呈稍低或稍高信号,低信号边缘可见高信号环影,部分可见病灶内小囊状更低信号区,可见囊状分隔,表现为单发局灶性肿物,呈三角形、脑回状、不规则分

叶状,多数病灶边界清楚,瘤周水肿少见,占位效应不明显。增强扫描强化者少见,轻度分隔样、结节样或脑回样强化。DNT 呈三角形或楔形以及病灶内见分隔为特征性的影像学表现。由于肿瘤生长缓慢,可见颅骨受压变形。如有瘤内出血,可影响 DNT 在 MRI 的信号,由此造成误诊。DWI 呈等低信号,ADC 值均明显增高。MRS 检查 NAA 峰降低不明显,接近正常,胆碱和肌酸变化亦不明显(图 4-4-1)。

【诊断与鉴别诊断】

DNT 需与以下疾病相鉴别:①低级别星形细胞瘤:20~40 岁多见,多位于深部白质。FLAIR 多无病灶周边环状高信号影。②少突胶质细胞瘤:成人多见,额叶为主,多伴有条索状钙化及瘤周水肿,信号混杂,增强后瘤体强化。无瘤内分隔及 FLAIR 高信号环影。③节细胞胶质瘤:发病部位、年龄、症状与 DNT 类似,但易囊变、坏死及钙化,呈不均匀强化。DNT 很少坏死、呈结节状强化、ADC 值明显增高有利于鉴别。④毛细胞型星形细胞瘤:青少年常见,好发于小脑蚓部或半球,以大囊壁结节型多见,亦无瘤周水肿,与幕下 DNT 鉴别困难。DNT 强化结节多位于皮层,ADC 值明显增高有利于鉴别,最终仍需病理确诊。

二、节细胞瘤与节细胞胶质瘤

【临床与病理】

节细胞瘤(gangliocytoma, GN)是一种起源于交感神经系统的罕见的良性肿瘤,临床症状不具特征性,常为体检检出。节细胞瘤可出现在中枢神经系统的任何部位,如颞叶、小脑、颞顶叶、垂体、下丘脑,均有报道。脑内节细胞瘤好发于儿童及年轻人,发病年龄为 10~30 岁。发病率低,仅占 16 岁以下青少年及儿童颅内肿瘤 1.7%,无明显性别差异。临床上症状与肿瘤生长部位及大小有关,由于是良性肿瘤病变,发生缓慢,常表现为长病程或无症状,临床症状多见由于占位效应所致头痛。

节细胞瘤主要由异常的发育成熟的神经节细胞和非肿瘤胶质细胞构成。病理上,肉眼观察多呈灰褐色、灰白色,解剖时存在钙化而有砂砾感,出血坏死少见。光镜下,肿瘤由单一分化的肿瘤性神经节细胞构成,示不规则、簇状、发育不良的多极神经元细胞排列紊乱,多成团分布。神经元有大的泡状胞核、明显的中心性核仁,胞质丰富,多极突起。免疫组化指标是重要的病理鉴别诊断工具,节细胞瘤表现为神经丝蛋白(neurofilament, NF)、神

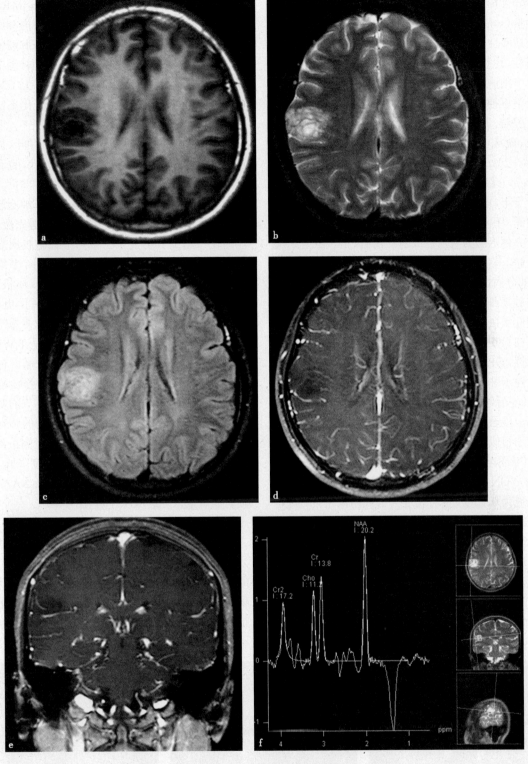

图 4-4-1 胚胎发育不良性神经上皮肿瘤的 MRI 表现

a. 轴位 T_1WI; b. 轴位 T_2WI; c. 轴位 FLAIR; d. 轴位 T_1WI 增强扫描; e. 冠状位 T_1WI 增强扫描; f. MRS。可见右侧额叶类圆形不均匀长 T_1 长 T_2 肿块影, 其内可见分隔, 境界清楚, 占位效应轻, FLAIR 呈不均匀高信号, 轴位和冠状位增强扫描显示无强化。MRS 未见 NAA/Cho 倒置

经特异性烯醇化酶（neuron.specific enolase, NSE）、突触素（synaptophysin, Syn）和 S-100 等为阳性，神经胶质酸性蛋（glial fibrillary acidic protein, GFAP）可阴性，也可表达阳性反映胶质细胞。

节细胞胶质瘤（ganglioglioma, GG）是一种原发于中枢神经系统的分化良好、生长缓慢的神经上皮性肿瘤，其由成熟的神经节细胞与胶质细胞混合构成，临床少见，约占中枢神经系统原发性肿瘤的 0.4%～2%，其中儿童约占 0.4%～7.6%，成人约占 1.3%。分级为 WHO Ⅰ级。发病高峰年龄为儿童及青少年，多 30 岁以下，以男性居多。临床有顽固性癫痫，手术切除后预后良好。

大体形态为灰白色或暗红色，与正常脑组织境界清楚，其实性部分质地韧，囊性部分表现为高张力，部分病灶可见散在钙化。镜下可见神经性节细胞与胶质细胞混合存在。免疫组化示胶质肿瘤纤维酸性蛋白（GFAP）、S-100、波形蛋白（Vim）、神经丝蛋白（NF）、神经元特异性烯醇化酶（NSE）等表达阳性，GFAP 表达提示肿瘤胶质成分的存在，NF 表达提示肿瘤节细胞成分的存在。

【影像学检查方法】

与混合性神经元 - 神经胶质肿瘤的影像学检查方法相似。

【影像学表现】

1. GN 的影像学表现　CT 表现为平扫示肿瘤多表现为低密度，也可表现为等或略低密度，病灶大多密度均匀，部分病灶密度不均，可能与病灶内黏液基质与细胞成分的比例有关。钙化常见，多表现为斑点状钙化。病灶大多呈圆形或椭圆形，位于纵隔及脊柱旁者病灶上下径大于前后径和左右径，部分为不规则形，沿周围器官及血管呈嵌入式生长。包膜完整或不完整。增强扫描，肿瘤多表现为轻度均匀或不均匀强化，少数不强化。MRI 表现为 T_1WI 低信号，T_2WI 中高信号，肿瘤内神经纤维成分、节细胞和黏液基质成分的变化与肿瘤的信号强度以及强化方式密切相关。GN 可因神经节细胞和胶原纤维交织而呈现出旋涡样外观，是 GN 的特征性征象。GN 为乏血供肿瘤，因此强化不明显或延迟强化。

2. GG 的影像学表现　常发生于颞叶，以颞叶浅表部位为主，其次为额叶、顶叶、枕叶，也有报道发生于第三/四脑室、视神经及脊髓等部位。病变可分为囊性、囊实性和实性。囊变是节细胞胶质瘤的特征性改变。平扫 CT 为低密度或等密度病灶，伴钙化或囊变者为混杂密度。节细胞胶质瘤容易发生钙化，是节细胞胶质瘤的重要征象，节细胞胶质瘤常发生钙化，表现为结节、斑点或环状钙化，CT 对发现细小钙化较较 MRI 发现钙化更敏感。MRI 表现缺乏特异性，实性部分 T_1WI 多呈等或略低信号，T_2WI 呈等高信号，囊性部分呈 T_1WI 低信号，T_2WI 高信号，FLAIR 低信号。肿瘤占位效应轻，周围一般无水肿或轻度水肿。增强扫描多呈中度环状、斑点状及线样强化，有壁结节的明显强化，是节细胞胶质瘤的重要特征，肿瘤的强化与病理分级有关。^{1}H-MRS 表现为病灶较对侧正常组织 N- 乙酰天门冬氨酸（NAA）有不同程度降低，胆碱（Cho）不同程度升高；NAA/Cho + Cr 及 NAA/Cr 均较对侧降低，Cho/NAA 升高（图 4-4-2）。

【诊断与鉴别诊断】

GN 需与以下疾病相鉴别：①神经母细胞瘤：是儿童最常见的腹膜后肿瘤，发病高峰年龄为 2 岁，成人少见，多为侵袭性，易侵犯周围组织及血管，较早发生全身骨转移，灶内常见粗糙钙化，强化明显是与 GN 的主要鉴别点。②神经鞘瘤及神经纤维

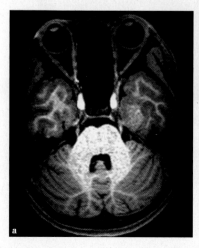
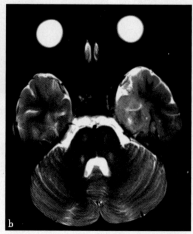
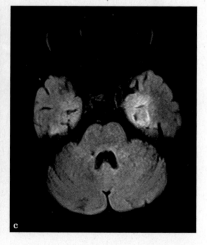

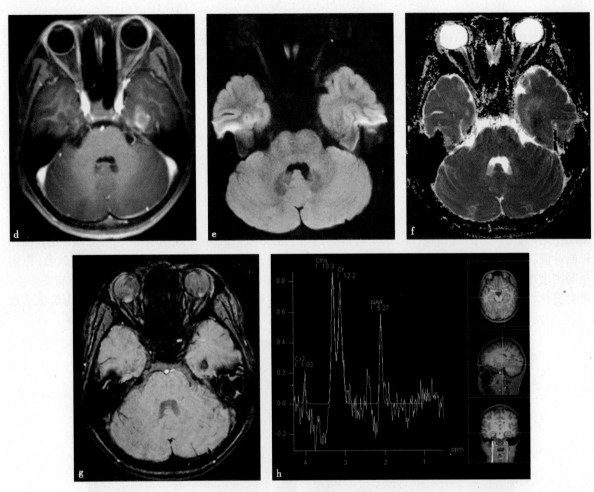

图4-4-2 节细胞胶质瘤的 MRI 表现

a. 轴位 T_1WI；b. 轴位 T_2WI；c. 轴位 FLAIR；d. 轴位 T_1WI 增强扫描；e. DWI；f. ADC 图；g. SWI；h. MRS。可见左侧颞叶稍长 T_1 稍长 T_2 信号结节影，无明显占位效应，FLAIR 呈高信号，与对侧比较更为明显，轴位增强扫描不均匀强化。DWI 及 ADC 未见弥散受限征象。SWI 病灶内可见低信号。MRS 可见 NAA/Cho 倒置

瘤：好发于中年人，易坏死、囊变，增强扫描呈环形强化，压迫邻近骨质，甚至造成骨质破坏。而 GN 一般不发生囊变，靠近血管生长但不侵犯周围血管。

GG 需与以下疾病相鉴别：①少突胶质细胞瘤：好发于 35～45 岁，儿童少见，好发于额叶，钙化为其特征性表现，多为条带状钙化，囊变较少，增强扫描强化不明显；②胚胎发育不良性神经上皮瘤：儿童多见，常见于颞叶皮层或以皮层为主，钙化少见，无强化或轻度强化，瘤周无或轻度水肿；③节细胞瘤：较节细胞胶质瘤少见，是一种单纯神经元肿瘤，由神经节细胞组成，不含肿瘤性胶质细胞成分，不易鉴别；④毛细胞型星形细胞瘤：好发于儿童和青少年，常见于小脑半球或蚓部，多表现为大囊小结节，增强后壁结节明显不均匀强化，瘤周无或轻度水肿，与 GG 有时难以鉴别；⑤脑脓肿：脑脓肿患者临床上常有发热、感染病史，实验室检查白细胞及中性粒细胞升高，DWI 呈明显高信号，壁结节少见，病灶范围抗感染治疗后而有所缩小。

三、发育不良性小脑神经节细胞瘤

【临床与病理】

发育不良性小脑神经节细胞瘤（dysplastic gangliocytoma of cerebellum，Lhermitte-Duclos disease，LDD），是一种十分少见的小脑病变，具有错构瘤及真性肿瘤两者特征，属于混合性神经元 - 神经胶质肿瘤，分级为 WHO Ⅰ级。可发生于任何年龄段，以中青年多见。一般开始于幼年，其起病隐匿，病程进展缓慢，多以颅内压增高作为首发症状，常表现为头痛、头晕，其次为脑神经麻痹等，一部分表现为常共济失调等小脑症状。

本病可累及双侧小脑半球及小脑蚓部，表现为小脑皮层局限性或弥漫性增厚。光镜下小脑的颗

粒细胞层、浦肯野细胞层被异常神经元细胞取代，并出现异常的有髓纤维，肥大的神经元细胞轴突过度髓鞘化平行于小脑沟走行；小脑白质萎缩。免疫组化显示特异的神经节细胞表达浦肯野细胞突触蛋白和表面膜蛋白，支持瘤细胞为神经元起源而非胶质细胞起源。

【影像学检查方法】

与混合性神经元 - 神经胶质肿瘤的影像学检查方法相似。

【影像学表现】

CT 在本病的诊断中除发现部分病例的钙化外帮助不大，另外，后颅窝伪影限制了 CT 对本病的诊断价值。CT 平扫多数表现为低密度，部分病例呈等密度或以低密度为主的混杂密度，少数病例可见钙化，增强扫描病灶不强化。临床主要应用

MRI 诊断本病。MRI 能清晰地显示后颅窝的小脑病变，表现为受累的小脑皮质明显增厚，在 T_1WI 像上呈等高信号，小脑的中央白质缩小呈低信号；T_2WI 像上受累的小脑皮质外层呈等或高信号，皮层内侧部和中央白质呈低信号，形成高低相间的条纹状异常信号，称为"虎斑纹征"（图 4-4-3）。在 FLAIR 像上这种条纹或分层改变显示更清晰。占位效应常见，致第四脑室受压变形引起梗阻性脑积水。

【诊断与鉴别诊断】

LDD 需与同属于神经元和混合性神经元 - 神经胶质肿瘤的以下疾病鉴别：①胚胎发育不良性神经上皮肿瘤：与 LDD 具有相似的发病年龄，但前者多发生于颞叶皮质内，临床有长期癫痫发作史，CT 和 MRI 显示病灶界限清楚，病灶内可见多数

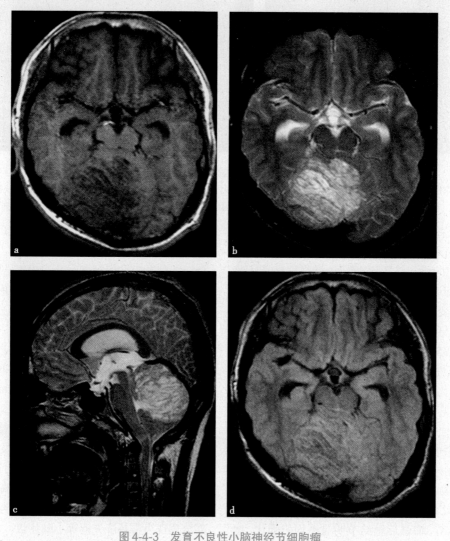

图 4-4-3 发育不良性小脑神经节细胞瘤

a. 轴位 T_1WI；b. 轴位 T_2WI；c. 矢状位 T_2WI；d. 轴位 FLAIR。可见小脑长 T_1 长 T_2 信号肿块影，FLAIR 呈稍高信号，肿块高低信号相间呈典型的"虎斑纹征"

小囊状改变，增强肿瘤无强化或仅呈局灶性强化；②促纤维增生性婴儿型节细胞胶质瘤：本病极为罕见，以婴幼儿发病，表现为额、顶叶大脑皮质囊实性肿块，囊变明显，占位效应显著，病灶边界清楚，周边有弧条状钙化，增强肿瘤实体部分呈明显均匀强化；③节细胞胶质瘤：相对常见，表现为颞叶囊实性占位病灶，边界不清，有钙化，水肿轻，增强肿瘤实体部分呈不均匀强化。

四、促纤维增生性婴儿星形细胞瘤和节细胞胶质瘤

【临床与病理】

促纤维增生性婴儿星形细胞瘤和节细胞胶质瘤（desmoplastic infantile astrocytoma and ganglioglioma）是发生于婴儿，有明显促纤维生成的混合性神经元-胶质细胞肿瘤。症状出现时多小于 2 岁，病灶位于额叶、顶叶或颞叶，累及浅皮质和软脑膜，常与硬脑膜相贴，呈浅表斑块状。瘤体较大，最大直径可达 13cm，可呈囊状。生长慢，WHO Ⅰ级。预后好，手术多可治愈。

大体病理：边界不清，血运一般，部分有囊变，囊液呈黄色，邻近硬脑膜受累。镜下肿瘤由富含纤维增生基质的星形细胞及不规则分布的神经元组成。免疫组织化学检查：Vim（+），GFAP（+），S-100（+），NSE（+），CD68 可见阳性巨噬细胞。

【影像学检查方法】

与混合性神经元-神经胶质肿瘤的影像学检查方法相似。

【影像学表现】

CT 的诊断价值有限。MRI 表现呈多囊性，内见粗细不均纤维分隔；囊性部分呈 T_1WI 低信号、T_2WI 信号，实性部分及分隔呈等或高信号；肿瘤边缘清楚，周围无明显水肿；增强扫描纤维分隔及实性部分明显强化，囊性部分不强化（图 4-4-4）。

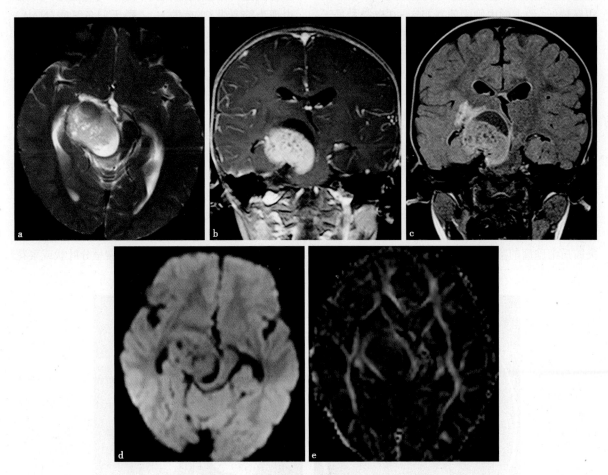

图 4-4-4 促纤维增生性婴儿星形细胞瘤的 MRI 表现

a. 轴位 T_2WI；b. 冠状位 T_1WI 增强扫描；c. FLAIR；d. DWI；e. DTI。可见右侧大脑脚 T_2 混杂信号肿块影，占位效应明显，中线轻度移位。肿瘤实性部分增强扫描可见明显强化，FLAIR 呈高信号，DWI 呈等信号提示无弥散受限，DTI 显示肿瘤致周围纤维移位

【诊断与鉴别诊断】

需与以下疾病相鉴别：①囊性星形细胞瘤：好发于5～15岁的儿童且以幕下多见；通常表现为小脑半球囊性肿块，可伴有强化的壁结节，肿瘤钙化非常少见。②血管母细胞瘤：好发于成年人且多见于后颅凹，60%表现为大囊小结节，40%为实质性，增强扫描壁结节或实质性部分明显强化，甚至有时可见流空血管，很少有钙化。③胚胎发育不良性神经上皮瘤（DNT）：发病年龄小，通常发生在颞叶皮质内，多个较小的囊性变，呈羽毛状，少见钙化，增强扫描多无强化或轻度强化。

五、中枢神经细胞瘤

【临床与病理】

中枢神经细胞瘤（central neurocytoma, CNC）是一种好发于脑室系统内的神经元和混合性神经元胶质肿瘤，好发于生命活动旺盛的中青年人群，细胞分化级别较低，生物学行为低度恶性，临床发病率较低，约占颅内肿瘤的0.25%～0.5%，最早于1982年由Hassoun等命名报道。WHO中枢神经肿瘤的病理分类中将CNC分为神经元和混合性神经元-神经胶质肿瘤中，病理分级为WHO Ⅱ级。首发症状以进行性颅内压增高为主，主要表现为头痛、头晕、呕吐，部分患者还伴有肢体麻木和精神异常。

CNC在光镜下瘤细胞大小一致，核圆形、规则，染色质点彩状，有核周空晕，瘤细胞间为树枝状血管，构成分叶分房状结构或者瘤细胞围绕血管形成假菊形团结构。CNC具有特征性的纤维性基质所组成的无细胞区，即神经毡样结构，这是与少突胶质细胞瘤的鉴别点。免疫组化方面，神经微丝（NF）、神经特异烯醇化酶（NSE）染色及神经元标记物（Syn）的阳性表达具有特征性，有助于中枢神经细胞瘤的诊断。

【影像学检查方法】

与混合性神经元-神经胶质肿瘤的影像学检查方法相似。

【影像学表现】

CNC好发于侧脑室内前2/3部，靠近室间孔处，邻近或附着于透明隔，并沿一侧脑室内生长。肿瘤边界清晰，体积较大，形态多呈极不规则的团块，多伴分叶，边缘不整齐，可呈棘状突起，患侧脑室常积水扩大伴透明隔对侧移位，肿瘤较大时，可突入第三脑室或对侧脑室，这与其生长部位及肿瘤生长缓慢有关。CT平扫为等或稍高密度，可见钙化，CNC钙化发生率约40%～50%。MRI表现为T_1WI不均匀等信号，T_2WI不均匀等或稍高信号，见多发囊变，多为小囊状，部分肿瘤内可见出血及血管流空。增强扫描轻到中度不均匀强化。MRS表现为脑室内CNC的N-乙酰天门冬氨酸（NAA）峰明显降低，胆碱化合物（Cho）峰明显升高，有时可以看到增高的乳酸峰（Lac），而甘氨酸（Gly）的增高被认为是CNC的特征性MRS表现。肿瘤代谢信息与其他征象相结合更有助于术前正确诊断（图4-4-5）。

【诊断与鉴别诊断】

①室管膜瘤：儿童患者肿瘤多位于第四脑室，成人则多位于侧脑室孟氏孔区，瘤内常见坏死囊变和斑点状钙化，其坏死囊变较大且不呈蜂窝状。②脉络丛乳头状瘤：多发生于10岁以内的儿童，侧脑室三角区最常见，成人患者肿瘤常位于第四脑室，而CNC罕见于第四脑室，肿瘤呈分叶状或菜花

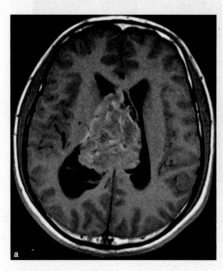
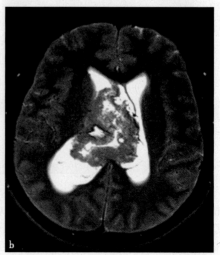

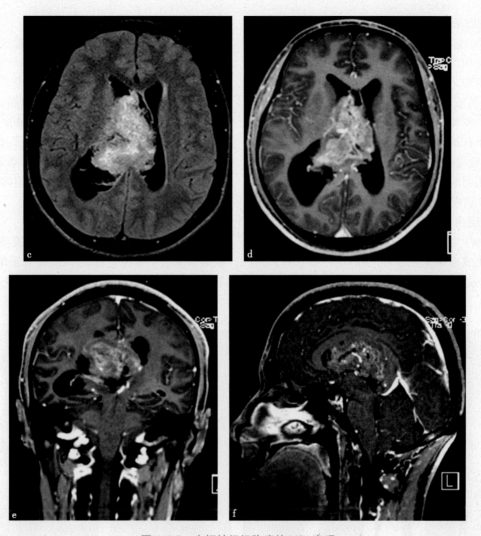

图 4-4-5 中枢神经细胞瘤的 MRI 表现

a. 轴位 T_1WI；b. 轴位 T_2WI；c. 轴位 FLAIR；d. 轴位增强扫描；e. 冠状位增强扫描；f. 矢状位增强扫描。可见侧脑室内附着于透明隔不均匀长 T_1 长 T_2 信号肿块影，肿块内见多发囊状影，增强扫描可见轻度不均匀强化

状，增强扫描为均匀强化。③脑室内脑膜瘤：侧脑室三角区多见，好发于中老年妇女，质地均匀，边缘光滑，形态规则，无明显坏死囊变，有明显强化。④室管膜下巨细胞型星形细胞瘤：多见于儿童，好发于室间孔，瘤体部分可完全钙化，未钙化的肿瘤实质部分增强扫描常呈明显强化，合并存在的皮层下和室管膜下结节是与 CNC 的鉴别要点之一。

六、副神经节瘤

【临床与病理】

副神经节瘤（paraganglioma）起源于神经嵴的副交感神经节组织的一种少见的神经内分泌肿瘤。可发生于全身各个部位，发生于颅内者可见于松果体区、鞍区及中颅窝等处。副神经节可发生于任何

年龄，以 40～50 岁多见，无性别差异。临床表现与肿瘤的发生部位、大小、良恶性有关，多表现为局部肿块及压迫症状。发生于椎管内者可出现疼痛及肢体感觉、运动障碍等脊髓受压表现。部分功能性副神经节瘤可分泌儿茶酚胺引起持续性或阵发性高血压、心悸、恶心、视力模糊或意识障碍等症状。

【影像学检查方法】

与混合性神经元 - 神经胶质肿瘤的影像学检查方法相似。

【影像学表现】

CT 平扫多表现为边界清楚或不清楚的软组织肿块，呈圆形、类圆形或不规则形。一般良性肿块多呈圆形或类圆形，包膜多完整，境界清楚，交界

性或恶性肿块多呈分叶状或不规则形,包膜不完整或无包膜,境界清楚。肿块大小不一,可单发或多发。以不均匀低等密度为主,如有出血和钙化可为高密度影,增强后除囊变坏死成分外肿瘤明显强化,多数较均匀,也可不均匀强化或周边强化。该肿瘤虽多为良性,但具侵袭性,如发生于颈静脉球者常伴有颈静脉孔及其邻近骨质破坏。如为恶性,则一般境界模糊,形态不规则,强化不均匀,可侵犯周围组织、血管及伴有淋巴结转移或远处转移。MRI 表现为 T_1WI 上信号多不均匀等或低信号为主,因瘤内不含脂肪,故反相位 T_1WI 上信号无衰减,T_2WI 为不均匀高信号。T_1WI 和 T_2WI 上可见到线状或点状无信号区,为肿瘤内血管影,Gd-DTPA 增强后肿瘤明显强化(图 4-4-6)。

【诊断与鉴别诊断】

发生于中枢神经系统的副神经瘤需与以下疾病相鉴别:①垂体瘤:是鞍区常见的肿瘤,可有压迫症状和内分泌亢进等症状。影像学表现为垂体内的异常密度或信号影,出现如"束腰征"等特殊征象。②颅咽管瘤:鞍区常见,5～10 岁和 40～60 岁为高发年龄段。鞍上为主,椭圆形,钙化多见,呈壳样或斑点样,邻近骨质出现受压吸收改变,强化明显。③脑膜瘤:形态规则,均匀等或较高密度,明显均匀强化,出现脑膜尾征。

【临床研究现状】

神经元或混合性神经元 - 神经胶质肿瘤是一类较少见的中枢神经系统肿瘤,对其影像学表现往往缺乏足够的认识,而常规 MRI 检查缺乏特异性,

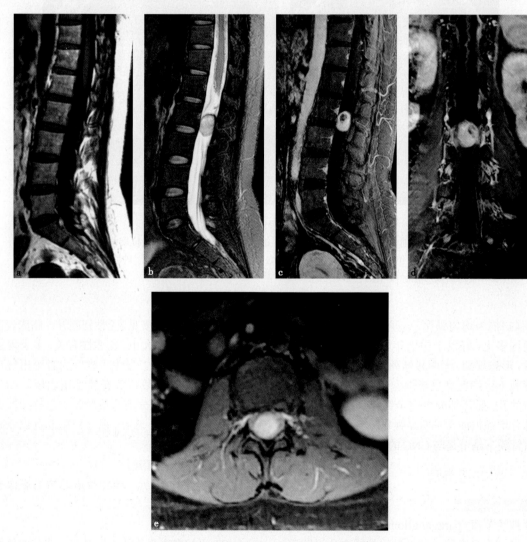

图 4-4-6 椎管内副神经节瘤的 MRI 表现

a. 矢状位 T_1WI;b. 矢状位 T_2WI;c. 矢状位 T_1WI 增强扫描;d. 冠状位 T_1WI 增强扫描;e. 轴位 T_1WI 增强扫描。可见椎管内椭圆形 T_1 等信号肿块影,T_2 呈不均匀高信号,增强扫描呈明显不均匀强化

术前多误诊为神经胶质瘤。

鉴别此类肿瘤与常见的神经胶质瘤非常重要，因为两者手术方案的制定依据肿瘤类型的不同有较大区别，预后有也明显不同。相较于一般胶质瘤，虽然神经元或混合性神经元 - 神经胶质肿瘤良性居多，手术效果好，但也有少数恶性程度较高。所以，准确的术前诊断对治疗尤其重要。尽管国内外对神经元或混合性神经元 - 神经胶质肿瘤的研究报道不少，但结果差异较大。因此，可对已有的研究结果做 meta 分析与系统评价，提炼出较为一致的结论。目前有关神经元或混合性神经元 - 神经胶质肿瘤分级评价的研究还较少，尚待进一步研究。

新的检查方法可反映肿瘤的生理和代谢，如DWI、PWI 和 MRS 等能提供肿瘤的代谢特征和肿瘤的血供信息，有利于提高对肿瘤的诊断准确性，在结合患者相关临床等辅助信息有助于提高此类肿瘤的影像诊断水平。但目前利用多模态、功能性磁共振成像研究神经元或混合性神经元 - 神经胶质肿瘤的报道还较少，可做相应的研究。如胶质瘤一章所述，还可利用影像组学方法，通过大数据分析和机器学习，寻找上述问题的解决方案。

手术切除治疗可将大多数神经元或混合性神经元 - 神经胶质肿瘤根治，能否有效地保护脑功能区和避开功能纤维是手术预后的关键。术前进行DTI 检查可了解肿瘤与白质纤维的关系，进行纤维示踪，帮助术中避开重要神经纤维，了解肿瘤对重要脑功能区的侵犯情况，确定边界，可减少手术的并发症。但目前 DTI 技术还有一定缺陷，尚需进一步研究。

目前，对于神经元或混合性神经元 - 神经胶质肿瘤基因研究较少，可在此类肿瘤进一步研究，寻找基因学的相关证据。此外，由于患病率较低，预后的相关证据也需要进一步积累。

（月　强）

第五节　松果体细胞瘤和松果体母细胞瘤

【临床与病理】

松果体细胞瘤（pineocytoma）和松果体母细胞瘤（pineoblastoma）均起源于松果体实质细胞。松果体细胞瘤发病率低，可发生于任何年龄，但成年女性较为多见。松果体母细胞瘤为恶性肿瘤，在WHO 中枢神经系统肿瘤分类中属Ⅳ级，好发于儿童。早期均无明显症状，晚期以颅内压增高症状为主，神经受压症状多见，内分泌症状等少见。

松果体细胞瘤边界清楚，通常不侵及周围脑组织生长，组织病理学上肿瘤呈圆形或浅分叶状，细胞形态一致，胞质呈淡伊红染色，不易出现核分裂现象，松果体细胞瘤性菊形团为其组织学特征。松果体母细胞瘤体积更大，形态不规则，可有明显分叶，瘤内坏死与出血常见。镜下肿瘤细胞密度高，富含染色质的类圆形核，部分形成菊形团结构，易见核分裂象。

【影像学检查方法】

头颅 CT 和 MRI 为常用的检查方法。CT 具有较高的密度分辨率，对于肿瘤的钙化能很好显示。MRI 具有较高的软组织分辨率，能较早地发现小病变和较准确显示病变范围，有助于肿瘤诊断和鉴别诊断。两种方法常结合使用，但在显示肿瘤的确切部位和侵及范围、导水管状况、有无脑疝发生、多发脑内转移病灶和脑膜转移病灶的检出等方面MRI 比 CT 更准确。

【影像学表现】

1. CT　平扫松果体细胞瘤呈等或稍高密度，密度较均匀。肿瘤呈圆形或者浅分叶状，直径常小于 3cm，占位效应不明显，边界清楚，未见侵及周围脑组织。瘤体可见散在高密度钙化影，瘤周无囊变、出血或坏死。肿瘤可突入第三脑室，引起幕上脑室积水扩张，增强扫描肿瘤轻至中度均匀强化。松果体母细胞瘤呈等或稍高密度，密度常不均匀，坏死囊变呈低密度，出血和钙化呈高密度，可引起较严重脑积水，增强扫描不均匀显著强化。

2. MRI　平扫松果体细胞瘤信号变化较多，呈等、长或混杂 T_1 信号，等或长 T_2 信号。常为类圆形，边界规则，增强扫描呈轻、中度均匀强化（图 4-5-1）。松果体母细胞瘤常为等 T_1 等 T_2 信号，与灰质信号相似，坏死囊变为长 T_1 长 T_2 信号，肿瘤在 DWI 呈现出高信号和低 ADC 值。边界不清，分叶状，增强扫描为不均匀显著强化（图 4-5-2）。

【诊断与鉴别诊断】

与松果体细胞瘤相比，松果体母细胞瘤边界不清，强化明显，坏死、囊变和出血较常见，因而信号更多变。二者都需要与松果体区的生殖细胞瘤进行鉴别。生殖细胞瘤儿童常见，男性常见，对放疗敏感，等或略高密度，较均匀，增强扫描显著强化，常推压钙化的松果体移位，且可多发，鞍上池、基底节区也可发生。

【临床研究现状】

松果体细胞瘤和松果体母细胞瘤均属松果体

实质细胞瘤,分别为 WHO Ⅰ、Ⅳ级,发病率较低,临床诊断与治疗均有一定难度。肿瘤的临床特征、流行病学资料、肿瘤的边界及形态等有助于肿瘤的鉴别诊断,有研究表明最小表观扩散系数(ADC)值随松果体实质肿瘤级别的升高呈依次降低的趋势。治疗方面,国内外研究表明松果体细胞瘤全切手术治疗效果良好,且预后较好,松果体母细胞瘤治疗应首选手术,联合化疗有助于提高生存期,而

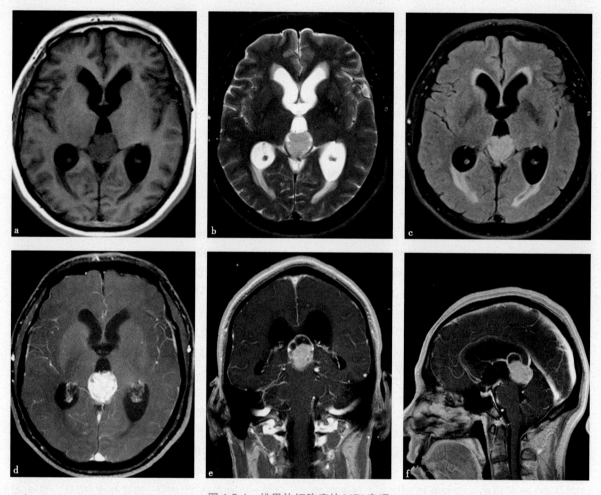

图 4-5-1　松果体细胞瘤的 MRI 表现

松果体区域见一类圆形等 T_1(a)等 T_2(b)信号影,FLAIR 呈高信号(c),边界尚清晰,增强扫描(d~f)肿瘤实质部分明显强化,囊变部分无明显强化,三脑室后份受压致梗阻性脑积水

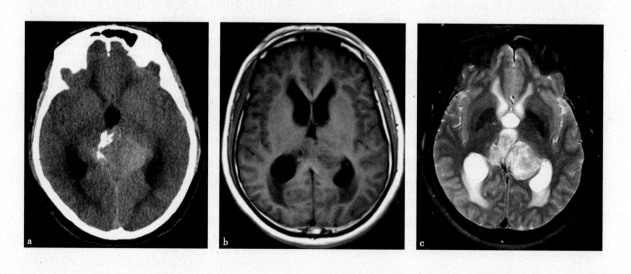

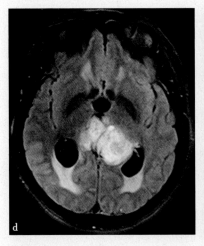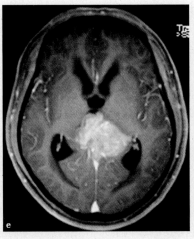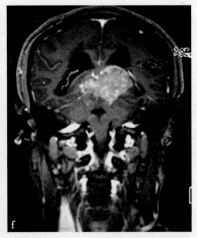

图4-5-2 松果体母细胞瘤的CT、MRI表现

松果体区域见一不规则占位,CT(a)呈稍高密度,边缘见高密度钙化影,MRI示等T_1(b)稍长T_2(c)信号影,FLAIR序列(d)呈高信号,边界不清晰,增强扫描不均匀显著强化(e、f),累及左侧丘脑,三脑室后份受压致梗阻性脑积水

放射性治疗的效果尚待确定。松果体实质肿瘤微管蛋白和NSE表达与生存时间有显著的正相关关系,Bcl-2、p53和Nestin呈负相关。松果体区实质细胞肿瘤病理跨度大,需进一步提高诊断率,更好地进行鉴别诊断,以探索更有效的治疗方式,改善患者预后情况,提高生命质量。

（月　强）

第六节　胚胎源性肿瘤

一、髓母细胞瘤

2016年WHO中枢神经系统肿瘤分类中对髓母细胞瘤采用了两套分类系统进行分类。一套通过基因学定义进行分类,分为WNT-活化型、SHH-活化型合并TP53-突变型、SHH-活化型合并TP53-野生型以及WNT-非活化/SHH-非活化型。其中WNT-非活化/SHH-非活化型又分为3型和4型两个亚型（这两型现只有数字编号而无具体基因命名）。另一套分类系统采用组织学定义进行分类,分为经典型、促纤维增生型/结节型、广泛结节型、大细胞型/间变型。此外,未定型髓母细胞瘤单独分为一类。之所以用两套系统进行分类是因为这两套分类系统所提示的不同基因型和组织型分类存在显著的治疗和预后差异。因此,WHO中枢神经系统肿瘤分类指南中推荐在有条件的情况下应该在诊断时同时写明髓母细胞瘤的基因学和组织学分类。所有亚型的髓母细胞瘤都被分为WHO Ⅳ级。

【临床与病理】

髓母细胞瘤（medulloblastoma,MB）是中枢神经系统中最常见的胚胎源性肿瘤,多发于0～9岁儿童期,以7岁为发病高峰期。髓母细胞瘤约占儿童期中枢神经系统肿瘤的20%。其中男孩高发于女孩,比值约为2:1～3:1。儿童期MB多发于小脑蚓部和第四脑室顶部的神经上皮,常突入第四脑室。MB在成人的发病率相对较低,约占成人中枢神经系统肿瘤的1%,而以50岁以上罕见。成人MB同样多发于小脑,但与儿童期不同,成人更常见于小脑半球。

MB的临床症状以颅内压增高以及小脑功能失调症状为主,包括头痛、呕吐、共济失调等。而成人MB颅内压增高症状发生相对较晚,早期多以头晕及眼球震颤等症状为主。MB的远处转移在自然病程中少见,而在颅骨切开术后的患者多见,常累及颈淋巴结、肺、肝、骨等组织器官。瘤体切面呈灰红或者暗红鱼肉状,边界清楚,无包膜,常伴有瘤内的坏死、囊变灶而出血和钙化少见。镜下观可见异型细胞,核深染而胞质少,可见核分裂象。细胞排列紧密,胞间分界不清,间质中可见纤维形成,肿瘤细胞常围绕间质纤维呈放射状排列形成Homer-Wright菊形团（Homer-Wright rosettes）。

在遗传学检查中,60%的患者可以查见等臂染色体17q,其次为17p53区的基因丢失,其余异常包括c-myc基因扩增以及杂合性缺失等。所有患者的免疫组化染色可见核蛋白INI1阳性,并可出现灶性突触素、β-微管蛋白Ⅲ、微管相关蛋白Ⅱ、神经元特异性烯醇化酶以及胶原纤维酸性蛋白阳性。

此瘤为高度恶性肿瘤，尽管经正规手术和术后辅助放化疗后5年生存率可达60%~80%，但此瘤极易复发和后续播散转移，长期预后相对较差。

【影像学检查方法】

CT和MRI都可用于MB的检查，但在肿瘤的准确定位、浸润范围的界定、确定与周围组织关系以及继发改变的评价方面，MRI明显优于CT。此外，对于MRI常规序列不能定性或者疑诊者，DWI、MRS以及ASL等功能检查有一定的辅助意义。

【影像学表现】

在CT平扫中可见小脑蚓部（多见）或者小脑半球（少见）均质性等或稍高密度包块，若瘤内有坏死、囊变灶则可出现点状或者斑片状不均匀密度影。包块边界清晰，直径通常大于1.5cm。多数患者肿瘤周围可见低密度水肿带环绕。儿童期患者可出现明显的占位效应，出现第四脑室移位甚至闭塞，两侧桥小脑角池和环池受压及闭塞，产生阻塞

性脑积水征象。CT增强扫描可见明显"快进快出"征象，肿瘤呈均匀性中等或轻度强化，少数患者无强化。

MRI检查中可见肿瘤呈稍长T_1稍长T_2信号。多位于小脑中下蚓部。若瘤内出现坏死、囊变灶则可使肿瘤信号不均。儿童期患者瘤体可突入第四脑室，导致第四脑室变扁，导水管及上位脑室扩张。成人患者肿瘤多累及小脑半球皮层灰质区，第四脑室占位效应不明显。增强扫描可见肿瘤轻度到中度强化，若出现坏死囊变则强化不均匀。若出现转移则可在脑室或者蛛网膜下腔发现与原发灶相同影像学特性的团块（图4-6-1）。

在DWI检查中，肿瘤实质呈现高信号，而ADC图上呈现低信号。在MRS检查中，Cho/NAA和Cho/Cr比值明显增加，且比星形细胞瘤及室管膜瘤更为突出，另可见氨基乙磺酸（Tau）峰。而对于ASL检查，多数病例呈现低灌注特性，rCBF通常

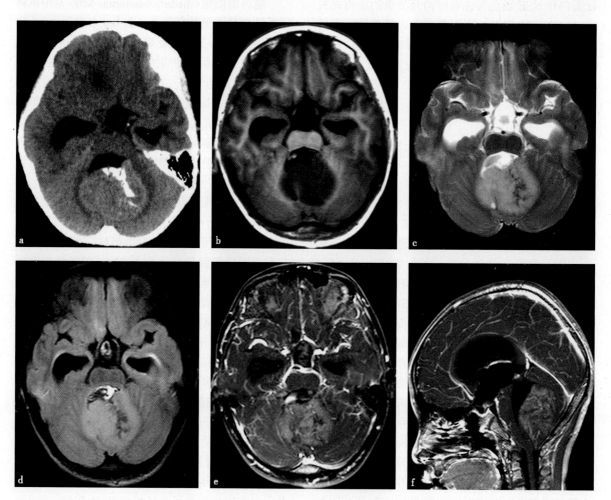

图4-6-1　小脑蚓部髓母细胞瘤

小脑蚓部可见CT（a）稍高密度肿块影，内部有高密度钙化，T_1WI（b）呈低信号，T_2WI（c）呈稍高信号，FLAIR（d）呈不均匀高信号，增强扫描（e、f）不均匀明显强化

小于 2，但少数病例可有高灌注特性。

【诊断与鉴别诊断】

典型的 MB 多发于男性儿童，肿瘤部位多为小脑蚓部，CT 上为等或稍高密度影，有低密度水肿带包绕，常有第四脑室受压，轻到中度强化。MRI 中 T_1WI 为等或稍低信号而 T_2WI 为等或稍高信号，可见低到高度强化。可出现瘤内坏死、囊变而出血钙化少见。

典型 MB 影像学特征明确，诊断一般不难。非典型 MB 则一般需要与以下疾病相鉴别：

1. 脑室管膜瘤　室管膜瘤在 CT 平扫中通常呈分叶状等密度灶，瘤周低密度水肿带不明显。瘤内常见点状高密度影，系瘤内多发的钙化灶。增强可见不均匀强化，强化程度较 MB 低。MRI 常规序列与 MB 信号类似，不易区分，但在功能扫描中，室管膜瘤 ADC 值高于 MB，而 Cho/Cr 值以及 Cho/NAA 值明显低于 MB，且无明显 Tau 峰。

2. 小脑星形细胞瘤　小脑星形细胞瘤多发于小脑半球，CT 平扫中通常呈低或等密度，边界可见结节影，增强后可见不均匀强化，以边界结节最明显。MRI 检查中可见瘤内的囊性病灶，可有瘤壁结节，增强后瘤壁结节明显强化。

3. 血管母细胞瘤　MRI 检查上呈明显的"大囊小结节"征象，瘤内及瘤周常见流空血管影。DWI 呈低信号，ASL 上壁结节多呈高灌注特性。

4. 淋巴瘤　好发于中年男性，常规序列 MRI 及 DWI 信号与 MB 类似，但坏死囊变灶出现率低，瘤体多呈均匀信号及强化。MRS 检查上有 Lac 和 Lip 峰。

【临床研究现状】

髓母细胞瘤的研究进展主要集中在以下两个方面：

1. MB 的基因组学与基因影像学　2016 年 WHO 中枢神经系统肿瘤分类中在 2007 年组织学分类上添加了基因学分类，并强调在条件允许范围内应尽量在作出 MB 诊断时同时作出组织学和基因学分类，足以见基因学分类对于 MB 诊治的重要性。近年来，大量研究都在致力于探索 Shh、Wnt、Notch、BMP2/4 等信号通路和 SFRPs、S-100、HIC1 等基因的缺失或未表达以及 MicroRNA 与 MB 发生发展、预后的关系，其中以 Shh 通路的研究最为透彻，并已作出了相关的小鼠模型研制了 Shh 通路的靶向药物，大大改善了 Shh 通路相关 MB 的预后。而其余通路及基因的研究进展相对缓慢，现阶段尚未建立比较完善的动物模型，也未有相应靶向药物的上市。此外，这些不同基因学分类的 MB 影像学特征是什么，能够通过影像学方法进行鉴别等都是未来需要研究的问题。

2. 成人 MB 影像学特征的研究　儿童 MB 发病率高、研究较多、影像学表现较典型而易于诊断，但成人 MB 发病率低、研究相对较少、影像学表现多非特异性，现阶段影像学诊断误诊率相对较高。如何利用多模态、功能性的磁共振成像方法进一步提高成人 MB 诊断的准确率也是近年来 MB 的研究重点。

二、不典型畸胎样 / 横纹肌样瘤

2016 年 WHO 中枢神经系统肿瘤分类中将胚胎源性伴横纹肌样特征的肿瘤分为"不典型畸胎样 / 横纹肌样瘤"和"中枢神经系统胚胎源性肿瘤伴横纹肌样特征"两大类，其中前者同时具备组织学和免疫组化及遗传学特性，而后者只有相应的组织学特性而无其余发现。这两类都被评级为 WHO Ⅳ级。

【临床与病理】

不典型畸胎样 / 横纹肌样瘤（atypical teratoid/rhabdoid tumor, AT/RT）是一种少见的中枢神经系统恶性肿瘤，常发生于幕下，其次为幕上，少数可见颅内多发灶。其发病率占儿童中枢神经系统肿瘤的 1.3%，而占 2 岁以内颅内肿瘤的 6.7%。AT/RT 的临床症状与发病年龄和发病部位有关。大多数患者症状无特异性，个别可有颅内占位效应表现。

AT/RT 在组织学上可见多种类型的细胞聚集。镜下可见肿瘤细胞呈簇状围绕血管排列，细胞丰富，具有偏心核，核仁深染，胞质具有大量嗜酸性颗粒。免疫组化检查可见多种标记物阳性。遗传学上可查见大多数 AT/RT 患者有 22q11.2 区基因的缺失，并有 INI1 基因的缺失，少数有 BRG1 基因改变。

AT/RT 预后较差，平均生存时间为 6～15 个月。

【影像学检查方法】

CT 以及 MRI 都可用于 AT/RT 的诊断，其中 MRI 在显示肿瘤的局部侵袭以及寻找肿瘤的原发灶、转移灶方面存在明显优势。此外，DWI、MRS 也具有一定的辅助意义。

【影像学表现】

在 CT 上，AT/RT 呈现等或稍高密度影，常因瘤内出现囊变、钙化、出血坏死等呈现不均匀密度影。MRI 检查中，T_1WI 及 T_2WI 均呈现等信号影，囊变、钙化、出血坏死时可呈混杂信号。增强扫描

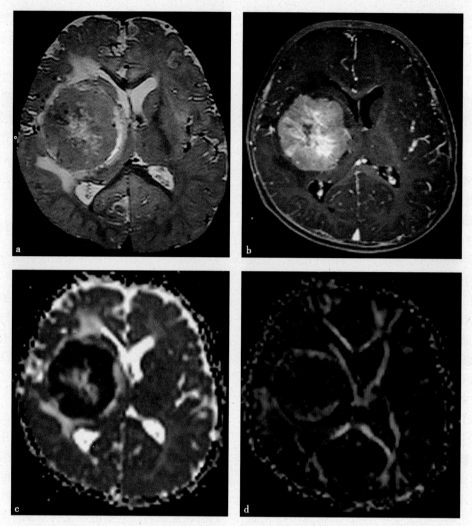

图4-6-2 不典型畸胎样/横纹肌样瘤

右侧基底节区可见等 T_2 类圆形肿块影,肿块中央可见坏死形成的长 T_2(a)信号,增强扫描(b)肿块明显强化,其周边部 ADC 值(c)明显低于正常脑组织,DTI(d)可见内囊白质纤维束受压移位

可见不均匀性强化或者无强化,此外,部分患者可呈现环状强化信号(图4-6-2)。AT/RT 在 DWI 中呈现高信号而在 ADC 中信号比脑实质稍低。MRS 中多可见 Cho 增高以及 NAA 降低。

【诊断与鉴别诊断】

AT/RT 在影像学上的表现无明显特异性,多表现为囊变、钙化、出血坏死等征象,所以单从影像学上无法完全确诊,需结合病理学及免疫组化和遗传学检查进行确诊。

鉴别诊断上多需与髓母细胞瘤、星形胶质细胞瘤相鉴别,但这几类肿瘤都具有比较明显的影像学特征,鉴别诊断一般不难。

【临床研究现状】

由于 AT/RT 发病率相对较低,对其的研究也就相对较少。

现阶段 AT/RT 的研究多集中在流行病学以及病例报告上,也有部分开始研究 AT/RT 的基因表型,包括 SMARCB1 的缺失、SMARCA4 的变异、黑素体基因 TYR、MITF 的高表达等。尽管这些基因表型可能有助于 AT/RT 的诊断,但这些基因改变与 AT/RT 预后的联系尚无统一结论。此外,现阶段常规 CT、MRI 检查并不能明确诊断 AT/RT,能否用新兴影像学手段如多模态、功能性磁共振检查等诊断 AT/RT 也是未来的研究方向之一。

(月 强 龚启勇)

第七节 脑神经肿瘤

一、神经鞘瘤

2016 年 WHO 中枢神经系统肿瘤分类中将神经鞘瘤分为细胞型神经鞘瘤和丛状型神经鞘瘤两个亚型，并将黑色素神经鞘瘤单独列为一类肿瘤而非神经鞘瘤亚型。2016 年的分类指南中新增混合型神经鞘瘤这一大分类以及恶性周围神经鞘瘤（malignant peripheral nerve sheath tumor，MPNST）的两个亚型：上皮样 MPNST 及 MPNST 伴周围神经分化。细胞型及丛状型神经鞘瘤均被评为 WHO I 级而 MPNST 则被评为 II、III、IV 级。

【临床与病理】

神经鞘瘤（neurilemmoma）又称为施万细胞瘤（Schwannoma），是起源于施万细胞的一类肿瘤。可发生于全身任何神经根或者神经干，中枢神经起源的神经鞘瘤多为高分化良性肿瘤而外周神经起源多为恶性。神经鞘瘤在颅内多发生于前庭蜗神经（第 VIII 对脑神经）和三叉神经（第 V 对脑神经），约占颅内肿瘤的 10%。

发生于前庭蜗神经的神经鞘瘤又名听神经瘤（acoustic neuroma，AN，vestibular Schwannoma），是桥小脑角区最常见的肿瘤，约占该区肿瘤的 80%。该肿瘤的好发年龄为 40～60 岁，好发于女性。通常起源于前庭蜗神经前庭支施万细胞。AN 为良性肿瘤，生长缓慢，但由于其生长部位多位于内耳道，受骨性面限制，在肿瘤很小的时候就易出现前庭蜗神经、三叉神经、面神经压迫症状。AN 进行性长大可突入桥小脑角，引起脑脊液循环受阻，并可压迫脑干和小脑，引起相应症状。

三叉神经鞘瘤（trigeminal neurilemmoma，TN）约占脑神经肿瘤的 4%～6%，发生率仅次于 AN，多起源于三叉神经半月神经节处的施万细胞。TN 好发于青年男性，临床上多以三叉神经刺激及损伤症状为主。TN 易累及展神经、面神经、前庭蜗神经，产生与 AN 类似的症状，不易区分。

AN 和 TN 皆起源于神经鞘膜施万细胞。大体上可见瘤体呈实性圆形或结节形包块，多有完整包膜，与发生的神经相互粘连，但与周围组织界限清晰。切面呈现灰白色或灰黄色，可见出血、囊变及坏死。镜下观可见肿瘤由致密型和疏松型 2 种分布形态的施万细胞构成，前者细胞呈束条形，细胞量大，分界不清，呈栅栏状或环形排列；后者细胞排列疏松，细胞量少，排列无规则，可有小囊腔分布。

【影像学检查方法】

CT 和 MRI 都可用于 AN 和 TN 的检查。其中在观察肿瘤所致骨质骨结构改变时，CT 优于 MRI。而在显示微小肿瘤以及瘤体对周围组织结构的累及，如脑干、海绵窦、蝶窦等，MRI 明显优于 CT。

X 线片由于仅能显示瘤体对骨结构的改变而瘤体本身显示不佳，故应用相对较少。

【影像学表现】

1. 听神经瘤 AN 在 X 线片上表现为内耳道的扩大和周围骨质的破坏。

CT 检查对于早期微小型 AN 的显示不佳，易出现漏诊。而对于较大的 AN，CT 上可见圆形等、低密度的包块，多位于内耳道口处，并多突入桥小脑角。可出现占位效应，出现脑干及小脑组织的移位和变形。若肿瘤向上生长可压迫侧脑室颞角，并出现第三脑室的变形。较大的 AN 常出现瘤内囊变，呈现瘤内的低密度影。增强扫描时可见瘤体均匀性强化，但在出现囊变或者坏死时，强化可呈不均匀化。

MRI 检查可发现微小型 AN，表现为听神经的增粗，T_2WI 上可见稍高信号，但因瘤体较小，有时显示并不明显。增强扫描可见瘤体明显均匀性强化，有助于明确微小型 AN 的诊断。而对于较大的 AN，T_1WI 上可见等、低信号包块，在 T_2WI 可呈现稍高信号或者等、高混杂信号。MRI 上同样可见内耳道的扩张以及对周围组织的占位效应。若出现瘤内的囊变，T_1WI 上可见瘤内的低信号影，而在 T_2WI 上呈现极高信号影，DWI 上呈低信号。增强扫描时，瘤体均匀性强化，但出现囊变或坏死时，可见肿瘤呈单环或者多环样特征性强化，有助于与其他纯囊性病变相鉴别（图 4-7-1）。

2. 三叉神经鞘瘤 CT 平扫中，TN 呈现椭圆形或不规则形等、低密度包块，多位于桥小脑角处，但通常瘤体会沿三叉神经向前生长，在岩尖部跨中、后颅窝，在 CT 上呈现哑铃状包块。瘤体周围多无低密度水肿带。TN 常造成岩尖部以及颅底部位骨质的破坏，造成岩骨变小变薄。

MRI 检查中，TN 在 T_1WI 上呈现低信号而在 T_2WI 上呈现高信号。瘤内常见囊变信号，并可伴有患侧 Meckel 室增大而使双侧 Meckel 室信号不对称。T_1WI 上也常见三叉神经明显增粗，并出现卵圆孔及岩尖部软组织填充影。

CT 及 MRI 增强扫描皆出现均匀、不均匀或环状强化。

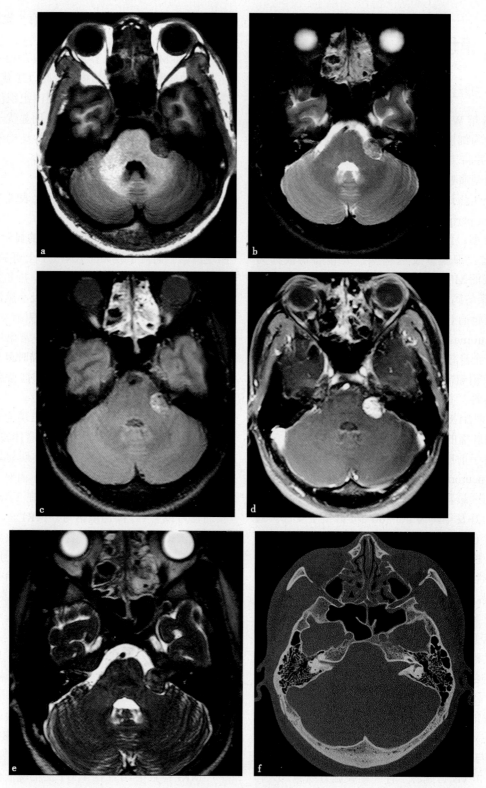

图 4-7-1 听神经瘤

可见左侧桥小脑角肿块影,呈 T_1WI(a)稍低、T_2WI(b)混杂信号,FLAIR(c)呈稍高信号,增强扫描(d)明显强化,脑神经成像(e)可见肿块伸入左侧内听道,CT(f)可见左侧内听道扩大

【诊断与鉴别诊断】

1. 听神经瘤　绝大多数 AN 有典型的 CT 和 MRI 表现，肿瘤多位于内耳道及桥小脑角处，CT 平扫为等、低密度，并出现内耳道的扩张和周围组织的压迫征象，增强扫描可出现明显强化。而对于 MRI，T_1WI 上可见听神经增粗并有等、低信号包块，T_2WI 上呈稍高或混杂信号，并伴有内耳道的扩张和占位效应，增强扫描可见均匀性或单、多环样强化。

AN 主要应与该部位的脑膜瘤及胆脂瘤相鉴别。

脑膜瘤：CT 及 MRI 平扫的密度/信号与灰质类似，增强扫描常呈均匀性增强，脑膜瘤多数不会引起内耳道的扩张，并且脑膜瘤瘤内囊变及坏死出现较少。脑膜瘤瘤内多可见砂粒样钙化灶，伴有邻近骨质的增生。且在 T_1WI 上多可见瘤体与小脑间存在低信号脑脊液间隙，并可见部分瘤体与脑膜有连接。

胆脂瘤：瘤体呈水样或脂肪密度/信号，无内耳道的扩张，邻近骨质无破坏或增生，常沿蛛网膜下腔蔓延，增强扫描一般强化。DWI 可见明显弥散受限（高信号）表现。

2. 三叉神经鞘瘤　TN 在 CT 上多呈现哑铃状低、等密度影，并可见岩尖部及颅底部骨质的破坏。在 MRI 上，T_1WI 可见低信号，T_2WI 可见高信号包块，并伴有囊变信号、Meckel 室扩张和卵圆孔、岩尖部软组织填充影。增强扫描可呈现均匀、不均匀及环状强化。

TN 据上述影像学特征一般不难诊断。但需与 AN、脑膜瘤及表皮样囊肿相鉴别。

脑膜瘤：脑膜瘤影像学特征如前述。

听神经瘤：AN 影像学特征如前述。与之鉴别要点在于，AN 以内耳道的改变为主，而 TN 以颅底和岩骨改变为主，且前者很少出现哑铃状结构。

表皮样囊肿：为桥小脑角区囊性病变，在 CT 上呈明显低密度影，而在 T_1WI 上呈明显低信号，T_2WI 上呈明显高信号，增强扫描均无明显强化。据此与 TN 鉴别一般不难。

【临床研究现状】

神经鞘瘤由于在外周神经的发生率高于脑神经，所以近年来大部分关于神经鞘瘤的研究多集中在外周神经上，而脑神经神经鞘瘤的研究也多集中在听神经瘤和三叉神经瘤上。这两对脑神经神经鞘瘤的基础研究，如基因学、分子生物学等近年来也相对较少，研究多集中在影像学诊断和外科学治疗上。

1. 脑神经神经鞘瘤的影像学诊断　脑神经神经鞘瘤常会发生在颅后窝桥小脑角区域，此区域同时也是其他很多类型颅内肿瘤的好发部位，因此鉴别诊断就显得尤其重要。一般来说，脑神经神经鞘瘤有典型的影像学表现，不难鉴别。所以近年来听神经瘤影像诊断的病例报告发表较少，而三叉神经瘤因发病率低，每年还会有新的病例报告发表。但部分脑神经神经鞘瘤表现不典型，常规 CT 及 MRI 序列不易诊断。所以近年来部分研究开始使用 MRS 等多模态、功能性 MRI 进行鉴别诊断。但这些报道的结果和标准都不尽相同，还需进一步研究。

2. 脑神经神经鞘瘤的外科学治疗　手术切除是脑神经神经鞘瘤的主要治疗方式。但由于其生长部位多为颅内的关键部位，所以手术入路的改进、显微手术的应用以及术前术后的管理一直是脑神经神经鞘瘤的研究热点之一。如何用影像学手段在术前对神经鞘瘤进行精确定位，清楚显示肿瘤所在部位如内耳道、桥小脑角等周围组织的情况，是神经鞘瘤研究中亟待解决的问题。

二、神经纤维瘤

2016 年 WHO 中枢神经系统分类中将神经纤维瘤分为不典型神经纤维瘤和丛状神经纤维瘤两个亚型，评级为 WHO I 级。

【临床与病理】

神经纤维瘤（neurofibroma）同样为神经鞘膜施万细胞来源的一类肿瘤，其发病率比神经鞘瘤低。单发性神经纤维瘤称为孤立性神经纤维瘤（solitary neurofibroma），丛状浸润者为丛状神经纤维瘤（plexiform neurofibroma），多发性神经纤维瘤又称为神经纤维瘤病（neurofibromatosis，NF）。其中以神经纤维瘤病为多见。

神经纤维瘤病分为 NF I 型（又称为 Von Recklinghausen 病）和 NF II 型。其中以 I 型多见，发病率约为 1/4000，约占 NF 的 90%。而 II 型少见，发病率约为 1/40 000，以双侧听神经瘤为其特征。神经纤维瘤可发生于全身各神经，产生相应神经受损和局部压迫症状，其中脊神经发生率高于脑神经。

大体上，瘤体为无包膜的实性包块，分界清晰，切面灰白，较少出现囊变、出血坏死等。镜下可见施万细胞和纤维母细胞增生排列成栅栏状，伴有网状、胶原纤维及黏液样基质生成。

NF 为遗传相关疾病，I 型常出现 17q11.2 区基因的丢失，II 型常出现 22 号染色体相关区域基因的丢失。

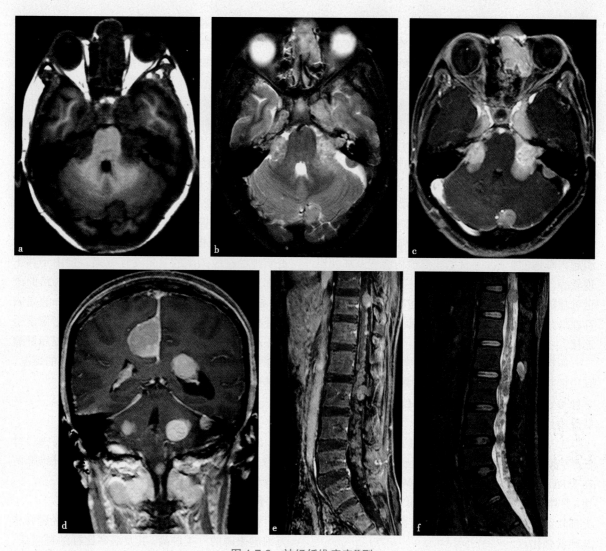

图 4-7-2　神经纤维瘤病Ⅱ型

可见双侧听神经瘤（a～c），多发脑膜瘤（a～d），筛窦、颌面（a～c）、椎管（e、f）内多发神经纤维瘤，肿瘤呈 T_1WI（a）稍低，T_2WI（b、f）稍高信号，增强扫描（c～e）明显强化

【影像学检查方法】

CT 及 MRI 皆可用于神经纤维瘤的诊断。其中 MRI 对于显示肿瘤与周围组织的关系及确定病变性质比 CT 更佳，通常为首选。MRS 有一定的辅助意义。

【影像学表现】

NFⅠ型以视神经胶质瘤和丛状神经纤维瘤表现为主，并可见蝶骨大翼的发育欠佳，颞角脉络丛出现钙化，Willis 环发育不良或狭窄。Ⅱ型以双侧听神经瘤表现为主（而神经鞘瘤来源的听神经瘤为单侧性），部分患者可见脑膜瘤表现。

Ⅰ型在 T_2WI 可见病变区域呈现高信号，并多有视神经胶质瘤表现。MRS 上可见视神经处 Cho 峰增高，Cr 降低而 NAA 缺失。Ⅱ型以双侧听神经瘤表现为主，部分患者也可见脑膜瘤表现（图 4-7-2）。

【诊断与鉴别诊断】

神经纤维瘤一般根据临床症状表现、遗传学检查及前述影像学表现不难诊断。

【临床研究现状】

神经纤维瘤的研究多集中在基因学和影像学诊断上。NF 为遗传相关疾病，有特定的基因学改变（Ⅰ型常为 17q11.2 区基因丢失，Ⅱ型常为 22 号染色体相关区域基因丢失），但基因缺失与疾病发生的机制以及与疾病严重程度的相关性尚不完全清楚，所以现阶段并无相关靶向药物。此外，高通量测序技术、新兴的影像组学等方法如何应用于 NF 基因学诊断也是 NF 目前的研究热点之一。

（月　强　龚启勇）

第八节 脑 膜 瘤

脑膜瘤（meningioma）是常见的颅内肿瘤，占原发性颅内肿瘤的 15%～20% 左右，主要起源于脑膜的蛛网膜粒帽细胞，少数来源于硬膜的成纤维细胞。中老年好发，发病峰值为 40～60 岁，女性多见，男女发病率之比约为 1:2。常见的发病部位与蛛网膜粒帽细胞分布一致，矢状窦旁、大脑凸面和嗅沟等处多见，幕上者约 90%，发病部位与患者的症状和体征密切相关。脑膜瘤发生与 22 号染色体异常有关，常表现为长臂缺失或单条染色体。据 2016 年 WHO 中枢神经系统肿瘤分级标准，脑膜瘤分为三级，脑膜瘤（WHO Ⅰ级）、非典型性脑膜瘤（WHO Ⅱ级）和间变型脑膜瘤（WHO Ⅲ级），并将脑侵犯作为不典型脑膜瘤的诊断标准。

一、良性脑膜瘤（WHO Ⅰ级）

【临床与病理】

良性脑膜瘤占脑膜瘤的大部分，多位于脑实质外，以宽基底和硬脑膜或颅骨相连。好发于中老年人，女性多见。肿瘤一般为单发，偶为多发，发展缓慢，病程较长，初期无明显症状及体征，随肿瘤体积的增加可逐渐出现周边脑组织受压相关症状，局部定位征象因发病部位而异，大脑半球凸面脑膜瘤可引起癫痫发作。肿瘤血供丰富，多主要来自脑膜动脉分支或颈内动脉的脑膜支，脉络丛动脉和软脑膜血管也参与肿瘤的部分供血。肿瘤多为圆形或类圆形，少数可见分叶。镜下肿瘤细胞分化良好，无核分裂现象。组织学检查不同的亚型也有不同的表现，较特征的为脑膜皮细胞呈大小不等同心圆旋涡状排列，砂粒型中央血管壁钙化形成砂粒体，纤维型可见网状纤维或胶原纤维，过渡型瘤细胞呈栅栏状排列或致密网束状，还有血管瘤型、微囊型、分泌型、淋巴细胞丰富型和化生型脑膜瘤。

【影像学检查方法】

X 线平片、DSA、CT 和 MRI 均可用于脑膜瘤的检查，但以 MRI 为主。X 线平片能显示松果体钙斑移位、骨质改变及瘤内钙化情况可初步用于肿瘤的定位。CT 对于肿瘤的诊断和分型有重要价值，显示肿瘤的位置和侵犯情况，DSA 能清晰显示肿瘤的血供情况，MRI 为常用的肿瘤诊断方法，明确显示肿瘤的位置、性质及侵犯情况，对于评估病情有重要作用。磁共振波谱成像（magnetic resonance spectroscopy，MRS）可无创地检测肿瘤内各种代谢物浓度，提供肿瘤代谢信息；弥散加权成像（diffusion weight imaging，DWI）、弥散张量成像（diffusion tensor imaging，DTI）可提供肿瘤内部水分子弥散、脑白质纤维束走行等信息。PET 作为一种功能显像，对于肿瘤的分级和良恶性鉴别有重要作用。

【影像学表现】

X 线平片：能显示脑膜瘤的颅内高压综合征和松果体钙化移位，骨质的增生或破坏改变、血管压迹增粗也能较好显示，对于肿瘤的定位有一定价值。

DSA：能清晰显示肿瘤的供血动脉，多为颈外动脉脑膜支，肿瘤的血管分布情况，以及邻近血管被肿瘤挤压移位、变形情况。巨大脑膜瘤在外科手术前还可以在 DSA 介导下行栓塞治疗，使瘤体缩小，更有利于切除。

CT：平扫肿瘤呈等密度或稍高密度均匀病灶，少数为混杂密度，直径变化范围较大，多位于脑实质外，边界清晰，圆形或类圆形，少见分叶状。约 20% 肿瘤内有高密度钙化灶，坏死和囊变少见。肿瘤以宽基底与颅骨或硬脑膜相连，邻近颅骨增厚、变薄或破坏，肿瘤压迫脑引流静脉或静脉窦可知脑组织水肿。增强扫描肿瘤实质部分常明显强化，密度较均匀，边缘锐利。

MRI：平扫上多为等 T_1 信号，少数为稍长 T_1 信号，等或稍长 T_2 信号，周围水肿为长 T_1 长 T_2 信号，钙化为低信号。钙化、血管或纤维分隔的存在使瘤内信号欠均匀。少有坏死囊变或出血。增强扫描，肿瘤呈明显强化，多数肿瘤与脑膜相连处可见脑膜增厚、呈细尾状强化，称"脑膜尾征"，提示肿瘤附着于脑膜并沿脑膜生长（图 4-8-1）。

^{1}H-MRS 典型的脑膜瘤显示为胆碱浓度（Cho）升高，肌酸（Cr）下降，由于脑外肿瘤不含正常神经元，N-乙酰天门冬氨酸（NAA）峰缺乏或因邻近脑组织的沾染而出现少量 NAA 浓度。丙氨酸（Ala）峰被认为是脑膜瘤的特征性代谢物峰，有时还可见到乳酸（Lac）峰，二者都是双峰，因化学位移相邻而可以发生重叠耦合，形成三联峰（图 4-8-2）。各亚型的部分代谢物含量稍有差别，与组织学类型相关，表观扩散系数（ADC）图上实质区多呈等信号，各向异性（FA）图上为等或低信号，DTI 显示白质纤维束变形、移位。^{18}F-FDG 表现为低代谢，对 ^{18}F-FDG 的摄取程度明显低于正常皮质，与白质近似。

【诊断与鉴别诊断】

脑膜瘤 CT 平扫为圆形或类圆形等或稍高密度肿块影，MRI 上为等或长 T_1、等或长 T_2 信号，肿块边界清楚，少见分叶，包膜完整，可见邻近骨质

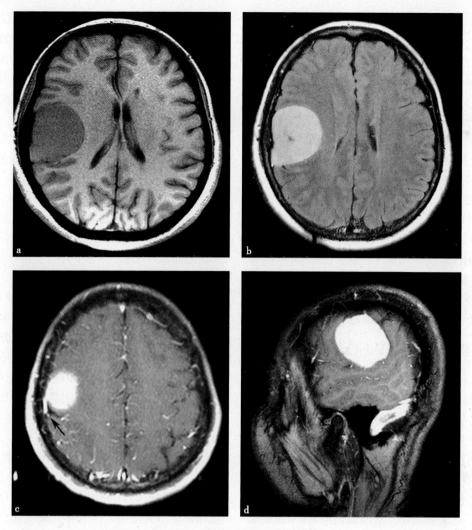

图 4-8-1 良性脑膜瘤 WHO Ⅰ级

右侧额颞部见一类圆形等 T_1（a）肿块影，FLAIR 信号稍高（b），边界较清，增强扫描（c、d）明显强化，以宽基底与脑膜相连，可见硬膜尾征（c 中箭头所指），局部脑实质稍受压，右侧侧脑室稍受压，中线结构稍左偏

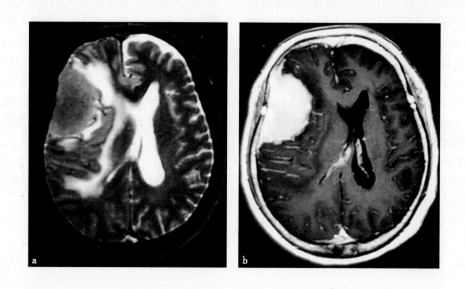

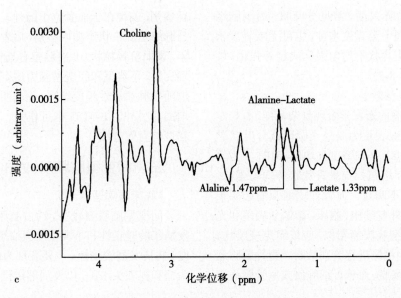

图 4-8-2 良性脑膜瘤的 MRS 表现

a. T₂WI；b. T₁WI 增强扫描；c. MRS。可见右额部占位，呈等 T₂ 信号，额叶受压，明显水肿，增强扫描肿瘤明显强化，可见脑膜尾征。MRS 可见胆碱（choline）明显增高，NAA 峰缺失，同时在 1.33～1.47ppm 处可以见到乳酸（lactate）和丙氨酸（alanine）耦合形成的"三联峰"。定量分析表明，该肿瘤的胆碱绝对浓度为 2.73mmol/kg wet weight，Cho/Cr 比值为 3.57，均低于恶性脑膜瘤（图 4-8-5）

增厚、变薄或破坏，瘤内钙化和瘤周水肿较多见。增强扫描明显强化，MRI 上硬膜尾征为典型特征，DSA 能显示肿瘤的供血情况，MRS 中 NAA 峰常缺乏，Cho 峰常增加，并可见 Ala 峰。需与脑膜瘤进行鉴别的有很多肿瘤，如血管外皮细胞瘤、转移瘤、胶质瘤等，可根据肿瘤的生长方式、临床表现，结合影像学表现进行区别，MRS 有很好的鉴别诊断价值。一般来说血管外皮细胞瘤较脑膜瘤强化更显著，也容易发生坏死囊变，MRS 上一般没有 Ala 峰。脑膜转移瘤者常有原发肿瘤病史，肿瘤可对颅骨造成溶骨性破坏，如同时伴有脑内转移灶诊断不难，如为单发脑膜转移则鉴别诊断有一定困难。胶质瘤累及脑膜时需与脑膜瘤鉴别。MRS 上前者一般可以看到 NAA 峰，而后者一般看不到或仅能看小很小的 NAA 峰，可资鉴别。

二、不典型脑膜瘤（WHO Ⅱ级）

【临床与病理】

不典型脑膜瘤少见，约为脑膜瘤的 5%。发病年龄较良性脑膜瘤患者大，病情进展较快，好发部位与良性脑膜瘤基本相似，发生于脑室内的多见于侧脑室三角，骨质破坏或增厚较良性脑膜瘤明显，预后较差，术后易复发，偶见多发。临床症状不典型，主要靠病理检查明确诊断。肿瘤多为分叶形，边界大多不清楚，包膜不完整，血供丰富。组织学显示为高细胞密度、肿瘤集群有较高的核质比、核仁明显、片状结构、可见核分裂象或有自发性坏死。2016 年版 WHO 分类标准中，脑组织侵犯结合核分裂象计数不少于 4 个即可诊断为不典型脑膜瘤。

【影像学检查方法】

检查方法同良性脑膜瘤，MRI 具有较好的诊断与鉴别作用。

【影像学表现】

X 线平片能显示脑膜瘤引起的颅内高压综合征和松果体钙化移位，骨质的增生或破坏改变较良性脑膜瘤更严重，血管压迹增粗较明显，有助于肿瘤定位。

DSA 能清晰地显示肿瘤的丰富血供，供血动脉多来自颈外动脉脑膜支，肿瘤的血管迂曲分布在肿瘤内部，邻近血管被肿瘤挤压移位、变形。

CT 平扫肿瘤可为等、略高或混杂密度，以囊性为主者则表现为低密度为主，密度较均匀，坏死和囊变较良性脑膜瘤多见。肿瘤多为分叶状，边界常不清晰，包膜不完整。肿瘤占位效应明显，瘤周水肿中至重度，瘤内或边缘散在高密度钙化影。部分有广基底与硬脑膜或颅骨相连、邻近脑池或脑沟增宽。增强扫描多较均匀强化，囊性为主者强化不明显，可为环形强化。

MRI 上肿瘤为等或长 T₁ 信号，等或长 T₂ 信号，少数为混杂信号，坏死、囊变和瘤周水肿呈长

T₁长 T₂信号，边界欠清，常见分叶状，周围脑组织可见侵犯，瘤周中至重度水肿，也可无或轻度水肿，增强扫描呈斑片状不均匀强化或显著强化，硬膜尾征明显（图 4-8-3）。

【诊断与鉴别诊断】

不典型脑膜瘤的影像学表现复杂多样，有一定的诊断难度。一般表现为脑外类圆形或分叶状肿块，边界不清晰，CT 平扫密度欠均匀，MRI 多为等或长 T₁、T₂信号，增强扫描呈斑片状不均匀强化，囊性为主者强化不明显。血管外皮细胞瘤起源于毛细血管周围的外皮细胞，临床、影像学表现和光镜检查都与不典型脑膜瘤相似，应依靠免疫组化、电镜及 NF-2 基因检测进行鉴别诊断。囊性脑膜瘤需与囊性星形细胞瘤、血管母细胞瘤或室管膜瘤进

行鉴别，关键在于前者位于脑外。侧脑室脑膜瘤需与脉络丛乳头状瘤加以鉴别，后者多见于儿童和少年，表面呈颗粒状，并有脑室普遍扩大。MRS 对鉴别良性、不典型和间变型脑膜瘤有一定价值。有报道随着肿瘤恶性程度增高，瘤内胆碱（Cho）浓度也增高。另外，¹⁸F-FDG 也可作为一种鉴别脑膜瘤良恶性的有效方法。

三、间变型脑膜瘤(WHO Ⅲ级)

【临床与病理】

间变型脑膜瘤较少，约占脑膜瘤的 1%～3%，发病年龄较良性和不典型脑膜瘤患者大，颅内常多发，病情发展较迅速，主要表现为颅内压增高所致头痛和视乳头水肿，以及局部定位体征。化疗对肿

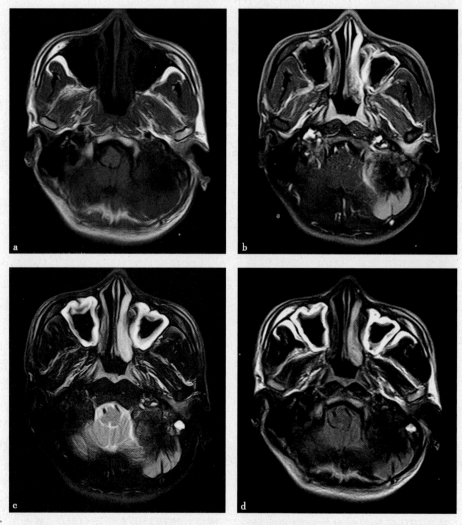

图 4-8-3 不典型脑膜瘤 WHO Ⅱ级

左后颅凹不规则肿块，周边为等 T₁(a)等 T₂(c)信号，FLAIR(d)为稍高信号，增强扫描(b)明显强化，中央可见低信号、无强化钙化区，左侧小脑半球受压，枕骨内板吸收变薄，左侧乙状窦受侵

瘤无效,患者预后差,手术后常需放疗,复发率远高于不典型脑膜瘤或良性脑膜瘤,且可出现转移。肿瘤体积较大,呈膨胀性或浸润性生长,且各方向生长不均匀,分叶常见,边缘毛糙不规则,明显侵及周围脑组织,包膜常不完整,坏死和囊变多见。镜下肿瘤细胞呈片状或带状、细胞成分增多、核呈多形性及核分裂象显著增加,肿瘤中心可见小灶状坏死。

【影像学检查方法】

检查方法同良性脑膜瘤,MRI对肿瘤的诊断与鉴别有重要作用。

【影像学表现】

X线平片可见骨质增生和破坏较严重,血管压迹明显增粗,颅内高压综合征和钙化灶能较好显示。

DSA能清晰地显示肿瘤的丰富血供,供血动脉迂曲扩张,多来自颈外动脉脑膜支,肿瘤内部血管呈放射状、网状或栅栏状分布,邻近血管被肿瘤挤压移位、变形。

CT平扫肿瘤呈等或高密度,混杂密度多见,坏死和囊变常见。肿瘤较大,为结节状或分叶状,边缘毛糙不规则,可有锯齿状突起。高密度钙化少见,瘤周轻至重度低密度水肿,邻近的骨质破坏或增生情况明显,甚至可伴肿瘤长至颅外。增强扫描多为斑片状不均匀强化。

MRI上肿瘤多为不均匀信号,等或长 T_1 信号,不均匀长 T_2 信号,坏死、囊变和瘤周水肿呈长 T_1 长 T_2 信号,边界不清晰,包膜不完整,结节状或分叶状,明显侵犯周围脑组织,瘤周水肿轻至重度。增强扫描呈斑片状不均匀强化或显著强化,可见短粗、不规则及斑片状硬膜尾征(图4-8-4)。DWI表现为高信号,ADC值降低。MRS示NAA峰消

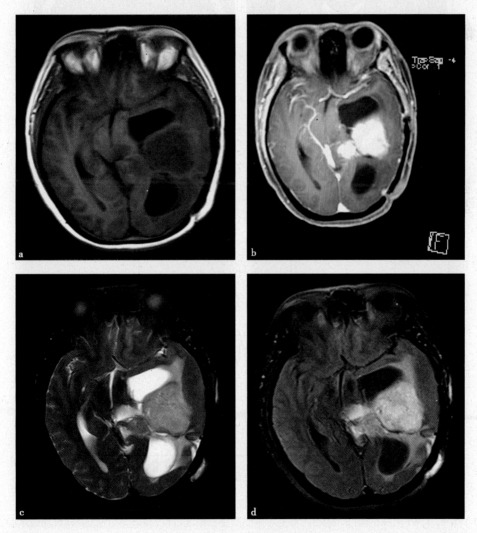

图4-8-4 间变型脑膜瘤 WHO Ⅲ级

左侧侧脑室三角区见不规则稍长 T_1(a)、稍长 T_2(c)信号肿块影,FLAIR(d)呈高信号,增强扫描明显强化(b),肿瘤边界欠清,累及周围脑实质,脑组织明显受挤压,中线结构向右偏移,左侧侧脑室明显扩大

失或很少,Cho/Cr 比例升高,可见高大的乳酸峰(图 4-8-5)。

【诊断与鉴别诊断】

间变型脑膜瘤较少见,发病年龄以老年多见,病情发展迅速,可多发,术后易复发。CT 或 MRI 多为不均匀密度或信号,呈较大结节样或分叶状,边界不规则,邻近骨质破坏严重,呈浸润性生长,表现为恶性肿瘤特点。增强扫描多为不均匀强化,硬膜尾征粗短不规则。间变型脑膜瘤主要应与脑膜转移瘤进行鉴别。后者常有原发肿瘤病史,骨质破坏明显,进展迅速,如同时伴有脑内转移灶诊断不难。

【临床研究现状】

脑膜瘤是中枢神经系统常见的原发性肿瘤,临床表现多样,与发病部位密切相关。WHO 2016 年中枢系统肿瘤分类方法将脑膜瘤的分级、分型做了进一步修订。有研究表明脑膜瘤的发生与 Bcl-2 及 p53 有一定相关性,p16INK4a 或 RB 的甲基化与不典型和间变性脑膜瘤的发生发展有关,CD274 在间变型脑膜瘤中表达增加。对于脑膜瘤的鉴别诊断,包括良恶性脑膜瘤的鉴别、脑膜瘤与脑膜转移的鉴别等,多模态磁共振尤其是磁共振波谱成像(MRS)被认为很有价值。既往研究发现,MRS 上

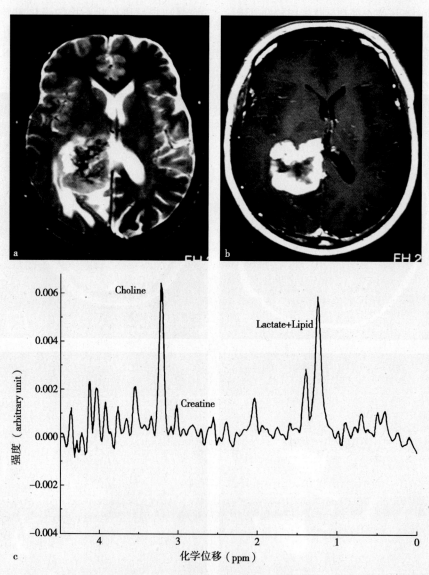

图 4-8-5 间变型脑膜瘤的 MRS 表现

a. T_2WI;b. T_1WI 增强扫描;c. MRS。可见右侧侧脑室三角区占位,侵及邻近脑组织,致周边水肿,增强扫描肿瘤明显不均匀强化。MRS 可见高耸的胆碱(choline)峰、低矮的肌酸(creatine)峰,以及脂质(lipid)与乳酸(lactate)耦合形成的双峰。定量分析表明,该肿瘤的胆碱绝对浓度为 3.36mmol/kg wet weight,Cho/Cr 比值为 6.51,均明显高于良性脑膜瘤(图 4-8-2)

脑膜瘤具有特征性的 Ala 双峰，或 Ala 与 Lac 耦合形成的三联峰；脑膜瘤中脂质(Lip)峰较为常见，但不一定代表坏死，也可能代表瘤内脂变，因此与肿瘤的恶性程度没有直接关系；脑膜瘤中谷氨酸盐与谷氨酰胺(Glx)的峰较高；随着肿瘤级别增高，其胆碱(Cho)绝对浓度增高，且胆碱浓度与代表肿瘤恶性程度的病理增殖指数呈正相关关系。手术切除仍为脑膜瘤的主要治疗手段，结合放疗为更安全有效的治疗方式，而化疗及生物靶向治疗则需要更多的临床实践和总结。脑膜瘤易复发，改善患者预后及复发情况可提高患者生命质量。研究表明脑膜瘤微血管密度(MVD)与恶性程度呈正相关，过度表达 Bcl-2、HER2 阳性且 TKI LI 高的患者脑膜瘤恶性程度较高或复发可能性较大。瘤周常见的水肿情况增加患者术前癫痫发生率，加重神经缺失症状，还增加术后并发症的发生率以及肿瘤的复发率。目前已公认孕激素(PR)与脑膜瘤的增殖和复发有密切关系。脑膜瘤的发生机制、影像学分级、化疗及其他治疗方式的有效性、预后情况的改善及复发等方面的研究尚需进一步深入。

（月　强）

第九节　间质源性肿瘤

2016 年版 WHO 中枢神经系统肿瘤分类中将间质源性肿瘤又称非脑膜上皮型肿瘤，包括：孤立性纤维瘤 / 血管外皮细胞瘤：分一级、二级、三级；血管母细胞瘤；上皮样血管内皮细胞瘤；血管肉瘤；卡波西肉瘤；尤因肉瘤 / 原始神经外胚层肿瘤；脂肪瘤；血管脂肪瘤；蛰伏脂瘤(冬眠瘤)；脂肪肉瘤；硬纤维型(韧带样型)纤维瘤病；肌纤维母细胞瘤；炎症性肌纤维母细胞瘤；良性纤维组织细胞瘤；纤维肉瘤；未分化多形性肉瘤 / 恶性纤维组织细胞瘤；平滑肌瘤；平滑肌肉瘤；横纹肌瘤；横纹肌肉瘤；软骨瘤；软骨肉瘤；骨瘤。本节针对其前 3 类常发生在颅外其他部位但在颅内影像学表现有一定特征的间质源性肿瘤进行介绍。

一、孤立性纤维瘤 / 血管外皮细胞瘤

孤立性纤维瘤(solitary fibrous tumor，SFT)/ 血管外皮瘤(hemangiopericytoma，HPC)为一种少见的间叶来源肿瘤，可发生在身体各部位软组织及中枢神经系统。发生在神经轴以内的孤立性纤维性肿瘤和血管外皮细胞瘤均存在 12q13 倒置、N_2 和 STAT6 基因的融合，导致可通过免疫组化检测

的 STAT6 基因的核表达。为避免孤立性纤维性肿瘤和血管外皮细胞瘤两者可能存在的重叠，2016 年版分类标准采用孤立性纤维瘤 / 血管外皮细胞瘤这一组合性术语来描述这类疾病。

【临床与病理】

SFT/HPC 以中年多见，平均年龄约 45 岁。男女比例为 1:1。颅内发生非常少见。临床表现无特征性，临床症状主要取决于肿瘤的发生部位，其最常见的症状是头痛，其他神经功能障碍与其位置相关联。

2016 年版分类标准在 SFT/HPC 中包含三个级别：Ⅰ级类似以前孤立性纤维瘤，有高胶原含量、相对较低的细胞密度和梭形细胞；Ⅱ级类似以前血管外皮细胞瘤，对应更多的细胞、较少的胶原伴肥大的细胞和"鹿角"样血管结构；Ⅲ级与之前间变性血管外皮细胞瘤的表现相对应，每 10 个高倍镜下至少 5 个核分裂象。一些在组织学上更类似于孤立性纤维瘤的肿瘤，当每 10 个高倍镜下有至少 5 个的核分裂象时，可界定为 WHO Ⅲ级。

SFT 与 HPC 在大体标本形态方面存在一定的差异。前者多为边界清楚的孤立性肿块，较小时呈圆形或椭圆形，体积较大时可有不同程度的分叶状，后者肿瘤多呈分叶状及不规则形。HPC 与 SFT 两者瘤体内部结构成分不同。HPC 镜下纤维基质中可见肥胖的、多角形瘤细胞，核分裂象多见。肿瘤细胞排列密集，无特定的排列方式，肿瘤血管增生形成典型的"鹿角状"结构，肿瘤细胞围绕毛细血管呈"洋葱皮"样或片状排列。免疫组化染色表达 Vim、CD34，大多表达 CD99，也有部分表达 Bcl-2，EMA 大多阴性。SFT 镜下主要由梭形细胞构成，由细胞稀疏区和细胞密集区组成，肿瘤间质有较丰富的"鹿角状血管"，形成"血管周细胞瘤"样的组织学构象。瘤细胞呈短梭形，一般无明显的异型性，核分裂象罕见。免疫组织化学染色检查，肿瘤细胞染色后 CD34、CD99、Vim、Bcl-2 表达为阳性，而 CK、S-100、Des、EMA 为阴性。

【影像学检查方法】

CT 平扫、增强扫描。通过 MRP 和 CTA 等 MSCT 重建检查，能够提供更多的影像学特征信息。

MR 平扫：T_1WI、T_2WI；DWI；MRS；SWI；增强扫描。

【影像学表现】

SFT/HPC 不同级别瘤体内部结构成分不同，影像学表现存在一定程度的差异。

CT 检查没有特异性影像学表现。CT 平扫表现

为孤立性肿块，边缘清楚，无分叶或浅分叶。实性部分密度较均匀，呈软组织密度，囊变坏死区呈低密度，无钙化；CT增强扫描实性部分通常明显强化，提示肿瘤富血供。局部颅骨可破坏（图4-9-2e、f）。

SFT/HPC在MRI信号上常不均匀，SFT/HPC Ⅰ级（即过去的SFT）由于肿瘤血管、细胞密集区、致密胶原纤维区分布不同，T_2WI表现为略高、低信号区，即T_2WI由低信号区及高信号区两部分组成，影像学病理学基础是：T_2WI高信号区主要由聚集梭形细胞组成，低信号区主要由胶原基质及纤维成分组成；增强后呈不均匀强化，血管丰富区及细胞密集区明显强化，强化早期即可见清晰的迂曲血管影，而低信号区，即细胞稀疏区、胶原纤维区呈静脉期强化，延迟强化是其特征性改变。这在既往的文献中被描述为"黑白征"或"阴阳征"（图4-9-1），其在诊断SFT/HPC Ⅰ级上有一定的特征性。

而SFT/HPC Ⅱ级或Ⅲ级（即过去的HPC或恶性HPC）其血供丰富，有大量新生毛细血管，T_2WI呈不均匀高信号，肿瘤实质强化显著，瘤内和周围可见"蚯蚓样"流空血管影。肿瘤血管流空信号较多，说明肿瘤血供相当丰富，但是由于患者病程较

短，丰富的血供仍不能满足肿瘤迅速生长的需要，这就引起了肿瘤内局部血供不足，导致肿瘤内组织坏死囊变。而丰富的血供、不成熟的血管及侵袭性生长侵蚀血管又是导致出血的重要原因。"蘑菇征"是指病灶伸向脑实质，肿瘤组织在颅内侵犯部位的直径明显大于附着在硬膜上基底部，类似"蘑菇状"（图4-9-2）。病理上为肿瘤向颅内各个不同方向生长，生长速度或遇到的阻力不一致所致，提示具有一定恶性程度的间接征象。

SFT/HPC起源于脑膜间叶组织，多以窄基底与硬膜相连，脑膜尾征少见。有学者认为无脑膜尾征常常提示SFT/HPC可能，但有人认为"脑膜尾征"出现仅能说明肿瘤与硬脑膜关系密切，不能对硬脑膜来源的肿瘤进行鉴别诊断。在瘤周水肿方面，SFT/HPC Ⅰ级多为轻度，Ⅱ级或以上水肿多见，且水肿较重，有学者认为SFT/HPC Ⅱ级或Ⅲ级瘤周水肿的程度与肿瘤大小和位置无明显关系。

SFT/HPC不同级别在影像学表现存在一定的交叉，但其在肿瘤形态、T_2WI信号、囊变坏死及出血，瘤周水肿、骨质破坏及强化方式方面有一定差异，表现为SFT/HPC Ⅱ级或以上形态多不规则、

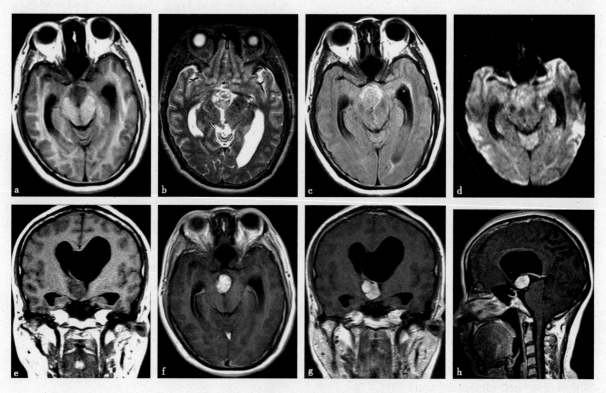

图4-9-1 SFT/HPC Ⅰ级（孤立性纤维瘤）

可见三脑室前缘-孟氏孔区椭圆形占位，T_1WI（横轴位a、冠状位e）为等低信号；T_2WI（b）病灶信号不均匀，可见小片低信号区和高信号区，即"黑白征"或"阴阳征"；FLAIR（c）病灶呈混杂高低信号影；DWI（d）病灶为等信号为主，其内可见斑片稍高信号区和低信号区；T_1WI增强后（f、g、h分别为横轴位、冠状位、矢状位）病灶强化不均匀，内可见明显强化区和稍低强化区，即"黑白征"或"阴阳征"

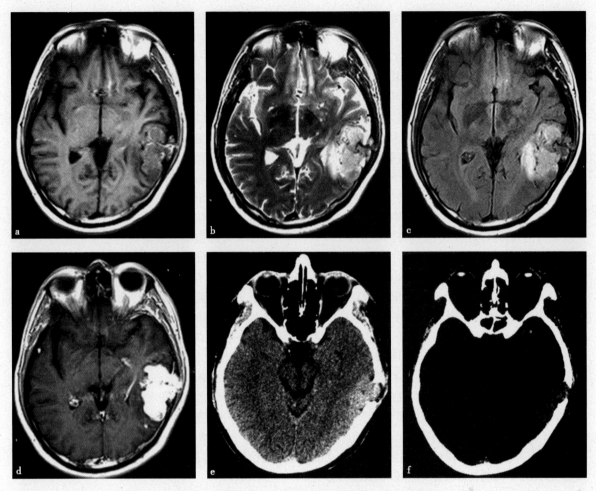

图 4-9-2 左侧颞部 SFT/HPC Ⅱ级（血管外皮细胞瘤）

左侧颞部可见分叶状外形的肿块，可见典型的内大外小蒂深入颅骨内的"蘑菇征"，病灶 T_1WI（a）呈等、低信号，可见少许线状高信号血管影，T_2WI（b）、FLAIR（c）信号不均匀，病灶高信号为主，可见斑片稍低信号区，病灶内和周围可见蚯蚓状流空血管影，周围可见不规则水肿区；增强（d）呈明显强化，病灶内强化不均匀，病灶周围、中央可见流空信号影，瘤体蒂部可见脑膜尾征；CT 平扫（e）病灶为稍高密度，CT 骨窗位（f）可见瘤体局部颅骨破坏，部分颅骨内外板骨质线可见中断

T_2WI 多为等高信号，低信号区少见、囊变坏死及出血多见，瘤周水肿显著，骨质破坏可见，显著强化。SFT/HPC Ⅰ级多呈类圆形、椭圆形，T_2WI 有低信号区，囊变坏死及出血少见，瘤周水肿轻，无骨质破坏，增强后明显强化，延迟强化是其特征。

【诊断与鉴别诊断】

在影像学上主要需与以下几种肿瘤鉴别：

1. 脑膜瘤 起源于蛛网膜帽状细胞，多呈圆形或类圆形，CT 呈均质等密度、稍高密度，钙化多见，相邻颅骨可见增生，MRI T_1WI 及 T_2WI 与脑实质信号基本一致，增强扫描常见脑膜尾征，肿瘤外周一般无水肿，瘤体较大压迫静脉回流障碍时周围可见水肿带分布。MRS 有一定价值，在脑膜瘤中肌红蛋白峰不升高，而在 SFT/HPC Ⅰ级中肌红

蛋白峰升高。SFT/HPC Ⅱ级或以上 Ala 峰缺如，mI 峰较脑膜瘤升高明显。

2. 神经鞘瘤 主要是位于桥小脑区的听神经鞘瘤，以内听道为中心生长，可见患侧内听道的扩大。MRI T_1WI 呈低、稍低或低等混杂信号，T_2WI 高信号或以高信号为主的混杂信号。增强后肿瘤实质部分均匀性或不均匀性强化，囊性部环形或分隔状强化，肿瘤包膜强化与周围组织分界清楚，瘤侧Ⅶ、Ⅷ神经束增粗，与肿块相连。

3. 脑膜淋巴瘤及脑膜转移瘤 脑膜淋巴瘤在 CT 和 MRI 上均表现为颅骨内外侧软组织肿块，CT 上呈等密度，MRI 上 T_1WI 呈低或略低于脑灰质的信号，T_2WI 呈高或略高信号，同时伴颅骨信号异常，增强后大部分病灶呈明显均匀强化。脑膜转移

瘤有原发病史,脑膜多呈"饼"状增厚,T_2WI 上无低信号区域。

4. 多形性胶质母细胞瘤 CT 平扫肿瘤通常呈高、等、低共存的混杂密度。MRI T_1WI 上肿瘤的实质部分呈稍低、等信号,囊变坏死部分呈更低信号;T_2WI 肿瘤呈高、等混杂信号,经常可见病理血管流空征象;增强扫描肿瘤大多呈环状或花环状明显强化,形态不规则,典型呈"丝瓜瓤"征。

总之,SFT/HPC 很少见,当脑外占位呈分叶状,邻近颅骨正常或侵蚀性改变,无钙化,如出现如上典型的影像学表现时应想到 SFT/HPC 的可能性,但其确诊仍依赖病理组织学及免疫组织化学。

【临床研究现状】

功能 MRI 目前文献报道极少,Clarencon 发现肿瘤部分结构水分子扩散明显受限,可作为 SFT/HPC I 级的一种特征表现。部分肿瘤组织在 T_2WI 高信号,DWI 高信号,ADC 值较低,可能因为该区域肿瘤细胞密集,细胞间隙小,因而水分子扩散受限,这一点可作为 SFT/HPC I 级术前影像诊断的一个重要提示线索。SFT/HPC II 级或以上虽然属于 WHO II 级肿瘤,但由于肿瘤内富含血管组织,血供丰富,因此弥散受限程度降低。ADC 值增高与坏死区域亦相关,同时 MRI 无法鉴别病理形态上的微囊变,ROI 中可能包含微囊变区域,因此最终影响 SFT/HPC 的 ADC 值。颅内 SFT/HPC 的 ADC 值显著高于恶性脑膜瘤,因此 ADC 值在 SFT/HPC II 级或以上与恶性脑膜瘤鉴别中有着重要意义。ESWAN 序列较常规序列能更清晰地显示 SFT/HPC 内的静脉小血管,通过 ESWAN 图像比较病变的小血管数目或许能帮助鉴别颅内 SFT/HPC 和脑膜瘤。MRS 有一定价值,SFT/HPC I 级中肌红蛋白峰升高。SFT/HPC II 级或以上 Ala 峰缺如,mI 峰升高明显。

二、血管母细胞瘤

血管母细胞瘤(hemangioblastoma,HB)是中胚层的血管内皮细胞在原始血管形成过程中发育障碍,残余的胚胎间质细胞形成肿瘤,约占中枢神经系统肿瘤的 1.5%~3%,大部分为散发性,小部分(约 25%)与 VHL 基因(定位于染色体 3p25-26)突变相关,属于一种常染色体显性遗传病,即 Von Hippel-Lindau 病。

【临床与病理】

血管母细胞瘤,好发于青壮年,平均发病年龄为 30~40 岁,男性多见(男女发病比例为 1:1.4)。若伴有视网膜血管瘤或合并肾脏透明细胞癌、嗜铬细胞瘤以及胰腺、肝脏囊肿或内耳肿瘤,称为 Von Hippel-Lindau(VHL)病,为神经系统的家族性肿瘤综合征,是一种常染色体显性遗传病,常较散发患者发病年龄小。临床症状及体征与发生部位相关但无特异性表现。发生于颅内者主要临床表现有颅内高压、共济失调、头痛以及呕吐。

血管母细胞瘤(即血管网织细胞瘤)有大囊小结节型、单纯囊肿型以及实质型,以大囊小结节型为最多见,约占 60%~90%,实质型约占 10%~40%。血管母细胞瘤列入 I 级(WHO),实质性血管母细胞瘤由于有浸润性,预后欠佳。

血管母细胞瘤主要是类似毛细血管的纤维血管,细胞成分包括内皮细胞、外皮细胞和间质细胞。因其内含有丰富的网状纤维为特征,故也称为血管网状细胞瘤。组织学上血管母细胞瘤主要由不同成熟阶段的毛细血管和毛细血管网之间吞噬脂质的间质细胞构成,间质细胞在血管网间呈"片""巢"状分布。主要由两种成分构成:一是丰富的毛细血管网;二是在毛细血管网之间呈片状分布的大量吞噬脂质的间质细胞("泡沫"样细胞)。

【影像学检查方法】

CT 平扫,增强扫描;通过 MRP 和 CTA 等 MSCT 重建检查,能够提供更多的影像学特征信息。

DSA。

MR 平扫:T_1WI、T_2WI、FLAIR;DWI;MRS;SWI;增强扫描。

【影像学表现】

病理及影像学表现可分为 4 种类型:单纯囊肿型、大囊伴小结节型、实质性肿块伴小囊变型及单纯实质性肿块型,其中后两型(以下统称为实质型)相对少见。CT 对本病的诊断价值有限。DSA 可以清楚地显示供血动脉和引流静脉,以及瘤体血管染色,但现在基本不用 DSA 诊断本病。

1. 囊实性 大囊小结节型 HB 中的囊腔和单纯囊型 HB 中囊腔形成可能是由于肿瘤组织退变及血管内生长因子过度表达使血管通透性增高,血浆外漏所致。囊腔信号均匀,在 T_1WI 及 T_2WI 上与脑脊液信号类似,少数在 T_1WI 上略高于脑脊液信号,与囊液的蛋白含量有关;增强扫描后囊腔无强化,囊壁多数不强化,少数囊壁轻度强化,可能与病变周围胶质增生或被推移脑组织对比剂廓清速度减慢有关。囊壁强化提示囊壁上有肿瘤细胞生长,手术应该考虑囊壁完整切除。大囊小结节型和单纯囊型 HB 瘤周无或伴有轻度脑水肿。对于典型"大囊小结节"的血管母细胞瘤病灶(图 4-9-3),

诊断一般不难。

2. **实性** 实性的血管母细胞瘤较囊实性的少见，T_1WI 上呈等至稍低信号，T_2WI 及 FLAIR 序列表现为等至稍高信号，增强后明显强化，边界清楚。实性血管母细胞瘤较典型的表现为瘤内及瘤周扩张的流空血管影，瘤周中、重度水肿，T_2W 见病灶周边含铁血黄素沉积的低信号环及瘤内亦可见出血信号（图 4-9-4）。

瘤周水肿及幕上脑室积水：有学者认为，瘤周水肿除可能与瘤体内大量不成熟及通透性较高的毛细血管有关外，还可能与占位效应致局部静脉回流障碍有关。幕上脑室积水程度与肿瘤部位及大小有关。血管母细胞瘤可多发。

Von Hippel-Lindau 病的影像诊断标准需具备下列 3 条中的任意一条：①中枢神经系统多个血管母细胞瘤；②一个中枢神经系统血管母细胞瘤合并一个或多个内脏病变；③一个中枢神经系统血管母细胞瘤合并本病的内脏病变加上明确家族史。另外，Von Hippel-Lindau 病还可按有／无伴发肾上腺嗜铬细胞瘤而相应分为 I／II 型。

【诊断与鉴别诊断】

在影像学上主要需与以下几种肿瘤鉴别：

1. **胶质瘤** 囊变的胶质瘤囊壁强化厚薄不均，边界不光整，恶性程度高者，瘤周可见大片水肿，瘤结节强化程度较血管母细胞瘤弱，囊变部分不强化。

2. **脑膜瘤** 肿瘤信号较均匀，出血及坏死少见，囊变不典型，瘤周水肿较轻。

3. **神经源性肿瘤** ①听神经瘤。内听道扩大为典型表现，常伴囊变，结合听力改变等临床表现一般鉴别不难；②三叉神经瘤。常见囊变、出血及坏死，常跨中后颅窝生长、岩骨尖部骨质吸收为其特点，瘤周水肿少见。

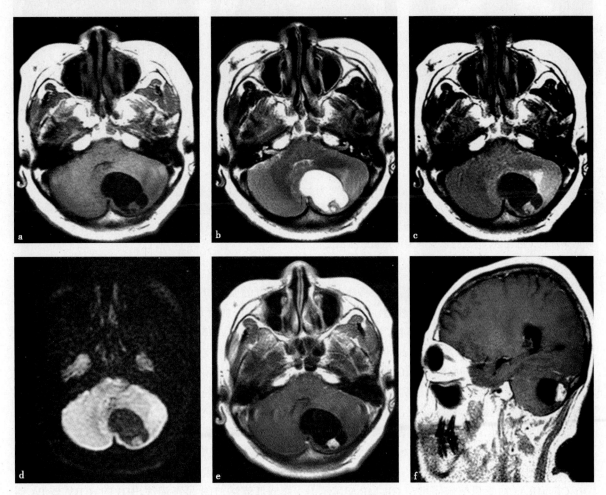

图 4-9-3 小脑血管母细胞瘤

左侧小脑半球表面可见一囊实性占位，呈大囊小结节，T_1WI（横轴位 a）大囊为均匀水样低信号，小结节为稍低信号；T_2WI（b）病灶内为大囊为均匀水样高信号，结节为稍高信号；FLAIR（c）病灶为大囊为较脑脊液稍高的低信号，结节为稍高信号，周围病灶前缘可见少量水肿区；DWI（d）病灶大囊为均匀水样低信号，小结节为等信号；T_1WI 增强后（e、f 分别为横轴位、矢状位）大囊内及壁未见强化，小结节明显强化，其内可见小点状无强化的囊变区，呈典型的大囊小结节

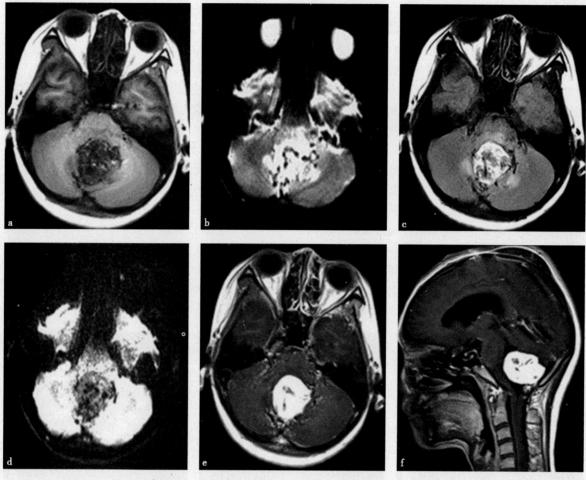

图 4-9-4 小脑蚓部实性血管母细胞瘤

小脑蚓部可见团状占位，T_1WI（横轴位 a）病灶以低信号为主，病灶内及周围可见线状高信号影和流空血管影；T_2WI（b）、FLAIR（c）病灶以高信号为主，FLAIR 内可见少许斑片稍低信号区，病灶内及周围可见蚯蚓状流空血管影；DWI（d）病灶以低信号为主，病灶内可见蚯蚓状流空血管影；T_1WI 增强后（e、f 分别为横轴位、矢状位）病灶强化非常明显，其内可见条片状无强化区，病灶内以及周围可见蚯蚓状流空信号

4. 当血管母细胞瘤多发时，需与转移瘤及髓母细胞瘤伴脑脊液播散鉴别：①转移瘤。多见于中老年患者，常伴瘤内出血而信号多样，周围水肿范围大，增强扫描壁强化厚薄不均，进展快，并可有原发肿瘤病史；②髓母细胞瘤（WHO Ⅳ级）伴脑脊液播散。为儿童期最常见的后颅窝中线部位恶性肿瘤，血运丰富，但囊变、出血少见，DWI 多明显受限，不均匀明显强化。结合发病年龄、病程及病灶形态有提示意义。

【临床研究现状】

CE-MRA：血管母细胞瘤可在 CE-MRA 显示扩张的肿瘤供血动脉、明显染色的肿瘤实质、迂曲扩张的引流静脉。虽然 CE-MRA 时间分辨率低，但是有足够的空间分辨率来显示血管结构的异常，还能够通过形态学确定供血动脉及引流静脉。是确诊脊髓血管母细胞瘤的有益补充。

DWI：血管母细胞瘤主要由大小不等、致密的毛细血管网或海绵状血管网和呈团块、网块或弥散分布的网状内皮细胞组成。其 ADC 值较正常脑实质明显升高，而在 DWI 呈低信号。这在其他肿瘤是极为少见的特征。有人研究认为 DWI 低信号，ADC 值升高是实质性 HB 一个特征性表现，利于和后颅凹其他富血供肿瘤鉴别。

PWI：在毛细胞星形细胞瘤（PA）和 HB 的鉴别诊断中具有重要价值。相对于脑白质区，PA 呈稍高或低灌注，HB 呈高灌注，HB 的 rCBV 较 PA 明显增高。实质性 HB 的自身成分包括大小不等、致密的毛细血管网，为富血供肿瘤。

文献报道部分实质性 HB 周边可见含铁血黄素环样沉积，T_2WI 及 SWI 表现为周边呈环状低信号,类似海绵状血管瘤表现。SWI 在肿瘤引流静脉血管、周边含铁血黄素沉积环、微出血的显示等方面,为实质性 HB 的定性诊断提供帮助。

功能磁共振临床研究提示,对于疑似实性血管母细胞瘤的病灶,利用 CE-MRA、DWI、PWI、SWI 等技术可以发现其特征征象,提高诊断的信心。

三、上皮样血管内皮细胞瘤

颅内上皮样血管内皮细胞瘤(epithelioid hae-mangioendothelioma,EHE)是一种极为罕见的中间型血管源性肿瘤,具有潜在的侵袭性生物学行为,介于良性血管瘤和高级别恶性血管肉瘤之间。由于该病发生于颅内极其罕见,临床及影像诊断非常容易误诊;鉴于 HE 属于低增殖性的中间型血管源性肿瘤,具有局部复发趋势以及潜在的转移可能的恶性生物学行为,术前准确诊断对患者干预方式的选择具有重要价值。

【临床与病理】

EHE 通常发生于四肢软组织、肝脏、肺、胸壁及皮肤,发生于颅内者极罕见。颅内上皮样 HE 发病率占颅内原发肿瘤的不到 0.02%。颅内上皮样 HE 成人和儿童均可发病,男女发病率文献统计有差异。临床症状多与病灶位置有关,常以头痛等颅内压增高表现常见。组织学上,由于瘤体内富含不同成分的黏液样基质,肿瘤内细胞与黏液基质成分多变;肿瘤内异常增生的血管多为扩张的薄壁血管,管腔大小不一,腔内可见红细胞或血栓形成。

【影像学检查方法】

CT 平扫,增强扫描;通过 MRP 和 CTA 等 MSCT

重建检查,能够提供更多的影像学特征信息。

MR 平扫:T₁WI、T₂WI、FLAIR;DWI;PWI;增强扫描。

【影像学表现】

颅内 EHE 的 MRI 表现直接反映肿瘤的组织学特征。组织学上,由于瘤体内富含有不同成分的黏液样基质,肿瘤内细胞与黏液基质成分多变;肿瘤内异常增生的血管多为扩张的薄壁血管,管腔大小不一,腔内可见红细胞或血栓形成。MRI 上 T₁WI 上见多发斑点状或小类圆形高信号,组织学显示病灶中伴有散在小出血灶或血管内血栓形成,Zheng 等报道约 1/4 的颅内 HE 患者的病灶内会出现出血;Ibarra 等认为 T₁WI 高信号是由于血管内血栓含有高铁血红蛋白成分而引起;部分高信号区增强延迟后有明显均匀强化,可能与慢血流流管或血窦结构有关。T₂WI 病灶内见多发扩张迂曲的流空血管信号,这也符合 EHE 属于富血供血管源性肿瘤的特征;T₂WI 可见多发结节样高信号,其内呈分隔样改变,这和特征性组织结构一致,即病灶内有慢流速的血管或血窦样结构。DWI 上多为低信号,ADC 值高,提示肿瘤组织间隙疏松或细胞成分较少的特点。由于 EHE 组织学显示病灶边缘为肿瘤细胞活跃增生部,有丰富的血管网相互交通,可形成血窦样结构;而中央区为硬化区,血管较少,引起病灶增强后强化不均匀。增强后病灶内结节状 T₁WI 上呈等低信号及 T₂WI 上呈高信号区域可见非常明显的强化,或结节早期部分强化,延迟后造影剂进一步充填改变,呈延迟强化趋势(图 4-9-5)。

这与病灶组织中异常扩张血管或血窦样结构

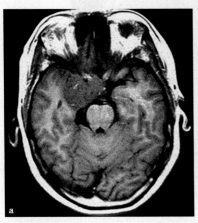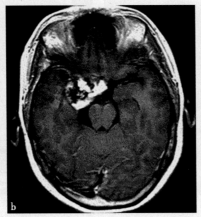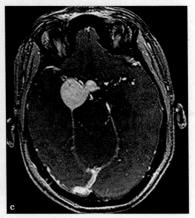

图 4-9-5 鞍内以及右侧海绵窦旁上皮样血管内皮细胞瘤

鞍内以及右侧海绵窦区可见团状占位,T₁WI(横轴位 a)病灶以低信号为主,病灶内可见多个点状、线状高信号影;常规增强后(b)病灶呈不均匀强化,右侧鞍旁病灶可见相对低强化区,而强化区呈明显强化;延迟增强扫描(c)鞍内和右侧鞍旁病灶有延迟强化趋势,延迟扫描后病灶呈均匀一致的明显强化

伴部分血栓形成有关,周围分隔可能为致密纤维性间质,病灶呈"蜂窝状"改变,此征象具有一定的特征性(图4-9-6)。

CTA 及 MRA 检查,发现病灶内有异常增多的血管影。如肿瘤生长迅速,合并囊变坏死区,可呈长 T_1 长 T_2 信号。

颅骨 EHE CT 上多表现为稍高密度。这与瘤内组织间含有丰富的血窦伴少量出血有关;骨窗显示病变呈膨胀性、溶骨性改变,边缘有硬化,骨皮质欠连续、可见中断改变,提示 EHE 具有潜在侵袭性生长的特点(图4-9-7)。

【诊断与鉴别诊断】

1. 脑膜瘤 肿瘤密实、脑膜瘤信号/密度相对较均匀,增强后呈明显均匀强化,多伴有脑膜尾征。颅骨改变常常是增生硬化改变。

2. SFT/HPC Ⅱ级或以上 有时鉴别较困难,SFT/HPC Ⅱ级或以上肿瘤常呈分叶状改变,肿瘤密实,生长迅速,易发生坏死、囊变,出血少见,较大肿瘤可见流空血管,常常伴有颅骨破坏,形成"蘑菇征"。

3. 发生于颅骨的 EHE 需与血管瘤及血管肉瘤鉴别 血管瘤 CT 多表现为膨胀性边界清楚的蜂房样或栅栏样结构,皮质完整;MRI 显示 T_1W、T_2W 均为高信号,增强后早期快速强化,延迟后病灶明显均匀强化。而血管肉瘤常有明显恶性临床体征,呈浸润性生长,与邻近组织多无明显边界,形态不

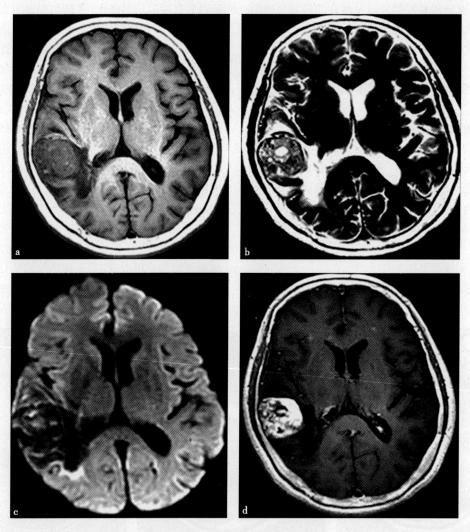

图4-9-6 右侧颞部上皮样血管内皮细胞瘤

右侧颞部可见团状占位,T_1WI(横轴位 a)病灶以等低信号为主,病灶内可见点状、小结节高信号影;T_2WI(b)病灶以稍高信号为主,被线或条状等信号间隔分房,呈蜂窝状改变,病灶内还可见多发点状、小结节高低信号影;DWI(c)病灶以低信号为主,病灶内可见散在点状或小结节高信号影和磁敏感伪影;T_1WI 增强后(d)病灶呈蜂窝状改变,分隔强化不明显,分隔内强化非常明显

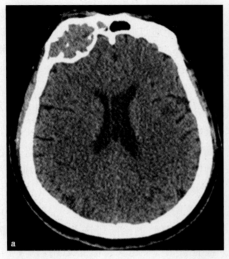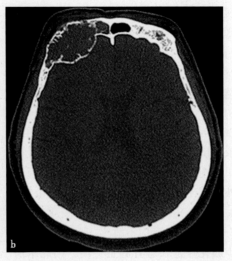

图 4-9-7　右侧额部颅骨上皮样血管内皮细胞瘤

可见右侧额部颅骨呈膨胀性生长的梭形肿块,CT 平扫脑组织窗(a)示病灶主要位于板障内,
呈等密度,将板障撑开,CT 骨窗位(b)可见局部颅骨呈膨胀性改变,内外板被呈梭形撑开,
颅骨内外板变薄改变,部分骨质线不连续,病灶内可见残存骨棘

规则,周围组织水肿明显;因此,颅骨 EHE 术前与血管瘤进行鉴别,对患者临床是否需要干预或干预手段的选择具有重要价值。部分周围有侵犯的 HE 与血管肉瘤鉴别有一定困难,需要结合病理诊断。

【临床研究现状】

由于 EHE 是极其罕见的颅脑病变,影像学新技术的应用研究缺乏报道。有报道 HE 患者 CTA 检查发现病灶基底部明显增多异常血管。提示 CTA 和(或)MRA 对 EHE 的诊断及治疗可作为一个有益的补充。病灶内出血和含铁血黄素可使病灶 T$_2$WI 和 SWI 呈低信号,有鉴别诊断意义。

EHE 瘤体 CT 密度高,但 DWI 上多为等低信号,ADC 值高。这与肿瘤组织间隙疏松或细胞成分较少的特点相关。

(姚振威　刘含秋)

第十节 淋 巴 瘤

中枢神经系统淋巴瘤(central nervous system lymphoma, CNSL)包括两大类:原发性中枢神经系统淋巴瘤和继发性中枢神经系统淋巴瘤(即系统性淋巴瘤中枢神经系统侵犯)。原发性中枢神经系统淋巴瘤(primary central nervous system lymphoma, PCNSL)均为非霍奇金淋巴瘤,是指非血液系统起源的淋巴瘤,主要起源于颅内、软脑膜、眼和脊髓,近年来其发病率明显提高,有研究表明目前发达国家原发性中枢神经系统淋巴瘤年发病率

为 5/1 000 000,占颅内原发肿瘤的 3%~5%,达到与高级别胶质瘤发病率相当水平,然而其在艾滋病患者中的发病率近年有所下降,可能与目前高效抗逆转率病毒疗法的普及有关。继发性中枢神经系统淋巴瘤(secondary central nervous system lymphoma, SCNSL)以 Burkitt 淋巴瘤、弥漫大 B 细胞淋巴瘤及成淋巴细胞淋巴瘤三种亚型为主,尤其是弥漫大 B 细胞淋巴瘤侵犯骨髓时常同时侵犯中枢神经系统;SCNSL 除了中枢神经系统病灶外,还存在其他系统病灶。PCNSL 中 95% 为弥漫大 B 细胞型,5% 为非 B 细胞来源;但是即使在病理学层面,弥漫大 B 细胞型 PCNSL 并不能与 SCNSL 来源的弥漫大 B 细胞淋巴瘤相鉴别。

由于 T 细胞淋巴瘤和 Burkitt 淋巴瘤罕见,未见大宗病例影像报道,而颅内 SCNSL 的影像学特征也未见相关报道;故本章主要阐述 PCNSL 中弥漫大 B 细胞淋巴瘤影像学表现及与影像学诊断有关的临床、病理知识。

PCNSL 任何年龄均可发病,国外资料显示 50~70 岁中老年人常见,而国内资料报道 50 岁以下的青壮年及儿童常见,发病率男性多于女性。好发部位为幕上,主要分布于双侧大脑半球(38%)、基底节或背侧丘脑(16%)、胼胝体(14%)、脑室周围(12%)、小脑(9%)。PCNSL 中单发病灶占 65%,多发病灶占 35%,病灶累及脑室时可沿室管膜播散。PCNSL 患者起病时间一般在 2 周到 2 个月,主要表现为颅内压增高的症状,头痛、呕吐、视物

模糊、颈项强直、脑神经麻痹等，部分 PCNSL 生长于脑功能区，患者可出现癫痫发作、精神错乱、痴呆、乏力及共济失调等。PCNSL 患者如不进行治疗，中位生存期仅为 1.5 个月。

【临床与病理】

PCNSL 肿瘤生长很活跃，其肿瘤生长分数可高达 40%～90%（图 4-10-1a）；而高级别胶质瘤（high grade glioma，HGG）即使是恶性程度最高的胶质瘤母细胞瘤，其肿瘤生长分数一般不超过 30%。此外，PCNSL 大多数对放化疗高度敏感，20%～30% 的 PCNSL 甚至可治愈。而胶质瘤，尤其是 HGG 一般对放化疗均不敏感，需要通过手术及术后同步放化疗延长患者的生存期。因此术前鉴别 HGG 及 PCNSL 具有重要临床意义。

由于 PCNSL 肿瘤生长分数高，并且是对放化疗最敏感的肿瘤之一，治疗后病灶可完全消失，而数周、数月后又可在同一部位或另一部位复发，影像学上称其为"鬼影"征。除了 20%～30% 的治愈患者，未治愈的 PCNSL 患者其中枢神经系统病灶均在 2 年内复发。PCNSL 治疗以类固醇激素结合高剂量甲氨蝶呤化疗为主，患者不接受化疗也可选全脑放疗。

在病理学上，区分淋巴细胞来源与非淋巴细胞来源的肿瘤主要通过基因重排方法。而区分 B 细胞来源与 T 细胞来源的淋巴瘤，可通过基因重排和免疫组织化学染色的方法鉴别。普通 HE 染色，B 细胞来源与 T 细胞来源的淋巴瘤两者也有所不同，弥漫大 B 细胞淋巴瘤肿瘤细胞大，呈圆形，排列密集，细胞外间质少，坏死出血少见，细胞核与细胞质比值大（图 4-10-1b）；而这一病理特征，影像学上能通过弥散加权成像（diffusional weighted imaging，DWI）对其反映。其原理为 PCNSL 肿瘤细胞较正常脑组织结构致密，水分子在肿瘤细胞外的扩散受限较正常脑组织更明显；而在肿瘤细胞内，由于 PCNSL 的核质比大，其内水分子扩散受限亦较正常组织细胞明显，故 PCNSL 在 DWI 上呈高信号。T 细胞来源淋巴瘤在中枢神经系统罕见，肿瘤细胞比 B 淋巴细胞小，细胞排列方式与 B 细胞来源淋巴瘤不同。

【影像学检查方法】

PCNSL 的诊断可选 CT、MR 或 PET，但 X 线检查价值小，超声检查不适用。CT 扫描速度快，危重患者宜选用 CT 检查，但其对肿瘤边界及肿瘤周围毗邻结构的显示不如 MR。MR 扫描不但能提供良好的对比度与软组织分辨率，弥散加权成像等方法还能提供肿瘤的生物行为信息，是 PCNSL 诊断、疗效评价最适宜的工具。PET 能提供 PCNSL 的特征性代谢信息，提高 PCNSL 诊断的准确性，也可用于 PCNSL 疗效的评价。

【影像学表现】

CT：由于肿瘤细胞密集，多数表现为稍高密度，也有部分表现为等密度（图 4-10-2a）；接受放疗或者化疗后病灶可表现为低密度（图 4-10-2b）。病灶呈圆形、卵圆形、不规则形，多数病灶密度均匀，坏死、出血、囊变、钙化少见。获得性免疫缺陷综合征（AIDS）或免疫功能缺陷的患者所伴发的 PCNSL 可出现坏死，CT 上表现为低密度。病灶边界多数清晰，病灶周围水肿轻。增强后病灶多

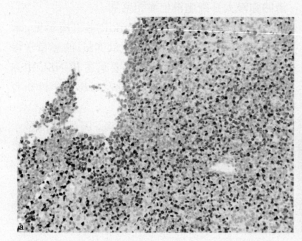
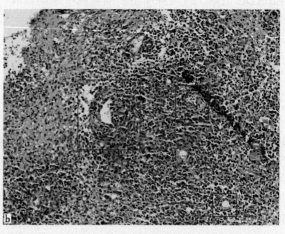

图 4-10-1 原发性中枢神经系统淋巴瘤的典型病理

原发性中枢神经系统淋巴瘤患者，经测定肿瘤 Ki-67 增殖指数为 91.37%（a）；HE 染色上肿瘤细胞密集分布，瘤区出血坏死少（b），可见淋巴瘤细胞围绕血管壁周围形成套鞘样结构（b 中红框），为中枢神经系统淋巴瘤的典型病理表现

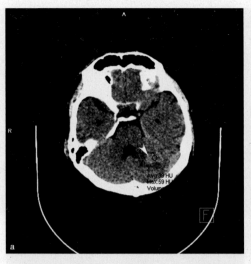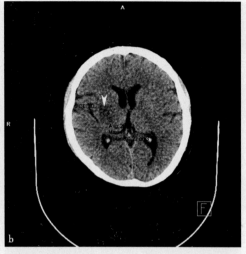

图 4-10-2　原发性中枢神经系统淋巴瘤常见 CT 表现

左侧小脑半球见一不规则形结节灶（箭头），CT 平扫呈稍高密度，密度均匀，最大 CT 值为 59Hu，平均 CT 值为 39Hu（a）；同一患者右侧基底节区见一类圆形均匀低密度灶，平均 CT 值 26Hu（箭头），为基底节区病灶放疗后改变（b）

数呈明显均匀强化，部分病灶强化不均匀，坏死、囊变区、钙化、出血区不强化。CT 灌注：绝大部分 PCNSL 的肿瘤实质部分 rCBV 值与对侧正常白质相当或稍高于对侧白质。

MR：T_1WI 病灶呈卵圆形或不规则形低信号，T_2WI/T_2-FLAIR 为高信号。病灶周围水肿 T_1WI 呈低信号，与肿瘤组织信号相当、稍低于或稍高于肿瘤组织信号均可；T_2WI 水肿区信号低于脑脊液但高于肿瘤组织（图 4-10-3a～c）。DWI 由于病灶内肿瘤细胞密集程度高于正常脑组织、核质比大于正常组织细胞，故呈特征性扩散受限征象（图 4-10-3d）；即相对于周围的正常脑组织呈明显高信号，ADC 值较周围正常脑组织下降而表现为 ADC 图上低信号（图 4-10-3e）。病灶周围水肿区由于 T_2 穿透效应的存在而表现为 DWI 相对于周围正常脑组织呈稍

高信号，ADC 值升高。T_1 增强：85% 的病灶呈明显均匀强化（图 4-10-3f），10% 的病灶为中度强化，仅约 1% 的病灶不强化，病灶边缘沿着 Virchow-Robin 血管周围间隙的线样强化是 PCNSL 特征性的强化，但此征象少见。动态磁敏感灌注磁共振成像（dynamic susceptibility contrast-enhanced perfusion magnetic resonance imaging，DSCE-MRI）上 PCNSL 肿瘤实质区 rCBV 值与对侧镜像对称区域 rCBV 值之比一般在 1.1～2.3 之间（图 4-10-3g）。MRS：NAA 峰降低、Cho 峰增高、乳酸峰与脂质峰明显（图 4-10-3h，图 4-10-3i），对于诊断 PCNSL 有一定的提示作用。

PET：由于肿瘤细胞非常密集、增殖活跃，肿瘤葡萄糖代谢活跃，肿瘤的葡萄糖摄取明显增高；在注射 ^{18}F-FDG 60 分钟后其 SUV 值平均为 14～22

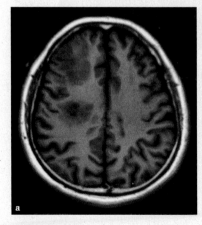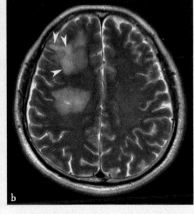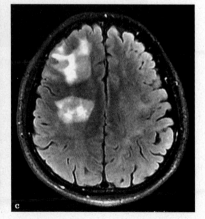

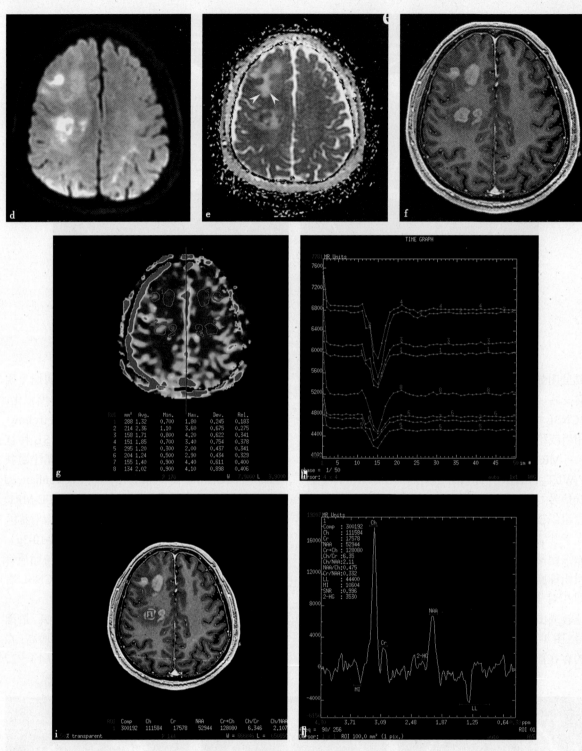

图 4-10-3　原发中枢神经系统淋巴瘤的典型 MRI 表现

右侧额叶白质见散在圆形、卵圆形、不规则形结节，T_1WI 病灶相对于正常脑白质均为低或稍低信号，边界不清（a）；T_2WI 病灶相对于正常脑白质为稍高信号（b），周围水肿为高信号（b 中箭头）；T_2-FLAIR 病灶相对于正常脑白质为稍高信号，周围水肿为高信号（c）；DWI 图病灶表现为高信号（d），ADC 图上病灶显示为低信号（e），病灶周围水肿 ADC 图上显示为高信号（e 中箭头）；增强后病灶均呈明显均匀强化（f）；DSCE-MRI 病灶 rCBV 值与镜像对称位置 rCBV 值之比为 0.92～1.90（g），时间信号曲线示造影剂流出后病灶信号强度恢复至造影剂流入前水平（h）；增强后定位 MRS 兴趣区（i），NAA 峰降低，Cho 峰增高，并见明显倒置乳酸峰（j）

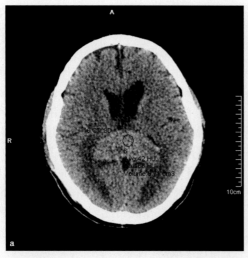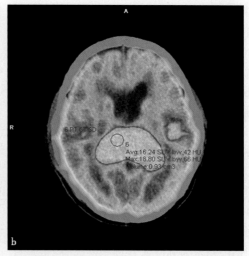

图 4-10-4 原发性中枢神经系统淋巴瘤的典型 PET/CT 表现

胼胝体压部见一均匀稍高密度肿块，最大 CT 值 66Hu，平均 CT 值 42Hu（a）；^{18}F-FDG PET 平衡期病灶呈高摄取，SUV 最大值 18.80、平均值 16.24（b）

（图 4-10-4），约为脑皮层平均 SUV 值的 2.5 倍，明显高于 HGG 和感染性病灶的 SUV 值，有文献报道 ^{18}F-FDG PET SUV 值的 cut-off 值设为 15 时，可很好地将 PCNSL 与 HGG 及感染性病灶区分出来。

【诊断与鉴别诊断】

诊断要点

病史：中老年患者 2 个月内发病，有颅高压或脑神经麻痹症状。

影像学检查：CT 病灶呈稍高密度，MRI 病灶呈均匀长 T_1、长 T_2 信号，DWI 呈特征性扩散受限征象，T_1 增强病灶明显均匀强化。^{18}F-FDG PET 平衡期 SUV 值 15 以上。

临床治疗效果：对类固醇激素冲击治疗或者放疗敏感，治疗 2～3 周病灶明显减小或部分病灶消失，患者颅内占位症状好转。

符合上述特征应高度怀疑 PCNSL，确诊依赖穿刺活检组织细胞学检查。

鉴别诊断

HGG：HGG CT 呈不均匀稍低密度。MRI 呈不均匀长 T_1、长 T_2 信号，病灶周围水肿明显；DWI 病灶信号不均匀，肿瘤实质区与周围脑白质信号相当。增强后病灶呈花环状或"火山口"样强化。DSCE-MRI 上 HGG 肿瘤实质区域 rCBV 值与镜像对称的对侧正常区域 rCBV 值之比一般在 2.5～7.0，而 PCNSL 这一比值一般在 1.1～2.3。^{18}F-FDG PET 平衡期 HGG 的 SUV 值一般在 15 以下，而 PCNSL 在 15 以上。HGG 激素治疗无效，多数对放化疗不敏感。SWI 最小信号强度投影图 HGG 内

可见散在斑片状、片状低信号灶，相位图这些病灶中心为低信号、周围为稍高信号，代表肿瘤内微出血灶；而 PCNSL 内信号均匀，一般无微出血灶。

转移瘤：患者有原发肿瘤病史，颅内多发病灶，多分布于皮层及皮层下区域，病灶周围水肿明显，病灶中心坏死明显。

脑膜瘤：起源于软脑膜的淋巴瘤要与脑膜瘤鉴别。脑膜瘤患者病史长达数年，头痛症状逐渐加重，部分为体检偶然发现。脑膜瘤 MRI 上 T_1WI 及 T_2WI 病灶信号与脑灰质相当，DWI 病灶信号与周围正常脑白质信号相当。

肿瘤样脱髓鞘：病灶大小与其占位征象不匹配，病灶大，但是基本无占位效应。病灶信号不均匀，病灶中心见软化灶，增强后病灶呈不完整的环状强化，环的开口多数朝向皮层。DWI 环壁与周围正常脑白质信号相当。

生殖细胞瘤：基底节区的 PCNSL 与生殖细胞瘤常规影像（T_1WI、T_2WI、T_1 增强）表现相似。但是生殖细胞瘤 DWI 呈等信号或者稍高信号，患者多为青少年，实验室检查有内分泌的异常，两者可鉴别。

【临床研究现状】

起源于血液、淋巴系统的淋巴瘤，称为系统性淋巴瘤。系统性淋巴瘤累及中枢神经系统，则称为继发性中枢神经系统淋巴瘤（secondary central nervous system lymphoma，SCNSL）。SCNSL 多累及软脑膜或软脊膜。而无系统性淋巴瘤病史，起源于颅内、软脑膜、眼、脊髓的淋巴瘤称为原发

性中枢神经系统淋巴瘤（primary central nervous system lymphoma，PCNSL）。中枢神经系统淋巴瘤20%～30%可以治愈，不能治愈的患者其中枢神经系统病灶复发时间中位数为5.4（0.6～18.3）个月（Bernstein SH，2008；Ghesquieres H，2010）。值得注意的是SCNSL采用的化疗方案是系统性淋巴瘤化疗方案，这些方案基本对PCNSL无效。

中枢神经系统淋巴瘤目前的临床科研主要集中在PCNSL。主要研究热点包括PCNSL基因层面可能的发病机制、PCNSL的影像学特征、PCNSL与HGG的影像学鉴别、PCNSL临床治疗方法的选择等方面。

PCNSL 95%为弥漫大B细胞淋巴瘤，但是直至目前，正常中枢神经系统中未发现B淋巴细胞存在的证据；部分基因表达标记的研究表明PCNSL来源于早发性生发中心或迟发性生发中心的成熟B淋巴细胞，而目前研究又未发现中枢神经系统存在生发中心；因此B淋巴细胞是如何恶性转化及侵入颅内的过程及机制并不清楚，但是越来越多的研究表明B淋巴细胞是通过迁徙进入中枢神经系统的（Mathew BS，2006）。目前基因层面研究发现PCNSL可能发病机制包括IG和BCL6基因移位和置换、CD95、PAX5、TTF、PIM1、CMYC、PRDM1基因点突变、部分基因的丢失，而IG移位可能与PCNSL的复发有密切关系；除了单个基因的异常外，与PCNSL发生更为相关的是某些特定信号通路的异常；例如核因子κB（nuclear factor-κB，NF-κB）通路的上调，MALT$_1$基因的扩增和CARD11基因突变的激活等（Deckert M，2011）。

PCNSL影像学研究主要为PET、MRI方面的研究。部分研究集中在PCNSL与HGG的影像学鉴别。关于PCNSL的PET研究，最早在1992年Rosenfeld等（Rosenfeld SS，1992）发现PCNSL存在^{18}F-FDG平衡期强摄取现象，并且患者进行类固醇激素治疗后其肿瘤^{18}F-FDG强摄取现象短期内迅速消失；其后研究表明类固醇激素治疗后^{18}F-FDG摄取减少的主要机制是类固醇激素对淋巴细胞的细胞毒性作用，因此激素治疗后的PCNSL进行^{18}F-FDG PET检查时，容易造成假阴性的诊断（Kosaka N，2008）。然而Hustinx等（Hustinx R，1999）研究报道^{18}F-FDG PET SUV值的测量可受多种因素影响，如血浆葡萄糖水平、类固醇激素的治疗、肿瘤尺寸及异质性、打药后延时时间、先前是否接受放疗等。Kawai等（Kawai N，2013）对有关PCNSL PET研究的文献进行总结时发现，4个

研究中PCNSL病例数共66例，其发病年龄分布为47～80岁，SUV平均值分布在13.5～22.2之间。由于HGG与PCNSL的临床治疗方式，对治疗的反应及预后两者截然不同，临床上区分两者是必要的，而影像学是直观、便捷、近乎无创鉴别二者最重要的手段之一。腰穿获取脑脊液查循环肿瘤细胞或脱落的肿瘤细胞虽然可使部分肿瘤得到诊断，但是其阳性率不足18%（Deckert M，2011）。

由于HGG与PCNSL在肿瘤细胞密度、核质比、肿瘤血管密度等方面存在显著差异，而现代磁共振技术的发展使得无创或最小创伤检测生物体内上述信息成为可能，因此运用磁共振来鉴别二者变得逐渐成熟、可靠。

Guo等（Guo AC，2002）报道PCNSL其肿瘤核质比为1.24，显著高于高级别星形细胞瘤的0.24；而这一组织病理特征可以通过磁共振DWI成像反映出来：PCNSL肿瘤区域平均表观扩散系数（apparent diffusion coefficient，ADC）值为1.15明显低于高级别星形细胞瘤1.68的平均ADC值。而水分子扩散受限程度除了传统的ADC值外，还可以用扩散峰度来表示，代表水分子扩散偏离高斯分布的程度。最新的扩散峰度成像（diffusion kurtosis imaging，DKI）则能对水分子的扩散峰度进行定量，称为峰度参数。最近有研究表明PCNSL平均峰度显著高于HGG（0.765 VS 0.531），并且在鉴别PCNSL和HGG方面比扩散参数更敏感，而其内在原因也可能是因为PCNSL比HGG有更高的肿瘤细胞密度、核质比（Pang H，2016）。

DSCE-MRI被用于鉴别HGG和PCNSL已有多年。Liang等（Liang R，2014）对3个研究共79个患者的meta分析研究表明DSCE-MRI的rCBV值用于鉴别PCNSL和HGG时，其敏感性、特异性、阴性预测值、阳性预测值分别可达0.90、0.98、0.13、21.07。而Liao等（Liao W，2009）则对DSCE-MRI rCBV值用于鉴别HGG和PCNSL的可能病理机制进行了深入研究，其结果显示PCNSL肿瘤内CD34标记的微血管密度（microvessel density，MVD）显著低于HGG，而PCNSL肿瘤实质rCBV值与对侧镜像对称区域rCBV值之比为1.72±0.59，显著低于HGG的4.86±2.18水平；同时DSCE-MRI所得到的时间信号曲线在PCNSL与HGG明显不同，PCNSL信号强度能恢复至对侧正常脑组织信号强度相当的水平，而HGG信号强度恢复则远低于这一水平，PCNSL的信号强度恢复程度显著大于HGG；所以PCNSL与HGG能通过DSCE-MRI rCBV 值鉴别，可能与两者肿瘤内 MVD、肿瘤内造影剂渗漏方式不一致有关。

PCNSL 临床治疗的研究进展，主要是对放、化疗治疗方案的优化及远期并发症的新认识。PCNSL 患者手术治疗并不能得到生存获益，因此一般情况下仅限于获取组织病理标本用于病理诊断；当肿瘤巨大颅内压高危及生命时，可采用手术方式切除肿瘤降低颅内压挽救患者生命。PCNSL 的化疗方案与系统性非霍奇金淋巴瘤差异巨大，两者预后也不一致，PCNSL 总体预后比系统性非霍奇金淋巴瘤差。系统性非霍奇金淋巴瘤一线化疗方案为 R-CHOP 方案，但其化疗药物均难以透过血脑屏障，故对 PCNSL 效果差；PCNSL 的一线化疗方案是高剂量甲氨蝶呤、高剂量的 Ara-C 联合类固醇激素治疗；但是 PCNSL 在穿刺活检获得病理诊断前，不推荐用激素进行治疗，激素治疗后会造成诊断困难（Gallop-Evans E，2012）。对类固醇激素治疗有反应的 PCNSL 患者，其中位生存期可达 117 个月，而无反应的患者，中位生存期仅 5.5 个月（Mathew BS，2006）。PCNSL 患者化疗是主要治疗方法，全脑放疗一般用于化疗后的巩固治疗，可延长患者无进展中位生存期从单纯化疗的 12 个月延长至 18 个月，但是患者总生存期并不能获益，并且全脑放疗会显著增加老年患者（年龄 >60 岁）迟发性神经认知功能损害的发病率（Gallop-Evans E，2012；Laack NN，2011；Thiel E，2010）。即使是全脑放疗用于 PCNSL 的巩固治疗，其总剂量也不应超过 45Gy，超过此剂量不会延长患者中位生存期，反而增加患者迟发性神经认知障碍和迟发性脑白质损伤的发病率（Laack NN，2011）。因此，PCNSL 化疗时应选择合适的化疗方案，加用全脑放疗进行巩固治疗时应综合衡量利弊，选取合适的患者进行放疗。

（姚振威 冯晓源）

第十一节 组织细胞肿瘤

2016 年世界卫生组织（World Health Organization，WHO）中枢神经系统肿瘤分类中，将组织细胞肿瘤（histiocytic tumours）作为一个单独的肿瘤类型进行描述，包含朗格汉斯细胞组织细胞增生症（Langerhans cell histocytosis，LCH）、罗-道病（Rosai-Dorfman disease，RDD）、脂质肉芽肿病（Erdheim-Chester disease，ECD）、青少年肉芽肿（juvenile xanthogranuloma）和组织细胞肉瘤。颅内组织细胞肿瘤均属于罕见病，本章重点介绍 LCH 和 RDD。

一、朗格汉斯细胞组织细胞增生症

LCH，又名组织细胞增生症 X，是包括勒-雪病（Letterer-Siwe，LS），韩-薛-柯氏病（Hand-Schuler-Christian，HSC）和嗜酸性肉芽肿（eosinophilic granuloma，EG）的一组疾病的统称，以病灶内朗格汉斯细胞（Langerhans cell，LC）增生为主要特征，三种病的临床特征、病变范围和预后均不相同。LS 为急性弥漫性，发展快，常表现为恶性病程；HSC 为慢性进行性疾病，LC 为良性局限性组织细胞增生。LCH 在组织细胞增生症中最为常见，可累及任何器官，包括中枢神经系统。

【临床与病理】

本病在任何年龄均可发生，多见于婴儿和儿童，成人相对少见。本病的起病情况不一，临床表现多样。几乎可累及全身任何脏器，骨病变中颅骨损害最为多见，颅内 LCH 以下丘脑垂体侵犯最为多见，其他少见累及部位包括脑膜、脉络丛、松果体和脑实质。根据不同的临床类型，其预后差异很大，发病年龄越小（如小于 2 岁），受累器官越多，器官功能障碍越明显，预后越差。下丘脑垂体受累常引起中枢性尿崩症状，颅骨侵犯时常表现为头皮软组织肿块或者无痛性颅骨病变。病理上以朗格汉斯细胞为主的组织细胞在单核-巨噬细胞系统过度增殖浸润为基本特征。免疫组织学检查病变细胞的 CD1a 和 /CD207 染色阳性是确诊 LCH 的重要依据。近年来，分子研究发现 LCH 存在 BRAF V600E 和 MAPK 信号通路相关的基因突变，为寻找 LCH 的发病原因和制定新的治疗策略提供了理论依据。

【影像学检查方法】

1. 普通 X 线、CT 和 MRI 是最常用的检查方法　颅骨 X 线平片检查主要用于发现颅骨溶骨性损害；颅脑 CT 能够发现较普通 X 线检查更细微的骨质破坏以及普通 X 线检查难以发现的颅顶、眼眶及颅底部位的骨质破坏；颅脑 MRI 对于颅骨病变不如 CT 敏感，但由于组织分辨率高，是颅内 LCH 的首选检查方法，增强 MRI 有助于发现病变和评价病变累及的部位和范围，是垂体下丘脑 LCH 的最佳检查方法。

2. ECT 和 PET/CT　ECT 有助于发现常规 X 线和 CT 不易发现的颅骨损害部位及病灶范围，PET/CT 是识别 LCH 病灶和跟踪评估 LCH 疗效的最敏感的功能性检查方法。但考虑到价格昂贵及对儿童辐射损伤等因素，上述方法在 LCH 的常规应用尚存在争议。

3. 其他部位影像学检查 颅脑以外的骨骼、肺、肝脾以及淋巴结影像学检查是 LCH 诊断和治疗前的必要检查。

【影像学表现】

颅骨和下丘脑垂体损害是 LCH 中枢神经系统损害最常见的部位。

颅骨 LCH 的基本病变特征是单骨或多骨溶骨性骨质破坏,常累及顶骨、枕骨及颞骨等部位,其中眼眶、颞骨、乳突、蝶骨、筛骨及上颌骨等部位,被(the Euro Histio Net Project)列为中枢神经系统 LCH 风险病变部位(CNS risk lesions)(文献扩展阅读 https://www.ncbi.nlm.nih.gov/pmc/articles/PMC4557042/table/tblIV/)。普通颅骨 X 线平片表现为地图样骨质缺损,可有硬化边,颅骨内板受累范围大于外板,邻近可见软组织肿块覆盖;头颅CT 表现为溶骨性骨质破坏(图 4-11-1),伴有软组织肿块;头颅 MRI 骨质破坏表现为 T_1 低信号,T_2 高信号为主,增强扫描病灶明显强化。

颅内 LCH 以下丘脑垂体损害最为常见。头颅 MRI 表现为下丘脑视交叉区域肿块(图 4-11-2),T_1WI 呈等信号,T_2WI 呈高信号,增强扫描呈明显均匀强化;垂体受累可表现为 T_1WI 垂体后叶神经垂体高信号消失,垂体柄增粗(>3mm)。脑膜受累表现为 T_1WI 等信号,T_2 低信号,增强扫描呈明显均匀强化,可见脑膜尾征(图 4-11-3)。脑实质受累少见,如小脑和脑桥受累可表现为对称性白质 T_1WI 低信号,T_2WI 高信号,基底节受累可见 T_1 高信号,增强扫描病灶可有不同程度的强化,占位效应轻或无。

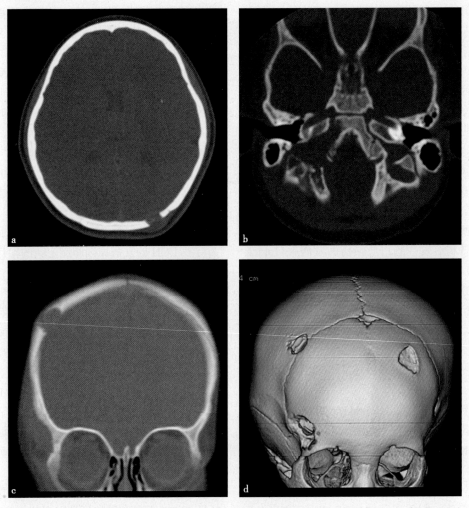

图 4-11-1 LCH 的颅骨损害

头颅 CT 骨窗(a)可见左枕骨溶骨性骨质破坏,邻近头皮软组织肿块;颅底 CT 骨窗(b)可见右侧枕骨及斜坡溶骨性骨质破坏,CT 冠状位重建(c)示右侧顶骨溶骨性骨质破坏,CT 三维重建 SSD(d)示额骨及双侧顶骨多发骨质缺损

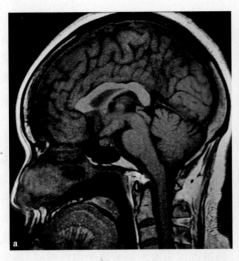
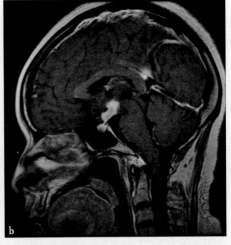

图 4-11-2　下丘脑垂体柄 LCH 典型 MRI 表现

垂体 MRI 平扫矢状位 T_1WI（a）可见下丘脑视交叉区肿块累及垂体柄，T_1WI 呈等信号，矢状位 T_1WI 增强扫描（b）肿块呈明显均匀强化，垂体柄受累明显增粗

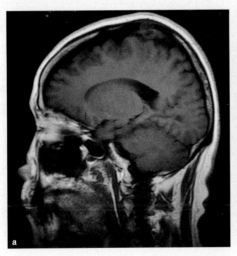
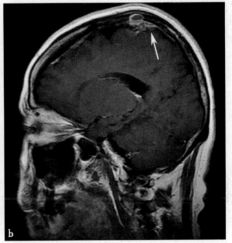

图 4-11-3　脑膜 LCH 典型 MRI 表现

头颅 MRI 矢状位平扫（a）右额顶硬脑膜肿块，T_1WI 等信号，邻近颅骨受累，呈稍低信号，增强扫描（b）颅骨 LCH 呈明显环形强化，硬脑膜受累呈明显均匀强化，可见脑膜尾征（白箭）

【诊断与鉴别诊断】

LCH 影像诊断基本特征包括颅骨的溶骨性骨质破坏、骨质硬化、骨膜反应及软组织肿块，但这些征象对诊断 LCH 不具特异性，最终确诊需要病理活检。

鉴别诊断根据发病部位不同，需要鉴别的病种也各不相同：如发生在脑颅骨，需要与转移瘤、浆细胞瘤以及恶性脑膜瘤等鉴别；在颅底，除了与上述肿瘤鉴别外，还需要与横纹肌肉瘤、骨纤维结构发育不良以及严重的乳突炎等鉴别；在下丘脑垂体，需要与结节病/结核性肉芽肿、生殖细胞肿瘤和转移瘤等鉴别。根据发病年龄不同，鉴别疾病的

种类也不相同：如在儿童，需要与神经母细胞瘤骨转移鉴别；在青少年，需要与横纹肌肉瘤鉴别；在成人，则需要与浆细胞瘤或骨转移瘤鉴别。

LCH 影像检查的目的在于发现病变，评价病变累及的部位和范围，为有针对性的治疗策略的制定提供依据，对病变疗效进行跟踪随访。

【临床研究现状】

LCH 病因尚不清楚。近些年来，分子水平的研究成果为认识 LCH 病因和发病过程提供了重要理论依据。2010 年，Berres 等发现大于 50% 的病例存在 BRAF V600E 基因突变，该基因突变与 LCH 的预后相关。MAPK 通路上的基因突变引起

下游 ERK 的过度激活,这被证明是导致 LCH 的始动事件。

LCH 是一种罕见病,严重者可导致不良预后,甚至死亡。病理诊断具有特异性,但是对于中枢神经系统 LCH,获取特殊部位的活检标本尚需权衡手术的风险和患者的获益。对于多系统 LCH 侵犯是治疗的难点,需要多学科合作。尽管 LCH 尚未完全证实属于恶性肿瘤,但经验证明以抗肿瘤化疗药物治疗为主的治疗方法,已使 LCH 的预后得到了明显改善。局部病灶切除及放疗也是重要的辅助治疗方法。由于 LCH 侵犯器官及病情轻重相差较大,治疗应以人而异,分型论治。

精准靶向干预成为 LCH 治疗新的突破点,基于基因表型进行的 LCH 分类将可能彻底改变目前基于病变累及系统进行的临床分类现状和治疗策略。但 LCH 罕见,病例有限,针对突变基因的靶向抑制剂的治疗有效性尚需更多的临床实验结果和规范设计进行验证。目前针对组织细胞肿瘤 MAPK 信号通路抑制剂临床试验[https://clinicaltrials.gov/(eg, NCT02281760, NCT02649972, NCT02089724, and NCT01677741)]尚在进行中。同时,随着对 LCH 研究的逐渐深入,例如调节性 T 细胞在 LCH 病灶的广泛浸润和 PD-1 配体在病灶细胞阳性表达的发现,使得将来对于 LCH 的治疗将更加趋于多元化。

二、罗 - 道病

罗 - 道病,又名窦性组织细胞增生症伴块状淋巴结肿大(sinus histiocytosis with massive lymphad-enopathy,SHML),是一种罕见的病因不明的非 LCH 组织细胞增生性疾病。全身器官均可累及。典型的临床表现为双侧颈部无痛性淋巴结肿块伴发热,体重减轻和红细胞沉降率增加。病程通常为自限性,70%~80% 的病例可以自发缓解。但颅内罗 - 道病自发缓解少见。

【临床与病理】

颅内罗 - 道病罕见,男性略多于女性,发病率 1.5∶1,好发年龄 39 岁左右。临床表现多样,约70% 不伴有肿块样淋巴结肿大。神经系统症状取决于发病部位,可有头痛、癫痫、麻木和脑神经症状,如累及下丘脑垂体轴,可有尿崩症状。组织学特征表现为组织细胞群的窦性增生,缺乏典型的朗格汉斯细胞核凹陷特点,免疫组织化学检查 CD1a 抗原阴性以及电镜下组织细胞缺乏 Birbeck 颗粒是区别于 LCH 的特征性病理表现。

【影像学检查方法】

颅脑 CT 和 MRI 是最常用的检查方法,头颅 MRI 增强检查优先推荐。

【影像学表现】

颅内罗 - 道病约占中枢神经系统罗 - 道病的75%,脊柱约占 25%。颅内罗 - 道病常累及大脑凸面(图 4-11-4),矢状窦和岩斜部。鞍区受累少见(图 4-11-5)。少数病例可累及海绵窦(图 4-11-6)。

CT 表现:肿块内部表现为等或高密度,无钙化,边界清晰(图 4-11-4)。

MRI 表现:肿块表现为 T_1WI 等或高信号,T_2WI 等信号为主,内可见低信号,边界清晰,可见瘤周

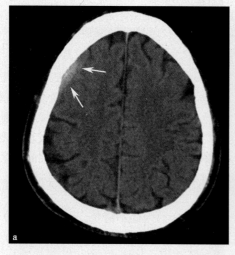
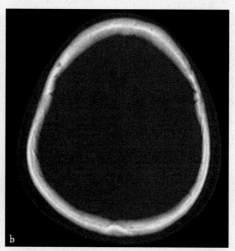

图 4-11-4　大脑凸面罗 - 道病 CT 典型表现

头颅 CT 脑窗(a)右额颅板下可见梭形高密度影(白箭),术后证实硬脑膜罗 - 道病,邻近颅骨(b)未见明显骨质破坏

水肿，增强扫描呈明显均匀强化（图4-11-6），广基底与硬脑膜相连，可见脑膜尾征。

　　磁共振灌注加权成像（perfusion weighted-MRI，PWI）：肿块内部相对脑血容量（relative cerebral blood volume，rCBV）降低，呈低灌注表现，rCBV值降低。

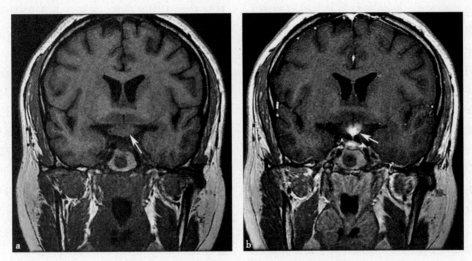

图4-11-5　下丘脑罗-道病的MRI典型表现

下丘脑罗-道病，垂体平扫冠状位（a）可见下丘脑肿块（白箭），T_1呈等信号，肿块内部信号均匀；增强扫描冠状位（b）可见肿块呈明显均匀强化（白箭）

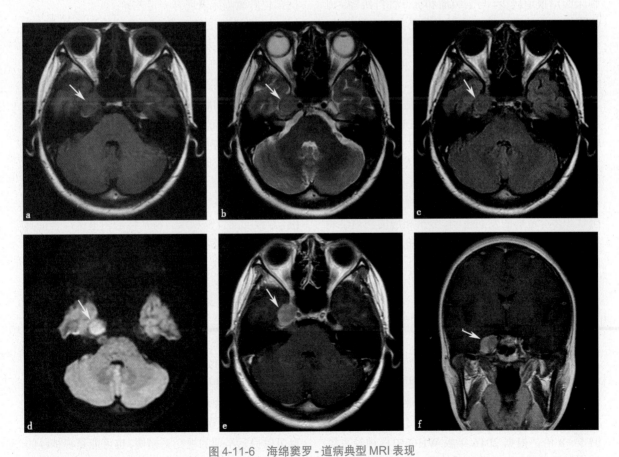

图4-11-6　海绵窦罗-道病典型MRI表现

右侧海绵窦罗-道病（白箭），头颅平扫横断位T_1WI呈等信号（a），T_2WI（b）和FLAIR（c）呈等信号，DWI（d）呈高信号，增强扫描横断位（e）和冠状位（f）明显均匀强化

【诊断与鉴别诊断】

诊断：罗 - 道病影像诊断困难，极易误诊为脑膜瘤，确诊有赖于病理和免疫组织化学检查。

鉴别诊断：中枢神经系统罗 - 道病需要与脑膜来源的其他肿瘤鉴别，如脑膜瘤和孤立性纤维瘤 / 血管周细胞瘤。T_2WI/FLAIR 等信号肿块内部伴更低信号是罗 - 道病特征，有助于与脑膜瘤鉴别。文献提示 PWI 罗 - 道病肿块内部是低灌注，这可能有助于鉴别其他脑膜来源的肿瘤，如脑膜瘤和孤立性纤维瘤 / 血管周细胞瘤。另外，罗 - 道病与累及硬脑膜 LCH 影像鉴别困难。

【临床研究现状】

颅内罗 - 道病影像学表现缺乏特异性。术前明确诊断仍然困难，极易误诊为脑膜瘤。2012 年，Zhu hui 和 Qiu longhua 两位医生在《欧洲放射学杂志》报道了 10 例中枢神经系统罗 - 道病的 CT 和 MRI 影像学特征，提出罗 - 道病 T_2-FLAIR 肿块内部更低信号是与脑膜瘤的鉴别点，但病例数量有限。高级功能磁共振检查 PW-MRI 为颅内罗 - 道病的低灌注特征为与脑膜瘤的鉴别提供了可能，但临床应用报道较少，与脑膜瘤和孤立性纤维瘤 / 血管周细胞瘤的灌注特征鉴别尚需更多的实践总结。外科手术切除是首选治疗方法，几乎没有复发。外科手术肿块不能全部切除的病例，可以辅助放疗、化疗和激素治疗，但疗效报道不一。

罗 - 道病病因不明，对于其发病的分子病理机制更是知之甚少。最近的研究发现 BRAF、NRAS、KRAS 和 PIK3CA 在组织细胞增生症中存在基因突变，RAF/MEK/ERK 通路可能在发病中起到重要作用。而 KRAS 基因 K117N 突变就有可能是罗 - 道病发病原因之一。这些分子病理发现将对于正确认识罗 - 道病的发病机制、分析相应的病理学和影像组学特征并制定相应的治疗策略将起到极大的推动作用。

（姚振威）

第十二节　生殖细胞瘤

生殖细胞瘤（germinoma）是生殖细胞起源肿瘤中最多见的类型，占原发颅内肿瘤的 0.5%～2%，在西方国家占原发中枢神经系统肿瘤的 0.4%～3.4%，而在日本及远东国家所占比例为西方国家的 5～8 倍。根据 2016 年版 WHO 中枢神经系统肿瘤组织分类，生殖细胞肿瘤分为生殖细胞瘤、胚胎性癌、卵黄囊瘤、绒毛膜癌、畸胎瘤（成熟性畸胎瘤、不成熟性畸胎瘤）、畸胎瘤恶变、混合性生殖细胞肿瘤 7 个亚型。

颅内生殖细胞瘤好发于中线部位，首先是松果体区，其次为鞍上池、丘脑和基底节区，也可松果体区和鞍上同时受累；多见于儿童和青少年，发病高峰为 10～12 岁，成人少见。

【临床与病理】

生殖细胞瘤由原始的生殖细胞衍生而来，属于恶性肿瘤，可以沿室管膜和脑脊液传播，最常见于松果体区，约占松果体区肿瘤的 50%，还可见于松果体至下丘脑的中线部位，也可松果体区和鞍上同时受累，基底节区少见。在不同的发病部位中，其发病性别也有差异，在鞍上区主要发病于女性，而脑干区与松果体区主要为男性，丘脑与基底节区绝大多数为男性。由于生殖细胞瘤对放疗敏感，实验性放射治疗有效是诊断生殖细胞瘤的一个有力证据。

生殖细胞瘤的临床表现与年龄、肿瘤位置和大小以及是否有种植转移密切相关，从出现症状开始到最终诊断时间跨度长，可达 1～36 个月不等，不同部位肿瘤临床表现有一定差异：

松果体区生殖细胞瘤，常见症状为头痛、嗜睡、呕吐、记忆力障碍等颅内压增高症状，特征性的帕里诺综合征（Parinaud syndrome），多种内分泌功能紊乱，以及个别患者会出现的耳鸣、听力下降、共济失调和眼球水平震颤等小脑压迫症状等。婴幼儿患者也可出现癫痫症状。由于毗邻中脑水管，松果体区生殖细胞瘤易压迫导致梗阻脑脊液循环，引起颅内压增高和脑室扩大等。另外，由于生殖细胞瘤无包膜、呈膨胀性生长，容易侵犯室管膜或随脑脊液种植转移，从而刺激脉络丛分泌脑脊液，导致交通性脑积水。特征性的帕里诺综合征具体表现为瞳孔缩小、向上凝视和内聚麻痹及眼睑下垂。内分泌功能紊乱最常见的为尿崩症及性早熟等，神经内分泌的改变往往在诊断的同时已经产生，而且这一影响不可逆。

鞍区肿瘤主要表现为尿崩症、视觉障碍及内分泌紊乱。大部分患者通常以中枢性尿崩（central diabetes insipidus，CDI）为首发症状，CDI 与下丘脑 - 神经垂体轴受损有关，具体为多饮、多尿表现。视觉障碍的发生率约 78%，以视力降低和视野缺损为主，尤其是双颞侧偏盲不同视野缺损。特征性偏盲可以提示早期的视交叉损伤，也可能是视神经的损伤。内分泌紊乱，主要为垂体前叶功能低下，生长激素不足、生长迟滞和性征改变等。

基底节区生殖细胞瘤几乎均发生于男性,最常见的临床症状为进行性肢体活动障碍,常因肿瘤侵犯内囊及丘脑导致,肿瘤生长较大时可有头痛等颅内压增高表现,但高颅压表现较其他部位延迟;其症状还包括性格改变和精神迟滞等。除此之外,脱落的肿瘤细胞可通过脑脊液向远处播散,当累及脊髓时可引起相应症状。

【影像学检查方法】

CT 及 MRI 是生殖细胞瘤的常用检查方法,还可在治疗过程中反映疗效。CT 对钙化敏感,松果体区肿瘤的典型表现是高密度肿瘤组织包埋着更高密度的松果体钙化灶,因此 CT 对松果体区生殖细胞瘤检出率较高。对于不同组织病理学类型的生殖细胞瘤,CT 检查也具有一定优势。MRI 对软组织具有良好的分辨率,在显示肿瘤形态、侵犯范围及播散灶、分辨畸胎瘤成分方面较有优势,因此作为鞍上生殖细胞瘤的首选影像学检查方法。MRI 的功能成像,如弥散加权成像(diffusion weighted imaging,DWI)、磁共振波谱成像(MRS)、磁共振灌注成像(perfusion weighted imaging,PWI)对肿瘤定性有一定的应用价值,如生殖细胞瘤的 MRS 可见胆碱 /N- 乙酰天门冬氨酸、脂质峰 / 肌酸均增高,有效治疗后生殖细胞瘤 DWI 的表观扩散系数(apparent diffusion coefficient,ADC)值升高等。

不同检查方法对生殖细胞瘤检出效果不同,在显示肿瘤方面,特别强调 DWI 序列及 CT 扫描,DWI 高信号及 CT 上的高密度使有助于肿瘤诊断。DWI 高信号与梗死、急性炎性病变表现有所重叠,但肿瘤在 CT 上呈明显高密度,可与其相鉴别。当肿瘤囊变明显时,MRI 可能仅显示一囊腔,对于肿瘤实质显示不佳,而 CT 则能很好地显示高密度的囊壁及壁结节。因此,在基底节区生殖细胞瘤的早期诊断及鉴别诊断中,MRI 与 CT 扫描相结合对诊断帮助较大。增强扫描肿瘤呈结节状或斑片状强化,强化程度多不明显,当肿瘤明显囊变时呈蜂窝状强化。SWI 是显示小静脉和出血的最佳方法,常规 MRI 检查如 T_1WI、T_2WI 序列无法显示肿瘤的新生血管、微出血或急性出血,对铁沉积的显示敏感性不高。

FDG/^{68}Ga-TATE PET/CT 显像多应用于生殖腺来源或纵隔、腹膜后来源的生殖细胞瘤,并且多集中于对生殖细胞瘤放化疗后残余病灶的活性评估。目前对于中枢神经系统生殖细胞瘤的 PET/CT 应用的报道较少,仅有应用 C-methionine PET/CT 进行基底节区生殖细胞瘤扫描的报道。

【影像学表现】

CT、MRI 对于诊断生殖细胞瘤起着重要的指导作用。生殖细胞瘤为恶性肿瘤,多呈浸润性生长,不同的发生部位以及组织细胞类型影像学表现差异较大。肿瘤早期较小,易出现漏诊误诊,延误患者治疗时机,掌握其影像学特点,有助于颅内生殖细胞肿瘤的早期诊断。

1. 松果体区生殖细胞瘤 松果体区生殖细胞瘤 CT 上表现为第三脑室后部边缘清楚、稍不规则、不甚均匀的略高密度肿块,钙化常见(为包裹或移位的原有松果体钙化)如图 4-12-1e 所示,常并有梗阻性脑积水;增强扫描为边缘清楚、圆形的均一强化灶,如果脑室壁可出现带状或结节状强化影,提示有室管膜扩散。

松果体区生殖细胞瘤在 MRI 上呈等 T_1 或稍长 T_1、长 T_2 信号,增强扫描呈明显强化(图 4-12-1)。MRS 显示高 Cho 峰、低 NAA 峰及高脂质峰;DWI 中 ADC 值较小,与肿瘤细胞较密集、组织较密实有关。周围水肿不明显;肿瘤对三脑室后部的压迫常导致幕上脑积水(图 4-12-1c、d),在矢状位可很好地显示肿瘤与脑室及脑干的关系;当出现脑脊液播散性病灶,MRI 增强扫描表现为沿蛛网膜下腔脑膜表面多发的结节影。磁共振静脉成像(MR venography,MRV)可见大脑内静脉或大脑大静脉受压向上移位。

2. 鞍上生殖细胞瘤 鞍上生殖细胞瘤 CT 上呈边界清楚的稍高密度灶,增强扫描时强化显著。放疗后肿块内可出现低密度囊性变。

鞍上生殖细胞瘤早期 MRI 多表现为垂体柄增粗、垂体后叶高信号消失以及鞍内 T_1WI 等或低信号、T_2WI 等或高信号的占位病变,增强扫描肿瘤多表现为中度或明显的均匀强化。中晚期由于肿瘤膨胀性生长及内部囊变、坏死,多表现为形态不规则的多房囊实性肿物,若延伸至第三脑室或阻塞室间孔可引起脑积水等征象。DWI 为高信号,增强呈较均匀强化(图 4-12-2b)。肿瘤区 MRS 显示低 NAA 峰、高 Cho 峰和高 Lip 峰。

鞍上生殖细胞瘤常沿穹窿延伸,也可作为鞍上生殖细胞瘤的重要的影像学表现。

3. 基底节区生殖细胞瘤 基底节区生殖细胞瘤的影像学表现与鞍上、松果体区有明显差异。基底节区生殖细胞瘤多为弥漫性生长,形态不规则,边缘欠清晰,信号不均匀,易出现坏死或囊变,肿瘤实性部分在 CT 上呈等密度或稍高密度。在肿瘤早期,T_1WI 与 T_2WI 上肿瘤表现为不规则混杂信

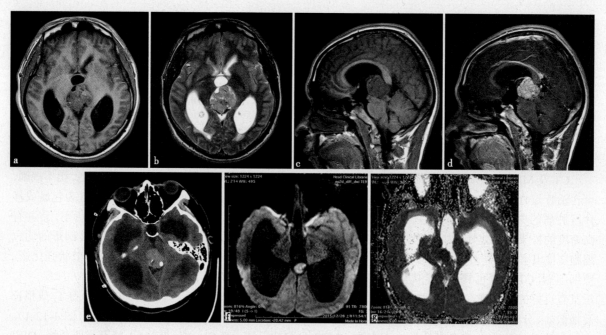

图 4-12-1 松果体区生殖细胞瘤

a. T₁WI，横断位；b. T₂WI，横断位；c. T₁WI，矢状位；d. T₁WI 增强，矢状位；e. CT，横断位；f. DWI；g. ADC 值。示松果体区稍长 T₁ 等 T₂ 占位，增强扫描明显强化，DWI 可见弥散受限，ADC 值低于正常脑实质，第三脑室后份受压致其上梗阻性脑积水

号，增强扫描后，病灶呈斑块样增强。MRS 表现为 NAA 峰降低，Cho 明显升高，Cr 降低，并出现 lip 峰和 Lac 峰。但是早期肿瘤较小，检出率较低。生殖细胞瘤的生长速度较快，肿瘤多出现坏死、囊变或出血，肿瘤边缘较为模糊，水肿多较轻。基底节生殖细胞位于脑实质，具有较广的生长空间，一般肿瘤体积较大，增强扫描，多为斑片状或不规则花环型强化（图 4-12-3、图 4-12-4）。少数生殖细胞瘤同侧大脑脚或大脑半球萎缩，具有一定的特征性。

【诊断与鉴别诊断】

生殖细胞瘤有特定的发生部位和易发年龄；当儿童具有颅高压综合征，松果体区和（或）鞍上发现类圆形肿块时，则应考虑生殖细胞瘤可能性；试验性放射治疗是诊断生殖细胞瘤的有力佐证。MRI 较 CT 更能显示出肿瘤的确切部位、侵及范围和邻近结构的变化，如丘脑或四叠体的受累，大脑内静脉、大脑大静脉及基底静脉的移位，三脑室或导水管的受压等。根据最新发表的关于颅内生殖细胞肿瘤诊治的专家共识，全头及全脊髓增强 MRI 被列为常规检查项目。结合临床表现、影像学表现和实验室检查，可对生殖细胞瘤做出诊断。

与其他原发颅内肿瘤相比，生殖细胞瘤有一项较特殊的实验室检查，即肿瘤标志物检测，包括人绒毛促性腺激素（human chorionic gonadotropin,

HCG）、甲胎蛋白（alpha fetoprotein，AFP）、胎盘碱性磷酸酶（placental alkaline phosphatase，PLAP）和癌胚抗原（carino-embryonic antigen，CEA）等，其中 AFP 和 HCG 是最常用的肿瘤标志物，作为评判疗效和检测复发的标志。生殖细胞瘤的常规检查还有脑脊液脱落细胞学检查，肿瘤细胞容易脱落沿蛛网膜下腔播散，因此，对诊断具有重要意义。但最终诊断的"金标准"仍是病理检查。

生殖细胞瘤需与松果体区、鞍上、基底节区其他肿瘤进行鉴别。

1. 松果体区生殖细胞瘤　需与脑膜瘤、胶质瘤及松果体细胞瘤相鉴别。

（1）脑膜瘤：多发生于成人，T₁WI 呈等及略低信号，T₂WI 等信号、略高及低信号，增强扫描后明显强化，因肿瘤多起源于中间帆或小脑幕游离缘，可表现为"脑膜尾征"。脑膜瘤囊变少见，常有宽基底与小脑幕相连，具有特征性形态。

（2）胶质瘤：多位于脑干，为浸润性生长，增强扫描后不强化或不均匀性轻度强化。

（3）松果体细胞瘤：多见于女性，很少发生坏死、囊变及出血，增强后强化不明显，患者性征发育迟缓或不发育。

2. 鞍上生殖细胞瘤　需与垂体瘤、颅咽管瘤、动脉瘤、鞍区脑膜瘤鉴别。

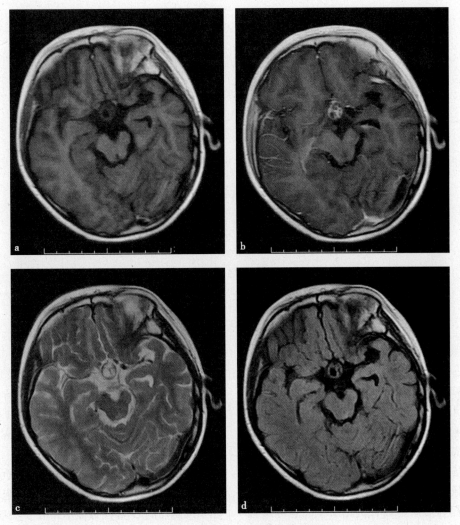

图 4-12-2　鞍上生殖细胞瘤

a. T_1WI；b. T_1WI 增强扫描；c. T_2WI；d. T_2-FLAIR。示鞍区信号不均结节影，实质部分呈等信号，囊性部分呈长 T_2 长 T_1 信号，增强扫描实质部分明显强化

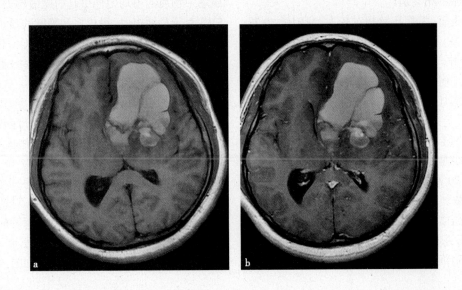

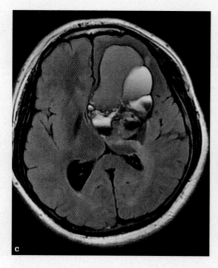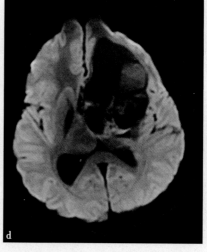

图 4-12-3　基底节生殖细胞瘤

a. T_1WI；b. T_1WI 增强；c. T_2-FLAIR；d. DWI。示左侧基底节区囊实性占位，以囊性为主，后份可见液 - 液平，增强扫描实质部分轻微强化，DWI 囊内容物部分弥散受限

（1）垂体瘤：多向鞍上生长，呈"雪人征"，蝶鞍扩大，正常垂体消失，DWI 等低信号。

（2）颅咽管瘤：以男性多见，多表现为颅内压增高、垂体功能下降等，CT 显示肿瘤周边弧形钙化具有一定特征，实性肿瘤实质可点片状钙化，MRI 表现为等低或高 T_1、高 T_2 为主混杂信号，多伴有明显囊变，增强扫描后不均匀强化。

（3）动脉瘤：MRI 上可有流空现象和动脉搏动伪影，增强扫描后瘤壁因有机化组织而呈环形强化，有别于 GCTs。

（4）鞍区脑膜瘤：以中老年女性多见，MRI 为等 T_1 等 T_2 信号，呈明显均匀强化、并见"硬膜尾征"，肿瘤起源于鞍结节或床突尖，相邻骨质有反应性增厚。

3. 基底节区生殖细胞瘤　需与胶质瘤、恶性淋巴瘤及脑脓肿相鉴别。

（1）胶质瘤：发病年龄相对较大，MRI 很少表现为均匀信号，而呈混合信号且增强效应明显，伴明显瘤周水肿。无明显瘤周水肿的胶质瘤恶性程度往往较低，瘤体本身大多表现为均匀或不均匀的混合信号病灶，注射对比剂后不强化或仅为轻度强化。

（2）恶性淋巴瘤：与 GCTs 有相似的 MRI 表现，但坏死囊变少见，信号较均匀，肿瘤明显均匀强化，多见于 40～70 岁患者，青少年罕见。

（3）脑脓肿：常有感染发热史，DWI 中心液化坏死呈明显高信号，病灶周围水肿明显，可予鉴别。

【临床研究现状】

颅内生殖细胞瘤相对少见，绝大多数位于中线附近。儿童及青少年是其高发人群。其临床表现与患者的年龄、肿瘤的位置和大小以及是否有种植转移密切相关。病变早期影像学多无异常，起病隐匿时易造成误诊。除了常规 CT、MRI 检查，近年来功能 MRI 中的 MRS、DWI、SWI、PWI 等在生殖细胞瘤的诊断中发挥重要作用。

DWI 根据水分子的布朗运动原理可以间接反映细胞间隙大小及核质比，肿瘤区细胞密集，因此生殖细胞瘤的 DWI 图像显示高信号，ADC 值较小，这与肿瘤组织较密实有关，但是如果肿瘤内含有陈旧性出血，会对 DWI 图造成干扰和伪影（图 4-12-4e）。

SWI 是一种利用相位信息增强组织局部对比的 T_2^* 技术，它包括相位图像和幅度图像的三维、高分辨率、完全流速补偿的梯度回波序列。是利用磁场中物质的不均匀性引起的磁敏感差异而成像。SWI 对于早期出血、微出血和静脉的显示是利用静脉内去氧血红蛋白与周围组织血氧水平不同引起的相位效应成像。SWI 是显示生殖细胞瘤新生小静脉和出血的最佳方法（图 4-12-4f）。

磁共振 PWI 可用来评价肿瘤新生血管的生成，研究结果表明，肿瘤恶性程度分级与 rCBV 值呈正相关，生殖细胞瘤为高度恶性肿瘤，PWI 表现为高灌注特征（如图 4-12-4g）。

常规 MRI 检查如 T_1WI、T_2WI 序列无法显示肿瘤的新生血管、微出血或急性出血，对铁沉积显示敏感性较差，SWI 序列较常规序列对肿瘤边界显示清晰，并且可以发现肿瘤中的微量出血、静脉结构及钙化等，可以反映不同于常规序列的一些信息。

MRS 在中枢神经系统的应用主要是测定 NAA、Cr、Cho、Lip 和 Lac 的峰值水平和 NAA、Cr、Cho 之间的比值。NAA 是神经元结构和功能完整性的标志，其含量降低代表神经元的缺失，在脑肿瘤中，NAA 常常下降。Cr 是能量代谢物，若肿瘤细胞迅速增殖，会导致能量衰竭和缺血，其峰值也会下降。Cho 是细胞膜磷脂代谢的成分之一，其含量增高反映细胞膜的合成增加或细胞数量增加，在脑肿瘤中，由于膜转换和细胞增殖的增加，常常出现 Cho 升高。Lip 峰的出现提示组织坏死，Lac 峰和

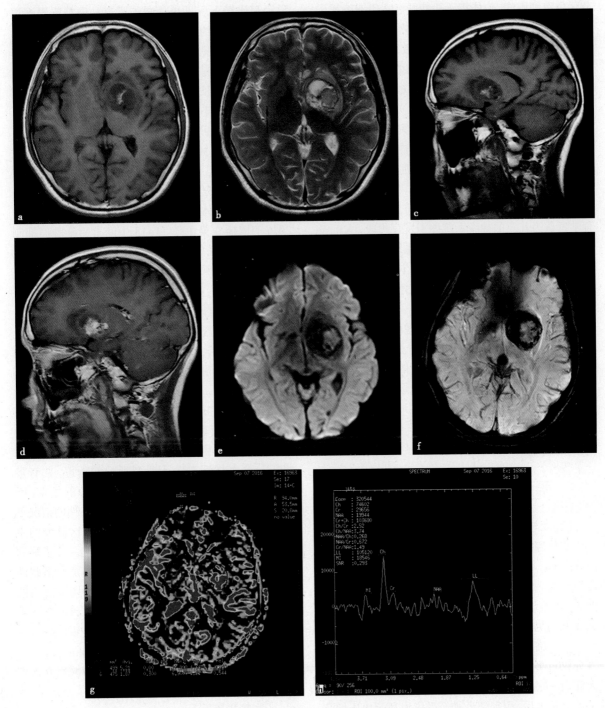

图 4-12-4　基底节区生殖细胞瘤

a. T$_1$WI；b. T$_2$WI；c. T$_1$WI，矢状位；d. T$_1$WI 增强，矢状位；e. DWI；f. SWI；g. PWI，rCBV 图；h. MRS。示左侧基底节区稍长 T$_1$ 稍长 T$_2$ 为主占位，中央可见短 T$_1$ 信号，增强扫描可见明显不均匀强化，DWI 示轻度弥散受限，SWI 可见周边出血信号，PWI 示 rCBV 增高，MRS 可见 NAA/Cho 倒置，并可见脂质峰，上述特点与生殖细胞瘤吻合

肿瘤的恶性程度相关，两者的出现提示病变为恶性肿瘤（图4-12-4h）。

研究表明，脑肿瘤在进行MRS检查时，一般会出现NAA/Cho、NAA/Cr比值下降，恶性肿瘤会出现Lip和Lac峰。所以NAA/Cho、NAA/Cr的比值下降和Lip/Lac峰的出现不能特异性地诊断基底节区生殖细胞瘤，但能提示恶性肿瘤高代谢特征。

对于生殖细胞瘤的治疗，颅内生殖细胞瘤对放射治疗非常敏感，单纯的放疗后5年和10年生存率可达90%以上，同时化疗、新型手术治疗等手段也逐步应用于临床实践。放疗对于治疗颅内生殖细胞瘤的地位是毋庸置疑的，但关于放疗方案的争论却从未停止。近年来诸多研究认为全中枢照射不仅不能进一步改善局限性颅内生殖细胞瘤的预后，相反因其有较为严重并发症而受到了很大挑战。20世纪90年代初开始，颅内生殖细胞瘤对化疗敏感这一现象引起了国内外许多学者的重视。有学者认为儿童的神经系统处于发育阶段，大剂量放疗将严重破坏儿童的中枢神经系统，而化疗可有效地避免了这一问题。目前颅内生殖细胞瘤的治疗以化疗为主，辅助中低剂量的放疗这一措施已被国内外众多学者接受。

随着科技的进步，无论是影像设备、技术，还是临床治疗都取得了长足发展，关于颅内生殖细胞瘤的治疗方案也更加多元化，患者的远期生存质量得到越来越多的重视，治疗方案的选择越来越系统化、个体化，在保证生存时间的同时，更多的保证了生存质量。

（姚振威）

第十三节　垂体腺瘤

【临床与病理】

垂体腺瘤（pituitary adenoma）占整个脑肿瘤的8%～20%，多发生于25～60岁患者，15岁以下患者较少见。在男、女比例上，催乳素瘤女性为男性的3～4倍，其中微腺瘤女性发生率更高；Cushing病女性为男性的2～3倍；其他垂体腺瘤男女发生率相仿。临床上，功能性腺瘤常常首先出现有关激素分泌过多的症状，如泌乳、闭经综合征、肢端肥大症、巨人症和Cushing综合征等。无功能性腺瘤常常在长大后，引起邻近神经受压迫和颅内压增高的症状。肿瘤长大后，推移压迫垂体柄和下丘脑也可致催乳素（PRL）增多，即所谓的假性催乳素瘤。

垂体腺瘤通常生长缓慢，多数位于垂体之内。

肿瘤边界可清楚或不清。定义肿瘤小于10mm时为微腺瘤，大于10mm时为大腺瘤，大于4cm时则为垂体巨大腺瘤。肿瘤多呈膨胀性生长，也可呈浸润性生长。一般认为肿瘤有肉眼可见的硬脑膜浸润就属侵袭性垂体腺瘤，其浸润可达硬脑膜之外的骨骼、蝶窦和海绵窦等。手术时肉眼发现的硬脑膜浸润比镜下所见小片硬脑膜有肿瘤细胞浸润更具预后意义。约30%～35%的垂体腺瘤属侵袭性。垂体癌非常罕见，病理学上在有远处转移的情况下才能诊断。仅见侵袭生长尚不足以诊断垂体癌，随访发现肿瘤生长甚快时，应注意找寻有否脑外或脑内有与原发灶不相连的肿瘤灶，如发现转移时可考虑垂体癌的诊断。

在近20～30年来一般都根据激素的免疫组织化学阳性表达，结合电子显微镜（电镜）所见来对垂体腺瘤进行分类。

迄今对垂体腺瘤的基因研究的报告尚不多，约20%的腺瘤在染色体11q13中间有后补肿瘤抑制基因段缺失，某些GH腺瘤的Gs蛋白的α-亚单位有突变。几乎所有的垂体腺瘤都是单克隆发生的，用单克隆抗体，Ki-67染色，可测定垂体腺瘤的生长速率，从而有助于诊断侵袭性垂体腺瘤。

【影像学检查方法】

当前影像学诊断垂体腺瘤主要依靠MR检查，动态增强MR冠状面扫描被认为是检出垂体微腺瘤的最佳手段。但在动态增强扫描结束后加扫冠状面3D-SPACE序列被认为有较大的辅助诊断价值。CT在诊断垂体（微）腺瘤方面的价值主要在于显示蝶窦气化和鞍底骨质情况。因为MR成像的组织分辨率优于CT，无骨骼所致的伪影，并有多断层成像（包括矢状面和冠状面成像）的优点，所以在鞍区病变的影像学检查中，在有条件的情况下首选者应是MR成像。虽然MR是鞍区肿瘤的主要检查方法，但是CT仍占有一定地位。拟了解病变有否钙化和鞍底骨质破坏等情况下，应行冠状面CT平扫；在不具备MR的单位，应行增强前后的冠状面CT。目前一般不作血管造影来诊断鞍区肿瘤。垂体内小的占位病变，不能确定是否与患者的内分泌症状有关时，例如不能确定Cushing综合征是否为垂体内小占位病变所致时，则可采用介入方法（岩下窦采血）采血化验以明确之。

【影像学表现】

（一）MRI

1. 垂体微腺瘤　临床所见的垂体微腺瘤大多数为功能性腺瘤。T_1WI成像时，微腺瘤呈现局限性低信号。与手术结果对照，SE T_1WI 的真阳性率颇有差异，肿瘤愈小真阳性率愈低。不同的成像程序的真阳性率也各异。微腺瘤伴坏死、囊变或出血时可显示为 T_1WI 高信号。T_2WI 成像微腺瘤的信号强度各不相同，多数与脑白质或脑灰质的信号强度相仿，但为高信号或低信号者也不在少数，总的来说，T_2WI 显示微腺瘤的敏感性不及 T_1WI 者高。MRI 还能显示一系列间接征象，如垂体上缘变形或凸出和垂体柄偏斜等；至于继发的骨质变化，不及 CT 显示佳。

注射钆剂后往往能改善微腺瘤的显示，表现为增强垂体中局限性信号较低区（图 4-13-1）。钆剂增强后垂体微腺瘤除可显示为上述局限性较低信号区外，还有少数可显示以下不典型表现：①边界不清的、高低不一的混合信号区；②局限性低信号区中央为高信号区。后一种表现提示垂体微腺瘤可能有部分血供直接来源于垂体动脉。后两种不典型的钆剂增强后表现，病理发现肿瘤大多伴有纤维化或（和）微钙化。但增强后成像的时间不同可以造成假阴性，或出现微腺瘤信号相对高于垂体组织者。垂体微腺瘤中体积较大者，影像学所显示的大小多与手术时所见的大小相仿。小的微腺瘤，甚至仅 0.5mm 大小者，MRI 可显示为数毫米大小的增强后局限性相对低信号区，病理发现这些腺瘤周围垂体组织中有纤维化或 Crook 细胞增生。

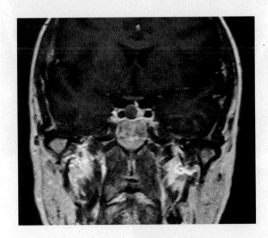

图 4-13-1　垂体微腺瘤 MRI 增强表现
垂体右侧可见一小灶类圆形低强化病灶，边界清晰。右侧垂体上缘隆起，垂体柄左偏

动态增强成像对显示垂体微腺瘤明显优于常规 MRI 增强所见者，前者不但可以比后者将垂体微腺瘤显示得更清楚，并且还可显示后者未能显示的病灶。

对于垂体增强成像一般都采用 0.1mmol/kg 钆剂增强，但有作者认为只用半量（0.05mmol/kg）就可以取得同样甚至更好的显示效果。

2. 垂体大腺瘤　垂体大腺瘤中体积较小者一般还位于鞍内，一系列表现与较大的垂体微腺瘤者相仿，唯各种直接和间接征象更为明显。较大的垂体大腺瘤一般都长向鞍上或鞍旁，甚至长向鞍后和侵入蝶窦。垂体向各方膨胀性生长和浸润性生长的情况以 MRI 显示为佳。

垂体大腺瘤呈实质性时 T_1WI 上多数信号强度低于正常脑组织，只有少数为等信号病灶；在 T_2WI 多数为略高信号病灶，少数为高等混合信号病灶。肿瘤发生囊变和坏死者约占 5%～18%，与肿瘤的实质部分相比，坏死和囊变区在 T_1WI 和 T_2WI 图像上信号强度常分别明显低于和高于实质部分者。发生出血者，根据出血期龄不同表现各异。肿瘤呈圆形、椭圆形和不规则形，边缘可光滑或呈分叶状。冠状面上有时可见肿瘤顶着鞍隔向上生长，受床突间韧带限制时所形成的切迹称之"腰身"或"8 字征"颇为典型。肿瘤也可向海绵窦等结构侵犯，值得注意的是 GH 腺瘤喜向下生长侵犯鞍底（图 4-13-2）。

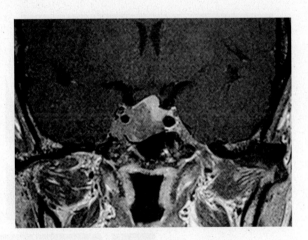

图 4-13-2　垂体 GH 腺瘤 MRI 表现
肿瘤位于垂体右下方，呈低强化。主要向右侧海绵窦和下方侵袭性生长

增强后垂体腺瘤的实质部分几乎都呈中等程度增强，多数为不均匀增强形成地图征（图 4-13-3），少数为均匀增强。坏死、囊变和出血区都不增强。动态增强扫描垂体大腺瘤大多数有早期增强，即在注射造影剂后 1.25～3.75 秒颅内动脉增强的同时肿瘤就开始增强，最早增强的部位常在肿瘤周边部分和下部。

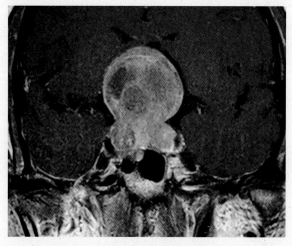

图 4-13-3　垂体巨腺瘤增强表现

鞍内和鞍上可见巨大肿瘤,肿瘤呈囊实性,实性部分呈网格状(地图样)强化改变。病灶在鞍隔水平形成切迹,表现为"8字征"

(二) CT

1. **垂体微腺瘤**　CT平扫一般都不能发现垂体本身有密度异常。有时可出现一些间接征象:①蝶鞍骨质变化:常见者为鞍底局限性下陷和局限性骨质吸收。有时还可见鞍背和后床突竖起和骨质吸收。②垂体高度增加和上缘凸出:如发现垂体上缘偏侧性上凸和增高,提示可能存在垂体微腺瘤。③垂体柄偏移:正常时垂体柄居中并垂直下行,垂体微腺瘤所致典型的垂体柄移位向对侧移位,但也有向同侧移位的报告。但正常时15%左右垂体柄也可偏移。④垂体向侧方凸出或膨隆:垂体微腺瘤部位较低时,垂体上缘可以不出现变化。垂体微腺瘤可呈偏侧生长,如向海绵窦凸出或膨隆,这种情况以增强扫描显示为佳。

2. **垂体大腺瘤**　垂体大腺瘤常向蝶鞍周围生长或(和)浸润。最常见的征象就是蝶鞍扩大,见于94%～100%的垂体大腺瘤。值得注意的是,这种征象也常见于其他鞍区肿瘤,如脑膜瘤和颅咽管瘤。蝶鞍骨质变化也甚常见,包括鞍底、鞍背和鞍结节破坏,以及长向蝶窦等,见于50%～100%的垂体大腺瘤。肿瘤最常向鞍上生长,平扫时显示为鞍上池内等或略高密度病灶(图4-13-4),CT值为35～50Hu。钙化者很少见,约见于1%～3%的肿瘤。垂体腺瘤向鞍旁生长时,主要表现为肿瘤向海绵窦呈膨胀性或浸润性生长,肿瘤向鞍上生长可压迫视交叉、第三脑室前部和孟氏孔区。

注射造影剂后96.8%的垂体大腺瘤的实质部

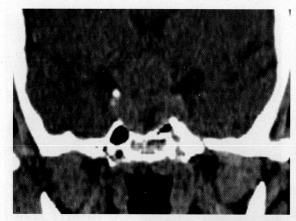
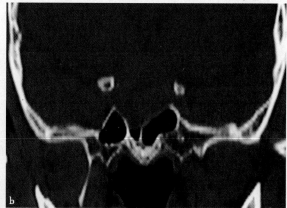
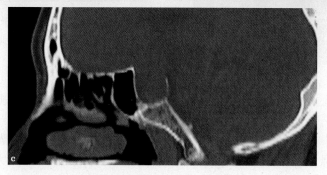

图 4-13-4　垂体瘤 CT 平扫表现

a. 冠状面脑组织窗,显示鞍上池内稍高密度肿瘤;b. 冠状面骨窗,显示鞍底骨质变薄下陷,蝶窦未见炎症改变;c. 矢状面骨窗,显示鞍背高耸,蝶鞍扩大

分都出现不同程度的增强，CT值上升7～49.2Hu，即密度上升14.0%～144.7%，其中仅11.3%密度升高达80%以上。没有坏死和囊变的垂体大腺瘤表现为均匀增强。

【诊断和鉴别诊断】

垂体微腺瘤增强后CT和MRI往往显示为局限性低密度或低信号区，结合临床和实验室表现一般不难确诊。偶发垂体小病灶中，除垂体微腺瘤外，还有Rathke囊肿、小梗死或出血灶。在垂体微腺瘤的影像学诊断中，需要注意加以鉴别。结合临床内分泌激素水平改变可做初步鉴别，但是对于仅表现为泌乳素升高的患者，发现垂体微小病灶并不代表垂体微腺瘤，服用溴隐亭后随访复查是最好的鉴别诊断方法。

垂体大腺瘤，特别是长向鞍上或鞍旁时，主要应与常见的鞍区肿瘤，如脑膜瘤、颅咽管瘤、生殖细胞瘤和胶质瘤鉴别。其中的关键点是前者观察不到正常垂体结构，而后者仔细观察一般可以发现正常垂体。

1. 脑膜瘤 起源于鞍隔、鞍结节或鞍背的脑膜瘤一般都涉及鞍上而较少涉及鞍内，病灶的中心常常不是蝶鞍，常以钝角与硬脑膜面相交。出现钙化的机会较多，绝大多数为均匀明显增强，显示脑膜尾征的机会较多（垂体瘤也偶可见脑膜尾征），一般不致与垂体腺瘤混淆。

2. 颅咽管瘤 常合并或仅发生于鞍上，但也可仅发生于鞍内。颅咽管瘤大多有明显囊变，强化和钙化，加以多数发生于年纪较小者，故不难与垂体腺瘤鉴别。垂体瘤MRI强化的实体部分常呈现网格状（地图征），而颅咽管瘤实质部分强化较均匀。另外颅咽管瘤内如果有液平一般不随体位改变，临床表现中有尿崩症状也有别于垂体瘤。

3. 生殖细胞瘤 约20%的生殖细胞瘤发生于鞍区，但好发于20岁以下的青少年，多有尿崩症。病灶以鞍上为中心，注射造影剂后实质部分增强常十分明显，且多为均匀增强，加以它有沿脑脊液转移的倾向，并且可同时有松果体区病灶存在，发现这些特点时不难与垂体腺瘤鉴别。生殖细胞瘤发生于鞍内时主要累及垂体后叶，临床有尿崩症，MRI矢状面T_1WI上垂体后叶高信号消失，可与垂体腺瘤区别。

4. 胶质瘤 视交叉或下丘脑的胶质瘤常常是毛细胞型星形细胞瘤，如能判断它起源于鞍上的视交叉或下丘脑，再结合患者发病年龄较小，钙化和出血的机会较多一般不难鉴别。

其他需要鉴别的包括：鞍旁神经鞘膜瘤、鞍背脊索瘤、鞍旁或鞍上蛛网膜囊肿、表皮样囊肿等。少见者如源于神经垂体的颗粒细胞瘤、垂体脓肿和肉芽肿性垂体炎有时也需要鉴别。

与垂体瘤诊断和治疗相关的其他问题还包括大腺瘤术前垂体后叶的评估和手术后随访等。垂体大腺瘤术前应密切关注垂体后叶，因为涉及垂体后叶的保护。根据MRI T_1WI垂体后叶表现为高信号，目前将术前垂体后叶分为4种类型：正常位置，异位，消失，正常和异位同存。术前准确描述有助于保护垂体后叶，避免后叶损伤。垂体瘤术后急性期主要应观察视神经是否受损，同时应关注术区出血和填塞物。术后3～4个月术区结构基本稳定，此后仅行MR平扫随访即可。微腺瘤术后MR随访价值不大。

【临床研究现状】

（一）垂体微腺瘤

目前利用MR增强动态扫描检出垂体微腺瘤的敏感性达到90%以上。但是这其中仍然存在以下问题：

1. 部分表现为高强化（相对正常垂体）的病灶是否有信心诊断？病灶为何会表现为高强化？

2. 由于目前的MR扫描层厚多为2～3mm，则如果病灶小于3mm，当前的扫描方法还能有效显示病灶吗？

3. 小病灶与Rathke囊肿或其他囊肿能否有效鉴别？

根据垂体瘤与正常垂体增强动态曲线的差异，扫描时间在50～70秒可能是较好的选择，这时候微腺瘤都表现为相对低强化。病灶越小诊断的信心越低，利用增强3D-SPACE序列，扫描层厚可至0.6mm，为微小病灶的诊断可提高诊断信心，也有利于病灶的检出（图4-13-5）。与囊肿的鉴别可加扫延时增强，可见病灶内强化者为微腺瘤。

（二）垂体大腺瘤

垂体大腺瘤除了与上述病变的鉴别诊断外，临床和研究还需考虑以下方面：

1. 术前准确定位神经垂体 保护神经垂体是垂体手术中非常重要的部分。术中有效保护了神经垂体可以避免术后长期抗利尿治疗。

2. 垂体质地评估 垂体瘤软硬度与胶原含量相关，但目前无有效判断肿瘤软硬度的影像方法，CT值测量是否有帮助需要进一步研究。

3. 垂体瘤的侵袭性评价 关键是否有海绵窦侵犯。现有的在判断海绵窦的侵犯中的方法都是

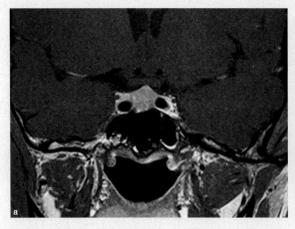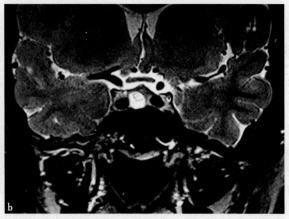

图 4-13-5　垂体微腺瘤增强 3D-SPACE 表现

a. 动态增强 MRI，垂体未显示明确低强化病灶，仅可见垂体右下方略向下突出；b. 增强 3D-SPACE，右侧垂体微腺瘤呈显著高信号

间接影像学评价，能否实现高分辨率直接显示病灶的海绵窦侵犯仍然是研究的方向。

4. 鞍隔的位置　术前如果可以显示清晰的鞍隔结构，对于保护鞍隔、在鞍隔以下水平切除肿瘤防止术后脑脊液漏有重大意义，但到目前为止，影像学实现清晰显示鞍隔结构还未见报道。

5. 术后随访　围术期的重点是观察视通道结构如视神经、视交叉、视束等，是否水肿、出血、破坏等；3～4 个月后手术区结构稳定，可以作为以后评估病灶有无复发的基础影像。

另外，垂体瘤的基因影像学和放射组学的研究也刚刚开始。以 ACTH 瘤为例，现在发现有 USP8 突变型和野生型两类，其影像特点有何不同？能否总结出这两类瘤的不同放射组学特点还有待进一步研究。

（姚振威）

第十四节　颅咽管瘤

【临床与病理】

颅咽管瘤（craniopharyngioma）起源于垂体胚胎发生过程中残存的扁平上皮细胞，是一种常见的先天性颅内良性肿瘤，占脑肿瘤的 3%～5%，居鞍区肿瘤的第二位，约占 1/3 左右。颅咽管瘤半数以上发生于儿童和青少年，儿童中 40% 发生在 8～12 岁，为发病第一高峰期，成年人多见于 40～60 岁，为发病第二高峰期。多数位于鞍上或肿瘤大部分位于鞍上，少数可位于鞍旁、第三脑室前部，甚至鞍内。肿瘤生长缓慢，病程较长。该肿瘤虽为良性，但预后欠佳。

主要表现有内分泌症状、视觉症状和颅内压增高。因垂体及下丘脑受压，约 2/3 患者表现有垂体功能低下，生长发育障碍、侏儒、尿崩症、肥胖、嗜睡和精神障碍等。部分患者产生视力障碍、颞侧偏盲。当肿瘤增大到一定程度阻塞室间孔时，则产生颅内高压症状。实验室检查于垂体功能减低者，促性腺激素、生长激素明显下降，甲状腺激素及 TSH 均减低；基础代谢率降低；糖耐量常减低。

颅咽管瘤为一种上皮源性肿瘤，WHO 归为 I 级，可分为囊性、实性及囊实性。巨检肿瘤边界较清，具有纤维包膜，呈单房或多房囊性伴壁结节，少数为实质性或实质和囊性混合性。囊内容物可为黄色透明液体，或为咖啡色黏稠油样液体，内容成分较复杂，包括胆固醇结晶、一般蛋白、角蛋白、散在的钙化或骨小梁结构、坏死碎片和纤维组织。实质部分和包膜可见钙化。镜下根据病理组织学可分为鳞状乳头型、成釉质细胞型和混合型。

【影像学检查方法】

1. 颅骨 X 线平片　颅咽管瘤颅骨平片的变化分为两个方面：①颅内压增高所致的颅骨改变；②由于肿瘤的压迫所造成的颅骨局部变化及肿瘤本身的特殊 X 线征象。

2. 脑血管造影　肿瘤对脑血管产生压迫，造成血管不同方向移位。

3. 脑 CT 和 MRI 检查　CT 和 MRI 可显示肿瘤所在的部位、大小及形状，有无钙化，蝶鞍骨质改变，尤其 MRI 检查可以多角度多方位成像，有利于观察病变的组成及与周围结构的关系，对颅咽管瘤的诊断提供可靠的依据。

【影像学表现】

1. 颅骨X线平片　颅咽管瘤造成颅内压增高在儿童及青年人较明显，表现为颅骨内板指压迹的增多，鞍背及后床突的缩短，脱钙或消失。肿瘤本身特征性的X线征象主要为钙化，约占66%，可为斑点状的钙化，单个或多个，可散在也可互相融合而呈囊性分布，甚至表现为蛋壳状。肿瘤的钙化以儿童为多见，可分布于鞍上或鞍内。蝶鞍常呈盆形、球形扩大，后床突及鞍背变短或消失。鞍上肿瘤位置较高者较少发生蝶鞍的变化。

2. 脑血管造影　肿瘤对脑血管产生压迫，造成血管不同方向移位。鞍上或由鞍内向鞍上生长的肿瘤脑血管造影的主要征象是大脑前动脉向上向后移位，向后生长的肿瘤可压迫基底动脉使其向后移位，当肿瘤长入第三脑室时可出现脑积水样的血管改变，即侧裂动脉向外上移位，大脑前动脉垂直上移。

3. CT平扫　多数病灶呈低密度伴钙化，灶周可有等密度带，增强后扫描等密度带可见强化（图4-14-1）。囊性含蛋白量高者显示可呈环状强化。少数呈低等混合密度，伴或不伴钙化，等密度为实质部分，常呈附壁结节状，增强后扫描实质部分强化。极少数为单纯低密度或高密度灶，后者则与肿瘤内角蛋白多有关，增强后扫描多无强化。病灶多呈圆形或椭圆形，边界清，轮廓光滑；少数轮廓不规则，边缘与正常结构分界不清，特别是混合密度者。一般无瘤周水肿，病灶涉及鞍上池时，可见鞍上池不同程度的闭塞；肿瘤较大压迫第三脑室时，可见第三脑室前部消失；累及孟氏孔时可致阻塞性脑积水；肿瘤向一侧鞍旁生长时，则可引起第三脑室向对侧移位。

4. MRI　T_1WI、T_2WI上信号多样，与病灶内容物的成分有关（图4-14-1）。如肿瘤以囊性为主者：若囊液内蛋白、液态胆固醇和正铁血红蛋白成分较多时，T_1WI、T_2WI均呈高信号；若囊液内蛋白含量较少时，T_1WI则呈低信号，T_2WI呈高信号；如

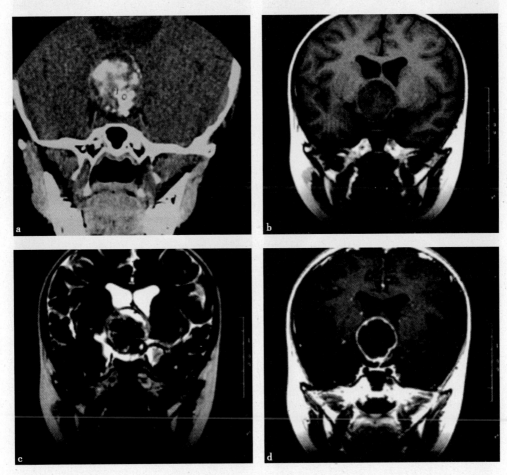

图4-14-1　颅咽管瘤

a. CT平扫肿瘤位于鞍上，类圆形，伴明显斑块状钙化；b. MRI冠状面T_1WI肿瘤呈等低混杂信号，边界清晰；c. MRI冠状面·T_2WI肿瘤呈等高低混杂信号；d. MRI冠状面T_1WI增强肿瘤呈环状强化

囊液内角质蛋白、钙化和骨小梁含量较多时，T₁WI、T₂WI均呈低信号。如肿瘤以实质为主，T₁WI呈低信号，T₂WI呈高信号。如肿瘤内囊性与实质性病变同时存在，T₁WI呈低等混合信号，T₂WI呈等高混合信号（图4-14-2）。病灶多呈圆形或椭圆形，边界清，轮廓光滑，少数轮廓不规则。一般无瘤周水肿，病灶可涉及鞍上池、压迫第三脑室、累及孟氏孔、侵犯并向一侧鞍旁生长，则可引起相应改变。增强后

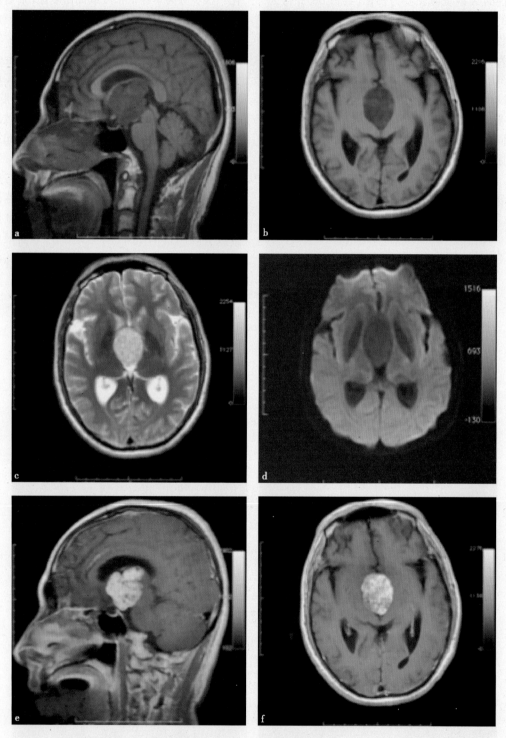

图4-14-2　颅咽管瘤

a. MRI 矢状面 T₁WI 肿瘤呈等低混杂信号，边界清晰；b. MRI 横断面 T₁WI 肿瘤呈等低混杂信号，边界清晰；c. MRI 横断面 T₂WI 肿瘤呈等高低混杂信号；d. MRI 横断面 DWI 肿瘤呈等低信号；e. MRI 矢状面 T₁WI 肿瘤呈明显不均匀强化；f. MRI 横断面 T₁WI 肿瘤呈明显不均匀强化

MR 扫描多见环状强化、环伴结节强化、片状或结节样强化。

【诊断与鉴别诊断】

鞍区颅咽管瘤具有钙化、明显的囊性部分、实质部分往往增强的特点，根据发病部位、发病年龄及 CT、MRI 特征一般不难做出诊断。实质性颅咽管瘤应与垂体瘤、鞍区脑膜瘤和生殖细胞瘤相鉴别；囊性颅咽管瘤应与蛛网膜囊肿或表皮样囊肿相鉴别。

1. 垂体瘤 多呈实性，从鞍内向鞍外生长，正常垂体消失，钙化少见，骨性蝶鞍扩大或鞍底下陷，增强扫描多表现为分叶状均匀强化，常有内分泌紊乱的临床表现。

2. 鞍区脑膜瘤 信号、密度均匀，囊变极少见，好发于鞍结节，常引起局部骨质增生，增强扫描后明显均匀强化，多可见脑膜尾征。

3. 表皮样囊肿 MRI 表现为长 T_1 长 T_2 信号，CT 为低密度，有沿间隙生长的特点，无壁钙化，增强扫描无强化。

4. 蛛网膜囊肿 信号、密度均匀，无实性部分，囊壁多不显示，增强扫描囊壁、囊内均不强化。

【临床研究现状】

不同组织类型的颅咽管瘤在 MRI 上均有各自的影像学表现：成釉质细胞型常位于鞍上并可累及鞍内，多为囊性或囊实性，肿瘤可包绕蛛网膜下腔的血管；鳞状乳头型多位于鞍上，肿瘤为实性、囊实混合性和囊性，多见囊内结节；混合型表现类似成釉质细胞型，但可见囊内结节。

鞍区颅咽管瘤生长巨大时，常可向前延及颅前窝，或向后延及颅后窝，有时也可侧向生长涉及颅中窝。这种情况常常是鞍区肿瘤相对较小，而颅后窝、颅前窝或颅中窝肿瘤较大，引起鉴别诊断困难。这种颅咽管瘤的囊肿区域常甚大，多为分房或多房状，常有各种形态的钙化，注射造影剂后肿瘤的实质部分增强。根据这些颅咽管瘤的基本特征，在鉴别诊断时应考虑其可能性。对于原有颅咽管瘤手术后复发时涉及颅后窝等非典型部位时，结合上述影像学特征，往往不会误诊。

(姚振威)

第十五节 脑转移瘤

脑转移瘤（brain metastases，BM）是第二好发的脑内肿瘤，广义上的脑转移瘤包括：①原发脑外肿瘤主要通过血行播散到脑；②原发脑内肿瘤通过脑白质纤维通道或脑脊液播散到脑内其他部位。对于原发脑内肿瘤的播散因其他章节已有详解不再赘述。近年来脑转移瘤的发病率明显增加，20%～40% 恶性肿瘤患者会发生颅内转移。大多数脑转移瘤患者预后较差，约 50% 患者死于颅内神经转移瘤而不是颅外肿瘤。影像学在脑转移瘤的诊断和治疗中的作用越来越重要。它能够发现没有或已经出现神经系统症状的脑转移病灶，从而有助于原发肿瘤的发现、肿瘤的准确分期、治疗方案的制定、疗效的评估和预后的判断。

【临床与病理】

脑转移瘤的发病率随年龄的增长而增加，儿童少见，男性略多，发病高峰在 65 岁以后。脑转移性肿瘤包括脑实质转移和脑膜转移。脑实质转移瘤最常见的发生部位是大脑半球，其次为小脑、基底节区和脑干。脑膜转移较脑实质转移少见，但预后更差。脑转移瘤可为单发或多发，50% 为单发、20% 为两个、30% 为 3 个及以上病灶。其临床症状主要表现为抽搐、头痛、恶心、呕吐、与转移部位相关的神经功能损害等。但有高达 60%～75% 的脑转移瘤患者可以没有症状。部分患者会发生边缘性脑炎，主要表现为近期记忆缺失、精神行为异常和癫痫等。

脑转移瘤多呈圆形、类圆形膨胀性生长，病灶大小不一。从大体观，脑转移瘤与正常脑组织分界清楚，肿瘤内常发生坏死、囊变、出血，少数肿瘤内可见钙化。肿瘤周边水肿明显，水肿范围与肿瘤大小不成比例。在脑转移瘤的原发灶中最常见为肺癌，其次为乳腺癌和黑色素瘤，其他还有直肠癌、前列腺癌、卵巢癌、宫颈癌、肾细胞癌等，其中约有 10% 的脑转移瘤患者查不到原发灶。

脑转移瘤的发生是个非常复杂的过程，通常由基因介导。有一些特殊的受体参与了肿瘤细胞的黏附、浸润和播散从而进入中枢神经系统。染色体 17q、8q 的获得和表皮生长因子受体（EGFR）的过度表达、增殖可能与脑转移瘤的发生有关。雌、孕激素受体 ER（+）、PR（+）的乳腺癌患者较 ER（-）、PR（-）者，更容易发生脑转移。脑转移瘤的预后很差，患者的发病年龄越小、KPS 评分越高其生存期越长。

【影像学检查方法】

CT、MRI 和 PET/CT 是诊断脑转移瘤常用的影像学检查方法，但 CT 对直径在 0.5cm 以下和位于幕下的转移瘤显示欠佳；MRI 平扫当瘤体呈等信号、瘤体较小、瘤周水肿较轻甚至无水肿、占位效应也不明显时，难以发现病灶。目前公认诊断脑转移瘤的最佳方法是 MRI 增强扫描，它比增强 CT 或 MRI 平扫更加敏感，更容易在早期发现更多、更小的病灶。

虽然 MRI 成像较 CT 成像对发现脑转移瘤有更高的敏感度，但 CT 因其方便、快捷和经济的优点可以用做脑转移瘤患者的筛选及治疗随访，其对颅骨破坏和钙化的检出也较 MRI 有优势。CT 增强扫描能够显示血脑屏障的破坏情况，较 MRI 平扫更敏感，对于一些存在 MRI 检查禁忌证的患者可以代替使用。几种检查方法对脑转移瘤检出敏感度的排序如下：MRI 增强≥CT 增强＞MRI 平扫＞CT 平扫。

除了常规的 CT 检查方法外，还有 CTP 能够显示肿瘤的血供情况，CTA 可以用来显示肿瘤推移、侵犯血管的情况。MRI 成像新技术如 MRS、MRP、DWI、DTI、DKI、SWI 等也越来越广泛应用于临床研究，为脑转移瘤的诊断和鉴别诊断提供了大量有价值的信息。PET/CT 有助于症状性脑转移瘤病灶的检出，但其敏感性不及 MRI 增强扫描。[18]F-FDG PET 成像和其他的分子成像方法在未来可能会发挥更大的作用。

【影像学表现】

脑转移瘤的 CT 表现：肿瘤位于灰白质交界区，呈低或等密度肿块，内可见高密度出血，少数可见钙化；黑色素瘤的转移即使没有出血亦呈较高密度；50% 的病例为单发，肿瘤小者为实性结节，大者中心多有坏死、囊变，呈不规则环状；"小病灶，大水肿"为转移瘤的特征；增强扫描，肿块呈块状、结节状或环形强化。男性脑转移瘤多来自肺癌，女性则为乳腺癌。来自肺癌的转移瘤多呈环形强化，乳腺癌多为结节状强化，黑色素瘤通常为实性强化且 1/3 有出血。

脑转移瘤的 MRI 表现（图 4-15-1）：肿瘤大多在 T_1WI 上呈低、等信号，在 T_2WI 及 FLAIR 上呈高信号；DWI 序列上肿瘤的弥散通常不受限制，少

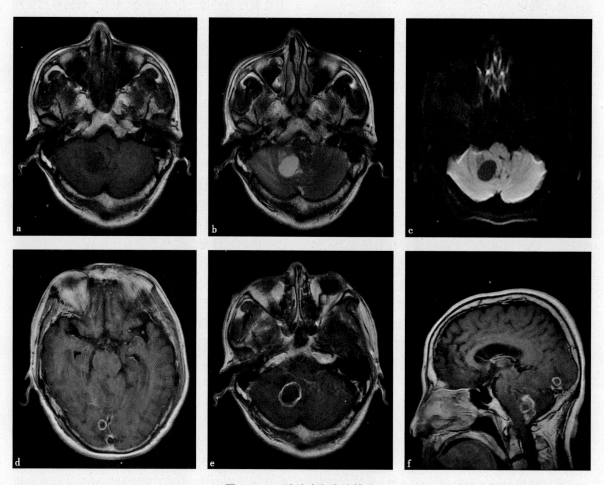

图 4-15-1 肺腺癌多发脑转移

肺腺癌患者头部 MRI 示右侧小脑半球（a～f）和右侧枕叶（d, f）多发结节影。结节呈长 T_1(a) 长 T_2(b) 信号，DWI(c) 示内容物无弥散受限，增强扫描（d～f）可见结节明显环状强化

数因细胞致密呈高信号。黑色素瘤的脑转移则表现为 T_1WI 高信号、T_2WI 低信号具有特征性；出血因新旧不一而信号不同，常表现为 T_1WI 及 T_2WI 混杂高信号；增强扫描肿块呈明显块状、结节状或环形强化，且强化环通常呈圆形或类圆形，厚薄不一，强化不均匀，内壁不光整；T_2^* GRE 序列肿瘤内出血呈"花朵样"高信号；SWI 序列有助于发现肿瘤内的微出血灶，呈明显的低信号；DTI 可以显示肿瘤对白质纤维束的推移、破坏情况，表现为信号的中断或消失。

脑转移瘤的 MRS 表现（图 4-15-2）：一般无 NAA 峰或 NAA 峰极低因转移瘤为脑外肿瘤，无神经元，可由于部分容积或肿瘤在生长过程中包裹了神经元，会出现较低的 NAA 峰；Cho 峰升高与肿瘤细胞增殖活性和有丝分裂增加有关；常出现 Lip 峰、Lac 峰是由于肿瘤生长旺盛，有氧代谢能量供应不足，无

氧糖酵解增加，可出现肿瘤坏死、囊变；80%～85% Cr 峰消失 Cr 标记了细胞的能量消耗，因肿瘤细胞生长迅速、能耗增加导致 Cr 峰的降低甚至消失。

颅内脑实质外转移：少见，主要累及硬脑膜和软脑膜。硬脑膜转移主要来源于邻近颅骨的转移，也可原发于硬脑膜。发生硬脑膜转移的原发肿瘤包括乳腺癌、肺癌、前列腺癌和淋巴瘤。影像学上表现为硬脑膜的局灶结节状或弥漫性强化，需注意与脑膜瘤鉴别。结合恶性肿瘤病史和动态观察病灶大小的变化有助于诊断转移瘤。软脑膜癌病（leptomeningeal carcinomatosis）是指肿瘤转移种植于柔脑膜或蛛网膜下腔，呈结节或条片状。常累及基底池、小脑叶。脑脊液的细胞学检查是发现癌性柔脑膜播散的重要方法。

【诊断与鉴别诊断】

老年患者，短期内出现头痛、抽搐等临床症状，

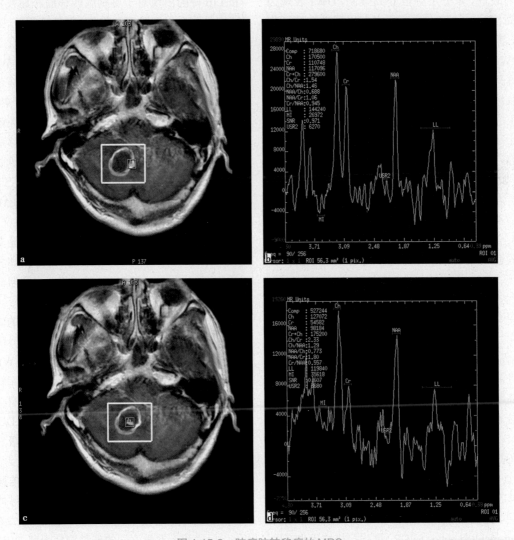

图 4-15-2 肺癌脑转移瘤的 MRS

肺癌脑转移瘤的多体素 MRS 示病灶周边（a、b）和中央（c、d）均可见 NAA/Cho 倒置，并可见到脂质峰

影像学检查发现灰白质交界区单发或多发的环形、结节状强化灶，呈典型的"小病灶，大水肿"，进一步检查发现原发肿瘤，可做出脑转移瘤的明确诊断。

在脑内常见的囊实性病变中，主要与胶质母细胞瘤、脑脓肿、血管母细胞瘤及肿瘤样脱髓鞘等鉴别。

1. 胶质母细胞瘤　病程相对较长，病灶多位于大脑深部髓质内，易累及胼胝体，瘤体相对较大，呈花环状强化，边缘不清。单发转移瘤误诊为胶质瘤的主要原因是瘤体大，瘤体不呈规则囊实性强化。

2. 脑脓肿　多见于儿童及青少年，增强后环壁厚薄较均匀、光整，周围可见晕环征，结合临床发热等感染病史可进行鉴别，DWI 值对鉴别脑脓肿与囊性脑转移瘤有重要意义。包膜期脑脓肿其内容物主要为炎症细胞、微生物及蛋白质，其黏稠度相对较高，水分子弥散受到限制，DWI 表现为均匀高信号。转移瘤囊变区主要以浆液性坏死物为主，其黏稠度相对较低，水分子扩散速度相对较快，DWI 表现为低信号。有些特殊的脓肿如结核干酪坏死脓肿、真菌性脓肿 DWI 亦可呈低信号，需结合临床予以鉴别。

3. 血管母细胞瘤　又称血管网状细胞瘤，多发生于小脑半球。其典型表现为囊伴小结节，囊腔张力高，境界清楚，边缘光整，少数可见分隔，壁结节小，附于肿瘤脑表面侧的囊壁。壁结节内及瘤周可见异常血管流空影；增强扫描壁结节显著强化，囊壁多不强化；瘤周水肿不明显。

4. 肿瘤样脱髓鞘　多为单向病程，为特发性炎性脱髓鞘疾病。病灶往往较大（>2cm），貌似肿瘤表现；病灶周围有水肿，但占位效应较轻或无；CT 平扫呈低密度，DWI 可见环形高信号；增强后扫描呈斑片状或"开环状"强化；PWI 病灶呈低或等灌注。

【临床研究现状】

目前，对脑转移瘤的影像学研究主要集中在探讨提高脑转移瘤的检出率、提高诊断的准确性，应用新技术以无创的方法来阐明脑转移瘤的生物学特性。以下将给予分别阐述。

在扫描方法上，研究表明注射造影剂后 10～20 分钟再进行扫描较常规注射造影剂后立即扫描能够在一定程度上提高脑转移瘤的检出率。采用薄层、无间隔的 3D 扰相位梯度回波（spoiled gradient-recalled echo，SPGR）增强扫描技术也有助于检出小的病灶。

脑 MRI 增强扫描使用造影剂的剂量标准是 0.1mmol/kg 体重。有几项研究发现增加造影剂的用量，0.3mmol/kg 和 0.2mmol/kg 体重剂量的钆剂能够发现更多的脑转移病灶。国内学者的研究也发现：3D T_1WI 增强双倍剂量（0.2mmol/kg 体重）联合磁化传递（magnetic transfer，MT）扫描对 <5mm 单一成分的脑转移瘤显示最佳，3D T_1WI 增强双倍剂量扫描对 ≥5mm 成分复杂的脑转移瘤显示最好。然而考虑到患者经济负担的增加、额外发现的病灶较小对临床处理结果的帮助有限等原因，限制了这项技术的临床应用。

磁共振氢质子波谱成像 ^1H-MRS 有助于鉴别肿瘤与非肿瘤性病变。多体素的 MRS 较单体素 MRS 具有更好的空间分辨率和覆盖范围，能够同时检测肿瘤实性部分、囊变区及周围水肿的代谢变化。尽管有很多学者来研究 Cho/Cr 的比值、Lac 峰和 Lip 峰的出现对于鉴别脑转移瘤和原发胶质瘤特别是胶质母细胞瘤的价值，但结论不一、数据重叠，并不可靠。虽然 MRS 对肿瘤实性强化部分的鉴别意义不大，但对鉴别强化灶周围的 T_2WI 高信号区有价值。多项研究表明，高级别胶质瘤其周围 T_2WI 高信号区的 Cho/Cr 比值明显高于转移瘤；转移瘤周围 T_2WI 高信号区的 MRS 与正常脑白质相似或呈低代谢。其病理基础在于，转移瘤的周围是血管源性水肿，而胶质瘤周围是血管源性水肿合并肿瘤细胞的浸润。Server 等分析了 1.5T MRI 上 53 例高级别胶质瘤和 20 例脑转移瘤的 MRS 数据，ROC 分析显示瘤周的代谢最有鉴别意义，阈值为 $Cho/Cr1.24$、$Cho/N_11.11$。但这些比值是非特异性的，取决于场强、成像方法、回波时间和其他技术因素等。另外，高级别的胶质瘤倾向于肌醇（mI）峰的升高而转移瘤却未见报道。

DWI 成像能够活体检测病灶水分子的弥散情况与正常脑白质对比，转移瘤的 ADC 值升高提示弥散增加。有些研究对比强化灶周围 T_2WI 高信号区的 ADC 值，发现原发脑肿瘤的较低而转移瘤的较高。这可能有助于鉴别高级别胶质瘤与转移瘤的鉴别。一项研究表明：鉴别的最小 ADC 阈值为 $1.3 \times 10^{-5} mm^2/s$，低于这个值提示是高级别胶质瘤而非转移瘤，其灵敏度为 83%、特异度为 79%。有研究认为对于肿瘤的实性强化部分，转移瘤的 ADC 值与高级别的胶质瘤差别明显，但另外一些研究则认为两者没有差别。也有些研究试图发现分化程度和形态学不同的转移瘤病灶其 DWI 信号强度和 ADC 值的差异，但仍然结论不一。DTI 是一种检测多方向弥散状况的技术，它可以用来评估白质纤维束的完整性。对比转移瘤和胶质母细胞瘤的实性强化部分，发现胶质母细胞瘤的平均弥散率升高。对于肿瘤的周围部分，转移瘤和高级别胶质瘤的平均弥散率都有升高，但转移瘤的升高较胶质瘤明显。部分各向异性分数（fractional anisotropy，FA）是指分子各向异性成分占整个弥散张量的比例，反映组织结构的方向性。一项研究发现相对于转移瘤，胶质母细胞瘤的强化部分FA值明显升高。其他研究则发现两者没有显著差异。一项研究发现，转移瘤周围区域的FA值明显低于高级别胶质瘤，然而其他研究认为两者没有区别。国内学者探讨弥散峰度成像（diffusional kurtosis imaging，DKI）对鉴别高级别脑胶质瘤和单发脑转移瘤的临床应用价值，结果发现DKI各相对参数MK、FA、MD在肿瘤实质部分对鉴别高级别胶质瘤和单发脑转移瘤没有明显价值；在瘤周水肿区域对高级别脑胶质瘤和单发脑转移瘤有鉴别诊断价值。

磁共振灌注成像MRP技术包括T_2WI或T_2^*WI磁敏感对比（dynamic susceptibility contrast，DSC）成像、T_1WI动态增强对比（dynamic contrast-enhanced，DCE）成像以及不需要注射造影剂的动脉自旋标记（arterial spine labeling，ASL）。脑转移瘤通常富血供，其rCBV较对侧正常脑组织升高。但高级别胶质瘤特别是胶质母细胞瘤rCBV也会升高，所以无法鉴别肿瘤的实性强化部分。但对于强化灶周围的T_2WI高信号区，高级别胶质瘤的rCBV要较转移瘤的高。有研究取rCBV的阈值为0.46，其鉴别的灵敏度为77.3%、特异度为96.2%。MRP还有助于脑转移瘤与脑脓肿、淋巴瘤等表现为rCBV降低的病变鉴别。脑肿瘤的灌注特性取决于肿瘤内部毛细血管的结构，所以血管丰富的转移瘤如肾癌、黑色素瘤等其rCBF可能较少血管的肿瘤有显著的升高。目前，对不同类型转移瘤的灌注研究还比较有限，是未来研究的兴趣点。

FDG-PET、PET/CT越来越多应用于肿瘤特别是肺癌的分期。虽然在脑外肿瘤的分期中PET/CT发挥了重要作用，但对于脑转移瘤的检测其敏感性不及MRI，只有增强MRI的27%。PET/CT对小病灶的检出也有局限性，结合增强CT可能会增加检出率。由于脑皮层是FDG高代谢，所以转移瘤在FDG-PET常表现为局限性的皮层代谢降低，这种改变也可见于其他病变如脑梗死等。

（姚振威）

第十六节 肿瘤样病变

一、肿瘤样脱髓鞘

肿瘤样脱髓鞘（tumefactive demyelination，TDL）是一种特殊类型的免疫介导的中枢神经系统炎性脱髓鞘病变，又称脱髓鞘性假瘤（demyelinating pseudotumor，DPT）。该病由 Van Dor Velden 于1979年首次报道，发病罕见，病理上与多发性硬化和急性播散性脑脊髓炎有相似之处，但又存在差异，目前归类为多发性硬化和急性播散性脑脊髓炎之间的独立中间型。也有学者认为该病为多发性硬化的特殊类型。但 TDL 的临床表现不同于典型多发性硬化的复发缓解病程，实验室检查亦无特征性。由于其多具有占位效应且周围伴有水肿，常常被误诊为脑肿瘤，尤其易与胶质瘤及淋巴瘤混淆，从而导致不必要的手术切除及放射治疗。

【临床与病理】

TDL 好发于中青年，男女发病无明显差异。部分患者有病毒感染、疫苗接种或上呼吸道感染等前驱病史。以急性及亚急性起病为主，多为单次病程，病情随着发展逐渐趋于稳定，即所谓临床孤立综合征。但近年来研究报道，部分 TDL 也可表现为多向病程，最终发展为 MS。急性或亚急性起病者多以突发头痛、视力下降、肢体运动障碍或感觉异常为首发症状，继而出现偏瘫、言语障碍、走路不稳、共济失调等神经系统损害表现。慢性起病者则以癫痫发作多见。血常规及脑脊液检查大多正常。少数低热患者可有血白细胞升高和脑脊液蛋白含量升高。急性起病且脑脊液白细胞升高，可作为与脑肿瘤鉴别的依据之一。若高度怀疑脱髓鞘假瘤，应采用激素进行诊断性治疗或必要时行立体定向活检，以明确诊断。一旦临床确诊，采用大剂量皮质类固醇激素冲击治疗，病情多可控制缓解，预后较好，少见复发。

本病在急性期或亚急性期的主要病理改变为：①大量髓鞘脱失，而神经轴索相对保留完好。②光镜下可见大量淋巴细胞在血管周围呈袖套状浸润。③髓鞘破坏区见大量单核细胞和泡沫状吞噬细胞。④同时伴有较多的肥胖型星形细胞增生。急性期病灶内还可合并出血坏死。慢性期以纤维型星形胶质细胞逐渐增多为主，病灶中间逐渐形成非活动期的细胞中心，含有髓鞘降解碎片的吞噬细胞以及小胶质细胞集中在病灶边缘，少突胶质细胞以及星形胶质细胞增多。免疫组化 HAM-56 及 CD68 染色可以特异性的显示单核与巨噬细胞，使其与星形细胞易于区分，又能较好地显示髓鞘脱失以及轴索的保留程度，对本病的诊断具有重要的价值。

【影像学检查方法】

MRI 是诊断颅内脱髓鞘病变最敏感的检查方法。近年来有关 CT 以及 PET 等影像学方法诊断 TDL 的研究也日益增多，多种影像学方法相结合有助于提高其诊断准确率。

MRI 常规序列中 T_1WI、T_2WI 以及 T_2-FLAIR 序列图像可提供病灶的大小、形态、性质、占位效应以及周围水肿等基本信息。特别是 T_2-FLAIR 序列对于颅内脱髓鞘及其周围水肿的显示敏感，有助于病变的早期发现或避免漏诊。

DWI 及 ADC 值可以反映组织的水分子弥散信息，髓鞘脱失、细胞增生、细胞间隙肿胀等均会影响组织的弥散状态。在病程随访中，观察病灶 DWI 信号的改变有助于 TDL 的诊断及病情评估。DTI 及 DKI 成像可以有效反映大脑白质纤维束以及脑灰白质弥散的微观结构信息，可反映病变区域胶质增生、轴索损伤以及髓鞘改变等情况。

^{1}H-MRS 可无创性反映组织内部的代谢特点和生化改变。NAA 峰（$1.98\sim2.12$ppm）下降提示神经元的破坏，Cho 峰（$3.14\sim3.25$ppm）的升高提示组织细胞膜的破坏，Lac 峰（1.33ppm）升高反映在急性炎症中有巨噬细胞的活动，而 Lip 峰（$0.91\sim1.3$ppm）升高提示急性脱髓鞘改变，由于髓鞘和细胞膜破坏，脂质释放导致游离脂肪升高。另外，有学者指出谷氨酸和谷氨酰胺（β，γ-Glx）峰（$2.1\sim2.5$ppm）的明显升高与中枢神经的炎症过程具有相关性。

CT 成像具有速度快、成本低廉等优势。虽然所提供信息量不及 MRI，但其在 TDL 的诊断中具有独特的优势。有文献报道 CT 联合 MRI 诊断 TDL 可提高诊断准确率。

PET 成像可以动态观察并定量病灶的代谢变化，其示踪剂包括 ^{18}F-FDG、^{11}C-MET 等，已被较广泛地运用于中枢系统疾病的诊断，尤其在脑肿瘤及炎性病变的鉴别诊断中具有一定的诊断价值。

【影像学表现】

病灶以单发为主，少数多发，幕上多见，常位于大脑半球皮层下或脑室周围白质，也可累及灰质或胼胝体（跨越中线结构而形成蝴蝶样表现）。病灶较大（通常 >2cm），呈圆形或椭圆形，边界欠清不规则，中心可见坏死灶，出血少见。占位效

应较轻，与体积不成比例，周围可见轻至中度水肿（图 4-16-1）。CT 大多呈低密度（低于皮层及基底节核团），低密度区与 MRI 增强部位相对应，该征象在 TDL 的诊断中具有一定的特异性。T_1WI 呈低信号，T_2WI 呈明显高信号或等高混杂信号改变。T_2WI 上病灶周围有时会出现薄层环状低信号改变，具有一定的特异性。增强后可呈结节状、斑片状或环形强化。其中非闭合性环形增强具有较高特异性，即"开环征"，且环开口多朝向灰质或基底节区。另外，在矢状位及冠状位上病灶强化后长轴有垂直侧脑室倾向，呈条索状或火焰状，即所谓"垂直征"，亦提示脱髓鞘病变可能（图 4-16-1）。

血脑屏障破坏导致血管源性水肿以及细胞外间隙扩大，TDL 病灶内部的弥散增加，通常表现为 DWI 低信号及较高的 ADC 值，此点可与高级别胶质瘤及淋巴瘤鉴别。但是，不同分期的 TDL 病理学表现各异，可影响组织弥散的情况。在发病 24 小时内部分 TDL 病例可出现明显的弥散受限，ADC 值显著减低。该现象可能是由于症状出现较早，此时尚未有明显的组织破坏，早期病灶内大量的炎症细胞浸润以及可逆性缺血导致细胞密度增加。随着病程的发展，病灶从中心开始 DWI 信号逐渐减低，ADC 值增高，但周围仍可包绕"DWI 高信号"环，此环可与强化区域吻合。在此过程中，病灶的 T_2WI 信号也从中心区域呈逐渐增高的趋势。该变化过程可能与病灶非活动期细胞中心的形成以及周围吞噬细胞的聚集相关，因此在病情发展过程中 TDL 可在 T_2WI 上呈"内高外稍高"、DWI 上"内低外高"的环形改变（图 4-16-2）。

^{1}H-MRS 中，病灶周围 Cho/NAA 比值明显增高，病灶中心 NAA 峰明显减低，Cho 峰则呈不同水平状态。在周围区域，细胞密度增高以及活动性脱髓鞘导致了 Cho 峰的增高，而吞噬细胞导致的线粒体功能紊乱可能是 NAA 峰减低的主要原因。中心区域 NAA 峰的显著降低主要是由于神经元的大量缺失，而 Cho 峰的改变则由不同程度的炎症细胞浸润导致（图 4-16-2e、f）。由于髓鞘和细胞膜破坏以及无氧代谢，部分病例可见 Lip 峰和 Lac 峰的升高，但在随访过程中可逐渐减低。β，γ-Glx 代谢物的明显升高与中枢神经的炎症过程相关，在中枢系统肿瘤中 β，γ-Glx 峰的升高仅见于轴外的脑膜瘤，因此该峰的出现有助于 TDL 与肿瘤性病变的鉴别。

PWI 检查中，由于炎症引起的血管扩张以及通透性改变，TDL 的 rCBV 值及 rCBF 值可有轻至中

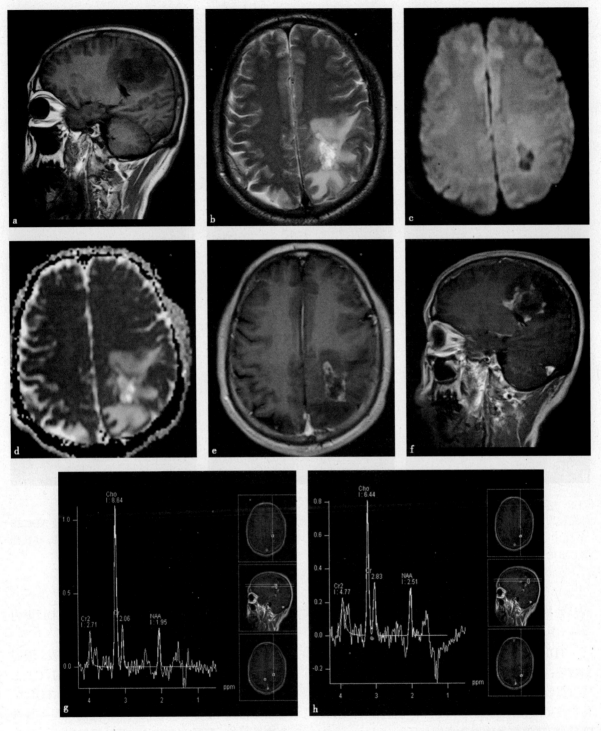

图4-16-1 TDL

可见左顶叶长 T_1（a）长 T_2（b）信号团状影，占位效应不明显，周围见指样水肿，T_2 高信号周围见低信号环，DWI（c）及 ADC 图（d）示病灶周围弥散受限，而内部弥散不受限，增强后（e、f）病灶周围（弥散受限区）呈明显不均匀强化，MRS（g、h）提示 Cho 峰明显升高而 NAA 峰下降

度的升高，但其升高程度不及高级别胶质瘤及淋巴瘤等恶性肿瘤。在 PET 检查中，由于活动性炎症反应，病灶表现为 $^{18}F\text{-}FDG$ 及 $^{11}C\text{-}MET$ 轻至中度浓聚，代谢升高不如恶性胶质瘤或淋巴瘤。

【诊断及鉴别诊断】

TDL 的诊断重点为与颅内肿瘤性病变的鉴别，表现不典型时还应与其他非肿瘤性病变如脑梗死、脑脓肿等鉴别。当临床高度怀疑或确诊 TDL 时，

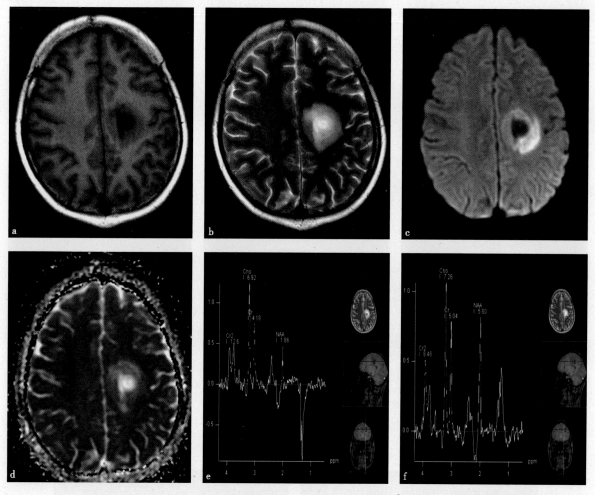

图 4-16-2 TDL

可见左顶叶长 T_1（a）长 T_2（b）信号团状影，占位效应及水肿不明显，T_2 呈"内高外稍高"环形改变，DWI（c）及 ADC 图（d）呈中心弥散增加周围弥散受限的环形改变，MRS（e、f）提示病灶中心 Cho 峰明显升高，NAA 峰明显下降，病灶周围 Cho 峰升高，NAA 峰略降低，并有 Lip 峰出现

应注意病灶进展过程中不同分期的表现以及有无多发（卫星）病灶、复发等。

TDL 典型的临床及影像学特征包括：①发病年龄较轻；②呈急性及亚急性发病；③病灶大（>2cm）；④占位效应与体积不成比例；⑤ CT 低密度；⑥ T_2WI 信号较高；⑦增强后呈"开环征"或"垂直征"；⑧ DWI 低信号，或低信号伴周围高信号环。

与胶质瘤鉴别：胶质瘤以慢性起病，发病年龄偏大，中老年多见。低级别胶质瘤基本无强化或轻微强化，当 TDL 强化不明显且 DWI 无高信号改变时两者鉴别有一定困难。高级别胶质瘤占位效应及水肿明显，中线结构常移位。病灶易出血囊变坏死，TDL 出血相对少见。CT 上实性部分密度较高，而 TDL 呈低密度（包括增强区域）。增强后以不规则花环样强化多见，"开环征"少见。另外，实性部分弥散受限明显以及 Cho 峰升高较 TDL 更为显著。

与淋巴瘤鉴别：慢性起病，中老年好发，进展快，呈浸润性生长。CT 和 MR 信号较均匀，CT 上多呈高密度或等密度，MR 增强后不同于 TDL 呈明显均匀强化，部分弥漫浸润性淋巴瘤可呈不规则火焰样强化，不同于 TDL 的"开环征"或"垂直征"。由于细胞密度高，细胞间隙少，DWI 多成高信号。Cho 峰升高显著，较 TDL 更易出现宽大的 Lip-Lac 峰看，且在随访过程中 Lip-Lac 峰不减低。

与转移瘤鉴别：中老年多见，有原发肿瘤病史。最常见于幕上大脑半球灰白质交界处。转移瘤可表现为多种形式，单发或多发，最常见为结节肿块伴周围显著水肿，水肿与病灶大小不成比例。病灶较大时占位效应明显，具有出血倾向，信号不均。MRS 转移瘤多缺乏 NAA 及 Cr 峰。

与脑梗死鉴别：急性起病，临床症状有时与 TDL 相似，当脑梗死具有占位效应及水肿时，可酷似肿瘤样改变，需与 TDL 鉴别。脑梗死的部位常与责任血管的分布一致，或位于分水岭区，累及皮层及其邻近白质。以脑回状强化为特征表现，随时间推移强化可减弱或呈不同表现。急性期脑梗死弥散受限，DWI 呈显著高信号，而 PWI 呈低灌注，rCBV 及 rCBF 值较正常部位减低。

与脑脓肿鉴别：有感染病史，常伴发热。CT 脓腔呈低密度，周围伴有高密度或稍高密度环。增强后脓壁呈明显均匀的"闭合"环形强化，壁光滑。脓腔黏稠，弥散受限，DWI 呈高信号。

TDL 的诊断应密切结合临床症状、影像学表现、诱发电位、脑脊液等检查。当高度怀疑 TDL 时可行诊断性激素治疗，并定期做影像学随访。在此过程中结合 TDL 不同分期的影像学表现，观察病灶大小，周围水肿，强化及弥散程度。若随着病情的稳定，病灶有所减小，弥散减低，强化减弱，提示 TDL 可能大。相反，若短期内症状得不到改善，占位效应持续存在，则需考虑脑活检或外科处理。另外，在随访过程中需注意是否有其他多发病灶的出现或原始病灶的复发，若 TDL 出现多向病程要考虑进展为 MS 或 NMO 的可能。

【临床研究现状】

TDL 发病罕见，且发病机制尚未明确，目前临床科研主要集中在以下几个方面：①利用新型影像技术与肿瘤性病变鉴别；②影像学与病理相关研究；③特殊类型 TDL 的报道。

1. 利用新型影像技术与肿瘤性病变鉴别 除了常规影像学方法，利用较新型的影像学技术有助于 TDL 的诊断。Lu 等分析比较了 TDL 及淋巴瘤的 ADC 直方图（ADC histogram）。ADC 直方图较常规 ADC 值的优势在于感兴趣包含全部病灶，能按 ADC 值亚类统计分析，对于病灶异质性的描述更为精确。研究发现淋巴瘤的 ADC 最小值（ADC_{min}），5% ADC 值以及 10% ADC 值均较 TDL 低，具有统计学差异，而平均 ADC 值未见统计学差异。其中 ADC_{min} 是较为可靠的鉴别指标（阈值：$556 \times 10^{-6} mm^2/s$；灵敏度 81.3%；特异度 88.9%）。

Toh 等则利用 DKI 技术鉴别 TDL 与胶质瘤，分别测量了病灶各部分的各向异性分数（fractional anisotropy，FA）及平均扩散率（mean diffusivity，MD）值。研究结果表明在 FA 图上，TDL 的病灶中心更易出现 FA 高信号，而高级别胶质瘤病灶周围 FA 高

信号环多见。TDL 病灶周围强化区的 FA 值显著高于高级别胶质瘤，MD 值则低于胶质瘤。但是，TDL 病灶周围水肿的 FA 值显著低于高级别胶质瘤。

除了新的影像技术，近年来关于多种影像学方法联合诊断 TDL 的报道也日益增多。Kim 等发现 CT 平扫联合 MRI 增强检查可明显提高 TDL 的诊断准确率（97% vs 73.0%），而 CT 较单独 T_1WI 平扫也具有诊断优势（诊断准确率，95% vs 63%）。在 CT 平扫图像上，MRI 增强相对应区域呈低信号改变对于鉴别 TDL 具有较高的特异性。Selkirk 及 Ninomiya 等认为 MRI 联合 $^{18}F-FDG$、$^{11}C-MET-PET$ 有助于与高或低级别的脑肿瘤，特别是胶质瘤。病灶环形不规则强化时，仅依靠 MRI 有时难以鉴别 TDL 与高级别胶质瘤，当 PET 提示代谢不增高或仅有轻度增高，则 TDL 可能性大。低级别胶质瘤 PET 代谢升高亦不明显，此时需要结合 MRI，低级别胶质瘤基本无强化而 TDL 可见较明显的强化改变。

2. 影像学与病理相关研究 尽管已有较多影像学特征被报道，但受不同临床理分期的影响，TDL 仍缺乏典型的影像学表现。病理学检查作为"金标准"尤为重要。但有时可因为病灶取材部位、激素或放射治疗后病理表现不典型，无法找到异形细胞，而仅表现为炎症细胞的浸润及髓鞘的脱失。此时病理鉴别难度亦较大，需要综合临床、影像及病理全面分析做出诊断。因此 TDL 影像学与病理学的相关性研究具有重要的作用。

Kobayashi 等研究了 TDL 的强化方式与病理的关系，发现"开环征"及不规则环形强化与巨噬细胞的浸润以及血管生成相关；病灶的不均匀强化与血管周围淋巴细胞套袖相关；中心坏死则较易发生于严重的或伴有出血的病变中。Lucchinetti 等通过对 168 名大样本病例分析，对 TDL 的临床、病理以及影像学表现进行了较为详尽的探讨。他们认为 70% 的 TDL 患者最终发展为明确的 MS，仅有 14% 表现为临床孤立综合征。第二次发作的中位时间为首次发病后 4 8 年，且多发病灶多见。而在病理上，由于细胞增生，出现多型星形细胞以及有丝分裂，易与低级别胶质瘤混淆。TDL 的病理分期分成急性期、慢性活动期及慢性亚急性活动期以及慢性非活动期。而影像学上也有学者根据时间进展对 TDL 各分期的影像学表现进行了归纳和总结，该结果与病理分期进展基本吻合。但目前尚未有系统的病理分期与影像学分期变化的相关性研究报道。

3. 特殊类型 TDL 的报道　TDL 的发病机制尚不明确，目前认为是由自身免疫导致，有时可与某些疾病相伴或互为因果，或是某种药物治疗后的免疫性反应。目前研究发现 TDL 可与 MS、NMO 等脱髓鞘病变重叠，它们之间的影像学甚至病理表现均有相似之处，因此是否将 TDL 归类为特殊类型的 MS，或单独的脱髓鞘病变仍具有争议。有报道称脱髓鞘病治疗过程中转换药物可能引起 TDL 的发生。TDL 伴胶质瘤的病例也有报道，部分学者认为脱髓鞘累及区域的胶质细胞可发生反应性成瘤样改变，而部分学者认为两者的发生没有关系。另外，相关病例报道还包括 TDL 伴皮质脊髓束沃勒变性（Wallerian degeneration）、TDL 伴自发性出血以及肝移植后出现的 TDL 等。

二、其他肿瘤样病变

除了 TDL，颅内其他类型的病变均有可能表现为"肿瘤样"改变。现陈述如下，具体临床病理、影像学特点及鉴别请参考其他章节。

1. 感染性病变　脑脓肿最常见，表现为类圆形占位，可伴有脑膜脑炎，脓腔弥散受限为其特征性改变。其他中枢系统感染类疾病如，TROCH、结核、脑囊虫以及真菌感染等可表现为颅内的多发占位，需与转移瘤鉴别。临床及实验室检查具有较大的参考价值，除此以外若病灶呈动态改变或儿童伴有小脑发育不良或小眼症等，需考虑感染的可能性。

2. 颅内血肿　亚急性及慢性期颅内血肿有时可呈肿瘤样改变，表现为颅内不均匀团状伴周围强化及水肿。颅内出血患者常表现为急性起病，且影像学表现随时间呈典型进展过程。SWI 检查有助于出血病灶的诊断，DWI 及 MRS 亦有助于鉴别。如果怀疑合并血管畸形，可行 MRA 和 MRV 检查。

3. 脑梗死　当脑梗死具有占位效应且周围不规则强化时，可酷似肿瘤样改变。脑梗死常急性起病，位于分水岭区。急性期 DWI 呈明显高信号而 PWI 灌注减低。

4. 血管畸形　血管畸形，如 AVM、AVF 以及血管瘤等亦可表现为肿瘤样占位，尤其当血栓形成时为诊断带来一定的困难。在 MRI 以及 MRA 上发现异常扩张的供血、引流血管或搏动伪影，或看到病灶血管钙化可提示血管畸形。必要时 DSA 检查有助于鉴别。

5. 血管炎、脉管炎　系统性免疫疾病（如系统性红斑狼疮等）引起的血管炎常可累及中枢系统。有研究报道肉芽肿性血管炎以及脉管炎可呈颅内孤立占位，伴水肿、强化以及大脑半球白质内的出血，影像学表现缺乏特征性，有时很难与肿瘤性病变鉴别。

6. 代谢性疾病　某些代谢性疾病如 Kufs 病以及亚历山大病可以累及白质出现较为明显的占位效应，需与肿瘤鉴别。

（姚振威）

参 考 文 献

1. 杨学军，江涛. 解读《世界卫生组织中枢神经系统肿瘤分类（2016 年）》. 中国神经精神疾病杂志，2016，42（6）：321-329

2. 阎静，成官迅，朱晓军，等. 颅内毛细胞型星形细胞瘤的 MRI 诊断. 中国临床医学影像杂志，2011，22（6）：381-384

3. 张蕊，彭晓刚，崔丽华，等. 磁共振在多形性黄色星形细胞瘤诊断中的价值. 肿瘤学杂志，2015，21（2）：157-159

4. 张俊海，姚振威，李克，等. 室管膜下瘤的 CT 及 MRI 影像学诊断. 中国医学计算机成像杂志，2011，17（4）：289-293

5. 余水莲，满育平，马隆佰，等. 颅内孤立性纤维瘤的影像表现. 中华放射学杂志，2012，46（6）：489-493

6. 龚启勇. 中华影像医学：中枢神经系统卷. 第 2 版. 北京：人民卫生出版社，2016

7. Parsons DW, Jones S, Zhang X, et al. An Integrated Genomic Analysis of Human Glioblastoma Multiforme. Science, 2008, 321（5897）：1807-1812

8. Kang Y, Choi SH, Kim YJ, et al. Gliomas: Histogram analysis of apparent diffusion coefficient maps with standard- or high-b-value diffusion-weighted MR imaging--correlation with tumor grade. Radiology, 2011, 261（3）：882-890

9. Yue Q, Isobe T, Shibata Y, et al. New observations concerning the interpretation of magnetic resonance spectroscopy of meningioma. Eur Radiol, 2008, 18（12）：2901-2911.

10. Liu M, Yue Q, Isobe T, et al. Proton MR spectroscopy of central neurocytoma using short and long echo time: new proofs for the existence of glycine and glutamate. Acad Radiol, 2012, 19（7）：779-784.

11. Stadlbauer A, Gruber S, Nimsky C, et al. Preoperative grading of gliomas by using metabolite quantification with high-spatial-resolution proton MR spectroscopic imaging. Radiology, 2006, 238（3）：958-969

12. Choi C, Ganji SK, DeBerardinis RJ, et al. 2-hydroxyg-

lutarate detection by magnetic resonance spectroscopy in IDH-mutated patients with gliomas. Nat Med，2012，18（4）：624-629

13. Jain R，Poisson L，Narang J，et al. Genomic mapping and survival prediction in glioblastoma：molecular subclassification strengthened by hemodynamic imaging biomarkers. Radiology，2013，267（1）：212-220

14. Ida CM，Rodriguez FJ，Burger PC，et al. Pleomorphic Xanthoastrocytoma：Natural History and Long-Term Follow-Up. Brain Pathology，2014，25（5）：575-586

15. Du Z，Abedalthagafi M，Aizer AA，et al. Increased expression of the immune modulatory molecule PDL1（CD274）in anaplastic meningioma. Oncotarget，2014，6（7）：4704-4716

16. Ricard D，Idbaih A，Ducray FO，et al. Primary brain tumours in adults. The Lancet，2012，379（9830）：1984-1996

17. Chakraborty R，Burke TM，Hampton OA，et al. Alternative genetic mechanisms of BRAF activation in Langerhans cell histiocytosis. Blood，2016，128（21）：2533-2537

18. Mathew BS，Carson KA，Grossman SA. Initial response to glucocorticoids. Cancer，2006，106（2）：383-387

19. Thiel E，Korfel A，Martus P，et al. High-dose methotrexate with or without whole brain radiotherapy for primary CNS lymphoma（G-PCNSL-SG-1）：a phase 3，randomised，noninferiority trial. Lancet Oncol，2010，11（11）：1036-1047

20. Kim DS，Na DG，Kim KH，et al. Distinguishing tumefactive demyelinating lesions from glioma or central nervous system lymphoma：added value of unenhanced CT compared with conventional contrast-enhanced MR imaging. Radiology，2009，251（2）：467-475

（朱文珍 审校）

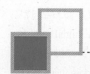

第五章 颅脑外伤

第一节 颅骨骨折与异物

颅骨骨折（skull fracture）是指受暴力作用所致颅骨结构改变，常见于顶骨。按形态分类包括线形骨折、凹陷骨折、粉碎性骨折、穿入性骨折及颅缝分离，骨折可引起脑膜、脑血管、脑神经和脑实质损伤，可合并脑脊液漏、颅内血肿及颅内感染。骨折按骨折与外界是否相通可分为开放性与闭合性骨折，颅内异物并发于穿通开放性骨折，应注意异物数目和位置，与周围组织的关系。

【临床与病理】

（一）颅盖骨折

1. 线形骨折　约占颅骨骨折总数的80%，易伴发硬脑膜外血肿。

2. 凹陷骨折　多发生于额部及顶部，多伴有头皮挫伤和血肿。位于大静脉窦表面的凹陷骨折可引起其下面静脉窦的破裂，在手术时应特别警惕有发生大出血的危险。凹陷骨折的早期并发症为颅内感染及血肿。

3. 穿入性骨折　多为锐器或火器引起，可有颅骨缺损、颅内骨碎片和异物存留。这种骨折呈粉碎性，陷入脑内较深形成创道，硬脑膜被撕破，并有异物带入脑内，易并发颅内感染及血肿，发生率高。

（二）颅底骨折

1. 颅前窝骨折　骨折多累及眶板、筛板、额窦等处，可合并嗅神经和视神经损伤。主要表现为患侧眶周广泛瘀斑，呈"熊猫眼"征、球结膜下出血、鼻漏、鼻出血。

2. 颅中窝骨折　骨折可累及蝶鞍底、颅中窝底、岩锥等部，可引起展神经或三叉神经的麻痹。主要表现为鼻出血或合并脑脊液鼻漏。

3. 颅后窝骨折　症状较隐蔽，通常无特殊表现，骨折累及颞骨岩部后外侧时，于伤后24小时左右出现耳后乳突部皮下瘀斑，称为Battle征。骨折累及颈静脉孔及枕骨大孔者较危重，可合并后组脑神经（第Ⅸ～Ⅻ脑神经）损伤，患者常持续昏迷或早期死亡。

【影像学检查方法】

直接数字化X射线摄影（digital radiography，DR）、计算机X线摄影（computed radiography，CR）对颅骨骨折的诊断是有一定限度的。由于颅骨的不规则性及相互之间复杂的连接，微小骨折易漏诊。

CT是横断位图像，没有重叠，可以观察骨折片的移位、颅内损伤，对于颅脑外伤的综合判断及治疗具有相当重要的意义。

多层螺旋CT（multi-slice spiral CT，MSCT）具有容积扫描迅速、重组速度快、图像质量高等优势，在近年来各类骨折的诊断中得到了广泛应用。

通过容积再现（volume rendering，VR）、最大密度投影法（maximum intensity project，MIP）重建出来的图像立体感强、图像逼真，能够清楚地显示骨组织的损伤及移位情况，对于粉碎性骨折的位置、范围及其所造成的颅面畸形亦有直观表现。

【影像学表现】

（一）骨折的直接征象

1. 线形骨折　多发生在颅盖骨，颅底骨折也多为线形骨折。X线表现为边缘清楚的线样透明影像，方向不定，长度和宽度不等。可有几条。有时，骨折线在内板与外板走行并不一致，分别成影，可出现两条骨折线。伤后数周，骨折边缘骨质吸收，软组织肿胀减轻，骨折线可显示更为清晰（图5-1-1）。

2. 凹陷骨折　颅壁局部全层或仅内板向颅内凹陷。正面观，骨折线呈环状或星状。切线位观，环状者游离骨片常向下移位与骨缘重叠；星状者，则中心凹陷，如乒乓球凹陷，而查不到骨折线（图5-1-2）。

3. 粉碎性骨折　多见于颅盖骨，骨折多由一个中心分向他处。骨碎片分离、陷入或重叠，且可有骨碎片或异物进入颅内。

（二）骨折的间接征象

1. 鼻窦或乳突气房积液　颅底骨折累及鼻窦或乳突气房，血液或脑脊液进入而形成积液。表现为窦腔或乳突气房混浊，密度增加，仰卧面向上侧

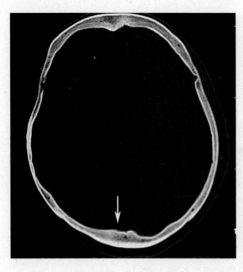

图 5-1-1 枕骨骨折
CT 示枕骨可见透亮影(箭头处)

位则可看到液面。根据积液位置位置可推断骨折所在,蝶窦积液,骨折多在中颅凹;额窦与筛窦积液,骨折多在前颅凹,乳突气房积液,骨折则多在岩骨(图 5-1-3)。

2. 鼻咽腔顶软组织肿胀 中颅凹骨折时,鼻咽腔顶可出现软组织肿胀,在侧位上易于查出。它可提示中颅凹骨折的存在。但在儿童正常时鼻咽腔顶软组织较厚,应注意鉴别。

3. 颅内积气 鼻窦或乳突骨折可撕破脑膜及脑组织,并于颅内出现气体。气体可于伤后立即出现,或于伤后几天或几周内出现。

【诊断与鉴别诊断】

若线形骨折无明显的移位、塌陷,较易与颅内的正常结构如颅缝、血管沟、伪影等混淆而导致误诊。

1. 颅缝 颅缝往往固定对称,边缘光滑圆钝,密度较高,而骨折线位置不固定,边缘锐利清晰,

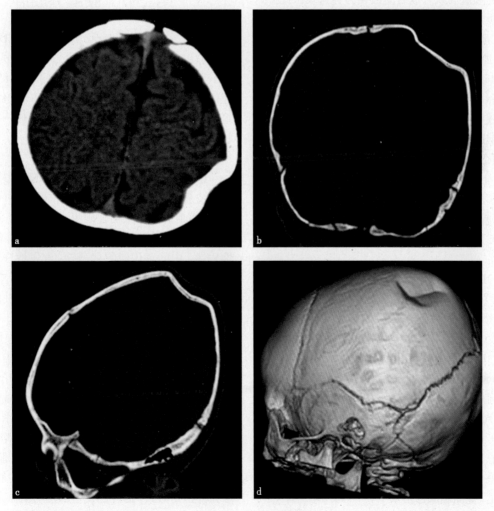

图 5-1-2 顶骨凹陷骨折
左侧顶骨局部凹陷,见透亮线,颅骨内下见少许稍高密度影(a),邻近脑实质略受压

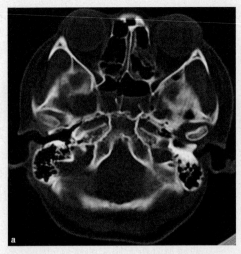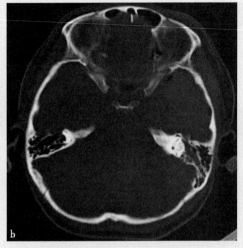

图 5-1-3　骨折导致鼻窦及乳突气房内积液
CT 示双侧筛窦、蝶窦及左侧乳突内高密度影

密度较低，一般中央粗、两端细，边缘无硬化，生长期颅骨的颅缝和软骨联合易被误为骨折线。此外，颅骨骨折常伴有间接征象：如软组织肿胀、颅内积气、脑实质损伤等。

2. 血管沟　血管沟边缘的骨质密度常轻度增高，且血管沟通常呈对称分布，据此可与骨折线区别；骨折线常累及颅盖骨的全层与外力作用部位一致。由颅底延伸至颞骨的骨折与动脉沟难以鉴别，尤其是脑膜中动脉，有均匀一致的线状透亮影及光整的硬化缘，而形态不规则、边缘呈锯齿状（无互相咬合）的透亮影，则提示为骨折。

【临床研究现状】

CT 检查在颅脑损伤中发挥着重要作用，但常规头颅 CT 平扫存在一些缺陷，颅骨 3D 成像可弥补其不足。

1. 3D 颅骨成像可以明确骨折线走行和延伸方向，特别是枕骨纵行骨折跨越横窦和骨折线经过颞骨患者，明确骨折与横窦、脑膜中动脉等关系，对病情变化趋势和术中处理可提供更可靠保障。

2. 3D 颅骨成像包含颅盖骨表面不同方位成像扫描，避免了常规 CT 平行扫描顶部矢状窦扫描盲区等问题。

3. 对于颅脑损伤特别是顶部等颅盖骨骨折、颞顶骨可疑线形骨折，以及存在颅骨骨折需行颅脑手术的患者等，颅骨 3D 成像可以通过 VR、MIP 多角度观察骨折直接征象及间接征象，弥补常规 CT 扫描不足，提高临床诊治水平。

（王晓明）

第二节　硬膜外血肿

硬膜外血肿（epidural hematoma，EDH）是脑外伤后出血积聚于颅骨和硬膜之间的硬膜外腔内。硬脑膜外血肿约占外伤性颅内血肿的 30% 左右，在闭合性颅脑损伤中其发生率约 2%～3%，且其中绝大部分属急性血肿（约 80%），且以 15～40 岁青壮年较为多见。

【临床与病理】

EDH 的常见原因是颅骨骨折致脑膜中动脉或其分支撕裂出血，于颅骨内板和硬膜之间形成血肿，随着血肿的增大而使硬膜进一步分离。临床上主要表现为意识障碍，典型病例呈头部外伤 - 原发性昏迷 - 中间意识清醒（好转）- 继发性昏迷，严重者可出现脑疝。颅内压增高征常出现于中间清醒期，眼底检查多显示视乳头水肿。中枢性面瘫，轻偏瘫、运动性失语等局灶症状亦较常见。EDH 的死亡率约为 5%，少数血肿可自行溶解，主要由于血肿内血液经骨折线进入帽状腱膜下，自行减压。如果诊断和治疗及时有效，预后多属良好，多数患者能恢复正常生活和工作。

约 85%～95% EDH 患者可合并颅骨骨折，80% 颅骨骨折位于血肿的同侧。若骨折线骑跨血管沟，常引起脑膜中动脉、矢状窦、板障静脉、脑膜前动脉、横窦撕裂、出血，形成局部性硬膜外血肿。EDH 多为冲击伤所致，血肿的发生部位与出血来源有密切关系，脑膜血管尤其是脑膜中动脉破裂是常见的出血来源，因此以颞顶部为好发部位。硬膜与颅骨内板粘连紧密，故 EDH 范围较局限，形状多呈双凸透镜或棱形，可跨越硬膜附着点，但不常跨越颅缝，95% 位于幕上，呈单侧性，双侧少见。血肿位于后颅窝者相对少见，但其死亡率较幕上血肿高。

【影像学检查方法】

CT 常以其速度、准确、直观作为颅脑损伤的首选检查方法，不但能明确诊断，而且能准确反映血肿部位、大小、占位效应、合并脑内损伤等，为手术提供可靠的依据，在超急性期出血及颅骨骨折的诊断中优于 MRI。而 MRI 以高的软组织分辨率、多参数、多方位成像等优势越来越被临床青睐，目前已成为脑外伤患者行 CT 检查后进一步检查的常规手段，如在 CT 扫描后诊断与临床表现不相吻合者，应及时进行 MRI 检查，查找 CT 未能发现的病变，从而减少漏诊。

【影像学表现】

1. CT　硬膜外血肿在 CT 平扫上表现为颅骨内板下棱形或弓形高密度区，边缘锐利、清楚，其 CT 值为 40～80Hu。约 2/3 的急性硬膜外血肿密度均匀；1/3 的病例密度可不均匀，呈低、高混合密度，提示有活动性出血。慢性血肿往往呈等密度，若出现密度不均匀，则有再出血的可能。血肿时间较长可见包膜钙化，甚至骨化。骨窗位常可显示骨折，薄层扫描时可见血肿内有气泡。此外，血肿可见占位效应，中线结构移位，病变侧脑室受压，变形和移位。静脉源性硬膜外血肿因静脉压力低，血肿形成晚，CT 扫描时血肿可能溶解，表现为略高密度或低密度区。横跨半球呈压迫大脑镰向下的硬膜外血肿常见于静脉窦撕裂，可行冠状面重建，以避免漏诊。硬膜外血肿 CT 检查，一般不做增强扫描，在慢性硬膜外血肿时，偶行 CT 增强扫描，可显见血肿内缘的包膜增强，则有助于等密度硬膜外血肿的诊断（图 5-2-1）。

2. MRI　MRI 图像上，硬膜外血肿的形态与 CT 相仿，可呈梭形或弓形、边界锐利、清楚。血肿的信号度变化，与血肿的期龄和所用 MRI 的磁场强度有关。急性期，T_1 加权图像上，血肿信号强度与脑实质相仿，T_2 加权图像上血肿则呈低信号；亚急性期，T_1 和 T_2 加权图像上均呈高信号；慢性期，T_1 加权图像上呈低信号，T_2 加权图像上呈高信号，血肿内缘可见低信号的硬膜（图 5-2-2）。此外，由于血肿占位效应，患侧脑皮质受压扭曲，即脑回移位征。与颅骨内极距离增大，脑表面（皮质）血管内移等提示脑外占位病变征象，可得出较明确诊断。

【诊断和鉴别诊断】

诊断要点：①外伤病史。②CT 显示颅骨下双凸形高密度，边界清楚，一般不超过颅缝，可有骨折。③MRI 显示血肿形态与 CT 相仿，急性期为等或低信号，亚急性期和慢性期呈高信号。有时急性硬膜下血肿亦可呈梭形，与硬膜外血肿鉴别较难，通常硬膜外血肿范围较局限，多伴颅骨骨折，有助于区别。

鉴别诊断：急性硬膜外血肿应与硬膜下血肿、脑内血肿、局限性脑水肿及弥漫性脑肿胀等进行鉴别诊断。

1. 硬膜下血肿及脑内血肿　与硬膜外血肿比较，受伤暴力较重，顶枕及颞后部着力对冲性损伤多见，中间清醒期少见，意识障碍进行性加重多见，颅骨骨折较少见（约 50%）。CT 显示硬膜下"新月形"及脑内不规则高密度影。

2. 局限性脑水肿及弥漫性脑肿胀　与各种血肿比较，受伤暴力更重，亦多见于对冲性损伤，原

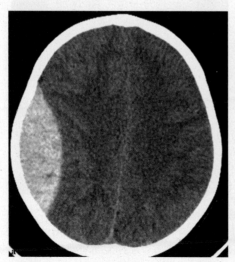
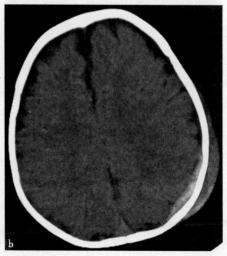

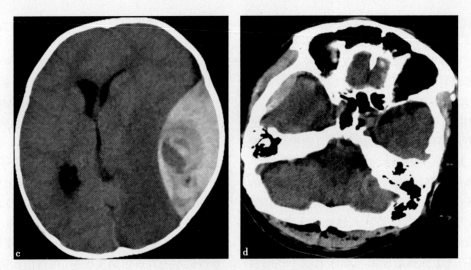

图 5-2-1　硬膜外血肿的 CT 表现

右顶部颅板下见梭形均匀高密度区，边界清晰（a）；左顶部颅板下见弓形高密度区，邻近头皮肿胀（b）；左侧颅板下见梭形高低混杂密度区，提示活动性出血，占位效应显著（c）；右侧颞极硬膜外血肿，易受伪影干扰而漏诊（d）

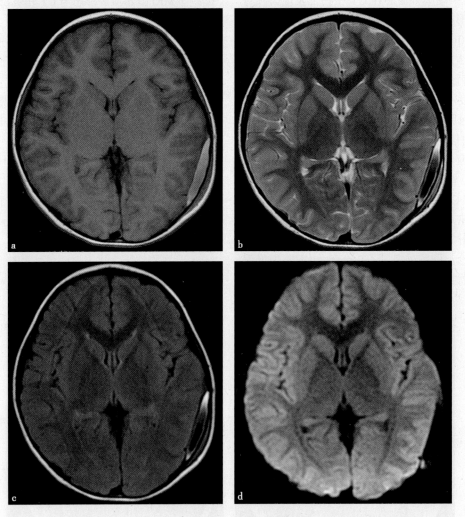

图 5-2-2　硬膜外血肿常规 MR 表现

左侧枕颞叶见梭形异常信号区，边界清晰，T_1WI（a）呈均匀高信号，T_2WI（b）及 FLAIR 序列（c）病灶中心呈低信号，周围见高信号环绕影，DWI 序列（d）以低信号为主，边缘亦可见高信号

发损伤重，原发脑干损伤多见，伤后昏迷时间长，意识相对稳定，部分患者可有中间清醒期，水肿及肿胀以一侧为主者，临床表现与血肿相似。CT 见病变区脑组织呈低密度影及散在点片状高密度出血灶，脑室、脑池变小。

【临床研究现状】

研究表明，外伤后尽快进行波谱检查才能够得到有关能量代谢损伤严重程度的准确评估，因此缩短外伤与 MRS 检查间的间隔时间具有十分重要的意义。受血肿压迫影响，多处常规 MRI 表现正常的区域亦出现了 Lac 峰的升高，且研究表明，乳酸峰的出现与死亡或持续性残疾有一定的关联性。NAA 峰的减低则提示神经轴索的永久性损伤或丢失，或者急性期时，由于线粒体的损伤导致的可逆性轴索功能障碍，而 NAA 浓度的恢复可预示良好的预后。

有学者报道过一例 38 岁男性患者，由于跌倒致使左侧颞顶部创伤性硬膜外血肿，经 CT 证实，经过开颅手术清除血肿后出现同侧偏盲，经过 DTI 追踪左侧视放射纤维束，发现左侧视放射纤维束严重受损。因此，认为 DTI 对于常规影像学检查更能敏感发现创伤性脑损伤的病变部位。

（王晓明）

第三节　硬膜下血肿

硬膜下血肿（subdural hematoma，SDH）是脑外伤后皮质血管破裂引起出血，血液积聚于硬脑膜和蛛网膜下腔之间的硬膜下间隙内而形成，占颅脑外伤的 5%～10%，且多发生于小儿。

【临床与病理】

临床上急性 SDH 患者多有昏迷、单侧瞳孔散大和其他脑压迫症状，其中昏迷可表现为逐渐加深或清醒后再昏迷。腰穿可见血性脑脊液。慢性硬膜下血肿的外伤史常较轻微，易被忽略，颅内压增高及脑压迫症状出现较晚，预后多属良好，如合并严重的脑挫伤则预后较差。

病理上，急性硬膜下血肿早期多为新鲜血液或柔软血液凝块，晚期逐渐变成较硬血液凝块，并与硬脑膜黏着。亚急性期凝块逐步液化成褐色液体，混杂棕色凝块，肉芽组织，逐渐长入脑膜黏着面。慢性期肉芽组织逐步机化，血肿逐渐被包裹，并覆以间皮细胞，此后由于硬膜下缺乏血液、淋巴等循环系统，故血肿长期不能吸入。相反，由于蛋白质的分解，血肿内渗透压逐渐升高，使液体不断

渗入，故血肿体积不断增大，此时，增大的血肿牵拉皮层静脉及脑膜血管，可再次引起血管破裂。

【影像学检查方法】

对于较大范围的 SDH，CT 及 MRI 均可清楚地显示病灶。对一些小范围或微量出血，CT 常常难以发现，而 MRI 对少量、亚急性和慢性硬膜下血肿有较好的诊断价值。MRI 对大脑镰旁硬膜下出血的显示率极高，尤其是对等密度的、血肿厚度小的硬膜下出血的显示优势明显，可作为 SDH 诊断的重要标准。

有关急性硬膜下血肿的首选影像学检查方法目前尚未有统一论断，有学者指出，在病情允许的情形下，应尽可能先行 MRI 检查，然后用 CT 复查；如果急诊先行 CT 检查，第 1 次复查最好用 MRI。为了更准确、及时地对急性硬膜下血肿做出诊断，首诊患者应根据其症状体征选择合适可行的检查方法，尽快地确定损伤的部位、类型等，以及时进行治疗。

【影像学表现】

1. CT　硬膜下血肿急性期表现为颅骨内板下方新月形高密度区，CT 值可高达 70～80Hu，血肿范围较广，可超越颅缝，甚至覆盖整个大脑半球。大部分血肿密度较均匀，约 40% 急性硬膜下血肿呈低、高混合密度，这主要由于有活动性出血，血清回缩、血凝块溢出或蛛网膜撕裂脑脊液与血液混合所致。额底和颞底的薄层硬膜下血肿因邻近颅骨部分容积效应，在横断面 CT 图像上难以显示，冠状面扫描有助于确诊。有时在一些贫血患者，当其血红蛋白低于 80～100g/L 时，急性硬膜下血肿可呈等密度。

硬膜下血肿亚急性期表现为新月形或过渡形（血肿内缘部分内陷，部分平直或凸出）。由于血红蛋白溶解、吸收、血凝块机化，血肿随时间延长密度逐渐减低。一般而言，伤后 1～2 周血肿变为等密度。有时因为细胞碎片和血凝块沉淀于血肿下方，呈分层状，表现为上部是等密度或略低密度区，下部是高密度区的混合密度。等密度血肿在 CT 上仅见占位效应，表现为患侧灰白质界面内移、脑沟消失、侧脑室变形和中线结构向健侧移位。增强扫描脑表面的小血管增强而使等密度血肿衬托得更加清楚，4～6 小时后延迟扫描，约 40% 患者血肿边缘出现点状或线状强化为包膜或血肿相邻脑表面充血所致，从而显示血肿轮廓。

硬膜下血肿慢性期表现过渡形低密度影。由于蛋白质不断分解，血肿内渗透压逐渐升高，使液

体不断渗入，故血肿体积不断增大。此时，血肿由过渡形逐渐变为双凸形或梭形。增大血肿牵拉皮层静脉，可引起再出血。CT图像上表现为颅骨内板下双凸形的高、低混合密度，其中高密度部分系新鲜出血，呈点状或片状，部分病例可出现分层，上部为低密度区，下部分为高密度区，其间可见液面。数月至数年后，约0.3%～2.7%慢性硬膜下血肿可出现钙化或骨化（图5-3-1）。

2. MRI　硬膜下血肿的形态与CT上相仿。急性期呈新月形，随着血红蛋白分解，至亚急性期变为过渡形，血块机化、包膜形成、其内渗透压增高、液体不断渗入至慢性期，血肿可呈双凸形、梭形，在冠状面上尤为明显。

硬膜下血肿的MRI信号改变，随血肿期龄而异，与硬膜外血肿相仿。急性期硬膜下血肿，完整的红细胞内含有去氧血红蛋白，使T_2弛豫时间缩短，故在T_2加权图像上为低信号，而在T_1加权图像上血肿信号与脑实质的信号强度相仿（图5-3-2）。亚急性期硬膜下血肿，去氧血红蛋白变为高铁血红蛋白，并有溶血，如果两者同时发生，则造成T_1弛豫时间缩短和T_2弛豫时间延长。所以，在T_1和T_2加权图像上均呈高信号（图5-3-3），而这种血肿在CT上常为等密度。早期慢性硬膜下血肿的信号强度与亚急性期相仿。随着时间的推移，高铁血红蛋白继续氧化变性，变成血红素，后者为一种低自旋、非顺磁性的铁化合物，其T_1弛豫时间长于顺磁性的高铁血红蛋白，故其信号强度在T_1加权图像上低于亚急性者，但因其蛋白含量仍高，故其信号仍高于脑脊液的信号强度，在T_2加权图像上，血肿为高信号。如慢性硬膜下血肿合并再出血，新鲜血液中红细胞尚未破裂；其内的去氧血红蛋白可使T_2弛豫时间缩短。此时，T_2加权图像上表现为高、

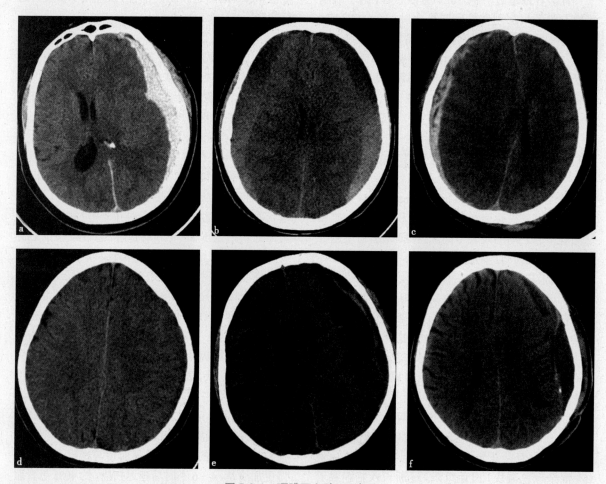

图 5-3-1　硬膜下血肿 CT 表现

左侧大脑半球颅板下新月形均匀高密度区（a）；双侧大脑半球颅板下不均匀密度区，内部分层，下部密度较高（b）；右侧大脑半球颅板下高低混杂密度区，注意活动性出血（c）；左侧顶叶颅板下等密度区，边界模糊，邻近脑沟消失（d）；左侧大脑半球颅板下低密度区，内部混杂索条状高密度影，考虑再出血（e）；左侧大脑半球颅板下双凸形低密度区，边缘可见钙化（f）

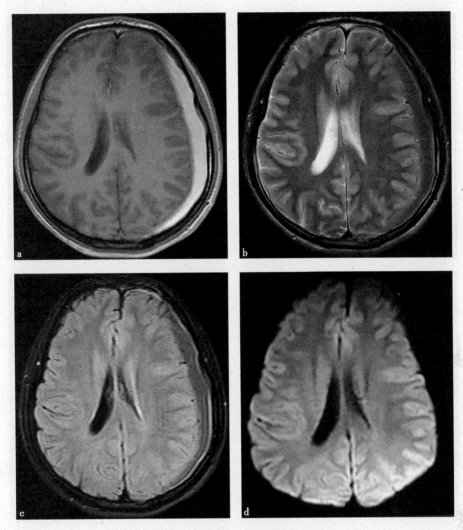

图 5-3-2 急性期硬膜下血肿常规 MR 表现

左侧大脑半球颅板下新月形异常信号区，T_1WI 均匀稍高信号（a），T_2WI（b）及 FLAIR 序列（c）
均匀低信号，DWI 序列（d）病灶未见显示

低混合信号强度，低信号强度区系再出血，呈点状或斑片状，有时可出现分层，上部为高信号强度区，下部为低信号强度区。

【诊断与鉴别诊断】

硬膜下血肿（SDH）需与硬膜外血肿（EDH）相鉴别。SDH 多由桥静脉或静脉窦损伤出血所致，由于蛛网膜无张力，血液聚集于硬膜下隙，沿脑表面广泛分布，多呈新月形或半新月形高密度影，伴有脑挫伤或颅内血肿，脑水肿和占位效应明显。而 EDH 是由脑膜血管撕裂引起，颞叶多发，CT 表现为颅板下凸透镜、梭形或半圆形高密度区，骨折部位与血肿部位关系较 SDH 密切，且多不跨越颅缝。

低密度的 SDH 需与脑萎缩和硬膜下积液相鉴别。脑萎缩所致的蛛网膜下腔扩大无占位效应，脑回无受压；硬膜下积液 CT 平扫上表现为均一的脑脊液密度。

【临床研究现状】

目前，临床对于 SDH 的研究热点主要集中于脑实质受压情况的评估。Osuka 等报道了 18 例慢性硬膜下血肿患者，术前血肿侧尾状核及豆状核区 FA 值与健侧比较增高，术前脑受压区的脑皮层灰质区 FA 值较健侧增高，术后随着脑受压解除，相应感兴趣区的 FA 值亦下降。结果提示 DTI 检查，受压区 FA 值可以作为诊断脑受压程度的重要指标。Yokoyama 等通过测算几个锥体束感兴趣区的 FA 值，结果显示血肿侧 FA 值明显低于健侧，而术后计算患侧与健侧 FA 比率较术前明显增高。因此，认为 DTI 可用于评估慢性硬膜下血肿引起的锥体束移位及受压的变化。

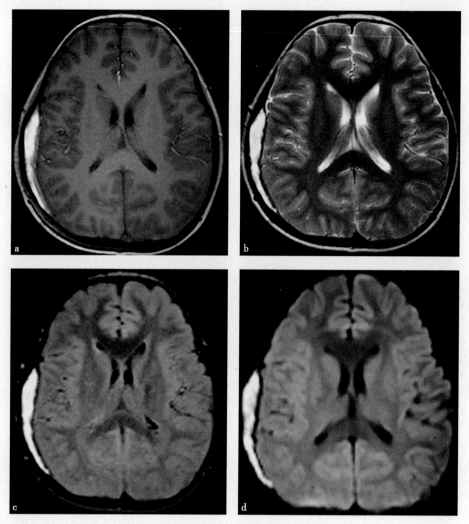

图 5-3-3 亚急性期硬膜下血肿常规 MR 表现

右侧枕颞叶颅板下新月形异常信号区，T_1WI（a）、T_2WI（b）、FLAIR 序列（c）及 DWI 序列（d）均为高信号

（王晓明）

第四节 外伤性蛛网膜下腔出血

外伤性蛛网膜下腔出血（traumatic subarachnoid hemorrhage，TSAH）是指外伤后颅内血管破裂，血液进入蛛网膜下隙，通常伴随硬膜下血肿及中 / 重度脑组织原发性损伤出现。据统计，在颅脑外伤患者中 TSAH 的发生率约为 12%~53%。

【临床与病理】

临床上除剧烈头痛、频繁呕吐、脑膜刺激征外，常有烦躁及意识障碍，腰穿血性脑脊液常为阳性，严重者可于伤后 72 小时内逐渐出现昏迷，瞳孔缩小，光反射减弱或消失。临床特点包括：①随着年龄的增长其发生率增加。可能与血管脆性有关，

年龄越大，血管脆性增加，创伤后易导致出血。另外，也可能与对意外事故的反应能力有关，而与性别无关。②在致伤原因中，以车祸伤和摔伤多见。前者占主要因素，尤其是对冲性脑挫裂伤的发生是导致 TSAH 的主要原因。③合并脑挫裂伤和硬膜下血肿多见，而硬膜外和脑内血肿少见。脑挫裂伤多见于皮层，损伤后直接与蛛网膜下腔相通而导致 TSAH 或硬膜下血肿，脑内血肿、硬膜外血肿与蛛网膜下腔距离较远，合并 TSAH 机会降低。④临床损伤越重，TSAH 的发生率越高，治疗效果越差。因此，TSAH 的发生与年龄、受伤原因和机制、合并脑损伤的类型及损伤程度有关。

病理上 TSAH 主要由于外伤后颅内桥静脉及脑表面血管损伤造成，对脑组织造成继发损害表

现为多方面，主要有：① TSAH 刺激及红细胞碎裂所释放的 5-羟色胺、内皮素、特别是氧自由基等有害物质引起脑血管痉挛，容易导致脑梗死，脑血流量进一步下降可加重脑水肿。② TSAH 可致 Ca^{2+} 通道开放，从而破坏细胞内脂质和蛋白质的正常代谢，严重者导致神经细胞死亡。③ TSAH 可阻塞中脑导水管、第四脑室及基底池影响脑脊液循环，同时血液堵塞了蛛网膜粒的绒毛孔，晚期（2 周后）由于分解产物尤其是含铁血黄素、胆红质的刺激造成蛛网膜的粘连阻碍了脑脊液的循环和吸收。④ TSAH 的降解产物对脑组织有毒性作用。因此，尽快清除脑脊液中的积血，尤其是去除其有害的代谢产物，具有至关重要的作用。

【影像学检查方法】

CT 检查方法方便快捷，对急性 TSAH 敏感，是早期 TSAH 诊断的首选影像检查方法。TSAH 颅脑 CT 检查，第 1 天的检出率约 90%～95%，第 2 天为 85%，5 天后降为 80% 以下，1 周后降为 50%，2 周以后检出率几乎为 0。因此 CT 检查应尽早进行，最好在发病的 3 天内完成。然而，CT 并不是对任何程度的 TSAH 都显示为阳性结果。有文献报道（石向阳，2007），轻微脑挫裂伤合并少量 SAH，其脑脊液中细胞成分只有在超过 $15.4 \times 10^6/L$ 时才与 CT 检出率有相关性，当脑脊液中细胞成分低于一定数量时，颅脑 CT 是不能显示的，此时只有依靠脑脊液检查才能确诊。

由于新鲜出血的存在对脑脊液信号的影响很小，因此常规 MRI 上不易显示急性 TSAH，但液体衰减反转恢复（fluid attenuated inversion recovery，FLAIR）显示较为敏感，这可能与脑脊液内蛋白质成分增加有关。对临床怀疑 TSAH 而 CT 检查为阴性结果，可进一步利用 FLAIR 序列检查，此外，FLAIR 序列也有利于对亚急性期及病情演变的观察。

【影像学征象】

CT 表现：TSAH 在 CT 图像上的特征性表现为基底池、侧裂池和脑沟内较为广泛地高密度影。TSAH 在 CT 中的密度与其出血量、血细胞比容及出血时间长短有关。出血量越大，脑脊液稀释越少，密度越高；血细胞比容越高，密度越高；CT 扫描距出血时间越近，密度越高，随着出血时间的延长，血液稀释和红细胞分解，血液密度逐渐减低，可与脑组织成等密度。有时 TSAH 沿大脑镰分布，表现为大脑镰增宽（图 5-4-1）。部分病例随时间延长可演变为交通性脑积水，此时脑室、脑池造影

CT 扫描可明确诊断。如出现外侧裂池高密度改变并伴有颞骨内板下薄带状高密度影时，应注意鉴别是单纯局限性 SAH 还是同时合并硬膜下血肿。

MRI 表现：MRI 图像表现主要与血红蛋白及其代谢产物的结构有关。在急性期，由于脑脊液中所含血红蛋白主要为氧合血红蛋白和去氧血红蛋白，且氧合血红蛋白占比在 70% 左右，虽增加了脑脊液中蛋白含量，但不足以造成肉眼可见的信号强度改变。因此，急性期蛛网膜下腔出血多表现为阴性。在亚急性期，去氧血红蛋白逐渐氧化为顺磁性的高铁血红蛋白，可致 T_1WI 时间明显缩短，在 T_1WI 图像上为局限性高信号；在慢性期，高铁血红蛋白继续氧化变性为血红素，是一种低自旋、非顺磁性的铁化合物，其 T_1WI 时间长于高铁血红蛋白，故 T_1WI 图像信号低于亚急性期，但因其蛋白含量高，信号仍高于脑脊液，在 T_2WI 图像上为高信号。由于蛛网膜下腔中的血浆蛋白缩短了血性脑脊液的 T_1 弛豫时间，使得出血在 FLAIR 序列中呈高信号，而蛛网膜下腔中的自由水信号被反转恢复技术抑制，故呈低信号。与此同时，重 T_2 加权使得血性脑脊液信号高于脑实质。因此，结合了 T_1 与 T_2 效应，即使少量的 TSAH 也可以在 FLAIR 序列清晰地显现（图 5-4-2）。

梯度回波 T_2^* 加权成像（gradient echo T_2^* weighted image，GRE-T_2^*WI）：GRE-T_2^*WI 序列主要表现为沿着脑沟和（或）脑裂的低信号灶。如少量血液积聚于侧脑室后角内，则可表现为侧脑室后角内环形低信号影伴液平，与侧脑室内脑脊液高信号影形成鲜明对比，显示清晰、易于辨认，且极少量侧脑室后角内积血也能清晰显影。因此，当 GRE-T_2^*WI 序列上发现侧脑室后角内积血，如除外脑出血破入脑室及原发脑室内出血，可提示 TSAH。

磁敏感加权成像（susceptibility weighted imaging，SWI）：SWI 采用顺磁性的脱氧血红蛋白作为内在的对比剂，利用脱氧血红蛋白引起的组织 T_2WI 信号降低，从而与血管和周围脑实质产生相位差，被突显出来。TSAH 主要表现为脑沟、裂内线条样或点状低信号影，边缘粗糙，信号不均，在脑凸面沟内有特征性的"三角"征、"栅栏"样、脑沟铸型填充等特征。小脑幕下 TSAH 主要表现为"Y"形低信号。部分外侧裂池出血可呈斑点、粗细不一斑条样低信号。

【诊断与鉴别诊断】

根据典型 CT 和 MRI 表现，结合头痛、脑膜刺激征和血性脑脊液三联症的临床特点，诊断 TSAH

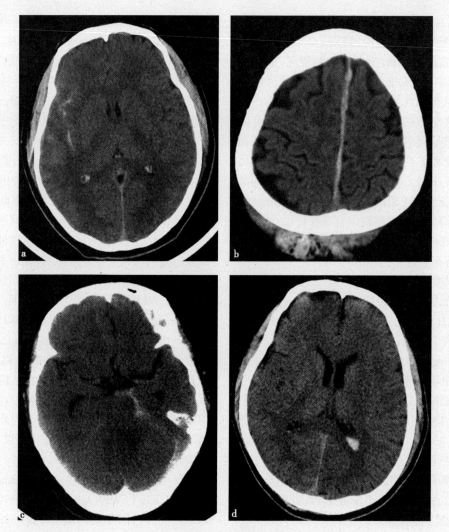

图 5-4-1　外伤性蛛网膜下腔出血的 CT 表现

脑沟、脑裂内可见线状高密度影（a），大脑镰增粗、密度增高（b），一侧小脑幕密度增
高（c），侧脑室后角内见高密度影（d）

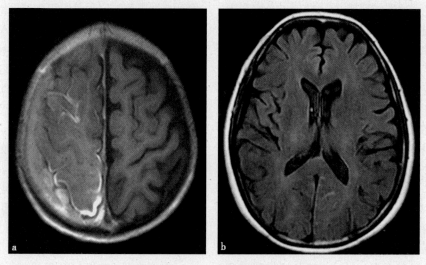

图 5-4-2　外伤性蛛网膜下腔出血的 MR 表现

T_1WI（a）及 FLAIR（b）可见沿脑沟分布的线状高信号影

比较容易。当仅有少量 SAH 时，CT、MRI 可无阳性表现，但腰穿脑脊液可为血性。

外伤性 SAH 主要与动脉瘤 SAH 相鉴别。颅内动脉瘤多为囊状动脉瘤，常位于脑底动脉环及其分叉处，多见于颅底蛛网膜下腔，包括鞍上池、环池和前纵裂池等，而大脑中动脉瘤多见于侧裂池，一般出血量较大。因此，动脉瘤破裂出血常位于颅底 Willis 环周围的脑池内，CT 及 MRI 扫描显示蛛网膜下腔出血的聚集区常能提示动脉瘤的部位。外伤性 SAH 通常出血量较少，多发生在大脑凸面蛛网膜下腔、纵裂和侧裂池，与受伤机制有关，常发生在着力点对冲的部位或着力点的部位，且常伴有脑挫裂伤、脑内血肿或其他脑损伤表现。

与正常大脑镰的鉴别：大脑镰与扫描层面垂直，为正中带线状高密度区，易于辨认。一般情况下纵裂内的 TSAH 可进入大脑半球的脑沟内，常伴有其他脑沟、脑池出血，可帮助鉴别。

【临床研究现状】

近年来，关于蛛网膜下腔出血的功能成像研究较多。GRE-T$_2^*$WI 序列对顺磁性的出血产物，如去氧血红蛋白、细胞内正铁血红蛋白和含铁血黄素非常敏感，它对急性、亚急性、慢性期和不典型（少量）SAH 均有较高的敏感性，是诊断 SAH 较为敏感的序列，但颅底骨信号伪影可对诊断产生干扰。FLAIR 序列能够在抑制正常 CSF 信号的同时获得 T$_2$ 加权程度较高优势，不仅提高了对脑室旁和皮质内病变的检出，而且能够显示各种原因造成的脑脊液异常，与正常 CSF 的低信号形成鲜明对比，在 SAH 及其并发症、合并症的诊断中发挥着重要的作用，但 FLAIR 序列对 SAH 缺乏特异性，一些疾病（如脑膜炎、脑静脉血栓形成、脑血管狭窄），以及顺磁性的对比剂和 CSF 搏动伪影等可使蛛网膜下腔信号增高，影响了它对 TSAH 的诊断价值。此外，正电子发射计算机断层成像（PET）、磁共振波谱（MRS）能够评估脑灌注和脑代谢，有助于定义脑损伤和缺血的程度。

（王晓明）

第五节 脑内血肿

脑外伤引起脑内出血达一定量时即形成外伤性脑内血肿（intracerebral hematoma），外伤性脑内血肿可发生于伤后即刻或不久，即脑裂伤涉及脑内某处较大血管所造成，但外伤性脑内血肿常在脑挫裂伤基础上发生，即所谓的迟发性外伤性脑内血肿。脑挫裂伤集中在一处的出血量达到 30ml 以上可称为血肿。

脑内血肿在闭合性颅脑损伤中发生率为 0.5%～1.0%，约占颅内血肿的 5%。脑内血肿可发生在脑组织的任何部位，约 80% 发生于额叶及颞叶前端，其次是顶叶和枕叶。

【临床与病理】

外伤性脑内血肿的临床表现与血肿的部位及合并损伤的程度相关。额叶、颞叶血肿因合并严重脑挫伤或硬膜下血肿，多表现为颅内压增高及意识障碍等症状，而缺少定位症状与体征。脑叶血肿如累及主要功能区或基底节区血肿可表现为偏瘫、偏身感觉障碍或失语，小脑血肿表现为同侧肢体共济及平衡功能障碍，脑干血肿可出现严重意识障碍及中枢性瘫痪。顶枕及颞后着力的对冲性颅脑损伤所致脑内血肿患者，伤后意识障碍较重且进行性加重，部分有中间意识好转期或清醒期，病情恶化迅速，易形成小脑幕切迹疝。颅骨凹陷骨折及冲击伤所致脑内血肿，脑挫伤相对局限，意识障碍少见且多较轻，除表现局部脑功能损害症状外，常有头疼、呕吐、眼底水肿等颅内压增高的征象，尤其是老年患者因血管脆性增加，较易发生脑内血肿。

血肿形成的初期仅为一血凝块，浅部者周围常与挫碎的脑组织混杂，深部者周围亦有受压坏死、水肿的组织环绕。约 4～5 天后血肿开始液化，变为棕褐色陈旧血液，周围有胶质细胞增生；至 2～3 周之后，血肿表面有包膜形成，内贮黄色液体，并逐渐成为囊性病变，相邻脑组织可见含铁血黄素沉着，局部脑回变得宽平软化，有波动感。

【影像学检查方法】

CT 能清楚地显示脑内血肿的部位和大小，是否伴有脑挫裂伤等损害，中线有无偏移，有助于手术决策，是首选的检查方法。MRI 一般很少用于急性颅脑损伤的诊断，但对基底节、脑干等特殊部位的血肿和受伤早期血肿的显示和鉴别诊断，MRI 优势明显。GRE-T$_2^*$WI 序列属梯度回波序列，由于没有使用重聚脉冲，对于局部磁场不均匀引起的相位离散非常敏感，甚至可以检测出起病 2 小时以内的超急性脑出血病灶，特别是该序列对血铁质的敏感性很高，能检测出脑内小血肿，敏感性较 CT 及 MRI 常规序列高。SWI 序列对出血病灶的高铁血红蛋白、铁红素等磁性物质具有高灵敏性，是迄今为止检测不同类型颅内出血最敏感的序列，特别是微出血，且其对早期出血的诊断具有高度的敏感性和准确性，有利于脑出血的超早期诊断。

【影像学表现】

1. CT 通常表现为边界不清的局限性高密度区，其 CT 值为 70～90Hu，其容量较大，如测量其大小，常在 30ml 以上。占位效应所造成的中线结构移位和邻近结构的受压程度如何，取决于血肿的大小。血肿可能加重其邻近脑组织的水肿，脑水肿的程度除与原外伤严重程度有关外，还与患者失水和补液情况有关。亚急性期和慢性期血肿可有包膜形成，注射造影剂后显示为环状增强，且最早可于伤后 1 周就出现环状强化。

2. MRI 超急性期外伤性脑内血肿（6 小时之内）多表现为 T_1WI 等或略低信号，T_2WI 高信号。急性期血肿（出血后约 6～24 小时）多表现为 T_1WI 等信号（有时也可为略低信号），T_2WI 低信号（周围水肿带为高信号）。亚急性早期血肿（出血后数天），多呈现为 T_1WI 高信号，T_2WI 低信号。其周围水肿带仍呈高信号。亚急性晚期血肿（出血后数天至数周），T_1WI 和 T_2WI 均为高信号。慢性期血肿（出血后数周至数月）信号将会逐渐减低，且信号减低多始于中央部分。在血肿信号改变的同时，可出现血肿体积缩小，往往体积缩小落后于信号的改变。弥散加权成像（DWI）同样可用于脑内出血性疾病的诊断，超急性期和亚急性晚期的血肿在 DWI 上呈高信号，急性期、亚急性早期和慢性期血肿在 DWI 上呈低信号。在超急性期、急性期、亚急性早期血肿周围有一反映水肿的环形高信号带；而在超急性期，于血肿中心和最外周高信号带之间通常还有一低信号带出现（图 5-5-1）。

3. GRE-T_2^*WI 序列 颅内血肿在此序列中信号通常包括：①均匀一致的低信号；②中心高信号，其内可出现点状低信号，周围呈低信号；③中心呈混杂信号，外周可见低信号带。这三种信号周围存在低信号，这与血肿内存在顺磁性物质（脱氧血红蛋白）有关，而部分血肿中心的高信号与早期血肿内存在部分反磁性物质（氧和血红蛋白）有关，反磁性物质可以延长 T_2 弛豫时间。GRE-T_2^*WI 序列

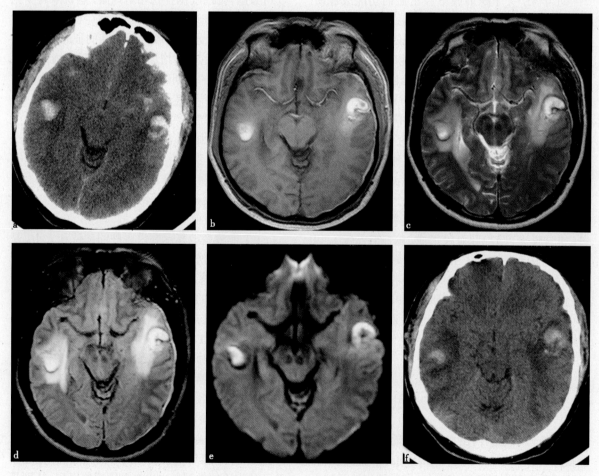

图 5-5-1 脑内血肿的 CT 和常规 MR 表现

CT 示双侧颞叶团片状高密度影，周围见低密度水肿带（a），T_1WI 血肿呈高信号（b），T_2WI（c）、FLAIR 序列（d）及 DWI 序列（e）血肿均呈高信号，边缘见低信号带环绕。复查 CT 显示血肿范围减小，密度减低，为吸收期改变（f）

可检出的出血灶数量通常远多于常规 MR 序列，但是对于出血的时期则不能很好地判别。

4. SWI 序列　此序列是利用局部不同组织之间磁敏感性差异而成像的，脱氧血红蛋白、高铁血红蛋白及含铁血黄素均具有很强的顺磁性，能够引起局部磁场的不均匀，导致质子自旋快速失相位，造成局部组织 T_2 缩短而与周围组织信号产生差别而显影。因此，血肿在 SWI 序列表现为信号缺失，即低信号（图 5-5-2）。与传统 MR 序列相比，SWI 上显示的出血灶边界锐利，与周围正常组织的对比度较好，对于靠近颅骨的皮层下出血和小脑出血也能够很清楚地显示，对出血的显示不受出血时期的影响。

【诊断与鉴别诊断】

外伤性脑内血肿需与高血压性脑内血肿和动脉瘤或动静脉畸形破裂形成的脑内血肿相鉴别。除有外伤史外，血肿位置对鉴别诊断有一定帮助。外伤性脑内血肿在头部外伤着力点下方，通常位置较浅，而后两者引起的血肿有一定的好发部位。如脑内血肿的边缘与颅骨内板相连时，应注意与脑外血肿相鉴别，前者与颅骨内板相交成锐角，并且与颅骨紧贴段的长度小于血肿最宽径，而后者与颅骨内板相交成钝角，并且以其最宽径与颅骨相贴。

【临床研究现状】

虽然磁敏感加权成像（SWI）对外伤后脑组织内微出血灶的显示具有很大的优势，对病情严重程度的判断具有重要的指导意义，但是采集时间过长一直是 SWI 在脑外伤临床诊断中应用的主要限制条件，尤其是急性或亚急性期患者。随着近年来技术的不断提升，SWI 采集时间有所减短，但是较 CT、MRI 过长的采集时间大大增加了产生运动伪影的风险。过大的运动伪影会影响微出血灶的显示及与小血管的鉴别力。同时，采集时间的缩短通常伴随着信噪比的下降。此外，有研究显示，SWI 检出的外伤性病灶总体积比 T_2WI 和 FLAIR 明显减少，约占 25%，原因可能是 SWI 对外伤性病灶

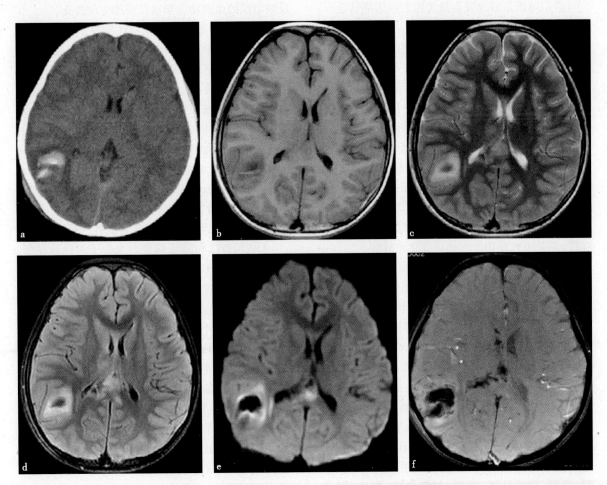

图 5-5-2　脑内血肿的 CT、常规 MR 及 SWI 序列表现

CT 示右侧枕叶高密度血肿（a），T_1WI（b）血肿呈低 / 等信号、T_2WI（c）、FLAIR 序列（d）及 DWI 序列（e）血肿均呈低信号，周围见高信号环绕，SWI 序列（f）除相同部位血肿清晰显示外，其周围及胼胝体见大量微小的低信号

（如挫伤灶、继发性脑损伤等）的水肿范围显示不充分所造成。

（王晓明）

第六节 脑挫裂伤

脑损伤包括原发性脑损伤及继发性脑损伤。原发性脑损伤是指外力作用于头部立即发生的损伤，包括脑震荡及脑挫裂伤（contusion and laceration of brain）。继发性脑损伤后者是指受伤一段时间后出现的脑损伤，包括脑水肿、脑肿胀、颅内血肿等。脑挫裂伤是指脑裂伤和脑挫伤的并称，是脑挫伤与脑裂伤并存的脑损伤。脑裂伤指的是血管、软脑膜以及脑组织同时发生破裂，并伴外伤性的蛛网膜下腔出血；脑挫伤指的是脑组织遭受轻度破坏，软脑膜依然完整的患者。两者常同时存在，常合称为脑挫裂伤。

【临床与病理】

意识障碍是脑挫裂伤最突出的临床症状之一。伤后立即发生，持续时间长短不一，有数分钟至数小时、数日、数月，乃至迁延性昏迷，与脑损伤轻重相关。

头痛、恶心、呕吐是脑挫裂伤最常见的症状。轻者仅有轻微症状，重者深昏迷，甚至迅即死亡。疼痛在伤后1～2周内最明显，以后逐渐减轻，可局限于某一部位（多为着力部位），亦可为全头型疼痛，间歇性或持续性，可能与蛛网膜下腔出血、颅内压增高或脑血管运动功能障碍相关。早期恶心、呕吐是第四脑室底的呕吐中枢受到脑脊液冲击、蛛网膜下腔出血对脑膜的刺激或前庭系统受刺激引起的，晚期呕吐是由于颅内压变化造成的。

脑挫裂伤可以引起神经功能障碍或体征，如运动区损伤出现对侧瘫痪，语言中枢损伤出现失语等。

脑挫裂伤病理学改变包括脑、软脑膜和血管的断裂，皮质或深层散在小出血灶，静脉淤血和脑水肿及脑肿胀。

早期（伤后数日内），脑组织以出血、水肿、坏死为主要，镜下显示神经细胞变性消失，髓鞘崩解脱失，星形细胞变性等。严重者脑皮质及其深部白质广泛碎裂、坏死，局部出血、水肿，甚至形成血肿。显微镜下可见脑组织出血，皮质分层不清或消失；神经元胞质空泡形成，尼氏体消失，核固缩、碎裂、溶解，轴突肿胀、断裂、髓鞘崩解；胶质细胞变性肿胀；毛细血管充血，细胞外间隙水肿。

中期（伤后数日至数周），坏死区组织液化，逐渐由瘢痕组织修复。蛛网膜因出血机化增厚，并与脑粘连，镜下显示小的病灶由胶质细胞增生修复，大的病灶由肉芽组织修复。

晚期（经历数月至数年），小病灶由瘢痕修复，大病灶偶尔可形成囊腔，相邻脑组织萎缩，脑膜增厚与脑粘连。

【影像学检查方法】

CT扫描时间短、价格低廉，一般用于急性颅脑损伤的诊断，能在有效时间内筛查较明显病变如大范围出血，具有时效性。CT检查对小钙化及骨皮质破坏的显示较MRI更有优势，可了解脑室受压、中线结构位移等情况，但CT软组织分辨率较低，尤其在颅底等部位伪影较大，容易遗漏相应病变，造成诊断失真，甚至延误病情。

CT灌注成像（CT perfusion, CTP）通过平均通过时间（mean transit time, MTT）、局部脑血流量（regional cerebral blood flow, rCBF）、局部脑血容量（regional cerebral blood volume, rCBV）等指标客观反映组织的血流动力学以及病理生理改变。

MRI用于对亚急性和慢性脑挫裂伤的显示。MRI有较高的软组织分辨率，对轻度脑挫裂伤敏感度高，可有多序列，多方向、多参数较好地显示病灶的部位、性质、范围，为临床提供更多有价值的信息。弥散加权成像（diffusion weighted imaging, DWI）、弥散张量成像（diffusion tensor imaging, DTI）、磁敏感加权成像（susceptibility weighted imaging, SWI）、液体衰减反转恢复（fluid attenuated inversion recovery, FLAIR）等功能磁共振技术的应用，对显示脑挫裂伤的病灶情况、病理生理、组织代谢、血流变化等演变过程各具优势，择优选择。

DWI、DTI可显示病变内水分子的弥散程度、扩散方向，并能定量测定不同区域相应数值，弥散张量成像还可对纤维束的走行进行成像，显示纤维束走行方向、是否受损，受损的程度等。

SWI利用不同组织间磁化率差异产生图像对比。SWI采用了高分辨率三维梯度回波序列，层面内和层面间分辨率更高，通过图像处理去除磁场不均匀对相位的影响，辅以相位加权及最小强度投影法三维重建，是利用相位信息进一步增加局部组织对比的一种特殊梯度回波技术，其主要检测因磁场不均匀所致的磁敏感应。对静脉中去氧血红蛋白、含铁血黄素及铁等顺磁性物质敏感性很高，能显示CT及常规MRI显示不了的出血、钙化、静脉。但磁敏感加权成像技术信噪比低，对靠近颅底的颅骨、鼻窦内气体及脑脊液等混合信号，容易出现假阳性或假阴性诊断。

FLAIR 序列信噪比较好，可作为磁敏感序列补充互补序列，更好地评估损伤类型及程度，为临床提供更有价值的信息。

【影像学表现】

1. CT　①脑挫伤呈局部低密度改变，边缘模糊，白质区明显。数天至数周后，可以恢复正常，严重者进展为脑组织软化，呈现为更低密度区，晚期呈囊性病灶。②点片状出血，位于低密度区内，形态常不规则，可融合为较大血肿（图 5-6-1）。3～7 天开始吸收，1～2 个月完全吸收或遗有低密度区。③蛛网膜下腔出血，脑挫裂伤严重者伴发，表现为大脑纵裂池、脑池、脑沟密度增高，但数天后减低、消失。④占位效应，挫裂伤范围越大越明显，表现为同侧脑室受压，中线结构移位，重者出现脑疝征象。水肿高峰期过后，占位征象逐渐减轻，后期出现脑萎缩征象。⑤广泛性脑萎缩，表现为患侧半球体积变小，中线结构移向患侧；局限性脑萎缩，表现为相邻脑沟、脑池、脑室扩大，脑回变窄，蛛网膜下腔增宽。⑥合并其他征象，如脑内血肿，脑外血肿、颅骨骨折、颅内积气等。

2. MRI　脑水肿 T_1 和 T_2 弛豫时间延长，T_1WI 为低信号，T_2WI 为高信号。早期水肿区不断扩大，水肿和肿胀明显时，还可有占位效应，随时间的推移，水肿逐渐减退。点片状出血与脑出血随时间信号变化一致：急性期，病灶内含去氧血红蛋白，T_1WI 等信号，T_2WI 低信号；3～4 天后，去氧血红蛋白氧化为高铁血红蛋白，T_1WI 高信号；T_2WI 等

或低信号，以后也由于高铁血红蛋白稀释 T_2WI 高信号。慢性期，含铁血黄素沉积，T_2WI 出血灶周围呈现环形低信号带，晚期，非出血性脑挫裂伤可以不留痕迹，也可以形成软化灶，伴有相邻部位脑沟增宽、脑室扩大、脑萎缩。出血性脑挫裂伤常遗有痕迹，如遗下囊腔，T_1WI 低信号，T_2WI 为绕以低信号环的高信号区。血性脑脊液 FLAIR 图像表现为高信号。

3. DTI　脑挫裂伤周边区在 T_2WI 上呈等信号，无法辨认，而 DTI 参数图上呈不同程度异常色阶，易于确定。脑挫裂区 ADC 值均低于镜像区，提示局部因水肿等因素导致扩散障碍。

4. SWI　①水肿：损伤早期可为细胞毒性水肿，表现为稍长 T_1、稍长 T_2 信号，DWI 显著高信号，ADC 图低信号，这种病灶在 SWI 上呈等信号。②出血：微小的出血灶常规 MRI 及弥散均难显示，在 SWI 上则可显示为大小不等的圆形、点状、串珠状、斑片状或团状显著低信号，边界清楚。

【诊断与鉴别诊断】

诊断要点：外伤史、意识障碍、有颅压增高和局灶性脑损伤症状和体征、CT、MRI 表现同本节影像学表现，提示本病。

鉴别诊断：①脑挫裂伤与脑内血肿鉴别：前者 CT 表现为低密度脑水肿区中出现多发、散在点状高密度出血灶。后者 CT 表现为圆形或不规则形均一高密度影，周围常有低密度水肿带环绕。②脑挫裂伤与出血性脑梗死鉴别：二者影像相似，但前者多有明确的外伤史，伤后立即发生，出血点多且

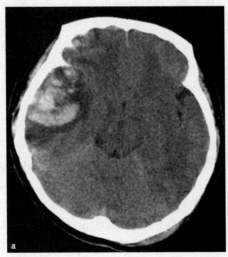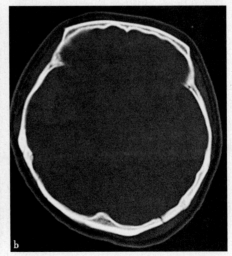

图 5-6-1　脑挫裂伤

a. CT 示右侧额、颞叶可见不规则团片状高密度影，周围可见低密度水肿带。b. 左侧枕骨骨质断裂，周围头皮软组织局限性肿胀

分散,常在外力作用点附近;后者多有高血压等病史,出血点多在梗死区边缘分布。③外伤性蛛网膜下腔出血与动脉瘤性蛛网膜下腔出血鉴别:前者多表现在外侧裂、纵裂及脑沟出血。后者因发病部位不同表现各异:前交通动脉瘤破裂,表现为五角星形鞍上池的前部出血较多,有时向外侧裂、前纵裂扩展,可伴有额叶内侧直回血肿,出血可破入终板、脑室内。大脑中动脉瘤破裂表现为五角星形鞍上池外侧及外侧裂出血较多,或伴有外侧裂附近额、颞叶、岛叶的血肿。后循环动脉瘤常表现为五角星形鞍上池后部、基底池、桥前池、脚间池的出血。后交通动脉动脉瘤破裂表现为颅底鞍上池广泛性出血,以环池、基底池出血为著。小脑后下动脉动脉瘤表现为延髓池和小脑出血,也可破入第四脑室。

【临床研究现状】

CT 检查对颅脑损伤后的脑水肿改变存在一定的漏诊率,这是因为以病理改变为脑水肿而导致 CT 值的差异变化需要一定时间。且病变较小(<15mm)的脑内非出血灶也难以显示。CTP 在脑挫裂伤出血核心区及周围低密度区,脑血流灌注值较镜像区明显降低,表现为 rCBV、rCBF 降低,rMTT 延长。脑组织灌注从挫裂伤出血核心区到周围密度正常区逐渐升高。

功能 MRI 在急性脑损伤中的诊断中被广泛认可。DTI 有助于轻度脑挫裂伤的定性及定量诊断,它能够敏感地检出轻度脑挫裂伤 T_2WI 异常信号周边的损伤性病变,并能以数值方式量化其变化程度,易于确定损伤范围,其周边区与 T_2WI 异常信号区扩散值差异不明显。SWI 所显示的圆形显著均匀低信号微小出血灶并非完全代表出血的范围,而是表示出血后血液代谢产物——包括脱氧血红蛋白、正铁血红蛋白及黄铁血黄素的顺磁性物质在其周围形成的磁场,存在一定程度的夸大效应。

诊断脑挫裂伤的影像学方法较多,相互补充,达到早诊断、早治疗的目的,从而最大限度保护脑组织,改善临床预后。

（王晓明）

第七节 弥漫性轴索损伤

弥漫性轴索损伤(diffuse axonal injury,DAI)又称剪切伤,是由于头颅受到突然加速或减速力、旋转力的作用,引起皮质、髓质相对运动而导致相应部位的撕裂及轴索损伤。DAI 多发生于皮、髓质交界处,呈弥漫性分布,常见损伤部位包括脑干、海马、内囊、胼胝体和丘脑。患者常有持续性昏迷数周至数月,存活者常遗留严重神经系统后遗症。

【临床与病理】

因为轴索分布广泛,并行血管管径小,病理上肉眼仅可见弥漫性、少量的点状出血灶及蛛网膜下腔出血。神经轴索肿胀迂曲,轴索内微管消失、微丝聚集、线粒体肿胀等轴索损伤改变需要在显微镜下观察。此外,髓鞘板层分离与轴索形成低电子密度区,轴索膜破裂轴浆外溢形成断端轴索球等超微结构病理变化。

按病理程度分为三级:Ⅰ级:大脑半球胼胝体、小脑及脑干出现广泛性损伤,病理上无任何改变;Ⅱ级:在广泛脑损伤基础上合并胼胝体出现散在出血灶;Ⅲ级:脑干出现局灶性出血、坏死,病理分级越高,其病死率及致残率和植物生存率越高。

【影像学检查方法】

CT 检查可无阳性发现,不能直接显示受损的神经轴索,只能显示间接征象。MRI 能够显示更小、更轻微的病灶,特别是对于胼胝体和颅后窝病变显示敏感性明显优于 CT。常规 MRI 序列包括 T_1WI、T_2WI、液体衰减反转恢复(fluid attenuated inversion recovery,FLAIR)序列和梯度回波(gradient-recalled echo,GRE)-T_2^*WI 四种序列。非出血性剪应力损伤,在 FLAIR 及 T_2WI 上诊断敏感度高,呈高信号,T_1WI 表现为低信号,GRE-T_2^*WI 呈正常或高信号。出血性病灶,GRE-T_2^*WI 优于 T_1WI、T_2WI、FLAIR 序列。T_1WI 表现为点状高,GRE-T_2^*WI 呈低信号。常规 MR 序列已经比 CT 有明显优势,而功能磁共振成像技术的出现,更大大提升了 DAI 诊断优势。弥散加权成像(diffusion weighted imaging,DWI)对于超急性期病灶敏感,可以检出其他序列未能发现的病灶。磁敏感加权成像(susceptibility weighted imaging,SWI)能对钙化,铁沉积,出血敏感,对 DAI 出血灶诊断敏感性高,但容易受到气体、脑脊液波动等因素影响,出现假阳性和假阴性,诊断特异度易受干扰。弥散张量成像(diffusion tensor imaging,DTI)在 DWI 基础上发展起来的一种新成像方法,是目前唯一可以描绘人活体脑白质纤维的有效方法,可以通过测量各向异性分数(fractional anisotropy,FA)值反映脑白质损伤、发育异常。磁共振波谱成像(magnetic resonance spectroscopy,MRS)和化学交换饱和传递(chemical exchange saturation transfer,CEST)可以提供活体脑内代谢信息,可辅助诊断 DAI。

【影像学表现】

1. CT 早期可无阳性征象或仅有轻微改变，间接征象：①小出血灶：灰白质交界区、胼胝体、脑干、基底节区等多发或单发；②脑水肿及脑肿胀：弥漫性白质密度减低，灰白质界限不清，双侧脑室和脑池受压、变窄或消失；③硬膜下血肿、脑室内及蛛网膜下腔出血、骨折等。典型弥漫性轴索损伤 CT 表现为灰白质交界处及胼胝体小点状或斑点状高密度影，病灶弥漫，双侧分布，可伴或不伴蛛网膜下腔出血。

临床昏迷往往早于 CT 阳性发现，仅 20%～50% 病例在首次 CT 可见点状出血。首次 CT 阴性患者再次扫描时，发现点状出血灶。因此，临床上疑有弥漫性轴索损伤的患者，应注意 CT 随访，对于临床症状严重，要考虑到 DAI 的可能。

2. MRI 非出血性损伤 T_1WI 呈等或低信号，T_2WI 表现散在、分布不对称的点片状高信号；急性期出血病灶呈 T_2WI 低信号，T_1WI 等或高信号，周围可见水肿信号（图 5-7-1）；亚急性和慢性期出血的信号强度随时间而异。病灶分布位于脑白质、脑灰质交界处和胼胝体、脑干及小脑等。

3. DWI 对于诊断超急性期及急性期脑 DAI 具有很高的敏感性，显示出血为低信号而水肿为高信号。

4. SWI 对于 DAI 的出血灶表现为斑点状、线条状、小团状低信号，病灶大小为 0.5～15mm，位置多分布在脑表面浅部、后颅窝、脑深部。出血灶数较多时，预后不良。

5. DTI 对脑白质损伤的诊断敏感性较高。外伤性脑损伤（traumatic brain injuries，TBI）患者 FA 值减低，急性期轴索细胞胞膜排列出现紊乱、肿胀，轴索内的水分子运动受限减弱，在与轴索平行

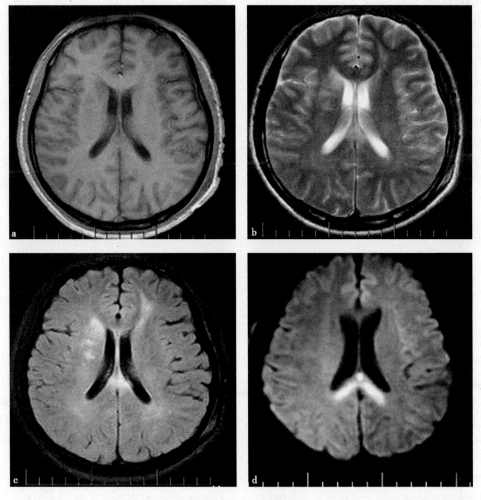

图 5-7-1 弥漫性轴索损伤

MRI 示双侧侧脑室后角旁、额顶颞叶皮层下、胼胝体压部见多发斑片状长 T_1(a) 长 T_2(b) 信号影，FLAIR(c) 及 DWI(d) 相同位置呈高信号影

方向上的扩散阻力增大,扩散减弱,与轴索垂直方向的扩散增强,其各向异性缩小,FA 值降低。DAI 患者,胼胝体压部、内囊后肢及半卵圆中心等区域在常规影像上没有出现明显的水肿及出血,而出现 FA 值降低,提示脑损伤的存在,在重度及中度 TBI 中均存在 FA 值的变化,脑干由于骨性结构所影响,DTI 成像变形、不易准确定位和测量。

6. ^{1}H-MRS 显示 DAI 患者 Cr、NAA/Cho、Cho/Cr 比值异常,NAA 含量减低,NAA/Cr 下降,Cho 含量升高,Cho/Cr 升高,Cr 含量变化不明显。

【诊断与鉴别诊断】

诊断要点:有严重脑外伤病史,病情危重,CT 无颅内大血肿或不能用颅内血肿解释临床表现,MRI 表现同本节影像学表现,提示 DAI 可能。

非出血性 DAI 与脑梗死、脑炎影像学表现相似,DWI 呈高信号,敏感度优于 T_2WI,T_2WI 优于 T_1WI,注意参考临床症状、体征、病史进行鉴别,DAI 分布特点弥漫、两侧、多灶。

出血性 DAI 与颅内血肿、脂肪瘤表现相似,鉴别诊断注意结合病史,另外,SWI 对于微小出血有更高的检出能力,压脂序列可以鉴别脂肪瘤。

【临床研究现状】

功能磁共振成像技术的出现,更大大提升了 MRI 在 DAI 方面诊断的优势,不论 SWI、DWI、DTI 及 MRS 均可帮助 DAI 的诊断。各种功能磁共振成像技术的联合用于临床诊断、治疗和预后判断是目前研究的热点。功能磁共振成像诊断 DAI 与 GCS 评分、Barthal(日常生活活动量表)评分、DRS(残疾分级量表)评分等的相关性分析用于 DAI 患者病情的评估。

（王晓明）

第八节 硬膜下积液

创伤性硬膜下积液(traumatic subdural effusion,TSE)又称硬膜下水瘤,是指创伤性脑损伤(traumatic brain injury,TBI)后脑脊液在硬膜下间隙的继发性异常聚积,发生率为 5%～20% 左右,是 TBI 的常见并发症之一。TSE 伤后 72 小时内发病者为急性,3 天～3 周内发病者为亚急性,3 周以上发病者为慢性。

【临床与病理】

硬膜下积液的临床表现主要有以下四种类型。

1. 稳定型 老年人多见,临床表现一般为头痛、头晕、恶心、呕吐、精神异常(抑郁、欣喜等)、记忆力减退等,一般无与硬膜下积液相关的神经系统阳性体征。

2. 消退型 多见于青壮年,一般无明显颅内压增高的症状或仅在早期有轻度颅内压增高,以后逐渐好转,无神经系统阳性体征。

3. 进展型 儿童或重型颅脑损伤患者多见,主要表现为进行性颅内压增高,患者可有轻偏瘫、失语或精神异常,同时合并脑实质损伤时可伴有意识障碍等,婴幼儿可有类似脑积水表现。

4. 演变型 发病年龄两极化,儿童与老人常见,这可能与儿童、老人的硬膜下腔较大有关;致病方式常为减速性损伤;合并的颅脑损伤常常很轻微。由于 TSE 长期存在,积液中各种炎症介质如白细胞介素 -6 和白细胞介素 -8 等的作用,刺激其周围形成一层包膜,包膜形成后伴有新生毛细血管破裂出血,同时积液的不断增多导致桥静脉断裂出血,伴有纤维蛋白溶血亢进,共同作用形成慢性血肿。临床多表现为慢性颅内压增高的症状与体征。

【影像学检查方法】

CT 检查是颅脑外伤的首选检查方式,其具有快速、简便、价格低廉等优点,目前广泛应用于临床急症检查。CT 不仅可以清楚地显示硬膜下积液、脑出血、脑水肿等的病理变化,还可以定量、定位地评价病情严重程度,随访复查方便,可以用于动态观察病情进展情况。CT 缺点是受颅骨部分容积效应等因素影响,脑干、颅板下微小病变易漏诊、误诊。

MRI 由于有很好的软组织分辨能力,可多方位、多序列成像,能清晰显示病变的位置和形态,并可以动态观察病变信号的演变特点,与亚急性、慢性颅脑损伤及轻微或不典型病例的显示较 CT 好,同时 MRI 不受后颅窝、颅底部颅骨容积效应的影响,显著提高了诊断准确率。

【影像学表现】

1981 年 John 对外伤后 TSE 提出以下诊断标准:①积液出现在外伤后;②硬膜下腔有与脑脊液类似的均匀的低密度区大于 3mm;③病变区 CT 值小于 20Hu;④CT 增强没有明显强化的包膜。

2007 年 Marco 根据动态 CT 观察将外伤性 TSE 分成两种类型。

Ⅰ型:不伴有明显占位效应,又分为Ⅰa 型不伴有脑室扩大,脑脊液循环通,Ⅰb 型伴有脑室扩大,并有不同程度的脑脊液吸收障碍。

Ⅱ型:伴有明显占位效应,有进行性颅内压增高。

CT 表现：颅骨内板下新月状低密度，其密度略高于或等于脑脊液密度，局部呈现脑沟回轻度压迫，无明显占位表现（图 5-8-1）。

MRI 表现：颅骨内板下呈现新月状病变，为脑脊液信号，部分病变在 T_1WI 图像上可出现高信，与积液内蛋白含量有关（图 5-8-2）。

【诊断与鉴别诊断】

TSE 与慢性硬膜下血肿（chronic subdural hematoma，CSH）在 CT 上的鉴别要点：① TSE 比 CSH 密度更低，且密度不随时间发生改变；②单侧 TSE 占位效应不明显，而等量血肿则常引起脑实质受压及中线移位；③增强扫描 TSE 无强化，而 CSH 常会出现内缘线状强化。

两者在 MRI 上的鉴别要点：MRI 诊断敏感性高于 CT。通常 CSH 在 MRI 的 T_1WI、T_2WI 加权像上均呈高信号，在质子相图像上大部分呈高信号，而 TSE 在 MRI 的 T_1WI、T_2WI 加权像上呈类似脑脊液信号，T_1 像为低信号，T_2 像为高信号，在质子相图像上大部分呈低信号。

【临床研究现状】

TSE 形成学说、外伤性 TSE 与 CSH 的联系一直广受关注。TSE 由多因素共同作用所致，目前认可度较高的学说如下：

1. 单向活瓣学说 是最被国内外广泛接受的学说。当 TBI 发生时，外界暴力使脑组织发生相对移位，硬脑膜-蛛网膜交界面撕裂形成单向活瓣，脑脊液通过该活瓣流入硬膜下腔，在内积聚却无法流出，且不能被有效吸收，继而形成 TSE。

2. 血脑屏障破坏学说 该学说认为 TBI 或者颅脑手术使血脑屏障破坏，毛细血管通透性增加，血浆成分及蛋白成分大量渗出积聚在硬膜下腔形成 TSE。

3. 高渗透压学说 该学说可以认为是对血脑屏障破坏学说的补充及完善。血脑屏障破坏后，由于进入硬膜下腔内的含有血浆及蛋白成分的液体使腔内渗透压升高，导致积液增多，积液腔扩大又引起新的渗出，从而积液呈进行性增加。

4. 颅内压平衡失调学说 该学说则认为 TBI 后硬膜下腔形成，引起颅内压平衡失调，同时蛛网膜撕裂，脑脊液向颅内压低的区域聚积，从而形成 TSE。

5. 脑脊液吸收障碍学说及脑萎缩学说等。

外伤性 TSE 与 CSH 之间存在密切联系的问题，目前有以下几种观点：

1. CSH 是由 TSE 逐渐演变而来 可能由于 TSE 积液的不断增多导致桥静脉断裂出血，同时伴有纤维蛋白溶血亢进，共同作用形成慢性血肿。郭振宇等人研究显示额颞部积液范围越大、密度越高，外伤性 TSE 向 CSH 转化的风险越大。

2. CSH 是由急性硬膜下出血转变而来 由于急性硬膜下出血超急性期密度不高，所以仅根据 CT 上的低密度不能完全排除误将急性硬膜下出血诊断为 CSH。

3. CSH 发生性状改变，其蛋白质含量高或混有血液成分，易导致其演变为慢性硬膜下血肿。

4. 再次头外伤导致积液内出血，发展为 CSH。

5. 老年性脑萎缩形成 CSH 老年性脑萎缩所致硬脑膜下腔隙增大，且大脑对出血的压迫作用减

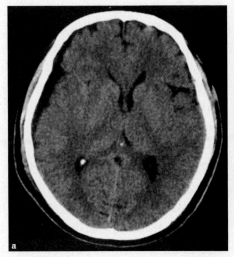
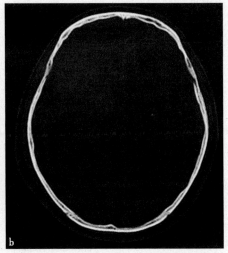

图 5-8-1 硬膜下积液

CT 示右侧额颞部脑外间隙增宽，呈脑脊液密度影（a），右侧额颞骨未见骨折征象（b）

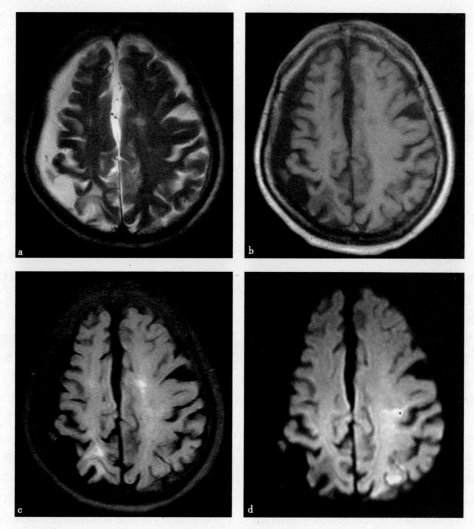

图 5-8-2 硬膜下积液

MRI 示双侧颅骨内板下见新月形长 T_1（a）长 T_2（b）信号影，右侧为著，FLAIR 序列（c）及 DWI 序列（d）均呈低信号。邻近脑实质受压内移。中线结构居中

弱，以致形成慢性硬膜下血肿。但对于这一观点尚存在争议，有研究报道，外伤性 TSE 转化的 CSH 患者年龄跨度较大，因此年龄并不是转化的决定因素。

（王晓明）

第九节 颅脑外伤后继发与后遗病变

脑外伤继发性病变主要包括脑疝、外伤性梗死、继发性血肿、弥漫性脑水肿等，较脑外伤原发性病变的临床症状、体征更加凶险。颅脑外伤后，由于外伤程度不同，治疗时间和条件不一样，以及在治疗过程中处理不得当，可以出现后遗症，包括脑软化、脑萎缩、脑穿通畸形囊肿、脑积水和蛛网膜囊肿等。

【临床与病理】

1. 脑疝　是在颅内压增高的情况下，脑组织通过某些脑池向压力相对较低部位移位的结果，一旦发生脑疝，裂孔中的组织很容易被挤压受伤。根据发生部分、疝出内容物不同，分为枕骨大孔疝（小脑扁桃体疝）、小脑幕切迹疝或天幕疝（颞叶疝）、脑幕切迹上疝或倒疝（小脑蚓部疝）、大脑镰下疝或胼胝体疝（扣带回疝）、蝶骨嵴疝或侧裂池疝，其中危害最严重的是小脑幕切迹疝与枕骨大孔疝。

2. 脑外伤继发性梗死和血肿　是颅脑损伤一周后最常见的并发症。梗死多为脑疝压迫周围血管、脑内、外血肿压迫脑实质的血管或继发于骨折的脂肪栓所致。血肿好发于中脑，由于脑干上部向尾侧移位时可压迫脚间池内穿通血管，从而导致脑干单发或继发性出血或梗死。

3. 弥漫性脑水肿 是由于脑血管血流量增加，脑组织水含量增加或两者同时存在，而引起脑组织肿胀。好发于儿童，占严重颅脑损伤的10%～20%，并发硬膜下血肿85%，并发硬膜外血肿90%，其致死率达50%。

4. 脑软化 常见于脑内血肿和脑挫裂伤、外伤性梗死后，常常合并有邻近脑室扩大和脑沟加深。脑实质囊变可与脑室及蛛网膜下腔相连。病理上脑软化为一闭合性颅脑损伤后的病理性残腔，病理变化呈多样化，部分为轴索退缩至球状、小胶质细胞增生、灶性脱髓鞘；部分脑组织液化坏死，脑深部及脑皮质进行性萎缩。

5. 脑萎缩 婴幼儿期颅脑外伤可引起脑发育停滞，发病率达30%。

6. 脑穿通畸形囊肿 由于脑内血肿或脑挫裂伤脑组织坏死吸收与侧脑室相通形成，可伴随局部神经功能受损的症状、合并有患侧脑组织发育不全。

7. 脑积水 颅脑外伤后引起，主要表现为颅内高压征象，如头痛、呕吐、复视和视乳头水肿。交通性脑积水可能是由于血液在蛛网膜下腔引起脑脊液通道的阻塞所致。阻塞性脑积水可能继发于脑室系统或导水管周围出血，阻塞脑室通道。

8. 蛛网膜囊肿 颅脑外伤后所形成继发性囊肿，是因为外伤引起蛛网膜下腔广泛粘连所致，多见于较大的脑池处，如侧裂池、鞍上池、枕大池等。

【影像学检查方法】

CT主要用于观察脑损伤、骨折及其类型，金属异物和定位，颅内外积气等。

MRI主要用于观察CT表现为阴性患者，判断病变演变时期、隐匿脑疝等，MRI检查指征：脑干或脑深部损伤，尤其是非出血性的，而MRI可显示病变者。

【影像学表现】

1. 大脑镰下疝 是一侧的扣带回于大脑镰下疝至对侧，并从上方隔着胼胝体压迫向对侧移位的侧脑室的前角和体部。CT、MRI可见侧脑室前角及体越过中线向对侧移位，顶缘低于对侧，轮廓平直或轻微凹陷，侧脑室三角区内侧部分移向对侧，在大脑镰下出现明显压迹，侧脑室后角移位不明显，中线结构向对侧移位。

2. 天幕裂孔下疝 是钩回海马回下疝使中脑受压移位，引起脑干变形，大脑导水管、第四脑室和第三脑室亦发生相应改变。CT、MRI可见双侧钩回海马回疝，中脑受压变窄，环池内可见下疝的钩回及海马回，单侧钩回海马回疝时，脑干向对侧移位，脑干不对称变形，第三、四脑室受压变扁，环池翼部和四叠体池均可移向后下方。另外，MRI矢状面图像可见中脑向下移位，冠状面可见海马回及钩回自天幕裂孔下疝。严重的天幕裂孔疝患者其脉络膜前动脉、后交通动脉及大脑后动脉向下移位，天幕压迫大脑后动脉。MRI上可见枕叶缺血、梗死。

3. 天幕裂孔上疝 是小脑蚓部及脑干上疝，CT、MRI可见脑干上升，可在胼胝体压部层面见到小脑蚓部，第三脑室及侧脑室上升并可见轻度扩大。MRI矢状面图像可见小脑蚓部及部分小脑自天幕裂孔上天幕裂孔上移位，同时第四脑室向前移位，小脑池模糊，四叠体池变形，中脑向前移位。

4. 枕大孔疝 是小脑及小脑蚓部下疝。CT可见小脑延髓池均匀缩小，池前缘的切凹变浅消失或池完全闭塞，枕骨大孔下出现圆形或扁长舌状软组织影。MRI矢状面图像上可清晰显示小脑扁桃体疝出枕骨大孔水平。

5. 继发性梗死和血肿 继发性梗死CT表现为某一血管分布区边界不清低密度区，MRI示病灶稍长 T_1 稍长 T_2 信号影，如基底核梗死表现为点、片状低密度区或稍长 T_1 稍长 T_2 信号影，硬膜静脉窦受损伤后血栓形成者表现为静脉窦区不规则灶性出血的混合密度影或高信号。

6. 弥漫性脑水肿 早期CT表现为脑表面脑沟及基底部蛛网膜下隙变得模糊、消失，两侧脑室变小或受压改变。随后CT表现为大脑半球密度均匀减低，灰白质交界线模糊、消失，小脑密度与肿胀的大脑半球比较相对较高，称为白色小脑疝。

7. 脑软化灶 CT表现为脑内脑脊液密度病灶，边界清楚，呈负占位效应，邻近脑室扩大，脑沟增宽等。MRI表现为 T_1 加权像呈低信号，T_2 加权像呈高信号（图5-9-1）。

8. 脑萎缩 一侧脑萎缩时表现为患侧脑室扩大，脑沟加深，中线结构向患侧移位；局限性脑萎缩表现为相应部位脑室和脑沟扩大；弥漫性脑萎缩为常见，全脑萎缩时两侧脑室、脑沟和脑池均扩大。

9. 脑穿通畸形囊肿 脑组织坏死吸收后残腔，与侧脑室相通、扩大，囊壁光整、边界清，密度、信号呈脑脊液信号。

10. 脑积水 CT表现为脑室、脑底池扩大，脑积水应与脑萎缩鉴别，脑积水时第三脑室及双侧脑室颞角呈张力性扩大。MRI表现与CT表现相似，脑积水 T_1 加权像呈低信号，T_2 加权像呈高信号。

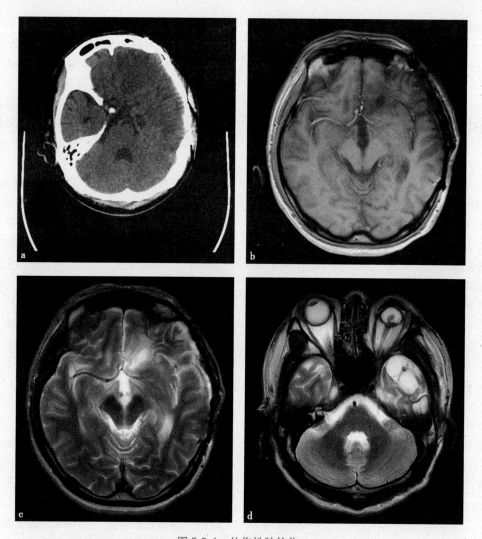

图 5-9-1 外伤性脑软化

a. CT 示左侧额颞叶见大片状低密度影。左侧额顶颞骨局部缺损，仍可见金属固定影。
b～d. MRI 示左侧颅骨部分缺损。左侧额颞叶斑片状长 T_1 长 T_2 信号影，局部可见囊状脑
脊液信号区。左眼体积减小，信号混杂

【诊断与鉴别诊断】

脑软化：需要与蛛网膜囊肿和脑积水进行鉴别，外伤性脑软化诊断主要依靠明确的外伤史及典型的影像学表现；蛛网膜囊肿的占位效应明显，相应脑组织受压移位。

脑萎缩：幼儿期头外伤所致脑萎缩可使脑发育停滞，CT 显示患侧脑沟及脑室扩大，中线结构向患侧移位，岩骨升高或颅壁增厚等。成人外伤性脑萎缩为与年龄不对称的脑沟、脑池、脑裂、脑室系统的扩大。非外伤性脑萎缩：为老年性脑退化所致，全脑脑沟加深、增宽，脑室对称性扩大，不是外伤后局限性不对称的脑沟加深、增宽及脑室扩大。

穿通畸形囊肿：CT 表现为境界清楚的低密度区，相应脑室扩大，并与病变相通；部分伴有邻近脑质萎缩。需要与蛛网膜囊肿及脑积水进行鉴别。

交通性脑积水：表现为脑室对称性扩大，不伴有脑沟、脑裂加深增宽。阻塞性脑积水则是阻塞部位以上的脑室扩大，其以下脑室正常。需要与非外伤性脑萎缩相鉴别，后者既往无外伤病史。

【临床研究现状】

磁敏感加权成像（susceptibility weighted imaging，SWI）是利用相位信息增加局部组织对比进行诊断的一种技术，对于出血后产生的含铁血黄素、正铁血红蛋白等相关顺磁性物质敏感性高，因此能在患者发病初期检测微小病灶，还能显示患者脑部深处血管状况，显示患者病灶部位及疾病程度，辅助临床治疗。

MR 脑脊液成像是一种新的无创伤，快捷的成

像技术。对脑室系统疾病和脑脊液循环异常的疾病给予了直观明确的影像学资料，具有良好的临床应用前景。

（王晓明）

参考文献

1. 谢新琳. CT诊断颅骨骨折的价值分析. 中国实用医药杂志, 2007, 2（13）: 68-69

2. 高岩升, 张晓明, 万传, 等. 成人创伤性脑损伤后脑卒中发生的相关临床研究. 国际神经病学神经外科学杂志, 2012, 39（3）: 205-208

3. 钟唐力, 沈兰. 多层螺旋CT在汶川大地震期间颅脑外伤中的应用. 临床放射学杂志, 2008, 27（11）: 1457-1459

4. 张一帆. 弥漫性轴索损伤影像学诊断的研究进展. 中国临床临床神经外科杂志, 2016, 21（7）: 442-443

5. 郭启勇. 实用放射学. 第3版. 北京: 人民卫生出版社, 2013

6. 易自生, 刘一平, 陈志斌, 等. 联合SWI与DWI在急性脑弥漫性轴索损伤中的应用价值. 放射学实践, 2011, 26（4）: 402-405

7. 陈新坚, 程传虎, 肖俊强, 等. 磁共振磁敏感成像在弥漫性轴索损伤中的临床应用研究. 中国CT和MRI杂志, 2016, 14（8）: 96-98

8. 白人驹, 徐克. 医学影像学. 第7版. 北京: 人民卫生出版社, 2013

9. 陶正龙, 金洪先, 王之平, 等. CT与MRI诊断急性硬膜下血肿的对比分析. 实用放射学杂志, 2006, 22（5）: 625-626

10. Ring H, Schernthaner R, Philipp MO, et al. Three-dimensional fracture visualization of multidetect CT of the skull base in trauma patients: comparison of three reconstruction algorithms. Eur Radiol, 2009, 19（10）: 2416-2424

11. Yokoyama K, Matsuki M, Shimano H, et al. Diffusion tensor imaging in chronic subdural hematoma: correlation between clinical signs and fractional anisotropy in the pyramidal tract. Am J Neuroradiol, 2008, 29（6）: 1159-1163

12. Bang OY, Buck BH, Saver JL, et al. Prediction of hemorrhagic transformation after recanalization therapy using T_2*-permeability magnetic resonance imaging. Ann Neurol, 2007, 62（02）: 170-176

13. Yamada S, Saiki M, Satow T, et al. Periventricular and deep white matter leukoaraiosis have a closer association with cerebral microbleeds than age. Eur J Neurol, 2012, 19（1）: 98-104

14. Alemany Ripoll M, Stenborg A, Sonninen P, et al. Detection and appearance of intraparenchymal hematomas of the brain at 1.5 T with spin-echo, FLAIR and GE sequences: poor relationship to the age of the haematoma. Neuroradiology, 2004, 46（6）: 435-443

15. Sigmund GA, Tong KA, Nickerson JP, et al. Multimodality Comparison of Neuroimaging in Pediatric Traumatic Brain Injury. Pediatr Neurol, 2007, 36（4）: 217-226

16. Osuka S, Matsushita A, Ishikawa E, et al. Elevated diffusion anisotropy in gray matter and the degree of brain compression. J Neurosurg, 2012, 117（2）: 363-371

17. McGinn MJ, Povlishock JT. Pathophysiogy of Traumatic Brain Injury. Neurosurg Clin N Am, 2016, 27（4）: 397-407

18. Jun Liu, Zhifeng Kou, Yongquan Tian. Diffuse axonal injury after traumatic cerebral microbleeds: an evaluation of imaging techniques. Neural Regen Res, 2014, 9（12）: 1222-1230

19. Kwon HG, Jang SH. Optic radiation injury following traumatic epidural hematoma: Diffusion tensor imaging study. Neuro Rehabilitation, 2011, 28（4）: 383-387

20. Osuka S, Matsushita A, Ishikawa E, et al. Elevated diffusion anisotropy in gray matter and the degree of brain compression. J Neurosurg, 2012, 117（2）: 363-371

（朱文珍　审校）

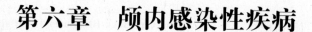

第六章　颅内感染性疾病

第一节　病毒性感染

颅内病毒性感染是指由各种病毒感染引起的一组以精神、意识障碍为突出表现的中枢神经系统疾病。病变以脑实质受累为主，称为病毒性脑炎；若累及脑膜称为病毒性脑膜炎；二者同时受累称为病毒性脑膜脑炎。由于儿童免疫系统和血-脑脊液屏障发育尚未成熟，故病毒性感染好发于儿童，但也可见于成人。病毒性感染主要是由多种病毒引起，其中以单纯疱疹病毒较为常见，损害主要累及脑实质细胞，包括灰质、白质和周围血管的病理改变，确诊需靠病毒分离及血清学检查。以下将分述几种常见的病毒性感染。

【临床与病理】

不同病毒的病原体所致的颅内感染的组织病理改变虽有差别，但大体相同，均可有脑组织的局限性或弥漫性水肿、神经细胞变性坏死、细胞胶质增生、脑膜或脑实质的炎症细胞浸润。病毒感染诱发下产生的变态反应可导致疱疹病毒性脑炎等病情凶险的病症，病死率高，而且易导致后遗症。

单纯疱疹病毒（herpes simplex virus, HSV）属于脱氧核糖核酸疱疹病毒，按血清学表现分为两型：Ⅰ型和Ⅱ型。在 HSV 引起的颅内感染中，单纯疱疹病毒性脑炎最为常见。其中 HSV-Ⅰ型（口腔菌株）引起的爆发性坏死性脑炎，见于成人和较大的儿童，一般由鼻咽部入侵人体所致；HSV-Ⅱ型菌株（生殖器菌株）多见于新生儿感染，通过胎盘、产道传播，引起新生儿发病。成人也可感染 HSV-Ⅱ型，感染后偶见脑膜炎及多发神经根炎。HSV 病毒进入中枢神经系统后，在脑脊液中迅速扩散，致脑室膜、软脑膜受累，使神经元和神经胶质受侵。病变多累及两侧脑实质，不对称分布。多见于海马、扁桃体、颞叶内侧、额叶皮质和扣带回等部位，可发生出血和坏死，而顶枕部、小脑、脑干和脊髓通常无异常改变。病变区的神经元、胶质细胞、星形细胞核内有嗜酸性包涵体，单核细胞和淋巴细胞浸润。软脑膜常有少量出血，脑膜也可见轻中度渗出。新生儿 HSV-Ⅱ型感染后常引起脑发育不全，颅内钙化和视网膜剥离等。临床多表现为头痛、发热、行为异常、嗜睡和癫痫等。血和脑脊液中单纯疱疹病毒补体结合试验阳性，或有特异性 IgM 抗体有助于诊断。

风疹病毒性脑炎，也称进行性风疹性全脑炎，是一种非常罕见的病毒性脑炎。风疹病毒性脑炎多于 8～19 岁起病，可出现智力进行性减退、四肢共济失调、癫痫发作等症状。风疹病毒是单股正链 RNA 病毒，其引起病毒性脑炎的机制尚未完全清楚，可能有以下两种机制：一是病毒直接侵入并引起免疫反应；二是风疹病毒经过血脑屏障进入神经系统。因其对神经细胞有亲和力，故风疹病毒一旦蔓延就可能导致临床并发症的发生，其严重程度取决于神经细胞损害程度和宿主反应的强弱。风疹病毒先天性感染是由于妊娠 3 个月左右母亲感染风疹病毒，病毒经胎盘侵犯胎儿所致，常见伴发白内障、神经性耳聋、先天性心脏病和智力低下等。风疹病毒性脑炎主要引起脑组织水肿、非特异性血管周围浸润、神经细胞变性以及轻度脑膜反应。

水痘-带状疱疹病毒性脑炎由水痘-带状疱疹病毒（VZV）引起，初次感染表现为水痘，常见于儿童，仅不足 1% 的患者可发生脑炎。病毒感染后潜伏在脊神经根神经节或三叉神经节细胞内，当机体免疫功能低下时，潜伏的病毒被激活并复制。病毒沿感觉神经离心性传递到相应皮肤引起带状疱疹。水痘-带状疱疹病毒性脑炎多于出疹后 1 周左右起病，常突然发生头痛、呕吐、发热、抽搐、偏瘫、意识障碍，少数可出现谵妄、昏迷甚至死亡。VZV 感染可引起脑膜脑炎和血管病变，可同时累及大小动脉，或单独受累，主要累及动脉中层。

病毒性脑膜炎（virus meningitis）是多种病毒交叉侵犯神经系统引起的软脑膜急性炎症。脑部大体观察一般均无特异性表现，偶可见脑表面血管充盈及脑水肿，脑膜和（或）脑实质广泛性充血、水肿，伴淋巴细胞和浆细胞浸润。病变主要位于软脑膜，显微镜下观察，蛛网膜下腔内可见单核细胞浸润，大脑浅层可有血管周围炎细胞浸润形成的血管套，血管周围组织神经细胞变性，坏死和髓鞘崩解，但深层脑和脊髓组织无炎性改变和神经细胞坏死的证据。当合并脑炎时，可见明显脱髓鞘病理表现，而相关神经元和轴突却相对完好，是其病理特征。

【影像学检查方法】

在病毒性脑炎的临床诊断中，CT、MRI是重要的影像学检查方法，在显示病变以及了解病变累及的部位、范围、程度等方面，均可为临床提供非常有价值的诊断信息。

MRI对脑炎、脑膜炎、脑室炎及脑炎后遗症表现更为敏感，DWI及 ^{1}H-MRS可为颅内感染性病变的定性诊断提供更多有价值的诊断信息。DWI能更敏感地发现早期病灶，^{1}H-MRS可以检测特异性代谢产物，有助于患者的早期诊断、评估预后和治疗。

CT因其扫描速度快、费用低廉，在筛查颅内病变方面广泛应用，CT对钙化较敏感；对脑积水、出血、大脑形态的改变等并发症可以做出诊断。但显示病毒性感染早期病变不明显，因此应用有限。

脑MRA和CTA检查可显示血管闭塞和狭窄情况。

【影像学表现】

1. 单纯疱疹病毒（HSV）脑炎　可分为两型。Ⅰ型病灶常见于颞叶、岛叶、额叶底部和扣带回，呈单侧性或双侧不对称分布，但较少累及豆状核。病变早期，CT表现不明显或未见明显异常改变，5~6天后CT呈低密度有占位效应，增强扫描后不均匀强化。CT特征性表现为双侧颞叶浅部及岛叶的局限性低密度灶，一般不累及豆状核。单侧额叶及枕叶一般不受累。发病1周后低密度病灶显示最为明显，一般可持续至病程的4~5周。在病变的早期或晚期，病灶内合并出血者，CT显示脑实质低密度区的点状或线状高密度。半数患者增强扫描可出现侧裂池和脑岛周围的脑回状不均匀强化，有时可见线状或环状强化，累及脑膜者表现为以侧裂池及四叠体池为主的脑池强化。病变晚期可出现脑萎缩和多发钙化。Ⅱ型脑炎的CT平扫多表现为囊状低密度脑软化灶及钙化灶，脑组织广泛破坏，钙化灶多位于脑室周围灰质及白质内，有时可见脑皮质变薄，两侧侧脑室扩大。如果合并出血，可见脑皮质有脑回状高密度灶。单纯疱疹病毒Ⅰ型和Ⅱ型脑炎（图6-1-1）MRI表现：病变在 T_1WI 呈稍低信号，T_2WI 呈稍高信号，FLAIR呈稍高信号，DWI呈高信号，增强扫描病灶呈弥漫性或脑回状强化；当病变处于亚急性期时，增强扫描后脑皮质及脑膜异常强化，一般病变不累及豆状核。合并出血者，T_1WI 和 T_2WI 均呈稍高信号；病变晚期出现脑萎缩及钙化，而MRI显示钙化不如CT。

2. 风疹病毒性脑炎　CT表现为脑沟脑池增宽，脑室扩大，以第四脑室扩大为著，边缘系统及深部白质密度减低，并有小脑皮质萎缩；脑皮质及基底节区可见结节状及点条状钙化，风疹病毒脑炎典型表现是室管膜下线条状钙化。风疹病毒脑炎（图6-1-2）MRI可显示由于脑血管损害和缺血坏死而导致的脑深部和皮质下变性，多位于额叶、顶叶白质内，表现为双侧白质与多发线状及斑点状异常信号，病变在 T_1WI 呈稍低信号，T_2WI 呈稍高信号，FLAIR呈稍高信号，DWI呈稍高信号，累及脑膜时增强扫描可见线样强化。脑室扩大常见，可见脑皮质、基底节和室管膜下钙化；婴幼儿及儿童室周皮质下 T_2WI 高信号提示髓鞘形成延迟。

3. 水痘-带状疱疹病毒性脑炎　CT平扫可见大脑深部或皮质下白质内多发斑片状低密度灶，占位效应明显，增强扫描可见脑回样强化，由于血脑屏障受损。当病变累及血管诱发血管炎时，在出疹后可出现脑梗死。MRI平扫可见大脑深部或皮质下白质内多发斑片状异常信号，T_1WI 呈稍低信号，T_2WI 呈稍高信号，DWI序列上呈稍高信号，占位效应明显，增强扫描同CT表现。当病变位于脑干时，病灶在 T_2WI 上呈稍高信号，伴有脑干增粗；累及血管可见表浅和深部区域的脑梗死；合并出血时，可有相应表现。

4. 病毒性脑膜炎　CT平扫一般无异常表现，部分患者增强扫描后脑沟裂池内可见线条样强化。累及脑实质的脑炎患者出现脑回肿胀，边缘模糊，增强扫描可见线样强化或脑回样异常强化，伴有不同程度的脑水肿。病毒性脑膜炎（图6-1-3）MRI平扫常可无明显异常的表现，增强扫描可见沿脑沟回分布的线样强化。累及脑实质者多为双侧大脑半球额、顶、颞叶及基底节区受累，可对称或不对称分布，主要为灰质受累，多位于皮层；一般在 T_1WI 呈稍低信号，T_2WI 呈稍高信号，增强扫描可无强化，也可呈不规则、不同程度异常强化。

【诊断及鉴别诊断】

病毒性脑炎影像学表现缺乏特异性，诊断需结合临床病史，其诊断及鉴别诊断需要解决以下几个层次的问题：第一，根据影像学特点及临床表现，

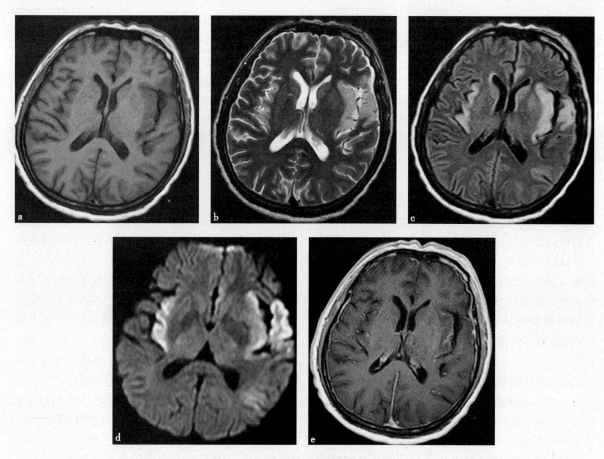

图 6-1-1 单纯疱疹病毒性脑膜脑炎

左侧颞叶、双侧岛叶及左侧额叶皮层区可见片状病灶，T₁WI（a）呈稍低信号，T₂WI（b）呈稍高信号，FLAIR（c）稍高信号，DWI（d）稍高信号，增强扫描（e）部分病灶沿脑回呈线样强化

初步判断感染类型；第二，鉴别病毒性感染和其他类型的感染、非感染性疾病。

1. 根据影像学特点及临床表现，初步判断感染类型 病毒性脑炎一般呈急性或亚急性起病，以精神意识障碍、癫痫等为主要临床表现。影像学主要表现为脑组织弥漫性肿胀，病变主要位于皮层下及侧脑室周围白质，呈对称性或不对称性分布；CT平扫以稍低密度为主，MR平扫T₁WI呈稍低信号，T₂WI呈稍高信号，增强扫描可呈弥漫性、脑回样强化，或不强化。累及脑膜者，增强扫描可见沿脑沟回分布的线条样强化；累及血管诱发血管炎时可出现脑梗死。风疹病毒性脑炎伴有基底节和室管膜下钙化，伴有脑室扩大脑萎缩等改变。风疹病毒性脑炎的诊断主要依赖于病原学检查，血清RV-IgM阳性是风疹病毒急性感染的重要指标，结合临床表现、脑电图和脑脊液检查、影像学检查等可以诊断风疹病毒性脑炎。单纯疱疹病毒性脑炎表现为双侧颞叶浅部及岛叶的局限性异常表现，一般病变不累及豆状核，脑电图多在额颞叶出现局灶慢波及癫

痫样放电，血和脑脊液中单纯疱疹病毒补体结合试验阳性，有特异性IgM抗体有助于诊断，当脑组织活检分离出单纯疱疹病毒可以确诊。水痘-带状疱疹病毒性脑炎多于出疹后1周左右起病，增强扫描可见脑回状强化。

2. 鉴别病毒性感染和其他类型的感染、非感染性疾病 主要累及脑膜的病毒性脑膜炎需要与其他累及脑膜的感染性疾病相鉴别。结核性脑膜脑炎常累及颅底池脑膜，基底池、环池、侧裂池等脑膜增厚并可见散在的钙化病灶，增强扫描表现为脑底池系统的脑膜不同程度地增厚并呈线样或结节样异常强化，而病毒性脑膜炎常累及大脑表面软脑膜，增强扫描见沿脑沟池分布的线样强化；此外，结核性脑膜脑炎多有脑外结核病灶或结核病接触史，而病毒性脑膜炎无此病史，二者据此可以鉴别。细菌性脑膜炎与病毒性脑膜炎临床表现类似，影像学多表现为炎性渗出物覆盖于脑表面脑膜，基底池较少见，病灶钙化少见，病变范围较广，增强扫描增厚的脑膜呈线样强化，多合并脑积水表现，

可伴有脑脓肿、硬膜下积脓液等表现。细菌性脑膜炎脑脊液检查可见白细胞和蛋白质的含量增高，二者鉴别还应结合实验室及组织细胞学检查。

主要累及灰质表现为脑组织弥漫性肿胀的病毒性脑炎，需要与脑梗死、脑挫裂伤鉴别。脑梗死多见于中老年患者，临床急性起病，症状较重，一般多单侧受累，分布区域与血管供血区域一致，且多为灰白质同时受累，而脑组织弥漫性肿胀的病毒

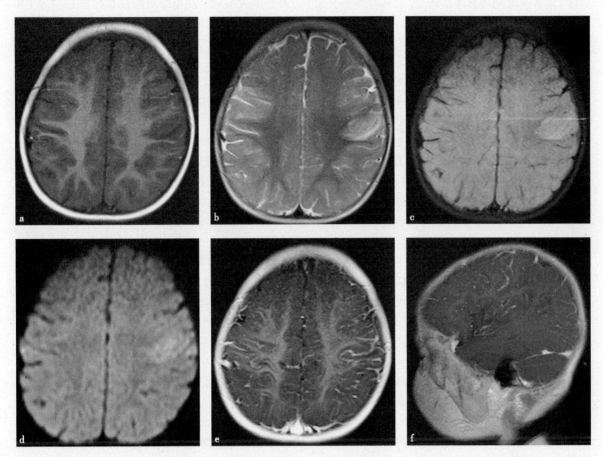

图 6-1-2　风疹病毒性脑膜脑炎

左侧额叶可见斑片状病灶，局部脑回肿胀，T_1WI（a）呈稍低信号，T_2WI（b）呈稍高信号，FLAIR（c）呈稍高信号，DWI（d）呈稍高信号，增强扫描（e、f）可见呈沿脑回分布的线样强化

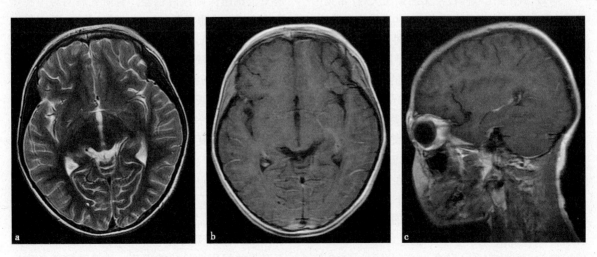

图 6-1-3　病毒性脑膜炎

T_2WI（a）上未见明显异常信号，横轴位增强图像（b）和矢状增强图像（c）可见脑膜线样强化

性脑炎主要累及灰质；增强扫描脑梗死可见脑回样、线样或无异常强化，而单纯病毒性脑炎无脑膜异常强化。脑挫伤表现为局灶性脑水肿，多位于颅骨受力或受力对冲部位的脑表面，病灶内可见出血表现，患者在近期内有外伤病史，而病毒性脑炎无外伤史，二者可以鉴别。

对称累及双侧基底节-丘脑区的病毒性脑炎主要应与 Wilson 病、一氧化碳（CO）中毒以及亚急性坏死性脑病等疾病相鉴别。单纯依靠 CT、MRI 表现，定性较困难，其 CT 表现均为基底节对称性低密度，MRI 平扫 T_1WI 呈稍低信号，T_2WI 呈稍高信号，DWI 上呈高信号，但这些病变的病史及临床表现各有其特点，结合临床资料不难将它们与病毒性脑炎区别开来。Wilson 病即肝豆状核变性，是一种先天性铜代谢障碍性疾病，肝豆状核变性患者多在 10～20 岁发病，其受累概率依次为壳核-苍白球-层状核，进而发展为脑萎缩，其特征表现为双侧侧脑室额角对称性扩大。而 CO 中毒病灶主要是双侧苍白球受累，并且有明确中毒史，二者鉴别并不困难。亚急性坏死性脑病是线粒体脑病中最常见的一种，病变主要累及基底节区、丘脑、脑干神经核，偶尔可累及小脑，尤以壳核受累最常见，病变通常呈对称性分布，二者可以从发病部位上加以区别，亚急性坏死性脑病脑内病灶往往为多发，而且容易累及脊髓，实验室检查可见乳酸及丙酮酸水平明显增高，为其鉴别要点。

综上所述，病毒性脑膜炎的诊断主要根据患者的病史、临床表现和脑脊液检查、影像学检查等综合判断，以排除其他疾病。

【临床研究现状】

病毒性感染是颅内较常见感染性疾病，常见于儿童，有些病毒性脑炎病死率高，且易导致后遗症。病毒性脑炎影像学表现缺乏特异性，常规 MRI 对病毒性脑炎的诊断比 CT 更敏感并且特异性更高，但是由于常规 MRI 对病毒性脑炎的诊断及治疗评估是有限的，结合目前的各种影像学（尤其是功能性磁共振）检查方法，对病毒性脑炎进行进一步诊断、鉴别诊断以及治疗后的评价和随访。

1. **影像新技术在病毒性脑炎诊断中的应用** 病毒性脑炎 ¹H-MRS 通常表现为 NAA 轻度下降，Cho 和 Cho/Cr 轻度升高，mI 和 mI/Cr 下降，急性期 Lac 峰的出现则与局部缺血缺氧所致的无氧代谢增加有关。病毒性脑炎在 DWI 上病灶通常测得 ADC 值较对侧正常脑白质区升高，少部分病灶 ADC 值降低；病灶在 DWI 上也呈等或低信号；ADC 值则

因病理改变的不同而不同，细胞毒性水肿 ADC 值降低，血管源性水肿 ADC 值增高。研究表明病毒性脑炎 ADC 值的降低与神经元变性、坏死导致的能量代谢障碍有关，结果导致细胞毒性作用，病毒性脑炎发病早期以细胞毒性水肿为主，T_1WI 和 T_2WI 图像可无明显变化，由于这种细胞毒性水肿限制了水分子的扩散，从而使 ADC 降低，DWI 图像上呈高信号；随着血脑屏障的损伤及血管通透性的增加，脑实质水肿逐渐转化为血管源性水肿，在 DWI 上呈低信号。PWI 上病灶通常为稍高灌注表现。

病毒性脑炎病灶内出血主要是由于病变内血管内皮损伤引起。有研究表明重度病毒性脑炎病灶内出血量较轻度患者明显增多，间接提示出血对病毒性脑炎病情评估有意义。在显示出血方面，SWI 较 MRI 常规序列具有明显优势。病毒性脑炎合并出血时，在 SWI 上显示为病灶内斑片状、形状不规则、边界清楚的低信号，而 MRI 常规序列在检出出血量及清晰度方面均不如 SWI，所显示出血体积也比 SWI 范围小。SWI 对病毒性脑炎病情及预后评估和临床治疗方案的制定有指导意义。

2. **病毒性脑炎影像新技术疗效评估** 单纯疱疹性脑炎属于坏死性脑炎，急性期伴有血管周围炎症细胞浸润，可有明显细胞毒性水肿，扩散受限，ADC 值减低，亚急性期和慢性期由于病变坏死，ADC 值升高。Sawlani 等研究发现单纯疱疹性脑炎的 ADC 值早期减低，后期升高，并推测病毒性脑炎早期存在扩散受限者预示临床预后不佳。Wong 等研究发现，DWI 出现异常信号的患者比不出现异常的患者预后更差；而对于 DWI 出现异常的患者，其病变范围越大则预后越差。有研究表明对单纯疱疹病毒性脑炎患者行 ¹H-MRS 随访检查，结果显示病灶的 NAA/Cr 于发病后第 7 周明显减低，而在后期（1 年左右）随访检查中比值逐渐回升至正常范围，提示炎症所致的神经元损失逐步停止，功能逐渐恢复。研究表明 MRS 也可用于判断治疗效果，随着抗病毒治疗的进展，脑炎患者 ¹H-MRS 的异常可以随时间恢复至正常，而提示治疗有效。

（李宏军　王　俭）

第二节　化脓性感染

化脓性感染是指化脓性病原体侵入脑组织而引起的局限性化脓性炎症。累及脑实质者称为化脓性脑炎和脑脓肿，二者是脑实质感染发生和

发展的连续过程。累及脑膜者称为化脓性脑膜炎（purulent meningitis），常与化脓性脑炎或脑脓肿（brain abscess）并存。常见化脓性脑脓肿致病菌有链球菌（特别是厌氧链球菌），还有葡萄球菌、大肠杆菌、变形杆菌等，脑脓肿大多是混合感染。常见的化脓性脑膜炎致病菌有脑膜炎双球菌、流感杆菌、肺炎链球菌、大肠杆菌、变形杆菌、金黄色葡萄球菌、铜绿假单胞菌等。

脑脓肿指化脓性细菌侵入脑内引起局部脑组织破坏形成脓腔。根据感染的来源可分为五类：①耳源性脑脓肿：是化脓性中耳炎的并发症，占全部脑脓肿的半数。②血源性脑脓肿：原发各部位的感染产生菌血症或脓毒血症，经血行转移到脑内。其发病率仅次于耳源性脑脓肿，占全部脑脓肿的25%。③鼻源性脑脓肿：多继发于额窦炎，也可继发于上颌窦炎、蝶窦炎、筛窦炎，但比较少见，约占脑脓肿的10%～20%。④损伤性脑脓肿：是由于颅脑损伤尤其是开放性损伤的继发感染引起，战争年代多见而平时少见，占全部脑脓肿的10%左右。⑤隐源性脑脓肿：10%左右的脑脓肿找不到原发感染灶。

脑脓肿发生的部位与感染途径密切相关，耳源性脑脓肿患者75%发生于颞叶，25%发生在小脑半球，少数可发生在远位，如额叶、顶叶、小脑蚓部及大脑白质深部；鼻源性脑脓肿以额窦炎引起的额叶前部和眶面的脓肿多见；损伤性脑脓肿大部分位于伤道和异物附近；血源性脑脓肿可散布于脑的任何部位，但以大脑中动脉分布的区域最为多见。

化脓性脑膜炎最常见于儿童，成人也可发病。多发生于额叶、顶叶、纵裂及侧裂脑膜。其中脑膜炎双球菌感染好发于儿童，也可见于成人。肺炎球菌脑膜炎易发生于老年人和婴幼儿。流感杆菌感染常见于小于6岁的幼儿。大肠杆菌常致病于新生儿。金黄色葡萄球菌和铜绿假单胞菌脑膜炎常继发于外科手术、腰椎穿刺等。引起细菌性脑膜炎的主要传播途径为血行播散，也可由邻近感染病灶蔓延、外伤或医源性感染所致。

【临床与病理】

化脓性脑炎和脑脓肿的发生及发展是一个连续的的过程，病理学表现可以分为三个阶段：①急性脑炎阶段：任何原因及类型引起的脑脓肿最初都引起局限性化脓性脑炎，历时7～14天，脑组织局限性炎症、充血、水肿、坏死，伴小静脉炎性栓塞及脑膜反应。显微镜下可见血管周围多形核细胞浸润。②化脓坏死阶段：历时7～14天，脑炎继续

扩散，脑部软化坏死区逐步扩大汇合，形成较大脓腔，周围新生血管及大量结缔组织增生逐渐形成一个不明显和不规则的肉芽组织。显微镜下可见大量中性粒细胞浸润。③包膜形成阶段：历时3～4周，也可短至12～14天，长至半年以上。脓腔及周围结缔组织明显增多，神经胶质细胞增加，逐渐使脓肿壁不断增厚。显微镜下脓肿壁分为三层，最内层为化脓性渗出物、肉芽组织和胶质细胞、大量新生血管和中性粒细胞浸润；中间层为大量纤维结缔组织；外层为神经胶质增生、脑组织水肿、增多的血管及白细胞浸润。化脓性脑炎及脑脓肿的临床表现主要具有三类症状：急性感染症状，颅内高压症状和脑部局灶性症状。在急性脑炎阶段有发热、头痛、呕吐等症状，血白细胞计数增高；脑脓肿形成阶段有颅内压增高，头痛、视乳头水肿等；脑局灶性症状与脓肿发生的部位有关，可有偏瘫、失语、偏盲等。

不同的致病菌引起的化脓性脑膜炎的病理改变基本相同。早期可见软脑膜及大脑的浅表血管充血、扩张，炎性渗出物覆盖于脑表面，可沿蛛网膜下腔扩展，多沉积于脑沟、脑池、蛛网膜下腔及颅底各部。造成脑脊液循环障碍，可波及脑室引起室管膜炎。脑脊液流通不畅，利于细菌或病毒的生长、繁殖，从而使脑膜病变进一步加重。脑膜炎晚期，脑膜增厚、炎性渗出物粘连，可形成阻塞或交通性脑积水，导致脑神经受压，并易于出血，严重者并发脑炎。炎性渗出物亦可侵犯血管，被激活的免疫反应加速血管壁破坏，引起血管内膜炎，造成脑梗死。也可出现硬膜下积液或积脓，偶可见静脉窦血栓形成。镜下，脑膜组织内可见中性粒细胞，多核细胞浸润及纤维蛋白广泛渗出，血管内皮细胞损伤。常可见炎症细胞沿血管周围间隙侵入脑实质，表现为脑组织充血及炎症细胞浸润。化脓性脑膜炎的临床表现主要为头痛、发热、畏光、呕吐、颈项强直、意识障碍、易激惹等脑膜刺激征，新生儿及婴儿易发生癫痫，急性精神障碍少见，严重者可发生昏迷。腰椎穿刺测脑脊液压力常升高，脑脊液涂片可见致病菌，白细胞及蛋白质含量显著升高。

硬膜外脓肿是由颅骨骨髓炎的脓液积聚在硬脑膜外间隙形成的，早期可见硬脑膜充血水肿，硬膜外间隙有纤维素和脓性液体渗出。慢性期，硬脑膜外积脓增多，局部有较多肉芽组织及纤维组织形成。临床表现为发热、头痛、乏力、食欲减退等一般感染的症状。硬膜下积脓是脓肿积于硬膜下，常

伴有硬膜外积脓。硬膜下积脓多为单侧，双侧较少见，范围较广。硬膜下积脓常好发于大脑凸面，也可发生于大脑镰旁、颅底或天幕下，但较为少见。常伴有严重的脑积水，从而导致颅内压增高。容易并发脑血栓性静脉炎及静脉窦炎，从而导致脑梗死。一般临床症状较为严重，有寒战高热、颈项强直等中毒性症状，还可在短时间内发生偏瘫、偏侧感觉障碍及偏盲。

【影像学检查方法】

MRI、CT、DSA、X 线均可用于化脓性脑膜炎及脑脓肿的检查，以 MRI 为主。

X 线可显示颅内脓肿包膜的钙化及脓肿内积气等间接征象，但对于颅内具体病变诊断价值有限。DSA 是诊断血管病变的金标准。化脓性感染可导致血管炎继发脑梗死。DSA 可直观显示血管情况，但 DSA 多被无创检查如 CTA 及 MRA 所替代。MRI 具有高软组织分辨率，其多序列、多模态检查可为化脓性脑膜炎、脑炎、脑脓肿的定位、定性，乃至定量诊断提供大量信息。近年来，随着多种 MRI 新技术问世，其临床逐渐普及应用，MRI 在本病诊断、鉴别诊断，以及治疗后随访提供了重要的信息。DWI、MRS 可以为化脓性感染的诊断和鉴别诊断及术后评估发挥更大作用，脑脓肿在 DWI 呈高信号，MRS 可探测到特异性代谢产物，DTI 可以显示纤维束与病灶之间的关系，避免手术损伤重要纤维束。CT 因其扫描速度快、费用低廉等原因，在颅内病变筛查方面可有广泛应用，CT 在显示微小钙化和骨皮质破坏方面优于 MRI。但 CT 的软组织分辨率较低，诊断准确率不如 MRI。

【影像学表现】

化脓性脑膜炎病变早期在 CT 平扫（图 6-2-1）上多无异常发现，随着时间推移可出现脑室轻度扩大。当脑膜充血及炎性渗出物较多时，可出现脑沟与脑池变平，脑沟、脑池、大脑间裂闭塞且密度增高。合并脑积水时脑室扩张；合并脑炎时，脑实质内可见弥漫或局限性的低密度灶。部分成人脑膜炎多可合并血管内膜炎而出现脑缺血或脑梗死，表现为片状低密度，多分布于大脑中动脉走行区。增强扫描约有不到半数的病例出现脑池周围脑膜异常强化，病变累及室管膜或脉络膜时可见相应区域的异常强化。MR 平扫（图 6-2-2），炎性渗出物常覆盖于脑表面，以颅底为主，在 T_1WI 上呈稍低信号，在 T_2WI 上呈稍信号，FLAIR 呈稍高信号，脑沟及脑裂扩大，邻近脑实质内在 T_2WI 上可见稍高信号水肿带，合并脑积水时脑室系统扩张。增强扫描增厚的脑膜呈线样或脑回样强化。有些病变邻近脑实质内可见 T_1WI 稍低信号、T_2WI 稍高信号的异常信号病灶，这种改变是由于炎性渗出物刺激脑膜表面血管，引起血管痉挛及血栓形成，继发动脉或静脉性脑梗死。DWI 序列大部分细菌性脑膜炎因扩散受限呈明显高信号。

化脓性脑脓肿不同时期表现不同，根据影像学表现确定其在脑炎期还是包膜形成期，对治疗有着十分重要的意义。DSA 检查急性脑炎期：可见大脑前动脉及大脑内静脉有明显移位，而局部血管移位不明显，脑动脉分支可见广泛分布的节段性狭窄。脓肿形成期，脓肿区无血管，脓肿周围血管被推移；而脓肿累及动脉时，可见动脉分支狭窄

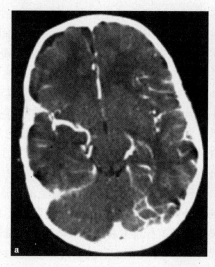
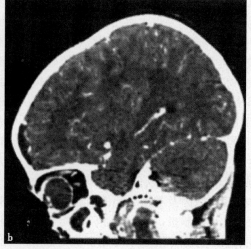

图 6-2-1 化脓性脑膜炎
CT 增强扫描轴位（a）和矢状位（b）可见多处脑膜呈线样强化

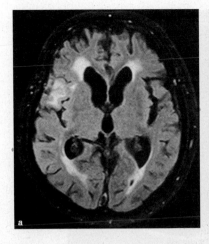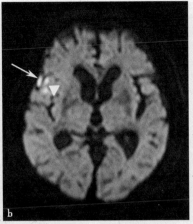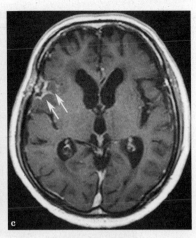

图 6-2-2 右侧颞叶化脓性脑膜脑炎

FLAIR（a）右侧颞叶可见斑片状稍高信号并颞部脑膜增厚，病灶周围可见稍高信号水肿带。DWI（b）呈稍高信号。增强扫描（c）增厚脑膜呈明显线样强化

变细；部分病例可见局部脑动脉扩张，脓肿壁显影或脑静脉相提早显影。CT 平扫脑炎期：早期可未见明显异常，或显示皮质下或皮髓质交界区局灶性不规则、边界模糊的低密度病灶，或为不均匀的低、等混杂密度病灶，占位效应较明显，增强扫描无强化或不规则斑点状、脑回样强化。晚期脑炎继续扩散，脑坏死软化并逐渐融合，增强扫描可在病灶中央低密度区周边出现一不规则、不完整的环形强化，延迟扫描可见对比剂"充填"于病灶中央低密度区。周围脑组织水肿和占位效应明显，邻近脑沟、脑池、脑室受压变窄、移位，甚至消失。脓肿期（图 6-2-3）：可单发，也可多发，多位于皮髓交

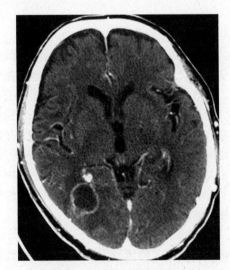

图 6-2-3 右侧枕叶脑脓肿

增强 CT 扫描，右侧枕叶可见类圆形病灶，中央脓液呈低密度，周边脓肿壁呈光滑、完整的环状强化

界处，偶见于脑深部。CT 平扫显示脓肿中央呈稍低密度，略高于脑脊液密度，包膜完整，密度稍高，部分脓腔内可见气 - 液平面。增强扫描呈环形强化，环壁完整、光滑。脓肿较小时，可呈结节样强化。MRI 平扫脑炎期：早期 T_1WI 上表现为不规则边界模糊的等或稍低信号病灶，T_2WI 上病灶中心与周围水肿区均呈稍高信号，有时内部的信号可稍低于周围水肿的信号，占位效应明显。增强扫描多数无异常强化，部分病例可见斑片状不均匀强化。晚期坏死区相互融合后，脓肿刚开始形成时，中心区 T_1WI 呈稍低信号，T_2WI 呈稍高信号，其周边可见一较薄、不规则的薄壁，T_1WI 呈等或稍高信号，T_2WI 呈等或稍低信号，增强扫描可见不规则环形强化。周围水肿持续存在。脓肿期（图 6-2-4）：脑脓肿形成的标志即脓肿壁的出现。脓肿壁在 T_1WI 上呈等或稍高信号，在 T_2WI 呈等或稍低信号。脓腔内的脓液在 T_1WI 上呈低信号，T_2WI 上呈高信号，病灶周围可见水肿信号。DWI 序列上脓腔内的脓液呈高信号，ADC 值较低。增强扫描显示脓肿壁显著强化，呈内壁光滑的环状强化，并可清晰分辨出脓液、脓肿壁及水肿带三部分。

硬膜外脓肿是脓肿的一种特殊类型，主要指脓肿位置局限于硬膜外侧的一类颅内脓肿。X 线扫描可见骨髓炎及邻近软组织肿胀，DSA 显示脑表面梭形的无血管区。CT 平扫颅骨内板下可见边界模糊或清楚的梭形低密度区，可呈水样密度或略高于水的密度。若为产气菌感染，可出现气 - 液平面。增强扫描硬脑膜内突并显著强化，呈致密的弧形带，与颅骨内板之间勾画出轮廓清楚的无异常

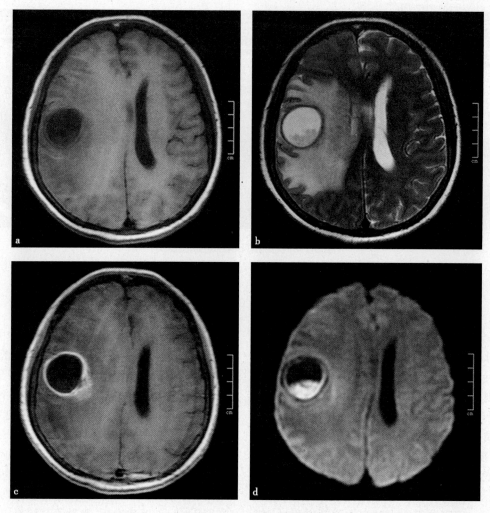

图 6-2-4　右侧额顶叶脑脓肿

右侧额顶叶可见一个类圆形病灶，T₁WI（a）脓液呈低信号，脓肿壁呈等信号，T₂WI（b）脓液呈高信号，脓肿壁呈低信号，灶周可见大片状稍高信号水肿带，T₁WI 增强扫描（c）脓肿壁呈内壁光滑完整的环状强化，DWI（d）脓液呈高信号

强化梭形低密度区。MRI（图 6-2-5）平扫可见硬膜外边界清楚的梭形异常信号，T₁WI、T₂WI 的信号接近或高于脑脊液，若脓液蛋白含量高，则 T₁WI、T₂WI 信号均升高。梭形区内缘为 T₁WI、T₂WI 均呈低信号的弧形带，为内移的硬脑膜，增强扫描可见边界清楚的环形强化，DWI 序列上呈稍高信号。如脓肿内有气体，则出现气 - 液平面，气体在 T₁WI、T₂WI 上均为黑色的无信号区。

硬膜下积脓血管造影可见脑表面月牙状及镰状无血管区及邻近血管移位。CT 平扫显示靠近颅骨内板广泛新月形低密度区，可跨越颅缝。若硬膜下积脓范围较小时，邻近脑水肿范围较大，占位效应明显。增强扫描，硬脑膜下积脓处和脑表面之间可见细的厚度均匀的强化带。合并静脉栓塞和脑炎时，增强扫描脓肿区脑表面可见脑回状强化，积脓内侧缘强化厚度不规则。一般纵裂池积脓多呈梭形。MRI（图 6-2-6）平扫硬膜下积脓呈新月形病灶，T₁WI 呈稍低信号，T₂WI 呈稍高信号，如脓液蛋白含量高，则 T₁WI、T₂WI 信号均升高，DWI 序列上呈稍高信号。向脑裂延伸，尤其是外侧裂，增强扫描可见边界清楚的环形强化。增强扫描可以显示皮质静脉和硬脑膜窦血栓及急性和亚急性期出血性梗死的相应表现。

【诊断与鉴别诊断】

化脓性感染是临床较常见的颅内感染性疾病之一。CT 及 MRI 平扫早期可未见异常表现，化脓性脑膜炎表现缺乏特异性，其定性诊断主要依靠病史、体征、脑脊液的实验室检查，影像学表现可以

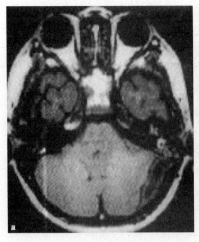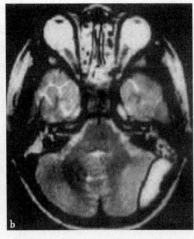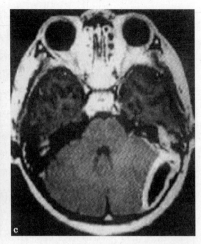

图 6-2-5 左侧小脑半球旁硬膜外脓肿

左侧小脑半球旁硬膜外可见一梭形病灶，T_1WI（a）脓液呈低信号，脓肿壁呈等信号，T_2WI（b）脓液呈高信号，脓肿壁呈低信号，T_1WI 增强扫描（c）脓肿壁呈内壁光滑完整的环状强化

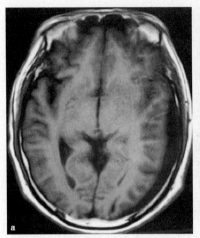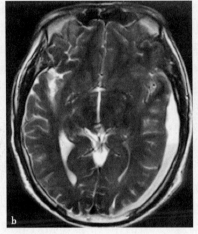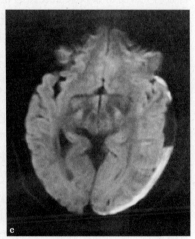

图 6-2-6 左侧颞枕部硬膜下积脓

左侧颞枕部硬膜下可见一新月形病灶，T_1WI（a）呈稍低信号，T_2WI（b）脓液呈稍高信号，积液呈高信号，并可见液-液平面，DWI（c）脓液呈高信号，积液呈低信号

辅助诊断并起到定位的作用。脑脓肿影像学表现较为典型，诊断不难。颅内化脓性感染的诊断需要解决以下几个层次的问题，第一，根据影像特点及临床表现，初步判断感染类型；第二，化脓性脑膜炎与其他累及脑膜疾病的鉴别；第三化脓性感染与颅内其他疾病的鉴别。

1. 根据影像特点及临床表现，初步判断感染类型 化脓性感染一般有明确化脓性细菌感染病史，临床可有急性感染症状，颅内高压症状和脑部局灶性症状；化脓性脑膜炎 CT 和 MRI 可出现脑沟与脑池变平，脑沟、脑池、大脑间裂闭塞，T_2WI 上可见增厚的脑膜呈稍高信号。增强扫描可见软脑膜线样或脑回样异常强化，多见于颞顶叶脑膜、纵

裂池和侧裂池，可以侵犯脑室形成脑室炎；DWI 序列多呈明显高信号；可有脑膜炎的伴发征象，例如脑炎、脑脓肿、脑积水、硬膜下积液（或积脓）、脑梗死等的相应表现。脑脊液检查白细胞明显增多、蛋白质含量增高，糖和氯化物降低，可以从脑脊液中检测到相关病原体。脑脓肿影像学表现较为典型，CT 平扫脓液呈低密度，脓肿壁呈等或稍高密度；T_1WI 脓液呈低信号，脓肿壁呈等或稍高信号；T_2WI 脓液呈高信号，脓肿壁呈等或稍低信号；DWI 序列脓液呈明显高信号；增强扫描呈内壁光滑完整的环形强化。

2. 化脓性脑膜炎与其他累及脑膜疾病的鉴别 主要累及脑膜的化脓性脑膜炎需要与结核性

脑膜炎、病毒性脑膜炎及脑膜转移相鉴别。与结核性脑膜炎鉴别，二者均可侵犯脑膜，均可伴脑积水等改变，影像学表现类似，需要进行鉴别。结核性脑膜脑炎常累及颅底软脑膜，基底池、环池、侧裂池等脑膜增厚并可见散在的钙化影像，增强扫描表现为脑底池系统的脑膜不同程度地增厚并呈线样或结节样异常强化，而细菌性脑膜炎多为炎性渗出物覆盖于脑表面脑膜，基底池侵犯比结核性脑膜炎少见，病灶钙化少见，增强扫描可见脑膜线样或脑回样异常强化。除脑膜表现外，细菌性脑膜炎可伴有脑炎、脑脓肿、硬膜下积脓等伴发征象，而结核性脑膜炎还可见结核肉芽肿和结核瘤等相应表现，可合并钙化，二者表现不同。此外，结核性脑膜脑炎多有脑外结核病灶或结核病接触史，二者不难鉴别。与病毒性脑膜炎相鉴别，病毒性脑膜炎多具有自限性，病变常累及大脑表面的软脑膜，增强扫描可见沿脑沟池分布的线样强化，多无脑积水表现。而细菌性脑膜炎病变较广泛，增强扫描增厚的脑膜呈线样强化，多合并脑积水表现。病毒性脑膜炎可伴有病毒性脑炎表现，而细菌性脑膜炎可伴有脑脓肿、硬膜下积脓液等表现，二者伴发征象不同，明确诊断还应结合实验室检查及组织细胞学检查。与脑膜转移相鉴别，脑膜转移可广泛可局限，增强扫描表现为脑膜不同程度地增厚并呈线样、结节样异常强化。而细菌性脑膜炎病变较广泛，增强扫描表现为脑膜线样或脑回样异常强化。脑膜转移多伴发脑实质转移瘤的征象，而细菌性脑膜炎多可伴发脑脓肿、硬膜外和硬膜下积脓等征象，二者的伴发征象不同。脑膜转移多有脑外恶性肿瘤的病史，而细菌性脑膜炎多有相应部位明确的感染病史，二者以资鉴别。

3. **化脓性感染与颅内其他疾病的鉴别** 主要累及脑实质的脑脓肿需要与脑囊虫病、高级别星形细胞瘤、脑转移瘤相鉴别。脑囊虫病常为多发囊性病灶，囊腔内可见偏心性生长的头节，头节常有钙化，病灶周围水肿相对较轻，增强扫描可不强化或轻度环形强化。而脑脓肿多为单发，病灶周围常伴有范围较大的指压状水肿，增强扫描脓肿壁呈明显较规则完整的环形强化。高级别星形细胞瘤因常合并囊变、坏死而呈环形强化，与脑脓肿的强化方式相似，因此二者需鉴别诊断。高级别星形细胞瘤的环形强化厚薄不均，形态不规则，而大多数脓肿中的环形强化多完整均匀，内壁光整。部分星形细胞瘤可见钙化而脓肿多无钙化。脑转移瘤易发生坏死和囊变，强化方式多为环形强化，与脑脓肿表

现相似。但脑转移瘤好发于中老年患者，且多有脑外恶性肿瘤病史，常为多发病灶，部分环形强化的病灶内壁不光整，可见附壁结节。而脓肿则好发于青少年，也可见于老年人，单发多见，增强扫描环形强化的病灶内壁光滑完整，多无附壁结节。在DWI 序列上，脑转移瘤中央液化坏死区多呈低信号，而脑脓肿中央脓液则多呈高信号。

化脓性感染所致的硬膜外脓肿和硬膜下积脓需要与亚急性期硬膜外血肿和硬膜下血肿进行鉴别。其影像学表现基本相同，首先鉴别位置，硬膜外脓肿主要位于颅骨与硬膜之间，范围较为局限呈梭形，一般不会越过颅缝；而硬膜下积脓主要位于硬脑膜与蛛网膜之间，范围较为广泛呈新月形，可跨越颅缝。硬膜外血肿和硬膜下血肿需要和硬膜外脓肿和硬膜下积脓进行鉴别诊断，二者的位置和形态相同，鉴别困难时可以结合临床，前者多有外伤史，硬膜外血肿多为冲击点伤，硬膜下血肿多为对冲伤，后者多有感染病史，实验室检查白细胞升高。硬膜外血肿和硬膜下血肿根据血肿的期龄不同可有相应的密度和信号改变，而硬膜外脓肿和硬膜下积脓 DWI 上的高信号是其特点，治疗后 DWI 信号可以降低，动态随访观察会有不同的表现是二者共同的特点，也是鉴别诊断的一个方面，硬膜下血肿和积脓最终的结局是硬膜下脑脊液密度和信号，与硬膜下积液类似。

【临床科研现况】

MRI 作为神经影像学检查方法已应用多年，常规 MRI 在颅内感染性病变的早期诊断、早期治疗领域具有重要的应用价值，近年来 MRI 新技术的发展，为颅内感染病变的定性诊断提供了更多有价值的诊断信息。尽管我们在成像技术、实验室诊断、抗生素治疗、外科手术等方面均取得了许多进展，但是化脓性感染仍是一个具有挑战性的临床问题，其病死率很高，是一个临床热点问题。

1. **磁共振新技术在颅内化脓性感染诊断、鉴别诊断及手术方案制定中的应用**

（1）磁共振弥散加权成像：细菌性脑脓肿的脓液是由多种炎症细胞、细菌、坏死组织和蛋白质的黏稠液体组成，细胞黏滞性增高，水分子扩散明显受限，ADC 值降低。结核性脑脓肿脓腔是由干酪样物质坏死液化而形成，其内细胞结构较少，故水分子扩散加快，ADC 值升高。而有研究发现结核性脑脓肿的 ADC 值也较低，被认为是炎症细胞导致的结果。

常规 MRI 检查及 DWI 能为脑脓肿的诊断和

鉴别诊断提供重要信息。化脓性脑膜炎可能并发硬膜下或硬膜外脓肿，常规 MRI 难以鉴别，而在 DWI 上表现为高信号，其弥散值降低，有助于对低信号的炎性渗出物的鉴别诊断，这对临床上是否决定引流或适当处理炎性渗出物起到重要作用。Lai 等报道 DWI 在鉴别脑脓肿与坏死性脑肿瘤中的应用。最近研究发现在 DWI 显示脑脓肿呈高信号，ADC 值较低，约为：$(0.41\sim0.8)\times10^{-3}mm^2/s$，但是脑肿瘤囊变扩散不受限，ADC 值较高，约为$(2.12\sim3.14)\times10^{-3}mm^2/s$。如果脑脓肿患者病原体未知，在可选择的患者中可进行神经外科手术以明确病原体。最新的现代立体定向神经外科技术可对几乎所有的直径大于 1cm 的脑脓肿进行立体定向吸引手术。立体定向导航系统可用于脓肿的引流，MRI 成像或容积 CT 可用于患者脑部的三维重建。根据重建的图像认真地规划，选择最优化的穿刺点，以避免功能区的损伤。

（2）氢质子波谱成像：Luthra 等研究发现在 MRS 谱线中化脓性脓肿可见到氨基酸峰、醋酸峰和琥珀酸峰；而结核性脑脓肿可看到脂质峰和乳酸峰；真菌脓肿则显示脂质峰、乳酸峰、氨基酸峰。由于海藻糖可在 3.6～3.8ppm 处看到多个峰，为结核性、化脓性及真菌性脑脓肿的鉴别提供重要依据。也有学者通过研究证实 ^{1}H-MRS 有助于病毒性脑炎与颅内其他病变（诸如脑梗死、星形细胞瘤）的鉴别诊断。也有报道脑囊虫病 MRS 出现乳酸盐、琥珀酸盐、醋酸盐及丙氨酸，反映出炎性病变的特征，但缺乏特异性。也有学者对培养的新型隐球菌细胞悬液和经试验感染的鼠脑组织利用 ^{1}H-MRS 探测到特异性代谢产物，并认为 ^{1}H-MRS 有望在颅内真菌感染的诊断方面取得突破。

2. **弥散加权成像和其定量指标对化脓性脑脓肿分期的应用** 脑脓肿各期常规 MRI 表现不尽相同，可通过 DWI 上信号改变对脑脓肿进行分期；脑炎期水分子弥散无明显受限，所以 DWI 呈等信号。当脑实质内出现坏死灶时，脑脓肿内的炎症细胞、微生物和蛋白质形成黏稠的液体，对水分子有强烈的吸附作用，使其弥散减慢，ADC 降低。随着脓肿的吸收缩小，中心坏死带缩小消失被纤维组织取代，结合水减少，水分子弥散不再受限。这也是表现为稍高信号、等信号及低信号的脓肿均为小病灶的原因。因此从脑炎到脑脓肿再到脓肿的吸收，水分子的弥散变化是一个连续的过程并没有截然的分界，通过 DWI 变化可辅助脓肿的分期。经穿刺治疗的两例较大脑脓肿由于抽吸了脓液并注入抗

生素，DWI 表现为低信号。因此以往报道的较大脓肿 DWI 出现低信号，是由于脑脓肿破裂脑脊液流入脓腔或穿刺治疗所致。总之，脑脓肿的 DWI 不是固定不变的，而是随着脓肿各期的演变而变化。脑脓肿的临床表现和实验室检查不典型时，影像诊断起着重要的作用。

3. **影像学对化脓性脑脓肿的术后评价及疗效评价** 由于在脑脓肿立体定向吸引术之前进行抗生素治疗可能会降低脑脊液诊断性检测的可能性，因此应在神经外科干预之后再进行抗生素治疗。评价治疗反应的重要标准是患者的神经系统症状和 CT、MRI 显示的脓肿的大小。如临床出现恶化的情况应立即行头颅 CT 或 MRI 检查。Luthra 等研究发现经过手术治疗或药物治疗后 ADC 值升高，被认为是疗效较好的反应。由于脑成像技术的改进，使用抗生素治疗增加，以及微创神经外科治疗的引进，脑脓肿患者的预后已大大改善。死亡率从 1960 年的 40% 下降至目前的 15%。如何更好地应用脑功能成像帮助临床解决术前诊断、手术方案制定以及进行术后评估成为改善预后的重要方法。

（李宏军　王　俭）

第三节　颅内结核感染

随着结核发病率不断上升，颅内结核的发病率也呈现出上升趋势。颅内结核是结核分枝杆菌通过血行播散引起的一种少见的中枢神经系统结核病，多见于儿童和青年。当颅内结核的诊断与治疗不及时，其病死率和致残率均较高。目前颅内结核的诊断主要依赖临床和影像学检查，影像学上以 CT 和 MRI 为其主要检查方法，MRI 在显示颅内结核的病理改变上明显优于 CT，可为临床早期诊治提供可靠依据，CT 对于钙化性病变的显示更清楚。根据颅内结核发病部位的不同，影像学上常将其分为：脑膜结核、脑实质结核和混合型颅内结核三种类型。脑膜结核常引起脑梗死、脑萎缩及脑积水等继发性改变。脑实质结核可分为弥漫性粟粒性结核、结核结节、结核瘤、结核性脑炎和结核性脑脓肿五个亚型。混合型颅内结核是同一病例同时存在脑膜结核和脑实质结核。由于颅内结核病理变化及转归复杂多样，故颅内结核的影像学表现也各有差异。

【临床与病理】

颅内结核患者出现发热、盗汗、食欲减退、全

身倦怠无力、精神萎靡不振等结核中毒症状，也可出现局灶性中枢神经系统损害表现或肢体瘫痪、癫痫等症状。

结核性炎症有炎性渗出、增生及坏死三种病理变化，三者常同时存在，也可以某一种变化为主，三者也可相互转化，主要取决于感染结核分枝杆菌的数量、毒力大小以及机体免疫力和变态反应状态。以渗出为主的病变主要出现在结核性炎症初期阶段或病变恶化复发时，表现为局部中性粒细胞浸润，继之由巨噬细胞及淋巴细胞取代。以增生为主的病变常发生在机体抵抗力较强或病变的恢复阶段，表现为典型的多由淋巴细胞、上皮样细胞、朗汉斯巨细胞以及成纤维细胞组成的结核结节。当结核分枝杆菌毒力较强，感染菌量较多、机体抵抗力较差时，结核结节中间也出现肉眼呈淡黄色状似奶酪的干酪样坏死。

结核性脑膜炎（tuberculous meningitis）其病理特点为脑底池结核结节破裂形成的结核性渗出物在蛛网膜下腔扩散至基底池和外侧裂。光学显微镜下结核性渗出物由纤维蛋白网格中带有不同数量细菌的多形核白细胞、巨噬细胞、淋巴细胞和红细胞组成。随着疾病的进展，疾病后期淋巴细胞和结缔组织增多。

结核瘤（tuberculoma）大小不一，边界较清，病理上结核瘤剖面中心为淡黄色干酪样坏死或肉芽组织，显微镜镜下可见类上皮细胞、朗汉斯巨细胞、淋巴细胞、浆细胞和中性粒细胞等。石炭酸品红染色能找到抗酸杆菌。少数结核瘤中央的干酪区坏死而呈囊性变或合并化脓性细菌感染或形成结核性脑脓肿。

【影像学检查方法】

CT 可作为本病的首选检查方法。MRI 扫描可发现 CT 未发现的小病灶，且 MRI 多种成像技术多，对本病诊断有特殊价值，且对早期发现病变和判断预后有较高价值，临床以应用 MRI 为主。

MRI 可为颅内结核定位、定性乃至定量诊断提供信息。近年来伴随多种磁共振新技术发展和在临床上的逐渐普及，MRI 在诊断、鉴别诊断，以及随访疗效后的临床应用价值得到显著提高。MRI 的 PWI 包括动态磁敏感增强灌注、动态对比剂增强灌注等，可以显示颅内结核灶的灌注信息。MRS 可提供代谢信息。磁共振弥散相关技术包括常规 DWI、DTI 等，可以提供颅内结核灶内部水分子弥散等信息。磁化转移技术（magnetization transfer，MT）通过物理方法增加图像的对比度，基

于 BOLD 技术的 fMRI 能提供颅内结核灶对脑功能区侵犯的信息。这些 MR 新技术为颅内结核的诊断提供了全方位、多维度的依据。CT 以扫描速度快、费用低廉的优势在筛查颅内病变方面广泛应用，CT 显示微小钙化等较 MRI 更有优势。但 CT 的软组织分辨率较低，对后颅凹结构如小脑、脑干的显示容易受伪影的干扰，使其在颅内结核中的应用受限。

【影像学表现】

结核性脑膜炎常见于脑底部。早期 CT 平扫（图 6-3-1）可发现蛛网膜下腔密度增高，脑膜增厚，以脑底池和外侧裂池较为明显，表现为脑底池及侧裂池内高密度絮状沉积物填充，后期局部可见点状钙化，增强扫描增厚的脑膜呈线样强化。结核性脑膜炎 MRI（图 6-3-2）通常在 T_1WI 上呈等信号或稍高信号，T_2WI 呈等或稍低信号，低于脑脊液等或稍高于脑实质信号，脑膜明显增厚，颅底裂池较明显。同时因渗出物的堆积，MRI 平扫可见脑底池及侧裂池不对称增宽，或脑底池、侧裂池狭窄、闭塞。增强扫描脑膜显著增厚，主要累及脑底池及外侧裂池和纵裂池，呈线状、条带状或小结节状强化。病变后期脑膜可出现钙化，病灶在 T_1WI 和 T_2WI 上多呈稍低信号，但不如 CT 显示得清晰。此外，继发于结核性脑膜炎的常见改变还有交通性脑积水、脑梗死等（图 6-3-3）。发生脑梗死时，在脑实质内可见到斑点或斑片状异常信号，T_1WI 呈稍低信号，T_2WI 呈稍高信号，增强扫描无异常强化，脑梗死多由结核杆菌侵犯脑血管所致，多见于基底节

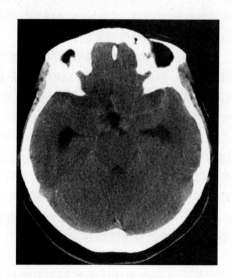

图 6-3-1　结核性脑膜炎

基底池、外侧裂池蛛网膜明显增厚，CT 平扫呈高于脑脊液密度的稍高密度

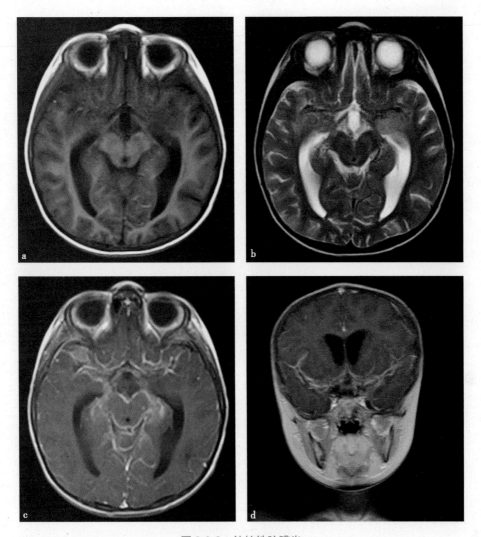

图 6-3-2　结核性脑膜炎

基底池、外侧裂池蛛网膜明显增厚，幕上脑室系统轻度扩大，T_1WI（a）呈等信号，T_2WI（b）呈稍低信号，增强扫描（c、d）增厚的脑膜呈多发线样强化。增厚脑膜邻近脑实质内可见稍低信号无强化水肿带

和内囊区。基底池蛛网膜的病灶可造成脑脊液循环障碍引起脑积水。

　　结核结节指直径在 3～5mm 之间的结节样病灶，结核结节通常多发，由于病灶大小的差异其影像学表现也不尽相同。直径较小的病灶多表现为实性结节，直径较大或干酪样坏死所占比例较大的病灶则常表现为规则的圆形、类圆形或不规则的环形病灶。CT 平扫（图 6-3-4）可无异常发现或仅表现为稍高密度病灶，增强扫描呈环形强化。MRI 表现（图 6-3-5）结核结节在 T_1WI 上呈等或略低信号，在 T_2WI 上呈等或略低信号，病灶的干酪样或液化样坏死中心呈低信号。

　　结核瘤指直径 >5mm 的结节或肿块样病灶，可单发也可多发，常为多个结核结节的融合，好发于大脑半球和小脑的皮层或皮层下区。CT 平扫病灶肉芽肿环呈等密度，病灶中央的干酪坏死物呈稍低密度，增强扫描病灶呈较明显环形强化，当病灶合并钙化时则呈稍高密度（图 6-3-6）。结核瘤在 MRI 上表现各异（图 6-3-7），其主要取决于病灶的病理变化及转归。病灶坏死部分在 T_1WI 上呈稍低信号，T_2WI 上呈高信号，肉芽肿部分在 T_1WI 上呈稍高信号，而在 T_2WI 上呈低信号，钙化在 T_1WI 与 T_2WI 上均呈低信号，包膜在 T_1WI 上呈等信号，在 T_2WI 上呈稍低或稍高信号。增强扫描病灶呈环状强化并伴壁结节，呈典型"环靶征"。陈旧期结核瘤病灶中央可有钙化，在 T_1WI 及 T_2WI 上多呈低信号，病灶周围可见宽窄不一的、不强化的水肿区。

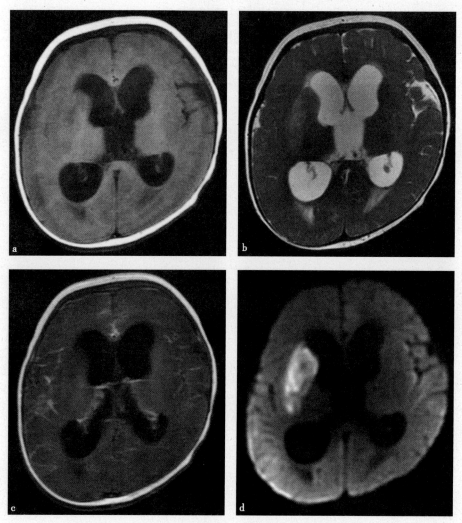

图 6-3-3 脑膜结核继发性脑积水和右侧基底节区脑梗死

第三脑室和双侧侧脑室扩大积水，右侧基底节区可见斑片状病灶，T₁WI（a）呈稍低信号，T₂WI
（b）呈稍高信号，增强扫描（c）右侧基底节区病灶未见异常强化，双侧额颞部可见多发沿脑沟
回分布的线样强化，DWI（d）呈明显高信号

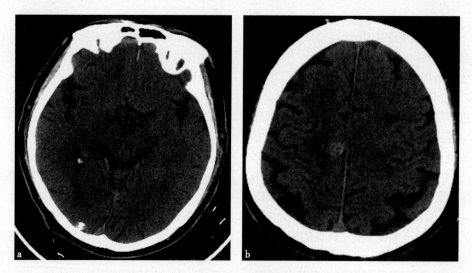

图 6-3-4 脑实质结核结节

右侧枕叶及右侧顶叶分别可见一结节样病灶，境界显示尚清晰，CT 平扫（a、b）呈稍高密度

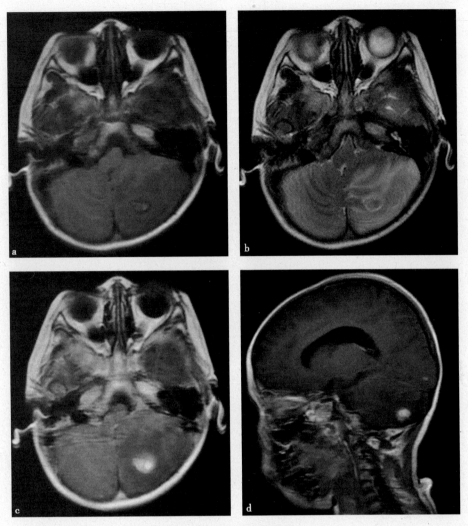

图 6-3-5 脑实质结核结节

左侧小脑半球可见结节样病灶，T₁WI(a)呈高低混杂信号，T₂WI(b)病灶中央区域呈低信号，
周边区域呈稍高信号，增强扫描(c、d)呈结节样强化

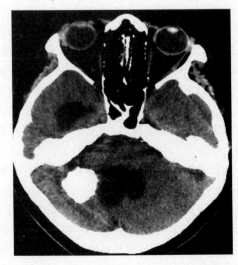

图 6-3-6 右侧小脑半球结核瘤并钙化
CT 平扫右侧小脑半球可见类圆形高密度病灶

结核性脑炎的病理基础是脑白质炎性反应性水肿和脱髓鞘改变。CT 平扫脑内可见结节样或片状低密度区，MRI 平扫病灶在 T₁WI 呈低或稍低信号，T₂WI 呈高或稍高信号，有占位效应，增强扫描病灶呈环状、结节状或不规则强化。结核性脑炎常伴随脑膜炎同时存在，增强扫描蛛网膜下腔、硬脑膜可见线样强化。

结核性脑脓肿 CT 上多呈低密度圆形或类圆形病灶，周围可见等密度或高密度环，增强扫描病灶常呈结节状或不规则的环状强化。结核性脑脓肿与直径较大的结核瘤的 CT 表现相似，二者难以鉴别。结核性脑脓肿（图 6-3-8）在 T₁WI 上病灶中央呈低信号，边缘脓肿壁呈等或稍高信号，T₂WI 上脓肿壁呈等或稍高信号，边缘可见线样低信号环绕，病灶周围可见大片状水肿影，DWI 序列上病灶

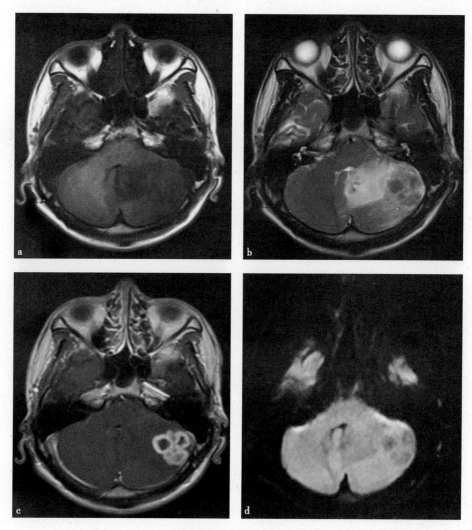

图6-3-7 脑实质结核瘤

左侧小脑半球可见不规则形病灶，T_1WI（a）呈等信号，T_2WI（b）病灶以低信号为主，周边区域可见稍长 T_1 稍长 T_2 水肿信号，增强扫描（c）呈花环样强化，DWI（d）病灶呈稍低信号

呈稍高信号，脓液的表观系数 ADC 值较低，增强扫描病灶呈明显环壁强化。

混合型颅内结核（图6-3-9）脑膜结核和脑实质结核在同一例患者中出现。有时可能有所侧重，或以脑膜病灶为主，或以脑实质病灶为主。

【诊断与鉴别诊断】

早期诊断颅内结核、及时治疗可改善患者预后，但是颅内结核病情进展迅速，致残率和致死率极高，为实现早期诊断需结合病史、临床症状和体征、影像学表现和脑脊液检查结果综合分析。颅内结核的诊断与鉴别诊断需要解决以下几个问题：第一，根据其影像学表现结合临床症状及实验室检查，确定颅内结核类型；第二，鉴别结核感染性病变与非感染性病变；第三，结核性脑膜炎与其他类型脑膜炎的鉴别。

1. 根据其影像学表现结合临床症状及实验室检查，确定颅内结核类型 颅内结核患者多有结核中毒症状，实验室检查脑脊液白细胞数（以单核细胞为主）和蛋白升高，糖、氯化物下降；抗酸杆菌染色检出结核杆菌等。颅内结核的临床表现及实验室检查仅能证明颅内有结核感染而并不能确定颅内结核感染的位置及类型，而其影像学诊断则能提供相关信息。

脑膜结核包括结核性脑膜炎、硬膜下或硬膜外结核性脓肿。结核性脑膜炎表现为脑基底池、外侧裂池脑膜增厚，增强扫描脑膜线样异常强化，可合并脑积水和局限性脑梗死。硬膜下脓肿呈新月形病灶，硬膜外脓肿呈双凸透镜形态的病灶。硬膜下或硬膜外结核性脓肿的脓腔 T_1WI 上呈低信号，T_2WI 呈高信号；脓肿壁在 T_1WI 及 T_2WI 呈等或略

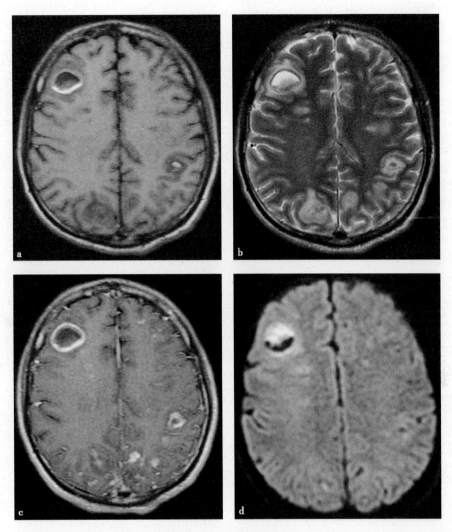

图 6-3-8　结核性脑脓肿

右侧额叶可见类圆形病灶，T₁WI（a）病灶中央区域呈低信号，周边可见环形稍高信号包膜，T₂WI（b）病灶中央区域呈高信号，周边包膜呈稍高信号，增强扫描（c）呈环形强化，DWI（d）病灶中央呈高信号

高信号，增强扫描病灶呈明显环形强化。

脑实质结核包括弥漫性粟粒型结核、结核结节、结核瘤、结核性脑炎及结核性脑脓肿。粟粒型结核病灶直径 <3mm，呈结节样，CT 增强扫描可见弥漫分布的结节样强化。结核结节病灶直径在 3～5mm 之间，CT 增强扫描可见病灶呈环形强化。结核瘤病灶直径 >5mm，可单发或多发，易发生钙化和干酪样坏死，CT 增强扫描病灶呈环形强化。而结核瘤在 MRI 上表现各异，其主要取决于病灶的病理变化，病灶坏死部分在 T₁WI 上呈稍低信号，T₂WI 上呈高信号，肉芽肿部分在 T₁WI 上呈稍高信号，在 T₂WI 上呈低信号，钙化部分显示不如 CT，结核瘤 T₂WI 上常呈低信号是其特征性表现之一，"环靶征"是其特征性表现。结核性脑炎 CT

平扫脑内可见不规则低密度区，增强扫描病灶不强化。MRI 上脑实质内可见不规则异常信号，T₁WI 呈低信号，T₂WI 呈高信号，有占位效应，增强扫描多数病灶不强化，有时可见脑回样或片状强化。结核性脑脓肿 CT 和 MRI 增强扫描病灶均呈较明显环形强化，但结核性脑脓液扩散受限，DWI 呈高信号，是其特征性表现。

2. 鉴别结核感染性病变与非感染性病变　脑结核瘤需与少突胶质细胞瘤、脑转移瘤鉴别。少突胶质细胞瘤的一般形态较不规则，常呈弥漫、浸润性生长，与正常脑组织分界不清，有较明显占位效应，瘤体常有囊性坏死和出血，瘤周伴有水肿。脑结核瘤的占位效应及瘤周水肿程度则明显轻于少突胶质细胞瘤。结核瘤 T₂WI 上呈低信号是其特征

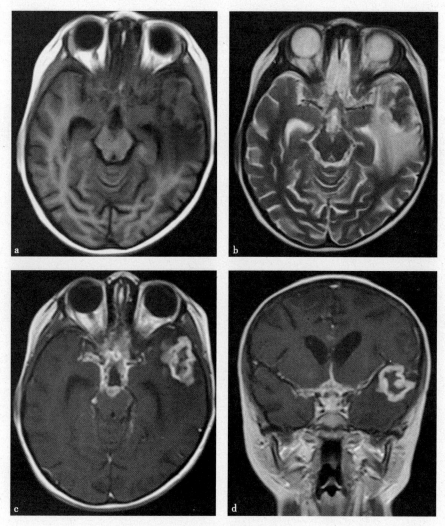

图 6-3-9 混合型颅内结核

左侧颞叶可见团块状结核瘤病灶，T_1WI（a）病灶呈等信号，T_2WI（b）呈低信号，增强扫描（c、d）左侧颞叶病灶呈环形强化，另于基底池及侧裂池见增厚并明显强化的脑膜组织

性表现之一，而少突胶质细胞瘤 T_2WI 多呈稍高信号；少突胶质细胞瘤增强扫描肿瘤常呈不规则强化或无明显强化，脑结核瘤病灶增强扫描呈明显环形强化，典型表现为"靶征"。结合相关病史，二者鉴别不难。脑转移瘤多有其他部位肿瘤病史，可找到原发病灶，而脑结核瘤多有其他部位结核病史，有结核中毒等症状。影像学上脑转移瘤多位于皮质、髓质交界区，常表现为多发病灶，病灶多表现为小瘤体、大水肿，增强扫描瘤体呈明显异常强化，部分转移瘤病灶呈环状强化且壁多不规则。而脑结核瘤多位于基底池附近，水肿程度较轻，T_2WI 多呈低信号，增强扫描呈较明显环形强化，表现为"靶征"。近年来磁共振新技术如 PWI 等可为转移瘤及结核瘤的鉴别提供了新方法，转移瘤多呈高灌注，rCBV 值高，而结核瘤内部多呈低灌注，rCBV

值低，周边的壁呈稍高灌注，结合常规 MRI 平扫及 PWI，二者鉴别不难。

结核性脑脓肿与化脓性脑脓肿鉴别。化脓性脑脓肿的脓腔大小不等，有的脓腔伴有子灶，其脓腔壁较薄且较均匀，如有厌氧菌感染时脓腔内可见气液面或气泡。而结核性脑脓肿的壁通常较厚且完整，深部结核性脑脓肿可侵及脑室，引起结核性脑室炎，表现为室管膜和脉络丛明显强化。结核性脑脓肿常合并脑结核瘤，此时可见脑膜强化、脑底池结节、小环状强化、脑池扩大等表现，化脓性脑脓肿多无此表现，二者易于区别。结核性脑脓肿的 ADC 值高于化脓性脑脓肿的 ADC 值，并且化脓性脑脓肿 ^{1}H-MRS 可出现氨基酸、脂质及乳酸峰，有时也会出现醋酸和琥珀酸峰，而结核性脑脓肿 ^{1}H-MRS 则仅出现脂质峰、乳酸峰，但没有氨基酸

峰，二者以资鉴别。

3. 结核性脑膜炎与其他类型脑膜炎的鉴别
主要累及脑膜的结核性脑膜炎需与化脓性脑膜炎、真菌性脑膜炎、病毒性脑膜炎相鉴别。化脓性脑膜炎由化脓性细菌引起，炎性渗出物覆盖于脑膜上，基底池受侵较结核性脑膜炎少见，病灶钙化也少见，增强扫描可见脑膜线样或脑回样异常强化。结核性脑膜炎则常易累及颅底软脑膜、脑底池等，脑膜增厚并可伴有钙化，增强扫描可见脑底池系统的脑膜不同程度增厚并线样或结节样异常强化。真菌性脑膜炎除累及脑底池系统外，也常累及脑表面的软脑膜，真菌感染所致的软脑膜强化可以表现为脑膜光滑或增厚，结节状、不规则状，连续长段的，不清楚、不对称性强化，位置较深；与真菌性脑膜炎比较，一般结核性脑膜炎的脑积水出现得早、程度重。病毒性脑膜炎多具有自限性，病变常累及大脑表面的软脑膜，增强扫描可见沿脑沟池分布的线样强化，典型者多位于大脑表面、半球之间和侧裂处。但明确诊断还需结合实验室及组织细胞学检查。

【临床研究现状】

结核病是一种由结核杆菌感染引起的以肉芽肿为主要病理特征的慢性传染性疾病，颅内结核的预后取决于早期诊断、及时合理的规范化治疗，同时与患者年龄、病情严重程度等因素有关，因此，要运用多技术及早对疾病进行诊断。脑结核瘤临床表现复杂，误诊率高，尽管常规影像学上脑结核瘤有一些特征性的表现，但个别胶质瘤、脑转移瘤和脑囊尾蚴病等也会表现出类似的特征。给临床医生的正确诊断与治疗带来很大困扰。近年发展起来的功能磁共振成像新技术如 ^{1}H-MRS、DWI 和PWI，可分别从生理代谢、微环境水分子扩散情况及血流动力学等方面反映正常组织与病变组织的特点，有助于脑结核诊断与鉴别诊断。现以需要解决的临床问题热点，结合目前的各种影像学检查方法尤其是 MRI 新技术，对本病的诊断及治疗进行概述。

1. 氢质子波谱成像 ^{1}H-MRS 作为无创性的影像检查，能反映病变组织生理代谢情况，可为颅内结核性病变的诊断提供代谢信息，其波谱表现有一定的特点，是常规检查的有益补充。颅内结核的特点是 ^{1}H-MRS 出现明显升高的脂质峰，结核瘤液化坏死可以产生脂质峰，其脂质峰的出现与结核杆菌中大量脂质的出现以及灰质和白质分解产物的出现有关。固体干酪样变也可以产生脂质峰，固体

干酪样坏死的脂质信号与富含脂质的巨噬细胞浸润有关，导致 Lip 峰升高。NAA、Cr、Cho、mI 典型降低或几乎不存在。因此，常规 MRI 诊断困难的脑占位性病变，^{1}H-MRS 检发现病灶内 Lip 峰升高伴 NAA、Cr、Cho、mI 等代谢物降低或几乎不存在，则提示脑结核瘤的可能性大。

2. 磁共振弥散成像在颅内结核中的应用 DWI是目前唯一能检测活体组织内水分子扩散运动的无创性方法，它对人体的研究深入到更微观的水平。结核性脑脓肿内部 T_2WI 中央呈高信号，DWI中央呈高信号。结核瘤伴中央单纯性液化 T_2WI 中央区呈高信号，DWI 呈低信号。结核瘤伴中央干酪样坏死 T_2WI 中央呈低信号，DWI 中央呈稍低信号，这可能是固体干酪样变性和病灶纤维化的结果。DWI 用于评价颅内结核瘤的研究目前比较少见。Gupta 等认为 DWI 序列有助于鉴别结核病与囊尾蚴肉芽肿，活动期和蜕变死亡期囊尾蚴病变中心的表观扩散系数（ADC）值明显高于结核瘤和结核脓肿。坏死性肿瘤扩散增加，在 DWI 上呈低信号，研究报道，结核脓肿的 ADC 值是（0.21～0.95）×10^{-3}mm^2/s，明显低于文献报道的肿瘤坏死区。

3. 磁共振灌注成像在颅内结核中的应用
PWI 是近年发展起来的无创地评价组织血流灌注状态的新技术。PWI 已经被用于证实胶质瘤和结核瘤的血管再生，但在脑结核瘤方面的研究报道较少。PWI 作为评价结核瘤的辅助工具，它在显示病灶特征和诊断方面是非常实用的。结节状强化病灶代表非干酪样坏死结核瘤，环形强化病灶代表中央干酪样坏死结核瘤。结核瘤环形强化和结节状强化病灶灌注特点不同，结节状强化病灶呈稍高灌注，病灶内 rCBV 值升高，这与高级别胶质瘤相似，而结节状强化结核瘤病灶周围水肿 rCBV 值低，高级别胶质瘤病灶周围水肿 rCBV 值高，因此，病灶周围的 rCBV 值可以用来鉴别结核瘤和高级别胶质瘤。Batra 研究结核瘤病灶中央的平均 rCBV 值是 0.33±0.30，表明病灶是低灌注的。但周围壁为高灌注，病灶周围的水肿则呈低灌注，平均 rCBV是 0.90±0.49。许多研究发现，PWI 有助于鉴别肿瘤与感染病灶。与结核瘤相比，其他颅内感染性病变 rCBV 值更低。Sankhe 等研究发现弓形虫病病变都是低灌注的，rCBV 比率为 0.44±0.24。

4. 磁化转移技术 磁化转移技术是通过物理方法增加图像的对比度，也是一种可以量化的方法，其量化参数为磁化传递率（magnetization transfer ratio，MTR）。通过计算自由水和结合水之间的磁

化交换能力，MTR 可间接反映大分子密度。某些疾病早期，常规 MRI 平扫尚未出现改变，如果病变组织和正常组织间的蛋白及结合水含量出现差别，此时利用 MT 技术则有助于发现病变。Saxena 等比较了 MT 的 T₁WI 与常规 FLAIR 对脑结核瘤病灶显示数目的差别，发现 MT 的 T₁WI 上检出的病变数和清晰度均高于 FLAIR 序列。MT 常用指标是磁化转移率（MTR），可间接甚至半定量反映组织中大分子蛋白的含量变换。Gupta 等认为增强 MT 能更好地检出颅内结核疾病，而 MTR 则可鉴别颅内结核与结核表现类似的感染性病变。Pui 等利用 MT 技术发现结核瘤中心未强化部分的 MTR 显著高于高级别神经胶质瘤，且高于低级别胶质瘤囊变部分及脓肿，但这种差异并不明显。

5. 磁共振新技术指导颅内结核治疗及疗效评估　MRI 新技术对颅内结核瘤的诊断及指导治疗可发挥重要作用。有学者利用 ¹H-MRS 对颅内结核瘤进行研究，发现其不仅能对颅内结核瘤进行诊断，亦可对结核瘤病灶的浸润深度进行术前评估，他们选取在病灶实质、灶周 10mm、灶周 20mm 和对侧正常区选取感兴趣区，发现灶周 10mm 的 Cho/Cr、NAA/Cr、（Lip+Lac）/Cr 与对侧正常区有显著差异而与病灶实质无差异，灶周 10mm 区域在 MRI 平扫和增强扫描均未见异常改变；术后病理证实此边缘带受到了侵犯。这不仅为脑结核瘤的诊断提供了新的方法，也可以在术前更准确地确定病灶范围，有助于制定手术方案。Haris 等利用灌注参数评价脑结核瘤治疗效果。研究表明 K_trans 和 Ve 与水肿体积显著相关，认为脑结核瘤 K_trans 和水肿体积的变化与治疗疗效有关，这意味着灌注参数可以评价脑结核瘤的治疗效果。Gupta 等发现 rCBV 可以反映脑结核瘤的血管再生状况，并有助于预测脑结核瘤的治疗反应。

临床常采取以有效抗结核药物为主的综合措施治疗颅内结核，以提高治愈率，降低病死率，减少后遗症的发生。与肺结核相同，颅内结核的化疗原则是早期、规律、全程、联合及适量 MRI 是否可以作为无创评价颅内结核疗效是关注热点。Santy 等将 ¹H-MRS 用于经过积极抗结核药物治疗后的脑结核瘤患儿，行 MRI 和 ¹H-MRS 检查，发现结核瘤病灶较前缩小了 50% 以上，Lip 峰明显降低。Haris 等使用常规 MRI 及灌注成像动态观察评价脑结核瘤患者的治疗反应，发现联合使用灌注渗透系数 K_trans 值和水肿体积测量，可准确预测抗结核治疗效果。Kaminogo 等应用 DWI 动态观察脑结核瘤，认为治疗后 DWI 高信号范围缩小及信号强度减低代表抗结核治疗有效。脑膜强化强度降低是结核性脑膜炎患者治疗效果积极的反应。最近有结核性脑膜炎的 DTI 研究发现 FA 与促炎症细胞因子（PMs）呈显著正相关，认为 DTI 可以用来评价结核性脑膜炎的疗效。

6. 结核性血管炎影像学诊断　结核性血管炎作为颅内结核的一种类型已成为当前影像学对颅内结核研究的新焦点之一，CTA 在显示颅内血管（尤其颅内细小血管）改变方面优于 MRA。所以，对颅内结核进行 MSCT（包括 CTA）的研究，以及 CT 扫描技术与诊断之间关联性的研究是十分必要的。

CT 双期增强扫描既可在动脉期通过 CTA 图像评价血管病理改变，又能借助延期图像早期发现结核性脑膜炎和颅内结核瘤，为临床治疗提供帮助，可以显著改善颅内结核患者的预后。如能将此扫描方式列为颅内结核的规范扫描程序，可进一步提高颅内结核影像诊断的准确率。

（李宏军　王　俭）

第四节　真菌感染

中枢神经系统真菌感染属于罕见病，主要见于热带地区。真菌大致可分为菌丝、酵母菌、双相真菌。临床常见侵袭性真菌侵入中枢神经系统，如曲霉菌和毛霉菌，属于菌丝，是包含大量分支菌丝的真菌生长型。隐球菌和念珠菌是属于酵母菌。其他真菌，如组织胞浆菌、球孢子菌属和副球孢子菌，属于双相型真菌。中枢神经系统真菌感染主要发生在免疫功能低下的患者，特别 HIV 感染和实体器官移植后使用免疫抑制剂的患者，在发展中国家，侵袭性真菌是 AIDS 患者发病率及病死率升高的原因。但是在普通人群中，中枢神经系统真菌感染更常见于长期糖尿病患者。较小真菌（如白色念珠菌和隐球菌）可以进入脑膜微循环，引起脑膜炎及蛛网膜下腔种植，也可表现为脑实质病变伴有肉芽肿或脓肿形成。体积较大真菌（如曲霉菌、毛霉菌）不能进入脑膜微循环，通常引起脑实质疾病，累及血管者可以导致血栓性血管炎和真菌性动脉瘤，继发脑脓肿、脑梗死等。大多数人在免疫功能低下时才发生真菌感染，由于缺乏免疫细胞反应，因此影像学表现往往是非特异性的。这些患者大多表现为慢性脑膜炎、急性脑膜脑炎、脑脓肿、脑卒中。正确诊断真菌感染要结合影像学表现、临床以及脑脊液检查结果。几乎所有的真菌可以引起脑炎，以隐球菌、曲霉菌、毛霉菌病常见，而念珠菌病比较少见。其他真菌感染（如芽生菌病、球孢子菌病、组织胞浆菌病），一般不见于热带地区。

【临床与病理】

曲霉菌病（aspergillosis）由曲霉菌感染所致。曲霉菌毒力低，是一种深部条件性致病真菌，临床最常见曲霉菌感染发生在肺部和副鼻窦，颅内感染少见。而颅脑曲霉菌病常见于免疫功能低下的人群。曲霉菌可以通过手术或外伤的伤口直接感染，也可由肺部通过血行播散侵入脑和脑膜，还可以经耳、眼眶以及副鼻窦直接蔓延到脑部。患者首发症状是头痛，可出现发热，当脑实质受损时可出现偏瘫失语等症状。曲霉菌感染颅内组织时常可引起脑脓肿、肉芽肿、脑出血、脑膜炎、脑炎、脑梗死等多种类型的病理改变。曲霉菌菌丝可以阻塞大或中等血管，从而可导致血栓形成和脑梗死，当曲霉菌继续侵犯血管，可出现真菌性动脉瘤和脑出血。病灶周边炎性反应较轻，是由于慢性病灶纤维组织增生，并且有炎症细胞浸润，以淋巴细胞和单核细胞浸润为主。

毛霉菌病（mucormycosis）又称接合菌病（zygomycosis），主要由毛霉菌、总状毛霉、分支梨头霉、少根根霉、米根霉等所引起的深部真菌病。毛霉菌是条件致病菌，好发于免疫力低下、免疫功能不全和糖尿病患者。鼻脑型毛霉菌病是毛霉菌感染最常见类型，70%发生在糖尿病患者，其中约66%表现为鼻脑型。若糖尿病患者出现鼻窦炎、面部或眼痛者，首先考虑本病。鼻脑型毛霉菌病因侵犯部位不同临床表现各异。患者可有头面部疼痛、眶尖综合征、颅内压增高和脑膜刺激征等，侵犯脑血管，可有脑梗死，患者多由昏睡发展为昏迷，在7～10天内死亡。致病菌由鼻部入侵，筛窦最易受累，病变可通过静脉延伸至眼眶、鼻、海绵窦和脑实质。病变延伸至眼眶患者出现邻近的内直肌增粗并向外移位和眼球突出等表现。毛霉菌病累及脑实质主要引起肉芽肿、脑炎、脑脓肿、脑梗死等病理改变。孤立的脑毛霉菌病与静脉吸食毒品的相关性很高，通过静脉注射感染者，病灶易出现于脑深部，并且仅出现脑部病变。

念珠菌病（candidiasis）是由白色念珠菌引起的原发性或继发性感染性疾病，一般只局限于皮肤、甲、黏膜和胃肠道，而系统性感染较为少见。念珠菌是低毒力真菌，脑真菌病约有一半是由念珠菌所致，其病原菌主要来源于肺和消化道，通过血行播散到达中枢神经系统。病灶多累及顶枕叶，也可累及小脑。念珠菌病的临床表现主要是头痛，多无明显特异性。念珠菌脑血管损害可出现脑梗死，多见于基底神经节区。念珠菌引起的中枢神经系统感染主要改变是局限性小脓肿。其典型表现为大脑中动脉供血区多发散在微脓肿及出血性梗死。随着病变的进展，可出现较大脓肿、非干酪性肉芽肿及脑膜炎、血管等并发症。念珠菌脑病常见并发症是眼内炎，免疫功能低下的患者，出现颅脑影像异常改变并有神经精神症状和眼内炎，高度提示脑内念珠菌感染。若患者有念珠菌血症，并颅内出现微小脓肿，可高度提示颅内念珠菌脑病。

放线菌病是一种感染性疾病，进展缓慢，呈渐进性、化脓性、肉芽肿性，一般可形成多发脓肿和窦道，是由放线菌为"导向性细菌"的多种致病菌混合感染所致的。主要发生在头颈部，其次是腹部、肺部和其他部位。颅内放线菌病主要是由于拔牙、龋齿、扁桃体炎、腭部感染等（颈面部放线菌病）未经治疗或治疗不及时而播散至颅腔内所致。放线菌是人体黏膜的机会性致病共生菌，大多是健康人口腔中的常存菌，也可出现在健康人消化道、呼吸道和生殖道。根据病原菌来源，脑放线菌病分两型，一型为脑脓肿，另一型是脑膜炎或脑膜脑炎，其他还可表现为肉芽肿、硬膜下积脓、硬膜外脓肿。主要临床表现是原发灶感染症状，如发热、局部皮温升高，头痛、视乳头水肿、呕吐等。放线菌病可形成炎性肉芽组织，后破溃形成急性脓肿或慢性多发性脓肿并伴结缔组织增生。脑放线菌病可分为急性脑炎期、化脓期和包膜形成期。急性脑炎期：炎症好发在脑白质，主要表现为白质的水肿、点状出血及小软化灶形成。化脓期和包膜形成期：随着坏死液化区不断扩大，病变可相互融合形成脓腔，部分脓腔内可见分隔，周围可见炎性肉芽组织及胶质增生，病灶周围水肿逐渐减轻。病变进一步形成脓肿壁，壁的内层是炎症细胞带，中层是肉芽和纤维组织，外侧为神经胶质。在感染的组织、脓肿及窦道的流出物内可见特异性颗粒（硫磺颗粒），对放线菌病有诊断价值。

【影像学检查方法】

中枢神经系统真菌感染影像学检查以MRI为主。虽然影像学表现往往是非特异性的，但特征性的影像学表现有助于完善诊断。MRI显示脑膜炎、脓肿、脑室炎及脑梗死均更为敏感。除常规序列平扫和增强扫描外，还有DWI、MRS、PWI等新技术，有助于中枢神经系统感染诊断与鉴别诊断。CT多为首选影像学检查方法，广泛用于颅内病变的筛查,对于显示微小钙化及骨质破坏方面有优势,CTP 可显示脑组织和病变血供,CTA 显示病变区域血管情况。真菌(主要是曲霉菌属和毛霉菌)感染可导致脑膜血管炎、血栓、局灶性动脉扩张、动脉瘤和脑梗死。DSA 可以直观显示血管病变,但近年来,DSA 几乎被 MRA 或 CTA 所取代。

【影像学表现】

曲霉菌脑膜脑炎 CT 平扫呈低密度,增强扫描病灶中等度强化,当有脓肿和肉芽肿形成时呈环状强化,脓肿大多位于脑实质内,可单发或多发;病灶范围大,周围水肿明显,但患者的体征不明显。病灶增强扫描呈花边样强化,有一定特点。曲霉菌脑膜脑炎的 MRI 表现为 T₁WI 上稍低信号,T₂WI 为稍高信号,增强扫描病灶内可见多发线样强化,但其影像学表现没有特异性。曲霉菌病侵犯脑实质表现为单发脓肿时(图 6-4-1),在 T₁WI 上呈低信号,T₂WI 上呈典型的靶征,即中央呈高信号,外围为低信号。增强扫描病灶呈薄壁环形强化。在 DWI 上病灶表现为典型的环形,病灶中心为低信号,周边呈高信号。部分曲霉菌病灶在 T₂WI 上脓肿壁与中央坏死区之间可见环状不规则的低信号,提示曲霉菌的繁殖处于活跃阶段,低信号是由于曲霉菌生长所必需的铁质形成的影像学表现,对颅内曲霉菌感染的诊断有一定帮助。增强扫描曲霉菌感染的脓肿病灶呈不规则、不连续环状强化,即"开环"征。曲霉菌病表现为多发性脑脓肿时(图 6-4-2),MRI 呈蜂窝状且信号多混杂,大多在 T₁WI 上呈低信号,T₂WI 呈稍高信号,增强扫描呈葡萄状强化,侵犯脑膜时,脑膜呈不均匀性、弥漫性增厚并伴有脑膜异常强化。由于曲霉菌侵犯血管内膜时,容易

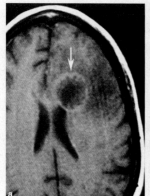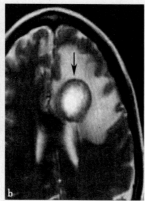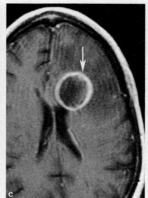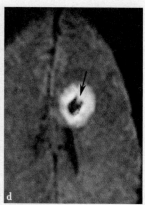

图 6-4-1 曲霉菌单发脓肿

左侧额叶可见一类圆形病灶,T₁WI(a)病灶内部呈稍低信号,边缘呈稍高信号,T₂WI(b)病灶内部呈稍高信号,边缘呈稍低信号,周围可见大片状水肿,增强扫描(c)病灶呈环形强化,DWI(d)病灶内部呈低信号,周边呈高信号

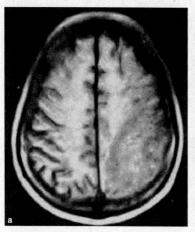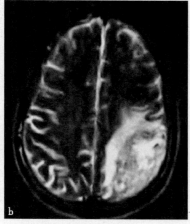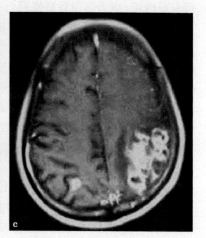

图 6-4-2 曲霉菌病

双侧顶叶可见不规则形病灶,T₁WI(a)以稍低信号为主的混杂信号,T₂WI(b)以稍高信号为主的混杂信号,增强扫描(c)左顶叶病灶呈葡萄状强化,右侧顶叶病灶呈结节样强化

引起动脉炎继发血栓和脑梗死,若继续侵犯血管,可有真菌性动脉瘤和脑出血。脑梗死多位于大脑前、中动脉分布区,多见于缺血性脑梗死,也可见于出血性脑梗死。

毛霉菌性鼻窦炎多侵袭性破坏上颌窦内侧壁,其次为上颌窦上壁,较少出现广泛性骨壁破坏(图6-4-3)。毛霉菌病的脑实质受累可见肉芽肿、脑炎、脑脓肿、脑梗死等相应表现。病灶侵及血管导致脉管炎继发脑梗死或出血灶,梗死多发生于额叶及颞叶,尤以海绵窦外侧的脑实质受累最为常见。CT平扫表现为低密度,伴有出血时为高密度,增强扫描无异常强化。形成肉芽肿时,CT平扫表现为单发或多发的结节状稍高密度灶,增强扫描呈

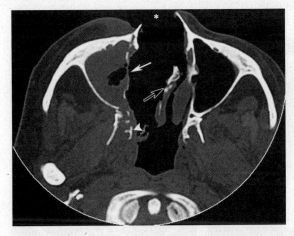

图6-4-3 右眼毛霉菌病侵及脑实质
CT平扫骨窗显示鼻骨(*)、鼻中隔(→)、右上颌窦内侧壁(→)及右侧翼板(▲)骨质破坏

轻度不均匀强化,病灶周围有水肿带环绕。肉芽肿(图6-4-4)MRI一般表现为T_2WI等或稍高信号,周围可见低信号环绕,T_1WI呈等、稍低信号结节样病灶,水肿范围较为局限,增强扫描呈不均匀环形强化。由于毛霉菌病可引起干酪性栓塞,从而形成真菌性脓肿,典型脑脓肿增强扫描呈环形强化,DWI早期脑梗死及脓肿均表现为高信号。毛霉菌感染引起的脑梗死常表现为T_1WI稍低信号,T_2WI表现为稍高信号,增强扫描强化不明显,若合并出血,则有相应的表现。DSA(图6-4-5a)检查可显示血管闭塞,毛霉菌含有菌丝,容易在动脉内膜下层繁殖,而引起动脉血栓和继发脑梗死。CTA和MRA(图6-4-5b)可显示血管闭塞情况。^{18}F-FDG PET/CT显示鼻脑型毛霉菌病的病灶处有不规则放射性的药物吸收,表现为高代谢病灶。

念珠菌脑脓肿和肉芽肿好发于皮质髓质交界区、基底节或小脑,脑内多发小脓肿CT主要表现为分布于大脑中动脉支配区的小斑片状低密度,增强扫描呈小厚壁环形强化,一般微小脓肿直径小于3mm。多发微小脓肿(图6-4-6)MR表现为T_1WI上稍低信号,T_2WI上稍高信号,DWI上高信号,增强扫描呈小环状强化。累及脑膜时表现为大脑凸面和基底池脑膜的异常强化,并可见脑积水表现。当基底池闭塞或变形出现交通性脑积水,若由于室管膜炎,继发第四脑室或部分第三脑室或侧脑室狭窄,可见梗阻性脑积水。念珠菌侵犯血管内膜,从而引起动脉炎,可继发血栓形成和脑梗死。

放线菌病在脑内的主要表现是放线菌脑炎和脑脓肿。根据分期分为急性脑炎期、化脓期和包膜

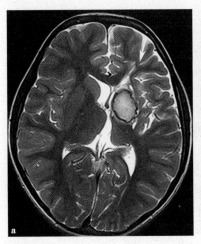
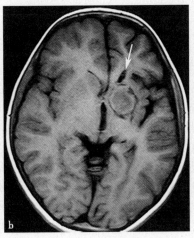
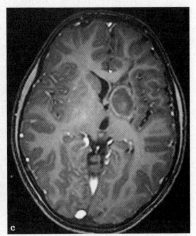

图6-4-4 毛霉菌病
左侧基底节区病灶并内部液化,T_2WI(a)表现为稍高信号,周围可见不规则低信号环,T_1WI(b)呈稍低信号,增强扫描(c)内部呈轻度环形强化

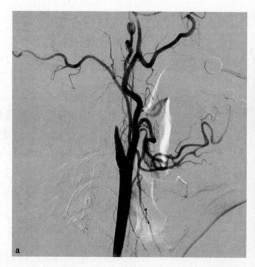
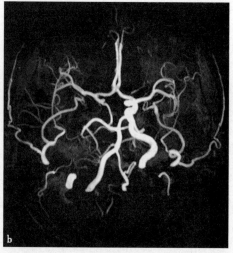

图 6-4-5 毛霉菌病
DSA（a）和 MRA（b）显示颈内动脉（ICA）近端闭塞

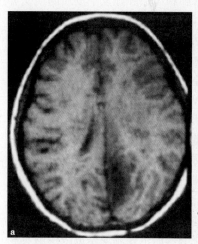
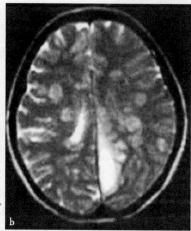
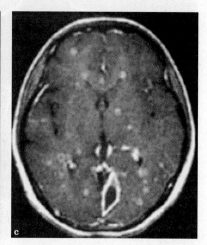

图 6-4-6 念珠菌脓肿
脑灰白质内可见弥漫分布的类圆形病灶，T₁WI（a）呈稍低信号，T₂WI（b）呈稍高信号，周围可见"晕征"，后纵裂池脓肿形成。增强扫描（c）病灶呈小环形强化，后纵裂池脓肿壁呈明显环形强化

形成期。急性脑炎期：病变好发在白质区，CT 平扫表现为边界不清的斑片状低密度影，也可出现不均匀性混杂密度区，增强扫描可见线样强化或无异常强化。早期病变范围小，晚期病变范围扩大，T₁WI 呈稍低信号，T₂WI 呈稍高信号，占位效应和水肿明显。化脓期和包膜形成期：CT 平扫脓肿壁为等密度，其内可见低密度脓液，水肿逐渐减退。化脓期脓肿壁轻度强化，包膜形成期脓肿壁呈明显异常强化，脓肿内壁光滑、均匀。MRI（图 6-4-7）平扫 T₁WI 脓液和水肿呈稍低信号，脓肿壁呈等信号；T₂WI 脓液和周围水肿呈高信号，脓肿壁呈等或低信号，增强扫描，脓液无强化，脓肿壁呈明显异常强化。DWI 脓液呈明显高信号。

【诊断与鉴别诊断】

颅内真菌性感染的诊断与鉴别诊断需要解决以下几个层次的问题：第一，根据影像特点及临床表现，初步判断感染类型；第二，鉴别真菌感染与其他颅内疾病的鉴别；第三，不同种类的病原体所致的真菌感染之间的相互鉴别。

1. 根据影像特点及临床表现，初步判断真菌感染类型　虽然中枢神经系统真菌感染的影像学表现缺乏特异性，但各种真菌中枢神经系统的感染具有一定影像学特点，并与临床表现相关。中枢神经系统真菌感染更常发生在免疫功能低下或过度劳累的宿主。小的单细胞生物，如念珠菌和隐球菌常引起脑膜炎。毛霉菌和曲霉菌引起鼻窦病变，从

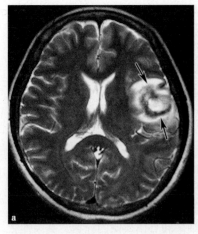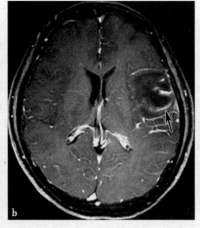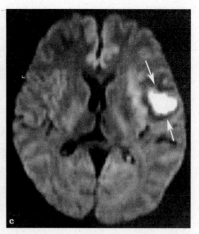

图 6-4-7 左侧额叶放线菌脑脓肿

左侧额叶可见不规则形病灶，T₂WI（a）呈稍高信号，周边可见环形低信号，增强扫描（b）显示脓液无强化，脓肿壁可见线样强化，DWI（c）显示脓液呈明显高信号

而继发中枢神经系统受累。大的菌丝生物，如曲霉菌累及脑实质和脑血管结构，可以引起脑炎、脓肿、血管炎及动脉瘤。双相型真菌，如球孢子菌病可引起脑膜或脑实质感染。真菌感染有相应的影像学特征，并且还有其他新技术（如 MRS、PWI 等）有助于诊断及鉴别。

中枢神经系统曲霉菌感染好发于免疫力低下患者，病灶范围大，周围水肿较明显，但体征不明显；一般有其他部位曲霉菌病感染史；曲霉菌病脑膜脑炎增强扫描病灶内可见多发线样强化，肉芽肿形成增强扫描 CT 和 MRI 均表现为结节或环形强化，单发脓肿 MR 平扫及 DWI 序列上呈典型的靶征，增强扫描部分病灶表现为特征性"开环征"，脓肿壁呈薄壁强化；多发脓肿呈葡萄状强化。

中枢神经系统毛霉菌感染常发生于免疫力低下或免疫功能损害的患者；致病菌是从鼻部侵入，通过鼻窦再侵入眼眶组织，其后可侵犯颅内血管和脑组织；通常鼻窦及脑实质内同时存在病灶，好发于额叶，影像学表现为鼻腔、鼻窦软组织影，眶壁或窦壁骨质破坏，额叶梗死或脑实质内病变。若糖尿病患者中如发现鼻窦炎、面部或眼痛者，首先应考虑本病。

念珠菌病在中枢神经系统的典型表现是多发微小脓肿和脑膜炎，脓肿直径多小于 3mm，好发于皮质髓质交界区、基底神经节和小脑。CT 平扫为多发小斑片状低密度，增强扫描呈环形强化。MR平扫 T₁WI 呈稍低信号，T₂WI 呈稍高信号，增强扫描呈小环形强化，多发小脓肿在 DWI 序列上呈多发小结节高信号，伴有脑膜炎可见大脑凸面和基底

池脑膜的异常强化，可伴有脑积水，PWI 序列病灶内部低灌注，rCBV 减少。

中枢神经系统放线菌病，有脑外放线菌病的病史，脑脓肿比脑膜炎常见，多发生于幕上脑实质深部近中线区；CT 平扫呈等或低密度的脓肿壁和低密度脓液；MRI 上脓液 T₁WI 上多呈低信号，T₂WI上可呈稍高信号，脓肿壁在 T₂WI 上呈等或稍低信号，DWI 序列脓液呈明显高信号；病灶周围水肿范围较大，有较明显占位，增强扫描脓肿壁呈明显强化；脓液内可见硫磺颗粒或粗面粉样特征性改变。

2. 鉴别真菌感染与其他颅内疾病

（1）真菌性脑膜炎需要与结核性脑膜炎、细菌性脑膜炎和病毒性脑膜炎相鉴别：结核性脑膜炎主要累及的是脑底池脑膜，增强扫描脑底池系统呈明显的线样或结节样强化；而真菌性脑膜炎除了累及脑底池系统外，也常累及脑表面的软脑膜，软脑膜增强表现为光滑或增厚，结节状和不规则形，范围较大甚至延伸到沟底；病毒性和细菌性脑膜炎往往呈平滑、线性强化，多被描述在免疫功能正常的真菌性脑膜炎患者；当真菌性脑膜炎和病毒性脑膜炎实质受累及时，其好发部位不同，病毒性脑膜脑炎好发于额颞叶皮层区，真菌性脑膜炎病变多见于血管周围间隙的脑实质。四种类型脑膜炎影像学表现相似，明确诊断需要结合 CSF 和实验室检查。

（2）真菌性脓肿与细菌性脓肿进行鉴别：真菌性脓肿有从脓肿壁指向脓腔的突起，可能是真菌菌丝突入脓腔可能，是真菌性脓肿较为特征的表现。真菌脓肿可能含有脂类、乳酸、丙氨酸，醋酸、琥珀酸、胆碱可直观地在 MR 波谱中显示。真菌感染

的典型特征是真菌细胞壁有双糖海藻糖（3.6ppm），在3.6～3.8ppm处可见多个峰。细菌性脓肿常为单发，多位于基底节区，脓肿壁较均匀，多为连续环形强化，结合临床表现、血常规及脑脊液检查有助于鉴别。

（3）曲霉菌病与弓形虫脑病进行鉴别诊断：弓形虫脑病的病灶较广泛，典型的影像学表现是"同心靶征"或"偏心靶征"，病灶常有较重周围水肿。曲霉菌病增强扫描多表现为"开环征"的薄壁强化，水肿范围较局限，可以与弓形虫脑病鉴别。

（4）毛霉菌性鼻窦炎与鼻窦恶性肿瘤进行鉴别诊断：鼻窦恶性肿瘤早期会出现周围浸润、侵犯及占位效应；肿块易侵犯周围结构及发生远处转移，出现窦腔的周围脂肪间隙消失，肿块多局限于窦腔内；窦腔骨壁多发生广泛性溶骨性的骨质破坏，但没有明显的骨质增生；而毛霉菌性鼻窦炎多为局限性骨质破坏，大多伴有骨质增生，窦腔形态改变不大，并且毛霉菌性鼻窦炎常伴发颅内病变。

（5）念珠菌脑病、放线菌脑病、脑囊虫病、脑内化脓性脓肿及转移瘤进行鉴别：脑囊虫病常好发于脑皮质内，其特征性影像学表现是在T_2WI上可见呈低信号的偏心性头节，念珠菌脓肿好发于皮质髓质交界区、基底神经节和小脑，脓肿多为直径小于3mm的微小脓肿，其内未见头节影。放线菌脑病脓肿主要是脓肿壁的强化，且内壁光滑，在脓液中找到硫磺颗粒；细菌性脓肿常好发于基底节区，多为单发，脓肿壁多厚薄均匀，脓肿内壁光整，呈连续环形强化；转移瘤平扫时形态、密度及信号表现各异，主要原因是不同来源的原发肿瘤，增强扫描多呈内壁不光滑的环形强化并可见附壁结节，瘤周多有明显的水肿，并且转移瘤多有相应的原发病史，鉴别不难。

3. 不同种类的病原体所致的真菌感染之间的相互鉴别

（1）念珠菌脑病与曲霉菌脓肿进行鉴别：念珠菌病好发于皮质髓质交界区、基底神经节和小脑，常表现为多发且直径小于3mm的微小脓肿，病灶周围无明显水肿，曲霉菌脓肿通常是多发的，常位于灰白质交界区，曲霉菌脓肿也可累及深部灰质，单发曲霉菌脓肿常表现为"开环征"，薄壁强化，而多发脓肿呈葡萄状强化，二者有助于鉴别。

（2）曲霉菌病肉芽肿与隐球菌瘤进行鉴别诊断：单发曲霉菌脓肿与隐球菌瘤二者强化均表现为环形强化；曲霉菌脓肿一般有其他部位曲霉菌病感染史，典型表现为"开环征"，薄壁强化。而隐球菌瘤，

多位于基底节和脑池周围，局限于血管周围间隙区，可发展形成胶状假囊，分布较局限，水肿范围较局限，很少合并钙化，病灶常聚集成堆，但彼此之间不融合，形成"串珠征"或"葡萄征"，二者表现不同。

【临床研究现状】

颅内真菌感染在颅内感染性疾病中少见，近年来，随AIDS等免疫缺陷性疾病的流行，发病率呈逐年上升趋势。真菌性感染的准确诊断对制定治疗方案和改善预后有重要价值，影像学检查可发挥重要作用。

1. 影像学新技术在真菌感染诊断中的应用

^{1}H-MRS可显示细菌和真菌代谢的证据。真菌性脓肿有从脓肿壁指向腔内的突起，可能是真菌菌丝突入脓腔，为真菌性脓肿的特征。此突起在DWI图像上呈高信号，而病灶中央呈低信号，而细菌性脓肿和结核性脓肿在DWI上表现为脓液扩散受限与前者不同。^{1}H-MRS可显示真菌脓肿内的脂类、乳酸、丙氨酸，醋酸，琥珀酸、胆碱，其典型特征是真菌胞壁含双糖海藻糖（3.6ppm），在3.6～3.8ppm可见多个峰。中枢神经系统曲霉菌病是一种快速进展的，潜在致命的感染，好发于免疫功能低下人群。MRI结合DWI和^{1}H-MRS可以进行早期诊断、监测疗效及鉴别诊断。有研究表明肿瘤的ADC值高于脑脓肿。

Chan等应用PWI研究发现化脓性脓肿壁的rCBV值较低，而囊性或坏死肿瘤周边存在新生血管rCBV值显著高于脓肿壁，虽然缺乏真菌性脓肿的PWI研究，但这可能有助于鉴别肿瘤性病变与真菌性脓肿。有研究发现念珠菌病PWI表现为病灶中心呈低灌注并且rCBV减少，这可能由念珠菌病灶乏血供所致，而肿瘤多是富血供的。

磁化传递成像可能存在鉴别诊断价值，但尚存在争议。Gupta等发现在结核性脑膜炎脑膜渗出炎症的MT值显著低于细菌和真菌性脑膜炎，而高于病毒性脑膜炎。磁化转移取决于蛋白质浓度。蛋白质浓度越高，MT值越大，不同病原体引起的脑膜炎的MT比值的差异可能基于渗出液中蛋白质含量。细菌性和真菌性脑膜炎的分泌物中富含蛋白质和氨基酸，而在病毒性脑膜炎分泌物的蛋白含量仅轻度升高。但真菌性脑膜炎与化脓性脑膜炎的MT值之间没有显著差异。Kamra等人报道结核性脑膜炎的MT值高于细菌性、真菌性及病毒性脑膜炎。

2. 影像学在真菌感染疗效评估中的应用

^{1}H-MRS可根据脑曲霉菌病早期代谢变化监测脓肿

疗效。经有效治疗后，醋酸、氨基酸、琥珀酸通常在一个星期内消失，而乳酸峰可存在更长时间。Oner等发现，中央非强化区的谷氨酰胺、谷氨酸、乳酸和氨基酸升高，经20天抗真菌治疗后，氨基酸峰消失，而乳酸峰依然存在，反映有疗效。

（李宏军 王 俭）

第五节 寄生虫感染

脑寄生虫病是由寄生虫虫体、幼虫或虫卵侵入人体脑组织，经血液循环、静脉血管吻合支、淋巴系统、动静脉血管外间隙、椎间孔、眼结膜及鼻腔黏膜等途径入脑，可以寄居在脑的任何部位，如细胞内、血管内、脑膜间隙、组织间隙、脑脊液、脑室及椎管内等，由于虫体移行、占位、挤压、阻塞、增殖可造成组织机械性损害并诱发变态反应，进而导致脑组织损伤及全身性反应。临床表现可为急性脑炎或脑膜炎，也可表现为癫痫发作或伴有定位体征的颅内高压症，亦可有智能衰退或精神障碍；脑寄生虫病的临床表现主要取决于虫体的寄生位置、范围、数量、周围组织反应及血液循环及脑脊液循环障碍的程度。该组疾病种类较多，原虫类包括溶组织内阿米巴、布氏嗜碘阿米巴、棘阿米巴属阿米巴、冈比亚锥虫、弓形虫及肉孢子虫等；蠕虫类分为吸虫、线虫及绦虫。本节重点讨论脑内几种常见的寄生虫病，包括脑囊虫病、脑包虫病、脑血吸虫病。

【临床与病理】

脑囊虫病是由猪囊尾蚴（cysticercuscelulosae）寄生脑组织形成包囊所致，是最常见的颅内寄生虫病。在世界范围内流行，我国以东北、西北、华北和华东北部地区多见。脑囊虫病的发病率约占寄生虫病的80%。猪带绦虫卵通过异体感染方式或者自体感染方式进入宿主的胃、十二指肠，在消化液和胆汁的作用下，六钩蚴自胚膜孵出，进入肠黏膜，通过血液循环至全身各组织器官。脑组织是囊尾蚴寄生的常见部位，病情也最为严重。多发生在脑灰质、白质交界处，以额、颞、顶、枕叶多见。临床表现轻重不一，以癫痫发作最为常见，根据囊尾蚴寄生部位及数目而有不同临床表现。脑囊虫病急性期呈炎性反应，脑组织肿胀，脑室受压变窄；慢性期胶质增生和纤维化而形成肉芽肿。根据脑囊虫侵犯部位分为四型：

（1）脑实质型：好发于大脑实质，猪囊尾蚴虫寄生多在脑组织灰质与白质交界处，以癫痫为突出症状，可局限性或全身性短暂抽搐或持续状态。严重感染者颅内压升高，出现恶心、呕吐、头痛等症状。病程达数月至数年不等。脑实质型脑囊虫病在病理上分为四期：①水样囊泡期：感染数月后，活的囊尾蚴逐渐成熟，在清亮的囊液中可见囊虫头节，薄壁，脑组织周围炎症反应轻；囊尾蚴寄生部位附近有虫体体壁细胞分泌的AgB，AgB在囊虫寄生部位构建了一种对幼虫起保护作用的小环境，阻碍了宿主免疫系统的免疫细胞和免疫分子与囊体接触囊尾蚴逃避宿主免疫系统的攻击。②胶样囊泡期：虫体死亡，头节开始退变，囊液变浑浊，囊壁增厚，释放的代谢产物破坏血脑屏障，导致周围脑组织炎性反应和水肿。③颗粒结节期：囊泡退变萎缩，囊壁增厚，虫体和（或）囊壁钙化，形成肉芽肿，周围水肿仍存在。④钙化结节期：囊壁机化或钙化。

（2）脑室型：以第四脑室多见，其次是第三脑室，较少出现在侧脑室和中脑导水管区，当囊尾蚴阻塞脑室孔，多出现脑积水，临床表现为颅内压升高。囊肿可从侧脑室迁移到第三脑室，通过中脑导水管至第四脑室，这种现象就是囊肿在脑室间的迁移。囊尾蚴较大，一般在脑室中游离，或附着在脉络丛、脑室壁上，从而可引起室管膜炎。

（3）蛛网膜下腔型（或脑膜型）：主要累及基底池，以鞍上池、桥前池及环池多见，主要病变为囊尾蚴性脑膜炎；初期有低热、头痛、呕吐、颈项强直等颅内压增高症，以及眩晕、听力减退、耳鸣及共济失调等，预后较差。囊肿呈多房性透明水泡样，聚集呈葡萄串状，内可见退化的头节。

（4）混合型：以上三型混合存在，其中以皮质型和脑室型混合存在的症状最重。囊尾蚴重组诊断抗原的研究仍是免疫诊断的热点，与囊尾蚴囊壁、头节相比，囊尾蚴囊液的糖蛋白和脂蛋白含量丰富，且其抗原特异性较高，抗原成分的pH主要位于碱性区。另外，研究显示当人体感染猪囊尾蚴后，几乎所有患者血清中特异IgG4显著升高，其含量约占总反应IgG抗体50%以上，因此检测囊虫病患者血清特异IgG4敏感性较高。

包虫病（hydatid disease，echinococcosis）是指人体感染棘球绦虫的幼虫棘球蚴而引起的寄生虫病，是一种全球性的人畜共患性疾病。流行于全世界畜牧业发达的地区，在我国主要集中在北部或西北部，是新疆、青海、西藏、宁夏、内蒙古等游牧民族聚集区的地方病和常见病。近年来随着城市养犬者的日益增加，城市居民的发病率呈上升趋势。

在包虫病的高发地区，人群易感率约为1%，家犬、牧犬和野犬的棘球绦虫感染率约为20%～70%，羊、牛等牲畜的棘球蚴感染率约为30%～90%。棘球绦虫种类繁多，可导致不同类型的包虫病，目前我国常见类型为囊型包虫病和泡型包虫病。

脑囊型包虫病（cerebral cyst echinococcosis, CCE）是指由细粒棘球绦虫的幼虫细粒棘球蚴引起脑部感染的寄生虫病。脑包虫病的发病率在全身包虫病发病率中约占1%～4%，以脑囊型包虫病较多，儿童多于成人，约占80%。细粒棘球蚴可寄生于脑内任何部位，以大脑中动脉供血区多见，顶叶和额叶好发。本病以原发性感染多见，最主要传染源为犬，是棘球绦虫的终宿主。细粒棘球绦虫的成虫寄生在犬的小肠上段，虫卵随粪便排出，污染土壤、食物或水源等。人与羊等偶蹄类动物则为中间宿主。人在被虫卵污染的场所中活动，虫卵经手、食物或水经口进入体内，经胃肠道消化液的作用孵化出六钩蚴。六钩蚴脱壳后逸出钻入肠壁静脉，再经门静脉血流侵入肝脏，肝脏是人体囊型包虫病首先累及和最常累及的部位。少数六钩蚴通过肝血窦再次进入血液循环，并经颈内动脉进入脑内进而生长发育形成包虫囊肿。脑囊型包虫病按其形态不同可分为单纯囊肿型及多子囊型两种类型。脑囊型包虫病包虫囊肿的囊壁分为外囊及内囊两部分。外囊是宿主对棘球蚴的免疫反应而形成的一层纤维囊壁，是由新生的成纤维细胞形成的纤维结缔组织包膜，周围可见浆细胞及多核巨噬细胞浸润。内囊即虫体本身，分为两层，外层为角质层，内层为生发层。角质层由生发层细胞的分泌物所形成，不含细胞结构。生发层主要由生发细胞构成，是胚蚴增殖的基地。在生发层的内面长有许多细小颗粒状的育囊及雏囊。育囊有一个囊壁很薄的包膜，内含多个原头蚴。原头蚴呈卵圆形白色颗粒状，可见四个吸盘及顶突，顶突上有两圈头钩，当顶突突入体内时呈卵圆形，当顶突由体内翻出而突出时，呈鸭梨形。包虫囊肿内充满水样囊液，是宿主血液的派生物质，含有蛋白质、碳水化合物、包虫代谢产物及宿主体液成分等。

脑泡型包虫病（cerebral alveolaris echinococcosis, CAE）是指由多房棘球绦虫的幼虫泡状棘球蚴引起脑部感染的寄生虫病。脑泡型包虫病的发病率较低，仅占泡型包虫病全身转移性病变的1%～3%。病灶常多发，可分布于脑内的任何部位。与脑囊型包虫病不同，脑泡型包虫病几乎100%来源于肝泡型包虫病的血行转移，因此病灶好发于血供较丰富

的皮髓质交界区。多房棘球绦虫的终宿主主要为狐，其次是犬，中间宿主是以鼠类为代表的啮齿类动物，家犬被认为是传播多房棘球绦虫的重要终宿主。人体感染泡状棘球蚴的途径与细粒棘球蚴类似，泡状棘球蚴主要寄生于肝脏，中晚期病灶侵及血管向全身转移，少数通过颈内动脉入颅，多寄生于大脑皮层或皮层下区。脑泡型包虫病脑组织内散在大小不等的泡状棘球蚴小囊泡，一般仅可见角质层，偶尔有单细胞性生发层，大小约为10～290μm，呈圆形、树枝状或裂隙状，囊泡周围有嗜酸性粒细胞浸润，伴有典型肉芽组织形成及纤维组织增生，囊泡散在或成簇地包埋于纤维组织内，囊泡间的脑组织还可发生凝固性坏死。因人体不是泡状棘球蚴适宜的中间宿主，故感染时很少见原头节。泡状棘球幼以出芽方式生长，以内外双殖芽生方式呈浸润性增殖，且大多为外生性。泡状棘球蚴母囊的囊壁上可见多发小疣状突起，逐渐向外生长延伸，同时形成多个小囊泡，囊泡逐渐增大形成子囊和孙囊并进一步向外增殖并向邻近组织浸润，使周围神经组织受到相应地破坏和挤压，病灶与邻近组织分界不清。这种"类肿瘤"似的生长方式是泡状棘球蚴病特有的，因此其又被称为"虫癌"。

脑包虫病早期多无明显症状体征，病灶较大时产生压迫症状，如头痛、恶心、呕吐、视乳头水肿等，也可表现为局灶性症状如偏瘫、失语、偏身感觉障碍及癫痫发作等。

脑血吸虫病系血吸虫卵经血液循环沉积于脑组织引起的寄生虫病。在我国流行的为日本血吸虫病。脑血吸虫病的好发年龄为20～50岁，男性多于女性，多数在血吸虫感染后数周至数年内发病，脑血吸虫病患者约为血吸虫病患者总数的1.74%～4.29%；血吸虫卵随血液循环进入脑组织，可异位沉积于大脑、小脑、脑干、软脑膜及脉络丛等区域。肉眼观察急性虫卵结节呈灰黄色粟粒性至黄豆大小结节，急性虫卵结节显微镜下可见有一个至数个成熟虫卵，表面附有抗原-抗体复合物（放射状嗜酸性均质棒状物），周围是凝固坏死区和大量嗜酸性粒细胞聚集，可见Charcot-Leyden结晶；慢性虫卵结节可见上皮样细胞和异物多核巨细胞形成的肉芽肿，可发生纤维化和玻璃样变性，周围有毛细血管网形成，邻近脑组织充血水肿并有胶质增生。虫卵肉芽肿引起的炎症反应是造成宿主中枢神经系统病理损害的基础。因此，可通过检测脑脊液抗血吸虫抗体诊断中枢神经系统血吸虫病。张辉的调查发现，脑脊液IHA、环卵沉淀试验

（COPT）和酶联免疫吸附试验（ELISA）对中枢神经系统血吸虫病均有较好诊断价值。脑血吸虫病急性发作期与脑膜炎类似，轻者有嗜睡、定向障碍、精神症状、躁动不安；重者昏迷、抽搐、痉挛、腱反射改变，出现锥体束征、脑膜刺激征等。慢性型有颅内占位性病变所致颅高压表现，常见癫痫发作，可伴头痛、恶心、偏瘫等。

【影像学检查方法】

颅内寄生虫感染的 X 线诊断价值有限，而 CT和 MRI 对颅内寄生虫病定位、定性诊断均有重要价值。磁共振灌注成像包括动态磁敏感增强、动态对比剂增强灌注，可以提供颅内寄生虫感染的血液供应信息，有助于与颅内肿瘤进行鉴别诊断。MRS可获得颅内寄生虫的代谢信息，常用的 ¹H-MRS，可无创性观察活体组织代谢、生化变化，进行化合物定量分析，在分子水平反映组织代谢情况，有助于颅内寄生虫感染的诊断及分期。常规 DWI、DTI 等，可提供颅内寄生虫病内部水分子扩散、脑白质纤维束走行等信息。磁共振水成像（magnetic resonance hydrography，MRH），采用长 TE 技术，获得重 T_2WI，突出水的信号，合用脂肪抑制技术，使含水器官清晰显影。常规 MRI 和 MRH 联合应用，可以显示脑泡型包虫病的小囊泡和脑囊型包虫病的小子囊等细微结构，并提高病灶检出率。

CT 因其扫描速度快，费用较低廉，在筛查颅内病变有广泛应用，CT 显示微小钙化灶优势明显，而脑泡型包虫病的钙化灶有一定特征性，CT 增强扫描可显示血脑屏障破坏情况，CT 灌注成像可显示病灶的血供，CTA 可明确病灶是否侵犯脑血管。

【影像学表现】

1. 脑囊虫的分型依据 不同类型脑囊虫病的影像学表现：

（1）脑实质型脑囊虫病：①水样囊泡期，CT 表现为多发或单发囊样低密度，密度稍高或近似于脑脊液密度，部分囊内可见高密度头节；因此期血脑屏障未被破坏，增强扫描多无异常强化。MRI 表现（图 6-5-1）为多发大小不等囊状病灶，T_1WI 呈低信号，T_2WI 呈高信号，囊壁均匀菲薄，囊腔内可见头节，后者在 T_1WI 和 T_2WI 上均呈等信号，压水序列上显示较清晰，囊周无水肿；增强扫描亦无明显异常强化。②胶样囊泡期，随着病程进展，CT 平扫可见高密度囊液，灶周有低密度水肿影，脑灰白质间分界欠清，增强扫描病灶可见环形强化。MRI表现为囊腔在 T_1WI 多呈高信号，T_2WI 呈高信号，DWI 序列上呈低信号，灶周轻度水肿，增强扫描囊壁呈环状强化。③颗粒状结节期，囊尾蚴进一步退化，CT 示囊肿缩小并形成小结节呈等密度或低密度、稍高密度，增强扫描呈结节状或小环形强化。MRI 平扫病灶显示欠佳，可见灶周有轻微水肿，增强扫描可见结节状或小环形强化灶。④钙化结节期，CT 平扫（图 6-5-2）可见多发或单发高密度圆点样钙化头节，同时囊壁也发生钙化，病灶周围无水肿。MRI 的 T_1WI 主要表现为等信号或低信号，T_2WI 表现为低信号，周围无水肿，但钙化灶的显示不如 CT。部分囊虫引起纤维粘连，多致脑脊液通路不畅或阻塞，继发梗阻性脑积水。

（2）脑室型脑囊虫病：最常见的部位是第四脑室，其次是第三脑室、侧脑室和导水管，囊尾蚴通过脉络丛到达脑室腔，CT 平扫示脑室内出现卵圆形囊性低密度病灶，稍高或近似于脑脊液密度，囊内可出现小圆点样高密度影，有时囊泡内密度可高于脑脊液，增强扫可见环形强化或钙化；可见梗阻性脑积水。MRI 平扫多表现为囊性病灶，T_1WI 呈低信号，T_2WI 可呈低信号、等信号或高信号，壁薄、光滑，多数病灶囊腔内未见头节显影；增强扫描囊壁可见轻度强化。

（3）脑膜型脑囊虫病：多位于外侧裂池、鞍上池及桥小脑角池，与脑实质型囊虫比较，脑膜型囊虫病的最大特点是其体积相对较大，沿脑沟脑池呈葡萄串状生长，葡萄状囊肿在 T_1WI 呈低信号，T_2WI 呈高信号，纤维间隔在 T_1WI 上呈中等信号，在 T_2WI 上呈低信号，多无囊虫头节。增强扫描囊壁及间隔可轻度强化。囊虫堆积可形成脑底软脑膜炎和蛛网膜炎，可出现占位效应、交通性脑积水和血管炎。CT 显示欠清晰，多表现为脑积水，增强扫描可见不同程度脑膜强化。

2. 脑包虫病

（1）脑囊型包虫病：CT 表现：①单纯囊肿型（图 6-5-4），单发多见，偶有多发。CT 平扫为圆形或卵圆形囊性肿物，边缘光滑锐利，病灶周围一般无水肿，内部密度均匀，接近脑脊液密度，周边可见均匀一致的等密度包膜。囊肿较大时，可压迫邻近脑组织、脑室及中线结构引起占位效应。包虫囊肿退化时，囊壁可合并钙化，囊壁钙化为包虫囊肿的特征性表现之一。增强扫描囊肿一般不强化，当包虫囊肿合并感染时囊壁可轻度强化。②多子囊型脑囊型包虫病，包虫囊肿内出现数量不等的子囊，形成"囊内有囊（子囊）"或囊内有分隔的特征性表现，子囊密度稍低于母囊的密度。MRI 表现：①单纯囊肿型（图 6-5-5）表现为单发或多发囊

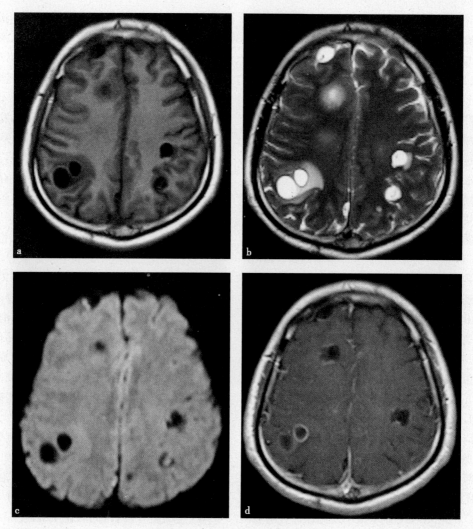

图 6-5-1 脑囊虫病（水样囊泡期）

脑实质内见多发大小不等的类圆形或分叶状囊性病灶，病灶 T_1WI（a）呈低信号，其内可见点状偏心性等信号头节，T_2WI（b）呈高信号，头节为中等信号，DWI 序列（c）病灶主体为低信号，头节为等信号，增强扫描（d）病灶呈环形强化，头节轻度强化

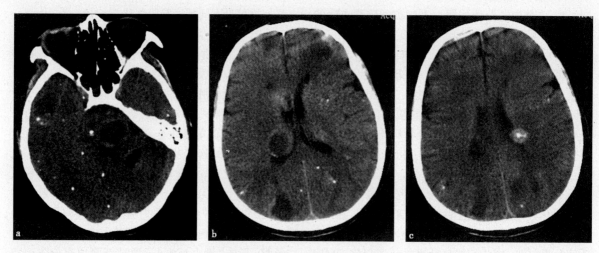

图 6-5-2 脑囊虫病（钙化结节期）

CT 平扫示脑实质内、脑室内、脑膜多发结节状、米粒样高密度和多发囊状低密度病灶，其内可见点状钙化，病变散在分布，部分病变周围见片状低密度水肿带

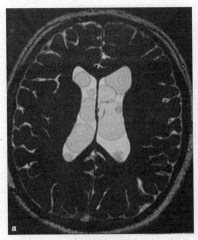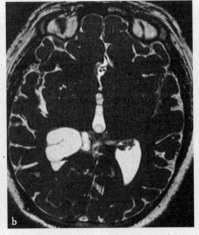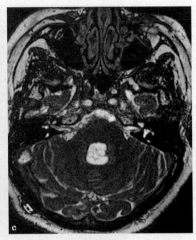

图 6-5-3 脑室型脑囊虫病
双侧侧脑室、第三脑室、第四脑室内可见多发大小不等的类圆形囊性病灶，T₂WI 呈高信号（a~c）

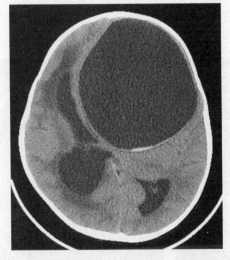

图 6-5-4 左侧额叶脑囊型包虫病（单纯囊肿型）
CT 平扫病灶中央呈水样低密度，明显占位效应，周边可见均匀一致的等密度的包膜，并可见包膜钙化

性占位灶，囊液在 T₁WI 上呈低信号，在 T₂WI 上呈高信号，周边环绕以连续一致、厚薄均匀的囊壁，在 T₂WI 上呈低信号，囊壁 T₂WI 低信号为其特征性表现。增强扫描囊壁一般不强化，合并感染时可呈轻度强化。当内囊破裂（图 6-5-6）时，内囊漂浮于囊液中，形成特有的"飘带征"。②多子囊型（图 6-5-7）表现为母囊内多发大小不等的子囊，子囊多沿母囊周边排列，呈"玫瑰花瓣"状或"车轮"状，在 T₁WI 上母囊及子囊均呈低信号，但子囊信号低于母囊，子囊壁通常显示不清，在 T₂WI 上母囊及子囊均呈高信号，母囊壁及子囊壁呈稍低信号，增强扫描均无异常强化，合并感染时可见环形强化。

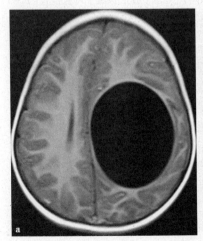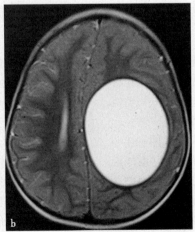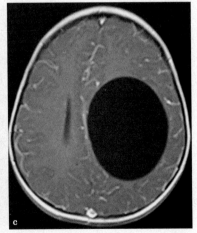

图 6-5-5 左侧额顶叶交界区脑囊型包虫病（单纯囊肿型）
可见左侧额顶叶交界区占位，病灶 T₁WI（a）呈低信号，病灶周边可见厚薄均匀一致的等信号包膜，T₂WI（b）呈高信号，周边亦可见稍低信号囊壁，增强扫描（c）囊腔内及囊壁均无异常强化

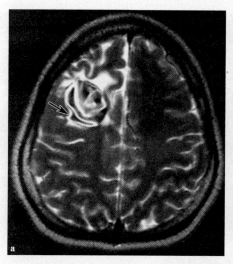
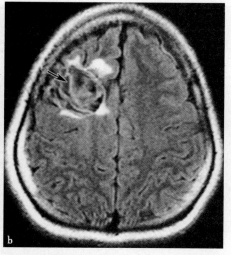

图 6-5-6　右侧额叶脑囊型包虫病（内囊破裂型）

右侧额叶可见一囊性病灶，T_2WI（a）上以高信号为主，囊腔内囊破裂，内囊漂浮于囊腔内形成"飘带征"，FLAIR（b）上病灶周围可见斑片状稍高信号水肿带

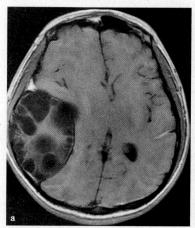
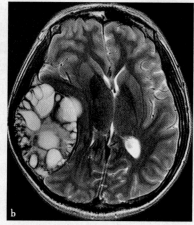
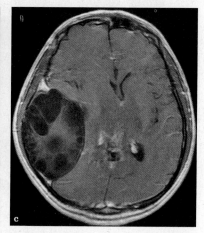

图 6-5-7　右侧颞部脑囊型包虫病（多子囊型）

右侧颞部病灶呈 T_1WI（a）低信号和等信号的混杂信号，母囊内可见多发大小不等的子囊，子囊信号低于母囊信号；T_2WI（b）呈以高信号为主的混杂信号，子囊信号高于母囊信号，且部分子囊壁呈低信号；增强扫描（c）未见明显异常强化

（2）脑泡型包虫病：CT 表现（图 6-5-8）：病灶呈软组织密度肿块或结节，内部可见点状或颗粒样钙化，这是由于小囊泡内的囊壁退行性变并钙盐沉积而形成，是脑泡型包虫病的特征性表现。增强扫描多显著强化或不规则环形强化，病灶周围常伴明显水肿和占位效应。通常 CT 不能辨认泡状棘球蚴特征性的小囊泡。MRI 表现（图 6-5-9）：脑泡型包虫病好发于血供丰富的皮层区或皮层下区，在脑实质内呈浸润性生长，常为类圆形或不规则形肿块，在 T_1WI 上呈稍高信号，在 T_2WI 上表现为以低信号为主的混杂信号，内部夹杂多发大小不等的高信号小囊泡影，这种 T_2WI 上独有信号特点为脑泡型

包虫病的特征性表现。增强扫描脑泡型包虫病多呈不规则周边强化，可能与病灶周边脑组织的炎性反应所致血脑屏障遭到破坏有关。

3. 脑血吸虫病　血吸虫病（图 6-5-10）急性期 CT 平扫表现为形态不规则片状低密度病灶，增强扫描无强化。慢性期虫卵沉积及虫卵免疫复合物诱导产生炎性肉芽肿，常侵犯多个脑叶，可累及大、小脑半球及脑干。CT 平扫病灶呈圆形或类圆形等密度或稍高密度病灶，多数分界欠清，可单发、多发、聚集成簇，直径约 2～9mm。灶周有低密度水肿影，水肿呈"指套样"分布，占位效应明显。增强扫描病灶呈环状或团块状强化；动态增强扫描血

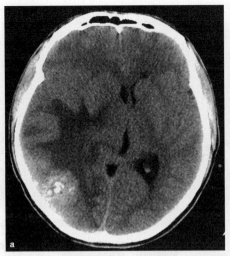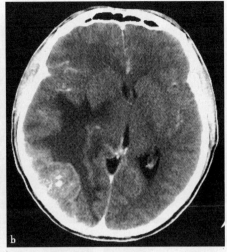

图 6-5-8　右侧顶枕叶交界区脑泡型包虫病

CT 平扫（a）呈稍高密度，中央可见斑点状钙化，CT 增强图像（b）呈环形强化

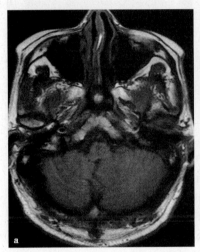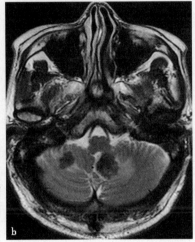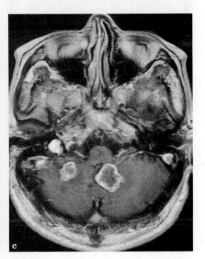

图 6-5-9　右侧小脑半球和小脑蚓部多发脑泡型包虫病

右侧小脑半球和小脑蚓部病灶 T_1WI（a）呈等信号，T_2WI（b）呈低信号，中央可见多发大小不等的点状高信号小囊泡，增强扫描（c）呈环形强化

吸虫肉芽肿具有延迟强化的特点，以延迟扫描 5～15 分钟强化最明显，即"慢强化、慢消退、融合成团"的特征性表现。MRI 表现：急性期（图 6-5-11）平扫 T_1WI 呈低信号，T_2WI 呈高信号；慢性期 T_1WI 呈等信号或稍低信号，T_2WI 呈高信号或稍高信号，水肿和占位效应明显，增强扫描病灶呈大小不等的结节状、泥沙样、环状或斑片样强化，多个小结节病灶可融合成簇状，病灶多位于皮质或皮质下灰白质交界处，周围常见大面积水肿带，呈"指套样"向皮质伸展。

【诊断与鉴别诊断】

脑寄生虫病的诊断与鉴别诊断需要解决以下

几个层次的问题：第一，根据影像特点及临床表现，初步判断感染类型；第二，鉴别寄生虫感染与其他类型的颅内疾病；第三，不同种类的寄生虫感染之间的相互鉴别。

1. 根据影像特点及临床表现，初步判断感染类型

（1）脑囊虫病：在流行地区有进食过生的或者未熟透猪肉的病史；既往有肠绦虫病史，曾在粪便中发现带状节片等；有癫痫发作、颅内高压等其他神经精神系统症状，特别在流行病区逗留或居住过的患者应考虑本病。血常规检查可见嗜酸性粒细胞增高，脑脊液检查可见嗜酸性粒细胞及粒细胞异

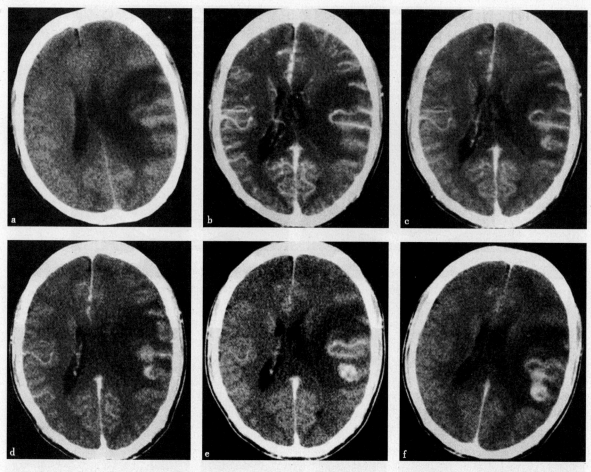

图 6-5-10 脑血吸虫病

CT 平扫（a）示左侧颞叶大片状混杂密度影，呈指套样水肿；CT 增强（b）注射后 60～90 秒是动脉炎性充血表现，病灶可见散在粟粒状强化；2～5 分钟（c）示病灶内部有多发小结节状强化（c）；5～10 分钟扫描（d）示小结节状强化灶数目增多，范围扩大；10～15 分钟扫描（e）示小结节状强化灶更显著并融合成团；15～20 分钟扫描（f）病灶强化逐渐消退

常有参考价值。粪便中发现节片或虫卵者有诊断价值，头颅 CT 及 MRI 检查多具有特征性改变，有助于诊断。

（2）脑囊型包虫病：有流行地区居住史或传染源、易感动物接触史，小儿好发。病灶多发生于额叶或顶叶，灶周水肿轻，占位效应不明显。单发或多发囊性病灶，囊壁厚薄均匀一致，多子囊型可见"玫瑰花瓣征""车轮征"。CT 平扫囊腔内呈均匀低密度，囊壁可见钙化。MRI 平扫 T_1WI 低信号，T_2WI 高信号，T_2WI 囊壁低信号是其特征性表现；增强扫描多无强化，合并感染者囊壁可见强化。实验室免疫学检查有辅助诊断价值，确诊需结合病原学检查。

（3）脑泡型包虫病：有流行地区居住史或传染源、易感动物接触史。脑实质内单发或多发病灶，呈浸润性生长，与周围组织分界不清，有一定占位

效应，多发生于皮层区或皮层下区。CT 平扫为等密度实性肿块，可合并钙化。MRI 平扫 T_2WI 表现为以低信号为主的混杂信号，内部夹杂多发大小不等的稍高信号囊泡影，为其特征性表现，在 MRH 图像上显示病灶更清楚，增强扫描呈不规则环形强化。实验室免疫学检查有辅助诊断价值，确诊需结合病原学检查。

（4）脑血吸虫病：有流行地区居住史或传染源、易感动物接触史。好发于青壮年，男性多于女性。CT 表现：急性期为散在分布于脑实质内大小不等的低密度，增强扫描无异常强化；慢性期表现为局灶性肉芽肿，呈等密度或略高密度，增强扫描呈环形或结节样强化。MRI 平扫：急性期 T_1WI 呈低信号，T_2WI 呈高信号；慢性期 T_1WI 呈等、稍低信号，T_2WI 为稍高信号，周围血管源性水肿为高信号，增强扫描虫卵结节表现为簇状分布的明显强化，延迟

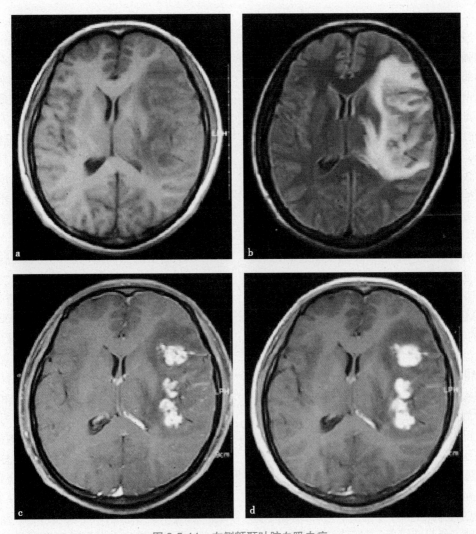

图 6-5-11 左侧额颞叶脑血吸虫病

左侧额颞叶病灶 T_1WI（a）呈等信号，周围见大片状低信号水肿，左侧脑室受压变窄，中线轻度右偏；FLAIR（b）病灶呈团块状等信号病灶，周围大片水肿带，病灶与水肿形成"手握球"改变；增强扫描 3 分钟（c），病灶呈簇状分布多发结节样、环形强化，病灶中心及边缘可见形态不一的条状强化，邻近脑膜亦见条状强化；增强扫描延时 10 分钟（d）病灶融合呈 3 处较大结节灶，强化范围增大，簇状聚集更加明显，边缘仍见斑点状、条状强化，邻近脑膜持续强化

扫描强化更显著；血吸虫病患者在急性期血常规检查以嗜酸性粒细胞显著增多为主要特点，慢性期患者一般轻度增多；粪便中查出虫卵和孵出毛蚴是确诊血吸虫病的直接依据。

2. 鉴别寄生虫感染与其他类型的颅内疾病

（1）脑囊虫病需要与脑脓肿、蛛网膜囊肿及脑转移瘤进行鉴别诊断：脑脓肿与囊泡期脑囊虫病进行鉴别：增强扫描二者均可呈环形强化；CT 平扫均呈低密度，环形等密度壁；脓肿在 MRI 平扫 T_1WI 呈低信号，T_2WI 脓液和周围水肿为高信号，脓肿壁为等信号或低信号，脓液在 DWI 上呈显著高信号为其特征性表现，而囊泡期脑囊虫病在 DWI 图像上呈低信号，并且显示等信号头节。脑脓肿实验室检查外周血白细胞计数升高，脑脊液白细胞、蛋白含量明显升高，而囊泡期脑囊虫病实验室检查嗜酸性粒细胞增高，脑脊液检查可见嗜酸性粒细胞及粒细胞异常有参考价值。蛛网膜囊肿需与脑膜型脑囊虫病鉴别。蛛网膜囊肿常位于外侧裂、矢状窦旁和大脑凸面，表现为局部脑裂或脑池的囊状扩大，由于囊肿壁菲薄不易显示，其生长缓慢，可造成局部颅骨变薄，有时蛛网膜囊肿邻近的脑组织萎缩，占位效应可不明显。增强扫描无异常强化。单发脑膜型脑囊虫囊从影像上很难与蛛网膜囊肿鉴别。发现头节，高度提示囊虫，但显示率不高。多发时可见多囊相邻簇集分布,有助于诊断。脑转移瘤需与多发囊泡的脑囊虫病进行鉴别。二者均为多发环形强化,多位于皮髓质交界区;脑转移瘤常表现为小病灶,周围有大片状水肿带,内壁可伴有不规则附壁结节,有脑外原发肿瘤的病史;而脑囊虫病囊内可见头节影,壁薄且均匀,灶周无或有轻度水肿,特殊的流行病史,二者有所不同。

(2)脑囊型包虫病需要与蛛网膜囊肿、表皮样囊肿及脑脓肿进行鉴别诊断:蛛网膜囊肿为最常见的颅内囊性病变,包虫囊肿亦为脑内囊性病变,因此二者需要鉴别。蛛网膜囊肿一般位于蛛网膜下腔内,脑实质之外,形态多不规则。而包虫囊肿多为较规则的类圆形病物,多位于脑实质之内,蛛网膜病变罕见。脑囊型包虫囊肿因具有内囊和外囊所以可见明显囊壁,而蛛网膜囊肿多因囊壁菲薄而在 CT 和 MRI 上显示欠佳。多子囊型包虫病有"囊内有囊"的特征性表现,结合包虫病流行地区居住史或传染源、易感动物接触史,鉴别不难。表皮样囊肿又称胆脂瘤,是颅内较常见的一种囊性占位性病变。其多见于桥小脑角区或脑沟裂池系统内,发生在脑实质内不到 10%,而脑囊型包虫囊肿则多发于脑实质内。表皮样囊肿和脑囊型包虫囊肿类似,在 CT 上以低密度为主,但表皮样囊肿的 CT 值更接近脂肪密度,而包虫囊肿则接近水的密度。表皮样囊肿在 MRI 上的特征性表现是 DWI 上呈高信号,而包虫囊肿在 DWI 上呈低信号,二者易于鉴别。脑脓肿一般起病较急,有明确细菌感染史,而脑囊型包虫囊肿一般起病缓慢,有流行地区居住史或传染源、易感动物接触史。虽然脑脓肿及脑囊型包虫囊肿均有较明显的囊壁,但脑囊型包虫囊肿的囊壁一般无强化,而脑脓肿的囊肿壁可呈环形强化,其内壁光整。脑脓肿扩散受限在 DWI 图像上呈明显高信号,为其特征性表现,而包虫囊肿在 DWI 一般为低信号,二者不难鉴别。

(3)脑泡型包虫病需与脑转移瘤、脑结核瘤进行鉴别诊断:脑转移瘤为最常见脑内肿瘤,其好发部位与脑泡型包虫病类似,均在皮髓质交界区。转移瘤合并出血时,在 T_2WI 上也表现为低信号,易与脑泡型包虫病混淆。但转移瘤常有脑外恶性肿瘤史。肿瘤中心常发生液化坏死,周围水肿明显与肿瘤大小不成比例,通常肿瘤很小时即伴有广泛水肿,此为转移瘤的特征性表现。增强扫描呈结节状、环形、花环状强化,内壁还可伴有不规则附壁结节。而脑泡型包虫病患者常有肝泡型包虫病病史,表现为脑实质内单发或多发病灶,呈浸润

性生长,与周围组织分界不清,有一定占位效应,CT 平扫为等密度实性肿块,可合并钙化。MRI 平扫 T_2WI 表现为以低信号为主,内部夹杂多发大小不等高信号囊泡,为其特征性表现。转移瘤钙化少见,二者表现不同,鉴别不难。脑结核瘤与脑泡型包虫病的影像学表现类似,均为多发大小不等的结节,内部可见钙化,在 T_2WI 上多呈低信号,增强扫描呈环形强化。但结核瘤通常由肺结核或体内其他部位结核血行播散所致。而脑泡型包虫病多继发于肝泡型包虫病,T_2WI 上可见不同于结核瘤的特征性小囊泡,MRH 显示囊泡效果优于常规 MRI,而结核瘤无囊泡结构,容易鉴别。

(4)脑血吸虫病需与脑结核瘤及脑转移瘤进行鉴别诊断:脑转移瘤和脑血吸虫病二者灶周均可见显著水肿,脑转移瘤多位于皮髓质交界区,增强扫描病灶显著强化,转移瘤短期复查病灶明显进展,大部分可找到原发灶或有原发肿瘤病史,脑血吸虫病有流行性地区居住史或传染源、易感动物接触史,有助于鉴别。脑结核瘤为结核杆菌在脑部沉积所致,可单发或多发,易发生钙化和干酪样坏死,病灶坏死部分在 T_1WI 上呈稍低信号,T_2WI 上呈不均匀性高信号,肉芽肿部分在 T_1WI 上呈稍高信号,而在 T_2WI 上呈低信号,钙化部分显示不如 CT,由于结核瘤由肉芽肿组成,且常合并钙化,因此在 T_2WI 上常呈低信号,是其特征性表现之一,为二者鉴别提供依据。结核瘤常合并结核性脑膜脑炎,增强扫描为多发厚壁环形或结节状强化病灶,具有典型"微环征"和"靶征",灶周水肿轻,基底池有强化,而典型脑血吸虫病的病灶为簇状分布的强化;根据结核瘤在 T_2WI 上呈低信号以及脑血吸虫病增强扫描呈簇状分布的特征,二者鉴别不难;肺结核病史,更支持诊断结核瘤,而脑血吸虫病有流行地区居住史等,二者以资鉴别。

【临床研究现状】

本类疾病多属于食源性寄生虫病,常由于生食、半生食含感染期寄生虫的食物所致。近年来随着经济的发展,人们饮食习惯及饮食方式的改变,使得感染寄生虫病的机会明显增加。脑寄生虫病不但病种较多,而且临床表现复杂多样,并缺乏特异性表现,容易误诊、误治;现以需要解决的临床问题热点为中心,结合目前的各种影像学检查方法,尤其是功能性磁共振检查方法,对本病的诊断及治疗进行概述。

1. 磁共振新技术在颅内寄生虫感染中的应用

(1)磁共振弥散加权成像在颅内寄生虫感染

中的应用:有研究报道脑囊型包虫病囊液及囊壁DWI图像上均呈低信号,由于病灶以囊性成分为主,水分子扩散运动并不受限。DWI可推测病灶囊性与实性成分,脑泡型包虫病病灶主体有无数密集囊泡及囊泡群,导致水分子扩散运动受限。有研究报道DWI的定量指标有助于脑血吸虫病的鉴别诊断,病灶呈等信号或稍高信号,与周围水肿及脑组织不易分辨。在ADC图上,与正常脑组织相比,脑泡型包虫病病灶区ADC值增高,eADC值较正常组织减低;Huang提出应用相对ADC(rADC)值来鉴别脑血吸虫病与高级别胶质瘤和脑转移瘤:脑血吸虫病rADC值显著低于脑转移瘤,在脑型血吸虫病近侧灶周水肿rADC值显著高于高级别胶质瘤,DWI定量分析有助于脑血吸虫病的鉴别诊断。有文献报道不同时期囊液ADC值均较正常区域脑脊液的ADC值低,并且随着病程演变,囊液ADC值呈逐渐降低的趋势,原因可能是从水样囊泡期到钙化结节期囊液逐渐浓缩,含水量减少,水分子扩散运动减弱,导致ADC值下降。DWI定量分析能客观显示脑实质型脑囊虫病的病理变化过程,ADC值有助于病灶的分期。

（2）氢质子波谱成像在颅内寄生虫感染中的应用:王俭等研究报道,脑泡型包虫病[1]H-MRS的特征性表现为:Cho、NAA、Cr峰不同程度降低,可见明显Lip峰伴或不伴Lac峰,这是病灶实质区的谱线特点,也是脑泡型包虫病与转移瘤、胶质瘤的鉴别要点。囊型包虫病病灶的内部囊液[1]H-MRS表现为:NAA、Cr、Cho峰下降;Lac和Ala峰升高,醋酸盐、丙酮酸和琥珀酸盐峰升高。有研究报道脑囊虫病在[1]H-MRS中出现乳酸峰、胆碱峰升高、出现脂质峰及丙氨酸峰、NAA/Cr降低。目前文献报道活体内[1]H-MRS中脑囊虫病内还可观察到琥珀酸盐峰及醋酸盐峰。琥珀酸盐峰是各种厌氧菌的终产物之一,是厌氧菌感染的标记物。醋酸盐峰也被认为是感染的重要标记物。脑囊虫慢性期囊尾蚴死亡,头节消失,可出现多个散在囊壁环形强化。脑囊虫病病灶[1]H-MRS表现为乳酸峰、丙氨酸峰和醋酸盐峰升高、没有NAA和胆碱峰。^{1}H-MRS可用于脑囊虫与脑脓肿的鉴别,细菌性脑脓肿由于病灶缺氧,乳酸在脓腔内堆积,细胞膜坏死,导致胞液内脂质和蛋白质释放。蛋白质又被大量蛋白水解酶分解成多种氨基酸,乳酸和氨基酸升高。未经治疗处理的细菌性脑脓肿内Lac峰和AA峰(氨基酸峰)的出现率接近100%。AA峰尚未在细菌性脓肿以外的其他坏死或囊性病变包括寄生虫(脑

囊虫病)及真菌性脓肿的活体病灶内[1]H-MRS中被检查探测到,因此,其诊断细菌性脑脓肿的敏感度及特异度均极高,AA峰被认为是细菌性脑脓肿的关键标志物,以此可以与多发小囊型脑囊虫病相鉴别。

（3）磁共振灌注加权成像在颅内寄生虫感染中的应用:PWI可反映CAE的血供特点,脑泡型包虫病的PWI表现为:病灶内部呈低灌注,周边炎性反应带为高灌注,与高灌注转移瘤等肿瘤不同。Senturk等关于脑泡状棘球蚴MRI灌注结果显示病灶内部为相对脑血容量(rCBV)降低,而病灶周围炎性反应灌注增高表现。部分研究结果显示脑泡型包虫病实质区的rCBV、rCBF、MTT值均低于对照区,分析可能为脑泡型包虫病病变内部有无数密集囊泡及囊泡群,其需求能量多,血液供应相对缺乏,从而引起坏死、液化造成低灌注区。脑囊虫病PWI特点为局部脑血容量减少,呈现良性病变的低灌注。CT灌注显示脑血吸虫病灶的CBF、CBV和PS值明显增高,说明病灶内血管显著增生,通透性明显增高,血脑脊液屏障破坏严重。MTT值明显减低,表明血吸虫病灶内血流速度较快,可能与血吸虫病灶内炎性因子的刺激,病灶内血管扩张有关。

（4）磁共振水成像技术:MR水成像技术(magnetic resonance hydrography,MRH)是近年来发展迅速的MR成像技术之一,此技术不仅能够清楚地显示含液的组织结构,还可勾勒出病灶的轮廓,对包虫病的诊断具有特殊的优势。与常规MRI相比,MRH能显示囊型包虫病本身的小子囊、脑泡型包虫病的小囊泡以及与脑室等邻近结构的关系。与常规MRI结合应用可提高脑包虫病的检出率。

2. 影像学对寄生虫病的治疗指导及随访

（1）研究表明脑囊虫病胶样囊泡期对驱虫药敏感,水样囊泡期可单用吡喹酮治疗,但单用驱虫药的治疗容易导致脑水肿,此期用药需谨慎,钙化期病灶驱虫药治疗基本无意义。DWI定量指标ADC图和eADC图对非钙化期的病灶显示良好,从伪彩图的囊壁结构形态上就能区分水样囊泡期、胶样囊泡期还是钙化结节期,对周围水肿不明显的水样囊泡期和胶样囊泡期患者,需行增强扫描,根据囊壁是否强化才能区分二者。DWI序列的ADC或eADC值有望替代增强检查,准确快速做出分期诊断,有利于临床选择治疗方案。

（2）对脑肺吸虫病进行短期治疗随访,常规MRI的T₂WI所见病灶范围有增加,而SWI序列变化不明显;随着治疗进程,T₁WI和T₂WI所检出的病灶

范围不同程度缩小，而 SWI 序列显示隧道内高信号积液或出血灶消失，呈条状影像。由于含铁血黄素的吸收缓慢，故 DWI 上隧道样结构的表现较为稳定，随着治疗的进展变化并无明显变化。

脑寄生虫病多通过手术或者药物治疗，现在多采用常规 MRI 或 CT 随访，但是常规 MRI 和 CT 对病灶进展显示不够灵敏，故可采用影像新技术对颅内寄生虫病治疗后进行随访。

（李宏军 王 俭）

第六节 免疫缺陷相关颅内感染

艾滋病，即获得性免疫缺陷综合征（acquired immunodeficiency syndrome，AIDS），由人类免疫缺陷病毒（human immunodeficiency virus，HIV）感染引起。HIV 具有亲神经性，可引起神经系统损害，表现形式复杂多样，40% 以上 AIDS 患者出现神经系统症状，可累及脑、脊髓、周围神经和肌肉，其中绝大多数是因感染引起，包括 HIV 病毒（一种嗜神经病毒）直接入侵中枢神经系统，或者因免疫缺陷出现机会性感染，后者包括继发于 AIDS 的细菌、病毒、真菌和寄生虫的各种感染，T 淋巴细胞中的 CD4$^+$ 进行性减少，从而使各种机会感染增多；其中弓形虫、结核、隐球菌、巨细胞病毒感染多见。同时 HIV 病毒具有亲神经性和淋巴性的特点，可侵犯破坏脑、脊髓神经组织，引起神经系统病变。HIV 感染中枢神经系统，引起一系列临床并发症。实际上，在中枢神经系统中，HIV 主要感染巨噬细胞和胶质细胞，神经元细胞未被感染，但却也发生损伤和凋亡。HIV 导致中枢神经系统损伤，先有急性期的直接损伤，随后出现免疫损伤。急性期是脑膜炎、脑炎，慢性期更多的是免疫损伤，主要是炎性脱髓鞘改变。

【临床与病理】

颅内 HIV 原发性感染指由 HIV 直接感染中枢神经系统引起脑损害的疾病，包括 HIV 相关性脑炎和 AIDS 相关性无菌性脑膜炎。HIV 是一种嗜神经病毒，可被巨噬细胞吞噬，通过血脑屏障直接感染中枢神经系统，引起 HIV 脑炎或无菌性脑膜炎。最近的研究发现，中枢神经系统是 AIDS 较易侵犯的部位，是导致 AIDS 死亡率上升的主要原因之一。HIV 通过巨噬细胞携带进入脑实质或直接感染血管内膜细胞进入脑内，靶器官主要是巨噬细胞及小胶质细胞，较少侵及神经元细胞。但 HIV 聚集在胶质细胞或血管周围巨噬细胞内，产生 HIV 蛋白能引起氧化压力，损坏细胞活性，破坏内皮细胞的紧密结合，导致神经细胞损伤及凋亡。HIV 可引起一系列神经综合征及周围血管病变，也可导致中枢和末梢神经系统脱髓性疾病。HIV 脑炎可以发生于任何年龄段，但中青年患者多见，其次是婴儿（母婴传播），可发生在感染的任何时期，但主要发生在 AIDS 晚期。最主要的临床表现为进行性痴呆，因此又被称为 HIV 痴呆综合征。表现为智力减退，认知、运动及行为方面的功能障碍，有的患者可出现偏瘫、截瘫或癫痫发作，此外，常伴脑神经麻痹，第 V、VII 或 VIII 脑神经受累多见。

弓形虫脑病（toxoplasmic encephalitis，TE）是由弓形虫（toxoplasma）感染引起的人兽共患病，呈局灶性或弥漫性坏死性炎症，为艾滋病患者的中枢神经系统常见的并发症之一，发病率为 10%～30%，是导致艾滋病患者死亡的常见原因。艾滋病相关性弓形虫脑病呈亚急性起病，临床表现和影像学表现没有特异性。有精神状态改变、妄想行为、发热、头痛、嗜睡，甚至昏迷等脑弥漫性损害体征，可在几天或几周内死亡；脑膜受累者可有脑炎；"假性脑肿瘤"形成后可出现一过性颅内高压症状，影像学表现类似肿瘤或脑脓肿等占位；偏瘫、癫痫发作、视力障碍、神志不清、意识错乱，癫痫发作等神经精神症状为脑干和脊髓局灶性神经功能受损的体征；发热及脑膜刺激征较少见。艾滋病相关性弓形虫脑病可表现为局灶性或弥漫性脑膜脑炎，伴有坏死和小神经胶质细胞结节。大体观察可见患者大脑肿胀，表面常充血，局部变软。切面可见坏死灶。艾滋病相关性弓形虫脑病在脑内可形成急性或慢性炎性病变。病变较轻时可见血管周围炎、炎症细胞浸润和胶质细胞增生。病变较重时，灰质和白质内可见坏死灶，常为多发性、小灶性、液化性坏死，感染灶在光学显微镜下呈凝固性坏死，伴不典型单核细胞炎性反应，成片的淋巴细胞、浆细胞、嗜酸性粒细胞浸润，嗜酸性粒细胞较少见，并与增生的胶质细胞构成肉芽肿样结构。还可见到弓形虫脓肿，即以细胞碎屑为中心的坏死病变，周围以水肿及炎性脑组织环绕；坏死组织外周有特征性逗号状的速殖子（滋养体）及多发性大小不等的假囊；血管异常，包括血管周围及血管壁内单核细胞、淋巴细胞浸润；内皮细胞肿胀，血栓形成，管壁纤维素样坏死及管腔纤维化而闭塞。

AIDS 合并真菌感染常见的致病菌为新型隐球菌（cryptococcosis），是继 HIV 引起的原发性 HIV 脑炎和弓形虫引起的艾滋病相关性弓形虫脑病后第三位常见的颅内感染病原体。新型隐球菌是一种条件致病菌，其引起的中枢神经系统感染也可发生于无免疫缺陷的患者，但最常见于 AIDS 患者。HIV 感染者的新型隐球菌脑膜脑炎发生率约占机会性感染的 5%～10%，在 AIDS 尸检病例中为 11.3%～13.8%，预后很差。临床上表现无特异性，多慢性起病，主要表现为进行性加重的头痛、发热、精神异常、躁动不安等。严重者可有不同程度的意识障碍、昏迷、偏瘫等。视神经受累常见，引起视力减退乃至失明，第Ⅷ、Ⅶ、Ⅵ脑神经亦可受累。脑膜刺激征为常见的阳性体征，晚期眼底检查见视神经乳头水肿。新型隐球菌主要累及脑膜组织，肉眼观察，可见不同程度的软脑膜浑浊，脑组织水肿，胶样物质积聚于脑沟、蛛网膜下腔；脑肉芽肿病变早期呈黄白色胶冻样外观，表面呈结节状，部分呈囊状，透明、黄白色、质地坚硬。切面可见纤维交错，呈灰白色、黄白色，其内可见半透明小囊腔。慢性隐球菌脑膜炎主要累及基底部软脑膜，该处由于结缔组织反应性增生和增厚导致中脑导水管狭窄。幕上脑室积水，对称性扩大。

进行性多灶性白质脑病（progressive multifocal leukoencephalopathy，PML）：为机体免疫功能低下状态时，中枢神经系统出现的亚急性脱髓鞘疾病。曾接触过 JC 病毒（John Cunningham virus，JCV），且 T 细胞相关免疫防御功能受抑制为其主要易感因素。JC 病毒呈世界性分布，由于宿主 T 淋巴细胞针对 JC 病毒的免疫功能受损，无法抑制 JC 病毒的再次激活，使 JC 病毒得以继续复制并播散。乳多空病毒科的 JC 病毒和 SV-40（simian virus，猴病毒）已被证明是进行性多灶性白质脑病的病原体，病毒携带者是否发病与机体免疫是否异常有关。免疫荧光法及原位杂交研究表明，PML 的病因为艾滋病患者的脑星形细胞和少突神经胶质细胞受乳多空病毒感染。艾滋病相关性 PML 起病隐匿，临床表现多样，常见于成年男性，可发生于任何年龄，PML 的发病率随艾滋病的流行而逐渐增多，病程早期可出现特征性神经功能障碍、进行性精神衰退、性格改变和智力退化等表现，持续发展常累及大脑半球；因此，根据脱髓鞘的范围可出现同侧视野障碍、偏瘫、半侧感觉障碍、失语和失用症。晚期出现意识障碍，甚至昏迷，整个病程中很少有患者出现发热与头痛，大约有 10% 的患者会出现头痛或癫痫。艾滋病相关性 PML 病理表现为少突神经细胞受到乳多空病毒的选择性破坏，脑白质内多灶性脱髓鞘，可见脱髓鞘融合区，大脑半球比小脑

易于受累，常见于两侧大脑半卵圆中心皮质下区的白质，继而累及脑室周围白质，甚至深部灰质核团。尸解大体观察可见到多个灶性的脱髓鞘肿块，脑白质有似颗粒状的黄色软化灶，弥漫性不对称分布，融合的病灶可达数厘米。

巨细胞病毒是人类病毒性感染最常见的病原体之一，常感染中枢神经系统引起巨细胞病毒性脑炎（cytomegalovirus encephalitis，CMV）。人是巨细胞病毒的唯一宿主，巨细胞感染分布于全世界，不同国家及不同经济状况感染率不同。巨细胞病毒感染好发于免疫功能缺陷患者，它可在人体内长期潜伏，当人体免疫功能降低发病或复发。近年来，随着 AIDS、放射损伤、器官移植和恶性肿瘤应用免疫抑制治疗患者的增加，CMV 的发病率有逐年增高趋势。我国是 CMV 感染高度流行国家，文献报道健康人群 HCMV 抗体阳性率为 59.1%～96.1%。在 AIDS 所致的机会性病毒感染中以巨细胞病毒感染最为多见，在艾滋病终末期感染率甚至可达 40%，常累及大脑、小脑、脊髓和脊神经根。大部分 CMV 感染无临床症状，这与个体免疫功能和年龄有关。中枢神经系统感染多通过胎盘传播，造成先天性 CMV 感染，它可导致胎儿畸形、智力低下和发育迟缓等。成人 CMV 感染和免疫功能有密切关系，CMV 常导致全身性系统感染，常累及血管、视网膜、肺部以及消化道，大多数患者还可并发吉兰 - 巴雷综合征，其中以 CMV 视网膜炎最常见，这是导致艾滋病患者失明的首要原因。临床表现以发热、呼吸道、神经系统及血液系统的症状为主，体温可从低热到 40℃，可有嗜睡、昏迷、惊厥、运动障碍、脑性瘫痪，有时有脑积水、智能减退、视网膜脉络膜炎等神经系统症状。

【影像学检查方法】

MRI 和 CT 均可用于免疫缺陷相关颅内感染的检查，以 MRI 为主。MRI 无需增强扫描即能发现较多病灶，清楚显示病灶及周围结构，MRI 检查明显优于 CT。但是免疫缺陷相关颅内感染的 CT 表现也有一定特征性，CT 检查也不可或缺。

随着 MRI 新技术的发展，MRI 在艾滋病相关性疾病的诊断与鉴别诊断方面的应用越来越广泛。PET/CT 在诊断颅内 HIV 原发性感染也有一定意义，它可以了解病变葡萄糖代谢情况和病灶的病理生理及形态结构，使诊断准确性得到提高，但其费用昂贵，应用有限。艾滋病合并脑内结核者，CT 为首选检查方法，但是 MRI 扫描可发现 CT 未发现的病灶，对本病早期诊断和预后评价有较高价值。

艾滋病相关性弓形虫脑病的临床及影像学表现复杂多样，影像学诊断难度较大。

艾滋病相关性 PML 检查，虽然 CT 不如 MRI 敏感，但二者定位、定性诊断方面均有价值。总之，免疫缺陷相关颅内感染因病变的病理改变及病种多样性和复杂性，影像特点虽明显但特异性不明显，因此联合多种影像学检查及新技术的联合应用有助于诊断与鉴别。

【影像学表现】

1. HIV 脑炎　可被误诊为腔隙性梗死，病理特点为脑白质和灰质散在分布小神经胶质结节、多核巨细胞浸润、大片白质稀疏、脱髓鞘和脑萎缩。典型 MRI 表现为弥漫脑白质病变，病灶 T_1WI 呈低信号，T_2WI 呈高信号，病灶可融合，多位于半卵圆中心、脑室周围白质，双侧对称分布（图 6-6-1），其影像改变与皮层下动脉硬化性脑病类似，但皮层下动脉硬化多伴有高血压病，发病年龄偏大，AIDS 与之不同。CT 影像特点是脑白质边缘清楚的低密度影，一般无占位效应；病灶较大或合并其他并发症者可有占位效应（图 6-6-2）。

2. 艾滋病相关性弓形虫脑病　根据部位不同可分为脑室型、脑实质型及混合型。影像学特点：好发于基底节区和皮髓质交界区，可累及小脑、脑干、脑室和后颅凹。病变多为双侧、多发，少数为单发，病灶直径为 0.4～3.0cm。CT 平扫可见多发低密度或等密度病灶，单发少见，多发病变可融合形成片状，伴有灶周水肿及占位效应，常不能明确区分感染灶和灶周水肿。增强扫描病变呈多发环

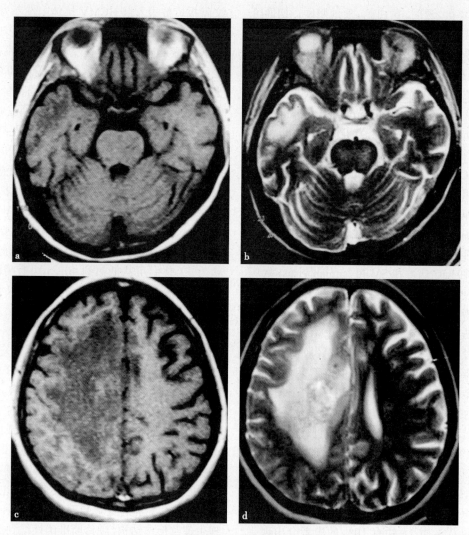

图 6-6-1　HIV 脑炎

右颞叶白质区片状病灶，T_1WI（a）呈稍低信号，边缘不清，双侧颞叶及小脑沟增宽，呈脑萎缩改变。T_2WI（b）呈高信号，边缘变清，无占位效应。右侧半卵圆中心见大片状病灶，T_1WI（c）呈低信号，内见稍高信号，T_2WI（d）呈高信号，内见混杂信号

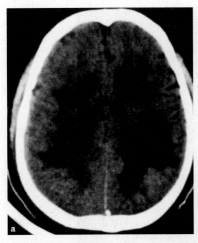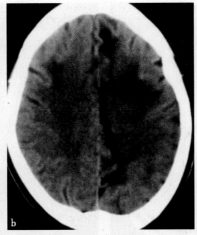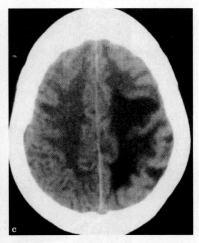

图 6-6-2 HIV 脑炎

CT 平扫（a）双侧半卵圆中心基本对称性大片状低密度影，边缘尚清，无占位效应。CT 平扫（b）双侧半卵圆中心不对称性大片状低密度影，边缘尚清，无占位效应，双侧额顶叶部分脑沟增宽加深。CT 平扫（c）左半卵圆中心片状低密度影，边缘清，无占位效应

状、环靶状、螺旋状或结节状强化，环形强化为最多见，强化环常薄而光滑，病灶较大时可见不规则厚壁强化。若发生在脑室内即脑室型，因为脑脊液密度与病变密度的差别，表现为致密肿块，边缘清晰。MRI 检出病灶的数量显著高于 CT。表现为多发或单发病变（图 6-6-3），T₁WI 一般呈等或稍低信号，T₂WI 可呈稍高信号，灶周水肿明显，可有占位效应，病变与周围水肿区的信号不易区分，病灶也可呈等或低信号，周围环绕的水肿带呈高信号。增强扫描常呈多发或单发类圆形结节状、环状、环靶状或肿块状不均匀强化，与周围低信号的水肿区分界清楚。

3. 艾滋病相关性隐球菌脑炎 可分为Ⅳ型：Ⅰ脑膜脑炎型；Ⅱ类梗死型（胶样胶囊）；Ⅲ梗死型；Ⅳ肉芽肿型。Ⅰ脑膜脑炎型，多发生于大脑幕及小脑幕，也可发生在脑池处，CT 平扫可见中脑导水管受压变窄，幕上脑室对称性扩张积水，增强扫描脑膜常见结节状或线状强化，也可无强化。MRI 急性期表现为脑实质内 T₁WI 低信号、T₂WI 高信号的多发斑点状病灶，增强扫描强化少见；中晚期多出现轻至中度对称性脑室扩张，以幕上脑室扩张多见。Ⅱ类梗死型（胶样胶囊），多发生于脑实质深部，CT 平扫可见脑基底节区多发对称性点状、小片状或"虫蚀状"低密度影，无水肿及占位效应，边界尚清；增强扫描无强化。MRI 呈多发 T₁WI 略低或等信号，T₂WI 高信号、边界清楚的椭圆形囊肿，增强扫描轻度或显著强化，无明显水肿及占位效应。多房或单房 T₁WI 呈低信号、T₂WI 呈高信号囊

性占位，占位效应及周围水肿明显，增强扫描囊壁环状显著强化，多房占位可呈典型"菊花瓣"状强化。Ⅲ梗死型，多发生于两侧基底节区，CT 平扫可见多发"虫蚀状"模糊低密度影，无明显水肿及占位效应，增强扫描多数患者无强化。MRI 表现为以双侧基底节区为主，额、颞、顶叶等可见多发 T₁WI 低信号、T₂WI 高信号的斑点状或片状异常信号，增强扫描病灶多无明显异常强化，偶有薄壁环状异常强化。Ⅳ肉芽肿型，CT 平扫可见脑内单发或多发大片状低密度影，有水肿及占位效应（图 6-6-4）；还可见颅骨破坏，脑室、脑池受压等占位表现；增强扫描呈多房环状强化。脑室内形成肉芽肿者，可出现梗阻性脑积水及环形强化灶。MRI 表现缺乏特异性，脑内单发或多发 T₁WI 稍低或等信号、T₂WI 等或高信号的圆形或类圆形病灶，信号不均匀，增强扫描呈结节状、环状强化；如病灶位于血管旁，增强扫描可见"串珠征"或"葡萄串征"（图 6-6-5）。

4. 进行性多灶性白质脑病 是一种进展性的脱髓鞘疾病；大脑半球比小脑易于受累，典型发病部位是大脑皮层下白质和小脑脚。幕上病变在大脑半球常呈多发对称性分布，位于血流最丰富的大脑皮层下白质，多发病灶分布范围与脑血管分布区不一致，少数为单侧或孤立性病灶，顶枕叶受累最常见，其次是颞叶和额叶；胼胝体压部受累并不常见，幕下病变主要位于小脑脚，呈单侧或双侧发病，病变会蔓延至中脑和延髓。大脑皮层下病变位于"U"形纤维区，多脑回受累似贝壳状或呈"U"形，病灶在 T₁WI 呈低信号，T₂WI 和 FLAIR 呈高信号，边

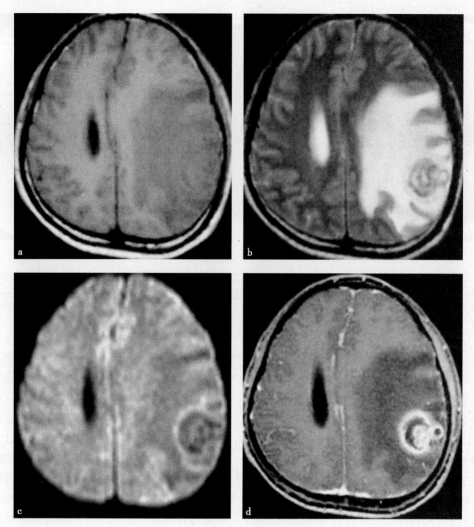

图 6-6-3 艾滋病合并弓形虫脑病

右侧顶叶可见斑片状病灶 T_1WI（a）等低信号，周围可见大片水肿带，T_2WI（b）呈高低混杂信号。DWI 序列（c）呈以高信号为主的混杂信号。增强扫描（d）病变呈环形强化

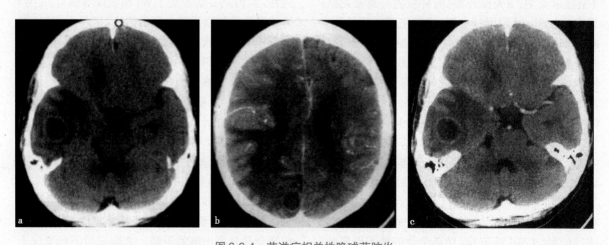

图 6-6-4 艾滋病相关性隐球菌脑炎

CT 平扫（a、b）示右侧颞叶、枕叶多发类圆形低密度病灶，病灶壁呈略高密度，边缘清晰，病灶周围及右侧放射冠见大片状指压状水肿带，右侧脑室体部受压闭塞，中线结构向左侧移位；CT 增强扫描（c）上述病灶呈薄壁环状异常强化

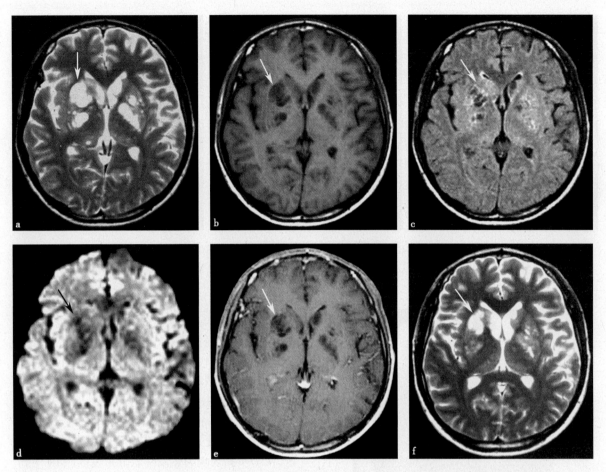

图 6-6-5　艾滋病相关性隐球菌脑炎

双侧基底节区可见多发类圆形病灶 T_2WI（a）呈高信号（箭头），提示典型胶样假囊；T_1WI（b）呈低信号（箭头），FLAIR（c）病灶呈低信号（箭头）；DWI（d）呈低信号（箭头）；增强扫描（e）病灶无明显强化（箭头）；经抗真菌及 HARRT 1.5 个月后 T_2WI（f），双侧基底节区病变缩小（箭头）

界清楚，无占位效应，病灶周围无水肿（图 6-6-6），增强扫描无异常强化。CT 平扫显示多发分布不均的低密度灶，境界不清，多发生于双侧大脑半卵圆中心。早期病灶呈圆形或椭圆形，后逐渐融合、扩大；增强扫描多数病灶无异常强化，极少数可有强化表现。病程晚期表现为脑室扩大，脑沟加深增宽、脑回变窄等脑萎缩改变。

5. 艾滋病相关性巨细胞病毒性脑炎　CT 表现：最常见的表现为脑萎缩，有时可见脑白质低密度病灶，主要累及基底节区，呈片状脱髓鞘样低密度病灶，也可位于脑室旁、脑桥和延髓，边界不清，占位效应不明显（图 6-6-7）。CT 显示 CMV 脑炎不敏感，增强扫描病灶呈环形或结节状强化，脑室周围和室管膜下亦可见线状强化。MRI 表现：主要累及基底节区，T_1WI 上呈低信号，T_2WI 上呈高信号，可有明显水肿及占位效应（图 6-6-8）。除脑萎缩外，T_2WI 可显示脑室周围的斑片状高信号，较大

的病灶内常有信号减低区。增强扫描室管膜下显著强化，而白质病变无强化，可提示诊断，具有诊断意义。由于炎症可引起中脑导水管或侧孔粘连，最终继发脑积水、脑室扩大。

【诊断与鉴别诊断】

免疫缺陷相关颅内感染的诊断与鉴别诊断需要解决以下几个层次的问题：第一，根据影像特点及临床表现，初步判断感染类型；第二，鉴别免疫缺陷相关疾病与其他类型的感染性疾病，鉴别非感染性疾病。

1. 根据影像特点及临床表现，初步判断感染类型

（1）HIV 脑炎：好发于中青年，均为 HIV 阳性患者，出现相应神经系统症状，如痴呆、记忆力减退、意识淡漠等。脑室周围或深部白质区多发斑片状异常信号，可融合，多无明显水肿及占位效应。CT 平扫呈低密度、MR 平扫 T_1WI 呈低信号，T_2WI

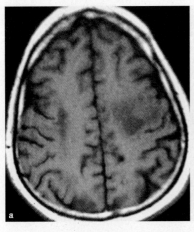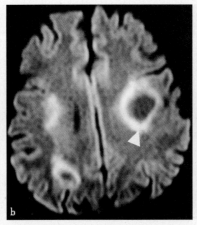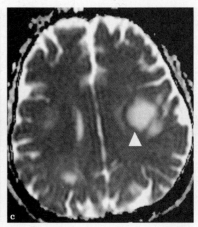

图 6-6-6 艾滋病进行性多灶性白质脑病（PML）

双侧额顶叶白质区可见大片状病灶 T₁WI（a）呈低信号，DWI（b）呈环形高信号，ADC 图（c）呈环形低信号

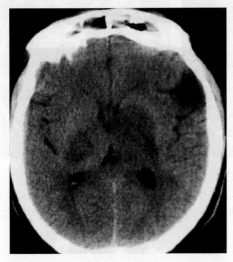

图 6-6-7 艾滋病相关性巨细胞病毒性脑炎

CT 平扫双侧基底区对称性低密度病灶，边界不清，占位效应不明显

呈高信号，局灶或全脑萎缩，皮层灰质受累为主，CT 和 MRI 增强扫描病灶无明显异常强化。PET/CT 早期葡萄糖代谢增强，晚期代谢逐渐下降。病理诊断的主要依据为脑组织内发现小胶质细胞结节和多核巨细胞浸润。

（2）艾滋病相关性弓形虫脑病：多为双侧、多发，少数为单发，好发于基底节区和皮髓质交界区。CT 平扫表现为多发片状低密度区，MR 平扫 T₁WI 呈等或稍低信号，T₂WI 可呈高信号，增强扫描呈环状、环靶状、螺旋状及结节状强化，部分病灶可见"偏心靶征"。DWI 上呈稍高信号；¹H-MRS 上 NAA、Cr、Cho 和 mI 峰均降低，Cho/Cr 升高，可见明显的 Lip 峰，也可合并 Lac 峰。灶周水肿明显，有一定占位效应。组织、体液或有核细胞中找到游离的或细胞内滋养体可以确诊本病。

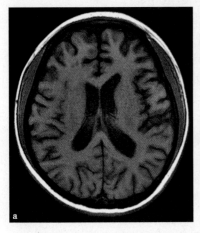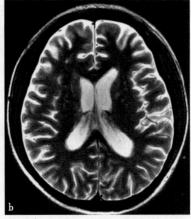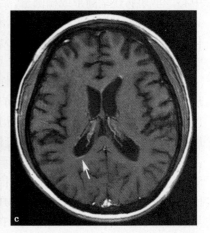

图 6-6-8 艾滋病相关性巨细胞病毒性脑炎

双侧基底节区可见多发结节样异常信号，T₁WI（a）呈稍低信号，T₂WI（b）上呈稍高信号，增强扫描（c）病灶未见明显强化

（3）艾滋病相关性隐球菌脑炎：多为弥漫性脑膜受累，脑实质受累时病灶多见于基底节区。CT平扫图像上表现为基底节区多发斑点状低密度灶，T_1WI上呈低信号，T_2WI上呈高信号的胶样囊肿改变。DWI上高信号，部分呈环形高信号，病变中心可见低信号；^1H-MRS显示NAA、Cr、Cho、mI峰降低，Lip峰升高。增强扫描胶样假囊囊壁呈明显环状强化，隐球菌瘤呈结节状、环状强化。脑脊液墨汁染色涂片和脑脊液培养查见新型隐球菌可定性诊断。

（4）艾滋病相关性PML：多发生于脑室周围系统远处，皮层下脑白质。CT平扫图像上表现为脑白质大片低密度病变，T_1WI上稍低信号，T_2WI上等信号或高信号，占位效应不显著。^1H-MRS早期可见Cho和mI升高，晚期NAA进行性下降，最终所有代谢物均降低。增强扫描部分病变周边强化。脑组织病理活检特征为多灶性亚急性脑白质脱髓鞘改变。免疫细胞化学技术检测病毒抗原，用原位杂交或PCR技术在脑组织或CSF中检测到JC病毒基因。

（5）艾滋病相关性巨细胞病毒性脑炎：通常有病毒感染史，起病急。临床表现为发热、嗜睡、昏迷、惊厥，以及进行性加重的神经精神症状。脑脊液外观清亮，白细胞轻度升高，脑脊液的CMV效价滴度升高。脑脊液分离到病毒、脑组织活检在神经细胞内见到嗜酸性包涵体或电镜下发现HSV病毒颗粒均可确诊。MRI增强扫描可见室管膜下显著强化，脑室周围白质病变无强化。CT常见脑萎缩，脑白质低密度病灶，常伴有点状高密度区，提示有出血性坏死，则更支持诊断。其他器官也出现CMV感染有助于诊断。

2. 鉴别免疫缺陷相关疾病与其他类型的感染性疾病，鉴别非感染性疾病

（1）HIV脑炎应与巨细胞病毒性脑炎、AIDS合并进行性多灶性白质脑病、亚急性海绵状脑病相鉴别。

巨细胞病毒性脑炎和HIV脑炎均可由先天性子宫内感染或后天性获得性感染所致。巨细胞病毒性脑炎的病理学特征为累及皮质的小神经胶质结节，而HIV脑炎的病理特征除小神经胶质结节外还有多核巨细胞浸润。巨细胞病毒性脑炎通常以发热、嗜睡、昏迷、惊厥、运动障碍等神经症状为主，起病急骤，而HIV脑病多见于AIDS感染的晚期，临床表现以进行性加重的痴呆为主。巨细胞病毒性脑炎的CT和MRI表现为脑实质内弥漫性或局限性沿脑血管走行分布的病灶，CT平扫呈低密度，MRI T_1WI低信号，T_2WI高信号，增强扫描常见室管膜弥漫性强化。先天性感染者可见脑萎缩、脑室扩大及脑实质内钙化，脑内钙化在MRI上显示不明显，可累及脑内任何部位，但以脑室周围区域最常见。HIV脑炎通常增强扫描无明显异常强化且钙化少见。

AIDS合并进行性多灶性白质脑病（PML），PML的病理基础是脱髓鞘和白质坏死，T_1WI为低信号，病变散发、两侧不对称、呈进展性，好发于皮层下白质；HIV脑炎主要是胶质细胞结节形成，T_1WI病灶为等或稍低信号，多弥漫分布，位于脑室周围，且是较晚期表现，病程早期二者难以鉴别。PML表现为局灶性运动感觉障碍，而HIV脑炎主要表现为认知障碍和痴呆，其临床表现对确定诊断十分重要。PML较少伴脑萎缩，而HIV脑炎多伴发局灶或全脑萎缩，以皮层灰质受累为主。确诊依靠病理活检，PML病理改变为少突胶质细胞中有包涵体，电镜检查可见乳多空病毒颗粒，免疫组化证实有乳多空病毒抗原，而HIV脑炎病理主要是脑组织内发现小胶质细胞结节和多核巨细胞浸润。

亚急性海绵状脑病（subacute spongiform encephalopathy，SSE）是由朊病毒感染所致罕见散发性中枢神经系统疾病。临床上以进行性痴呆、共济失调、肌阵挛及特征性周期性脑电图变化为特点。影像学表现亦与HIV脑炎类似，表现为双侧额叶、颞叶和基底节等散在的片状病灶，无明显占位效应，增强扫描无明显异常强化，慢性期亦可出现脑萎缩。两种疾病的鉴别需结合临床病史及病理学表现。亚急性海绵状脑病的病理特点为大脑皮层、基底节、小脑和脊髓部位呈海绵状变性，神经细胞脱落坏死、胶质细胞重度增生和孔样空泡形成。而HIV脑炎的病理特点则为小胶质细胞结节和多核巨细胞浸润。

（2）艾滋病相关性弓形虫脑病应与脑原发性淋巴瘤、脑转移瘤、脑结核瘤相鉴别。

脑原发性淋巴瘤多发于基底节区和丘脑，常为单发，占位效应明显，瘤周水肿呈火焰状或指状，而艾滋病相关性弓形虫脑病常为多发，多侵犯基底节区和皮髓质交界区，周围水肿明显。坏死的淋巴瘤在增强扫描上可显示为"环伴结节"的表现，但"偏心靶征"通常为弓形虫病。脑原发性淋巴瘤抗弓形虫治疗无效，而艾滋病相关性弓形虫脑病抗弓形虫治疗效果显著。

脑转移瘤多位于灰白质交界处，CT平扫多为

低密度，MRI 表现为 T_1WI 低信号，T_2WI 高信号，增强扫描转移瘤呈结节状显著强化，病灶较大者常有中心坏死，转移瘤周围水肿十分明显。弓形虫脑病在 T_1WI 增强上可见"偏心靶征"，在 T_2WI 上可见"同心靶征"，可与脑转移瘤患者相鉴别，且脑转移瘤患者大部分有中枢神经系统以外恶性肿瘤病史，结合病史常能做出诊断。

结核瘤为结核杆菌在脑部沉积所致，可单发或多发，易发生钙化和干酪样坏死，病灶坏死部分在 T_1WI 上呈略低信号，T_2WI 上呈不均匀性高信号，肉芽肿部分在 T_1WI 上呈稍高信号，而在 T_2WI 上呈低信号，结核瘤在 T_2WI 上常呈低信号，是其特征性表现之一，为二者鉴别提供依据，且结核瘤常合并有结核性脑膜脑炎，增强为多发厚壁环形或结节状强化灶，弓形虫脑病在 T_1WI 增强上可见"偏心靶征"，在 T_2WI 上可见"同心靶征"，结核瘤多有结核病史，而弓形虫脑病常有艾滋病病史，结合实验室检查不难鉴别。

（3）艾滋病相关性隐球菌脑炎应与结核性脑膜炎、脑曲霉菌病、毛霉菌病相鉴别。

艾滋病相关性隐球菌脑炎与结核性脑膜炎影像学表现相似，均可见脑膜增厚、强化。主要依靠病原学检查进行鉴别诊断。隐球菌瘤需与脑结核球相鉴别，脑结核球表现为结节形及环形病灶，可伴有水肿及卫星灶，增强扫描呈结节样或多环形强化，可有肺部或其他脏器结核病史，隐球菌瘤占位效应不显著，且周围无卫星灶，可与脑结核瘤相鉴别。

艾滋病相关性脑曲霉菌病是由曲霉菌感染引起的慢性真菌病。可急性起病，常有发热头痛、恶心、呕吐、癫痫发作的症状，也可伴随出现偏瘫、失语、共济失调精神异常、视野缺损等，严重者可因颅内压增高发生脑疝而致死。CT 或 MRI 常显示单发或多发性脑脓肿、脑梗死、出血性梗死等表现，艾滋病相关性隐球菌脑炎分期不同，影像学表现不同，脑实质深部可见"虫蚀状"胶样囊肿，增强扫描胶样假囊囊壁呈明显环状强化，易于鉴别。

艾滋病相关性毛霉菌病是由毛霉菌引起的一种少见的致死性真菌病，主要侵犯鼻、脑、肺、胃肠道及皮肤，严重者可经血行播散至全身，脑毛真菌病最为常见。感染常始发于鼻甲、鼻旁窦或咽部，引起蜂窝织炎，随后侵犯眼眶至脑、脑膜；亦可侵入局部血管，引起毛霉菌血症，经颈内动脉播散至脑部，迅速引起脑炎脑膜炎。CT 或 MRI 显示脑脓肿、脑梗死、鼻窦混浊、骨质破坏；少数呈脑出血等

改变，艾滋病相关性隐球菌脑炎分期不同，影像学表现不同，脑实质深部可见"虫蚀状"胶样囊肿，增强扫描胶样假囊囊壁呈明显环状强化，且隐球菌脑炎常局限于脑实质内，其他部位受累较为少见，可鉴别。

（4）艾滋病相关性 PML 应与 HIV 脑炎、多发性硬化（MS）、脑血管病相鉴别。

HIV 脑炎主要是胶质细胞结节形成，T_1WI 病变为等或稍低信号，多呈弥漫、对称性分布，大多位于脑室周围，而 PML 的病理基础是脱髓鞘和白质坏死，T_1WI 呈低信号，病变散发、不对称、呈进展性，好发于皮质下白质。HIV 脑炎主要表现为认知障碍和痴呆，而 PML 表现为局灶性运动感觉障碍，因而临床表现对确诊十分重要。

多发性硬化（MS）在 CNS 脱髓鞘病变中最常见，病因不明，是以白质为主的炎性脱髓鞘疾病，好发于双侧脑室周围，反复恶化与缓解，进行性加重。MRI 典型表现为脑室旁白质椭圆形病灶，呈垂直于脑室的分布，即直角脱髓鞘征，急性期呈环状或结节状增强，稳定期病灶无明显异常强化。PML 以皮质下病灶为主，病变常位于脑室周围远处，与脑室多无固定关系，且多无明显异常强化，二者鉴别不难。

脑血管病是艾滋病相关性神经系统疾病之一，可合并全身血管病变，影像学表现为脑实质虫蚀状、多灶性斑片状异常改变，有时表现为一侧大脑大面积梗死，常不对称，有不同程度的强化，也可无强化，MRA 可见脑动脉血管壁毛糙狭窄，远端小血管中断，血流信号减弱或消失。而 PML 的病理基础是脱髓鞘和白质坏死，T_1WI 呈低信号，病变散发、不对称、呈进展性，且多无明显异常强化。

（5）艾滋病相关性巨细胞病毒性脑炎应与带状疱疹病毒脑炎、HIV 脑炎、急性播散性脑脊髓炎（ADEM）相鉴别。

带状疱疹病毒脑病病变程度相对较轻，预后良好。临床主要表现为意识模糊，共济失调。患者多有胸、腰部皮肤带状疱疹病史，血清及脑脊液可检出带状疱疹病毒抗原、抗体和核酸。头颅 CT 表现病灶主要累及大脑半球皮质部位，呈片状或肿块状低密度区，水肿明显，无明显出血坏死，而艾滋病相关性巨细胞病毒脑炎常有脑萎缩，可见脑白质低密度病灶，常伴有点状高密度区，提示有出血性坏死。MRI 表现大脑半球皮质部位呈片状或肿块状，T_1WI 呈低信号，T_2WI 呈高信号，水肿明显，无明显出血坏死二者以资鉴别。

艾滋病相关性巨细胞病毒性脑炎和 HIV 脑炎 MRI 表现相似，均可在脑室周围出现斑片状异常信号，在 T_1WI 上呈稍低信号，在 T_2WI 上呈稍高信号，均多伴脑萎缩，HIV 脑炎增强扫描无异常强化，艾滋病相关性巨细胞病毒性脑炎增强扫描室管膜下明显强化，而白质病变无强化。

急性播散性脑脊髓炎（ADEM）常有疫苗接种史或感染史，典型的影像学表现为脑室周围多发片状脱髓鞘样病灶，增强扫描可有斑片状强化。而艾滋病相关性巨细胞病毒性脑炎脑实质内的病变多无异常强化，且可见室管膜下的明显强化病灶，二者表现不同。

【临床研究现状】

目前，在全世界范围内仍缺乏有效根治 HIV 感染的药物。现阶段的治疗目标是：最大限度、持久降低病毒载量，获得免疫功能重建和免疫功能维持，提高生活质量，降低 HIV 相关疾病的发病率和死亡率。艾滋病患者的治疗是两个方面，一方面是抗病毒，另一方面是并发症治疗，应根据患者的具体情况辨别主次，再确定治疗方案。因此，倡导利用影像学检查手段对艾滋病并发症进行早期诊断同时进行疗效评估，降低并发症发生及致死率才是当务之急。

1. 弥散加权成像在免疫缺陷相关颅内感染中的应用　DWI 可显示艾滋病相关性感染不同阶段具有不同 ADC 值，可为诊断和临床分期提供依据。有研究发现弓形虫脑病病灶实性区的平均 ADC 值显著低于对照区，对每个病灶进行分析，发现病灶在脓肿形成初期水分子扩散受限，一般 DWI 呈高信号，但经过治疗以后，随坏死组织液化，其水分子扩散受限逐渐减轻。

2. 氢质子波谱在免疫缺陷相关颅内感染中的应用　^{1}H-MRS 研究显示 HIV 脑炎病灶 NAA、NAA/Cr 值降低，Cho、mI 值升高，通常 Lip 和 Lac 值升高，治疗后随访部分患者 NAA/Cr 值渐进性下降，部分升高，为患者疗效评估提供客观依据。艾滋病相关性弓形虫脑病 ^{1}H-MRS 表现为病灶内常见的脑代谢物（如 NAA、Cr、Cho 和 mI）降低或完全缺如，NAA/Cr、NAA/Cho 显著降低，急性期 NAA/Cr 比缓解期更低，Cho/Cr 升高，可见明显 Lip 峰、Lac 峰。抗弓形虫治疗后，NAA/Cr 完全恢复至正常水平，部分患者 Cho/Cr 下降，亦可持续升高。^{1}H-MRS 检查发现 Lip 升高是结核球的特点。艾滋病相关性隐球菌脑炎Ⅳ肉芽肿型 ^{1}H-MRS 表现为病灶内 NAA、Cr、Cho、mI 峰降低，Lip 峰升高。^{1}H-MRS

在 PML 表现为病灶内 NAA、NAA/Cr 下降，Cho、Cho/Cr 升高，mI、mI/Cr 升高或不升高，Lip 或 Lac 明显升高，Glx 降低。艾滋病相关性单纯疱疹病毒性脑炎 MRS 显示 NAA 峰显著下降，Lac 峰显著升高，Cho、Lip 峰升高，Cr 峰略降低。

3. 灌注加权成像在免疫缺陷相关颅内感染中的应用　PWI 可评价组织血流灌注状态，可得到 rCBV 和 rCBF 两个定量参数，对艾滋病脑病的微血管内血流动力学变化进行评估。而 T_1 加权动态对比增强（dynamic contrast enhanced, DCE）主要反映血管渗透性信息，DCE-MRI 获得的 K_{trans} 和 Ve 值可定量分析肿瘤不成熟微血管的通透性。PWI 参数（CBV、CBF、K_{trans}、Ve）可用于监测脑结核瘤的疗效。国外研究发现，基质金属蛋白酶 -9（MMP-9）的表达与结核病播散、组织破坏密切相关，结核分枝杆菌的菌体及某些细胞成分能引起 MMP-9 过度表达；研究还发现脑结核瘤患者的灌注参数与 MMP-9 之间有很好的相关性，认为 MMP-9 表达是脑结核瘤活动的标志，并提示血脑屏障完整性破坏。而 K_{trans} 也可提供血脑屏障完整性信息，研究发现 K_{trans} 与 MMP-9 变化相符，K_{trans} 有望替代 MMP-9 以评估脑结核瘤的活动性。PWI 亦可反映血流灌注的情况，它可以对 HIV 脑炎的微血管内血流动力学变化进行评估。PWI 作为弓形虫脑病诊断的重要工具，已被用于 AIDS 患者淋巴瘤及弓形虫脑病的鉴别诊断。Ernst 报道弓形虫病 rCBV 值和淋巴瘤病变有显著差异。他们的研究显示所有弓形虫病病变都是乏血供的，rCBV 值显著降低。弓形虫脑病低 rCBV 值与其病灶乏血管有关。由于艾滋病患者低免疫状态，病变周围可能多缺乏明显炎症反应。有研究发现在弓形虫病变中，病灶平均 rCBV 及最大 rCBV 均降低，周围水肿的 rCBV 也下降。此低灌注可能与病灶内缺乏血管或周围水肿间质压力增加导致血管收缩相关。在抗弓形虫治疗后，病变在 2 个月内明显吸收，且病变周围水肿的吸收快于病变本身的吸收，而此时可以利用 PWI 对其治疗效果进行评估。

4. 弥散张量成像在免疫缺陷相关颅内感染中的应用　DTI 可用于观察艾滋病相关肿瘤病变区脑白质纤维束，并可定量测量（FA 值等）观察白质纤维束改变（包括推压和移位情况），有助于制订手术方案，避免脑功能区手术损伤。

5. PET/CT 在免疫缺陷相关颅内感染中的应用　PET/CT 对诊断颅内 HIV 原发性感染也有一定意义，可以了解感染病灶的葡萄糖代谢情况，同时了解病灶的病理生理及形态结构，可提高诊断的准确性。

综合以上各种 MRI 技术，多模态 MRI 影像学将是今后研究 AIDS 机会性感染诊断的主要趋势，在实际工作中，应该重视其影像学征象及各种新技术的应用，及时早期发现及早诊治，为临床提供较为可靠的诊疗依据，减少病死率。

（李宏军　王　俭）

第七节　其他感染性疾病

一、神经梅毒

神经梅毒（neurosyphilis, NS）是由梅毒螺旋体感染所致的全身感染性疾病，通常经性接触传播，可侵犯皮肤、黏膜、心血管及中枢神经系统。梅毒螺旋体侵入中枢神经系统首先会导致脑血流灌注异常，然后会有少数螺旋体发展成神经梅毒。神经梅毒是梅毒螺旋体感染人体后，出现的一组临床综合征，表现因侵犯的部位而不同。如侵犯视神经则可引起视力下降或失明、语音神经则引起语言障碍、有的还会出现痴呆。临床上将梅毒分为三期，即一期梅毒、二期梅毒、三期梅毒，神经梅毒可发生于任何时期。神经梅毒通常由脑沟、脑膜和脊髓的小血管动脉内膜炎引起。

神经梅毒临床表型分为 5 型：①脑实质型：主要表现为行为认知障碍，癫痫发作等神经精神症状。②脑炎、脑膜炎型：主要表现为头痛、发热，视力下降、精神紊乱等。③脑膜血管型：表现为由于局灶性缺血引起的神经系统改变，如脑卒中、行为紊乱和性格改变等。④脊髓型：主要症状为脊髓病变引起的功能障碍，表现为胸背部疼痛，伴束带感，双上肢及双下肢功能及感觉异常等。⑤无症状型：无任何神经系统症状。以上临床表现如发生重叠，以其最突出的临床表现为主进行分型。

【临床及病理】

神经梅毒主要包括脑实质型梅毒、脑膜梅毒、脊膜梅毒及脑膜血管梅毒，其中脑膜血管梅毒在我国多见，主要由梅毒螺旋体侵犯脑膜或小动脉导致血管闭塞而出现继发性梗死。实质型梅毒主要包括麻痹性痴呆、脊髓结核、视神经萎缩以及神经系统树胶肿，也可伴有四肢周围神经受累。其发病机制主要是梅毒螺旋体侵袭中枢神经系统导致神经组织变性，引起炎性反应、血管内膜病变，最终发生神经纤维髓鞘脱失、继发胶质细胞增生进而导致

视神经萎缩。临床可出现认知功能下降，尤以记忆力下降明显；随着病情进展出现精神症状，表现为性格改变、易怒、烦躁以及幻觉等，最后出现头晕、步态不稳、言语不清、吞咽困难、呛咳等，头 MRI 示不同程度的脑萎缩，最终诊断为麻痹性痴呆。患者可有不同程度高级皮层受累的临床表现。麻痹性痴呆皮层受累可表现为脑萎缩，出现智能及情感障碍，也可表现为皮层异常放电，文献报道 20% 的麻痹性痴呆可合并癫痫发作。也有以头晕伴步态不稳起病，出现吞咽困难、饮水呛咳等脑卒中样表现，头颅 MRI 检查可有相关表现，多表现为脑膜血管梅毒的特点，因此，当临床上出现持续存在的头晕、头痛并伴有脑卒中样症状时，应考虑到神经梅毒的可能。

神经梅毒主要有脑组织海绵状变性、胶质细胞增生及组织细胞反应，小血管周围可见到大量的淋巴细胞浸润，部分区域髓鞘脱失，符合脑膜血管梅毒的特点。脑膜血管梅毒的病理机制是由于梅毒螺旋体以神经系统黏多糖酶为受体，通过与血管内皮细胞膜的透明质酸酶结合，导致黏多糖分解，最终引起血管壁损伤、血管闭塞及塌陷。脑膜血管梅毒的脑组织病理可表现为病灶中央的缺血坏死区，周围可见到肉芽组织增生以及血管周围炎或血管内膜炎，外层为反应增生神经胶质组织，特征性是出现大量浆细胞浸润和血管炎。

【影像学检查方法】

CT、MRI 均可用于神经梅毒的检查，但以 MRI 为主。

【影像学表现】

神经梅毒基本表现主要有脑萎缩、脑炎、脑膜炎、脑梗死、多发缺血灶等改变，且多种病变可以同时存在。实质型梅毒发生在脑实质称之为麻痹性痴呆，麻痹性痴呆的不同阶段可以累及不同的部位，可为多发或散在病灶，可见于额叶、颞叶、顶叶、侧脑室体部外侧和胼胝体等部位。实质型神经梅毒早期 CT 即表现为广泛的低密度改变，伴有水肿区，晚期皮质弥漫性萎缩，双侧侧脑室扩张，无缺血、炎症改变。MRI 扫描可见皮质萎缩，皮质下神经胶质增生，以脑前部受累较为明显。梅毒树胶肿病灶可发生于组织任何部位，呈单发或多发，CT 呈块状或结节状低密度，周围水肿较轻，少数病灶可呈结节样或环状强化，MRI 表现类似于其他肉芽肿，病灶常呈类圆形，直径约为 2.0～2.5cm，常位于皮质及皮质下，病灶中心的干酪样坏死在 T_1WI 呈低信号或等、低混杂信号，T_2WI 上呈高信

号或等、高、低混杂信号,增强扫描呈不规则环形强化。脑膜梅毒一般以脑底部的脑膜病变较为严重,常累及上颈段脊髓及脑神经,梅毒性脑膜炎患者头颅 CT 显示脑室扩大,早期增强 CT 可见脑膜线状强化,第四脑室外侧孔及正中孔因纤维结缔组织封闭可出现梗阻性脑积水。MRI 表现为 T_1WI 上脑膜及脑表面比脑脊液稍高的信号,T_2WI 上可见较弥漫的线形高信号,增强扫描呈明显强化,邻近脑组织肿胀。梅毒性血管炎可累及多支血管分布的灰质与白质,与梅毒螺旋体相关的脑血管炎是在第三期梅毒中由螺旋体侵犯内皮细胞所引起的。血管炎好发于皮质的静脉和动脉,而梅毒性血管炎易侵犯大脑中动脉的近段分支。梅毒性血管病患者可见皮质下多发低密度梗死病灶。CT 和 MRI 可显示脑梗死或脑缺血病灶,多呈底边向外的三角形、扇形,增强扫描亚急性期病灶可有斑片状及皮质脑回样强化。脑萎缩是神经梅毒最常见的表现,几乎所有患者都表现出不同程度的弥漫性萎缩,且多数以额颞叶萎缩为主。脑萎缩常由于神经元损伤引起,与神经梅毒慢性病程及潜伏期长有关,常常引起神经精神的改变,且有发展为痴呆的可能。一些特定结构的萎缩,尤其是内侧颞叶的萎缩,被认为是麻痹性痴呆的特征(图 6-7-1)。

脑梗死(图 6-7-2、图 6-7-3)在神经梅毒患者中的发生率约为 25%,是神经梅毒第二常见的表现。神经梅毒患者可表现为伴有双侧颞叶对称或不对称高信号,有学者认为此改变是由脑实质及脑膜的炎症,导致水肿及神经胶质细胞增生,或与之相关的血脑屏障通透性增加、小血管炎症引起的血管

源性及细胞毒性水肿、淋巴细胞浸润,导致 MRI 显示脑膜增厚,脑实质信号增高。

【诊断与鉴别诊断】

神经梅毒的诊断需要解决以下几个层次的问题,第一,根据影像特点及临床表现,初步判断感染类型;第二,神经梅毒与其他类型感染疾病鉴别。神经梅毒是由梅毒螺旋体感染导致的全身感染性疾病,通常经性接触传播,可侵犯全身多个器官或系统,临床及影像学表现多样,缺乏特异性,需结合临床病史综合诊断。

1. 根据影像特点及临床表现,初步判断感染类型　患者有性接触或性传播史,病变可侵犯全身多个器官或系统,基本影像学表现主要有脑萎缩、脑梗死、脑炎、脑膜炎、多发缺血灶等改变,且多种病变可以同时存在,脑萎缩以内侧颞叶为主,且常伴脑梗死。

2. 鉴别神经梅毒与其他类型感染

(1)脑实质型梅毒需与单纯疱疹病毒性脑炎鉴别,脑实质型梅毒 T_2WI 上颞叶内侧出现异常高信号,是其特征性表现之一,单纯疱疹病毒性脑炎起病急,常单发,病情继续发展可累及对侧,皮质及皮质下广泛水肿,增强扫描呈脑回样强化,有文献报道单纯疱疹病毒性脑炎病灶与豆状核外缘界限清楚,凸面向外,边缘如刀割样,有一定特征性。

(2)以脑萎缩为主要表现的神经梅毒需与退行性脑萎缩(帕金森病、阿尔茨海默病)鉴别,退行性脑萎缩发病年龄相对较大,且一般为对称性脑萎缩;神经梅毒脑萎缩为弥漫性萎缩,伴随一些特定结构的萎缩,尤其是内侧颞叶的萎缩,被认为是麻

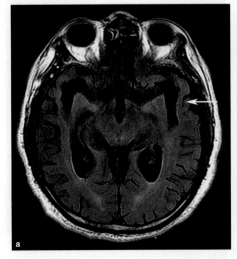
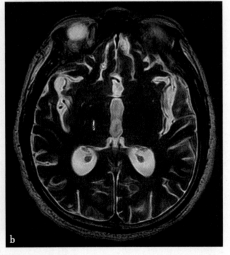

图 6-7-1　脑实质型神经梅毒

FLAIR(a)、T_2WI(b)显示双侧侧裂池加深加宽,脑室系统扩大,萎缩以双侧颞叶内侧为主(箭头)

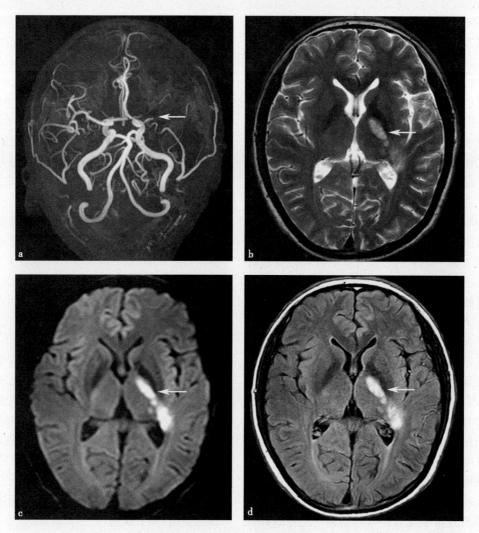

图 6-7-2　脑实质型神经梅毒

MRA（a）显示左侧大脑中动脉 M1 段闭塞（箭头）；T₂WI（b）、FLAIR 序列（d），显示左侧基底节区异常高信号（箭头）；DWI（c）显示病变区呈高信号（箭头）

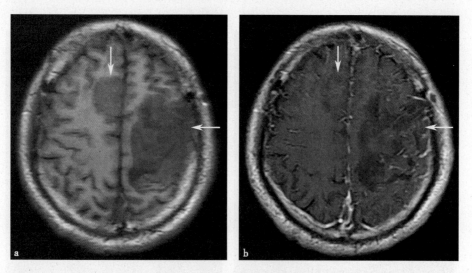

图 6-7-3　脑实质型神经梅毒

轴位 T₁WI（a）右侧额叶及左侧额顶叶可见大片状稍低信号，增强扫描（b）病变区呈轻度不均匀强化，（箭头）邻近脑膜线样强化

痹性痴呆的特征。麻痹性痴呆患者，临床表现为认知能力下降，记忆力减退，MRI 表现出颞叶明显萎缩。梅毒引起的痴呆需与帕金森病、阿尔茨海默病等引起的痴呆鉴别。

（3）梅毒性脑膜炎需与结核性脑膜炎鉴别。结核性脑膜炎发生在颅底较多，而且往往是早期。结核菌经血液循环侵入颅内，首先沉积在颅底软脑膜和室管膜上，通过免疫反应引起脑膜炎性反应，在早期即可出现水肿、大量渗出，渗出物主要聚集在鞍上池。梅毒性脑膜炎的 CT 和 MRI 表现与其他脑膜炎相似，不同临床表型神经梅毒的 MRI 表现有一定重叠，且缺乏特异性，其基本表现主要有脑萎缩、脑炎、脑膜炎、脑梗死、多发缺血灶等改变，且多种病变可以同时存在。神经梅毒表现为伴有双侧颞叶对称或不对称高信号，梅毒性脑膜炎患者头颅 MRI 显示脑室扩大，早期增强扫描可见脑膜线状强化。MRA 表现出不同程度的血管改变，由局部狭窄到闭塞。可结合临床病史，发现梅毒阳性并有上述影像学表现时可鉴别。结核性脑膜炎脑膜强化主要聚集于鞍上池，而梅毒性脑膜炎无此特征，再依据结核或梅毒感染病史可资鉴别。

（4）梅毒瘤需与结核瘤相鉴别；梅毒瘤多起源于脑膜，与脑膜关系密切，病变的边缘与周围脑膜常以钝角相交，而结核瘤多位于脑实质，不会出现与脑膜钝角相交，梅毒瘤 CT 呈块状或结节状低密度，周围水肿较轻，少数病灶可呈结节样或环状强化，MRI 表现类似于结核瘤，增强呈结节样强化，结核瘤的特征性表现是"靶征"，但这种征象仅出现在少数病例中，仅仅根据影像学表现鉴别十分困难，可结合临床感染病史，可为二者鉴别提供重要依据。

【临床研究现状】

神经梅毒是梅毒螺旋体（TP）侵入中枢神经系统所致的一种持续感染。早期未经治疗的梅毒患者，约 10% 最终发展为神经梅毒。近年来，神经梅毒的病例屡有报道，但对神经梅毒的影像学表现却少有报道，查阅相关文献，对神经梅毒头颅 MRI 和 SPECT 脑灌注成像资料结合文献进行分析。

1. 影像技术在神经梅毒诊断方面的应用

（1）SPECT 脑灌注表现为局限性脑血流减低，考虑由梅毒性闭塞性血管炎使局部小血管狭窄甚至闭塞所致，头颅 MRI 显示出的异常病灶与相应 SPECT 脑血流成像上病变部位基本一致，但是 SPECT 图像显示病变范围较大，说明头颅 MRI 梗死的病灶更可能是受累血管发生严重狭窄或闭塞

所致，而 SPECT 成像上显示病变还包括那些轻、中度狭窄血管所致组织缺血改变，其病变范围可能会在治疗后恢复。国内有人用 ^{99m}Tc-ECD 对早期梅毒患者进行 SPECT 成像，发现脑血流灌注异常，大部分表现为双侧对称性异常，但影像改变无特征性，主要表现为弥漫性、斑片样病灶。国外报道神经梅毒患者头颅 MRI 检查未见异常，但治疗前后 SPECT 检查表现出脑血流显著改善。说明在梅毒感染早期 TP 即侵入中枢神经系统，并对全脑产生影响，此时 CT、MRI 检查往往阴性，因此梅毒感染早期行 SPECT 脑灌注成像是十分有必要的。

（2）^{1}H-MRS 可用于神经梅毒感染诊断，表现为 NAA/Cr, NAA/Cho 降低，这些改变可能代表早期神经元损伤。早期感染者 NAA 和 Glx 浓度在灰质明显减少，但在深部白质不减少，进一步表明梅毒感染后可能引起神经功能障碍。神经梅毒 ^{1}H-MRS 还可见 Cho 浓度显著升高，Cr 和 mI，NAA/Cr、NAA/Cho 降低，海马区 mI/Cr 和 mI/Cho 增加，NAA 和 NAA/Cr 显著降低，但其病因仍不确定。

2. SPECT 在治疗后随访中的应用 MRI 检查患者可确定神经梅毒病灶部位，但显示的异常信号往往提示感染已经存在较长时间，形成了不可逆病变，而 SPECT 可早期发现梅毒脑部受累，并且在随访中敏感发现病情改善，为患者早期诊断及疗效评估提供依据。

二、克 - 雅病

克 - 雅病（Creutzfeldt-Jakob disease，CJD）是由朊蛋白病毒感染人类引起的罕见、传播性、致命性神经系统疾病，又称皮质纹状体 - 脊髓变性，是蛋白粒子病中最常见的一种临床类型，该病的临床表现多种多样，病程进展迅速，预后极差。确诊该病需要病理证实，但由于患者不愿意进行脑组织活检，并且可能会造成医源性感染，所以实施困难。

CJD 根据病因可分为 4 类：散发型 CJD（sporadic CJD，sCJD）、家族遗传型 CJD（familial CJD or genetic CJD，fCJD or gCJD）、医源型 CJD（iatrogenic CJD，iCJD）及变异型 CJD（variant CJD，vCJD）。sCJD 约占 85%，其传播方式不清，基因检测发现朊蛋白基因点突变和重复八肽插入变异，平均发病年龄为 60 岁左右，表现为快速进展性痴呆、局灶性神经体征和肌阵挛。

散发型 CJD：确定病例：用标准神经病理学技术诊断或瘙痒因子有关纤维的存在。很可能病例：进行性痴呆及下列 4 种临床症状中至少有 2 种：肌

阵挛，视觉或小脑症状、锥体外系症状及无动性缄默，以及任何典型 EEG（PSWC2）或 14-3-3 蛋白阳性及临床死亡病期小于两年；常规检查否定任何其他诊断。可能病例：进行性痴呆及下列 4 种临床症状中 2 种以上：肌阵挛，视觉或小脑症状，锥体/锥体外系的功能障碍及无动性缄默，没有或非典型的 EEG，以及临床死亡病期小于 2 年。

医源型 CJD：一个曾接受过人类尸体来源的脑垂体激素治疗的患者出现进行性小脑综合征，或 sCJD 具有一个暴露危险因素如曾接受过硬脑膜移植等。

家族遗传型 CJD：确定或很可能的 CJD 加上一级亲属有确定或很可能的 CJD，以及（或）神经精神紊乱加 CJD 特异性 PrP 基因突变。

变异型 CJD：IA 逐渐进展的神经精神紊乱，病程大于 6 个月，常规检查排除其他诊断，无医源性接触史。早期出现精神症状，持续性感觉迟钝/感觉异常、共济失调、舞蹈症、肌张力障碍或肌阵挛、痴呆、没有典型的周期性慢波，MRI 显示双侧枕叶高信号。

【临床及病理】

发病年龄在 60 岁左右，发病早期突出的临床表现是精神行为异常、迅速进展性痴呆，可能与朊病毒蛋白沉积于额颞叶皮质，引起大脑皮质高级功能受累有关。发现早期仅有发作性记忆力下降、反应迟钝，症状迅速进行性加重，在 1～2 个月后发展为明显智能减退，生活不能自理。其他类型痴呆（如阿尔茨海默病）一般不会进展如此迅速。病程中均出现精神行为异常，主要表现为行为幼稚、怪异、固执，常伴有失眠、言语错乱，出现上述症状的原因可能为病变累及额颞叶引起情感和精神障碍。其他临床表现有无动性缄默、肌张力增高、肌阵挛发作、肢体无力、感觉障碍、共济失调、意识障碍、大小便失禁等。

急性起病，以视物模糊为首发症状，伴行走不稳；亚急性起病，以记忆力减退伴智能减退为首发症状，也可以行走不稳伴言语不清为首发症状。随着病情发展患者找词困难加重，命名性失语，复述功能减退，失读，迷路。20 天前后，患者会出现语言理解障碍，错语，复述功能差，失写，烦躁不安，强哭强笑，动作较迟缓。35 天左右，患者缄默不语，不认识亲人，出现全面性认知功能障碍，走路向右侧偏，反复面部、肢体抽动，右上肢摸索、强握征，间断有发作性肌阵挛，可引出吸吮反射及下颌反射，四肢肌张力高，上肢较明显。

CJD 的典型病理组织学特征：脑组织海绵样变性（海绵样改变和海绵样状态）、神经细胞变性和脱失伴随星形细胞增生，另有淀粉样斑块。脑组织的海绵样改变可为局灶性，常见于皮质、纹状体、丘脑、小脑和脊髓分子层，在皮质内，常呈层状分布。CJD 的海绵样变性并不局限在表层细胞（第 I 层和第 II 层），而是底层细胞发生变化，且海马回下部和海马旁回常缺乏这种变化，此特点有助于临床疾病的鉴别诊断，脑皮质上部的空泡改变一般由缺氧和代谢紊乱造成。

【影像学检查方法】

CT、MRI 均可用于 CJD 的检查，但以 MRI 为主。

【影像学表现】

CT 检查通常无异常改变，可出现进行性加重的脑萎缩和脑室扩张。常规 MRI 检查，T_1WI 和 T_2WI 可表现正常，T_1WI 显示双侧背侧丘脑区对称性分布的高信号，这一特征性表现称为"枕"征（图 6-7-5），丘脑区高信号称为"冰球棍"征（图 6-7-4、图 6-7-5），DWI 发现双侧基底节区对称性高信号，沿皮质走行的"飘带征"（图 6-7-6），还会出现皮质广泛轻度萎缩；部分病例可表现为延髓梗死，基底节区及桥臂腔隙性脑梗死，轻度脑缺血改变，白质脑病，脑室系统稍扩大，脑沟裂池加深加宽，脑萎缩。MRA 示符合轻度动脉硬化改变。

【诊断与鉴别诊断】

克-雅病（Creutzfeldt-Jakob disease，CJD）的诊断需要解决以下几个层次的问题，第一，根据影像特点及临床表现，初步判断感染类型；第二，鉴别克-雅病与其他类型感染。

1. 根据影像特点及临床表现，初步判断感染类型 克-雅病临床表现为典型的快速进展性痴呆，局灶性神经体征和肌阵挛，常表现为基底节区的对称性受累，伴有特征性"枕"征、"冰球棍"征、"皮质飘带"征，常伴有广泛的轻度脑萎缩。

2. 鉴别克-雅病与其他类型感染

（1）阿尔茨海默病与克-雅病都以进行性痴呆为主要临床表现，阿尔茨海默病主要表现为脑回、脑沟增宽，脑室扩大，尤其是海马和颞叶内侧，平均海马体积减小 20%～25%。克-雅病多未见形态异常，但是常表现为基底节区的对称性受累，伴有特征性"枕"征、"冰球棍"征、"皮质飘带"征，常伴有广泛的轻度脑萎缩。

（2）缺氧缺血性脑损伤：MRI 表现为：①广泛脑水肿：双侧额叶、颞叶、枕叶、顶叶在 T_1WI 及 T_2WI

上灰白质界限不清,在 T_2WI 上灰质信号稍增高,在 T_1WI 上灰质信号减低。②脑实质出血:皮层及皮层下白质 T_1WI 点状以及沿颞顶叶形成的迂曲条状高信号,T_2WI 为低信号。深部白质 T_1WI 双侧额叶、颞叶、枕叶深部白质内斑点状高信号。灶状出血表现为小脑半球、枕叶、尾状核头部圆形或类圆形局灶性血肿,T_1WI 为高信号,T_2WI 为低信号;沿侧脑室边缘、额角、三角区、T_1WI 上点条状高信号。③丘脑、基底节区损伤:在 T_1WI 上对称及不对称高信号,内囊后肢正常高信号消失,T_2WI 为低信号。④蛛网膜下腔及脑室内出血:可有相应出血表现。而 CJD 病 T_1WI 及 T_2WI 一般未见形态异

常,T_1WI 序列显示双侧丘脑枕核对称性分布的高信号。

(3)渗透性脱髓鞘综合征:MRI 可表现为双侧丘脑对称分布的片状异常信号,T_1WI 呈稍低信号,T_2WI 呈稍高信号,FLAIR 呈高信号,增强扫描病灶明显强化。CJD 病则表现为丘脑背内侧核高信号,呈对称分布,形似"冰球棍",但增强扫描病灶一般不强化。

【临床研究现状】

CJD 是一种致死性疾病,目前临床上尚无有效根治方法,研究热点有药物治疗、免疫治疗、RNA 干扰等。

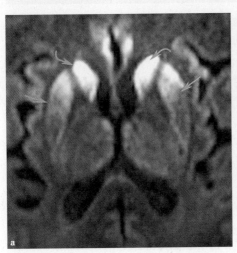
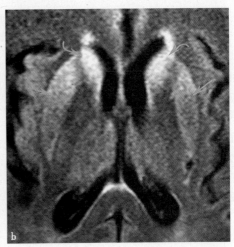

图 6-7-4 脑 CJD 病

轴位 DWI 序列显示(a):尾状核和壳核对称分布的斑片状高信号,T_1WI(b)显示尾状核区对称分布的高信号

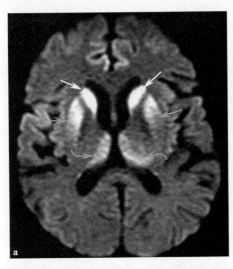
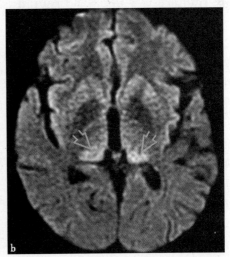

图 6-7-5 变异型脑 CJD 病

DWI(a)显示双侧基底节区对称分布的高信号,形成典型的"冰球棍"征(左侧丘脑弯曲蓝箭头),FLAIR(b)显示,双侧丘脑区对称分布的斑片状高信号,形成典型的"枕"征。90% 的变异型 CJD 病有经典的"枕征"及"冰球棍"征

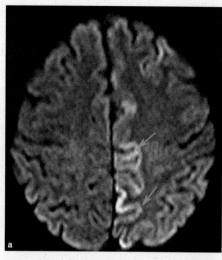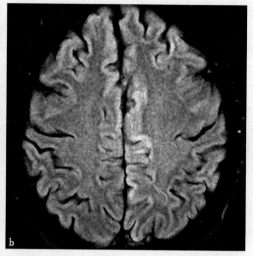

图 6-7-6　脑 CJD 病

DWI（a）及 FLAIR（b）显示沿皮质分布的稍高信号，形成典型的"皮质飘带"征

1. 磁共振弥散加权成像在克雅病诊断与鉴别诊断中的应用　近年来，MRI 检查（特别是 DWI 和 FLAIR 序列）在 CJD 早期诊断中越来越受到关注。sCJD 在 DWI 序列或 FLAIR 上表现为额叶、顶叶、枕叶中至少 2 个皮质区高信号或尾状核和壳核的对称性高信号，而 vCJD 则表现为特征性丘脑后部高信号（即丘脑枕征）。与 FLAIR 相比，DWI 在早期诊断上更为敏感和特异。但 DWI 对 CJD 检测也有若干不足：①大脑异常信号与病情严重程度不一致，病程晚期异常信号反而消失；②大脑异常信号并非 CJD 所特有，偶见于线粒体性脑肌病、一氧化碳中毒、隐球菌性脑膜炎、病毒性脑炎等；③极少数 CJD 患者 DWI 也可能无异常改变。DWI 图像上有大脑皮质和基底节区高信号损伤是临床医生所公认的，在 DWI 图像上只有大脑皮质区高信号的情况下，需要与导致进行性加重认知功能障碍的疾病（慢性疱疹性脑炎、乳酸性酸中毒、线粒体肌病综合征等）鉴别。目前解剖结构意义上的诊断已经从皮质 - 基底节 - 丘脑区域向眼部、额部、顶部、颞部、边缘系统和海马区皮质扩展。DWI 图像的高信号区域与临床症状和疾病发展过程有关，如 DWI 显示基底节区高信号患者的生存时间更短，肌阵挛发生率也更高，DWI 枕部皮质区高信号与从发病至出现无动性缄默症时间有关。本病早期影像检查的首选方法是 DWI，随着疾病发展，DWI 所示异常高信号反而会减轻，这就要求临床医生及时提出 DWI 检查的申请。

2. 磁共振氢质子波谱在克雅病诊断与鉴别诊断中的应用　2008 年 Sarae 等将 MRS 用于 CJD 早期诊断，首次提出功能性 MRI 和 MRS 对 CJD 早期诊断有重要价值，关于 ¹H-MRS 对 CJD 疗效评估的作用仍需进一步的研究。

（李宏军　王　俭）

参 考 文 献

1. 尚京伟，戴建平. 颅内硬膜外积脓的影像诊断. 实用放射学杂志，2002，18（8）：660-662
2. 刘清. 曲霉菌脑病的临床及影像学特点. 中华医学会神经病学分会全国中青年神经病学学术大会，2014
3. 李宏军. 寄生虫病影像学. 北京：科学出版社，2016
4. 李宏军. 实用传染病影像学. 北京：人民卫生出版社，2014
5. 陈永华，何玉麟，李五根，等. 颅内真菌感染的 CT 和 MRI 表现. 中国医药导报，2010，7（17）：66-68
6. 张敏，汪顺如，陆志前，等. 脑血吸虫病的 MRI 表现特征（附 8 例报告）. 中国 CT 和 MRI 杂志，2012，10（6）：19-21
7. 史恒瑞. HIV 脑炎的影像表现（附 21 例报告）. 中国临床医学影像杂志，2013，24（6）：423-425
8. 李宏军，赵璇. 艾滋病弓形体虫脑炎的影像诊断价值分析. 医学影像学杂志，2008，18（10）：1090-1091
9. 李宏军，张玉忠，程敬亮. 八例人类获得性免疫缺陷综合征患者尸体的病理与影像表现对照分析. 中华放射学杂志，2009，43（11）：1196-1200
10. 李宏军，齐石. 艾滋病神经系统感染临床与影像学表现. 磁共振成像，2010，1（5）：380-388
11. 周粟，施裕新，张志勇，等. 获得性弓形体脑病的影像学表现. 中国临床医学，2013，20（2）：202-205

12. 王月波，施裕新，张志勇. AIDS 及非 AIDS 相关新型隐球菌性脑膜脑炎的临床及影像学对照研究. 放射学实践，2012，27（9）：932-936

13. 魏琳，沈桂权，曹笑婉，等. 神经梅毒的临床表型与 MRI 表现. 实用放射学杂志，2016，32（5）：674-677

14. 王俭，依巴努·阿不都热合曼，姜春晖，等. 脑泡型包虫病 MR 质子波谱特征分析. 中华放射学杂志，2014，48（2）：89-92

15. Sawlani V. Diffusion -weighted imaging and apparent diffusion coefficient evaluation of herpes simplex encephalitis and Japanese encephalitis. J Neurol Sci, 2009, 287: 221-226

16. Wong AM, Lin JJ, Toh CH, et al. Childhood encephalitis: relationship between diffusion abnormalities and clinical outcome. Neuroradiology, 2015, 57: 55-62

17. Kawaguchi T, Sakurai K, Hara M, et al. Clinico-radiological features of subarachnoid hyperintensity on diffusion-weighted images in patients with meningitis. Clinical Radiology, 2012, 67（4）: 306-312

18. Lummel N, Koch M, Klein M, et al. Spectrum and Prevalence of Pathological Intracranial Magnetic Resonance Imaging Findings in Acute Bacterial Meningitis. Clin Neuroradiol, 2014, 23: 234-242

19. Luthra G, Parihar A, Nath K, et al. Comparative Evaluation of Fungal, Tubercular, and Pyogenic Brain Abscesses with Conventional and Diffusion MR Imaging and Proton MR Spectroscopy. AJNR Am J Neuroradiol, 2007, 20（10）: 1332-1338

20. Lai PH, Hsu SS, Ding SW, et al. Proton magnetic resonance spectroscopy and diffusion-weighted imaging in intracranial cystic mass lesions. Surgical. Neurology 2007（68）: 25-36

21. Heckenberg SG, Brouwer MC, van de Beek D, et al. Bacterial meningitis. Handib Clin Neurol, 2014, 121（3）: 1361-1375

22. Nickerson JP, Beat R, Ky S, et al. Neuroimaging of Pediatric Intracranial Infection—Part 1: Techniques and Bacterial Infections. Journal of Neuroimaging Official Journal of the American Society of Neuroimaging, 2012, 22（2）: e42

23. Shetty G, Avabratha KS, Rai BS. Ring-enhancing lesions in the brain: a diagnostic dilemma. Iran J Child Neurol, 2014, 8（3）: 61-64

24. Chatterjee S, Saini J, Kesavadas C, et al. Differentiation of tubercular infection and metastasis presenting as ring enhancing lesion by diffusion and perfusion magnetic

25. Santy K, Nan P, Chantana Y, et al. The diagnosis of brain tuberculoma by ^{1}H-magnetic resonance spectroscopy. Eur J Pediatr, 2011, 170（3）: 379-387

26. Neil JA, Orlandi RR, Couldwell WT. Malignant fungal infection of the cavernous sinus: case report. J Neurosurg, 2015, 10（2）: 112-115

27. Ghuman MS, Kaur S, Bhandal SK, et al. Bilateral optic nerve infarction in rhino-cerebral mucormycosis: A rare magnetic resonance imaging finding. J Neurosci Rural Pract, 2015, 6（3）: 403-404

28. Gupta RK, Prakash M, Mishra AM, et al. Role of diffusion weighted imaging in differentiation of intracranial Tuberculoma and tuberculous abscess from cysticercus granulomas-a report of more than 100 lesions. European Journal of Radiology. 2005, 55（3）: 384-392

29. Altini C, Niccoli Asabella A, Ferrari C, et al. (18F)-FDG PET/CT contribution to diagnosis and treatment response of rhino-orbital-cerebral mucormycosis. Hell J Nucl Med, 2015, 18（1）: 68-70

30. Chamdine O, Gaur AH, Broniscer A. Effective treatment of cerebral mucormycosis associated with brain surgery. Pediatr Infect Dis J, 2015, 34（5）: 542-543

31. Wang J, Yao WH, Yi Ba-nu, et al. Proton magnetic resonance spectroscopy in the evaluation of infiltration zone of cerebral alveolar echinococcosis. Chinese Medical Journal, 2012, 125（13）: 2260-2264

32. Shih RY, Koeller KK. Bacterial, Fungal, and Parasitic Infections of the Central Nervous System: Radiologic-Pathologic Correlation and Historical Perspectives. Radio Graphics, 2015, 35（4）: 35: 1141-1169

33. Chamie G, Marquez C, Luetkemeyer A. HIV-associated central nervous system tuberculosis. Semin Neurol, 2014, 34（1）: 103-115

34. Xuan A, Wang GB, Shi DP, et al. Initial study of magnetic resonance diffusion tensor imaging in brain white matter of early AIDS patients. Chin Med J（Engl）, 2013, 126（14）: 2720-2724

35. Saxena S, Prakash M, Kumar S, et al. Comparative evaluation of magnetization transfer contrast and fluid attenuated inversion recovery sequences in brain tuberculoma. Clin Radiol, 2005, 60（7）: 787-793

36. Pui MH, Ahmad MN. Magnetization transfer imaging diagnosis of intracranial tuberculomas. Neuroradiology, 2002, 44（3）: 210-205

37. Kaminogo M, Ishimaru H, Morikawa M, et al. Proton

MR spectroscopy and diffusion-weighted MR imaging for the diagnosis of intracranial tuberculomas. Report of two cases. Neurol Res. 2002, 24 (6): 537-543

38. Mahmoud D, Stefano F, Leao J C, et al. Sarcoidosis - a clinically orientated review. Journal of Oral Pathology & Medicine, 2013, 42 (4): 281-289

39. Carlson ML, White JR Jr, Espahbodi M, et al. Cranial base manifestations of neurosarcoidosis: a review of 305 patients. Otol Neurotol, 2015, 36 (1): 156-166

40. Kim MO, Geschwind MD. Clinical update of Jakob-Creutzfeldt disease. Curr Opin Neurol, 2015, 28 (3): 302-310

41. Mathur M, Johnson CE, Sze G. Fungal Infections of the Central Nervous System. Neuroimaging Clinics of North America, 2004, 22 (4): 609-632

42. Khandelwal N, Nbe D, FICR, et al. Central nervous system fungal infections in tropics. Neuroimaging Clinics of North America, 2011, 21 (4): 859-866

43. Min SB, Kim EJ, Lee KM, et al. Rapidly Progressive Rhino-orbito-cerebral Mucormycosis Complicated with Unilateral Internal Carotid Artery Occlusion: A Case Report. Neurointervention, 2012, 7 (1): 45-49

44. Heo SH, Shin SS, Kim JW, et al. Imaging of actinomycosis in various organs: a comprehensive review. Radiographics, 2014, 34 (1): 19

45. Benzagmout M, Maaroufi M, Chakour K, et al. Atypical radiological findings in cerebral hydatid disease. Neurosciences, 2011, 16 (3): 263

46. Chiu CH, Chiou TL, Hsu YH, et al. MR spectroscopy and MR perfusion character of cerebral sparganosis: a case report. British Journal of Radiology, 2010, 83 (986): e31-34

47. Horger M, Beschorner R, Beck R, et al. Common and uncommon imaging findings in progressive multifocal leukoencephalopathy (PML) with differential diagnostic considerations. Clinical Neurology & Neurosurgery, 2012, 114 (8): 1123-1130

48. Seok JH, Ahn K, Park HJ. Diffusion MRI findings of cytomegalovirus-associated ventriculitis: a case report. Br J Radiol, 2011, 84 (1005): 179-181

（李坤成 审校）

第七章 颅脑先天性畸形

第一节 脑膜膨出和脑膜脑膨出

脑膜膨出和脑膜脑膨出（meningocele and meningoencephalocele）是颅腔内容物经颅骨缺损而疝出颅外的先天性发育异常。发生率约占新生儿的 1/10 000～4/10 000，是一种罕见的神经管畸形，发生原因不明，可能为神经管闭合障碍所致。可合并其他先天畸形，如胼胝体发育不良、Chiari 畸形、Dandy-Walker 综合征等。当有巨大的脑组织膨出时，可导致脑小畸形，脑膨出范围越大，脑小畸形程度越大，认知障碍越明显。

【临床与病理】

脑膜膨出：膨出囊内仅包含脑膜及脑脊液，不含脑组织。

脑膜脑膨出：膨出囊内含有脑组织、脑膜及脑脊液。若囊内还包含脑室结构，则称为脑室脑膨出。

膨出物可被皮肤部分或全部覆盖，多位于中线位置，可发生于额部、顶部、枕部及颅底部，最常发生于枕部（约75%）。发生于颅底部时可自鼻根、鼻腔、鼻咽、副鼻窦或眼眶等部位膨出。

临床表现为突出于颅腔外的肿块样突起，可触及搏动，患儿哭闹或咳嗽时肿块可因张力增高而增大。大多可经产前 B 超或出生时发现。发生于额、顶或枕部的脑膨出外观可见，而颅底部脑膨出外观无明确肿块，临床表现较隐匿，可于生后数年甚至成年才发现。患者可伴有视觉缺陷、精神运动发育迟缓以及持续性运动障碍等症状。颅底部脑膨出患者可出现鼻塞、流清水样涕（脑脊液鼻漏所致）等症状，并可伴发反复性中枢神经系统感染。

【影像学检查方法】

脑膜膨出及脑膜脑膨出可用 X 线、CT、MRI 进行检查，临床以 CT 及 MRI 为主要方法。

X 线可显示软组织肿块及颅骨骨质缺损，但无法分辨膨出物内容。

CT 可显示颅骨缺损部位及膨出物，但对膨出内容物分辨力不如 MRI。观察颅骨缺损宜使用骨窗，观察膨出内容物宜使用软组织窗。在薄层图像上可以发现较小疝囊及较小的颅骨缺损，有助于诊断。CT 可根据骨质缺损部位，采用任意方位重建，更利于病变的显示。

MRI 对颅骨缺损的分辨力不如 CT，但具有较高的软组织分辨率，可更清晰地分辨膨出物内容、膨出程度，观察脑实质、蛛网膜下腔及脑室形态，明确是否合并其他先天畸形，并能在横断位、矢状位及冠状位上显示脑膨出与颅内结构的关系。更有助于评估预后和选择手术方案，可作为首选影像学检查。

文献指出中线部位脑膨出行 MRI 检查同时应作 MRV 检查，以明确硬膜静脉窦（上矢状窦、直窦、横窦）是否突入膨出物中，避免外科手术损伤血管。

【影像学表现】

X 线：可见软组织肿块与头颅相连，与软组织相连的颅骨可见骨质缺损，常位于颅骨中线。

CT：可显示颅骨缺损和由此膨出肿物的内容物。肿物呈类圆形或椭圆形，基底部可宽可窄。脑膜膨出表现为呈脑脊液密度的囊性肿物（图7-1-1），脑膜脑膨出表现为囊性肿物内出现软组织密度影，局部脑组织、脑室受牵拉、变形，向患侧移位，合并脑室膨出时，表现为脑组织密度影中间伴有脑脊液密度影。

MRI：可见颅骨缺损，囊性肿物由此向颅外膨出，若膨出囊内仅有脑脊液信号则为脑膜膨出（图7-1-1），若其内同时伴有脑组织信号，则为脑膜脑膨出。脑室受牵拉、变形，向患侧移位。伴脑室膨出时可见脑脊液信号伸入脑组织信号之中。

【诊断与鉴别诊断】

根据颅骨缺损及由此疝出颅外的膨出物的影像学特征，多可明确诊断。

位于额、顶、枕部的脑膜膨出或脑膜脑膨出需注意与以下疾病鉴别：①颅骨皮样囊肿：是沿胚胎闭合线分离的表皮细胞形成的囊肿，常见于前囟，表现为出生时可见皮下结节，随着年龄的增长而增

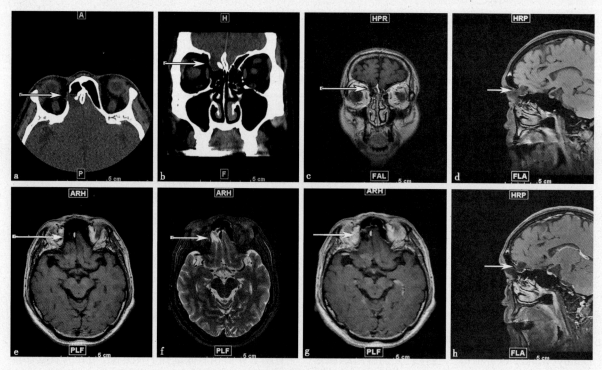

图 7-1-1 脑膜膨出的 CT 及 MRI 表现

CT：右侧眼眶鼻侧偏上区域局部骨质缺损（a），可见囊状结构自颅底突入筛窦，密度近似于脑脊液（b）。MRI：可见骨质缺损及膨出囊（c、d），T_1WI 为低信号（e），T_2WI 为高信号（f），信号近似于脑脊液，增强扫描囊内容物未见明显强化（g、h）

大，多发生在中线部位，偶可见囊肿向颅内扩展呈"哑铃形"。CT 垂直于骨质缺损区扫描可见颅骨受压变薄，但囊肿与颅腔不相通，而脑膜膨出或脑膜脑膨出肿物与颅腔相通。②表皮样囊肿：根据其部位分为硬膜内型（约 90%）和硬膜外型（10%）；其中硬膜外型可发生于额、顶、枕骨等颅骨板障内。CT 平扫病骨呈膨胀性骨质破坏，可突破内、外板向颅内、外生长，周围可见钙化边或硬化带。③颅骨膜血窦：为顶部与上矢状窦相通的血窦形成的颅外软组织肿块，头低位时增大，颅骨缺损较小，与顶部软组织块相通，增强扫描可见肿块与静脉窦相通，呈不均匀强化。

位于颅底部的脑膜膨出或脑膜脑膨出，需与鼻腔或鼻咽部病变鉴别：①鼻腔胶质瘤：属于先天畸形，病因及发病机制不明，一种假说为妊娠 12 周时，脑组织通过早期颅底（软骨颅）伸出，当脑组织失去与颅内的联系时，引起神经胶质异位。颅骨完整，病变呈软组织密度或信号，增强扫描无强化。②鼻息肉：表现为软组织密度，有蒂为典型表现，增强扫描呈轻度线条样强化。③鼻窦黏液

囊肿：CT 表现为窦腔膨大，骨壁受压变薄或部分消失，囊腔呈均匀低密度，增强扫描囊内无强化。MRI 信号取决于囊液中的蛋白含量，蛋白含量少则 T_1WI 为中低信号，蛋白含量多时 T_1WI 为高信号。④鼻咽部恶性肿瘤：如鼻咽癌、淋巴瘤等，表现为鼻咽部明显增强的软组织肿块，无颅骨缺损，肿瘤可以破坏颅底，有时可伴颈部淋巴结肿大。

【临床研究现状】

脑膜膨出和脑膜脑膨出是罕见的先天发育异常，大多数可通过辅助检查明确诊断。外科手术原则是切除脑膨出部分的囊，保护有功能的脑组织，修补硬脑膜。对于鼻脑膜膨出，传统手术方式以开颅或颅鼻联合进路手术修补，手术复杂，创伤较大。随着 CT、MRI 等影像学的成熟及鼻内镜手术技术的发展，鼻内镜入路修补手术的应用日益增多，手术损伤小，对中枢神经系统影响小，没有年龄限制，尤其适合于小儿患者，由于持续的脑膜膨出可造成面部畸形并逐渐加重，因此，一旦发现鼻腔脑膜膨出，应尽早实施鼻内镜入路修补手术。

（洪　楠）

第二节 胼胝体发育不良和
胼胝体脂肪瘤

胼胝体是连接两侧大脑半球最大的神经纤维束，是两侧大脑半球信息沟通的最主要通路，位于大脑纵裂的底部，其组成纤维向两侧大脑半球内部的各个方向辐射，连接额叶、顶叶、枕叶、颞叶，形成两侧侧脑室的顶部。

胼胝体发育不良（dysgenesis of the corpus callosum, DCC），是一种常见的颅脑神经管闭合畸形，包括全部胼胝体和周围结构的缺如或胼胝体部分缺如，1812 年 Rell 在尸检时首次发现胼胝体发育不良，1967 年、1973 年分别由 Bull 和 Brun 对其进行了详细描述。该病病因目前尚未完全明确，可能与多种因素有关，有学者认为胼胝体发育不良为 X 染色体隐性遗传病，主要为 8、13～15 及 18 染色体的异常，也可能与母体在妊娠 2～5 个月期间有 X 线接触史、维生素 B 缺乏、感染或患儿出生后有缺血缺氧性脑病、感染、中毒等因素有关。

胼胝体脂肪瘤约占颅内脂肪瘤的 50%，多见于胼胝体膝部，大者可累及整个胼胝体。

【临床与病理】

胼胝体在矢状位上观察最佳，呈光滑的曲线形，从前向后依次为嘴、膝、体及压部，前方弯曲的部分称为膝部，中间叫体部，后端叫压部，膝部向下弯曲变薄称为嘴部。以前一直认为胼胝体的形成顺序是膝部、体部、压部及嘴部，后 Kier、Truwit 研究发现，胼胝体嘴板，即胼胝体嘴部更靠下的部分，在胼胝体形成的最早期便存在，嘴部的背侧部分可能与胼胝体膝前部同时存在。

约 50% 的胼胝体发育异常伴有其他中枢神经系统发育异常，如灰质异位、脂肪瘤、脑裂畸形、脑膨出、Chiari 畸形、Dandy-Walker 综合征等。单纯胼胝体发育不良可无任何症状，症状通常与伴发畸形有关，轻者表现为视觉或交叉触觉定位障碍，重者可出现智力低下、癫痫、小头畸形等。

胼胝体发育不良合并胼胝体脂肪瘤的患者多数为先天性，病程较长，临床症状各有不同，主要表现为癫痫、头痛、智力低下、语言或运动障碍等，个别可出现尿崩症、视觉障碍或交叉定位障碍，其中以癫痫最多见，多认为是由脂肪瘤周围结缔组织累及邻近脑实质引起。

【影像学检查方法】

CT 可用于诊断胼胝体发育不良和胼胝体脂肪瘤，尤其对胼胝体脂肪瘤合并的钙化显示较好。

MRI 可多方位成像且序列较多，对脂肪组织检出的敏感性也较高，因此比其他检查可获得更多的信息。例如，胼胝体周围呈线形分布的脂肪瘤，解剖走向与胼胝体周围脑沟脑池的长轴基本平行，且 CT 上均呈低密度，所以横断位 CT 图像极容易漏诊，而 MRI 矢状位及冠状位图像可以清晰地显示该型脂肪瘤，同时，MRI 的 T_1 加权像可以很容易地将高信号的脂肪瘤与低信号的脑沟脑池及脑室分开；对于较小的脂肪瘤，MRI 也比 CT 检出率更高。磁共振弥散张量成像（diffusion tensor imaging, DTI）和纤维跟踪技术（diffusion tensor fiber tractography, DTT）的出现，实现了对活体进行复杂的白质纤维束细微解剖结构的研究，能精确、直观地显示胼胝体发育不良患者脑内白质纤维束分布情况，因此 MRI 对胼胝体发育不良及胼胝体脂肪瘤的诊断及研究应用更广泛。

【影像学表现】

胼胝体发育不良影像学主要表现为双侧侧脑室内缘光滑，走行大致平行（图 7-2-1）。若嘴部发育不良，可见大脑半球纵裂前部向后靠近第三脑室前部，由于胼胝体发育不良常累及嘴部，故此征象最常见；膝部发育不良时可见两侧脑室前角分离、平直、呈倒"八"字形或新月形；体部发育不良时，可见两侧脑室体部扩大、分离、平直；压部发育不良时，可见两侧侧脑室后角、三角区不成比例地扩大。胼胝体发育不良或缺如越严重，第三脑室抬高越明显。

MRI 矢状位中线切层图像，可直接显示胼胝体缺如部分，同时可见半球间脑回呈放射状指向第三脑室；冠状位，胼胝体缺如时可见双侧侧脑室双前角呈新月形，狭小而分离，内侧凹陷，外侧角变尖，双侧侧脑室体部呈牛角形，颞角扩大，第三脑室扩大、上升，位于侧脑室间。

胼胝体脂肪瘤在 CT 上呈低密度，MR 呈短 T_1、长 T_2 信号，抑脂像呈低信号，增强扫描无明显强化（图 7-2-2）。

【诊断与鉴别诊断】

典型的胼胝体发育不良一般不难诊断，有时需要与以下疾病鉴别：①广泛缺血缺氧脑病，可出现广泛脑白质疏松，可同时侵犯胼胝体，使半球纵裂增宽，二者鉴别有赖于临床病史；②缺氧缺血性脑病（hypoxic ischemic encephalopathy, HIE）及外伤等引起的胼胝体破坏，通常与胼胝体发育顺序无关，胼胝体可不同程度变薄，但不短缩；③胼胝体发

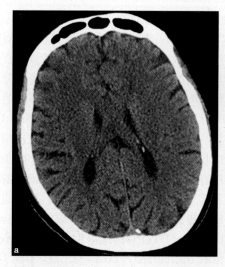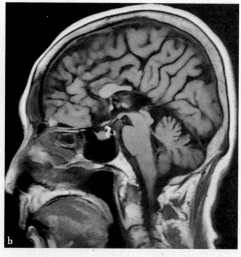

图 7-2-1 胼胝体发育不良

a. CT 横断位可见双侧侧脑室分离、平直、后角扩张；b. MRI 矢状位 T₁ 加权像可清晰显示胼胝体缺如部分

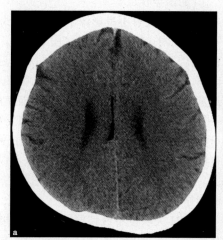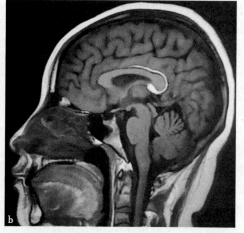

图 7-2-2 胼胝体线形脂肪瘤

a. CT 横断位可见中线处线样低密度影；b. MRI 矢状位 T₁ 加权像可清晰显示脂肪瘤的位置、形态

育不良合并半球间裂囊肿时需与前脑无裂畸形的背侧囊肿鉴别，胼胝体发育不良时丘脑明显分离，并有其他典型表现，前脑无裂畸形丘脑呈融合状，且没有正常的大脑镰结构，往往伴有面部畸形。

【临床研究现状】

胼胝体发育不良常伴有其他中枢神经系统发育异常，临床表现不一，重者可出现癫痫、智力低下、语言和运动障碍等，因此，早期发现胼胝体发育异常的存在及程度，对优生优育、提高人口质量、减轻社会负担有着重要意义。超声检查以技术成熟、操作方便快捷为优点，是目前胎儿发育异常最常用的检查方法，但超声检查易受孕妇皮下脂肪过多、羊水过少、颅骨骨化等因素影响。MRI 具有软组织分辨率高，不受羊水、胎头位置、颅骨骨化及孕周较大的影响等优点，可多方位观察胼胝体的大小、形状和发育情况，对于超声不能检出的胼胝体发育不良，MRI 为其处理方式的选择及预后评估提供更加准确的产前依据（图 7-2-3）。

（洪　楠）

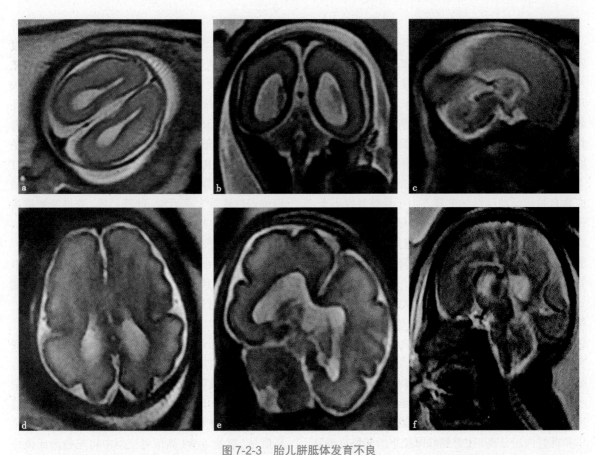

图 7-2-3　胎儿胼胝体发育不良

a～c. 胼胝体缺如胎儿 MR 横断位、冠状位及矢状位；d～f. 胼胝体部分缺如胎儿 MR 横断位、冠状位及矢状位

第三节　小脑扁桃体延髓联合畸形

小脑扁桃体延髓联合畸形又称为 Chiari 畸形（Chiari deformity）或 Arnold-Chiari 综合征，根据其病理改变可分为四种类型：

（1）Chiari Ⅰ畸形：为 Chiari 畸形中最常见的类型，临床表现最轻，其特征性表现为小脑扁桃体下疝，下端越过枕大孔水平 5mm 即可诊断（正常 <3mm，3～5mm 为可疑）。脑室位置、形态正常，延髓位置、形态正常或轻度下移。常合并脊髓空洞症、脑积水、颅颈交界区骨骼畸形。

（2）Chiari Ⅱ畸形：小脑扁桃体与小脑蚓部同时下移疝入颈部上段椎管内，第四脑室变长下移，部分或全部进入颈椎管内，常伴有脑桥、延髓下移、脑膜膨出及颅颈部骨骼畸形，几乎出生时均存在脊髓脊膜膨出，可合并脑积水、脊髓空洞症。

（3）Chiari Ⅲ畸形：最严重的一型，多见于新生儿和婴儿，为Ⅱ型伴有枕部或颈部脑或脊髓膨出，常合并脑积水。

（4）Chiari Ⅳ畸形：罕见，为严重小脑发育不全或缺如，脑干发育小，后颅窝扩大，充满脑脊液，但不向下膨出，有作者认为该型归类于小脑发育不良似更为合适。

【临床与病理】

临床表现

Chiari 畸形的临床表现依据症状及体征大致分为四型：

（1）枕颈区受压型：由于扁桃体下疝或伴有颅底凹陷，会出现相应的后组脑神经及小脑受压，以头痛、共济失调、眼球震颤、吞咽困难及锥体束征为主要特征。

（2）脊髓中央受损型：延髓上颈段受压，以肩胛区痛觉分离性感觉障碍、偏瘫、四肢瘫及肌肉萎缩为主要表现。

（3）小脑损害型：小脑受累可出现步态不稳、共济失调、震颤及皮质脊髓束征为主的相关症状。

（4）颅内压增高型：脑组织受压引起脑水肿，可以有头痛，伴呕吐、眩晕、眼底水肿、颈项强直等颅内压增高的症状。

发病机制

（1）发育障碍：在胚胎早期由于囊泡的发育障碍使神经管闭合不全，导致小脑和后颅凹的畸形发育，使脑室系统和脊髓中央管的发育畸形及压力异常。胚胎期的脑室发育受到抑制、扩展受限，并显著降低后颅凹骨组织的增生和扩大，主要表现在枕骨基底部的生长迟缓，枕骨双侧部、枕骨鳞部和斜坡发育不全，后颅凹容积变小，脑组织生长速度高于骨组织，导致脑干和小脑组织的拥挤、压缩，形成垂直和前后的脑组织位移。由于骨骼发育不全，使寰枢关节和寰枕关节不稳定，导致齿状突上移，后颅凹容积进一步变小。严重畸形可出现中脑和脑桥的异常、第四脑室和延髓下降、脊柱裂及脊髓脊膜膨出。

（2）脑脊液循环障碍：生理状态下随着呼吸节律和心脏搏动，枕颈内容组织有一定范围的上下位移，脑脊液的流量是规律的双向波动。由于后颅凹容积减小、小脑扁桃体下疝形成及枕骨大孔狭窄，脑脊液流动空间的低顺应性很容易导致枕骨大孔水平的蛛网膜下腔闭塞粘连，使脑脊液流量减少、流速改变、脑脊液变为单向流动或阻塞，导致颅内压和椎管内压分离，使脊髓蛛网膜下腔和髓内静脉压力增高，髓内细胞外液吸收障碍，形成脊髓中央管扩大、脊髓空洞和脑积水。

【影像学检查方法】

1. X线平片　X线平片在Chiari畸形的诊断中很少应用，为颈椎正侧位、颈椎张口位及颅底汤氏位等，主要用于观察合并的颈椎及颅底畸形，如颅底凹陷、寰枕融合、寰椎缺如等。

2. CT　CT检查在Chiari畸形中较少应用，可显示有无脑积水、小脑发育异常、脊髓空洞等，矢状位重建图像可显示小脑扁桃体下疝情况，在显示颈椎及颅底畸形方面较X线平片价值更大。CT诊断Chiari畸形主要通过椎管造影及脑池造影检查后再行CT扫描，同时行矢状位图像重建清晰地显示小脑扁桃体下疝至枕大孔平面之下的范围及其程度。在CT图像上，小脑扁桃体常呈舌状，紧贴于延髓及上段颈髓的后方，若再行延迟扫描（6～10小时），便常可显示蛛网膜下腔对比剂进入脊髓空洞的空腔内及其形态、范围。此外，CT还可评价Chiari畸形的术后情况，如后颅窝及椎管内出血等。

3. MRI　常规MRI是目前公认的首选影像学检查方法，广泛应用于伴有脊髓空洞的Chiari畸形的诊断和指导治疗。MRI具有无创伤、无骨伪影及辐射、软组织分辨率高、多方位、多参数成像等优点，能清晰地显示颈髓、延髓受压的位置、程度及其他伴发病变，可为临床手术治疗提供重要依据。目前一般认为Chiari畸形的诊断标准为在矢状位MRI图像上，小脑扁桃体向下疝入枕骨大孔平面5mm以上。另外，常规MRI还可以诊断合并颈椎、颅底畸形者，如颅底凹陷、寰枕融合、寰椎缺如等，虽然MRI在显示骨质结构改变方面不如CT敏感，但根据骨皮质及骨髓特征性的MRI信号，故仍可识别枕骨大孔后缘、硬腭后缘、寰椎及枢椎齿状突等骨性结构，并能由此作出相应诊断。

【影像学表现】

1. CT　小脑扁桃体下移在CT横断面上难以显示，可做矢状位重建图像，显示下疝程度。脊髓空洞症CT平扫显示脊髓中央圆形液性低密度影。

2. MRI

（1）Chiari Ⅰ畸形：矢状位小脑扁桃体下端变尖呈舌形，由枕骨大孔向下疝入椎管内超过5mm，一般无延髓及第四脑室变形、下疝，可合并脊髓空洞症，多数限于颈段，见髓内管状扩张影，一般信号均匀且与脑脊液相仿，T_1WI 呈低信号，T_2WI 呈高信号，部分 T_2WI 高信号空洞中可见梭形或斑片状低信号，为脑脊液流空现象。部分矢状位可见空洞内有间隔，空洞呈多房性，轴位可见空洞内纵行分隔。冠状位可显示扁桃体不对称性下移。MRI轴位 T_1WI 有利于小的裂隙样空洞，空洞内纵行分隔及空洞与蛛网膜下隙的交通。可合并脑积水、颅颈交界区畸形如颅底凹陷、寰枕融合畸形、寰椎枕化等（图7-3-1）。

（2）Chiari Ⅱ畸形：MRI示小脑扁桃体、下蚓部与第四脑室下移并疝入椎管，第四脑室变小并向下延长，疝入颈部的第四脑室远端扩张可呈泪滴状，第三脑室增大，中间块粗大，中脑导水管狭窄。延髓变长下移、扭曲，延颈髓交界处背侧常呈粗节状。后颅窝小而浅，横窦与窦汇低位，枕大孔异常扩大。中脑导水管狭窄，中脑顶盖向后下突出呈鸟嘴样改变。脑半球部分向前外延伸，包绕脑干下部。大脑镰与小脑幕发育不良，前者表现为两侧半球间脑回超越中线、相互交错，呈犬牙交错排列，使纵裂呈锯齿状，后者表现为小脑起自外侧低位横窦，常有缺损，形成宽阔的大切迹，小脑上疝可形成蚓部假瘤。大部分伴胼胝体发育不良，侧脑室形态失常，三角区、后角不成比例增大，两侧常不对称。几乎均伴脊髓脊膜膨出。可合并脊髓空洞症，但发生率低于Chiari Ⅰ畸形。

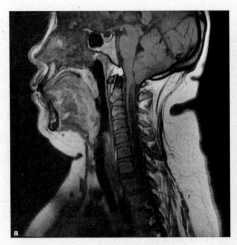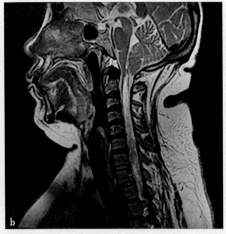

图 7-3-1 Chiari I 畸形伴脊髓空洞症的典型 MRI 表现

颈椎正中矢状位, T_1WI(a)及 T_2WI(b)示小脑扁桃体下段变尖呈舌形, 疝入上颈段椎管内,
第四脑室无变化, 颈髓中央可见条状长 T_1 长 T_2 信号

【诊断与鉴别诊断】

需与以下鉴别:

小脑扁桃体疝入枕大孔下方 5mm 以内时, 应注意除外颅内高压所致暂时性扁桃体低位。

与颅内占位性病变合并扁桃体枕大孔疝鉴别, 前者扁桃体呈舌形, 常合并其他多种畸形, 后者扁桃体呈锥状下移, 且颅内伴占位性病变。

一般幼儿和儿童可出现正常年龄相关的扁桃体下降, 因脑组织生长发育速度快于颅骨组织, 颅腔难以完全容纳脑干和小脑, 小脑扁桃体即经枕骨大孔向下突入椎管内, 造成"生理性小脑扁桃体下疝"。脑组织发育停止后, 颅骨组织继续生长, 直到完全容纳下脑干和小脑, 小脑扁桃体下缘才近于或高于枕骨大孔平面。

【临床研究现状】

目前, Chiari 畸形最有效的治疗方法为后颅窝减压术及椎管减压术, 但临床上对手术时机的判断仍缺乏客观标准。传统以小脑下疝程度的经典诊断标准已受到质疑和挑战, 这主要与以下两点有关:①患者主观症状与其影像学表现并不一致, 临床症状较轻但影像学改变较重者并不少见, 反之, 临床症状较重而影像学改变较轻者亦不少见;②在常规 T_2WI 发现脊髓内异常高信号时, 此时手术效果一般欠佳。因此, 早期、及时地诊断 Chiari 畸形患者的脊髓损伤, 对预后极其重要。现结合目前的 MRI 研究进展及其临床价值, 对 Chiari 畸形的部分影像学检查方法作一概述。

MRI 脑脊液流动成像技术:正常情况下, 脑脊液可自由通过枕骨大孔进出颅内, 从而在心动周期、咳嗽、Valsalva 动作等活动中调节颅内压力; 而在 Chiari 畸形中, 小脑扁桃体下疝, 引起脑脊液在枕骨大孔处流动受阻, 阻碍了脑脊液在心动周期中调节颅内压力的作用。MRI 脑脊液流动成像技术可观察脑脊液流动情况, 在 Chiari 畸形中, 小脑扁桃体下疝引起脑脊液在枕骨大孔处流动受阻, 阻碍了脑脊液在心动周期中调节颅内压力的作用, 同时导致脑脊液流速改变, 高速的脑脊液流动也是目前认为引起脊髓空洞的原因之一。MRI 脑脊液流动成像技术不但能了解脑脊液流动受阻的相关信息, 而且在研究该病病因、制定手术方案, 以及评价术后情况等方面具有重要意义, 有助于 Chiari 畸形的临床诊断。许多患者在行枕骨大孔减压术之后, 症状改善较小。研究证实, 脑脊液流动异常是患者术后预后的一个重要因素, 若患者术前枕骨大孔水平脑脊液流动正常, 即使行枕骨大孔减压术, 临床症状改善也不明显。因此, 采用 MRI 脑脊液流动成像技术进行术前评估, 可很好地预测手术效果。

MRI 电影成像技术:是一种真正快速、稳态、自由进动伴脉搏和心电门控的技术, 可无创性探测心动周期内脑内结构的节律性改变。Chiari 畸形患者的小脑扁桃体和上颈髓在心动周期中头尾方向运动较正常人更加剧烈, 且延髓向后移动得也更加剧烈, 这可很好地解释患者的临床症状和上述脑脊液流动更容易发生在延髓、上颈髓的后方, 同时, MRI 电影成像对枕骨大孔减压术后患者的评估有较大的价值。亦有研究表明, 利用该技术对 Chiari 畸形患者行术前和术后评估, 术后小脑扁桃体的节律性异常运动有明显改善，因此该技术可用于评估患者手术的效果。

DTI：能更准确地反映体内水分子的扩散情况，不仅对早期颈髓损伤显示的敏感性比常规 MRI 高，在评估颈髓损伤程度方面也更具优势，Chiari 畸形常导致颈髓、延髓受压，在病变早期阶段，细胞外水分子内流造成细胞水肿或细胞外间隙缩小，导致 ADC 值降低；随着病变进一步发展，发生细胞溶解、细胞内水分子外流，造成血管源性水肿，导致病变区 ADC 值升高、各向异性分数（FA）值降低，神经纤维束损伤在弥散张量纤维束成像（DTT）上表现为神经纤维束受压、移位，甚至中断；严重时脊髓可发生软化。因此，DTI 能为临床诊断和治疗提供更多有价值的信息，是显示脊髓病变及观察病程的有效手段，在分析病变、明确临床诊断、制订治疗计划及评估疗效等方面均具有重要作用。

（洪　楠）

第四节　Dandy-Walker 综合征

Dandy-Walker 综合征（Dandy-Walker syndrome），又名先天性第四脑室中孔、侧孔闭锁，是一组少见的以第四脑室和小脑发育障碍为主的先天畸形。1914 年 Dandy 尸检中发现该病，并随后提出了第四脑室流出道闭塞的学说。Walker 等人于 1942 年报道了 3 例第四脑室正中孔和侧孔先天性闭锁的类似患者，认为第四脑室正中孔、侧孔发育不良是引起本病的主要原因。后来正式以 Dandy-Walker 综合征命名本病。本病为常染色体变异所致，约 60% 患者合并其他器官畸形。其在活产儿中的发生率约为 1/10 000～1/30 000，但是在脑积水患儿中发生率高达 12%。

【临床与病理】

Dandy-Walker 综合征的病因尚不明确，多数学者认为该病由遗传和环境因素共同作用所致。一般认为，本病的起因可归纳为以下 4 点：①胚胎期第四脑室出孔闭锁；②胚胎期小脑蚓部融合不良；③胚胎期神经管闭合不全；④脑脊液动力学异常。若神经管发育障碍致第四脑室中、侧孔闭锁或闭锁不全，小脑蚓部发育不良即可形成本病。故 Dandy-Walker 综合征的病理特点是：①第四脑室囊性扩张，形成后颅窝囊肿；②小脑蚓部发育不全或不发育；③脑积水。其中囊肿壁由后髓帆组成，包括室管膜、胶质、小脑组织、软脑膜和蛛网膜等组织，囊壁中央与小脑蚓部残留组织相连，两侧和

小脑半球相邻。

本病发病以婴儿期最为常见，童年晚期及成人相对少见。临床症状和体征与其所合并畸形密切相关，具体表现为：①以小脑皮质损害为特征的表现，如共济失调，走路、站立不稳，眼球水平震颤等；②以脑脊液循环障碍为特征的症状和体征，如头围增大、落日眼征、前囟张力高和骨缝分离等脑积水表现以及头痛、呕吐等颅高压表现；③智力障碍、精神运动发育迟滞和癫痫发作等大脑皮质受损表现；④合并其他先天性畸形，如胼胝体发育不良、神经元异位等脑部畸形以及心脏、呼吸、胃肠道和泌尿生殖系畸形等。

【影像学检查方法】

本病的影像学表现较具特征。CT 与 MRI 扫描均能全面显示后颅窝及小脑幕上下脑组织的形态与结构。CT 能客观地反映第四脑室中、侧孔闭锁的病理改变，一般平扫即可诊断，如果加上矢状面正中重建，则更能全面地显示疾病征象，并有助于鉴别诊断。与 CT 比较，MRI 能更准确、客观地显示其病理改变与形态学变化，并且 MRI 的冠状和矢状位成像弥补了 CT 的不足，对颅内伴发的多种畸形的显示都明显优于 CT，是目前该病最理想的影像学方法。

【影像学表现】

了解小脑蚓部发育情况及后颅窝囊肿与第四脑室是否相通是诊断本病的关键。其影像学特征为：扩大的第四脑室向后与枕大池相连，形成巨大的囊性病灶，CT 呈脑脊液密度（图 7-4-1）；小脑蚓部缺如或体积明显缩小，两侧小脑半球被推向侧方；脑干受压向前推移，桥池、延髓池、桥小脑角池和第四脑室侧隐窝消失；后颅窝增大，枕骨变薄。小脑幕上移；幕上脑室系统呈对称性扩大，中线无明显移位。此外，还可合并幕上脑积水和其他畸形。MR 横轴位表现与 CT 相符，冠状位和矢状位弥补了 CT 的不足。矢状位可显示小脑蚓部、第四脑室、导水管与后颅窝囊肿的关系（图 7-4-2）。此外，对颅内伴发的多种畸形、小脑幕、大脑镰以及 MRA、静脉窦对脑血管的显示都优于 CT。

【诊断与鉴别诊断】

本病应与后颅窝巨大蛛网膜囊肿及大枕大池相鉴别。

后颅窝巨大蛛网膜囊肿主要表现为小脑后方的局限性类圆形囊肿，不与第四脑室相通，第四脑室可向前移位、缩小，脑干及小脑发育正常，小脑也可形成局限性压迹，幕上脑室轻度扩大积水。

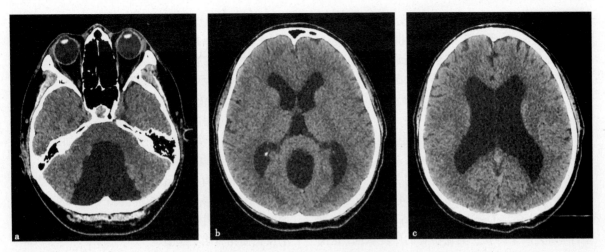

图 7-4-1 Dandy-Walker 综合征 CT 表现

可见第四脑室呈囊性向后扩张并与枕大池相连，小脑蚓部缺如，小脑半球缩小，脑干向前移位（a）；双侧侧脑室及第三脑室等明显扩张（b、c）

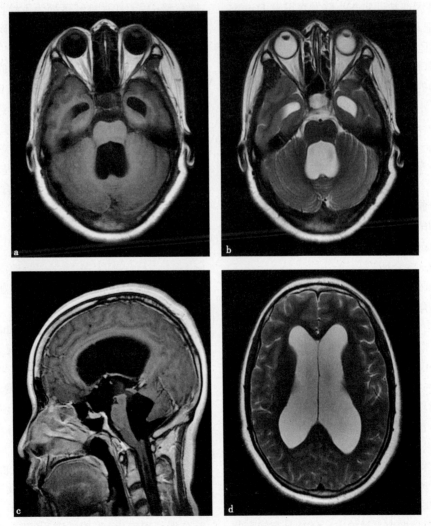

图 7-4-2 Dandy-Walker 综合征 MRI 表现

可见第四脑室扩大，呈长 T_1（a）长 T_2（b）脑脊液信号影，增强扫描未见强化（c），小脑蚓部体积缩小，被推向后上方（c）；双侧侧脑室中央部、颞角及第三脑室明显扩张（a～d）；此患者伴有颈髓空洞症，颈髓内可见条形长 T_1 信号影（c）

大枕大池属先天性后脑发育变异，大小不一，一般约 2～6cm，囊肿与第四脑室和蛛网膜下腔自由交通，但第四脑室位置、形态正常，小脑发育基本正常，无受压变形，亦无脑积水改变，即大枕大池除了枕大池扩大外不存在其他脑室和小脑异常。

【临床研究现状】

目前分子遗传学的相关研究已成功定位了多个与 Dandy-Walker 综合征相关的基因，揭示了其各种表型与基因型之间的复杂的关系。2004 年 Grinberg 等首次发现 ZIC1 和 ZIC4 基因杂合子缺失的小鼠具有与 Dandy-Walker 综合征相似的表型，该研究结果得到了其他学者的广泛认同，这两个基因也被看做此病的关键基因。动物实验表明，ZIC1 在小鼠小脑的发育中起关键作用，ZIC1 和 ZIC4 异常可导致小鼠小脑蚓部体积明显缩小。此外，FOXC1 基因亦被证实与小脑发育以及 Dandy-Walker 综合征和其他后颅窝畸形相关（Aldinger，2009）。其编码的蛋白产物广泛参与包括大脑皮层、躯体、心血管等多个系统的发育过程。相信随着分子生物学的深入研究，Dandy-Walker 综合征的发病机制将在不久的将来得到进一步的揭示。

（洪　楠）

第五节　视 - 隔发育不良

视 - 隔发育不良（septo-optic dysplasia，SOD）是一种罕见的颅脑先天畸形疾病，由 Reeves 在 1941 年首次报道。De Morsier 于 1956 年命名，故又称 De Morsier 综合征。

【临床与病理】

视 - 隔发育不良的主要特征为视神经发育不良，脑中线结构缺陷（包括透明隔发育不良或缺如、胼胝体发育不良等），伴或不伴下丘脑 - 垂体异常。临床研究表明仅 30% 的患者完全表现出上述 3 种临床特征，62% 的患者表现为垂体相关激素异常，60% 的患者表现为脑中线结构缺陷、透明隔缺如，而 70%～85% 的患者表现为视神经发育不良。因此，多数患者以眼科症状就诊，表现为严重视力损伤、眼球震颤、斜视等。

【影像学检查方法】

CT、MRI 均可用于视 - 隔发育不良的检查，透明隔缺如的征象比较容易被检出。MRI 具有较高的软组织分辨率，可以清楚地显示视神经、视交叉、视束发育异常，并可直接观察下丘脑、垂体发育情况。因此，整体表现 MRI 优于 CT，具有重要的诊断价值。

【影像学表现】

CT 或 MR 扫描显示部分或全部透明隔缺如，侧脑室变大。CT 轴位及冠状位显示小的骨性视神经孔。MRI 显示视神经、视交叉纤细，严重者视交叉和下丘脑萎缩，可显示第三脑室视交叉隐窝扩大，鞍上池扩大，垂体发育不良，部分呈空泡蝶鞍，垂体柄增粗，正常高信号的垂体后叶缺如或异位。

【诊断与鉴别诊断】

视 - 隔发育不良诊断关键是明确视神经发育不良，MRI 对该病的诊断价值高于 CT，但神经影像学检查的阳性率仅为 50%，对于轻度视神经发育不良仍需结合眼科检查。

鉴别诊断主要与单纯的透明隔囊肿、透明隔间腔形成及后天性视神经萎缩相鉴别。透明隔囊肿、透明隔间腔形成虽然存在透明隔异常，但结构仍保持完整；后天性视神经萎缩为单纯性视神经萎缩，一般仅累及单侧，不伴其他颅内畸形。

【临床研究现状】

HESX1、SOX2、SOX3 基因在前脑、中线结构和垂体腺的发育期起着重要作用，近来研究表明将小鼠 HESX1 基因破坏后小鼠表现为视 - 隔发育不良，尽管正常发育过程 HESX1 基因突变率很低（<1%），但是也提示 HESX1 基因突变对视 - 隔发育不良发生具有重要作用。SOX2 基因突变也会导致眼球发育异常、胼胝体和垂体发育不良以及发育迟缓。SOX2 基因很可能也参与视 - 隔发育不良的发病。

（洪　楠）

第六节　前脑无裂畸形

前脑无裂畸形（holoprosencephaly，HPE），是一种由前脑发育障碍引起的一组复杂的颅脑与面部畸形。临床较为罕见，发生率约 1/16 000，预后差，死亡率较高，由于一些畸形程度较重的胎儿在孕期就自然流产，不能存活至分娩，所以包括胎儿在内的整体发病率约高达 1/250。

【临床与病理】

前脑的发育源于脊索前中胚层的间充质组织，这些间充质组织与端脑的脑裂以及中线包括面部的结构发育有关。正常胚胎约在 4～8 周，原始前脑分裂与憩室化，形成端脑和间脑，并分化出脑室系统。端脑最终形成了大脑半球的壳核和尾状核，间脑形成了丘脑、下丘脑和苍白球。如果在发育过程中前脑及面部颌前区诱导紊乱，就会导致前脑不能够完全分开，双侧大脑半球不能正常分离，面部颌骨前节段和大脑镰的发育不全，皮质区域不能形成正常的组织结构。因此，前脑无裂畸形常合并面部畸形和神经表现，面部畸形包括独眼畸形、喙鼻、单一鼻孔、正中唇腭裂、眼距过近等，神经系统表现包括癫痫、智力发育迟缓、内分泌紊乱、四肢痉挛、波动行为等。本病的发病原因至今不明，可能与遗传基因，环境因素，机械因素有关，常见的环境因素有母体糖尿病、酒精中毒、巨细胞病毒感染、水杨酸或维 A 酸中毒、抗癫痫药物以及低胆固醇血症。基因的常见因素有 13、18、21 号染色体异常。

【影像学检查方法】

绝大部分前脑无裂畸形可由产前超声检出，文献报道，最早可诊断前脑无裂畸形的时间为 9^{+2} 孕周（经阴道超声）和 10^{+2} 孕周（经腹部超声）。产后可经前囟行超声检查，观察颅内结构。如胎儿畸形程度较严重，常合并颜面部畸形，可在产前超声检查中早期发现，如畸形程度较轻，产前超声诊断困难、容易漏诊。而 MRI 具有多方位、多层面、多序列、多参数成像的特点，且软组织分辨率高，使颅内的解剖层面关系显示较为直观，可以清楚地观察脑组织未分离的程度、部位以及各个异常解剖结构的形态特征，弥补了超声对病变诊断不准确的缺陷，有助于尽早诊断，协助临床干预。CT 辐射较多，无论是对胎儿还是新生儿都不是最佳的检查手段。

【影像学表现】

根据脑和面部畸形程度将其分为无脑叶型、半脑叶型和脑叶型，也可称为无叶型、半叶型和单叶型。

无脑叶型为最严重的一种类型，端脑半球之间没有裂隙，无大脑纵裂、大脑镰及胼胝体等中线结构，单脑室呈马蹄形或新月形扩大，丘脑互相融合。因大脑半球皮质发育缺陷，脑组织未完全包围脑室系统，而形成背侧囊肿。脊索前中胚叶缺陷，导致中轴面部器官畸形，常见的包括两眼距离过近、独眼、喙鼻、单一鼻孔等。由于畸形程度较严重，往往死于胎儿或新生儿期。

背侧囊肿（dorsal cyst）常在无脑叶型前脑无裂畸形中出现，在半脑叶型和脑叶型中少见。背侧囊肿的形成与丘脑融合密切相关，目前认为，脑脊液从第三脑室的流出道被融合的丘脑阻碍，导致第三脑室在松果体上隐窝处膨大成球。背侧囊肿常与胼胝体发育不良引起的大脑半球之间的囊肿难以鉴别，但是在胼胝体发育不良的患者，大脑半球之间通常有完整且正常的分裂。背侧囊肿也可疝出

前囟，形成顶部的脑膨出，但情况较为罕见。

半脑叶型在前脑可见部分裂隙，形成不同发育程度的大脑纵裂及大脑镰。两侧大脑半球在前部未完全分开，但后部可有原始的大脑镰，枕叶和双侧侧脑室部分分离，两侧基底节区部分或完全融合，第三脑室和海马发育不全，胼胝体仅可见到压部。侧脑室常呈"H"形，额角缺如，枕角和颞角部分形成。面部畸形一般较轻，例如双眼距离过近、唇腭裂等，甚至不合并面部畸形。

脑叶型是最轻的一种，大脑半球几乎完全分开，中线结构大部分存在，丘脑完全或大部分完全分离，透明隔腔消失，侧脑室前脚融合、形态异常，体部及后角可能扩张，胼胝体可能发育不良、缺失，也可存在，只有额叶的最下极互相融合，一般没有明显面部异常，偶尔可有两眼间距过近的表现。脑叶型前脑无裂畸形也可以合并其他畸形，如神经元移行异常、胼胝体发育不良、大脑镰前部发育不全等。

"Snake under the skull"征象可在影像学上观察到，是指大脑前动脉直接贴在额骨下走行，被融合的额叶组织推压移位所致，这一征象在各类型的前脑无裂畸形中均可见，可在产前检查中早期发现。

【诊断与鉴别诊断】

该疾病影像学特征较明显，大部分情况下通过超声和 MRI 诊断准确性较高，但仍需与脑裂、胼胝体发育不良伴或不伴半球间囊肿、脑积水等相鉴别。

前脑无裂畸形作为一种少见的神经系统发育畸形，影像学检查可以清楚地显示，尤其 MRI 可以清晰地显示大脑深部皮质核团、间脑等结构，多角度显示大脑及脑裂形态，可以较为准确地评价畸形的严重程度，对临床的决策及早期干预发挥着重要的作用。

【临床研究现状】

关于发病原因，有文献研究表明，前脑无裂畸形的相关染色体结构上的异常包括 13q、18p、7q36、3p24-pter、2p21 和 21q22.3，并发现了四个重要的基因位点，在其内部的基因突变与前脑无裂畸形密切相关，分别为 SHH（7q36）(20-22)、SIX3（2p21）(23-25)、ZIC2（13q32）(14, 26)以及 TGIF（18p11.3)，但并不是所有发现了上述基因位点突变的个体都患有前脑无裂畸形。所以前脑无裂畸形的发病原因是多因素之间的共同影响，无法精确预测发病风险，但非整倍体（aneuploidy）的风险较低。

目前公认的前脑无裂畸形的分类法中存在一

定的不足，逐渐有不同的研究提出还有更多类型，除了上述的三型外还提出半球中央变异型（middle interhemispheric variant，MIH variant）、视-隔发育不良（septo-optic dysplasia，SOD）、小 HPE（minimal HPE）、微 HPE（microform HPE）等类型。MIH 是前脑无裂畸形在临床影像学的一个亚型。从无脑叶型到脑叶型前脑无裂畸形，分裂障碍最严重的区域是基底前脑，但是 MIH 是指额叶的后部及顶叶未分离，在影像学上表现为额叶后部及顶叶的中线分割缺如，脑叶的其他部分分离正常。与其平行发育的还有胼胝体，导致胼胝体的体部缺如，而膝部和压部发育正常。MIH 患者的大脑前纵裂通常呈垂直方向，并在顶部跨过中线相连。MIH 患者中的 2/3 可出现大脑皮层的发育不良或皮层下异位的灰质，背侧囊肿的发生率约 40%。脑叶型前脑无裂畸形与 MIH 的鉴别关键在于胼胝体发育不良的部位，脑叶型发育不良的部位在胼胝体的膝部及喙部，而 MIH 在胼胝体的体部，并且大脑半球融合的部位不同可在更早的时间段发现。SOD 是指视神经和视交叉发育不全，无透明隔，大脑半球分裂完全，临床上可表现为视力受损，下丘脑-垂体轴内分泌功能障碍。小 HPE 指轻度颅面部畸形，轻度发育迟缓，融合部位局限于视前区、隔区、胼胝体下区。微 HPE 指更轻的面部畸形，不累及大脑，神经系统成像正常。

在诊断的准确性上，有文献报道，在 18～20 孕周的常规排畸检出率可达 86%，近半数的前脑无裂畸形患者未得到神经影像学方面的准确诊断，19% 的儿童图像显示假阴性结果。前脑无裂畸形并非都是致命的，生存情况取决于大脑及面部畸形的严重程度，染色体异常的存在，以及是否累及其他器官，是否存在多种畸形综合征。对于整倍体的患者，面部畸形的程度与预后及生存率呈明显相关。

（洪　楠）

第七节　积水型无脑畸形

积水型无脑畸形（hydranencephaly）又名水脑或无脑性脑积水，是一种少见的婴幼儿先天性脑发育畸形，病因尚不明确，目前最广为认可且相对合理的理论认为积水型无脑畸形的病因是前脑系统供血障碍所致，所以积水型无脑畸形主要表现为前脑系统缺如，代之以脑脊液为主的囊腔结构，而椎-基底动脉滋养的后脑系统通常完整并正常发育（丘脑、脑干及小脑等）。也有很多报道可见部分

患儿的大脑前动脉及大脑中动脉发育纤细，可见相应血管供血区残存极少量脑组织。

【临床与病理】

本病的临床特点为患儿生后头颅逐渐增大，常伴颅缝裂开，前囟门饱满、扩大。逐渐出现运动功能障碍、表情呆滞、不会注视，常有眼球不规则运动、斜视，肌张力增高、腱反射亢进，偶有惊厥或抽搐，这类患儿大多 1 岁内死亡。

本病的主要病理改变为双侧大脑半球的额、顶、颞叶完全或大部分缺如，由充以脑脊液的囊性区域取代，其内衬由软脑膜构成。可残存少许枕、颞、额叶组织。基底节、丘脑、中脑可部分或大部分破坏。小脑、脑桥、延髓可发育正常，但有时亦有不同程度的畸形。侧脑室、第三脑室、脉络丛有时可保存完好。脑膜，包括大脑镰、天幕、蛛网膜、软脑膜可正常存在。顶盖骨完整，头颅大小正常或增大。根据脑组织存留的多少，本病于病理上可分为两型：①轻型：除大脑半球大部分缺如外，在脑底部尚保留基底节、丘脑、第三脑室的残余、颞及枕叶的底部。②重型：除两侧大脑半球缺失外，基底节亦缺如，但部分中脑、脑桥、延髓以及小脑正常。本病的病因目前尚不十分清楚。大多数学者认为该疾病与脑血管的供血障碍有关。根据其病理改变的病变分布来看，椎动脉供血区的脑组织发育良好，使后脑结构相对保存完整；而颈内动脉供血区的脑组织则萎缩消失，只残余一个囊壁，且病变呈对称性，因此推测本病为胚胎期颈内动脉发育不良或闭塞，致使大脑半球不发育或仅有枕叶、脑干、小脑和基底节、丘脑。有时尚可见残留的大脑皮质组织。

【影像学检查方法】

本病通常在孕期产检超声时可作出诊断，大部分患儿母亲孕期并未行超声检查，若患儿出生后怀疑该病可能性，CT 检查相对便捷且准确。MR 因扫描时间过长以及伪影（哭、活动等）因素，对本病的诊断并无明显帮助。

【影像学表现】

其特征性的表现为幕上双侧大脑半球、脑室不显示，整个颅腔大部分呈脑脊液密度影，仅于脑底部见残存的部分枕、额、颞叶组织。基底节、丘脑部分存在，大脑镰完整存在，幕下结构正常，但脑干可略变细。

【诊断与鉴别诊断】

需鉴别以下疾病：

1. 重度脑积水　重度脑积水患儿在影像检查

过程中虽然脑室极度扩大,但仍可见变薄的皮质,枕叶也变薄。而无脑性脑积水畸形的大脑结构几乎全部缺如,且无脑室结构,而后脑系统相对完整。

2. 严重的双侧性开唇性脑裂畸形 脑裂畸形一般尚可见扩张,但是仍可辨识出侧脑室轮廓,而积水型无脑畸形的侧脑室通常已失去原有形态。

【临床研究现状】

积水型无脑畸形的病因尚不明确,目前最普遍认可的学说为前脑系统血供障碍,这一学说已通过动物实验被证实,另有学者认为可能与 FLVCR2 基因突变相关,但尚有争议,尚未得到进一步证实。

(洪 楠)

第八节 脑神经元移行畸形

脑神经元移行畸形(malformations of neuronal migration)是指在大脑皮质发育过程中,由于各种原因使成神经细胞从胚胎生发基质向大脑表面移行过程中受阻,导致脑组织不同程度的发育畸形,包括无/巨脑回畸形、灰质异位、多小脑回畸形、脑裂畸形、半侧巨脑畸形。可单独存在或并存。临床表现主要为智力低下和癫痫。移行异常发生越早,病变越对称,畸形越严重;发生越晚,病变越不对称,畸形越轻。

一、无脑回畸形和巨脑回畸形

【临床与病理】

无脑回畸形(agyria,lissencephaly,LIS)和巨脑回畸形(pachygyria)是由于发育期间后期移行的神经元不能穿越先期移行的神经元而形成。无脑回和巨脑回仅仅是畸形程度上的不同,巨脑回可视为轻度的无脑回,两者可同时存在于脑的不同部位。广义的无脑回畸形包括完全无脑回和伴有巨脑回的局部无脑回。无脑回畸形为神经元移行异常中最严重的类型。无脑回畸形分三型。Ⅰ型为典型无脑回,脑表面光滑,缺少脑沟、脑回,多同时伴有巨脑回。是由于神经元移行减慢或延缓所致。组织学上可见大脑皮质分四层结构:由外向内依次为分子层、外细胞层(具有锥状神经元)、稀疏细胞层(含有髓鞘纤维和少量神经元)、内细胞层(增厚的紊乱神经元层)。此型无脑回具有小头畸形和(或)面部形态异常,常见的面部形态异常有高额、小下颌、低耳位、鼻梁塌、眼距宽、前额后倾等。Ⅱ型也称"鹅卵石样无脑回",脑表面光滑伴结节状,像铺了鹅卵石的道路,为一种复杂的脑畸形,包括

鹅卵石样皮质、白质异常、脑室扩大、脑干和小脑萎缩、多小脑回等。目前认为是神经元移行过度所致,因软膜-神经胶质界膜的破裂导致细胞移行超过正常位置而进入软脑膜,在脑表面形成一层与软脑膜混合的神经元层。组织学上可见皮质由两层结构组成:外面一层由紊乱的神经元、神经胶质、胶原束和血管组成;内层由残留的含紊乱神经元的皮层板组成。此型缺乏面部形态异常。Ⅲ型为孤立性无脑回畸形,与遗传有关,有研究证实与 LIS1 基因和 XLIS(DCX)基因突变有关。

各型无脑回畸形患儿出生时正常,有些可有呼吸暂停、喂养困难和肌张力减低。癫痫发作常常在生后 6 个月内,80% 的患儿表现为婴儿痉挛症。多数有频繁的癫痫发作,严重智力发育迟滞。其他表现为智力低下、肌张力减低。

【影像学检查方法】

常用检查方法为 CT 和 MR,而后者为首选检查方法,MR 能更好地分辨皮质分层。超声和 PET 也有一定的诊断价值。

【影像学表现】

1. CT 和 MR 无脑回畸形表现为脑表面光滑,脑回、脑沟消失,皮层增厚,白质减少,灰白质呈手指状的正常表现消失,两侧裂变浅,呈凹陷切迹状,大脑呈"8"字形或"沙漏"形;巨脑回畸形表现为皮质增厚,脑回增宽而扁平,内表面光滑,白质减少,侧裂变浅、增宽,脑室系统扩大,可伴胼胝体发育不良,透明隔缺如。

2. PET 内细胞层利用葡萄糖比外细胞层更高(胎儿模式)。

【诊断与鉴别诊断】

典型影像学表现为整个大脑半球皮质的脑沟缺失或数目减少,同时皮质增厚,大脑半球呈"8"字形或"沙漏"形。

巨脑回畸形需与多小脑回畸形鉴别:巨脑回畸形累及范围广,增厚皮层厚薄较均匀,而多小脑回畸形范围小,增厚皮层厚薄不一,皮质边缘高低不平,皮质下可见胶质增生。

【临床研究现状】

无脑回畸形的发生与某些遗传因素有关。Ⅱ型无脑回畸形常见于一组与先天性肌营养不良和眼畸形有关的疾病(小眼畸形、青光眼、视网膜发育异常等),相关疾病如 Walker-Warburg 综合征、肌-眼-脑病和福山型先天性肌营养不良,均为常染色体隐性遗传,常合并胼胝体发育不良、后脑畸形、小脑发育不良及 Dandy-Walker 综合征等。Ⅲ

型与两个基因有关，包括17p13.3染色体上LIS1基因和Xq22.3-q23染色体上XLIS（DCX）基因。I型则与Miller-Dieker综合征、Norman-Roberts综合征、Neu-Laxova综合征有关。无脑回畸形多数后脑病变较前脑严重，此类畸形与17p13.3上LIS1基因突变有关，少数无脑回畸形前脑病变较后部严重，此类畸形与Xq22.3-q23上XLIS基因突变有关。

二、灰质异位

【临床与病理】

灰质异位（heterotopia，HTP）为神经元移行过程中受到阻碍，停滞于异常位置。根据灰质异位病灶是否与室管膜相连分为非室管膜下型和室管膜下型；根据病变范围分为局灶型和弥漫型，弥漫型也称带状灰质异位。常伴发其他颅脑畸形。临床

最常见症状为癫痫，多为顽固性，多在10岁后发作，其他还有智力低下、感觉运动功能减退、发育迟缓等，病灶大小同临床表现基本相符，一般病灶小、症状轻。

【影像学检查方法】

影像学检查方法以CT和MR为主。CT对于室管膜下型灰质异位的显示较清楚，薄层CT扫描有助于较小病灶的检出。MR为最佳检查方法，薄层和高分辨率3D采集、重加权T_1可提供最佳的对照和分辨率。

【影像学表现】

非室管膜下型：局灶型病灶为深部白质或皮层下白质内灰质密度／信号影，弥漫型为皮层下白质内与皮层平行的环状灰质密度／信号带影，与皮层间隔一层白质，呈"双皮质"表现（图7-8-1）。

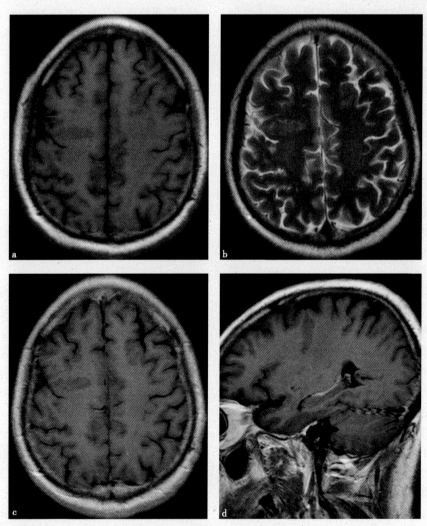

图7-8-1 灰质异位非室管膜下型

双侧额叶白质区域可见不规则片状异常信号，信号特点与脑灰质一致，T_1WI呈等信号（a），T_2WI呈等信号（b），增强扫描未见明显异常强化表现（c、d）

室管膜下型：为室管膜下结节状或团块状灰质密度/信号影，团块状病灶突入脑室使脑室受压变形，多发结节相连时呈串珠状突向脑室内（图 7-8-2）。少数患者 MRI 病灶内有血管流空信号，是发育异常的灰质内粗大的软脑膜血管。MRS 显示异位灰质与正常脑灰质波谱一致。

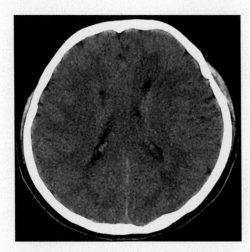

图 7-8-2 灰质异位室管膜下型
双侧侧脑室外侧壁可见多发类似皮质密度结节影

【诊断与鉴别诊断】

诊断要点为在错误的部位发现与灰质密度/信号相同的结节或条带影。

1. 室管膜下灰质异位与结节性硬化鉴别 结节性硬化 CT 上结节常有钙化，MRI 上病灶多在皮质、皮质下，室管膜下可见结节灶，结节与灰质信号不同。

2. 转移瘤、淋巴瘤及沿室管膜生长的颅内肿瘤或室管膜瘤 肿瘤的信号与灰质信号不同，而异位灰质的信号与正常灰质信号相同；肿瘤有占位效应，病灶周围脑水肿，病灶增强后明显强化等而灰质异位缺乏上述特征。

【临床研究现状】

部分学者研究发现双侧弥漫性灰质异位继发于 Xq28 染色体 FLNA 基因突变，此型灰质异位多见于女性，男性则多见胎死宫内，伴有基因突变的所有女性患者表现为典型影像学特点。皮层下带状灰质异位绝大多数是由 XLIS 基因突变所致，仅个别男性由 LIS1 基因突变所致。影像学方面，常规 T_1WI 与 T_2-FLAIR 序列对室管膜下灰质异位诊断易漏诊，而应用特殊序列，如 3D-FSPGR 序列进行容积扫描并重建，可提高该病诊断率。

三、多小脑回畸形

【临床与病理】

多小脑回畸形（polymicrogyria，PMG）是在晚期神经元迁移和皮层形成阶段出现异常所导致的畸形。神经元到达皮层，但是分布异常，形成多个小波浪样脑回，皮层含有多个小的脑沟，大体病理通常表现为融合状态。临床表现与病变范围有关，局灶型可无症状或症状轻，病灶广泛者多数表现为发育迟缓、癫痫。

【影像学检查方法】

最佳影像学检查方法为 MR，对比分辨率高，可综合地评估畸形，而在怀疑钙化时则采用 CT 扫描观察更优。血管造影及 PET 检查可以进一步补充诊断。

【影像学表现】

1. CT 皮质增厚，内侧缘光滑，皮层边缘高低不平，伴浅的脑沟；增厚的皮质向深部折叠形成皮质裂（又称多小脑回裂）；裂内可伴发育异常的增粗迂曲的血管；常伴有钙化的高密度影和白质内软化及胶质增生形成的低密度灶。分弥漫型和局灶型，弥漫型常为双侧性，受累皮质广泛，主要在额颞顶区，以广泛皮质增厚迂曲表现为主，少数可有皮质裂；局灶型可单侧或双侧，以皮质裂表现为主，主要于侧裂区，少数为局限性皮质增厚呈巨脑回样。

2. MR 病变处皮质增厚，脑回变浅，皮质边缘光滑或不规则结节状突起，内侧缘光滑；增厚皮质向深部折叠成皮质裂，裂内可伴发育异常的血管；约 20% 其下白质 T_2WI 呈高信号，出生时即存在，随年龄增长而发展；部分病例 MRI 上灰白质交界区可模糊。弥漫型常十分类似巨脑回畸形。

3. PET 在急性发作期代谢增加，发作间期代谢减低。

【诊断与鉴别诊断】

多小脑回畸形典型的影像学表现为过小、显著卷积的脑回，好发于大脑外侧裂区域，可表现为深折的增厚皮层。

需要与巨脑回畸形鉴别：巨脑回畸形累及范围广且对称，增厚皮层厚薄较均匀，而多小脑回畸形范围小，增厚皮层厚薄不一，皮质边缘高低不平，皮质下可见胶质增生。

【临床研究现状】

遗传学研究发现部分多小脑回畸形者可见染色体异常，多个基因突变和遗传位点已被确认。因此发现多小脑回畸形时,应进一步检查有无染色体异常和(或)染色体异常引起的先天性代谢性疾病。

四、脑裂畸形

【临床与病理】

脑裂畸形(schizencephaly)是指大脑实质内的裂隙从皮层表面延伸至脑室(软脑膜到室管膜),内衬以发育不全的灰质。在胚胎 7 周时,原生基质或神经细胞移行局部障碍时,则引起脑裂畸形,胚胎早期的障碍多导致局部坏死,引起脑实质缺如,而障碍部位周围的正常脑实质发育,将缺如部分包埋于大脑皮质内,形成与脑室腔相通的裂隙。脑裂畸形可分为两型:Ⅰ型即闭唇型,裂隙两侧的灰质层相贴或融合,裂隙关闭;Ⅱ型及开唇型,内折皮层分离,形成较大裂隙与脑室相通。可合并多小脑回畸形、灰质异位等。临床上表现为癫痫、运动障碍、智力低下、发育迟缓,视神经隔发育异常者有失明。闭合型脑裂畸形的临床表现轻。单侧脑裂畸形较双侧预后好,闭唇型较开唇型预后好,后者常早年死于慢性感染和呼吸衰竭。

【影像学检查方法】

通过胎儿超声和 MR 可进行诊断,可有进行性改变。MR 能比 CT 更敏感地发现Ⅰ型脑裂中不明显的裂隙,更有利于显示合并的多小脑回畸形、胼胝体发育不良等颅脑先天性畸形。

【影像学表现】

1. 闭唇型　裂隙呈狭缝状,边缘衬以厚薄不均的灰质,CT 上与皮层等密度,MR 各序列上与皮层等信号,侧脑室边缘见小的尖角样突起的脑脊液密度影与狭缝相连,脑表面裂隙开口处常可见楔形或扇形凹痕,MR 有利于裂腔的显示(图 7-8-3)。

2. 开唇型　可见单侧或双侧跨大脑半球的宽大脑脊液密度裂隙,与蛛网膜下腔或脑室相通,裂隙两侧衬以与邻近部位皮层相连续的灰质层。

病灶旁常见灰质异位、多小脑回畸形、胼胝体发育不良等其他畸形。

【诊断与鉴别诊断】

典型影像学表现为横贯灰质的线样裂隙,可与脑室相通,常见部位为额叶和顶叶靠近中央沟区域。

1. 闭唇型脑裂畸形的裂隙不明显时应与孤立型灰质异位鉴别　前者灰质柱相邻侧脑室边缘常有尖角状突起,脑表面可见楔形凹痕,而后者无。

2. 开唇型脑裂畸形需与以下疾病鉴别　①脑穿通畸形:开唇型脑裂畸形裂隙两侧衬以与邻近皮层相连续的灰质层,而脑穿通畸形没有此表现;②积水性无脑畸形:严重的双侧开唇型脑裂畸形尚可见扩张但能识别的脑室轮廓,尤为前角下部和后角,而积水性无脑畸形的侧脑室完全失去原有形态,影像学上两者有时鉴别有困难。

【临床研究现状】

遗传学方面,脑裂畸形在某些家族性病例中,有定位于 10q26.1 上的 EMX2 基因的报道,该基因为调节基因,在发育过程中,于新皮质的生发基质中表达,作用于前脑的结构模式形成过程。脑裂畸形可伴有视 - 隔发育不良,即 De Morsier 综合征(以视神经发育不全和透明隔缺失为特征的遗传异

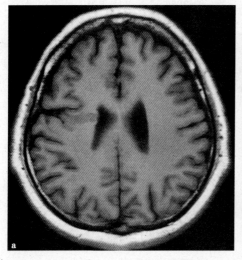
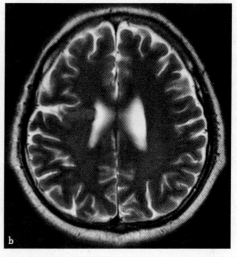

图 7-8-3　脑裂畸形闭唇型

右侧侧脑室旁脑白质可见呈脑脊液信号的裂隙影,与蛛网膜下腔相通,裂隙两侧衬以条状与脑灰质类似信号影,T₁WI 呈等信号(a),T₂WI 呈等信号(b),系异位灰质

质性疾病），该综合征中有高达 35% 有脑裂畸形，通常是双侧的。

五、半侧巨脑畸形

【临床与病理】

半侧巨脑畸形（hemimegalencephaly，HME）又称单侧巨脑畸形，妊娠期损害引起病侧半球神经元增殖、移行和分化异常，可为单侧脑结构（大脑半球、同侧脑干、小脑半球）均增大，更常见为单侧大脑半球的全部或部分错构瘤样过度增长。病理改变包括：皮质发育不良、白质异常和多小脑回，可见于 Klippel-Trenaunay 综合征，具有表皮痣、黑皮痣和结节硬化。临床上患儿出生时或婴儿早期出现头围明显大于同龄正常儿，早期即出现难治性癫痫（常于出生 1 年内出现）、偏瘫、严重的发育迟缓，癫痫出现越早，预后越差。

【影像学检查方法】

最佳影像学检查方法是多方位 MR，推荐系列成像检查来记录全部异常范围。随着正常区域的髓鞘形成，异常区域变得越来越明显。白质内的异常信号可能是疾病异常范围的最佳标识。

【影像学表现】

单侧脑中度至重度扩大。皮层发育不良包括脑回宽、脑沟浅、皮层增厚；也可呈大致正常改变。灰、白质分界模糊或消失，白质内出现 CT 低密度、MR 信号不均，可能为胶质增生和灰质异位。病侧侧脑室与病侧半球成比例扩大，偶尔病侧侧脑室变小，侧脑室前角特征性向前上拉长变直，侧脑室三角区扩大。少数受累脑呈奇特的错构瘤样改变。

【诊断与鉴别诊断】

半侧巨脑畸形的典型表现为发育不良的半球呈轻、中度或显著增大，皮质发育不良，脑回异常，大脑镰后部移位，侧脑室变大伴额角形态异常。

1. 需与单侧大脑半球发育不良鉴别　该病患侧脑较对侧小，患侧侧脑室扩大，而半侧巨脑畸形病侧半球呈中重度增大。

2. 与无脑回畸形 I 型鉴别　双侧无脑回畸形和巨脑回畸形不伴随真正的过度生长，而半侧巨脑畸形中发育不良的半球过度增大。

【临床研究现状】

半侧巨脑畸形在 I 型神经纤维瘤病、结节性硬化、伊藤色素过低症（hypomelanosis of Ito）等疾病中发生率相对高。综合征性的半侧巨脑畸形伴有同侧肢体部分或全部肥大。胚胎学认为半侧巨脑畸形是因为发育中的大脑受到损害导致过多突触发育、存在多余轴突或激发白质过度生长潜能，而皮质神经元和神经胶质细胞中局限化的表皮生长因子（epidermal growth factor，EGF）导致了这种过度增殖。

（洪　楠）

第九节　脑小畸形

【临床与病理】

脑小畸形（microcephaly，MCPH）是指头围小于同龄正常儿 3 个标准差以上，可以是原发性（遗传性）或继发性（非遗传性）。

原发性脑小畸形是由脑发育缺陷引起的先天性畸形，与孟德尔遗传、遗传综合征相关，如家族性原发性脑小畸形或 21- 三体综合征（唐氏综合征）、18- 三体综合征（Edwards 综合征）、cri-du-chat 综合征（猫叫综合征，5p 综合征）、Cornelia de Lange 综合征和 Rubinstein-Taybi 综合征；继发性脑小畸形是由影响胎儿、新生儿或婴儿脑生长的损伤因素导致的获得性疾病，其中胚胎后期或出生前后感染、缺氧缺血、产妇糖尿病和创伤是最常见的原因。在本节中，我们主要论述原发性脑小畸形。

原发性脑小畸形有三种类型：脑小畸形伴简化脑回模式（microcephaly with simplified gyral pattern，MSG）是脑小畸形最常见、症状最轻的类型，简化脑回和异常浅脑沟是 MSG 的标志，皮质正常或变薄，不增厚，脑回减少并且表现为简化模式，各种 MSG 亚型可表现为髓鞘形成正常或延迟，异位和蛛网膜囊肿；微小脑回型的特征是严重的脑小畸形和异常脑沟，脑体积非常小，并且脑沟非常简化或几乎完全平滑，皮质增厚，通常测量超过 3mm；脑小畸形伴多小脑回畸形，脑体积减小，多小脑回畸形是主要的脑回模式。

原发性脑小畸形的发生率为 1/10 000～1/30 000。大多数原发性病例在宫内或出生后不久被发现。

临床上常表现为精神发育迟缓，体格发育迟缓和癫痫。预后与 MCPH 病因、癫痫发作的形式、神经发育迟缓和运动障碍相关。

病理上脑体积减小，简化脑回模式或少脑回，中央沟短，顶枕沟扩大，脑岛未被覆盖；可伴发胼胝体发育不良、无脑回、巨脑回、前脑无裂畸形等；镜下皮质分层正常，神经细胞数量减少，排列不整齐，分化不成熟。

【影像学检查方法】

X 线平片、CT、MRI 均可用于 MCPH 的检查。

MRI 显示脑体积缩小比 CT 更准确，显示脑回模式、髓鞘形成以及分辨脑灰质、白质和显示脑室和蛛网膜下腔更佳，但显示颅骨结构不如 CT。CT 可见颅缝紧密贴近或重叠。

【影像学表现】

1. 头颅 X 线平片　颅腔变小，颅面比例下降，前额倾斜，颅缝紧密贴近或重叠。

2. CT　颅腔变小，颅缝紧密贴近或重叠，在年龄较大的儿童中，颅骨变厚，鼻窦过度气化。皮质表面可以是正常的、简化的，微小脑回型或多小脑回型。脑室可能正常或一定程度的扩大。可合并胼胝体发育不良、无脑回、巨脑回、前脑无裂畸形等。

3. MR　T_1WI 矢状位可显示颅面比例下降，前额倾斜。大脑可能表现为体积小但相对正常、简化脑回型畸形或微小脑回型畸形。在简化脑回型的小头畸形中，脑回数量较少且浅（脑沟为正常深度的 25%～50%），可伴髓鞘形成延迟，合并胼胝体发育不良、脑膨出等异常较常见。T_2^*（GRE、SWI）序列可见出血性脑实质剪切性损伤引起的低信号。

【诊断与鉴别诊断】

主要的鉴别诊断是区分原发性和继发性 MCPH。钙化、囊肿、神经胶质增生和脑炎性头痛在 TORCH 感染、创伤或缺血性脑病继发的 MCPH 中更常见。

【临床研究现状】

原发性脑小畸形是由脑发育缺陷引起的先天性畸形，与孟德尔遗传、遗传综合征相关。近年来，随着细胞分子技术等遗传学诊断技术的广泛应用，脑小畸形遗传学病因的研究快速进展，脑小畸形相关基因也受到广泛关注与研究。

据文献报道，15.5%～53.3% 的 MCPH 患儿可能存在遗传学异常，迄今为止已发现大量与 MCPH 有关的遗传变异，包括单基因突变、染色体结构及数目异常，截至 2016 年 3 月，人类孟德尔遗传学数据库（Online Mendelian Inheritance in Man，OMIM）已收录了 1116 种与遗传变异相关的 MCPH 患儿资料。

1. 单基因异常　MCPH 具有遗传异质性，遗传方式包括常染色体隐性遗传、常染色体显性遗传及 X 连锁遗传等。常染色体隐性遗传的基因有常染色体隐性遗传原发性脑小畸形（autosomal recessive primary microcephaly）基因及 Seckel 综合征相关基因 ATR、RBBP8 等。常染色体显性遗传的脑小畸形已有文献报道，患儿一般无明显畸形和严重认知障碍。X 连锁遗传的 MCPH 基因有 ARX

基因以及 MECP2、DCX 等基因。

近年来研究结果显示，已有 16 个 MCPH 基因（MCPH 1～16）被陆续发现，其中 MCPH5（ASPM）基因突变为最常见的检出位点，占 50%，其次为 MCPH2（WDR62）基因突变，占 10%。Fahem 等研究结果显示，MCPH 基因编码的蛋白质，在发育过程中的一些关键步骤如细胞周期进程、DNA/纺锤体检测点及维持中心体和纺锤体器官的完整性等中发挥重要作用，因而可能与大脑皮质区域明显减少有关。

2. 染色体异常　15%～20% 的 MCPH 患儿存在染色体异常，包括染色体数目异常和结构异常。染色体数目异常主要为三体综合征，如 21-三体综合征、13-三体综合征、18-三体综合征。染色体结构异常包括：染色体部分缺失（4p 或 5p 缺失）、染色体微缺失（如 5q14.3、14q12、17p13.3）、染色体微重复（如 22q11.21）、染色体断裂疾病（如 Bloom 综合征）、环状染色体和染色体平衡易位等。染色体异常除脑小畸形外常合并其他发育异常。文献报道，最常见的颅外畸形为眼部异常，其他常见畸形还包括指过短、并指及身材矮小，如 Rubinstein-Taybi 综合征、Tsukahara 综合征、Filippi 综合征、Feingold 综合征及 Tonoki 综合征等。

MCPH 的遗传学病因可能为单基因突变或染色体变异，因此应根据患儿的实际情况选择不同的检测方法，如合并多种先天异常，应首先考虑是否存在染色体异常，可进行染色体 G 带核型分析，若传统的染色体分析未见异常，可采用荧光原位杂交（fluorescence in situ hybridization）、微阵列比较基因组杂交技术（array-comparative genomic hybridization）或全基因组芯片检测染色体的亚显微重组。对于染色体检查结果正常的遗传性 MCPH 患儿，根据 MCPH 的分类或合并的特定表型，可通过文献检索或查询 OMIM 等遗传学数据库选择定向的基因进行检测；对于定向基因检测结果正常，但仍怀疑为孟德尔遗传性 MCPH 的患儿，则可探索定位新的致病基因。

（洪　楠）

第十节　巨脑症

巨脑症（megalencephaly），亦称脑大畸形，是一种发育障碍性疾病，指任何原因引起脑实质增多，脑体积增大，头围大于同龄正常儿 2 个标准差以上，该病常在出生时即可诊断。

【临床与病理】

该病是由于大脑皮层增厚及神经胶质细胞的增生使大脑异常增大，以致颅骨增大。该病多为散发，出生时即有巨头，前囟常较大，闭合延迟，颅内压不增高，颅穹窿和面部均匀的增大；常无脑积水表现。该病可分两型：解剖型与代谢型。解剖型为神经元和神经胶质细胞增生和（或）数目增加，该类型的表现形式是十分多样的，可表现为所有皮质受累，也可表现为单侧大脑半球畸形，即典型的半侧巨脑畸形，亦可表现为局灶性病灶；脑组织异常增大可单独发生，也可伴神经皮肤综合征（如神经纤维瘤病、结节性硬化）等。代谢型为异常代谢产物积聚致神经细胞体积增大，可伴先天性代谢病（如脑白质营养不良、脑脂质沉积症、黏多糖病等）。大脑异常增生常会影响皮质发育，进而导致智力障碍、自闭症等，可有视听障碍，半数可发生惊厥。

大体病理表现为半球巨大、脑沟浅、脑回融合紊乱，显微镜下可表现为白质肥大、神经胶质增生、巨大神经元、营养不良性钙化等。

【影像学检查方法】

头颅 X 线平片、CT 及 MRI 均可用于巨脑症的检查，但以 MRI 为主。

1. 头颅 X 线平片　价格低廉、操作简便，可观察颅腔大小及颅骨结构，但是无法评估脑组织情况，与脑积水等颅内病变相鉴别，因此应用较少。

2. CT　CT 因其费用相对低廉，扫描速度快，对于新生儿颅内病变筛查方面有着明显优势，但是由于其软组织分辨率低，因而限制了其巨脑症诊断中的应用。

3. MRI　MRI 具有较高的软组织分辨率，其多序列、多模态检查可为巨脑症的定位、定性诊断及与其他颅内病变的鉴别诊断提供大量有益信息。随着多种磁共振技术的兴起和在临床的普及，尤其是胎儿核磁的应用，大大提高了 MRI 在巨脑症的早期诊断及鉴别诊断中的临床应用价值。

【影像学表现】

1. 头颅 X 线平片　颅腔扩大，颅板较薄。

2. CT　累及全部脑皮质时颅腔与脑体积均增大，脑室正常或轻度增大，平扫及增强 CT 脑组织密度无明显异常；半侧巨脑畸形典型表现为半侧大脑半球及颅骨增大，大脑镰后部和枕极"摇摆"到对侧，侧脑室巨大伴额角异常形态，白质或增厚的皮质有营养不良性钙化。

3. MRI　颅腔与脑组织体积增大，脑室正常或轻度增大，部分患者 MRI 可见脑白质营养不良

表现；半侧巨脑畸形常表现为皮质增厚，T_1 像白质信号增高，T_2 像巨脑回、多小脑回表现，脑灰白质交界不清，FLAIR 像白质中有胶质增生样的高亮信号，侧脑室通常增大、额角变尖。

【诊断和鉴别诊断】

随着诊断手段的不断提高，巨脑症的诊断也在不断改善。虽然目前影像学诊断手段有了显著提高，但是对于怀疑巨脑症的患儿仍首先需进行临床检查，包括测量头围、详细询问病史以及智力检查等。然后进行神经影像学检查，首选 MRI。MRI 检查可提供许多有益的信息，包括脑组织大小、形态以及其他结构异常，并可对巨脑症进行更加详细的分型。对于已诊断巨脑症的患者，还需评估是否合并癫痫或自闭症。

巨脑症需与弥漫性脑肿瘤、脑积水等进行鉴别，MRI 为首选检查方法。

【临床研究现状】

随着分子生物学的发展，多项研究发现神经元及神经胶质细胞在增生过程中，多种信号通路中的基因突变导致不同蛋白的异常调节，可能是引起巨脑症的分子学病因。其中最重要的两条信号通路分别是丝裂原活化蛋白酶（mitogen-activated protein kinase，MAPK）信号通路和磷脂酰肌醇 -3- 激酶（phosphatidylinositol-3-kinase，PI3K）- 蛋白激酶 B（protein kinase B，PKB 或 Akt）- 哺乳动物雷帕霉素靶蛋白（mammaltargetofrapamycin，mTOR）信号通路，尤其是后者。以上两种信号通路均与细胞增殖、分化、凋亡、代谢等存在显著关系。后者中最常见的就是 PTEN 基因失活突变以及 PIK3CA、AKT3 或 PIK3R2 基因激活突变，二者最终都会引起该信号通路过度激活，细胞增生异常、凋亡抑制，进而引起巨脑症。针对以上信号通路合成不同分子抑制剂是巨脑症的一种潜在治疗方式。

（洪　楠）

第十一节　先天性导水管狭窄

【临床与病理】

中脑导水管狭窄（aqueductal stenosis，AS）为非交通性（梗阻性）脑积水最常见的致病原因，可能为先天性或获得性。约 20% 的胎儿脑积水与先天性导水管狭窄（congenial aqueductal stenosis）相关。本病起病隐匿，临床症状出现年龄取决于导水管狭窄及脑积水程度，并可伴发如脊髓脊膜膨出等其他先天性发育障碍。

先天性导水管狭窄的患儿部分可在产前诊断时即发现脑积水表现，出生后1年内发病患儿主要表现为急性脑积水症状，如迅速增大的头围，囟门饱满、呕吐、抽搐、Parinaud综合征（落日征、眼睑退缩、向下凝视强直等）。随着年龄增长，较少出现急性症状，一般为亚急性或慢性颅内压力增高表现，并可伴有生长弛缓、精神异常等。但也有部分本病患者生长发育可正常。

中脑导水管位于中脑背侧，为一狭窄、不规则通道，其背侧为四叠体，腹侧为中脑被盖和大脑脚，是连接第三脑室和第四脑室的狭窄通道，也是脑脊液循环通路中最狭窄的部位。在胎儿2~6个月时中脑导水管缩小，6个月后发育为正常大小。如果在此期间中脑导水管的发育受到干扰，即可能形成先天性狭窄甚至闭塞，从而阻碍脑脊液流入第四脑室、基底孔，而脉络丛生成脑脊液持续分泌，导致侧脑室、第三脑室压力增高、脑室扩张。本病大体病理表现为中脑导水管直径局限性缩小，并伴侧脑室及第三脑室扩张，第四脑室大小正常。组织病理分类主要可分为导水管的分叉畸形、单纯狭窄、导水管隔膜、神经胶质增多4类：

（1）分叉畸形，管腔形成2个及以上的腔道，这些腔道可以互相沟通，也可互相独立，分别与脑室相通，也可以是盲腔；

（2）单纯狭窄，导水管狭窄或闭塞，管腔室管膜无胶质增生；

（3）隔膜形成，导水管被生物膜部分或完全梗阻；

（4）神经胶质增多，表现为胶质细胞和纤维的增生。

本病如不治疗脑积水常呈进行性加重，稳定时可表现为"静止期"或代偿性脑积水，新生儿患AS但发育正常约为24%~86%。

【影像学检查方法】

目前可选择CT、MR及超声作为导水管的影像学检查方法。

1. CT 由于成像方位及扫描层厚所限，CT较难直观显示导水管的结构，但可显示侧脑室、第三脑室扩张，第四脑室正常或缩小；天幕与第四脑室等后颅窝结构受压下移；脑室周围显示脑脊液重吸收低密度带等间接征象。

2. MR MR对中脑导水管的显示具有特征性，矢状面可以直观显示导水管的形态，但常规序列对导水管内的粘连及异常脑脊液流动情况判断较困难，多平面MR联合矢状位心脏门控电影MR对诊断更有帮助，目前文献报道如3D-CISS等新序列的使用联合多种重建技术可补充更多影像信息。

3. 产科超声 在产前诊断本病中具有一定作用，新生儿B超可应用乳突（后外侧）囟窗作为标准角度的补充。

【影像学表现】

1. CT 较难直观显示导水管的结构，但可显示本病的一些间接征象：平扫可见侧脑室、第三脑室扩张，第四脑室大小一般正常；出现失代偿性脑积水时可能出现脑室周围间质水肿。脑实质内无梗阻性中脑/丘脑肿块。增强扫描颅脑一般无病理性强化灶。

2. MR 尤其是矢状位MR扫描对判断导水管狭窄具有重要意义，通过MR扫描判断导水管是否狭窄时须注意判断矢状位扫描层面是否与导水管轴面平行，不平行时可能会出现类似狭窄的假象。在矢状正中T_1WI可观察导水管形态，中脑导水管狭窄多发生于远段，近端导水管往往扩张，一般认为若近端导水管前后径超过4mm时可认为有扩张；但对于脑积水较重者，中脑导水管狭窄处位于近段多见。另可观察是否有导水管隔膜形成，T_1WI横膈膜信号基本同脑质，矢状位上易于辨认，但T_1WI上脑脊液呈长T_1低信号，对导水管内的粘连及异常脑脊液流动情况很难判断。

过去曾认为在SE序列上观察导水管"流空"现象对于判断导水管是否狭窄具有重要意义，但后来发现正常人中部分导水管亦不呈"流空"显像。但在T_2加权图像上观察导水管"流空"对于辅助判断导水管狭窄情况仍具有一定价值。T_2WI及FLAIR图像显示导水管周围高信号环可能提示导水管周围胶质增生，信号环厚度超过3mm可认为胶质增生可能大。

此外，亦可观察到侧脑室及第三脑室扩大，可出现脑积水引起脑室周围组织水肿，T_2WI及FLAIR显示脑室周围的片状高信号。胼胝体变薄，向上拉伸，穹窿、第三脑室底向下移位；第四脑室大小正常等间接征象（图7-11-1）。

MR增强扫描对鉴别肿瘤与良性AS有重要意义，但脑积水可能引起软脑膜静脉淤血，出现类似脑膜炎或脑脊液转移瘤表现，可结合病史及其他征象进行鉴别。

目前首选心脏门控电影MRI判断导水管中脑脊液流动情况，在电影MRI上无法识别导水管中脑脊液的流动被认为是一种病理表现，另外，可发现第三脑室内脑脊液的湍流。

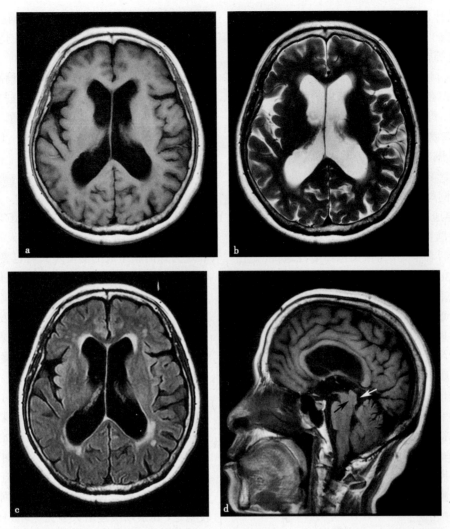

图 7-11-1 T₁WI（a）、T₂WI（b）、FLAIR（c）可见侧脑室扩张；矢状位（d）显示侧脑室及第三脑室显著扩大，第四脑室大小基本正常，胼胝体变薄并向上拉伸，导水管交织连接（黑箭），近端略呈漏斗样扩张，四叠体增厚（白箭）

【诊断及鉴别诊断】

临床病史及影像学检查对于确诊本病有重要意义，一般通过观察导水管直径局限性缩小并伴有侧脑室及第三脑室扩大，第四脑室大小正常，并需除外由感染、肿瘤等引起的其他病变引起的继发性导水管狭窄。

本病须与由各种因素导致的继发性导水管狭窄鉴别，以与肿瘤压迫所致导水管狭窄鉴别最为重要，还须与 Galen 静脉畸形、四叠体池蛛网膜下腔囊肿引起的梗阻、导水管内囊肿等疾病相鉴别。另外，围生期感染引起的导水管粘连及导水管胶质增生也需与本病鉴别。

【临床研究现状】

影像学检查尤其是 MRI 检查目前成为辅助先天性中脑导水管狭窄的重要检查，目前宫内 MRI 检查已经得到广泛应用，尤其是对宫内超声发现异常的胎儿，可通过宫内 MRI 进一步明确先天性脑积水的诊断，对早期发现本病有重要意义。传统的自旋回波（SE）序列对诊断脑脊液流动情况提供信息有限，目前应用相位对比（phase-contrast，PC）技术、3D-CISS 序列等新技术及多种重建方法，可进行 MR 脑池成像，并对脑脊液异常流动信号进行显示，采用多平面 MR 联合矢状位心脏门控电影 MR 可动态观察脑脊液的流动情况。

（洪 楠）

第十二节 先天性脑穿通畸形囊肿

脑穿通畸形囊肿是脑内含脑脊液的囊腔，与脑室和（或）蛛网膜下腔相通，内衬室管膜，分为先天性与后天性，先天性脑穿通畸形囊肿（congenital porencephalia）多与遗传、胚胎发育异常、母体感染或营养不良等有关，后天性脑穿通畸形囊肿与分娩损伤、外伤、颅脑手术等相关。以婴幼儿最常见，成人少见，在存活新生儿中发病率约为 0.035%，男性多于女性，母亲年龄小于 20 岁者发生率增高。

【临床与病理】

先天性脑穿通畸形囊肿病因多为宫内脑血管事件、宫内感染或分娩前外伤导致胎儿脑组织破坏，部分病例与遗传相关，遗传性病例多为脑出血后形成的穿通畸形囊肿，主要包括遗传性血栓形成及家族性脑穿通畸形，前者多为第Ⅴ因子 Leiden 突变造成，后者罕见，为常染色体显性遗传，是由于染色体 13qter 上编码Ⅳ型 α1 前胶原蛋白的胶原蛋白 4A1 基因突变，导致基底膜蛋白编成异常，脑内出血风险增加。

大体病理表现为充满脑脊液的空腔，囊壁光滑，可伴有邻近颅骨变薄、重塑。镜下可见囊壁内衬胶质细胞或胶质增生的白质，周围白质内可见坏死灶。

临床表现与囊肿大小与位置相关，最常见的症状为痉挛性偏瘫，可伴有智力低下、癫痫等，查体可见小脑体征、癫痫、精神运动迟缓等。

【影像学检查方法】

X 线平片无诊断价值，CT 与 MR 均可用于诊断脑穿通畸形囊肿，以 MR 为最佳的影像学检查方法。

【影像学表现】

CT 与 MR 表现为脑内单发或多发的囊腔，可位于一侧或双侧，常与脑动脉供血范围相符，囊壁光滑菲薄，囊腔内呈均匀的脑脊液密度或信号，囊腔与脑室和（或）蛛网膜下腔相通，相应脑室和（或）蛛网膜下腔局限性增大，可见来自脑室的薄膜分隔囊腔，局部脑组织可出现局限性萎缩、软化灶、邻近颅板变薄、向外突出，增强扫描囊腔内无强化。脊髓造影可见对比剂充满囊腔。

【诊断与鉴别诊断】

开唇型脑裂畸形：为脑裂内折的皮层分离，形成大裂隙与脑室相通，但裂隙两侧有与邻近大脑皮层相连续的灰质层作为内衬，而穿通畸形囊肿无灰质内衬，可相鉴别。

蛛网膜囊肿：表现为脑脊液样密度/信号的囊腔，位于脑实质外，多在脑沟、脑池内，但其不与脑室相通，可与脑穿通畸形囊肿相鉴别。

含大片坏死区的脑肿瘤：囊壁不规整，增强扫描可显示壁结节或囊肿周围的肿瘤组织，极少与脑室或蛛网膜下腔相通。

胼胝体发育不良：可见自第三脑室向头侧延伸的间隙，内部充满脑脊液，平行于侧脑室，可见发育不良的胼胝体。

脑脓肿：囊腔内密度较脑脊液稍高，囊壁较厚或厚薄不均，呈等或稍高密度，增强扫描可见环形强化，极少与脑室或蛛网膜下腔相通。

（洪　楠）

第十三节　蛛网膜囊肿

蛛网膜囊肿（arachnoid cyst，AC）是一种良性发育性病变，其发生与局部组织先天异常有关，其表现为蛛网膜组成的囊壁及其内包裹的脑脊液样物质。一般可随机发生在脑表面的任何位置，幕上者占大多数，侧裂、大脑凸面、颅中窝及脑桥小脑脚较常见，脑室内亦可发生。此病的发生与性别没有显著关系，首次发现时间以幼年、青年为主，以外伤后偶然发现为主。颅内蛛网膜囊肿约占颅内占位病变的 1%。

蛛网膜囊肿的病因仍未完全明了，但大多数意见认为局部组织结构的先天异常是蛛网膜囊肿发生的基础，蛛网膜囊肿的形成则可开始于任何年龄段，有文献报道有胎儿于胎龄 30 周时超声发现蛛网膜囊肿，而胎龄 20 周时的超声检查未发现任何异常征象。一般来说，三分之二的蛛网膜囊肿体积较稳定，其余以缓慢增大多见，少数病例可缩小。有文献报道囊肿壁细胞主动分泌、渗透效应及阀门效应等可能是导致蛛网膜囊肿增大的原因，但总体来说，蛛网膜囊肿具体的形成及发展机制仍不清楚。

【临床与病理】

颅内蛛网膜囊肿约三分之一无明显临床症状，如有症状，则最常表现为头痛，也可表现为头颅增大、发育迟缓等，其他症状则主要取决于囊肿所在的位置：大脑侧裂的囊肿可导致癫痫及偏侧综合征；鞍上区蛛网膜囊肿可导致大脑导水管的阻塞，进一步引起阻塞性脑水肿相关症状。松果体区域的囊肿则可能导致 Parinaud 综合征及复视。幕下囊肿常常表现为头昏、平衡障碍和脑神经功能障碍等。

蛛网膜囊肿的囊壁与正常的蛛网膜非常相似，囊壁的内层由一层/多层蛛网膜细胞组成，相较于正常蛛网膜细胞，蛛网膜囊肿囊壁细胞形态较纤细，细胞周围空间较大。Rengachary 和 Watanabe 使用光学显微镜及电镜观察比较蛛网膜囊肿囊壁及正常蛛网膜组织结构发现，蛛网膜囊肿囊壁组织有以下特点：①囊肿与正常蛛网膜交界处的组织有破坏分离征象；②囊壁胶原层更厚；③横向交联小梁结构缺失；④存在蛛网膜肥大细胞（可能与胶原生成有关）。蛛网膜囊肿内容物无色、透明而清亮。

对于大脑正中裂及大脑侧裂的蛛网膜囊肿，Galassi 等人提出将其分为三类：①具有轻度占位效应的小型囊肿；②具有轻度占位效应的中型囊肿；③具有明显占位效应的大型囊肿。前两者常常与蛛网膜下不同程度勾通，而后者则无沟通。有文献报道，以上三类蛛网膜囊肿中，仅第三类囊肿的大小与患者出现症状的年龄相关。

【影像学检查方法】

MRI 是诊断蛛网膜囊肿最常用的影像学检查方法，典型者使用常规序列（T_1WI、T_2WI、FLAIR、DWI）及增强扫描即可诊断，但实际临床中常常在行 CT 检查时偶然发现。但是无论何种检查方法，蛛网膜囊肿占位效应的轻重程度、对周围组织的影响及是否伴出血都是观察的重点。MRI 对判断囊腔内成分及囊内是否伴发出血价值更高。

【影像学表现】

蛛网膜囊肿的典型影像学表现为纯囊性占位，内部无实性成分，边界清晰、锐利，无钙化。其间接表现以占位效应为主，包括周围脑组织受推挤变形、脑室变窄、中线结构偏移等，邻近颅骨者可导致局部颅骨变薄。蛛网膜囊肿所在位置往往与临床症状相对应。

CT 显示蛛网膜囊肿呈片状低密度，密度与脑脊液相仿，CT 值一般在 25Hu 以内，囊肿较小时密度可能稍高，系容积效应所致。CT 增强扫描病灶不强化。

MRI 示蛛网膜囊肿的信号与脑脊液非常相似，T_1WI 呈低信号，T_2WI 呈高信号，FLAIR 呈低信号，DWI 弥散不受限，信号均匀。有文献报道部分蛛网膜囊肿的 T_1WI 信号较脑脊液稍高，以位于鞍区者多见，可能与囊肿与外界不相通、囊内蛋白成分较多有关（图 7-13-1）。当囊内成分 T_1WI 信号增高时，应考虑发生囊内出血，此时患者可有较严重的头痛症状。MRI 增强扫描蛛网膜囊肿无强化。

【诊断与鉴别诊断】

增强 MRI 诊断蛛网膜囊肿诊断率虽接近 100%，但由于部分囊肿生长于较罕见位置，或其生长位置

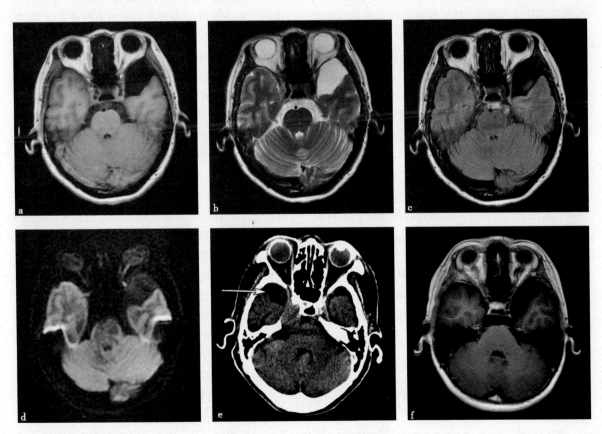

图 7-13-1　颞叶前方的蛛网膜囊肿

可见颞叶前方片状纯囊性占位，呈长 T_1（a）长 T_2（b）信号，FLAIR（c）呈低信号，DWI（d）呈低信号，CT 扫描（e）呈脑脊液密度，增强扫描（f）不强化（注意各图并非来自同一位患者）

可存在其他类似囊性病变，以致蛛网膜囊肿也存在很多误诊情况。

脉络膜裂蛛网膜囊肿较罕见，文献报道误诊率高。CT 扫描常不易与颞叶深部、海马或下丘脑病变鉴别，常误诊为脑梗死、脑软化灶。MRI 具有较好的诊断效果。脉络膜裂囊肿显示于四叠体上丘层面，位于脉络膜裂区，病灶一般较小，当其突入侧脑室下角内生长，形成脑室内囊肿时可较大。脉络膜裂蛛网膜囊肿具有所谓"见缝就钻"的形态特点，受下丘脑、海马回上下隔及脉络膜裂影响，病灶常呈"双凸透镜"形态，矢状位则呈"入"字形。当 CT 诊断不清时，可行 MRI 检查得到明确诊断。

后颅窝蛛网膜囊肿须与 Dandy-Walker 综合征及巨枕大池相鉴别：① Dandy-Walker 综合征通常于出生后 2 岁内发病，临床表现以进行性头颅增大为主，同时伴发癫痫、智力障碍和小脑症状。影像学表现：后颅窝小脑后巨大囊肿与扩大的第四脑室直接相通，囊腔呈扇形、新月形或三角形，同时可见小脑蚓部发育缺损，小脑半球分离移位或伴有发育不全，小脑幕、横窦和窦汇升高，后颅窝扩大等征象，患者常伴发中 - 重度幕上脑积水。②巨枕大池属于脑先天性发育变异，枕大池扩大并向两侧对称性伸延呈新月形，也可偏向一侧伸展呈扇形或三角形，其与第四脑室和蛛网膜下腔自由交通。巨枕大池患者常无症状，小脑发育正常，第四脑室无扩大、变形或移位征象。而后颅窝蛛网膜囊肿常有头痛、癫痫眼球震颤、走路不稳、眩晕、耳鸣和听力下降等症状，但影像学可见小脑发育正常，第四脑室无扩大但常表现为受压移位征象，可以与以上二者相鉴别。

当患者仅行 CT 扫描时，蛛网膜囊肿有时与胆脂瘤、囊性变的胶质瘤难以鉴别，而 MRI 扫描可以明确诊断。

【临床研究现状】

现阶段有关蛛网膜囊肿的临床科研的重点在于细化不同部位囊肿的治疗方法，影像学方法在蛛网膜囊肿的术前诊断、治疗方案筛选及术后评估工作中有着不可替代的作用。

（洪　楠）

第十四节　神经皮肤综合征

神经皮肤综合征（neurocutaneous syndrome）是一种神经和皮肤同时患病的先天性发育异常，又称为斑痣性错构瘤病（phakomatoses），系常染色体显性遗传性疾病，源于外胚层的组织和器官发育异常的一类疾病。常见的有神经纤维瘤病（neurofibromatosis，NF）、结节性硬化（tuberous sclerosis，TS）和 Sturge-Weber 综合征（Sturge-Weber syndrome，SWS）、Von Hippel-Lindau（VHL）病（视网膜小脑血管瘤病、血管母细胞瘤）等。该类患者常表现为多系统和多器官的形态和功能异常，出生时就可能有明显的斑点状、痣状雀斑等，多有家族性倾向，就诊原因各异，容易漏诊和误诊。

一、结节性硬化

【临床与病理】

结节性硬化最早由 Von Recklinghausen 首先提出，然后由 Bourneville 描述其大体神经病理学表现并命名，故又称 Bourneville 病。本病是一种先天性、家族性、遗传性疾病，发病率为 1/2 万～1/5 万，儿童多见，男性多于女性 2～3 倍，可以累及脑、皮肤、肾脏、心脏等全身多器官组织。临床典型特征为癫痫、面部皮脂腺瘤和智力低下三联症。

本病的皮肤损害主要表现为颜面部皮脂腺瘤，主要由皮脂腺、结缔组织和血管组成。中枢神经系统特征性病理改变为神经胶质增生性硬化结节，其主要表现为皮层或皮层下结节、室管膜下结节和白质病灶。皮层或皮层下结节是癫痫的病理基础，以额顶叶多见，主要成分是巨细胞，结节内髓鞘减少而紊乱，常伴有原纤维胶质增生，可有钙质沉着；室管膜下结节的组织成分与皮层或皮层下结节相似，但以巨细胞型星形细胞瘤多见，且发生钙化的概率很高，结节可演变成肿瘤，发生率约 10%～15%，大多数是发生在室间孔附近室管膜下巨细胞型星形细胞瘤；白质病灶主要为成簇分布的异位巨细胞团，周围有明显髓鞘破坏和原纤维胶质增生，是神经元移行障碍的结果；此外，病变常伴局限性或广泛性脑萎缩。

除上述常见皮肤和中枢神经损害表现外，其他较常见的还有脱失斑、牛奶咖啡色斑、色素痣、肾血管平滑肌脂肪瘤或多囊肾、视网膜星形细胞瘤或错构瘤、心脏横纹肌瘤、肺淋巴管肌瘤病、直肠错构瘤样息肉、指（趾）甲床多发纤维瘤及皮肤血管纤维瘤等全身多个器官系统受累的表现。

【影像学检查方法】

传统方法头颅 X 线平片可见脑内钙化，偶可见颅内压增高征象，由于不具特征性，目前已不再应用。目前多采用 CT、MR 检查用于结节性硬化的诊断。

【影像学表现】

结节性硬化 CT 表现（图 7-14-1）：常累及大脑半球，小脑和间脑很少受累，病灶常位于脑脊液通路附近（尤其是室间孔附近的室管膜下），表现为室管膜下高密度钙化结节，圆形或类圆形，直径数毫米，常多发且双侧分布并突入脑室内。由于室管膜下结节质地坚硬，似蜡烛油滴下所形成，故称之为"蜡滴"状突起。病变也可位于大脑皮质，位于皮质的结节也可发生钙化，但多数为部分钙化部分未钙化的混合病灶，增强扫描可轻度强化或不强化。当结节阻塞室间孔或第三脑室时，可出现脑室扩大和颅内压增高征等。部分结节性硬化患者可并发肿瘤，主要为发生在室间孔附近室管膜下巨细胞型星形细胞瘤，其发病部位具有诊断特征性，CT 平扫呈等密度或略低密度的肿块，瘤内常见灶性钙化，增强扫描肿块明显均匀强化，边界清楚，可伴有不同程度的脑积水。

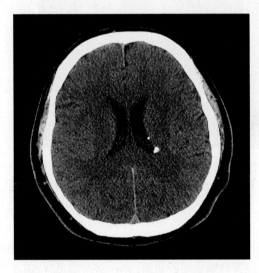

图 7-14-1　结节性硬化 CT 图像
左侧侧脑室室管膜下多发点状及小圆形钙化灶

结节性硬化 MR 表现（图 7-14-2）：主要表现为室管膜下结节、皮层或皮层下结节和脑白质异常信号灶。室管膜下结节表现为 T_1WI 呈等或稍高信号，与周围低信号脑脊液形成对比，易于辨认；而在 T_2WI 上结节为低或等信号，显示不如 T_1WI 清楚。皮层或皮层下结节表现为受累脑回膨胀，并有两种不同的位置分布类型即脑回核（脑回面包圈样病灶）和脑沟岛（脑回"H"形病灶）。脑回核是指结节占据扩大的脑回内部核心，T_1WI 呈低信号，T_2WI 则为高信号；脑沟岛是指病灶结节位于两个脑回连接处，T_2WI 可见一高信号环，完全或部分地围住一个等信号岛，这种等信号岛由两层正常形态的皮质及它们之间的一脑沟共同组成，完全或部分被高信号皮质下白质所包绕。脑白质异常信号灶可表现为 3 种类型：①放射状线状 T_2WI 高信号灶，此型最常见，从脑室或邻近脑室白质延伸至正常皮质或皮质下结节；②楔形 T_2WI 高信号灶，尖端位于或邻近脑室壁而基底位于皮层或皮层下结节；③不定形或肿胀 T_2WI 高信号灶，最少见。

【诊断与鉴别诊断】

结节性硬化如有典型临床表现诊断不难，但对临床症状不典型的病例仍需要依靠影像学检查。

结节性硬化主要应与先天宫内感染（TORCH 综合征）相鉴别。两者临床均可表现有智力障碍，CT 均可表现为脑实质内多发散在结节样钙化，且钙化均可位于侧脑室周围室管膜下。但结节性硬化患者多同时伴有皮肤皮脂腺瘤存在，或者伴发其他部位肿瘤，如肾脏错构瘤、肝脾血管瘤等，而先天宫内感染一般不会。

约 10%～15% 的结节性硬化患者室管膜下结节可以转化为室管膜下巨细胞型星形细胞瘤，CT 检查时表现为侧脑室肿瘤，需要与侧脑室内其他肿瘤鉴别。

【临床研究现状】

结节性硬化患者预期总体寿命略低于正常人，死亡原因可为癫痫持续状态、呼吸衰竭、心力衰竭及肾功能衰竭等。

近年来，国内外学者已开展结节性硬化患者脑内结节的功能性 MRI 研究。Mukonowe-Shuro 等用磁共振波谱研究成人脑内结节，与对照组比较，皮层结节有显著的 N-乙酰天门冬氨酸（NAA）/肌酸（Cr）值降低，与对侧脑组织比较，胆碱（Cho）/Cr 值无显著差异，皮层结节未出现乳酸（Lac）峰。有学者分析认为结节性硬化患者皮层结节和室管膜下结节是一种不成熟的结节样神经元和神经胶质细胞或是神经胶质增生，临床多表现为癫痫和皮脂腺瘤，癫痫患者临床上多采用抗癫痫药物控制其发作，如果脑电图上发作性放电能准确定位，可采用皮层切除或病灶切除术。Peng 等用弥散张量成像（diffusion tensor imaging, DTI）研究儿童脑白质束的改变，发现白质区的 EV1、EV2、EV3、ADC 和 FA 值与对照组及对侧区域脑组织有差异。结节性硬化患者影像学发现脑内改变应进一步检查眼、肺、心脏、肝脏、肾脏等器官，提早发现潜在的、威胁生命的合并症以便及时对症治疗。

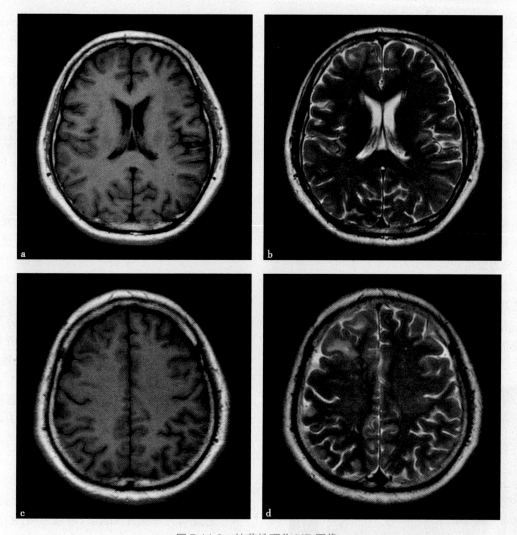

图 7-14-2　结节性硬化 MR 图像

左侧侧脑室室管膜下小圆形长 T_1(a)短 T_2(b)信号影,双侧大脑皮层及皮层下多发片状长 T_1(c)长 T_2(d)信号影,边界不清

二、神经纤维瘤病

神经纤维瘤病(NF)是一种常染色体显性遗传病,1882 年 Von Recklinghausen 首先报道了 NF,发病率为 1/20 000。基因研究证实 NF 分为两个不同亚型:NF-1 型(原称 Von Recklinghausen 病)和 NF-2 型(又称双侧听神经瘤)。

【临床与病理】

1. 诊断标准　依据美国国家健康发展研究会(National Institute of Health Consensus Development Conference, NIH)于 1988 年提出的 NF 诊断标准:

(1)NF-1 型:符合以下 2 条或 2 条以上者即可诊断 NF-1 型:①6 个或(及)以上直径 >5mm 的皮肤牛奶咖啡斑;②一个丛状神经纤维瘤或两个以上神经纤维瘤;③两个或更多色素沉着性虹膜错构瘤;④多发性腋部或腹股沟区雀斑;⑤视神经胶质瘤或其他脑实质胶质瘤;⑥一级亲属患有 NF-1 型;⑦特征性骨病变如:蝶骨大翼发育不全、假关节、先天性长骨弯曲、飘带状肋骨等。

(2)NF-2 型:凡符合以下三种标准之一即能诊断 NF-2 型:①两侧性听神经瘤(无需活检,CT 或 MRI 即能作出诊断);②一级亲属患有此病加上单侧听神经瘤,或加以下两种肿瘤如:脑神经施万细胞瘤、脑膜瘤或脊膜瘤、神经纤维瘤、胶质瘤等;③单侧听神经瘤加上多发脑膜瘤,或加上以下两种肿瘤,如:脑神经施万细胞瘤、脑膜瘤或脊膜瘤、神经纤维瘤、胶质瘤等。

2. 临床表现及病理

(1)NF-1 型:NF-1 型是由于染色体 17q11.2 缺失所致,病理特征为外胚层结构的神经组织过度增生和肿瘤形成，并伴有中胚层结构的过度增生。占神经纤维瘤病的90%，病变范围广泛，经常累及多系统、器官。常见临床表现如下：①雀斑：一般在腋窝、腹股沟区形成雀斑样褐色斑，大约占50%，常常在出生时即出现，数量逐渐增多、颜色加深；② Lisch 结节：是由于眼球葡萄膜异常形成境界清楚的小结节；③其他：蝶骨大翼发育不良、骨缝缺损、丛状神经瘤等。

（2）NF-2 型：NF-2 型是由于染色体 22q12.2 缺失所引起。占神经纤维瘤病的10%，儿童和成人均可发病，神经系统症状的出现常见青春期后，通常在20岁后，约44%出现听力损害，皮肤异常改变远较 NF-1 型少见，半数以上的儿童患白内障。儿童皮肤神经纤维瘤加上青少年白内障是检出 NF-2 型的重要线索。

【影像学检查方法】

1. X 线和 CT　由于 X 线高空间分辨率和 CT 的高密度分辨率，在发现 NF 的骨质病变上有着不可替代的优越性，如发现 NF-1 型脊柱侧弯、颅缝缺损、蝶骨翼发育不全等，NF-2 型的内听道口扩大或骨质破坏、继发于髓内或神经根肿瘤的脊神经孔扩大或骨质改变等。

2. MRI　MRI 可以发现比 CT 更多的颅内病变，有利于检查颅内微小病灶。由于 NF 可导致中枢神经系统的多发病变，除累及颅内外，亦可引起脊髓、脊柱的病变，所以怀疑为 NF 的患者及 NF 患者的随访均应常规行头颅及脊柱的 MRI 及增强扫描。

【影像学表现】

1. NF-1 型影像学表现

（1）视神经胶质瘤：CT 表现为视神经增粗、边界清楚的肿块；MRI 表现为 T_1WI 低信号，T_2WI 高信号；增强扫描部分强化。

（2）其他脑实质胶质瘤：CT 表现为低密度，MRI 表现为有占位效应的 T_1WI 低信号，T_2WI 高信号，信号欠均匀，周围可见水肿。

（3）基底节区及脑白质病变：80% 的 NF-1 型患者存在非肿瘤性的错构瘤病变或髓鞘空泡样变性，病变位于苍白球、丘脑、脑干、小脑白质和小脑齿状核等。CT 敏感性逊于 MRI，绝大多数呈等密度，少数低密度，若基底节病变出现明显占位效应且增强扫描有强化，可能提示病变向胶质瘤转化，需密切随访。

（4）脊髓表现：髓内微小的错构瘤、星形细胞瘤表现为髓内的异常信号占位影，局部脊髓增粗，

病变呈长 T_1 长 T_2 信号，边界清晰或不清晰，增强扫描可无强化、轻度条片状强化或呈明显强化；椎管内神经纤维瘤多位于髓外硬膜下，表现为圆形或类圆形异常信号占位，T_1WI 为等或低信号，T_2WI 为等信号，增强扫描明显均匀强化，脊髓可受压，肿瘤沿一侧椎间孔向椎管外生长者，出现压迫性骨吸收所致的椎间孔扩大。

（5）颅外多发神经纤维瘤：外周神经分布区多发软组织肿块影，且大部分沿神经干走行，多呈圆形、卵圆形或梭形。CT 表现为等或稍低密度，增强扫描轻中度强化；MRI 扫描 T_1WI 病变多于脊髓和肌肉信号相似，T_2WI 呈明显高信号，肿瘤小时信号较均匀，肿瘤较大者易坏死造成信号不均，增强扫描病变实质部分明显强化。

2. NF-2 型影像学表现（图 7-14-3）

（1）双侧听神经瘤：大多数听神经瘤表现为以内听道为中心的占位。CT 可见内听道口扩大，内听道内软组织密度占位，增强扫描病变呈明显不均匀强化，边界清楚。MRI 可发现 CT 无法检出的微小听神经瘤，呈长或等 T_1、长 T_2 信号，增强扫描明显强化。

（2）其他脑神经瘤：表现为受累神经结节样或梭形增粗，密度或信号变化与听神经瘤基本相同，增强扫描明显强化。

（3）多发脑膜瘤：可发生于颅内任何位置，大多与硬脑膜呈宽基底相连，也可发生于脑室内，其影像学表现与脑膜瘤一样，CT 表现为等高密度肿块，增强扫描明显强化，邻近骨质硬化；MRI 表现为 T_1WI 等信号，T_2WI 等或略高信号，增强扫描明显均匀强化，伴硬膜尾征。

（4）脊柱及脊髓表现：包括髓内室管膜瘤、多发脊膜瘤、多发神经根的膨胀性施万细胞瘤，由于邻近神经根肿瘤的压迫侵蚀，骨表面可出现切迹或缺损，椎间孔扩大，椎体后缘弧状凹陷及椎弓根间距增宽。

【诊断与鉴别诊断】

神经纤维瘤病是一种少见的神经系统遗传疾病，累及皮肤、周围神经和中枢神经系统，影像学表现较复杂。就颅脑改变而言，颅面骨异常为最多见，其形态上似组织细胞病 X 改变，但结合颅骨其他表现及临床症状，不难与后者鉴别。眼眶扩大，常伴有蝶骨大、小翼缺损，结合临床体征及病史，易与眼眶肿瘤所致单侧眼眶扩大相区别。蝶鞍扩大常伴有前床突、鞍结节及鞍前壁消失，易与以鞍底后部、后床突及鞍背骨质吸收为主要特点的鞍部

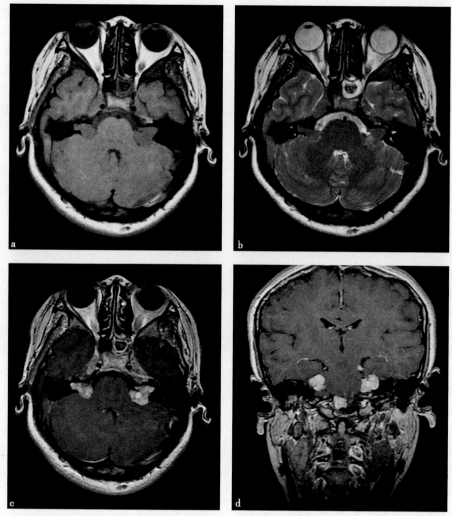

图7-14-3 NF-2型神经纤维瘤病MRI图像

双侧桥小脑角区多发占位，呈长 T_1（a）、等-稍长 T_2（b）信号，增强扫描（c）肿块呈不均匀
明显强化，双侧内听道扩大；冠状位增强扫描（d）示延髓周围占位，增强扫描明显强化

肿瘤相区别。本病并发颅内肿瘤与单纯颅内原发肿瘤其影像完全一致，主要靠临床体征相鉴别，但是本病并发听神经瘤多为双侧，脑膜瘤常为单侧。

【临床研究现状】

有关NF-1型中脑内病变病理性质的准确判断，目前仅少数病例通过活检获得，所以有多项研究关注热点聚焦于无创评价NF-1型脑内病变的性质。有研究认为那些增强扫描无明显强化的脑内病变为错构瘤，而有明显强化和占位的脑内病变多为或疑为胶质瘤。Rosenbaurn等用NF-1型鼠动物模型进行研究，试图找出NF-1型中脑内病变的确切组织学依据，但未能如愿。Noraray等用磁共振光谱学（MRS）对NF-1型进行研究，发现NF-1型中的错构瘤、胶质瘤和过渡型病变具有3种典型的光谱：①错构瘤的胆碱/肌酸（choline/creatine,

CHO/CRE）<1；②过渡型病变的CHO/CRE=1.5～2.0；③胶质瘤的CHO/CRE>2.0。该研究认为MRS能够鉴别NF-1型中的错构瘤、胶质瘤和其间的过渡型病变，从而为临床提供了一种非创伤性神经生化活检方法，对NF-1型治疗方案的确定和评价预后起到了很大作用。

三、脑面血管瘤综合征

脑面血管瘤综合征又称Sturge-Weber综合征（Sturge-Weber syndrome，SWS），是一种罕见的先天性神经皮肤综合征，主要累及软脑膜、面部三叉神经支配区及眼脉络膜。

【临床与病理】

脑面血管瘤综合征是先天性胚胎早期血管神经发育异常性疾病，与神经外胚层和血管中胚层组织发育障碍有关，主要的病理变化为颅内软脑膜血管瘤和沿面部三叉神经分布区皮肤血管瘤，可累及唇、上眼睑和眶上区，常伴有眼脉络膜血管瘤和先天性青光眼。颅内软脑膜毛细血管 - 静脉血管畸形血管网深入脑实质内，导致大脑发育不良或脑萎缩，神经节细胞减少、变性、神经胶质增生，皮层区不同程度的钙化，受累脑实质多有脱髓鞘性改变。

Sturge-Weber 综合征的临床主要表现为癫痫，不同程度的智力低下，面部三叉神经分布区皮肤血管瘤，部分患者可伴有偏瘫、先天性青光眼。

【影像学检查方法】

头颅 CT 和 MRI 是诊断 SWS 最有价值的检查方法。CT 对颅面血管瘤病脑部病变诊断准确，显示颅内钙化方面优于 MRI。但 MRI 比 CT 显示脑部异常区域更为清晰，可以清晰地显示软脑膜血管畸形。

【影像学表现】

1. CT　CT 平扫示脑表面弧线样或脑回样钙化，好发于枕叶或顶叶，也可累及颞叶或额叶，常见于皮肤和软脑膜血管瘤的同侧，发生于双侧者少见；病灶相邻皮层萎缩，脑池脑沟增宽，脑室系统扩大；病侧颅骨增厚，头颅不对称；增强扫描软脑膜呈脑回样强化，具有特征性。

2. MRI　MRI 显示脑萎缩、皮层下深静脉增多、扩张等病变比 CT 更清晰，增强扫描显示软脑膜血管瘤分布也较 CT 清晰，故被认为是诊断 SWS 的最重要依据。

【诊断与鉴别诊断】

目前尚无诊断 SWS 的统一标准，此病的诊断依据主要是其典型的临床表现，根据面部血管畸形伴有癫痫、偏瘫或青光眼、突眼得到临床表现即可诊断。但是面部血管畸形、神经症状等有很大的变异性，所以要借助于影像学检查显示颅内改变才可以确诊。

本病较为少见，当平扫 CT 或 MRI 发现半侧脑萎缩、脑实质钙化，尤其是顶枕叶钙化时，应想到本病的可能，进一步增强扫描可以确诊。

发现脑内钙化病变时，应注意与海绵状血管瘤等血管畸形钙化以及其他病理性钙化，如结节性硬化等相鉴别。增强所见脑回样强化应注意与其他血管畸形病变鉴别。要认识到本病是呈渐进性发展过程，随病程的延长，病理改变和临床症状不断加重。

【临床研究现状】

关于 SWS 的研究热点多集中于病变早期检测诊断以及对于患者预后判断方面。

最新研究表明，增强 FLAIR 成像和高分辨率 BOLD 磁共振静脉造影术对软脑膜血管畸形的监测更为敏感。SWI 和 DTI 能够监测 SWS 患儿大脑皮质和白质细微结构的改变。SWI、DTI 和 MRI 的联合使用能够观测到病变早期细微结构的变化，从而阻止神经认知后遗症的不可逆性改变。

近年来，PET 被用来判断该病的预后，很多学者认为 PET 能够在临床症状、萎缩和钙化发生前监测灌注的异常。这些发现对疾病过程的预测和对危重患者进行及时的切除手术是很重要的。Lee 等发现，^{18}F-FDG PET 低灌注的程度与临床症状有相反的关系，有轻微低代谢的大脑皮质区域，癫痫程度很严重；相反，严重的代谢低下的区域，癫痫发作和认知功能相对较好。

四、视网膜小脑血管瘤病

本病 15% 有家族史，系常染色体显性遗传，可合并视网膜血管瘤、肝、胰、肾及副睾肿瘤、嗜铬细胞瘤等，形成 Von Hippel-Lindau（VHL）病。

【临床与病理】

主要临床表现为视网膜和中枢神经系统的血管母细胞瘤，常伴有肾细胞癌、肾囊肿、胰腺肿瘤、胰腺囊肿及淋巴性肿瘤，发生率为 1/36 000～1/50 000，具有潜在恶性。其中，中枢神经系统血管母细胞瘤和肾细胞癌是最常见的死亡原因。

VHL 病分 3 型：Ⅰ型包括视网膜和中枢神经系统血管母细胞瘤、肾囊肿、肾癌和胰腺囊肿。Ⅱ型除视网膜和中枢神经系统血管母细胞瘤外，还包括嗜铬细胞瘤和胰岛细胞瘤。Ⅲ型较不常见，包括视网膜和中枢神经系统血管母细胞瘤、嗜铬细胞瘤、肾和胰腺疾病。

VHL 病的诊断标准：①中枢神经系统（CNS）一个以上的血管母细胞瘤；②一个 CNS 血管母细胞瘤和 VHL 病的内脏表现；③一项表现和已知的 VHL 病家族史。

【影像学检查方法及影像学表现】

中枢神经系统血管母细胞瘤是 VHL 病最常见的表现，可见于 70% 的病例，其中小脑和脊髓是血管母细胞瘤最好发的部位。CT 是目前最常用的检查手段，其特征 CT 表现为大囊肿和小瘤结节，囊性病变密度略高于脑脊液，囊内结节常为高密度，由于颅后窝的容积效应和颅骨伪影，较小结节常显示不清。MRI 敏感性明显优于 CT，因此 MRI 是诊断中枢神经系统血管母细胞瘤最好的手段。血管母细胞瘤有实性、囊性和混合性 3 种，大多数是囊性肿瘤内有实性结节，T_1WI 表现为等低信号，T_2WI 表现为高信号，增强后实性结节明显强化，有时可见血管流空效应。脊髓血管母细胞瘤还常伴脊髓空洞。脊髓病变的好发部位为颈、胸段，故当发现小脑病变时应加做颈、胸段脊髓扫描。

除中枢神经系统表现外，还应注意是否合并视网膜血管瘤、胰腺囊肿和胰岛素瘤、肾囊肿和肾细胞癌、嗜铬细胞瘤、附睾囊腺瘤等病变。

【鉴别诊断】

鉴别诊断注意要与后颅窝的囊性星形细胞瘤鉴别，后者多有钙化、病灶边界不清及发病年龄较年轻等特点，髓母细胞瘤主要为儿童多发，以小脑蚓部为主，实质性肿瘤成分多，囊性成分少，无壁结节和肿瘤血管。

（洪　楠）

参 考 文 献

1. 白人驹，张雪林. 医学影像诊断学. 第 3 版. 北京：人民卫生出版社，2010

2. 郭启勇. 实用放射学. 第 3 版. 北京：人民卫生出版社，2007

3. 李玉华，朱锦勇，薛建平，等. 儿童鼻腔及鼻咽脑膨出的影像学诊断与鉴别诊断. 放射学实践，2003，18(11)：787-788

4. 顾硕，鲍南，金惠明，等. 儿童颅骨骨膜窦. 中华小儿外科杂志，2003，24(6)：502-503

5. 金惠明，孙莲萍，杨波. 小儿先天性脑膨出. 中华神经外科杂志，2008，24(6)：415-418

6. 鱼博浪. 中枢神经系统 CT 和 MR 鉴别诊断（第 2 版）. 西安：陕西科学技术出版社，2012

7. （美）A. James Barkovich. 儿科神经影像学. 肖江喜，袁新宇，译. 第 4 版. 北京：中国科学技术出版社，2009

8. （美）奥斯波恩. 脑部影像诊断学. 吴卫平，译. 北京：人民卫生出版社，2013

9. Tirumandas M, Sharma A, Gbenimacho I, et al. Nasal encephaloceles: a review of etiology, pathophysiology, clinical presentations, diagnosis, treatment, and complications. Child's Nervous System, 2013, 29(5): 739-744

10. Balseris S, Strazdas G, Ročka S, et al. Endoscopic endonasal approach of congenital meningoencephalocele surgery: first reported case in Lithuania. Case Reports in Otolaryngology, 2015, 2015: 728561

11. Arora P, Mody S, Kalra VK, et al. Occipital meningoencephalocele in a preterm neonate. BMJ Case Reports, 2012, 2012

12. Cho IC, Park YS, Yoo JG, et al. Two cases of meningocele and meningoencephalocele in Jeju native pigs. BMC Veterinary Research, 2015, 11(1): 89

13. Gao Z, Massimi L, Rogerio S, et al. Vertex cephaloceles: a review. Child's Nervous System, 2014, 30(1): 65-72

14. Aldinger KA, Lehmann OJ, Hudgins L, et al. FOXC1 is required for normal cerebellar development and is a major contributor to chromosome 6p25.3 Dandy-Walker malformation. Nat Genet, 2009, 41: 1037-1042

15. Ketonen LM, Hiwatashi A, Sidhu R, et al. Pediatric Brain and Spine An Atlas of MRI and Spectroscopy. Berlin: Springer, 2004

16. Osborn AG. Osborn's Brain: Imaging, Pathology, and Anatomy. Salt Lake City: Amirsys, 2013

17. Osborn AG. Diagnostic imaging. Brain. 3rd ed. Salt Lake City: Amirsys, 2015

18. Ghayda MM, Annapurna P. Megalencephaly and hemimegalencephaly: breakthrough in molecular etiology. Am J Med Genet Part C, 2014, 166c: 156-172

19. Osborn AG. Diagnostic Imaging: Brain. Salt Lake City: Amirsys, 2004

20. de Vries LS. COL4A1 mutation in two preterm siblings with antenatal onset of parenchymal hemorrhage. Ann Neurol, 2009, 65(1): 12-18

21. Klar N, Cohen B, Lin DD. Neurocutaneous syndromes. Handb Clin Neurol, 2016, 135: 565-589

（李坤成　审校）

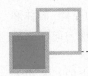

第八章　脱髓鞘疾病

中枢神经系统脱髓鞘疾病是一组以脑和脊髓髓鞘破坏或脱失为主要特征的疾病，包括获得性和遗传性两大类。获得性脱髓鞘疾病是在正常髓鞘的基础上发生的髓鞘破坏和脱失，又可分为原发性和继发性脱髓鞘疾病，前者主要包括多发性硬化、视神经脊髓炎、急性播散性脑脊髓炎等疾病，后者常继发于中毒、营养缺乏、代谢、感染、缺血、渗透压改变、外伤、肿瘤等；遗传性脱髓鞘疾病是由于髓鞘形成和（或）维持障碍所致，也称作脑白质营养不良，多涉及髓鞘代谢异常的基因缺陷，主要包括肾上腺脑白质营养不良、异染性脑白质营养不良、球形细胞脑白质营养不良、亚历山大病等。脱髓鞘疾病的分类见表 8-0-1。

第一节　获得性脱髓鞘疾病

一、原发性脱髓鞘疾病

（一）多发性硬化
【临床与病理】

多发性硬化（multiple sclerosis，MS）是一种以中枢神经系统白质炎性脱髓鞘为主要病理特点的自身免疫疾病。该病的发病率北美和欧洲显著高于非洲和亚洲，多在成年早期发病，女性多于男性，表现为反复发作的神经功能障碍，主要临床特点为症状、体征的空间多发性和病程的时间多发性。

多发性硬化的病因和发病机制还不十分明确：目前已知自身免疫和病毒感染是发病的重要因素，并且遗传与环境因素也参与其中，可能是一些携带有遗传易感基因的个体在后天环境中病毒感染、外伤等因素作用下，引发对中枢髓鞘成分的异常自身免疫反应而致病。多发性硬化的特征病理表现是中枢神经系统白质内多发的脱髓鞘斑块，斑块形态大小各异，可从数毫米到数厘米不等，多累及侧脑室周围脑白质，以及脊髓、脑干、小脑和视神经。大体标本可见到急性病灶呈粉红色，陈旧性病灶呈灰色；显微镜下所见急性期新鲜病灶有充血、水肿

表 8-0-1　中枢神经系统脱髓鞘疾病的分类

分类	疾病名称
Ⅰ. 获得性脱髓鞘疾病（以正常髓鞘为基础）	
1. 原发性炎性脱髓鞘疾病	多发性硬化
	弥漫性硬化
	同心圆硬化
	脱髓鞘假瘤
	视神经脊髓炎
2. 继发性脱髓鞘疾病	
与感染性病原体或疫苗相关：	急性播散性脊髓炎，进行性多灶性白质脑病
与营养和维生素缺乏相关	脑桥中央髓鞘溶解症
继发于中毒、代谢、缺血、外伤等	
Ⅱ. 遗传性脱髓鞘病（髓鞘形成障碍）	
X 性染色体连锁遗传	肾上腺脑白质营养不良
	佩 - 梅病（Pelizaeus-Merzbacher disease）
常染色体隐性遗传	球形细胞脑白质营养不良
	异染性脑白质营养不良
	Canavan 病
	Cockayne 病
	Aicardi-Goutières 综合征
常染色体显性遗传	亚历山大病（Alexander 病）

或少量环状出血，静脉血管周围大量炎症细胞呈袖套状浸润，以淋巴细胞为主，病灶内绝大多数神经纤维的髓鞘被破坏，轴索相对完好或伴有少数轴索损伤。病变晚期轴索崩解，神经细胞减少，代之以神经胶质硬化斑。病理研究结果显示多发性硬化患者存在广泛的灰质受累。

MS 多于 20～40 岁亚急性起病，临床表现为空间和时间多发性，空间多发性是指病变部位的多发，时间多发性是指缓解 - 复发的病程，整个病程可复发数次或十余次，每次复发通常可残留部分症状或体征，逐渐累积致使病情加重。由于患者病灶部位可位于大脑、脑干、小脑和脊髓，可同时或

相继受累，故临床症状和体征多种多样，归纳起来主要特点有：视力障碍（视神经炎）、肢体无力、感觉异常、共济失调、自主神经功能障碍、精神症状与神经功能障碍、发作性感觉或运动异常，可以伴有周围神经损害或其他自身免疫性疾病。美国多发性硬化学会根据其病程特点，将 MS 分为复发缓解型（RRMS）、原发进展型（PPMS）、继发进展型（SPMS）和进展复发型（PRMS），该分型与 MS 的治疗决策及预后有关。而在实验室检查方面，脑脊液中存在 IgG 寡克隆带而血清中缺如，支持 MS 的诊断。

临床孤立综合征（CIS）：

（1）CIS 的定义：CIS 系指由单次发作的 CNS 炎性脱髓鞘事件而组成的临床综合征。临床上既可表现为孤立的视神经炎、脑干脑炎、脊髓炎或某个解剖部位受累后导致的临床事件（通常不包括脑干脑炎以外的其他脑炎），亦可出现多部位同时受累的复合 I 临床表现。常见的有视力下降、肢体麻木、肢体无力、尿便障碍等；病变表现为时间上的孤立，并且临床症状持续 24 小时以上。

（2）CIS 与 MS 的关系：一半以上的 CIS 患者最终发展为 MS。具备如下特点的 CIS 容易演变为MS：①运动系统受累者；②发病时单侧视神经炎（特别是伴有疼痛者），局灶性脊髓炎（特别是伴有 Lhermitte 征），夸大的疼痛、痛性痉挛、麻木以及束带感等感觉异常者；③局限性脑干、小脑炎，有眼球运动障碍、共济失调者；④MRI 显示颅内多发病变者。

目前国际上普遍采用的 MS 诊断标准是 2010 年修订的 McDonald 诊断标准（表 8-1-1），需要充

表 8-1-1　2010 年版多发性硬化 McDonald 诊断标准

临床表现	诊断 MS 必需的进一步证据
≥2 次临床发作；≥2 个病灶的客观临床证据或 1 个病灶的客观临床证据并有 1 次先前发作的合理证据	无
≥2 次临床发作；1 个病灶的客观临床证据	空间的多发性需具备下列 2 项中的任何一项： MS 4 个 CNS 典型病灶区域（脑室旁、近皮质、幕下和脊髓）中至少 2 个区域有 ≥1 个 T_2 病灶； 等待累及 CNS 不同部位的再次临床发作
1 次临床发作；≥2 个病灶的客观临床证据	时间的多发性需具备下列 3 项中的任何一项： 任何时间同时存在无症状性钆 - 强化病灶和非强化病灶；或者相对基线扫描而言，无论何时进行 MRI 随访检查，MRI 显示新的 T_2 和（或）钆强化病变； 等待再一次临床发作
1 次临床发作；1 个病灶的客观临床证据（临床孤立综合征）	时间和空间多发性均符合上述要求
提示 MS 的隐匿进展性神经功能障碍（PPMS）	回顾性或前瞻性调查表明疾病进展持续 1 年并具备下列 3 项中的 2 项： MS 特征病灶区域（脑室旁、近皮层或幕下）有 ≥1 个 T_2 病灶以证明脑内病灶的空间多发性； 脊髓内有 ≥2 个 T_2 病灶以证明脊髓病灶的空间多发性； CSF 阳性结果（等电聚焦电泳证据表明有寡克隆区带和（或）IgG 指数增高）

注：临床表现符合上述诊断标准且无其他更合理的解释时，可明确诊断为 MS；疑似 MS，但不完全符合上述诊断标准时，诊断为"可能的 MS"；用其他诊断能更合理地解释临床表现时，诊断为"非 MS"

a：一次发作（复发、加重）定义为：①具有 CNS 急性炎性脱髓鞘病变特征的当前或既往事件；②由患者主观叙述或客观检查发现；③持续至少 24 小时；④无发热或感染征象。临床发作需由同期的客观检查证实；即使在缺乏 CNS 客观证据时，某些具有 MS 典型症状和进展的既往事件亦可为先前的脱髓鞘病变提供合理支持。患者主观叙述的发作性症状（既往或当前）应是持续至少 24 小时的多次发作。确诊 MS 前需确定：①至少 1 次发作必须由客观检查证实；②既往有视觉障碍的患者视觉诱发电位阳性；或③MRI 检查发现与既往神经系统症状相符的 CNS 区域有脱髓鞘改变

b：根据 2 次发作的客观证据所做出的临床诊断最为可靠。在缺乏神经系统受累的客观证据时，对 1 次先前发作的合理证据包括：①具有炎性脱髓鞘病变典型症状和进展的既往事件；②至少有 1 次被客观证据支持的临床发作

c：无需进一步证据。但仍需借助影像学资料并依据上述诊断标准做出 MS 相关诊断。当影像学或其他检查（如 CSF）结果为阴性时，应慎重诊断 MS 或考虑其他可能的诊断。诊断 MS 前必须满足：①所有临床表现无其他更合理的解释；和②有支持 MS 的客观证据

d：钆强化病灶不作为必要条件。对有脑干或脊髓综合征的患者，其责任病灶不在 MS 病灶数统计之列

分结合患者的病史和临床体征，以及极为重要的MRI影像学特点，寻找病变的空间多发性和时间多发性证据。值得注意的是，相比较之前的2005年版，该新版简化了影像学诊断标准。

一些变异型MS较少见，与经典型MS不同。急性MS（Masburg型）多发生于年轻患者，常以发热为前驱症状，继而在数月内以不可逆的方式快速进展直至死亡，这种爆发型的MS被看作经典型MS的终末期。病理检查可发现广泛的髓鞘破坏，严重的轴索缺失。希尔德病（Schilder disease）或称弥漫性硬化是一种特定临床放射学类型，好发于儿童和年轻人，临床表现包括精神障碍、急性颅高压，呈间歇发作和渐进性加重，病理学改变为中心轴突缺失、边界清楚的脱髓鞘和反应性胶质增生，可有囊变甚至空洞。同心圆硬化（Balò型）是一种非常罕见的具有侵袭性的变异型MS，患者可在数周至数月内死亡，病理特点是大面积脱髓鞘病变，脱髓鞘与正常髓鞘保留区相间，形成整齐的同心圆形，状如树木年轮。少数情况下，特发性炎性脱髓鞘病变呈现出局灶性、孤立、边界不清的占位性病变，无论是临床还是影像学表现都与肿瘤难以鉴别，这些病变称为炎性脱髓鞘假瘤，通常有急性脱髓鞘病的组织病理学改变。

【影像学检查方法】

CT、MRI均可用于多发性硬化的影像学诊断，目前应用最广、最具诊断价值的仍是MRI。

脑CT平扫能显示部分MS斑块，有助于与脑血管病等疾病相鉴别；增强扫描活动期病灶强化；此外，CT灌注成像（CT perfusion，CTP）有助于与肿瘤性病变相鉴别；但CT对后颅窝的小脑、脑干以及对脊髓等结构的显示容易受到伪影干扰，分辨率较低，在上述部位的MS斑块难以显示清楚，故其作用受到限制。

MRI是诊断脑和脊髓MS斑块最敏感的影像技术手段，常规序列即可以快速确定颅内斑块部位和数量，动态显示病灶随时间的演变；增强扫描能帮助判断新旧病灶及活动性。推荐使用的脉冲序列：①头颅MRI：横断或三维（各向同性）T_1WI；横断-质子密度（proton density，PD）-T_2WI；矢状或三维液体衰减反转恢复（fluid attenuated inversion recovery，FLAIR）序列；建议注射对比剂后延迟至少5分钟后进行横断或三维T_1WI扫描。头颅MRI图像应具有良好信噪比，推荐首选三维图像采集，若不能实施三维图像采集，可以二维采集替代，推荐层面内分辨率应≥1mm×1mm，层厚≤3mm。推

荐使用1.5T或3.0T的MR设备，以提高MS病灶检出率。图像采集范围应覆盖全脑，应用二维图像采集时，建议横断位沿胼胝体下缘连线采集。②脊髓MRI应采集矢状T_1WI、T_2WI、PD-T_2WI或短时反转恢复（short time inversion recovery，STIR）序列T_2WI；横断T_2WI（层厚≤3mm）；建议注射对比剂至少5分钟后进行横断、矢状或三维T_1WI扫描。脊髓成像推荐应用心电和呼吸门控。脊髓扫描至少应包括颈髓，在条件允许或神经定位体征提示病变位于其内的情况下，再进行胸腰段扫描，在条件允许时，推荐全脊髓扫描。

关于磁共振新技术应用于MS的研究这些年来也层出不穷：动态对比增强MRI（DCE-MRI）反映渗透和灌注特点；弥散加权成像（DWI）有助于急慢性期病灶的判断，弥散张量成像（DTI）以及扩散峰度成像（DKI）能够更细微地反映MS脑白质纤维束的损伤；MRS可显示MS病灶内外的异常生化代谢改变；fMRI任务态和静息态可分别显示出MS患者脑功能激活区和脑网络的变化。这些新技术的研究和应用为探索MS的病因病理机制、早期诊断、评价病情进展、监测药物疗效提供了新的思路和方法。

PET/CT或PET/MRI由于价格昂贵，国内的临床应用及研究均较少，在国外近年来相关研究中主要用于进一步探索MS发生的病理生理机制，使用一些特异性显像剂如^{11}C-（R）-PK11195、^{18}F-PBR111等。有研究报道，与常规MRI相比，^{18}F-MMPi-PET能够更早显示MS病灶。

【影像学表现】

MS病变的斑块可以出现在中枢神经系统的任何部位，好发部位为包括视神经、脑室周围、胼胝体、深部白质、中脑、小脑和脊髓。

CT平扫显示多正常，只有病灶较大时才能见到低密度区，双倍剂量对比剂和延迟增强扫描可以提高病灶的检出率。急性期表现为脑室周围脑白质内的低密度区，对视神经、脑干、小脑和脊髓的病灶不敏感。

MRI的诊断敏感性明显优于CT。病灶通常位于脑室周围白质、内囊、胼胝体、脑桥和桥臂，也可出现在髓鞘化脑白质的任何部位以及灰质内，病灶直径从数毫米到数厘米不等，一般在3～15mm之间（图8-1-1）。侧脑室旁MS斑块呈椭圆形或线条性，垂直于侧脑室长轴发散分布，这与病理上沿脑室周围髓静脉的炎症细胞浸润相符合，这种特点称为Dawson手指征（Dawson's fingers），在矢状位、

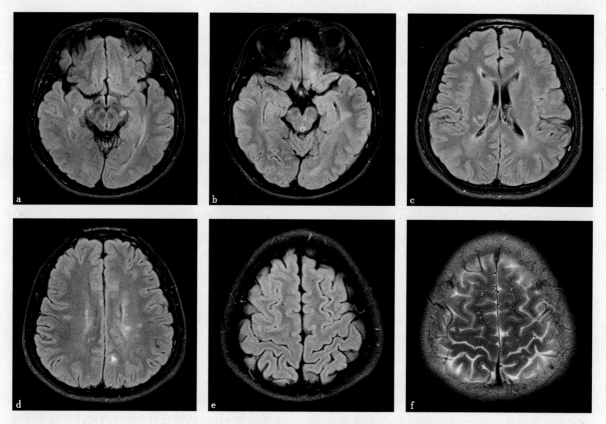

图 8-1-1　多发性硬化典型脑内病变的 MRI 表现

T_2WI 及 T_2-FLAIR 序列可见左侧大脑脚（a）、双侧侧脑室旁（b～d）及额顶叶皮质 / 皮质下（e、f）多发斑块状、小结节状高信号，其中侧脑室旁斑块（b～d）呈垂直于侧脑室长轴的 Dawson 手指征

轴位、冠状位均可以观察到。胼胝体是 MS 早期好发的部位之一，MS 胼胝体改变的影像学表现也颇具特征，在薄层（2mm 层厚）的矢状位 T_2-FLAIR 序列上可以看到胼胝体下的"条纹征"（subcallosal striation sign）和胼胝体下室管膜的"点线征"（dot-dash sign），"条纹征"是指胼胝体下出现垂直于室管膜的条纹状高信号。"点线征"的定义是胼胝体下的室管膜出现不规则的圆点与细线相连的高信号，均可作为 MS 较敏感的早期征象。

后颅窝病灶有累及第四脑室底部、小脑中脚和脑干的倾向，可为大融合状斑块或者孤立、边界清楚、中线旁分布的小病灶，也可沿脑池或脑室边缘呈"线状"分布。对于后颅窝的病变显示，自旋回波的 PD 及 T_2WI 序列优于 FLAIR，采集时间短，敏感度更高（图 8-1-2）。

脑内各期的病灶影像学表现有所不同。急性期及亚急性期的斑块多呈卵圆形或圆形，呈长 T_1/T_2 异常信号，斑块周围可见水肿带，称为煎蛋征（fried egg sign）。MRI 增强扫描是检测 MS 活动性病灶的敏感方法，脑室周围区域的典型病灶可呈结节状

强化或环形强化，并且易见到不完全的环形强化，称为"开环征"（open-ring sign），或称为"弓形征"（arclike sign），开口常面向皮层或基底节区。慢性静止期的斑块占位效应不明显，多为线条状，仍为长 T_1 长 T_2 异常信号，增强扫描无强化。活动期慢性斑块，影像特点是上述两种斑块的复杂组合。

弥散加权成像（diffusion weighted imaging，DWI）显示，急性期斑块的表观扩散系数（apparent diffusion coefficient，ADC）值常升高，这主要是由于血管源性水肿所致；较少文献报道急性期时 MS 斑块的 ADC 值降低，急性期 MS 斑块周边在 DWI 上可出现环形高信号，其 ADC 值相对减低，可称为"晕环征"（halo sign），考虑为急性期 MS 斑块病灶边缘聚集大量巨噬细胞，细胞外间隙缩小，水分子扩散受限，但这种情况在 MS 的急性期持续的时间不长，会转变为 ADC 值升高的血管源性水肿，亚急性期的 MS 斑块 ADC 值较高。

MRS 可以反映炎性脱髓鞘病变的生化改变，如急性脱髓鞘斑块可表现为 N- 乙酰天门冬氨酸（NAA）的下降，胆碱（choline，Cho）升高，肌醇

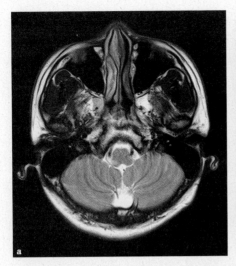
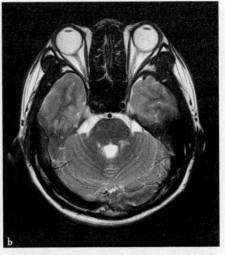

图 8-1-2 MS 后颅窝病变的 MRI 表现

T_2WI 序列见右侧小脑脚（a，白箭）及脑桥背侧偏左（b）斑块状长 T_2 信号

（myo-inositol，mI）在急性期可降低，在慢性期可升高，此外，可出现乳酸（lactate，Lac）峰等代谢物的变化，能够更好地反映 MS 的病理生理改变，评价病变的进展情况，如出现 Lac 提示病灶存在无氧酵解，考虑为急性或亚急性的斑块。

脊髓 MS 病灶以颈胸段多见，多为散在小点状、斑块状、圆形或椭圆形，或为纵向延伸、长轴与脊髓长轴一致，长度很少超过 2 个椎体节段（图 8-1-3），少数为不规则片状，部分病灶可融合，横断位图像上多分布于脊髓的后索、侧索、软膜下区，斑块大小常小于脊髓横截面的 1/2；急性脊髓病变可有轻度占位效应并可出现强化。

变异型 MS：马尔堡病在 MRI 上显示为大小不等多发 T_2 病灶，可融合成白质大斑块贯穿整个半球和脑干，周围伴轻中度水肿，增强扫描可有周边强化，这些表现与 ADEM 类似。希尔德病则表现为累及两侧大脑半球的较大环形强化病灶，可双侧对称，好发于顶枕叶，开环形强化、占位效应轻微、扩散受限和脑干不受累为其特征性表现。同心圆硬化 Balò 型在 T_2WI 上可以清楚显示，轴心高信号对应脱髓鞘和胶质增生区，交替带上的等信号对应正常有髓鞘的脑白质，呈多个同心层（洋葱皮样或花苞样结构），可与经典 MS 病灶并存（图 8-1-4）。炎性脱髓鞘假瘤通常为体积较大、单发或多发大脑

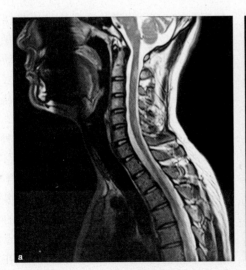
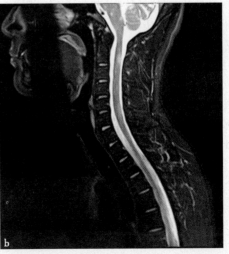

图 8-1-3 MS 脊髓病变的典型 MRI 表现

颈髓 T_2WI 及 T_2WI 脂肪抑制序列可见平 C_2 及 C_5/C_6 椎体水平颈髓内病灶，呈长 T_2 信号

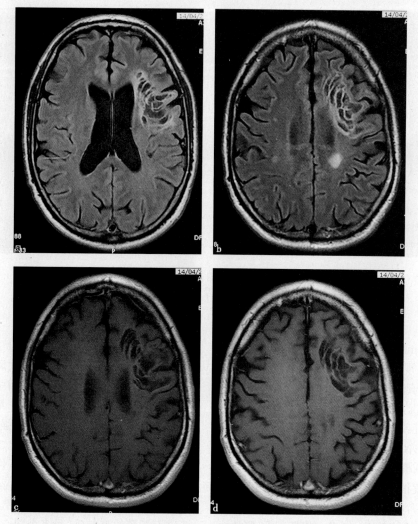

图 8-1-4　同心圆硬化 Balò 型的典型 MRI 表现

T_2-FLAIR（a、b）及 T_1 增强扫描（c、d）序列示左额叶病变呈多个同心层（洋葱皮样或花苞样）结构，侧脑室旁并可以见到经典 MS 斑块（b）

半球内的局灶性长 T_2 信号病灶，与普通 MS 相比，没有好发于脑室周围白质、视神经或脑干等部位的倾向，糖皮质激素治疗后病灶可部分或完全吸收。

欧洲 MS 磁共振成像多中心协作研究组织（Magnetic Resonance Imaging in MS，MAGNIMS）2016 年发布了 MS 的磁共振诊断标准专家共识，对于多发性硬化空间播散性 MRI 标准相对 McDonald 2010 年标准有所修改：以下五个区域中至少包含两个：① 3 个或 3 个以上侧脑室旁病灶；② 1 个或 1 个以上幕下病灶；③ 1 个或 1 个以上脊髓病灶；④ 1 个或 1 个以上视神经病灶；⑤ 1 个或 1 个以上皮层或皮层下病灶。"皮层或皮层下病灶"这一合并了的术语指近皮层白质、皮层，或二者同时受累，因而扩展了皮层下病灶的定义，最好采用双反转恢复序列（DIR）、相位敏感反转恢

复序列（PSIR）和磁化准备快速采集梯度回波序列（MPRAGE）来提高发现皮层病灶的敏感性。尽管采用了这些技术，但目前 MRI 病理研究发现的许多皮层病灶在 MRI 上仍无法显示。（扩展阅读见 http://www.sciencedirect.com/science/article/pii/S1474442215003932）

MS 患者病灶内的中央静脉是在体外病理研究和体内成像研究中公认的一项发现。采用 3T MRI FLAIR*（T_2^* 加权像和 FLAIR 像的组合）扫描，复发缓解型或原发进展型 MS 患者，大多数高信号病灶中可见中央血管（来自 NIH 队列的数据），并显示以下性质：细小低信号线状影或点状影至少在两个垂直的 MRI 平面中可见，并且在至少一个平面中显示为细线状；其直径小（＜2mm），部分或完全穿过病灶，该线状影位于病灶中心（即距离

病灶的边缘大约等距,并且穿过病灶边缘的部位不超过 2 个),而无论病灶的形状如何。目前,中央静脉征用于诊断典型 CIS 患者,以及神经系统症状表现不典型的 MS 患者,具有高预测价值,并得到小型前瞻性研究的证据支持。(扩展阅读见 http://www.nature.com/nrneurol/journal/v12/n12/full/nrneurol.2016.166.html)

【诊断与鉴别诊断】

1. 与脑小血管病相鉴别 脑白质 MS 斑块需要与脑小血管病中的新近皮层下梗死、腔隙性脑梗死以及脑白质疏松或脑白质高信号相鉴别(脑小血管病影像学表现见本书第三章第七节),尤其是脑白质疏松,常位于两侧大脑皮质下、脑室周围斑片状或弥漫性互相融合,常合并脑萎缩,很少累及皮质下弓状纤维和胼胝体,在后颅窝,易累及脑桥中央部,较少累及中脑和小脑,增强扫描病灶无强化。

2. 与其他自身免疫性炎性脱髓鞘疾病相鉴别 视神经脊髓炎的颅内病变好发于脑干、侧脑室周围、皮质下白质,特别是第三脑室及中脑导水管的室管膜周围、紧邻第四脑室的脑干背侧、围绕侧脑室周围,可沿着室管膜内层播散,累及胼胝体时表现为大理石花纹征;其脊髓病变以颈髓或颈胸髓同时受累多见,病变沿脊髓长轴蔓延,常累及 3 个以上椎体平面;累及视神经时,病灶范围广泛,可以延伸到视神经后部,甚至视交叉,病变通常是对称性的(见本章第一节第二部分视神经脊髓炎)。

3. 炎性脱髓鞘假瘤与肿瘤相鉴别 前者占位效应较轻,增强扫描呈开环形强化,其开环口面向皮层灰质或基底节,有时在 T_2WI 上可见边缘环形低信号。

【临床研究现状】

目前用于 MS 研究的主要新技术有弥散张量成像(diffusion tensor image, DTI)、磁化传递成像(magnetization transfer imaging, MTI)、结构性磁共振成像(structural MRI)、脑功能成像(function MRI, fMRI)、磁共振波谱成像(MR spectroscopy, MRS)、磁敏感加权成像(susceptibility weighted imaging, SWI)。与常规 MRI 相比,这些新技术使得 MS 的研究不断深入,从结构到功能,从形态学到潜在的病理生理机制,全方位、多角度分析 MS,为临床诊断、鉴别诊断、预后评估及疗效评价提供影像学依据。

DTI 是利用水分子的扩散各向异性进行成像,间接反映白质纤维的完整性,可以检测常规 MRI 不能显示的隐匿性脑损伤。主要参数包括各向异性分数(fractional anisotropy, FA)、径向扩散率(radial diffusion, RD)、轴向扩散率(axial diffusion, AD)、平均扩散率(mean diffusivity, MD)等。MD 反映水分子的平均扩散率,主要受细胞大小及组织完整性的影响。FA 反映了扩散过程中各向异性的程度,与髓鞘完整性、纤维致密性及平行性有关。RD 代表垂直于轴突方向的扩散率,主要反映了髓鞘的脱失。AD 代表平行于轴突方向的扩散率,主要反映了轴突的完整性。MS 的白质纤维束损害主要在穹窿、左侧放射冠、下纵束、双侧视辐射、部分胼胝体区域,表现为 FA 值降低、RD 值升高。目前研究发现 MS 患者除了有白质病灶外,表现为正常脑白质区(normal appearing white matter, NAWM)以及灰质也有病变。脑白质损伤病灶在 DTI 中主要表现为 FA 值降低,而灰质病灶 FA 值的变化尚不统一。DTI 可以用于检测脑白质中的隐匿性病灶,有助于解释 MS 患者 MRI 表现与临床症状之间的联系,为监测疾病演变和评价临床疗效提供有效的指标。

MTI 基于自由水和结合水的相互作用,选择性饱和结合水,使其信号强度降低。其量化参数为磁化传递率(magnetization transfer ratio, MTR),间接反映大分子的密度。在中枢神经系统,MTR 可以反映髓鞘的完整性。MTR 降低提示髓鞘脱失及轴突损伤。Amann 等采用 MTI 对 71 例 MS 患者研究发现,与正常组织相比,MS 患者白质、皮层、丘脑病变的 MTR 降低,而基底节区没有明显差异。(扩展阅读 https://link.springer.com/article/10.1007/s00415-015-7793-5)

结构性磁共振成像主要采用基于体素的形态学分析(voxel-based morphometry, VBM)对数据进行处理分析,VBM 是在体素水平对脑的影像进行自动分析的方法,能够定量测量局部灰白质的密度和体积的改变,精确地显示脑组织形态学改变。研究发现,与 NMO 相比,MS 的全脑体积降低,在丘脑、尾状核、乳头体、海马旁回、右侧海马、右侧岛叶灰质体积减小更加明显。

fMRI 基于神经元功能活动对局部氧耗量和脑血流影响程度不匹配所导致的局部磁场性质变化原理,通过测量脱氧血红蛋白的水平来反映神经元的活动。常见的 fMRI 主要有两种形式:①任务态 fMRI:被检测者在完成特定任务期间检测其脱氧血红蛋白的水平;②静息态 fMRI:被检测者处于静息状态下检测 BOLD 信号低频波振动,静息态网络主要分为默认网络、注意网络、视觉网络、听觉网络、运动网络等，默认网络（default mode network，DMN）脑区主动性活动明显高于其他脑区；与 DMN 相对应，其余网络系统称为外在任务系统。DMN 是静息态网络中较早发现的经典网络，对维持人脑清醒状态下正常的认知水平有重要作用。多项研究表明，不同类型的 MS 患者均有静息态 DMN 不同区域的功能异常，并且主要集中在 DMN 的扣带回前部脑区；外在任务系统也被发现有异常。

磁敏感加权成像（susceptibility weighted imaging，SWI）是利用组织间磁敏感差异成像的新技术，借助于静脉血液中顺磁性的脱氧血红蛋白分子作为内源性对比剂，可观察大脑内静脉及其属支特别是深部髓静脉的改变。研究发现活动期 MS 患者的大脑内静脉及其属支信号欠均匀、管腔欠光滑或不连续，深部髓静脉表现为数量减少、变细、变短。另外，SWI 静脉成像依赖于静脉内氧含量，通过测量脑静脉与周围组织的相位差值（△φ 值）能够较准确地量化组织氧含量。研究得出 MS 患者脑深部静脉的△φ 值高于对照组，提示 MS 患者脑内静脉血氧水平降低，脱氧血红蛋白比例增高，脑组织处于缺氧状态。

MRS 是对活组织的代谢产物进行定量分析。检测主要产物有 N- 乙酰天门冬氨酸（N-acetylaspartate，NAA）、肌酸（creatine）、胆碱（choline，Cho）、乳酸（lactic acid，Lac）、肌醇（myo-inositol，mI）、脂质（lipid，Lip）。NAA 峰是神经元的标记物，其降低提示神经元的损害。Cho 峰是细胞膜转换的标记物，是髓鞘磷脂崩解的标志。mI 主要存在于神经胶质细胞，mI 峰升高提示胶质增生及髓鞘化不良。研究结果发现，与正常人相比，MS 的 NAA 降低明显，这反映了 MS 髓鞘和神经纤维丝蛋白的损伤的发病机制，而在常规 MRI 正常表现的脑白质及脑灰质区域亦表现为 NAA 峰降低、Cho 峰的升高，尤其在脑白质区域更加明显。

（二）视神经脊髓炎

【临床与病理】

视神经脊髓炎（neuromyelitis optica，NMO）是一种免疫介导的以视神经和脊髓受累为主的中枢神经系统特发性炎性脱髓鞘及坏死性疾病。2004 年，NMO 高度特异性的诊断标志物水通道蛋白 4（aquaporin-4，AQP4）抗体的发现，使人们对 NMO 的认识和理解发生了根本性变化，明确了 NMO 是不同于 MS 的独立疾病。NMO 临床上多以严重的视神经炎（optic neuritis，ON）和纵向延伸的长节段横贯性脊髓炎（longitudinally extensive transvers

myelitis，LETM）为特征表现，传统概念的 NMO 被认为病变仅局限于视神经和脊髓并被命名为德维克病（Devic disease）。典型的视神经损害多位于视神经和视交叉部位，偶累及视束，表现为髓鞘脱失，轻度炎症细胞浸润。脊髓病灶可累及多个节段，大体观可见肿胀、软化和空洞形成，显微镜下可见灰质和白质血管周围轻度炎性脱髓鞘至出血、坏死等不同程度改变，典型病灶位于脊髓中央，少突胶质细胞丢失明显，病灶内可见巨噬细胞、小胶质细胞及淋巴细胞浸润。

随着深入研究发现，NMO 的临床特征更为广泛，包括一些非视神经和脊髓表现。临床上有一组尚不能满足 NMO 诊断标准的局限形式的脱髓鞘疾病，可伴随或不伴随 AQP4-IgG 阳性，例如单发或复发性视神经炎 ON、单发或复发性 LETM、伴有风湿免疫疾病或风湿免疫相关自身免疫抗体阳性的 ON 或 LETM 等，它们具有与 NMO 相似的发病机制及临床特征，部分病例最终演变为 NMO。2007 年 Wingerchuk 等把上述疾病统一命名为视神经脊髓炎谱系疾病（neuromyelitis optica spectrum disorders，NMOSD）。2015 年国际 NMO 诊断小组（IPND）制定了新的 NMOSD 诊断标准，取消了 NMO 的单独定义，将 NMO 和 NMOSD 统一命名为 NMOSD。

在特发性炎性脱髓鞘疾病（IIDDS）疾病构成比例上，NMOSD 在非白种人群中明显高于 MS，好发于女性，多以青壮年起病，常与干燥综合征、系统性红斑狼疮、桥本病等自身免疫性疾病共病。NMOSD 为高复发、高致残性疾病，多数患者为多时相病程。NMOSD 有 6 组核心临床症候，其中视神经炎、急性脊髓炎、延髓最后区综合征的临床及影像学表现最具特征性（表 8-1-2）。

在实验室检查方面，公认的特异度和灵敏度均较高的方法有细胞转染免疫荧光法（cell based transfectionimmunofluorescence assay，CBA）检测血清及脑脊液 AQP4-IgG，特异度高达 90% 以上。2015 年 IPND 诊断标准中以 AQP4-IgG 作为分层，分为 AQP4-IgG 阳性与阴性组，强调影像学特征与临床特征的一致性，对 AQP4-IgG 阴性 NMOSD 提出了更加严格的 MRI 附加条件，推荐对 AQP4-IgG 进行多种方法、多时间节点重复验证（表 8-1-3）。

【影像学检查方法】

NMOSD 的影像诊断主要依靠 MRI。

【影像学表现】

NMOSD 的脑内病变常常位于 AQP4 富集的

表 8-1-2 NMOSD 的临床与影像学特征

疾病	临床表现	MRI 影像特征
视神经炎	可为单眼、双眼同时或相继发病。多起病急，进展迅速。视力多显著下降，甚至失明，多伴有眼痛，也可发生严重视野缺损。部分病例治疗效果不佳，残余视力 <0.1	更易累及视神经后段及视交叉，病变节段可大于 1/2 视神经长度。急性期可表现为视神经增粗、强化，部分伴有视神经鞘强化等。慢性期可以表现为视神经萎缩，形成双轨征
急性脊髓炎	多起病急，症状重，急性期多表现为严重的截瘫或四肢瘫，尿便障碍，脊髓损害平面常伴有根性疼痛或 Lhermitte 征，高颈髓病变严重者可累及呼吸肌导致呼吸衰竭。恢复期较易发生阵发性痛性或非痛性痉挛、长时期瘙痒、顽固性疼痛等	脊髓病变多较长，纵向延伸的脊髓长节段横贯性损害是 NMOSD 最具特征性的影像学表现，矢状位多表现连续病变，其纵向延伸往往超过 3 个椎体节段以上，少数病例可纵贯全脊髓，颈髓病变可向上与延髓最后区病变相连。轴位病变多累及中央灰质和部分白质，呈圆形或 H 形，脊髓后索易受累。急性期，病变可出现明显肿胀，呈长 T_1 长 T_2 表现，增强扫描部分呈亮斑样或斑片样、线样强化，相应脊膜亦可强化。慢性恢复期：可见脊髓萎缩、空洞，长节段病变可转变为间断、不连续长 T_2 信号。少数脊髓病变首次发作可以小于 2 个椎体节段，急性期多表现为明显肿胀及强化
延髓最后区综合征	可为单一首发症候。表现为顽固性呃逆、恶心、呕吐，不能用其他原因解释	延髓背侧为主，主要累及最后区域，呈片状或线状长 T_2 信号，可与颈髓病变相连
急性脑干综合征	头晕、复视、共济失调等，部分病变无明显临床表现	脑干背盖部、四脑室周边、弥漫性病变
急性间脑综合征	嗜睡、发作性睡病样表现、低钠血症、体温调节异常等。部分病变无明显临床表现	位于丘脑、下丘脑、三脑室周边弥漫性病变
大脑综合征	意识水平下降、认知语言等高级皮层功能减退、头痛等，部分病变无明显临床表现	不符合典型 MS 影像特征，幕上部分病变体积较大，呈弥漫云雾状，无边界，通常不强化。可以出现散在点状、泼墨状病变。胼胝体病变多较为弥漫，纵向可大于 1/2 胼胝体长度。部分病变可沿基底节、内囊后支、大脑脚锥体束走行，呈长 T_2、T_2-FLAIR 高信号。少部分病变亦可表现为类急性播散性脑脊髓炎、肿瘤样脱髓鞘或可逆性后部脑病样特征

区域，部分病变也可位于 AQP4 非富集的区域。常见的分布部位主要有：① AQP4 富集的第三脑室及中脑导水管的室管膜周围，包括下丘脑、丘脑或者第三脑室表面，延髓背侧病变常常与颈髓病变相连续；②紧邻第四脑室的脑干背侧，主要包括最后区及孤束核；③围绕侧脑室室管膜周围，主要包括胼胝体及血管周围病变；NMO 病变累及脑室时通常是肿胀的、异质的，紧靠侧脑室，沿着室管膜内层播散；病变累及胼胝体时，急性期主要表现为大理石花纹征（病变比较大、多发、肿胀，信号不均），累及全层时表现为拱桥征。④皮质脊髓束，病变通常是连续的，沿着锥体束广泛分布，可以通过内囊后肢延伸至中脑大脑脚或者脑干；⑤大脑半球白质病变，可大片融合形成肿瘤样病变（长径 >3cm），或

呈沿白质纤维束走行的纺锤状或放射状，但没有明显的占位效应；弥散加权成像 ADC 值升高，提示血管源性水肿伴随急性期炎症的发生。慢性期病灶可以明显缩小甚至消失，也有出现囊变的病例。上述脑内病变在增强扫描仅有部分病例出现云雾样强化或沿侧脑室表面室管膜的线样强化，这一点可以与 MS 病灶强化的开环征相鉴别。

视神经炎（optic neuritis, ON）在常规 MRI 表现为单侧或双侧视神经鞘增厚，急性期 T_2WI 病变呈高信号，T_1WI 增强扫描病灶强化，NMOSD 病变累及视神经范围广泛，可以延伸到视神经后部，甚至累及视交叉，长度往往超过眼球至视交叉的一半。NMOSD 病变累及脊髓时也好发于颈髓及胸髓上段，主要累及 AQP4 丰富的中央灰质，典型的

表 8-1-3　成人 NMOSD 诊断标准（IPND，2015）

AQP4-IgG 阳性的 NMOSD 诊断标准
（1）至少 1 项核心临床特征
（2）用可靠的方法检测 AQP4-IgG 阳性（推荐 CBA 法）
（3）排除其他诊断

AQP4-IgG 阴性或 AQP4-IgG 未知状态的 NMOSD 诊断标准
（1）在 1 次或多次临床发作中，至少 2 项核心临床特征并满足下列全部条件：①至少 1 项临床核心特征为 ON、急性 LETM 或延髓最后区综合征；②空间多发（2 个或以上不同的临床核心特征）；③满足 MRI 附加条件
（2）用可靠的方法检测 AQP4-IgG 阴性或未检测
（3）排除其他诊断

核心临床特征
（1）ON
（2）急性脊髓炎
（3）最后区综合征，无其他原因能解释的发作性呃逆、恶心、呕吐
（4）其他脑干综合征
（5）症状性发作性睡病、间脑综合征，脑 MRI 有 NMOSD 特征性间脑病变
（6）大脑综合征伴有 NMOSD 特征性大脑病变

AQP4-IgG 阴性或未知状态下的 NMOSD 的 MRI 附加条件
（1）急性 ON：需脑 MRI 有下列之一表现：①脑 MRI 正常或仅有非特异性白质病变；②视神经长 T_2 信号或 T_2 增强信号；③病变 >1/2 视神经长度，或病变累及视交叉
（2）急性脊髓炎：长脊髓病变 >3 个连续椎体节段，或有脊髓炎病史的患者相应脊髓萎缩 >3 个连续椎体节段
（3）最后区综合征：延髓背侧 / 最后区病变
（4）急性脑干综合征：脑干室管膜周围病变

脊髓病变累及 ≥3 个连续的椎体节段（图 8-1-5），急性期病变常常表现为 T_2WI 高信号及可能出现对应的 T_1WI 低信号，T_1WI 增强后病变出现强化，其他可能出现的征象包括病变呈鸟喙状向脑干延伸、脊髓肿胀等。而节段横贯性脊髓炎（LETM）慢性期可以见到脊髓呈边缘清晰的长节段纵向萎缩，即相应节段的脊髓直径、横截面明显缩小。这种 LETM 被视为 NMOSD 的特征表现之一。但在 AQP4 抗体阴性的患者以及儿童患者特异性较差，LETM 也常见于急性播散性脑脊髓炎以及单相横贯性脊髓炎的儿童，并见于 17% 的 MS 患者。（扩展阅读见 http://www.neurology.org/content/84/11/1165）

【诊断与鉴别诊断】

视神经脊髓炎主要需要与多发性硬化相鉴别（表 8-1-4）。

【临床研究现状】

目前用于视神经脊髓炎主要的 MRI 新技术有弥散张量成像（diffusion tensor image，DTI）、结构性磁共振成像（structural MRI）、脑功能成像（function MRI，fMRI）、磁共振波谱成像（MR spectroscopy，MRS）、磁敏感加权成像（SWI）等，相当一部分研究是利用这些新技术更进一步从影像特征上鉴别 NMOSD 与 MS，更从多角度分析研究其病理生理学和发病机制上的区别。

DTI 是从弥散加权成像的基础上发展起来的磁共振成像技术，它根据组织微结构与水分子在不同方向上扩散能力的相关性，把组织的微结构重建在图像上，能够显示活体脑白质的主要纤维走向。主要定量测量参数包括 FA 值及 MD 值，其中 FA 值代表水分子扩散在空间各个方向上的差异程度，

表 8-1-4　视神经脊髓炎与多发性硬化影像鉴别要点

	NMOSD	MS
脊髓	长节段病变 >3 个椎体层面	病变较短小，常多发
	中央灰质受累	外周、非对称性、脊髓后部较常见
	急性期病变呈 T_1WI 低信号	病变 T_1WI 低信号少见
视神经炎	病变累及范围较广、较长、易累及视交叉后部	病变范围较短
	侧脑室周围沿室管膜下分布	"道森指征"（垂直于侧脑室），S 形 U 纤维，侧脑室下角及颞叶病变
	大脑半球肿瘤样脱髓鞘病变	皮层病变
	皮质脊髓束	静脉周围病变
	云雾状强化	卵圆形或开环征强化
其他	白质纤维束及相关皮层受累，常规 MR 序列可表现为正常	特殊序列可显示出常规 MR 正常的脑白质损害
	病变 MRS 中 mI 降低	病变 MRS 中 NAA 降低

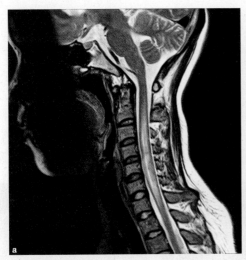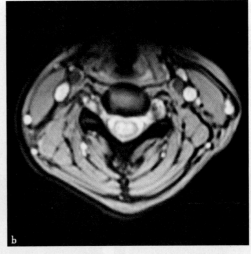

图 8-1-5　NMO 脊髓病变的 MRI 典型表现

颈髓内可见长节段长 T_2 信号病灶，平 C_2～C_7 椎体水平，伴颈髓轻度肿胀，轴位像见病灶主要位于中央灰质区域

与髓鞘完整性、纤维致密性及平行性有关，MD 值则指水分子在组织内的平均弥散幅度，反映了细胞大小和完整性。NMO/NMOSD 可以累及白质及脊髓，主要集中在皮质脊髓束及视辐射，表现为 MD 值升高。与 MS 相比，NMO 的脊髓 RD 值更高、提示 NMO 的脊髓损伤更严重。NMO 患者看似正常的视放射区域均存在隐匿性的损害，主要表现为 DTI 上 FA 值的降低，MD 值的升高。

二、继发性脱髓鞘疾病

（一）急性播散性脑脊髓炎

【临床与病理】

急性播散性脑脊髓炎（acute disseminated encephalomyelitis，ADEM）是一种特发性广泛累及脑和脊髓白质的炎性脱髓鞘疾病，通常发生在病毒感染、出疹或疫苗接种后。ADEM 临床少见，好发于儿童和青壮年，成人亦可发生，多发散发，无季节性；常有前驱感染或疫苗接种史，其后数天或数周出现神经系统症状，潜伏期平均 1～2 周。临床表现主要为多灶性神经功能异常，提示广泛性中枢神经系统受累，可以出现锥体束征、急性偏瘫、共济失调、脑神经麻痹、视神经炎、癫痫发作、脊髓受累、偏侧肢体感觉障碍或言语障碍，发热、头痛、头昏及脑膜刺激征等亦常见，高段脊髓波及脑干时可有呼吸衰竭。其多灶性症状取决于炎性脱髓鞘累及部位及严重程度。临床过程可轻可重，可以为单相型、复发型或多相型。

ADEM 主要病理表现为大脑、脑干、小脑、脊髓发生播散性炎性脱髓鞘改变，以脑室周围白质、颞叶及视神经最为显著，病灶主要围绕在小和中等静脉周围，有炎症细胞浸润形成血管袖套，静脉周围白质髓鞘脱失，脱髓鞘区可见小神经胶质细胞增生。常见多灶性脑膜浸润，但多不严重。

【影像学检查方法】

CT 和 MRI 可用于急性播散性脑脊髓炎的检查和诊断，以 MRI 为主。CT 因其扫描速度快、费用低廉，在神经系统疾病筛查中有广泛作用，但 CT 软组织分辨率低，对于脑白质及颅内微小结构显示欠清晰。MRI 具有较高的软组织分辨率，其多序列多模态检查对于颅内病变的诊断提供大量有益的信息，是诊断 ADEM 最重要的影像学工具。

【影像学表现】

CT 平扫显示白质内弥散性多灶性大片状或斑片状低密度影，边界一般不清楚。在 MR 的 T_2WI 和 FLAIR 图像上，病灶表现为片状、边界不清的高信号，多发、双侧不对称；病灶累及范围广泛，包括皮质下、半卵圆中心、双侧大脑半球灰白质交界区、小脑、脑干和脊髓受累，以丘脑和基底节最易累及，病灶多不对称；胼胝体和脑室旁白质较少受累（图 8-1-6）。增强扫描病灶强化。约 80% 有脊髓症状的患者，脊髓 MRI 检查可见病灶呈局灶性或节段性，但多数表现为较长脊髓节段（>3 个节段）甚至为全脊髓受累。脊髓病灶呈 T_1WI 等信号，T_2WI 高信号，增强扫描通常出现强化。

【诊断与鉴别诊断】

诊断：由于缺乏特异性生物学标志物，急性播散性脑脊髓炎的诊断主要依赖临床表现和影像学特点。临床主要表现为双侧视神经、皮质、周围神经受累的症状与体征、意识改变、认知功能障碍，脑脊液白细胞计数增加、寡克隆区带阴性或阳性后迅速转阴，均支持急性播散性脑脊髓炎的诊断。影像学 MRI 表现为多灶性位于幕上或幕下白质、灰质，尤其是基底节和丘脑的病灶，少数患者表现为单发孤立性大病灶，可见弥漫性脊髓内异常信号伴

不同程度强化。

鉴别诊断：急性播散性脑脊髓炎主要应与多发性硬化及病毒性脑炎鉴别。

（1）多发性硬化：多发性硬化患者多于少年期以后发病，女性多于男性，可无前驱症状，极少出现癫痫发作，病程可反复；MRI 灰白质大片病灶少见，随时间进展可复发或有新病灶出现；脑脊液白细胞计数低于 50 个，寡克隆区带阳性者居多，对糖

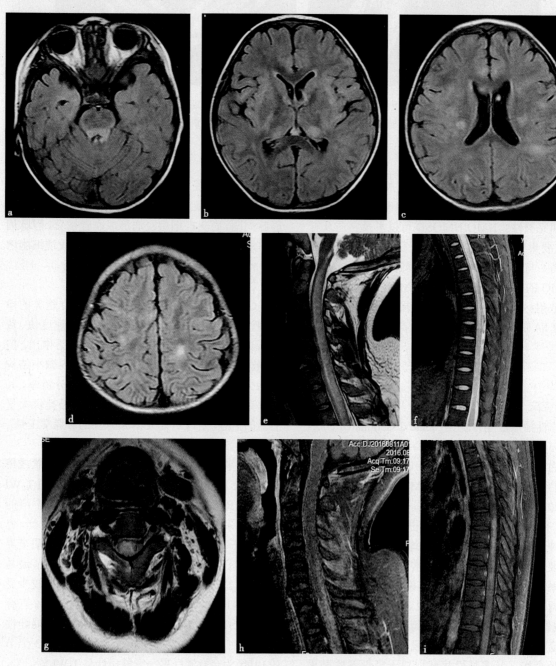

图 8-1-6　急性播散性脑脊髓炎

ADEM 患儿 3 岁：a、d. T_2-FLAIR 序列脑内多发病灶（脑桥背侧、双侧基底节区、丘脑、放射冠区、额顶叶皮质下）呈高信号；e～g. T_2 序列颈髓和胸髓肿胀增粗，病灶累及长节段并偏向背侧，呈长 T_2 信号；h、i. 图示增强扫描，颈髓和胸髓病灶呈多发不均匀强化

皮质激素治疗不十分敏感。急性播散性脑脊髓炎发病年龄较小，无性别差异，多有前驱感染史或疫苗接种史，可伴脑病症状、癫痫发作，以单相病程为主；MRI 可见灰白质大片病灶，病情好转后病灶可消失或明显缩小；脑脊液白细胞计数不同程度增加，寡克隆区带阴性；对糖皮质激素治疗反应良好。

（2）病毒性脑炎：二者均可出现发热、头痛、意识障碍和精神行为异常，但病毒性脑炎为病毒侵犯脑实质，脑实质损害症状更为严重，高热、抽搐多见；脑脊液检查抗病毒抗体滴度增高或病毒 PCR 反应呈阳性，颅脑 MRI 表现为以大脑颞叶、额叶脑实质为主的长 T_1、长 T_2 异常信号；而急性播散性脑脊髓炎除脑组织损害外，还可出现视神经、脊髓和周围神经损害，MRI 表现为弥漫性长 T_1、长 T_2 异常信号，以白质损害为主。

【临床研究现状】

近年来文献报道，与 ADEM 以及中枢神经系统脱髓鞘病变的相关众多抗体被证实，其中髓鞘少突胶质细胞糖蛋白（myelin oligodendrocyte glycoprotein，MOG）被证实与儿童 ADEM 相关。MOG 在疾病的初期出现，并且随着病程进展，其抗体滴度逐渐下降，提示临床预后良好。此外，其他相关抗体如 AQP4 抗体、NMDA 抗体、VKGC 抗体及 GlyR 也被证明与脱髓鞘疾病相关，但是其具体机制目前尚不清楚。

针对 ADEM 的临床治疗目前国内外尚无大规模随机对照实验，糖皮质激素被认为是一线临床治疗药物（Ⅳ级证据）。目前临床上多主张采用大剂量激素冲击疗法，其作用机制是抑制炎性脱髓鞘的过程，减轻脑和脊髓的充血水肿，保护血脑屏障。但是目前缺乏阴性对照临床试验，所以激素治疗的确切效果还难以确定，临床仍多根据经验用药。

（二）进行性多灶性白质脑病

【临床与病理】

进行性多灶性白质脑病（progressive multifocal leukoencephalopathy，PML）是一种以侵犯脑白质为特征的中枢神经系统亚急性脱髓鞘性疾病。1958 年首次被报道。目前多认为是由乳头多瘤空泡病毒（John Cunningham virus，JCV）感染引起，病毒先寄生于体内，在机体免疫低下时候致病。PML 临床少见，主要好发于免疫功能严重抑制的人群，包括 HIV 感染、淋巴组织增生性疾病、器官移植及接受免疫抑制治疗的患者，约 79% PML 患者合并 AIDS。也有极少数病例没有上述疾病存在。临床表现主要与病灶部位、大小及数量有关，常呈进行性多灶

性损害表现，临床表现多种多样，但均缺乏特异性，可有视觉障碍、认知损害、感觉缺失、偏瘫、失语、头痛、构音障碍、共济失调、精神异常等症状。病程较短，死亡率高。

病理上表现为广泛的不伴炎症反应和坏死的多发性脱髓鞘改变，呈散在不对称性分布，广泛存在于大脑半球白质与灰质交界处，病灶呈多形性，周围少突胶质细胞核增大、深染以及核内包涵体形成，髓鞘脱失，轴索通常完整，周围常见异型星状细胞。

【影像学检查方法】

CT 和 MRI 检查对进行性多灶性白质脑病的诊断有一定意义，二者是常用的检查方法，其中 MRI 检查在显示病灶数目和范围上优于 CT。

【影像学表现】

PML 病灶主要位于皮质下白质，病灶常为多发，顶、枕叶脑白质多见。CT 平扫时病灶呈低密度，没有占位效应，增强扫描多数情况下病灶不强化。典型 MRI 征象表现为皮质下或脑室旁白质见散在局灶性或融合成片的信号异常区，T_1 加权为低信号，FLAIR 和 T_2 加权像为高信号，边界不清楚，多数情况下病灶不强化，少数病灶也可见到周围边缘模糊的强化。信号异常区可见于脑部任何部位，但常见于额叶和顶枕部。若侵犯皮层下白质，病灶多为扇形分布。灰质亦可累及，但多不显著，且多与白质病灶相连。DWI 序列可区分 PML 病灶新旧程度，一般 PML 脑内病灶中心区域 DWI 呈低信号，如病变范围广则提示病程长、病情较重；而病灶边缘 DWI 则呈高信号，与激活的感染有关。

【诊断与鉴别诊断】

诊断：进行性多灶性白质脑病的明确诊断有赖于组织病理学证实。对于不能实施脑组织活检者，明确进行性多灶性白质脑病的诊断需具备以下 3 点：①持续存在的进行性多灶性白质脑病的典型临床症状；②脑脊液 JC 病毒 DNA 检测阳性；③具有进行性多灶性白质脑病的典型影像学表现。

鉴别诊断：在 PML 诊断确定之前，须与下列疾病进行鉴别。

（1）多发性硬化（MS）：可出现部分与 PML 相似症状，如视力障碍、失语、认知及行为的改变等。但 MS 多在成年早期发病，无明显诱因。多数患者表现为反复发作的神经功能障碍，多次缓解复发，MS 易累及视神经，引起急性单眼视力下降。脑脊液检查存在寡克隆带。MRI 可见白质内多发大小不一长 T_1、长 T_2 异常信号散在分布于侧脑室周围、半卵圆中心及胼胝体，或病灶融合；脑干、小脑和

脊髓亦可见点状不规则 T_1 低信号、T_2 高信号病灶。病程长患者多数伴侧脑室扩张、脑沟增宽等脑萎缩征象。

(2) 中枢神经系统淋巴瘤：发病高峰年龄为 60～70 岁，好发于有先天性或获得性免疫缺陷的人群。因肿瘤多呈膨胀性生长，患者往往以头痛和呕吐为首发症状；根据肿瘤发生部位不同，可以出现相应区域定位体征。淋巴瘤在 CT 上表现为高密度或等密度的团块影，增强扫描均匀强化。MRI T_1WI 序列呈低信号，T_2WI 呈等或高信号，增强扫描均匀强化。脑活检可见特异性的淋巴瘤细胞。

(3) 中枢神经系统感染性疾病如脑弓形虫病、巨细胞病毒性脑炎以及中枢神经系统的隐球菌、结核菌感染等。患者多在早期有发热、头痛等一般症状，脑脊液检查发现相应的病原体即可确诊。

【临床研究现状】

目前尚无针对 JC 病毒的特异性抗病毒药物或治疗方法，PML 目前的治疗方案主要分为两种：一是抗病毒治疗来直接减少病毒的复制，二是免疫重建以提高免疫系统对抗 JCV 的能力。由于目前难以在体外培养 JCV，缺少 PML 的动物模型以及 PML 病例的稀少使 PML 的治疗研究面临挑战。但是可喜的是，部分针对 PML 的药物实验取得了一定进展，如干扰素、白介素的免疫调节治疗，阿糖胞苷的抗病毒治疗，应用造血生长因子和拓扑异构酶抑制剂的治疗。

（三）渗透性脱髓鞘综合征

【临床与病理】

渗透性脱髓鞘综合征（osmotic demyelination syndrome，ODS）是一种发生在中枢神经系统的急性非炎性脱髓鞘疾病。Adams 等于 1959 年首次报道了脑桥中央对称性非炎性的髓鞘溶解，并命名为脑桥中央髓鞘溶解症（central pontine myelinolysis，CPM），1962 年学者们发现病变也可累及脑桥外的其他部位，如基底节、丘脑、皮质下白质等，称为脑桥外髓鞘溶解症（extrapontine myelinolysis，EPM），两者可单独发生也可合并出现，统称为 ODS。

本病可能在低血钠、纠正低钠速度过快、营养不良、电解质紊乱、脏器功能衰竭（包括呼吸衰竭、心力衰竭、肝功能损害、肾功能衰竭等）、严重感染、癌症晚期、肝移植、严重烧伤、酒精中毒等疾病基础上发生。本病发病机制尚不明确，多数学者推测是由于低钠血症时，脑组织处于低渗状态，过快补充高渗盐水纠正低钠血症使血浆渗透压急剧升高，而钾、钠以及有机溶质未能尽快进入脑细胞，细胞内外产生渗透压差，引起脑细胞急剧脱水，导致髓鞘和少突神经胶质细胞脱失，同时血脑屏障破坏，血管内皮细胞发生渗透性损伤，引起血管源性水肿。

CPM 临床症状主要表现为吞咽困难、构音障碍、眼球震颤及眼球凝视障碍等脑干受损症状，神经功能损害严重者可出现四肢瘫，部分患者出现无动性缄默及完全或不完全闭锁综合征。EPM 则主要表现为运动障碍、肌张力障碍、帕金森综合征等。CPM 合并 EPM 时二者临床表现均可出现，伴有精神症状时则提示额叶受损。CPM 病理特点表现为脑桥基底部大面积对称分布的脱髓鞘改变，受累区髓鞘的全部破坏，而轴突及神经细胞相对完好，在脱髓鞘区可见反应性吞噬细胞与神经胶质细胞，但无少突神经胶质细胞，无炎症反应。

【影像学检查方法】

ODS 影像学诊断主要依靠 MRI，尤其是近年来多模态 MRI 技术的发展提供了重要的影像方法。DWI 作为唯一能活体观察水分子微观运动的成像技术，在神经系统及其他系统疾病诊断中起着非常重要的作用。DWI 成像技术对 ODS 的早期诊断有着非常重要的意义。

【影像学表现】

CPM 病变主要位于脑桥，CT 上表现为脑桥中央对称分布的低密度区，但由于 CT 技术的局限性，病灶常显示不清，极易漏诊。MRI 对 CPM 病变显示的敏感度和清晰度优于 CT，常能显示出 CT 阴性的病灶。CPM 在 MRI 上表现为脑桥基底部特征性出现对称分布的异常信号，T_1WI 序列呈等、低信号，T_2WI 和 T_2-FLAIR 序列呈高信号，病灶形态多样，在轴位图像上呈蝴蝶形或圆形、矢状位常为卵圆形，冠状位典型者可为蝙蝠翼状。EPM 病灶则在尾状核、豆状核、壳核、丘脑、皮层下白质、小脑、海马等部位均有报道，病灶常为对称性，信号特点与 CPM 类似，无明显的占位效应。增强扫描病灶多无明显强化或轻度强化（图 8-1-7）。

ODS 的 MRI 影像学表现存在延迟效应，在疾病早期，常规 MRI 序列上可无异常改变，部分患者在疾病症状出现 1～2 周后才出现 MRI 异常信号，因此当高度怀疑本病时，2 周左右复查 MRI 是十分必要的。DWI 成像对发病早期信号改变敏感。DWI 可在发病 24 小时内显示异常信号，常表现为信号增高，相应 ADC 值降低，提示病变早期水分子弥散受限。疾病治疗后，其 ADC 值逐渐升高，而在常规 T_2WI 上信号变化不明显，故 DWI 可在一定程度上用来观察和评估 CPM 的治疗效果（图 8-1-8）。

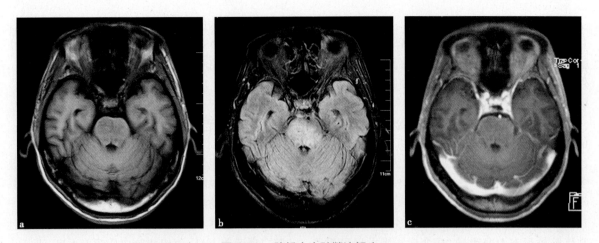

图 8-1-7　脑桥中央髓鞘溶解症

a. T₁-FLAIR 脑桥呈稍低信号；b. T₂-FLAIR 脑桥区呈对称性高信号改变；c. 增强：脑桥异常信号未见强化

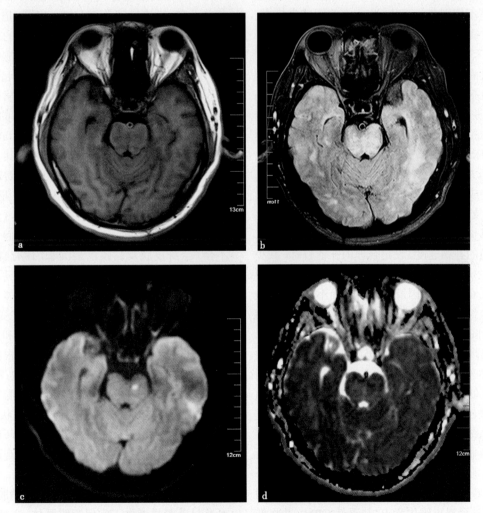

图 8-1-8　脑桥中央髓鞘溶解症及脑桥外髓鞘溶解症

a. T₁WI 脑桥病灶呈等信号；b. T₂-FLAIR 序列示脑桥病灶呈对称性高信号，双侧颞枕叶皮质下、侧脑室旁多发斑片状高信号；c. DWI b = 1000 脑桥病灶内局灶性高信号；d. ADC 图，脑桥病灶内 ADC 局灶性减低

【诊断与鉴别诊断】

鉴别诊断：CPM 应与发生在脑桥基底部梗死、脑桥胶质瘤及脑桥炎性病变相鉴别。EPM 脑桥外对称性病变则应与缺氧、缺血性脑损害、肝性脑病、线粒体脑病等进行鉴别。

（1）发生在脑桥基底部的梗死灶与 CPM MRI 信号改变类似，但脑桥梗死病灶多不居中，为非对称性分布，病灶以结节状或小片状为主。脑桥梗死多为急性起病，病情多较重，且多没有慢性酒精中毒、严重全身疾病等病史。

（2）脑桥胶质瘤：脑桥胶质瘤多位于脑桥中部，常伴脑桥形态改变明显，病变向周围发展可累及中脑或延髓，同时占位效应明显，增强扫描病灶强化，结合临床表现鉴别不难。

（3）脑桥炎性病变：脑桥炎性病变多累及桥臂，呈片状，边界模糊，有脑桥肿胀和占位效应，增强扫描多呈不规则条状强化，临床有前驱感染病史，抗炎或抗病毒治疗后症状好转，病灶可消失。

【临床研究现状】

目前尚无关于 ODS 治疗的 RCT 研究，已报道的疗法包括应用糖皮质激素、免疫丙种球蛋白、高压氧、血浆置换、促甲状腺激素释放激素、重新诱导低钠血症等。ODS 患者总体预后较差，死亡率高，而临床表现多样，确诊困难，病情发展迅速，故早期诊断尤其重要。ODS 关键在于预防，对于基础情况差或有相应疾病的患者，建议积极处理原发病、加强支持治疗、防治并发症，强调对低钠血症患者的具体分析与区别对待，明确补钠的适应证、控制适当的补钠速度、设定合理的补钠目标，减少 ODS 的发病风险。

但是 ODS 的病因及发病机制尚不清楚，有些经高渗盐纠正低钠血症而未发生 ODS 的现象，相反，很多按照推荐的"安全的"补钠速度治疗的患者依然出现了 ODS，提示 ODS 发病机制的复杂性以及个体差异性值得研究，已有研究发现低钠纠正速度及低钠血症的慢性程度与 CPM 无统计学相关。一般倾向于认为 CPM 是肝移植术后最严重的神经系统并发症，而通过对既往文献病例资料的分析及临床观察，学者们开始反思肝移植术后 Wernicke 脑病与 ODS 的关系，有可能不同程度合并存在，另外，也在思考维生素 B_1 缺乏与二者之间的关系，甚至提出维生素 B_1 缺乏性 CPM，并将低钾、碱中毒，以及脑干白质血供较差等因素综合考虑，这都是对 ODS 发病机制传统理论的质疑，真正的问题可能是如何看待快速的低钠纠正加重钠-碱中毒性脑病的中枢症状，提示我们仍需进一步探讨和研究 ODS 的发病机制，才能为临床治疗提供突破性的思路和方法。

（徐海波）

第二节　遗传性脱髓鞘疾病

遗传性脱髓鞘疾病也称作脑白质营养不良，是一组由于相关酶和基因缺乏导致的髓鞘形成障碍、延迟及破坏的疾病总称，临床较少见。其中以肾上腺脑白质营养不良相对最常见，其他依次为异染性脑白质营养不良、海绵状脑白质营养不良、亚历山大病、球形细胞脑白质营养不良及佩-梅病。

【临床与病理】

肾上腺脑白质营养不良（adrenoleukodystrophy，ALD）又称艾迪生弥漫性脑硬化症、黑皮脑白质营养不良、性连锁遗传 Schilder 病等，是一种罕见的 X 连锁隐性遗传病，是临床最常见的脑白质营养不良疾病，主要累及大脑白质、肾上腺及睾丸组织，半数以上的患者于儿童或青少年期起病。ALD 的发病率为 1/20 000～1/100 000。该病的病因是因为基因突变引起溶酶体过氧化物酶的缺乏，导致饱和极长链脂肪酸（very long chain fatty acids，VLCFAs），主要指 C23～C30 脂肪酸尤其是 C26 代谢障碍，使其聚集在大脑白质和肾上腺皮质等处，造成脑白质脱髓鞘病变及肾上腺皮质功能损害，从而导致进行性脑功能障碍（智力下降、行为异常、视力及听力异常、四肢硬瘫等）和肾上腺皮质功能不全（全身皮肤及黏膜色素沉着，伴有食欲减退、恶心、呕吐等）的症状，两者可同时或先后出现，也可单独出现。有研究证明，在 X 染色体长臂远端 Xq28 区存在着 ALD 基因，且为基因突变所致，但 ALD 基因缺陷引起 VLCFAs 在脑白质和肾上腺皮质内聚集的确切机制目前尚不清楚。根据临床表现和发病年龄的不同，该病共分为 7 型：①儿童或少年型 ALD；②成年型 ALD；③肾上腺脊髓神经病（AMN）；④单纯 Addison 型；⑤无症状型 ALD；⑥有症状的杂合子；⑦新生儿型 ALD（该型为常染色体隐性遗传病）。病理变化：肉眼观脑皮质厚度正常或稍薄，严重者皮髓质分界不清。顶叶、枕叶、颞叶等处脑白质内出现对称性髓鞘脱失改变，可有显著胶质增生。常侵犯胼胝体，主要在压部，但一般不会侵犯皮质下弓状纤维；额叶的髓鞘脱失发生稍迟，且多不对称。小脑、脑干也可有髓鞘脱失发生，内囊、外囊、锥体束等可见连续性髓鞘脱失改变,有时病变还侵及豆状核、丘脑、脑干等灰质区域。电子显微镜下显示巨噬细胞、胶质细胞内有特异性的板层状胞质包涵体。免疫组织化学证实胞质包涵体为脂质成分。组织学上脑白质损伤可划分为不同 3 个区,即中央区、中间区和周缘区。中央区为斑片状,系轴索及少突胶质细胞;中间区为特征性血管周围炎症细胞浸润及处于不同阶段脱髓鞘改变的轴索,可见髓鞘破坏明显、轴索脱失,炎性反应显著,表现为含有大量脂质的巨噬细胞及单核细胞浸润;外周区无炎性反应,仅显示髓鞘破坏等急性活动性脱髓鞘反应。

酸酯酶 A(ARSA)或神经鞘酯(脑硫脂)激活蛋白 B(SAP-B)缺陷,其中 ARSA 基因突变是主要的致病原因,导致硫酸脑苷脂及其他含硫酸的糖脂不能脱硫酸而沉积在全身组织的溶酶体中,主要累及中枢及周围神经系统,其次累及肾、胆囊、肝和肾上腺等,受累组织内的脑硫脂沉积物在甲苯胺蓝染色时呈异染性(黄褐色),最终导致神经系统脱髓鞘而形成进展性、退化性神经系统疾病。异染性脑白质营养不良(MLD)发病率为 1/(40 000~170 000)活产婴儿,根据发病年龄和临床表现不同,分为晚婴型、青少年型和成人型,其中 80% 为晚婴型,本节病例即为晚婴型。临床症状可表现为痉挛性四肢瘫痪、共济失调、语言障碍、癫痫发作及进行性智能减退、皮质盲,一般于起病后 4 个月~4 年内死亡。受损伤的脑白质区组织学分析表明髓磷脂完全丢失。在深部脑白质中少突神经胶质细胞大量减少,病变以脱髓鞘作用为主。

海绵状脑白质营养不良(Canavan disease,CD)又称 Canavan 病,是一种罕见的常染色体隐性遗传疾病,属于家族性遗传病。CD 于 1931 年由 Canavan 首次报道,但当时并未认为是一种独立疾病,之后 Van Bogaert 和 Bortrand 于 1949 年将其作为一种独立疾病进行了报道,国内有关报道甚少。该病的发病原因主要是位于 17 号染色体编码天冬氨酸酰酶的 ASPA 基因突变,导致 N-乙酰天门冬氨酸(NAA)不能分解为醋酸盐和天冬氨酸,因此大脑内 NAA 积聚升高。本病分为 3 型:①新生儿型(也称为先天型):少见,出生不久即发现肌张力低,吸吮和吞咽困难,多于数周内死亡;②婴儿型:最常见,好发于犹太婴儿,常于出生后 6 个月出现发育迟缓、巨脑、肌张力低下,常有视神经萎缩、失明,以后肌张力增高,转为痉挛性瘫痪,常伴智力低下、语言落后,病情进行性加重,多于幼年死亡;③少年型:一般 5 岁后起病,表现为进行性智力、运动障碍,视力

可能减退,可伴抽搐,有些患儿无明显智力障碍及巨脑。该病始于皮质下弓形纤维,逐渐累及大脑半球深层白质,直至小脑、脊髓。主要病理改变为白质内细网状含液囊腔,呈海绵状改变,故而得名。

亚历山大病(Alexander disease,AD)又称纤维蛋白脑白质营养不良、巨脑性婴儿脑白质营养不良,于 1949 年由 Alexander 首先报道,是一种罕见的致死性中枢神经系统进行性疾病,为常染色体隐性遗传病。AD 是由于星形胶质细胞功能异常导致脑内罗森塔尔纤维(Rosenthal fibers,RF)沉积引起脑退行性变。根据起病年龄可分为三型:①婴儿型:较其他型多见,起病年龄从生后数月到 2 岁,多数病例头部缓慢进行性增大,智力低,精神运动发育迟缓,常有抽搐发作,痉挛性瘫痪,可有脑积水,常在幼年死亡;②少年型:7~14 岁起病,主要为进行性智力倒退,甚至痴呆,运动功能障碍,痉挛性瘫痪,可见进行性延髓麻痹;③成人型:成年后任何年龄均可起病,部分患者神经系统功能障碍较轻,部分患者间歇性出现神经系统功能障碍,有时可与多发性硬化混淆。AD 各型的病理改变相同,均为 RF 积聚。婴儿型可见脑外观体积增大,硬化,均匀白色,质地松软,晚期大脑明显萎缩或结构破坏。组织学显示弥漫脱髓鞘,白质稀疏,RF 密布在血管周围。

球形细胞脑白质营养不良(globoid cell leukodystrophy,GLD)又称克拉伯病(Krabbe disease)或半乳糖脑苷脂沉积症,首先由丹麦儿科医师于 1916 年正式提出。本病是由于 β-半乳糖脑苷脂酶(galactocerebrosidase,GALC)基因缺陷导致溶酶体内 GALC 酶不足或活性降低造成脑苷脂类代谢障碍,导致半乳糖脑苷脂蓄积在中枢神经和周围神经系统引起髓鞘形成不良,属于十分罕见的溶酶体贮积病,呈常染色体隐性遗传,发病率仅为 1/100 000~200 000。根据发病年龄的不同分为 4 型:①婴儿型(<6 个月发病);②晚发婴儿型(6 个月~3 岁发病);③青少年型(3~8 岁发病);④成年型(>8 岁发病)。发病越早者存活的时间越短。本病以婴儿型多见(约占 90%),按临床表现大致可分为下述 3 个阶段。第 1 阶段,多为轻微发育延迟,感觉过敏、易怒、不明原因的哭泣、非感染性发热(可能与下丘脑受累有关),吞咽困难、营养不良、周围神经病变(此时肌张力减低),少数可伴有癫痫。第 2 阶段,出现四肢肌张力增高伴足下垂、划圈步态,角弓反张,牵张反射亢进,足趾反射阳性,癫痫,瞳孔反射迟钝、渐进性视神经萎缩。第 3 阶

段为消耗期，表现为耳聋、失明，最后因去大脑强直、延髓麻痹致呼吸衰竭或其他并发症死亡。预后极差，患儿生存年限一般不超过 2 年。晚发婴儿型或青少年发病者主要表现为偏瘫、共济失调、视神经萎缩，随后出现痴呆、癫痫发作，迅速地退化以致无行为能力，多于诊断后 2～7 年内死亡。成年发病者临床表现多样，可有精细动作的丧失、四肢异常的火烧感、虚弱甚至卧床不起，有或无智力的改变。本病主要的组织学特征为神经元损伤、少突胶质细胞缺失导致神经系统广泛的脱髓鞘及大量的多核球形细胞浸润。

佩 - 梅病（Pelizaeus-Merzbacher disease，PMD）是一种罕见的弥漫性脑白质髓鞘形成障碍的 X 连锁隐性遗传疾病，属蛋白脂蛋 1（proteolipid protein 1，PLP1）相关的遗传性髓鞘形成障碍疾病谱中的一种，1885 年，Pelizaeus 率先报道此病。其发病率在美国为 1/500 000～1/300 000，在德国为 0.13/100 000。PMD 的典型临床表现为眼球震颤、肌张力低下、共济失调及进行性运动功能障碍。在疾病发展过程中，多数患儿初始能逐渐进步，然后出现智力运动发育逐渐倒退，且运动功能障碍比智力障碍更显著。PLP1 相关的遗传性髓鞘形成障碍疾病。按临床表现和起病年龄的不同分为 6 型：①先天型 PMD（connatal PMD）：出生时起病，临床症状重。表现为钟摆状眼震、肌张力低下、吞咽困难、喘鸣，部分患儿可有癫痫发作。认知功能严重受损，语言表达严重受累，但可有非语言交流，部分患儿有理解语言的可能。整个发育过程中不能独自行走。随病程进展肢体逐渐痉挛。多数于儿童期死亡，少数存活时间较长，但一般不超过 30 岁。②经典型 PMD（classic PMD）：即 Pelizaeus 和 Merzbacher 所描述的 PMD，也是最常见的一种。多于生后数月内发病，最迟不超过 5 岁。早期表现有眼球震颤、肌张力低下。10 岁前运动功能可缓慢进步，可获得上肢随意运动和行走能力，之后逐渐倒退，随病程进展眼球震颤可消失，继而出现运动发育障碍，如步态蹒跚、共济失调、四肢瘫痪等，还可伴认知功能损害和锥体外系异常表现。患者多在 30～70 岁死亡。③中间型（a transitional form）：中间型的临床表现介于先天型和经典型之间。④无 PLP1 综合征（PLP1 null syndrome）：此种类型比较特殊，没有眼球震颤表现。1 岁内发育多正常，于 1～5 岁起病。主要表现为轻度四肢痉挛性瘫痪，共济失调，轻至中度认知功能受损，可获得一定语言功能，多于青春期后出现倒退，部

分患儿可伴有轻微周围神经症状。寿命多在 50～70 岁。⑤复杂型痉挛性截瘫（complicated spastic paraplegia）：患儿 1 岁内多发育正常，多于 1～5 岁起病。主要表现为眼球震颤，共济失调，下肢进行性无力和痉挛，自主功能紊乱（如膀胱痉挛），无或轻微认知功能受损，语言功能多存在。寿命多在 40～70 岁；单纯型痉挛性截瘫（uncomplicated spastic paraplegia）：PMD 中最轻的一种类型，患儿 1 岁内通常发育正常，1～5 岁起病，也可以 30～40 岁才出现症状。主要表现为逐渐出现的下肢进行性无力和痉挛，自主功能紊乱（如膀胱痉挛）。但患者无眼球震颤和认知功能受损。寿命多正常。在临床表现上是一个由重到轻的连续性疾病谱，最重的是先天型 PMD，最轻的是单纯型痉挛性截瘫。PMD 特征性病理改变为神经髓鞘不能正常形成，而非其他遗传性白质脑病那样脱髓鞘改变，表现为髓鞘区与脱髓鞘区交错，呈虎斑样外观，镜下可见嗜苏丹样物质沉积于半卵圆中心、脑干和小脑内。

【影像学检查方法】

影像学检查包括 CT、MRI，以 MRI 检查为主。

MRI 是目前最常用的影像学检查方法。近年来，多模态 MRI 成像逐渐成为神经影像学研究的热点，它可以从结构、功能、代谢及血流灌注方面对疾病进行研究。DWI 可反映组织内水分子弥散受限情况，信号增高提示细胞毒性水肿，水分子弥散受限或变慢；信号减低提示结构破坏，水分子弥散加快。DTI 对脑白质病变十分敏感，能够发现常规 MRI 不能观察到的超微改变，FA 反映了脑组织中水分子偏离各向同性的程度。脑白质内由于水分子平行与垂直髓鞘运动时速度明显不同，表现高各向异性。而灰质内水分子的弥散近各向同性，表现为低各向异性。FA 图上脑白质为高信号，脑灰质为低信号。当白质结构有破坏时，如髓鞘脱失，水分子平行与垂直白质纤维弥漫运动时速度的差异下降，各向同性增加、各向异性下降，表现为信号减低。因此 FA 值测定可以定量反映出白质病变的严重程度。MRS 是目前唯一测定活体组织内特定区域化学成分的无损伤技术，可以在脑组织结构改变之前发现生化代谢的异常。常用方法有两种：①单体素定位；②化学位移成像或 MR 频谱成像。正常脑组织 ^{1}H-MRS 可观察到 6 个主要的代谢物波峰。NAA 峰位于 2.0ppm（ppm 表示 10^{-6}），是正常波谱中最高的峰，主要在神经元的线粒体内合成，广泛分布于中枢神经系统，峰值的高低可反映神经元数量或活性的变化。NAA 的变化

有助于观察病情的严重程度、预后及疗效。谷氨酸（glutamate，Glu）和谷氨酰胺（glutamine，Gln；复合物为 Glx）波峰与 NAA 位置靠近，位于 2.1～2.6ppm，其在脑内含量较少，是一类兴奋性氨基酸，具有兴奋毒性作用。Cr 共振峰位于 3.02ppm，代表肌酸和肌酸复合物。Cr 是细胞内能量代谢的标志物，在同一个体脑内不同代谢条件下，其总量相对稳定，故常作为内源性标志物。Cho 峰位于 3.2ppm，是细胞膜磷脂代谢成分之一，是判断髓鞘退化或破坏的指标。mI 峰位于 3.55ppm，被公认为神经胶质细胞的标记物。乳酸（Lactate，Lac）是能量代谢无氧糖酵解终末代谢产物，是能量代谢缺乏的指标。Lac 峰位于 1.3ppm，正常情况下一般不能测到。fMRI 技术是基于血氧水平依赖（blood oxygen level dependent，BOLD）的成像技术，能提供脑血流量和脑氧代谢率的信息，是反映神经元活动的一个重要标志。这些多模态 MRI 技术可以从结构、代谢及功能方面为球形细胞脑白质营养不良提供诊断依据。

CT 的优势在于扫描速度快、费用低，已广泛应用于颅内病变的初步筛查，但 CT 的软组织分辨率低，且易受骨伪影的影响，因而限制了其在脑白质脱髓鞘疾病中的应用。

【影像学表现】

影像学上，CT、MRI 对脑白质营养不良的诊断有较高的灵敏度和特异度。MRI 的多维成像和高软组织分辨力对病灶显示较 CT 敏感，尤其在脑干、延髓、小脑及视、听路方面。MRI 作为一种无创的影像学检查方法，能准确反映脑白质营养不良的病灶及其严重程度，为临床诊治及疗效随访提供有效帮助，是早期发现病灶、准确做出早期诊断的有效方法，可以反映病理的不同时期和病变的不同阶段。正常脑白质含水量较脑灰质少，而脂质成分较灰质多，容易缩短自旋的纵向弛豫时间。随着脑白质发育的逐渐成熟及髓鞘的形成，在 MRI 上灰白质界线逐渐分明，脑白质的 T_1 和 T_2 时间逐渐缩短，髓鞘化过程至 2 岁时脑白质 T_2 弛豫时间接近成年人。当髓鞘形成障碍时，引起自由水增多，髓鞘发生变化，其在 CT 上密度减低，MRI 上 T_1 和 T_2 弛豫时间延长。在 MRI 上由于 T_2WI 较 T_1WI 更能敏感地显示水含量的变化，因此主要表现为脑白质病灶的 T_2WI 高信号改变；增强扫描部分病灶强化。

脑白质营养不良的影像学表现具有一定特点，可起到确诊或提示作用。

1. 常规影像学表现

（1）肾上腺脑白质营养不良：大多数病例的 CT 表现为双侧三角区周围的大片"蝶翼状"分布的低密度区；MRI 表现为 T_1WI 低信号、T_2WI 高信号，从后向前发展，受累胼胝体可将两侧病灶连为一体。病灶一般不侵犯 U 形纤维和脑皮质。增强扫描病灶呈花边样强化。病灶呈"蝶翼状"为本病特征性表现，可以据此与其他脑白质病进行鉴别（图 8-2-1）。

（2）球形细胞脑白质营养不良：典型表现为 CT 上基底节、丘脑、放射冠等处的对称性高密度改变。MRI 表现为短 T_2 信号，以及弥漫斑块状、对称性脱髓鞘改变。

（3）异染性脑白质营养不良：CT 表现为两侧侧脑室旁白质区对称性低密度灶。MRI 表现为 T_1WI 低信号、T_2WI 高信号，边界欠清，尤其以侧脑室额角旁、枕角旁显著，一般先出现在额角，呈向后发展趋势，增强扫描病灶无强化；脑皮质及神经灰质核团一般不受侵犯；晚期主要为脑萎缩改变。

（4）海绵状脑白质营养不良：CT、MRI 具有一定特征性，典型表现为对称性大脑皮层下白质弥漫性脱髓鞘改变，并累及皮层和弓状纤维，呈两侧大脑半球广泛分布的对称性低密度区或 T_1WI 低信号、T_2WI 明显高信号，皮髓质界限欠清。增强扫描病灶无强化。

（5）亚历山大病：脑内改变以深部白质为主，不累及弓状纤维与脑皮质；CT 表现为两侧额叶为主的对称性低密度区。MRI 表现为 T_1WI 低信号、T_2WI 高信号病灶，早期侵犯额叶，然后向后发展，同时伴有以额叶为主的慢性巨脑畸形。增强扫描早期病灶有强化，晚期或陈旧性病灶无强化。

（6）几乎无髓鞘形成者提示家族性脑中叶硬化病，即佩-梅病。MRI 表现呈典型"虎斑状"外观，且皮层灰质不受累。

2. 弥散加权成像和弥散张量成像 DWI 可显示脑白质营养不良的病变区及其边缘的信号差异，而常规 MRI 则不能显示。研究认为常规 MRI 结合 DWI 可为动态观察脑白质营养不良的空间-时间演变过程提供影像学诊断依据。DTI 显示，在常规 MRI 所示病变白质区内，各向同性表观扩散系数和各向异性分数值与正常表现白质区相比差异显著，从病变周围到中心各向同性表观扩散系数和各向异性分数值呈渐进性变化；从表现正常白质区到病变中央区平均各向异性分数值逐渐下降，而各向同性表观扩散系数逐渐增加。

3. 磁共振波谱分析 多数情况下，脑白质营

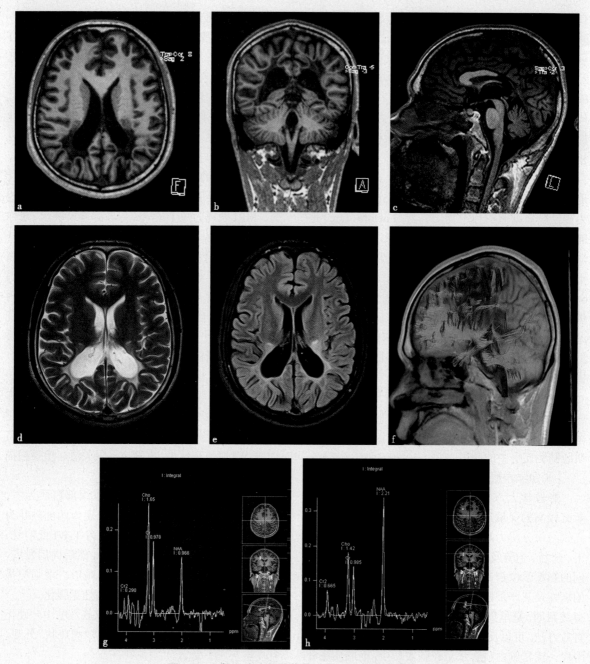

图 8-2-1　肾上腺脑白质营养不良的典型 MRI 表现

双侧侧脑室三角区周围大片病灶呈蝶翼状分布，T₁WI 低信号（a～c），T₂WI 高信号（d），T₂-FLAIR 呈高信号（e），DTI 白质纤维束示踪图显示双侧顶枕叶纤维束明显减少（f），MRS 波谱可见病灶内波谱 Cho 峰升高、NAA 峰降低（g），右侧额叶显示正常脑白质区波谱相对正常（h）

养不良在常规 MRI 上的表现缺乏特异性，很难明确做出诊断并评估预后。¹H-MRS 可以检测出传统 MRI 表现正常的白质异常改变，从而成为脑白质营养不良的无创性辅助诊断工具。

（1）肾上腺脑白质营养不良：MRS 显示从表现正常脑白质区到病变中心 NAA 水平逐渐下降，Cho 和 Cr 水平逐渐增加，病变内部 NAA/Cr 值和

NAA/Cho 值下降，Cho/Cr 值升高。病灶 Cho 峰升高，NAA 峰降低，Lac 峰往往伴随着病变趋于陈旧和新进的扩展。NAA 和 Cho 在病变的初、后期变化不大。

（2）球形细胞脑白质营养不良：病变区域可见 NAA 峰下降，提示神经元受损；不同程度升高的 Cho 峰、异常 mI 峰，提示髓鞘脱失及胶质增生。

（3）异染性脑白质营养不良（MLD）：MLD 在波谱上与其他脑白质营养不良相比有其特征性，主要表现为 NAA 峰显著降低、mI 峰及 Lac 峰显著升高。研究表明，NAA 峰降低水平与患儿运动及认知功能相关，因而 NAA 水平高低可作为评价患儿病情是否进展的指标。mI 峰的显著升高反映了星形胶质细胞增生。MLD 中星形胶质细胞增生也会导致 Lac 的产量增加，因此可以根据 mI 和 Lac 升高来与其他脑白质营养不良鉴别。研究指出 mI/NAA 比值对于异染性脑白质营养不良的诊断是最敏感的代谢指标，正常脑实质 mI/NAA < 0.5，而异染性脑白质营养不良患者灰质中 mI/NAA ≈ 1，白质中 mI/NAA > 2，在其他白质病变中 mI 的升高幅度较低。

（4）海绵状脑白质营养不良（CD）：CD 特征性表现是 NAA 峰显著升高，目前普遍认为 CD 是唯一表现出 NAA 峰升高的疾病，根据 NAA 峰显著升高有助于与其他脑白质营养不良鉴别。

（5）亚历山大病：MRS 表现为额叶和顶叶 NAA 峰显著降低，Cho/Cr 升高，mI 峰升高，mI 峰升高在短 TE 上更容易观察到。

（6）佩 - 梅病：在不同阶段 Cho 峰没有明显改变，利用这一特点可以与其他脑白质营养不良鉴别。随着患者年龄的增长，神经轴索密度升高，引起 NAA 峰升高。PMD 代谢物浓度随着时间改变而改变，反映了 PMD 的病理过程是髓鞘形成障碍，而不是脱髓鞘作用。

【诊断与鉴别诊断】

脑白质营养不良与能形成正常髓鞘的脱髓鞘疾病的病理和影像学表现相似，应注意鉴别诊断，主要与 MS 相鉴别。多发性硬化多见于中年女性，儿童发病率较低，以病灶多发、病情重、反复缓解与复发为特征。MRI 表现为病灶在 T_1WI 呈等或低信号，T_2WI 呈高信号，主要散布于脑室周围及深部白质，脑干、脊髓及小脑白质也常被累及；病灶垂直于侧脑室是多发性硬化的特征性表现。

【临床研究现状】

近年来，利用 DWI、DTI、MRS 等成像技术对脑白质营养不良的研究取得一定进展，更有利于本病的早期诊断、鉴别诊断和分型、分期等。^{1}H-MRS 可用于早期检测脑白质营养不良脱髓鞘病变，从而更有助于鉴别诊断，还可以监测治疗反应。Ratai 等应用 7T ^{1}H-MRS 研究 13 例 X-ALD 患者及 9 例健康对照组，提示不同临床表型的患者的 MRS 表现不同，且所有患者表现正常脑白质区的 NAA 峰均有明显下降。还显示 mI/Cr 的比值与患者残疾状态量表的评分有明显相关性，因此可作为 X-ALD 有意义的生物学标志。Takanashi 等研究 PMD 小鼠模型发现病变区 NAA 升高，认为形成障碍的髓鞘导致了轴索 - 髓鞘信号传递紊乱，进一步导致轴索代谢活跃，神经轴突密度增加，少突胶质细胞减少或功能障碍，从而导致了 NAA 的升高。但是，Plecko 等对 PMD（有 PLP 基因突变）和类 PMD（没有 PLP 基因突变的髓鞘形成障碍性疾病）进行研究，发现常规 MRI 和 MRS 均不能区分两种类型的 PMD，但两种类型的 PMD 在 MRS 上均有 NAA 下降，这与前述研究的结论不一致。Wang 等报道一例成年发病的 GLD 患者在皮质脊髓束的 MRS 上表现为 Cr、Cho、NAA 下降，Glu、Lac 升高，但在正常的脑实质区域 MRS 上并无异常表现，这可能是由于成人型患者病理改变过程较其他两型轻微且局限。由此可见，MRS 可以用来评价 GLD 患者脑损伤的程度。Assadi 等应用枸橼酸锂治疗 6 例确诊的 CD 患者，治疗后的基底节区与治疗前相比，MRS 发现 NAA 显著降低。因此，利用 MRS 可以用于监测疗效。

伴随多模态功能 MRI 的应用日益增多，未来可以为脑白质营养不良提供更早期、全面的诊断。BOLD-fMRI 是近年来的研究热点，已广泛应用于颅内肿瘤及多种精神疾病的研究，将来用于研究脑白质营养不良的脑功能连接，可能为本病的早期诊断和治疗提供更为精确的信息。

（徐海波）

参 考 文 献

1. 胡学强，吴卫平. 多发性硬化诊断和治疗中国专家共识（2014 版）. 中华神经科杂志，2015，（5）：362-367

2. 郭俊，李宏增，李柱一. 2010 版多发性硬化 McDonald 诊断标准. 中国神经免疫学和神经病学杂志，2011，18（4）：299

3. 吴江，贾建平. 神经病学. 第 3 版. 北京：人民卫生出版社，2015

4. 王杏. 静息态功能磁共振成像在多发性硬化的应用. 实用放射学杂志，2012，28（6）：959-973

5. 冯逢. 多发性硬化的常见 MRI 征象分析. 磁共振成像，2011，2（4）：309-313

6. 马笑笑，娄昕. 视神经脊髓炎和多发性硬化磁共振成像研究进展. 磁共振成像，2016，7（12）：945-950

7. 张瑛，管阳太. 2015 年视神经脊髓炎谱系疾病诊断标准国际共识解读. 神经病学与神经康复学杂志，2016，3（12）：12-16

8. 中国免疫学会神经免疫学分会，中华医学会神经病学分会神经免疫学组，中国医师协会神经内科分会神经免疫专业委员会. 中国视神经脊髓炎谱系疾病诊断与治疗指南. 中国神经免疫学和神经病学杂志，2016，5（23）3：155-166

9. 邢华医，杜怡峰. 进行性多灶性白质脑病. 临床神经病学杂志，2012，25（2）：147-148

10. 官丽倩，张仁芳. JC 病毒所致 HIV 感染者进行性多灶性白质脑病的研究现状. 中国艾滋病性病，2015，21（7）：648-651

11. Filippi M, Rocca MA, Ciccarelli O, et al. MRI criteria for the diagnosis of multiple sclerosis: MAGNIMS consensus guidelines. The Lancet Neurology, 2016, 15（3）：292-303

12. Sati P, Oh J, Constable RT, et al. The central vein sign and its clinical evaluation for the diagnosis of multiple sclerosis: a consensus statement from the North American Imaging in Multiple Sclerosis Cooperative. Nature Reviews Neurology, 2016, 12（12）：714-722

13. Polman CH, Reingold SC, Banwell B, et al. Diagnostic criteria for multiple sclerosis: 2010 revisions to the McDonald criteria. Annals of neurology, 2011, 69（2）：292-302

14. Kim HJ, Paul F, Lana-Peixoto MA, et al. MRI characteristics of neuromyelitis optica spectrum disorder An international update. Neurology, 2015, 84（11）：1165-1173

15. Young NP, Weinshenker BG, Parisi JE, et al. Perivenous demyelination: association with clinically defined acute disseminated encephalomyelitis and comparison with pathologically confirmed multiple sclerosis. Brain, 2010, 133（Pt 2）：333-348

16. Huang D, Cossoy M, Li M, et al. Inflammatory progressive multifocal eukoencephalopathy in human immunodeficiency virus negative patients. Ann Neurol, 2007, 62（1）：34-39

17. Ratai E, Kok T, Wiggins C, et al. Seven-Tesla proton magnetic resonance spectroscopic imaging in adult X-linked adrenoleukodystrophy. Arch Neurol, 2008, 65（11）：1488-1494

18. Takanashi J, Saito S, Aoki I, et al. Increased N-acetylaspartate in model mouse of Pelizaeus-Merzbacher disease. Magn Reson Imaging, 2012, 35（2）：418-425

19. Assadi M, Janson C, Wang DJ, et al. Lithium citrate reduces excessive intra-cerebral N-acetyl aspartate in Canavan disease. Eur J Pediatr Neurol, 2010, 14（4）：354-359

20. Heng AE, Vacher P, Aublet-Cuvelier B, et al. Centro pontine myelinolysis after correctionofhyponatremia: roleofassociatedhypokalemia. Clin Nephrol, 2007, 67（6）：345-351

（李坤成 审校）

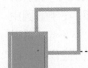

第九章　代谢性疾病与中毒性脑病

第一节　肝豆状核变性

【临床与病理】

肝豆状核变性（hepatolenticular degeneration）于 1912 年首先由 Wilson 等报道，又称 Wilson 病，是一种常染色体隐性遗传铜代谢障碍性疾病，累及脑、肝、角膜、肾等多个器官。本病人群发病率为 0.5/10 万～3/10 万，患病率约 1/3 万活婴，患者同胞患病风险为 1/4，阳性家族史达 25%～50%。绝大多数限于一代同胞发病或隔代遗传，连续两代发病罕见。本病在大多数欧美国家罕见，意大利南部、以色列及东欧犹太人、日本等地发病率较高。

正常人每天从饮食摄入铜约 5mg，仅 2mg 左右由肠道吸收入血。在血液中铜与白蛋白疏松地结合并运送至肝脏。在肝细胞中 95% 以上的铜与 α_2- 球蛋白牢固结合成铜蓝蛋白（ceruloplasmin，CP），再释入血液中。剩余的铜主要通过胆汁排泄，少量铜从尿及汗液中排出体外。Wilson 病患者铜蓝蛋白合成减少，与白蛋白疏松结合的铜显著增加。铜最易沉积在基底节，患者含铜量可为正常人的 10 倍。肝脏、肾脏、胰腺等器官含铜量也可增高 7～10 倍。铜沉积在角膜弹力层可形成特异性 Kayser-Fleischer 环（K-F 环）。同时，肝细胞溶酶体无力将铜分泌入胆汁，而从肾小球滤过大量排出，加重肾脏损害。铜可以对多种酶产生抑制作用，也能产生大量的自由基直接损害细胞膜、细胞内的蛋白及核酸等物质，导致组织器官的功能异常。

本病主要临床表现为神经精神症状与肝脏症状，其次为骨关节及肾脏损害。分为潜伏型（亚临床型）与显性型（临床型），后者又按受累系统的严重程度分为脑型、肝型、骨肌型、脊髓型等。以脑型及肝型最常见，男性多于女性，多数患者 10～20 岁起病，脑型临床表现为肢体静止性震颤、齿轮样肌强直、构音障碍、流涎及行动困难，98% 的患者具有角膜色素环（K-F 环），为本病重要体征，但 7 岁以下患儿此环较少见。大约 80% 患者有肝脏症状，早期表现为非特异性慢性肝损害症状（如疲乏、食欲减退、发热等），后期可出现肝区痛、肝脏肿大、触痛，严重者出现肝硬化、脾大、脾功能亢进、腹水、食管静脉曲张破裂及肝性脑病等。大约 10%～51% 的患者可出现精神症状，主要表现为情感障碍及认知功能障碍，但无特异性，晚期可出现痴呆。血清铜蓝蛋白减低是诊断本病的重要实验室检查依据之一，但 5%～10% 不典型患者的血清 CP 正常或接近正常。其他实验室检查还可发现血清总铜量降低，尿铜量增加，血清铜氧化酶活力降低，青霉胺负荷试验阳性，肝功能异常等。

Wilson 病主要累及苍白球、壳核、尾状核、丘脑、红核、黑质、脑桥、齿状核以及大脑与小脑白质，大体病理表现为壳核和苍白球体积缩小，软化及空腔形成，严重者大脑半球出现不同程度萎缩。组织学上可见受累区域神经元数量减少、水肿、胶质增生等，星形细胞变化明显，可有小软化灶及出血，豆状核和黑质内可见含铁血黄素巨噬细胞，免疫组化染色可见血管周围及脑实质内有颗粒状铜沉着。白质病灶区可见髓鞘形成增加、脱髓鞘和海绵状变性。

【影像学检查方法】

MRI 诊断肝豆状核变性的效果明显优于 CT，可在 CT 无明显异常表现时发现病灶。MRI 常规图像即可显示脑内病灶，以 T_2WI 更为敏感，无需进行增强扫描。

【影像学表现】

1. CT　表现为双侧苍白球、壳核对称性密度减低，呈带状或新月形（图 9-1-1），也可累及双侧尾状核、丘脑、脑干及齿状核。增强扫描病灶无强化。晚期，病灶密度进一步降低，呈液性密度的软化灶，可见大脑皮层变薄，脑干及小脑萎缩等改变。

2. MRI　多表现为受累核团 T_1WI 低信号、T_2WI 高信号，T_2-FLAIR 高信号，DWI 上呈低信号（图 9-1-2）。病灶呈双侧对称性分布，信号异常主要为铜离子沉积物刺激局部组织引起水肿及胶质增生所致。在 T_1WI，有时病灶可呈高信号，可能与病灶区顺磁性物质沉着有关。DWI 可显示病灶早期铜沉积后引起的细胞水肿，以血管源性水肿为主，表现为低信号伴明显增高的 ADC 值，或稍高信号伴轻度增高的 ADC 值（由于 T_2 透过效应），然后出现神经细胞坏死、海绵状变性和脱髓鞘改变，使水分子自由扩散加快，DWI 呈明显低信号。可有白质纤维束受累，常见于脑桥小脑束、齿状核传出纤维束、齿状核 - 红核束和齿状核 - 红核 - 丘脑束等。T_2WI 可见"熊猫脸"征，即红核在 T_2WI 上呈现对称性的低信号，红核周围的内侧丘系、大脑脚上部、红核脊髓束及皮质脑干束神经纤维受累表现为环状 T_2 高信号，形成眼部，黑质网状带外侧部正常信号形成耳部，双侧上丘、中脑导水管周围灰质神经核团的正常短 T_2 信号及中脑导水管的长 T_2 信号构成了脸的下半部。增强扫描病灶多无强化。长期慢性病例可显示弥漫性白质受累，在半卵圆中心对称分布，额顶叶最多见，病灶大小不定，可融合，T_2WI 和 FLAIR 为高信号，T_1WI 为低信号。晚期可显示脑萎缩征象，累及深部核团和皮层灰质。通常以豆状核萎缩为著，体积明显减小，内部有囊变，壳核可呈空腔样表现，邻近脑沟、脑室扩大。

【诊断与鉴别诊断】

CT、MRI 表现为双侧豆状核、丘脑区对称性低密度或 T_1WI 低信号、T_2WI 高信号，较具特征性，可提示诊断，但无特异性，必须结合临床和实验室检查，具有家族遗传史、锥体外系症状和（或）肝硬化、角膜 K-F 环、血清铜蓝蛋白 <200mg/L 者可确诊为临床显性型。影像学检查可监测疾病进展，有助于判断预后。

双侧基底节区对称性低密度的常见疾病主要还有中毒性疾病（如 CO 中毒、霉变甘蔗中毒、氰化物中毒等）、缺氧缺血性脑病、代谢性疾病（脑桥外髓鞘溶解症、亚急性坏死性脑病、维生素 B_1 缺乏性脑病等），但上述疾病多有中毒、缺氧、心搏骤停、电解质失衡、补液不当等病史，影像学检查无明显特异性，故鉴别诊断时结合临床及其他辅助检查极为重要。

【临床研究现状】

MRS 可反映 Wilson 病患者脑代谢产物的异常，主要表现为 NAA 峰减低，可能是由于神经损害及线粒体功能失调所致，NAA/Cr、Cho/Cr 比值较正常对照组降低，但病程对结果影响较大，儿童患者 MRS 常无明显改变。部分患者可见肌醇（mI）

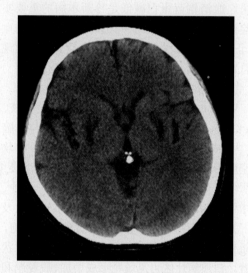

图 9-1-1 肝豆状核变性 CT 平扫
示双侧壳核对称性新月形低密度

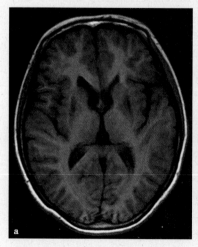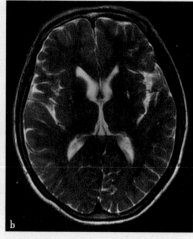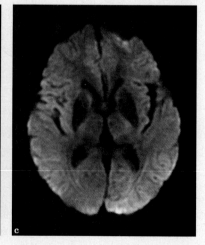

图 9-1-2 肝豆状核变性 MRI 平扫
a. T_1WI，示双侧壳核对称性新月形低信号；b. T_2WI，呈高信号；c. DWI，呈低信号

峰增高。短期驱铜治疗对 MRS 影响不大，长期驱铜治疗可见 NAA/Cr 比值增高，故 NAA/Cr 可作为观察疗效的主要指标。

SWI 显示双侧尾状核头、壳核、苍白球、丘脑、红核、黑质在校正相位图上呈明显低信号，提示有顺磁性物质沉积。但铜是否具有磁敏感属性尚有争议，且无论病程、是否接受驱铜治疗，SWI 上低信号常无明显变化，也与血清铜蓝蛋白及铜氧化酶活性无相关性，提示其可能与巨噬细胞内含铁血黄素导致顺磁性金属铁的沉积有关。QSM 检查也发现灰质核团及部分皮层的铁沉积含量增加，而部分白质脑区的铁沉积含量减少。

DTI 表现为 FA 值降低，MD、$\lambda 1$、$\lambda 2$、$\lambda 3$ 值增高，苍白球及壳核的改变最明显，提示该区域神经细胞坏死、细胞外间隙扩大，限制水分子运动的结构性屏障消失，水分子运动加快。部分参数可在出现常规 MRI 改变前评估 Wilson 病患者的病情，以 FA 值最为敏感。长期驱铜治疗后 DTI 参数值可有不同程度改善，并与临床 NNS（neurological symptom score）评分相关，故 DTI 可能成为 Wilson 病治疗的临床评价指标。

rs-fMRI 还发现 Wilson 病患者双侧基底节、丘脑核团的 ALFF 值降低，提示神经元自发活动减少，锥体外系核团 ReHo 值均不同程度降低，提示这些核团的功能存在协同性损伤。而扣带回后部、前额叶皮质和双侧颞叶区域 ALFF 值较全脑平均水平增高，部分小脑、中脑的 ReHo 值增高，提示这些区域可能存在功能代偿。

（孙志华　于春水）

第二节　脊髓小脑性共济失调

【临床与病理】

脊髓小脑性共济失调（spinocerebellar ataxia，SCA）又称为染色体显性遗传性小脑性共济失调（autosomal dominant cerebellar ataxia，ADCAs），是一种常染色体显性遗传性疾病，表现为小脑、脑干、脊髓的变性。外显率高，亲代中一人为此疾病患者，其子女将有 50% 的几率患病。根据致病基因定位的不同，进一步分为不同亚型，目前已经确定致病基因的 SCA 亚型达到 30 型，每种亚型除致病基因不同外，其人种、分布人群等流行病学特点也有所差异，在中国、日本等东亚地区常见的是 SCA-3 型，又称为马查多 - 约瑟夫病（Machado-Joseph disease，MJD）。

该病具有明显的临床和遗传异质性，即同一家系内不同个体间临床表现及病理改变可有较大差异，不同亚型间也可有相同的临床及病理改变。发病年龄可自婴儿期至中年，以 20～40 岁居多，均缓慢起病，除进行性共济失调外，还可有构音障碍、眼外肌麻痹、锥体束征、锥体外系征、周围神经受累、智力障碍等临床表现，病程呈进行性缓慢加重，常不危及生命。

发病机制不明，推测与神经元内包涵体、细胞凋亡、泛素 - 蛋白水解酶通路、自噬 - 溶酶体通路、基因转录、线粒体氧化应激等多个因素有关。除主要累及小脑外，可同时累及脑桥、延髓、橄榄和脊髓、视神经等。小脑的病理表现为浦肯野细胞消失、髓鞘脱失和轴索变性，小脑蚓部严重萎缩，小脑白质受累较轻。脊髓一般后索受累，很少累及前角细胞。

【影像学检查方法】

CT、MRI 均可显示小脑、脑干萎缩，但 MRI 多方位、多脉冲序列成像显示病变更为清楚，特别是显示脊髓病灶的效果明显优于 CT。

【影像学表现】

1. **CT**　表现为小脑、脑干萎缩，脑沟、脑池增宽。

2. **MRI**　表现为小脑半球皮层灰质及小脑蚓部明显萎缩，小脑上脚及中脚萎缩，脑干变细，主要为脑桥萎缩，后颅凹脑池、小脑表面脑沟明显增宽（图 9-2-1）。一般信号无异常，部分可见脑桥基底部中线区稍高 T_2 或 T_2-FLAIR 信号，提示脑桥横向纤维受累。脊髓萎缩多位于后根周围，可见条状长 T_2 信号影。SCA-3 型病程较长者还可见齿状核、红核、苍白球及额、颞叶萎缩，脑桥被盖萎缩可较基底部明显。

【诊断及鉴别诊断】

SCA 主要靠基因学确诊，肌电图、体感诱发电位等可协助诊断并判断疾病严重程度及脊髓后根受累情况，影像学检查仅能提示小脑、脑干萎缩，不能作进一步定性诊断，但可排除小脑肿瘤、炎症及血管病等造成的继发性小脑共济失调。该病与橄榄脑桥小脑萎缩（olivopontocerebellar atrophy，OPCA）表现类似，后者可分为遗传型及散发型，部分学者将遗传型归入 SCA-1 型中。SCA 更主要表现为小脑蚓部及半球萎缩，脑桥腹侧向前隆起的弧度仍存在，而 OPCA 表现为脑桥、延髓下橄榄及小脑萎缩，脑桥腹侧面萎缩变平更明显，且罕有脊髓受累。

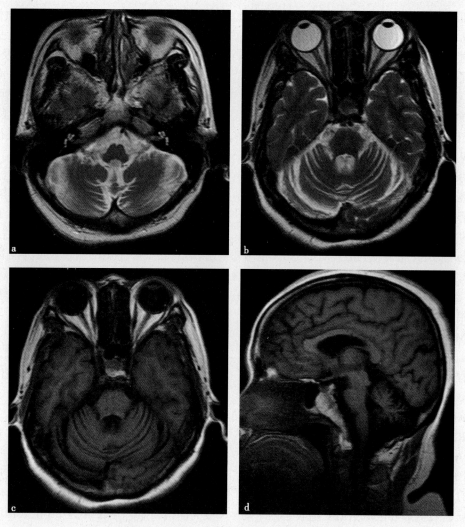

图 9-2-1 脊髓小脑性共济失调头部 MRI 平扫

a、b. T₂WI 示小脑半球及蚓部明显萎缩，小脑中脚、脑桥萎缩，并可见横行及纵行高信号；
c、d. T₁WI 小脑及脑桥萎缩，信号未见异常

【临床研究现状】

DWI 通过 ADC 值的测定可辅助早期诊断 SCA。未起病 SCA 患者常规检查常无明显脑萎缩表现，但小脑齿状核 ADC 值增高，提示局部神经元损伤及退化。发病患者大脑脚、脑桥、小脑及蚓部 ADC 值增高，也可见于大脑半球（中央前回、内囊后肢等），主要由于轴索损伤及神经元缺失造成局部组织结构疏松，使得水分子扩散加快，而小脑齿状核的 ADC 值增高并不明显，可能是随病程进展，小脑齿状核的损伤进程相对其他位置减缓，不如其他位置损伤明显。

DTI 可显示脑干白质纤维束受累情况。FA 图可见小脑上脚层面脑桥横向纤维束及小脑中脚腹侧部分纤维不完整、不连续，提示局部神经纤维变性。

MRS 能在小脑萎缩发生之前观察到脑组织代谢产物降低，可为临床早期诊断提供帮助。无症状者小脑蚓部 NAA/Cr、Cho/Cr 比值降低，小脑半球 NAA/Cr 轻度减低，但 Cho/Cr 比值无明显变化。NAA/Cr 比值减低反映相应部位神经元丢失及其生存能力的降低，有症状者比值降低程度较无症状者更明显，提示 NAA/Cr 较 MR 常规检查所显示的形态及信号改变更为敏感。代谢物浓度的降低也与患者认知功能降低呈正相关：视觉记忆范围测试能力降低与谷氨酸、谷氨酰胺浓度下降呈正相关；语义言语流畅性能力降低与磷酸胆碱、甘磷酸胆碱浓度下降呈正相关；数字广度测试结果与 NAA 浓度下降相关。

应用 VBM 法测定 SCA 患者灰质密度，发现大脑皮层（主要是扣带回、中央前回、顶叶）、小脑

及脑干有不同程度减低，导致听觉、语言、延迟记忆及其他认知功能损害。VBM 法还可量化小脑体积，便于病情监测。

（孙志华 于春水）

第三节 肝性脑病

【临床与病理】

肝性脑病（hepatic encephalopathy，HE）又称为肝性昏迷，是严重肝病引起的以代谢紊乱为基础的中枢神经系统功能失调的综合征。1836 年 Bright 首次描述了肝硬化患者发生头痛、谵妄表现，1954 年首先提出了肝性脑病的概念。其病因包括肝硬化、门静脉高压外科门 - 体分流手术后、急性或暴发性肝功能衰竭、原发性肝癌、妊娠期急性脂肪肝、严重胆道感染等。主要诱因有上消化道出血、放腹水、大量排钾利尿、高蛋白饮食、麻醉及安眠镇静药、感染、尿毒症等。

HE 的发生机制复杂，尚未完全清楚，有若干学说，其中氨中毒学说最为经典。在肝功能衰竭时，肝合成尿素的能力减退；门 - 体分流存在时，肠道的氨未经肝脏解毒而直接进入体循环，使血氨增高。脑组织中的游离氨浓度与肝性脑病的严重程度之间有高度相关性。氨可促进磷酸果糖激酶的活性，使葡萄糖转化为丙酮酸和乳酸，从而减少葡萄糖向大脑的转运，干扰了脑细胞的正常代谢。高血氨还可直接抑制神经细胞的膜电位活动，损害大脑皮层、丘脑、脑干、脊索的抑制性传导，并且通过干扰三羧酸循环和氧化代谢，引起 ATP 产生下降，导致脑内能量来源受限。但临床上，20% HE 患者的血氨水平在正常范围，且部分患者血氨恢复正常后仍处于昏迷状态，故氨中毒学说也受到了抑制性神经递质及氨基酸失衡等学说的挑战。同时，由于肝病导致顺磁性物质锰不能正常排出并流入体循环，高血氨导致血管通透性增加，血脑屏障破坏，从而使锰在大脑中积聚产生神经毒性。

HE 按病程可分为急性、亚急性和慢性。主要临床表现是扑翼样震颤、精神症状、头痛、呕吐、意识障碍。急性 HE 常见于暴发性肝炎，患者在起病数日内即进入昏迷直至死亡，昏迷前可无前驱症状。慢性肝性脑病（又称为门 - 体分流性脑病）多由于门 - 体侧支循环和慢性肝功能衰竭所致，以慢性反复发作性木僵与昏迷为突出表现，临床分期如下：一期（前驱期），轻微的神经精神症状，可表现出欣快、反应迟钝、睡眠节律的变化；二期（昏迷前

期），可出现行为异常、嗜睡、精神错乱，经常出现扑翼样震颤等；三期（昏睡期），有明显精神错乱、昏睡、肌张力增高等症状；四期（昏迷期），神志丧失，不能唤醒。

病理上，急性 HE 血 - 脑脊液屏障受损引起脑内毛细血管通透性增加及其血流动力学改变，38%～50% 伴有脑水肿。慢性 HE 可能出现原浆性星形细胞肥大和增多，神经元变性、凋亡，病程较长者则出现大脑皮层变薄，神经元及神经纤维消失，皮层深部有片状坏死，甚至小脑和基底节也可被累及。

【影像学检查方法】

CT 通常无异常所见，MRI 在显示脑水肿及锰的异常沉积方面的效果明显优于 CT。

【影像学表现】

1. CT　通常无异常改变，严重脑水肿可表现为皮层下白质区斑片状低密度。慢性期可见脑萎缩。

2. MRI　急性期脑水肿呈 T_2 及 T_2-FLAIR 高信号，多见于双侧岛叶及扣带回，呈对称分布，可能是由于谷氨酰胺聚集引起的血管源性水肿所致，DWI 上呈稍高信号，严重者可累及基底节及脑干。慢性期由于锰沉积，T_1WI 可见苍白球对称性高信号（图 9-3-1），严重者高信号可出现在皮层下、脑室周围白质、顶盖及大脑脚等处，肝功能改善后异常信号可消失。T_2WI 上述高信号区域无明显信号改变。脑室周围白质及边缘系统可见 T_2 高信号，反映白质的假层状海绵样变性，并随肝功能恶化而发展。

【诊断与鉴别诊断】

肝性脑病主要根据肝病病史、神经精神症状、血氨增高、脑电图或视觉诱发电位的异常，在排除其他原因后作出诊断。影像学检查可提供支持性证据，并可监测脑损害的变化。

HE 引发的脑水肿及白质高信号应与病毒性脑炎、CO 中毒等疾病鉴别。长期胃肠外营养也可造成体内锰沉积，双侧基底节区可见可逆性对称性短 T_1 信号。双侧基底节 T_1 高信号还可见于 Wilson 病、神经纤维瘤病、泛酸激酶相关的神经退变、非酮症性高血糖等，结合临床及实验室检查，鉴别诊断并不困难。

【临床研究现状】

MRS 可定量检测肝性脑病患者脑内代谢产物的变化，典型表现为肌醇、Cho 峰降低，谷氨酰胺（Gln）/ 谷氨酸（Glu）比值增高，其中 Cho 在枕部白质减低最明显，Gln/Glu 比值增高在颞顶叶白质最明显。主要因星形胶质细胞是脑内氨代谢的唯一

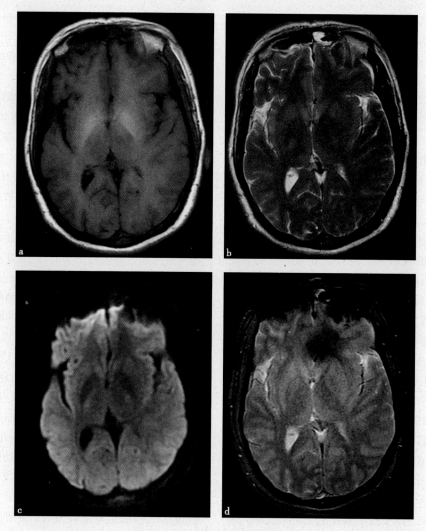

图 9-3-1 肝性脑病 MRI 平扫
a. T_1WI 示双侧基底节对称性高信号；b. T_2WI 未见明显异常；c. DWI 示低信号；
d. GRE 示稍高信号

场所，血氨升高后，星形细胞内氨水平升高，导致细胞内渗透压增高，肌醇和胆碱作为渗透压调节物质，因细胞内高渗而移出至细胞外，细胞外水分进入细胞内，导致脑内代谢物质的变化。

DTI 可显示脑水肿区 MD 值增高、FA 值减低，此改变与临床评分及肝功能呈显著正相关。磁化传递成像（MTI）对组织内含水量的变化较敏感，表现为全脑磁化传递率（MTR）的降低，以苍白球、丘脑以及皮层下白质明显。

轻微型 HE（minimal HE，MHE）在肝硬化患者中的发生率为 20%~80%，多无明显临床症状，只有通过神经心理测试才能发现。影像学检查常为阴性，多种功能影像学研究力求于早期诊断 MHE。MRS 研究发现肌醇减低或 Gln/Glu 比值增高可预

示 HE 的发生，但对于二者的敏感性各家报道不一。DTI 的 FA 值改变可显示脑白质微结构的破坏，MHE 虽有广泛脑白质 MD 值增高，但多不伴有FA 值减低，故有学者认为 FA 值减低可作为 MHE进展为 HE 的重要参考指标。ASL 可显示多个脑区的脑血流量增高，并在疾病进展过程中逐渐增加，可区分 MHE 与 HE 患者。

随着肝硬化病程持续进展，患者大脑结构的改变会逐渐明显，双侧额叶及中央前回早期最易受累。结构性 MRI 分析发现壳核和小脑灰质体积缩小，随着病情进展，丘脑体积显著增加而尾状核和额内侧回体积显著缩小。静息态 fMRI 显示 MHE 患者双侧辅助运动区、内侧额上回及前扣带回 ReHo 值明显降低。功能连接的异常可能对 MHE 早期检

测更敏感，特别是颞叶与额叶间的功能连接。另外，患者的精细运动调节能力下降可能与双侧壳核间的功能失调有关，空间工作记忆的减弱可能与前额叶皮质功能障碍有关，基底节丘脑环路受损可能与神经认知障碍有关。肝移植术后 DMN 功能连接仍低于健康人，一些脑区的功能连接持续减低。

（孙志华　于春水）

第四节　线　粒　体　病

【临床与病理】

线粒体病是一组由于线粒体 DNA 或核 DNA 缺陷导致线粒体结构和功能障碍、ATP 合成不足所致的多系统疾病，以侵犯骨骼肌为主的称为线粒体肌病（mitochondrial myopathy，MM），同时侵犯中枢神经系统的则称为线粒体脑肌病（mitochondrial encephalopathy，ME）。线粒体是真核细胞内重要的细胞器，被称为"动力工厂"，通过氧化磷酸化作用，进行能量转换，为细胞进行各种生命活动提供所需的能量。线粒体 DNA（mitochondrial DNA，mtDNA）是独立于细胞核染色体之外的又一个基因组，呈双链环状，拥有相对独立的 DNA 复制、转录和翻译系统。mtDNA 结构与复制方式的独特性使其遗传方式与核基因组不同，表现为母系遗传，即由母亲传给男女后代，只有女性后代才能将缺陷的 DNA 继续遗传下去，这是由于受精卵的全部线粒体 DNA 来自卵细胞，而精子不提供任何线粒体的遗传信息。线粒体病包括先天遗传性和后天获得性（如感染、中毒、老龄化等）2 大类。

由于不同酶体系损害程度不同而临床表现各有侧重，线粒体病的肌肉损害主要表现为骨骼肌极度不能耐受疲劳，神经系统主要表现有眼外肌麻痹、卒中、癫痫反复发作、肌阵挛、偏头痛、共济失调、智力障碍以及视神经损害等，其他系统表现可有心脏传导阻滞、心肌病、糖尿病、肾功能不全、假性肠梗阻和身材矮小等。根据常见临床症状、基因突变的比例及位置的不同可分为如下类型：

1. 线粒体脑肌病伴高乳酸血症和卒中样发作综合征（mitochondrial myopathy，encephalopathy，lactic acidosis and stroke-like episodes，MELAS）1984 年由 Pavlakis 首先报道，致病基因具有明显异质性，目前已发现数十种基因突变，主要包括 A3243G（线粒体编码亮氨酸 tRNA）突变（约占 80%）、T3271C 和 A3252G 突变（约占 15%）。

2. 肌阵挛性癫痫伴破碎红纤维（myoclonic epilepsy and ragged-red fiber disease，MERRF）1980 年由 Fukuhara 首先报道，以进行性肌阵挛伴癫痫、共济失调、肌病、耳聋和轻度痴呆为特征。80%～90% 是赖氨酸 tRNAA8344G 突变，少数与 T8356C 突变相关。

3. Kearns-Sayre 综合征（KSS）1958 年由 Kearns-Sayre 首先报道，表现为慢性进行性眼外肌麻痹（上睑下垂、眼球活动受限）、视网膜色素变性和心脏传导阻滞三联症。最常见的原因是 mtDNA 8468 和 13446 位之间的 4977bp 的缺失。

4. 慢性进行性眼外肌麻痹（chronic progressive external ophthalmoplegia，CPEO）1983 年由 Johnson 首先提出，以眼睑下垂、眼外肌瘫痪、视网膜炎、肢体疾病为主要表现。基因检测变异性大，已知多种 mtRNA 片段的缺失、重排与其发病相关，常见基因位点与 KSS 类似。

5. 线粒体肌病 与 mtDNA 点突变及缺失重排均有关。

6. Leigh 综合征 主要为复合体 IV 细胞色素氧化酶缺乏所致的亚急性坏死性脑脊髓病，最常见的为 ATP 酶的亚单位 6 的编码基因上 T8993G、T8993C 和 T9176C 等 3 个点突变，导致细胞色素 C 氧化酶缺乏。

7. 线粒体神经胃肠脑肌病（MNGIE）由 mtDNA 上的胸腺嘧啶磷酸酶基因 22q13 突变引起，发病时会出现反复发生异常疼痛、呕吐、腹泻，并伴有进行性展神经麻痹、痴呆伴脑白质营养不良、感觉丧失及肌肉无力等神经症状。

8. 其他线粒体病 还包括：Pearson 综合征、Alpers 病（家族性原发性进行性大脑灰质萎缩症）、Menke 病（卷毛型灰质营养不良）、Leber 遗传性视神经病（LHON）、视网膜色素变性共济失调性周围神经病（NARP）、Wolfram 综合征等。

不同类型线粒体病的临床和影像学表现错综复杂，缺乏特异性且可以彼此交错和转型，本节重点介绍 MELAS 的临床、病理及影像学表现。

MELAS 的发病机制主要有以下假说：①血管病学说：指异常线粒体沉积于软脑膜和脑内小动脉的平滑肌细胞及内皮细胞，导致脑组织缺血而致病；②细胞病学说：由于线粒体功能障碍导致脑神经细胞能量供应不足，无氧代谢增加，乳酸酸中毒，当能量需求增高时，即诱发卒中样发作，而线粒体的氧化磷酸化异常最容易损伤枕叶；③非缺血性神经血管细胞学说：神经元过度兴奋、神经元脆弱、毛细血管通透性增加和充血。

该病在 2~10 岁儿童中多发，患病儿童多表现为发育迟缓、反复头痛、反复癫痫发作、智力迟钝、听力减弱、呕吐、抽搐、易疲劳等，可出现精神症状，肾脏损害，肌无力、运动不耐受，伴有轻度肌萎缩。随时间推移，上述症状有逐渐加重的趋势。血清及 CSF 中乳酸增高，丙酮酸或乳酸/丙酮酸可增加。

肌肉活检显示破碎红纤维，肌电图亦可见到神经源性或肌源性改变，脑电图具有全脑弥散性脑电失律，亦可有局灶性改变，特别可见癫痫脑电图特有的棘慢波综合、尖波慢波等。

脑部病理改变以多灶性皮层损害为主，可见神经细胞变性或脱失，星形胶质细胞增生和微小血管增多。同时累及皮层下白质可见神经纤维稀疏、轴索和髓鞘坏死及继发性脱髓鞘改变。大脑皮层病灶以Ⅲ、Ⅳ、Ⅴ层为重，呈层性坏死。

【影像学检查方法】

MRI 为首选的影像学检查方法，特别是 DWI 和 MRS，DWI 可显示急性期缺血，MRS 可显示特征性 Lac 峰。但 CT 显示钙化较 MRI 更为敏感。

【影像学表现】

1. CT　急性卒中发作可见表现为顶枕叶低密度，脑回肿胀，但病灶不符合血管供血区分布，增强扫描可见脑回状强化。晚期可出现苍白球对称性钙化，也可见于丘脑、小脑齿状核等。

2. MRI　MELAS 急性期临床表现为急性卒中发作，病灶多位于顶枕叶皮层和皮层下区，而深部白质相对正常，呈多发性、游走性，双侧病灶可对称或不对称，不按脑血管供血区分布。表现为 T_1WI 低信号、T_2WI 高信号，FLAIR 及 DWI 更为敏感，为高信号，受累脑回肿胀，呈"明亮的皮质增厚征"。DWI 显示细胞毒性水肿为明显高信号，ADC 值减低；血管源性水肿为相对稍高信号（由于 T_2 透过效应），ADC 值增高，这两种细胞水肿在 MELAS 急性期可同时存在。增强扫描可无强化，或见轻度脑回状或线样强化（图 9-4-1），这些改变可能与血管壁受损、血管通透性增高、血脑屏障破坏有关。MRA 示大脑大动脉主干正常，可见病灶区末梢血管增多。MELAS 慢性期可见局部脑萎缩改变、软化灶形成，部分患者在 T_1WI 可见脑回样高信号影，可能与皮层板层状坏死有关。MRS 为本病较具特征性表现，可见 Lac 峰，双峰或倒置（图 9-4-2），NAA 峰减低。

【诊断与鉴别诊断】

典型的临床表现（反复发作的肌无力、头痛、卒中样症状）、血清或 CSF 乳酸含量增高，MRI 显示颞顶枕叶缺血或梗死，MRS 可见 Lac 峰，结合肌肉活检、脑电图及肌电图结果可考虑 MELAS 可能，但确诊仍需基因学检查。

缺血性脑梗死的影像学表现与 MELAS 类似，但病灶分布与大血管供血区一致，MRA 可见供血动脉狭窄、闭塞，远端分支减少，且多见于中老年患者。烟雾病是由于脑底动脉进行性狭窄、闭塞，从而导致脑底出现异常血管网为特点的脑血管疾病，好发于儿童和青少年，也可以反复出现脑缺血发作，但也可继发出血，脑底池及基底节-丘脑区异常增多的流空血管影是其特征性表现。病毒性脑炎在临床上可有高热、头痛、意识障碍等表现，多见于双侧或单侧颞叶，海马常受累，也以皮层及皮层下受累为主，脑回肿胀，呈长 T_1、长 T_2 信号，DWI 常呈稍高信号，增强扫描呈斑片状强化，但病灶区 MRS 检查一般不出现 Lac 峰，可以有助于鉴别。弥漫性星形细胞瘤可累及多个脑叶，表现为脑回肿胀，皮层及皮层下受累，增强扫描无强化或明显斑片状强化，MRS 具鉴别诊断意义，可见 Cho 峰增高，无 Lac 峰。

【临床研究现状】

MRS 对于 MELAS 的诊断具有重要意义，且其检查出的代谢水平异常通常早于形态学改变。DTI 可显示病灶区 FA 值下降，提示白质完整性破坏。DTT 检查反映病灶区神经纤维束出现不同程度破坏、中断或稀少改变，反映神经元损伤和白质脱髓鞘改变。

SWI 上双侧基底节区由于铁、钙沉积可呈低信号。苍白球的钙化在相位图或校正相位图呈高信号。

急性卒中样发作早期，PWI 可见顶枕叶及分水岭区脑血流灌注下降，几小时后表现为灌注增高，其原因可能由于乳酸大量堆积后，高乳酸血症导致血管舒张而呈高灌注，此状态可一直维持到发病后数月，有助于与脑梗死、脑炎、肿瘤鉴别。慢性期由于能量供应不足导致细胞毒性水肿，出现皮层萎缩及软化灶，病灶周围出现胶质细胞增生和小血管增多，表现为脑血流量正常或减低。ASL 可无创伤监测脑血管血流动力学变化，可测量动脉脑血管反应性（arterial cerebrovascular reactivity，CVR），表现为 CVR 降低，而 CBF 增加，二者呈负相关，额叶 CVR 降低更明显，枕叶 CBF 增加更明显，同时疾病的严重程度、基因突变率与 CVR 呈负相关。

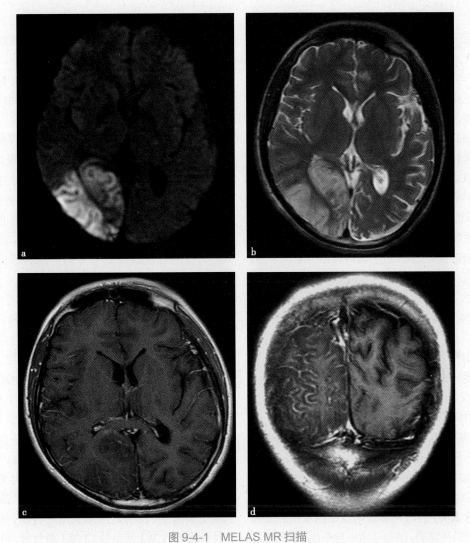

图 9-4-1　MELAS MR 扫描

a. DWI 示右侧顶枕叶皮层及皮层下区高信号；b. T$_2$WI 示病灶呈高信号，脑回肿胀；
c、d. T$_1$WI+C 示病灶区脑回样强化

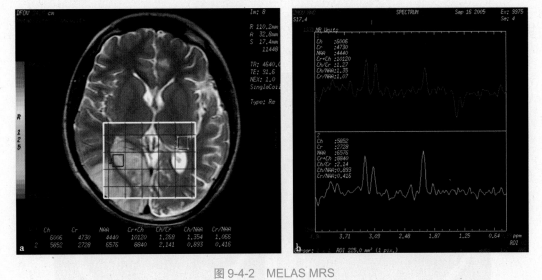

图 9-4-2　MELAS MRS

a. T$_2$WI 定位图；b. MRS 示右侧顶枕叶病灶区与正常相比 NAA 峰降低，可见倒置 Lac 峰

（孙志华　于春水）

第五节 一氧化碳中毒

【临床与病理】

一氧化碳中毒（carbon monoxide poisoning）俗称煤气中毒，为含碳物质燃烧不完全产生一氧化碳（carbon monoxide，CO），通过呼吸道进入机体内，在血液中 85% 与血红蛋白结合，形成稳定的碳氧血红蛋白（carboxyhemoglobin，COHb），不能携带氧，且不易解离，同时还可影响氧合血红蛋白的解离，阻碍氧的释放和传递，从而造成细胞缺氧，以心脑血管系统受累最为明显。

血 COHb 高于 10% 以上即可诊断为 CO 中毒。急性中毒按中毒程度可分为三度：轻度：患者仅有头痛、头晕、心悸、恶心、呕吐等症状，血 COHb 浓度约为 10%～30%；中度：除上述症状加重外，还有面色潮红，口唇呈樱桃红色，躁动不安等精神异常，血 COHb 浓度约为 30%～40%；重度：患者迅速进入昏迷状态，反射消失，血压下降，四肢软瘫，瞳孔缩小或散大，血 COHb 浓度常为 50% 以上。急性 CO 中毒患者在意识障碍恢复后，经过 2～60 天的"假愈期"，再出现中枢神经系统损害症状者称为 CO 中毒迟发性脑病，常表现为意识障碍、锥体外系及大脑皮层局灶性功能障碍等。

急性 CO 中毒者，脑内小血管麻痹、扩张，缺氧造成细胞内水肿，同时使血管内皮细胞发生肿胀而造成脑血管循环障碍，进而造成血栓形成、缺血性坏死以及广泛的脱髓鞘改变。病理上表现为脑组织明显充血、水肿，苍白球由于供氧血管为脉络膜动脉和大脑中动脉穿支，对缺血缺氧最为敏感，易最先受累，发生缺血、坏死和软化，大脑皮层海绵状坏死，海马及小脑细胞变性、坏死，晚期萎缩。迟发性脑病主要表现为大脑半球白质散在或弥漫性脱髓鞘改变。

【影像学检查方法】

MRI 比 CT 敏感，可以显示早期、轻微病灶以及迟发性脑病的白质改变，但检查时间较长。

【影像学表现】

1. CT 轻者 CT 表现可正常。双侧苍白球卵圆形对称性低密度灶为其特征性表现，可持续存在，晚期可形成对称性软化灶，增强扫描无强化。严重者可见脑白质广泛低密度影，伴脑室、脑沟受压、变小，但对海马、大脑皮层及小脑的改变显示不佳。晚期可见大脑皮层变薄、萎缩，脑室及脑沟扩大。迟发性脑病者常可见大脑半球白质区对称性弥漫性低密度。

2. MRI 表现为双侧苍白球对称性 T_1WI 低信号、T_2WI 高信号（图 9-5-1），FLAIR 序列呈高信号，慢性期 DWI 呈低信号，增强扫描无强化。也可累及整个豆状核及尾状核头，少数患者可见丘脑、黑质核团等受累。急性期多数患者可出现不同程度弥漫性脑水肿，表现为脑质内对称性 T_1WI 稍低信号、T_2WI 稍高信号，DWI 呈等或稍高信号，提示血管源性水肿。预后较好的患者随诊复查苍白球病灶可变小，脑水肿可部分或完全消失。晚期可见脑组织萎缩，海马变性萎缩为著，或可见对称性长 T_1、长 T_2 信号。迟发性脑病患者以大脑半球脑白质受累为主，特别是双侧额顶叶白质，表现为对称性弥漫性 T_1WI 低信号、T_2WI 高信号，FLAIR 为高信号（图 9-5-2），为不可逆性脱髓鞘改变，增强检查无强化。

【诊断与鉴别诊断】

双侧苍白球对称性低密度或异常信号结合 CO

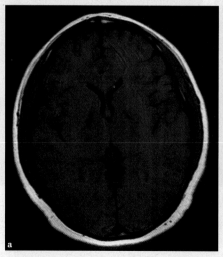
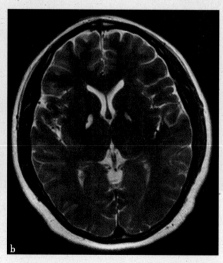

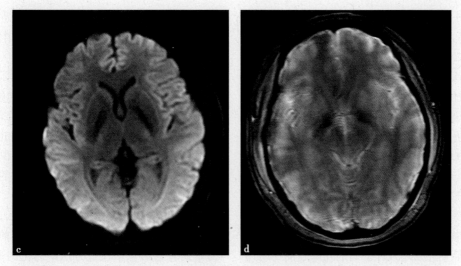

图 9-5-1　CO 中毒（病史 1 个月）头部 MR 平扫

a. T_1WI 示双侧苍白球对称性低信号；b. T_2WI 呈高信号，周边可见低信号环；c. DWI 呈低信号；d. GRE 序列呈低信号

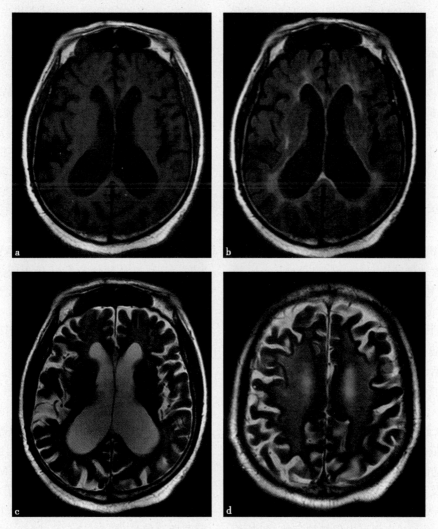

图 9-5-2　CO 中毒（男，50 岁，病史 3 年）头部 MR 平扫

a. T_1WI 示双侧大脑半球白质内对称性低信号，脑室扩大，脑沟脑池增宽；b. T_2-FLAIR 呈高信号；c、d. T_2WI 呈高信号

中毒病史，不难确诊。表现为基底节区对称性改变的疾病较多，如中毒性疾病（霉变甘蔗中毒、氰化物中毒等）、亚急性坏死性脑病、血管病等；CO 中毒迟发性脑病主要与老年性脑白质脱髓鞘改变、皮层下动脉硬化性脑病等其他脑白质病灶等鉴别，临床病史对于鉴别诊断极为重要。

【临床研究现状】

急性 CO 中毒患者中，血液中 COHb 含量与影像学表现并无相关性。MRS 可显示基底节区异常 Lac 峰，部分病例可以出现 NAA 降低，Cho/Cr 比值升高。ADC 值可检测脑白质区水分子弥散受限改变，是反映中毒程度较敏感的指标，ADC 值降低越明显，患者后期伴发迟发性脑病的几率越高。动物实验发现急性 CO 中毒兔脑动脉有不同程度的痉挛改变，PWI 可显示中毒急性期灌注下降、对比剂平均通过时间延长。

迟发性脑病的 DTI 研究可显示额顶叶弥漫性白质病灶区及胼胝体 FA 值下降，并可发现常规 MRI 检查显示正常的脑白质损害。MRS 仍显示 NAA 降低，Cho 或 Cho/Cr 比值增高，但不会出现 Lac 峰。在认知功能评估方面，患者在处理速度、智能灵活性、抑制性以及工作和言语情景记忆方面均存在功能缺陷，VBM 研究显示其杏仁核、海马、基底节、顶下小叶、前额叶皮层灰质体积均减小。

（孙志华 于春水）

第六节 甲状旁腺功能减退

【临床与病理】

甲状旁腺功能减退（hypoparathyroidism），简称甲旁减，又称甲状旁腺功能低下，是甲状旁腺素（parathyroid hormone，PTH）分泌过少和（或）效应不足而引起的一组临床综合征。临床常见类型有特发性甲旁减、继发性甲旁减、低血镁性甲旁减，少见类型包括假性甲旁减、假-假性甲旁减、假性特发性甲旁减等。发病机制包括 PTH 分泌受抑制、分泌减少、作用受阻三类原因。机体缺镁时 PTH 的释放（而非合成）受抑，并可使外周组织产生对 PTH 的抵抗性，因而可伴发低钙血症。

甲旁减的临床症状取决于血钙降低的程度与持续时间以及下降的速度。常见临床表现为手足搐搦、癫痫样发作及锥体外系症状，有时可见脑缺血改变，慢性甲旁减患者可出现精神症状，包括烦躁、易激动、抑郁，胃肠道症状可有恶心、呕吐、腹泻等，皮肤粗糙，指甲营养不良，纠正低血钙可使

症状改善。实验室检查可见低血钙、高尿钙、高血磷、低尿磷等，碱性磷酸酶可正常或稍低，血 PTH 多数低于正常也可在正常范围。

病理变化为脑内小血管及其周围以羟磷灰石形成的钙盐沉积。钙盐沉积的过程为酸性黏多糖首先聚集在胶质细胞核及其周围，随之向周围扩散、聚集为圆形体。这种酸性黏多糖的圆形体侵及小血管壁及周围，在此基础上钙盐沉积形成钙化。基底节区由大脑前动脉和大脑中动脉的穿支供血，毛细血管丰富，故钙质最易沉积。

【影像学检查方法】

CT 显示钙化最佳，对本病有重要的诊断价值，为本病首选影像学检查方法。钙化的不同时期在 MRI 上信号各异，有时难于诊断，采用 SWI 序列的相位图或校正相位图有助于对钙化的判断。

【影像学表现】

1. 颅骨 X 线平片 可显示基底节区的钙化，颅骨内外板可增厚、牙齿发育不良、齿根短而钝、牙硬板可消失。

2. CT 表现为脑内多发钙化，多为对称性，以基底节最常见，发生率接近 100%，其次为丘脑、小脑齿状核、脑叶（图 9-6-1）。脑叶钙化多见于额、顶、颞叶，85% 位于灰、白质交界处，亦可见于皮层下白质或半卵圆中心，常呈不对称性分布。多数病例内囊区虽然被钙化的尾状核、壳核、苍白球、丘脑包绕，但本身并不钙化，称为"内囊空白征"（图 9-6-1b），这可能是由于内囊区毛细血管稀少，故不易发生钙盐沉积。

钙化的形态因部位而异，苍白球钙化呈对称的"八"字形，壳核钙化为"八"字形或尖向下的三角形，尾状核头部钙化为倒"八"字形，丘脑钙化一般为两侧对称的卵圆形，有的呈条状，小脑齿状核钙化为条形，脑叶内钙化多为不规则形或条带状。钙化程度与病程长短有关，病程越长，钙化越明显，而与血钙、血磷浓度无明显的相关性。

3. MRI 显示钙化不如 CT 敏感。完全性钙化在 T_1WI 上及 T_2WI 上均显示为低信号。不完全钙化根据含水量、蛋白量及黏多糖沉积等原因在 T_1WI 及 T_2WI 也可出现高信号（图 9-6-2a、b）。SWI 对钙化灶的显示非常敏感，可弥补常规 MRI 对钙化显示的不足。由于钙化无不成对电子，为反磁性物质，引起正向相位位移，在相位图或校正相位图上呈显著高信号（图 9-6-2c、d），可与出血及其他铁沉积的病灶相鉴别。

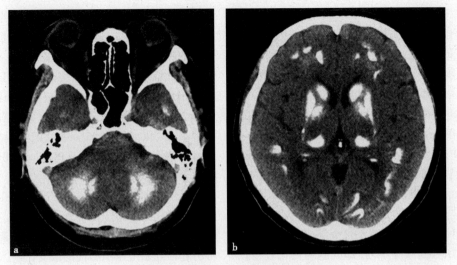

图 9-6-1 甲状旁腺功能减退 CT 平扫
示双侧齿状核、基底节、丘脑、脑叶多发钙化

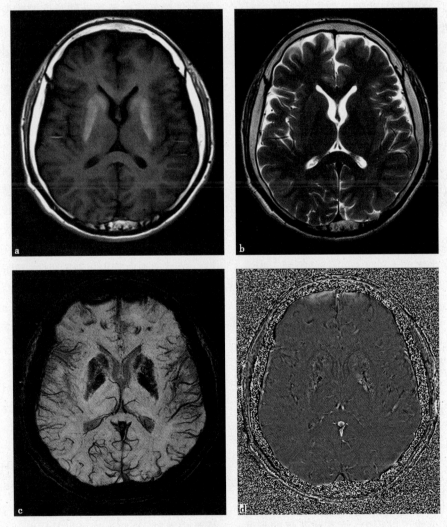

图 9-6-2 甲状旁腺功能减退 MRI 平扫
a. T₁WI 双侧尾状核及豆状核对称性高信号；b. T₂WI 呈稍高信号；c. SWI 呈低信号，并可见双侧额叶皮层下低信号；d. 相位图示基底节及额叶病灶呈高信号

【诊断与鉴别诊断】

反复发作手足搐搦史、典型 CT 表现,结合临床血钙、血磷的变化,且能排除肾功能不全者,甲旁减诊断无困难。特发性甲旁减的患者,临床上常无明显病因学发现,少数为自身免疫性,可有家族史。继发性甲旁减常于甲状腺或甲状旁腺手术后发生。假性甲状旁腺功能减退(pseudohypoparathyroidism,PHP)又称为 Albright 综合征,致病原因常由于先天性肾小管病变导致对甲状旁腺素的敏感性减低,继而出现甲状旁腺功能减退的症状。假-假性甲旁减与其不同的是肾小管及骨骼对 PTH 有反应。这两种病均见于儿童及青少年,但与甲状旁腺功能减退所致的改变不同,即其脑内钙化较少,2/3 病例可发生软组织钙化,而且常伴有某些先天畸形,如圆月脸、短颈、短胖体形、白内障、短指、智力低下等。低血镁性甲旁减在纠正低镁后,低钙血症迅即恢复,血清 PTH 也随之正常。

甲旁减还应与 Fahr 病、结节性硬化、Sturge-Weber 综合征、脑囊虫病慢性期等存在钙化的疾病鉴别,结合临床病史及实验室检查,鉴别不困难。

【临床研究现状】

甲旁减的功能影像学研究较少,绝大多数集中于 SWI 序列对于钙化灶的评估方面,对于患者精神症状的评估仍局限于临床阶段。

(孙志华　于春水)

第七节　重金属中毒

【临床与病理】

重金属是指密度大于 4.5g/cm³ 的金属。对人体毒害最大的有 5 种:铅、汞、铬、砷、镉,其中铅中毒(plumbism or lead poisoning)较为常见且毒性较大,铅一旦进入人体很难排除。铅及其化合物主要来源于各种油漆、涂料、蓄电池、冶炼、五金、电镀、化妆品、染发剂、釉彩餐具、燃煤、膨化食品等。三氧化二铅、氧化铅较易溶于水,毒性大,其中氧化铅颗粒小,较易吸收,发生中毒的可能性较大;硫化铅极难溶于水,硅酸铅颗粒大,毒性小。引起急性中毒的最小口服剂量为 5mg/kg,成人一次口服醋酸铅 2~3g 可致中毒,致死量为 50g。慢性中毒与铅量间的关系各文献报道不一,一般认为铅浓度在 0.05mg/m³ 以上,长期接触可有铅中毒发生。

铅及其化合物可以粉尘、烟雾或蒸气的形式经呼吸道进入人体,如在铅作业场所进食或用污染的手拿食物,可使铅随食物等进入人体。由呼吸道吸入者,借肺泡的弥散和吞噬细胞的吞噬,约有 25%~30% 被吸收,进入肺循环。通过消化道进入体内的铅,只有约 10% 被吸收入血。血液中的铅 90% 与红细胞结合,其余在血浆中以可溶性磷酸氢铅($PbHPO_4$)、甘油磷酸铅和与蛋白质结合的形态循环,最初主要分布在肝、肾、脾、肺等器官,以肝、肾中最高,几周后约 95% 的磷酸氢铅形成稳定而不溶解的毒性磷酸铅 $[Pb_3(PO_4)_2]$ 沉积于骨骼,少量留于肝、肾、脑、肌肉等器官。

铅的毒性可影响全身各个系统和器官,主要累及神经、造血、消化、心血管等系统,在神经系统可使大脑皮层兴奋和抑制过程的关系紊乱,进一步可引起神经系统组织结构的改变,发生铅中毒性脑病,最后导致脑萎缩。铅在体内的代谢与钙相似,凡是能促进钙贮存和排泄的因素均能影响铅的贮存和排泄。如高钙饮食能促进铅在骨骼内贮存,而当血钙降低或由于体液酸碱度的改变使钙排出量增加时,骨内的铅可随骨钙转移到血液,从而引起铅中毒。血铅还可通过胎盘进入胎儿体内,乳汁内的铅可影响乳儿。

铅中毒的初期表现为疲劳、失眠等神经衰弱征候群、外周神经炎,还会有食欲减退、腹痛、关节疼痛、贫血等全身症状。当毒性加深,可引起铅中毒性脑病,如高血压、脑血管危象、脑血管硬化、症状性癫痫、精神障碍、痴呆等,也可继发心力衰竭、生殖障碍、肾衰竭、贫血等,甚至诱发恶性肿瘤。铅中毒对儿童的损害表现为厌食、多动、注意力不集中、任性冲动、学习障碍等,还可导致儿童发育迟缓、免疫力低下、反应迟钝、智商下降等。

铅被毛细血管内皮细胞吸收,可导致线粒体能量合成缺陷,血管损伤,急性期导致白质的脑水肿和脱髓鞘改变,以海马、小脑半球、枕叶最先受累,最终导致细胞坏死。铅离子还可与甲基-D-天冬氨酸谷氨酸受体上钙的结合位点结合,增加游离细胞溶质钙,慢性期造成钙化。

【影像学检查方法】

MRI 显示病灶累及范围优于 CT,CT 可显示慢性中毒后病灶钙化。

【影像学表现】

1. CT　急性铅中毒可发生中毒性脑病,多见于枕叶、小脑、海马等部位,小脑半球明显水肿可致第四脑室受压变形,使幕上脑室扩大、脑积水。慢性中毒时,小脑半球可见对称性钙化,大脑半球皮层下区及基底节区轻度钙化。晚期可见脑萎缩,表现为脑沟、脑池增宽,脑室扩大。

2. MRI　脑水肿及白质病灶均可表现为弥漫性对称性分布的长 T_1、长 T_2 信号,多位于枕叶及小脑半球,也可见于脑室旁白质、基底节、岛叶、丘脑后部及脑干,晚期亦为萎缩性改变。

【诊断与鉴别诊断】

铅中毒的诊断须根据职业史、环境调查、临床资料及实验室检查,进行综合性分析诊断。若根据临床表现及职业史疑为慢性铅中毒,而尿铅不超过正常水平时,可做驱铅试验以辅助诊断。铅中毒的影像学表现无明显特异性,与其他弥漫白质病变及钙化性病灶的鉴别主要靠病史及实验室检查。

【临床研究现状】

铅中毒脑病的认知功能障碍与停止铅接触的时间、血铅水平无关,有文献报道与骨铅水平有一定相关性,累积铅暴露与脑白质病灶的发病率和严重程度增加有关。DTI 可作为监测脑白质损伤的辅助手段,可比 T_2WI 早期发现脑白质完整性的变化。儿童患者由于白质的脱髓鞘或轴突变性、髓鞘形成障碍的共同作用,可表现额叶、枕叶白质、皮质脊髓束、丘脑等处 FA 值明显减低,且与骨铅有明显相关性。MRS 显示海马和小脑的 NAA 峰减低,但无特异性。

(孙志华　于春水)

第八节　酒精性脑病

【临床与病理】

酒精性脑病(alcohol-related encephalopathies)是指由于长期大量饮酒造成机体营养代谢紊乱,并导致中枢系统损害的一类疾病。长期饮酒可导致饮食摄入不当、胃肠道吸收功能障碍、肝脏内储存硫胺耗竭等,最终导致体内硫胺缺乏,硫胺是三羧酸循环的重要代谢物,其缺乏可致脑内有氧代谢障碍,无氧代谢增加、乳酸酸中毒。硫胺还可影响磷脂类合成,出现脱髓鞘及轴突变性。酒精为脂溶性物质,极易通过血脑屏障,酒精及其代谢后的产物易与卵磷脂结合,产生神经毒性,影响大脑皮层和有关感觉通路的完整性。

酒精性脑病的临床表现多种多样,早期常有焦虑不安、头痛、失眠、乏力、注意力不集中等表现,晚期逐渐出现智力障碍和性格异常,表现为反应迟钝、记忆力下降,常伴有虚构、思维能力受损、有的出现眼肌麻痹、共济失调、癫痫发作等。

根据临床表现、发病机制、病理生理及影像学表现的不同分为以下类型:

1. Wernicke 脑病(Wernicke encephalopathy, WE)　由于长期酗酒引起的急性营养障碍性神经系统疾病,主要由维生素 B_1 缺乏所致。根据病因可分为酒精性及非酒精性 WE,后者常由于妊娠呕吐、急性胰腺炎、慢性胃肠疾病、恶性肿瘤等原因所致。病理上,急性期为围绕第四脑室及导水管周围灰质、丘脑等部位出血、坏死和软化,轴突和髓鞘脱失,伴有神经细胞变性、毛细血管扩张和小胶质细胞增生,慢性期可有乳头体萎缩、神经细胞坏死、胶质增生等。

2. 原发性胼胝体变性(Marchiafava-Bignami syndrome, MBD)　发生于长期慢性嗜酒者,临床表现缺乏特异性,主要有意识障碍、精神异常、运动障碍等,常可致昏迷或者死亡,慢性期表现为进展性痴呆。以胼胝体脱髓鞘或坏死为主要病理特征,偶可见前连合、半卵圆中心区白质及皮层下白质脱髓鞘改变。

3. 酒精性脑萎缩　表现为脑细胞脱水、变性、坏死,神经细胞体萎缩,以小脑为著。临床上主要表现为躯干及下肢共济失调。

4. 渗透性脱髓鞘综合征(osmotic demyelination syndrome, ODS)　与严重的电解质紊乱有关,常在迅速纠正低钠和高渗透压血症过程中发生,血浆渗透压的改变会破坏血脑屏障,使高渗溶液迅速进入细胞外间隙从而导致神经纤维的脱髓鞘改变,而神经细胞与轴突相对完整。90% 发生在脑桥,称为脑桥中央髓鞘溶解症(central pontine myelinolysis, CPM),10% 发生于脑桥外,称为脑桥外髓鞘溶解症(extrapontine myelinolysis, EPM)。临床表现为迅速发生下肢瘫或四肢瘫,伴有明显的假性麻痹症状,如构音障碍、吞咽困难等。

5. 慢性肝性脑病(CHE)　是酒精性肝病的严重并发症,与神经毒性物质(锰、氨)的堆积有关。高锰血症会引起基底节区及中脑胶质增生和神经元坏死。

6. 急性酒精戒断综合征(acute alcohol withdrawal syndrome, AAW)　酒精是一种中枢神经系统抑制剂,长期大量饮酒者突然中断饮酒或减少饮酒量会引起中枢神经系统的过度兴奋,而在临床上出现震颤性谵妄、癫痫、幻觉及精神错乱等症状。症状常出现在停酒后的 6～24 小时内,轻、中度 AAW 多可自行缓解,并在停酒后 2～7 天内消失。

【影像学检查方法】

CT 可显示萎缩性改变,对于脑内脱髓鞘性病灶的显示 MRI 较 CT 更为敏感,特别是 FLAIR 和 DWI 序列。

【影像学表现】

1. WE

（1）CT：多为阴性。少数病例可见中脑背侧、双侧丘脑内侧密度减低。

（2）MRI：常见累及部位为中脑导水管周围灰质、中脑顶盖、第三脑室、第四脑室旁、乳头体、丘脑内侧，双侧对称，偶见于小脑齿状核、尾状核、胼胝体压部等处（图 9-8-1）。急性期 T_2WI、FLAIR 可见对称性高信号，DWI 呈高信号，具可逆性，硫胺治疗后可消失。增强扫描急性期病灶明显强化。慢性期可见乳头体及其他受累部位萎缩，T_2WI 和 FLAIR 高信号仍存在。

2. MBD

（1）CT：多累及胼胝体膝部、压部，甚至全部胼胝体，显示为低密度，增强扫描多无强化，偶见轻度斑片状强化。慢性期可见胼胝体变细、萎缩。

（2）MRI：表现为胼胝体膝部、体部或压部弥漫性肿胀，T_1WI 呈等或低信号，T_2WI、FLAIR 呈高信号，DWI 呈高信号，急性期可有强化。矢状位显示病变主要累及胼胝体中央纤维，腹侧层及背侧层多不受累，形似"三明治"征（图 9-8-2）。慢性期由于髓鞘有持久性损害，T_2WI 及 FLAIR 表现为稍高信号，DWI 信号可降低。萎缩多见于膝部及压部，也可全部受累。

3. 酒精性脑萎缩　CT 及 MRI：表现为脑沟、脑裂增宽，脑室扩大，皮层变薄。以小脑萎缩为著，首先发生于小脑上蚓部。大脑半球萎缩以额叶为著。具有可逆性，戒酒后可部分或完全恢复。

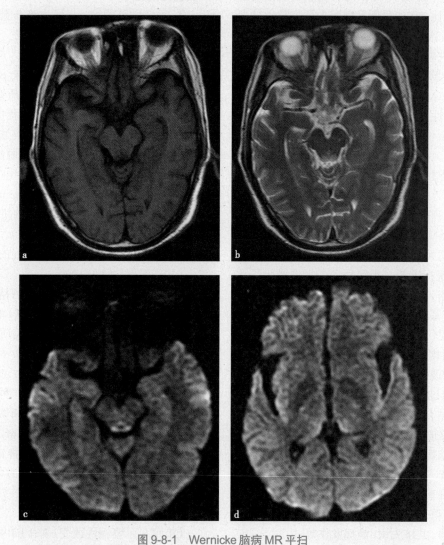

图 9-8-1　Wernicke 脑病 MR 平扫

a. T_1WI 示中脑被盖部导水管周围可见低信号；b. T_2WI 示病灶呈高信号；c、d. DWI 示病灶呈高信号，双侧背侧丘脑内侧可见对称性高信号

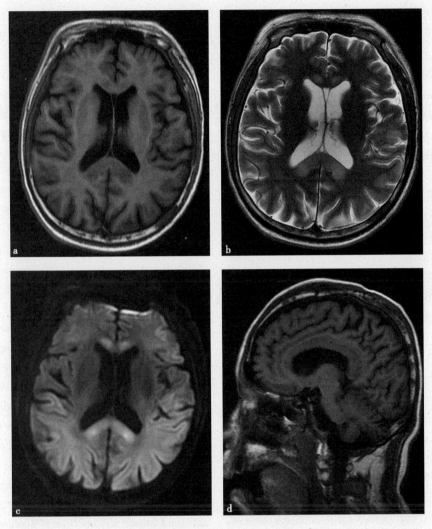

图 9-8-2　胼胝体变性 MR 平扫

a. T₁WI 示胼胝体可见对称性低信号；b. T₂WI 呈高信号；c. DWI 呈高及稍高信号；
d. 矢状 T₁WI 示胼胝体中央区受累，"三明治"征

4. ODS

（1）CT：表现为脑桥或脑桥外白质区低密度，脑实质肿胀。

（2）MRI：仅累及脑桥中央区，边缘部分不受累，呈"蝙蝠翼"征，T₁WI 呈低信号，T₂WI 及 FLAIR 呈高信号，增强扫描一般无强化，但也可出现轻度斑片状强化。临床严重程度与 MR 表现的严重程度相关性差，即使临床已完全恢复的病例，MR 上仍可见信号异常，可能为胶质增生。

5. CHE　影像学表现同肝性脑病，具可逆性。

6. AAW

（1）CT：多为阴性，少数可见颞叶肿胀，密度减低。

（2）MRI：特征性表现为双侧颞叶内侧及海马可逆性的细胞毒性水肿，T₁WI 呈低信号，T₂WI 呈高信号，DWI 呈稍高信号，可自行消失。偶尔可见可逆性后部脑病综合征（PRES）类似表现，顶枕叶、后额叶皮质及皮层下白质 FLAIR 高信号。

【诊断与鉴别诊断】

酒精性脑病的不同类型间临床表现各异，需结合患者饮酒史、临床症状及影像学表现来综合判断。WE 主要应与病毒性脑炎、Leigh 病等鉴别，根据乳头体及导水管周围灰质受累这一特征性部位，鉴别不困难。MBD 应与多发性硬化、脑梗死、胼胝体压部病灶综合征等鉴别，需结合临床才能做出正确诊断。酒精中毒性小脑萎缩影像学表现与 SCA 及其他原因所致的小脑萎缩相似，故诊断应依据长期饮酒史而做出。

【临床研究现状】

MRS 可研究酒精性脑病的脑组织代谢改变,多表现为 NAA、Cho 峰降低,主要位于小脑半球,也可见于额叶、颞叶白质区,戒酒后 NAA 峰可升高,恢复正常,Cho 峰则不会恢复。前额叶的 NAA 或 Cho 的变化与临床认知功能评分间具有明显相关性,且戒酒后 NAA 的恢复程度与戒断时间呈正相关,认知功能损害的恢复远慢于代谢产物的恢复。

DTI 研究发现脑白质纤维束的 FA 值降低,MD 值增高,可见于皮质纹状体纤维、额叶白质、内外囊及边缘系统,且饮酒程度越重,联合纤维的扩散异常越显著,视觉空间记忆能力越低,额叶和边缘系统的 FA 值越低。青少年患者主要表现为胼胝体微结构的改变,可见胼胝体 FA 值增高(与年龄呈正相关),MD 值降低(与年龄呈负相关)。性别差异在酒精性脑病中体现明显,女性比男性饮酒所致白质变性的风险更高。

DSC 或 ASL 灌注检查显示酒精性脑病患者脑组织出现不同程度血流灌注减低区,但受累范围各家报道不一,额顶叶白质区灌注减低最常见。SPECT 研究也证实了前额叶、扣带回、尾状核等处局部脑血流减低,但有文献也报道顶叶皮质、丘脑、豆状核等区域血流量反而增高,认为与血管痉挛或血流代偿有关。

对于正常人饮酒前后 fMRI 研究发现,酒精诱导后枕叶皮质激活程度增加,颞叶皮质激活程度降低。言语记忆任务、空间工作记忆任务的 fMRI 研究均发现患者在不同脑区的激活改变,但在受试者配合度、一致性等方面还需要进一步提高。VBM 研究还发现长期酗酒患者海马体积缩小。

(孙志华　于春水)

参 考 文 献

1. 吴舒梅,胡文彬,韩咏竹,等. 驱铜治疗对肝豆状核变性患者脑组织磁共振波谱的影响. 中国神经精神疾病杂志,2015,41(10):601-606

2. 朱杨帆,陈涛,杨丹,等. 遗传性脊髓小脑共济失调 3 型 MRI 检查的应用及进展. 中国神经免疫学和神经病学杂志,2015,22(2):130-132

3. 姜滨,沈文,张龙江,等. 磁化传递成像定量研究肝硬化肝性脑病患者肝移植前后的脑改变. 中国医学影像技术,2009,25(4):581-584

4. 倪玲,戚荣丰,张龙江,等. 轻微型肝性脑病患者脑的 3T ^{1}H MRS 研究. 医学影像学杂志,2012,22(3):330-335

5. 时雅辉,赵建华,宋金玲,等. 线粒体脑肌病伴高乳酸血症和卒中样发作的临床和磁共振灌注加权成像特点. 中华医学杂志,2016,96(37):2969-2972

6. 许洋,陈为军,娄昕. 线粒体脑肌病伴高乳酸血症和脑卒中样发作综合征的 MRI 表现与研究进展. 中国医学影像学杂志,2015,2(?):148-151

7. 唐小平,习卫民,肖新兰,等. 表观扩散系数值对急性一氧化碳中毒后迟发型脑病的诊断价值. 中华放射学杂志,2009,43(12):1276-1280

8. 杨宇凌,李景雷,黄飚,等. 特发性甲状旁腺功能减退症的颅脑 MRI 表现. 中国医学影像技术,2010,26(1):44-46

9. Lawrence A,Saini J,Sinha S,et al. Improvement of Diffusion Tensor Imaging(DTI)Parameters with Decoppering Treatment in Wilson's Disease. JIMD Reports,2016,25:31-37

10. Li G,Zhou X,Xu P,et al. Microstructure assessment of the thalamus in Wilson's disease using diffusion tensor imaging. Clinical Radiology,2014,69(3):294-298

11. Sinha S,Taly AB,Ravishankar S,et al. Wilson's disease:(31)P and(1)H MR spectroscopy and clinical correlation. Neuroradiology,2010,52(11):977-985

12. John CB,Seyedmehdi P. Gregory LT,et al. Delineation of microhemorrhage in acute hepatic encephalopathy using susceptibility-weighted imaging. European Journal of Radiology,2016,85(3):629-634

13. Tun J. Manuel S.,Chen C.,et al. Functional brain network changes associated with clinical and biochemical measures of the severity of hepatic encephalopathy. Neuroimage,2015,122:332-344

14. Mathew SJ,Mao XL,Keegan KA,et al. Ventricular cerebrospinal fluid lactate is increased in chronic fatigue syndrome compared with generalized anxiety disorder:an in vivo 3.0 T H-1 MRS imaging study. NMR in Biomedicine,2009,22(3):251-258

15. Shunrou F,Yoshichika Y,Tsuyoshi M,et al. Relation between brain temperature and white matter damage in subacute carbon monoxide poisoning. Sci Rep,2016,6:36523

16. Aaron de S,Kedareshwar PS,Paresh KD,et al. Narvencar Adult lead encephalopathy. Neurological Research,2013,35(1):54-58

17. Hsieh TJ,Chuang HY,Chen YC,et al. Subclinical white matter integrity in subjects with cumulative lead exposure. Radiology,2009,252(2):509-517

18. Brubaker CJ,Schmithorst VJ,Haynes EN,et al. Altered

myelination and axonal integrity in adults with childhood lead exposure: a diffusion tensor imaging study. Neurotoxicology, 2009, 30(6): 867-875

19. Durazzo TC, Gazdzinski S, Mon A, et al. Cortical perfusion in alcohol-dependent individuals during short-term abstinence: relationships to resumption of hazardous drinking after treatment. Alcohol, 2010, 44: 201-210

20. Esposito F, Pignataro G, Renzo G, et al. Alcohol increases spontaneous BOLD signal fluctuations in the visual network. Neuroimage, 2010, 53(2): 534-543

（李坤成 审校）

第十章　变性与退行性疾病

第一节　帕金森病

帕金森病（Parkinson disease，PD）是一种常见的主要累及运动功能的中老年神经系统退行性疾病。PD 又称为原发性帕金森病，而继发于脑血管病、感染、外伤、中毒、药物以及遗传变性脑病之后者，称为帕金森综合征。PD 约占帕金森综合征的80%，是最常见的神经系统退行性疾病之一，仅次于阿尔茨海默病。1817 年，英国医生 James Parkinson 首先对此病进行了详细的描述，PD 一般发生于60 岁以上老年人，该人群中约 1% 患病，发病率随年龄增长而增高，我国 65 岁以上老人患病率为1.7%，男性多于女性，40 岁或 50 岁以前发病的 PD 称早发性（young onset）PD，PD 发病后平均期望寿命为 7～14 年。大部分 PD 患者为散发病例，有家族史者不到 10%。遗传学研究发现少部分 PD 病例可能与基因突变有关，包括 SNCA、PRKN、LRRK2、PINK1、DJ-1 和 ATP13A2 基因，目前研究较多的基因是 SNCA、LRRK2，除 LRRK2 外，这些基因的表达会增加散发型 PD 的发病风险，LRRK2 突变发生在 5%～8% 有家族遗传的 PD 患者中，而没有遗传史的患者仅占 0.4%～1.6%，SNCA 基因对于 PD 患者较为重要，其编码的 α- 突触核蛋白是路易小体（Lewy body）的主要成分。一些 PD 相关基因与溶酶体功能障碍有关，提示一部分 PD 可能是由于溶酶体功能障碍导致细胞分解 α- 突触核蛋白能力下降引起。PD 可能与吸烟、农村居住、饮用井水、农业劳动以及农药接触有关，但具体的机制目前尚不清楚。

【临床与病理】

基底节区的 5 个主要通路，包括运动、动眼、连合、边缘系统和额眶回路，在 PD 患者均会受累及，导致临床出现相应的功能障碍。PD 主要临床表现有：

（1）多巴胺能神经元减少所致运动症状：震颤、僵硬、运动迟缓、姿势不稳，震颤是最常见的症状。

（2）累及非多巴胺能神经元（胆碱能、肾上腺素能、5- 羟色胺能、谷氨酸能）所致非运动症状：①认知、精神与情绪改变：抑郁、焦虑、幻觉、淡漠、睡眠障碍、认知障碍等，认知障碍可在疾病的早期出现，随着疾病病程延长而逐渐加重；②自主神经受累导致的症状：直立性低血压、多汗、小便失禁、便秘、胃动力异常，自主神经功能紊乱可早于疾病诊断数年出现；③感觉障碍：皮肤刺痛与麻木等症状，嗅觉减退；④眼和视觉系统受累导致的症状：瞬目减少、干眼、凝视障碍、视物模糊与复视等症状。症状随发病时间延长而缓慢进展。疾病早期，最明显的症状是震颤、僵直、动作缓慢、行走困难，思维与行为也会发生异常，晚期常可见痴呆，超过1/3 的病例可见抑郁和焦虑。

诊断主要依据临床症状，神经影像学主要作为辅助手段排除其他疾病。运动症状较轻者可用药物治疗，症状较重、药物治疗无效者可通过手术治疗以减轻运动障碍的症状，对于非运动相关的症状，治疗效果不明显。

PD 最主要的病理改变是中脑黑质多巴胺能神经元的变性死亡以及残存神经元合成 DA 能力下降，引起纹状体 DA 含量显著性减少，造成纹状体内多巴胺和乙酰胆碱平衡失调而致病。组织切片可见黑质与其他脑部区域的神经元缺失和存活的神经元细胞内的路易小体，是 PD 的关键病理特征。黑质铁沉积常与蛋白包涵体同时出现，可能与氧化应激、蛋白质聚集、神经元死亡有关，该机制目前尚不确定。出现临床症状时黑质多巴胺能神经元死亡至少在 50% 以上，纹状体 DA 含量减少在80% 以上。纹状体多巴胺含量显著下降与 PD 运动症状的出现密切相关，中脑 - 边缘系统和中脑 - 皮质系统多巴胺浓度的显著降低与 PD 患者出现智能减退、情感障碍等密切相关。除多巴胺能系统外，PD 患者的非多巴胺能系统也有明显的受损。如 Meynert 基底核的胆碱能神经元，蓝斑的去甲肾上腺素能神经元，脑干中缝核的 5- 羟色胺能神经元，以及大脑皮质、脑干、脊髓以及外周自主神经系统的神经元均有损伤。

【影像学检查方法】

CT、MRI、PET 及 SPECT 均可用于 PD 的影像学检查。结构性成像作用有限，仅限于排除其他疾病以及评估脑萎缩，功能成像可提供 PD 发病机制的信息，目前尚在研究阶段。MRS 可相对直接地对重要生化物质无创成像，且无辐射，并可探测一些别的分子影像方法无法检测的代谢物质。[18]F-FDG PET 可以探测脑部能量代谢，PET/SPECT 可以检测摄入左旋多巴后纹状体多巴胺水平的改变。PET/SPECT 已在 PD 的研究中广泛应用，大量的生物化学探针使其具有独特的分子成像能力，目前是研究 PD 最好的成像方法。另外，PET/SPECT 与 MRI 相比，对患者头动不敏感，对于研究运动障碍性疾病 PD 而言，也是检查时要考虑的重要因素。

【影像学表现】

传统的影像学检查如 CT 或常规 MRI 对 PD 诊断缺乏特异性，部分 PD 患者在 CT 和 MRI 可表现正常，但是对于症状不典型的患者可以排除其他原因导致的帕金森综合征。CT 不能显示本病特征，但可见基底节区的变性、大脑皮层及深部灰质的萎缩，这些表现也可见于有类似表现的其他疾患，因此不具特异性，除具有普遍性脑萎缩的一般表现外，CT 有时可见基底节钙化。MRI 软组织分辨力高，除能显示脑室扩大等脑萎缩表现外，T_2WI 可见黑质致密带萎缩、变窄，且正常的短 T_2 信号变淡或消失，DWI 也显示相应的低信号变淡或消失（图 10-1-1），脑白质内常有多发高信号斑点存在，双侧苍白球可见短 T_2 信号，壳核也可出现短 T_2 信号。^{1}H-MRS

比较敏感，在 PD 早期可显示出黑质致密带、基底节区 NAA 峰降低，Cho 峰增高。[18]F-dopa 作为示踪剂行多巴摄取功能 PET 显像可显示多巴胺递质合成减少，以 ^{123}I-β-CIT、[99m]Tc-TRODAT-1 作为示踪剂行多巴胺转运蛋白（DAT）功能显像可显示 DAT 数量减少，在早期甚至亚临床期即可显示降低（图 10-1-2），[18]F-FDG PET 扫描可见豆状核糖代谢减低或正常。

【诊断与鉴别诊断】

CT 除了显示脑萎缩外，有时可见基底节区钙化。MR 除了能显示脑萎缩外，T_2WI 在基底节区和脑白质内常见多发斑点状高信号，PET 检查可早期发现患者纹状体内 ^{18}F-dopa 摄取减少及豆状核糖代谢减低，结合本病临床表现有特征性，确定诊断不难，但应与其他原因导致的帕金森综合征鉴别。头颅 MRI 对帕金森综合征的鉴别诊断有提示意义，多系统萎缩可见到脑桥"十字征"、小脑萎缩、双侧壳核低信号等；进行性核上性麻痹（progressive supranuclear palsy，PSP）患者的中脑嘴、中脑被盖部、脑桥基底部、小脑在 MRI 正中矢状位上看起来分别与蜂鸟的鸟嘴、鸟颈、鸟身、鸟翼相似，即"蜂鸟征"；肝豆状核变性可见苍白球、壳核、丘脑及脑干异常信号。

【临床研究现状】

对 PD 患者尸检的神经病理学诊断与临床诊断对比研究发现，发病时间 5 年内诊断为 PD 的病例，诊断正确率只有 53%，而超过 5 年的病例，诊断正确率为 88%。因此，进一步研究 PD 的病理学

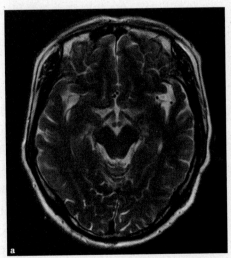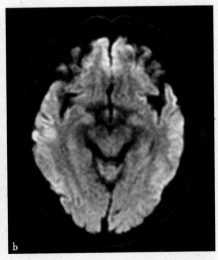

图 10-1-1 帕金森病 MRI
横轴面双侧中脑黑质短 T_2 信号消失（a），DWI 低信号消失（b）

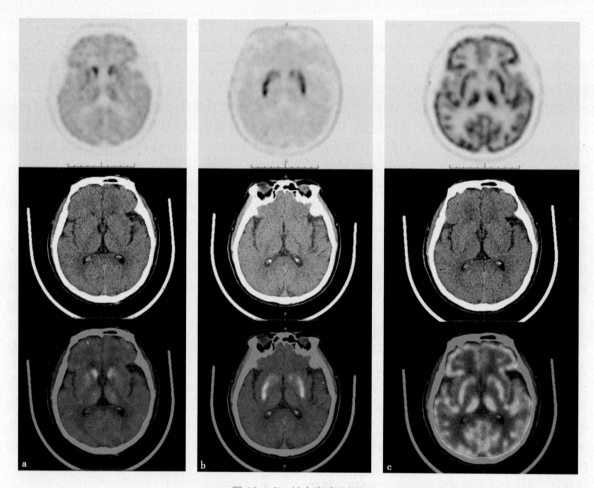

图 10-1-2 帕金森病 PET

多巴胺转运蛋白（DAT）显像显示双侧壳核摄取减低（a），多巴胺 D2 受体显像显示双侧壳核摄取增高（b），葡萄糖（FDG）代谢显像显示各脑叶皮层及基底核团摄取大致正常（c），多巴胺转运蛋白缺失＋D2 受体表达上调＋葡萄糖代谢正常，即可诊断帕金森病

改变与影像诊断显得尤为重要，是目前的研究热点之一。另外，如何应用影像学技术客观评价 PD 的治疗效果，也是目前的研究热点之一，15%～20%的 PD 患者早期即有认知障碍，未经治疗的患者最终发现超过 80% 的患者存在认知障碍，45%～75%的患者存在抑郁，非运动障碍症状常在运动症状前出现，几乎所有患者在诊断时均有至少一种非运动症状，提示神经退行性变发生的原因可能在运动系统之外，可能与非多巴胺神经元受损有关，可能对诊断与预防有帮助。非运动症状给患者带来的痛苦有时比运动症状更明显，例如抑郁被认为是影响 PD 患者生活质量的最重要因素，超过了疾病严重程度与左旋多巴治疗引起的运动并发症。因此，非运动障碍的研究也是目前许多神经影像学研究的焦点。

目前对于 PD 的研究主要采用 MRI 和 PET/SPECT，PET 是研究 PD 最好的成像方法。PET/SPECT 采用特定放射性同位素标记的复合物做示踪剂，PET 一般采用半衰期较短的 ^{11}C、^{18}F 及 ^{15}O 标记，SPECT 一般采用 ^{123}I 或 ^{99m}Tc 等半衰期较长的同位素标记。对神经递质放射性配体探针的研究较多，现在用于研究的神经递质包括乙酰胆碱、腺苷酸、多巴胺、GABA、谷氨酸盐、去甲肾上腺素、5- 羟色胺和大麻素等。应用较多的是 ^{18}F-FDOPA PET 成像，通过靶向激活芳香酸脱羧酶，反映芳香素脱羧酶的活性以及多巴胺、去甲肾上腺素、5- 羟色胺的转运和囊泡存储情况。芳香素脱羧酶是催化多巴胺、去甲肾上腺素、5- 羟色胺合成的最后一步的酶，^{18}F-FDOPA 是反应底物。由于这三种神经递质分布于不同脑区，^{18}F-FDOPA 在不同脑区的摄取即可反映相应递质的情况。[18]F-FDOPA 在纹状体的背侧与腹侧的摄取情况可反映多巴胺功能，蓝斑的摄取反映去甲肾上腺素的功能，中缝核的摄取反映 5-羟色胺功能。PET/SPECT 研究神经递质的其他方面包括囊泡转运蛋白、神经递质受体以及分解神经递质的酶类如乙酰胆碱酯酶。多巴胺转运体的扫描可以特异性反映 D1、D2、D3 受体的功能。除神经递质或神经调质外，PET/SPECT 也可以对其他分子进行成像，常用的有 ^{11}C-PIB 用于 β-淀粉样蛋白成像，PD 病例有 40% 可见 β-淀粉样蛋白沉积，[11]C-（R）PK11195 用于标记线粒体转运蛋白，其结合情况可反映小胶质细胞激活情况，进而反映脑内炎症情况。

PET/SPECT 目前的研究较多的是多巴胺能成像，包括神经递质成像、多巴胺受体显像、突触前膜多巴胺转运体（dopamine transporter, DAT）显像。DAT 是最具代表性的，常用 ^{18}F-dopa 做示踪剂，在基底节部位，对 ^{18}F-dopa 的摄取情况可以反映黑质、纹状体突触前多巴胺脱羧酶的活性与 DA 神经元数目。有研究发现，在 PD 出现症状前，壳核区病理改变已经开始，DA 功能衰减已持续数年，而且 ^{18}F-dopa 摄取量与临床症状严重程度相关，对于 PD 早期诊断及预测其临床前病程有重要意义。纵向研究也发现，PD 患者不同部位 DA 神经元按照一定的速度衰减，在各部位衰减速率不同。也有研究与这些研究结果存在争议。有研究发现神经递质成像、多巴胺（dopamine, DA）受体显像、突触前膜多巴胺转运体（DAT）显像虽然对于 PD 有较高灵敏度，但是其特异度不高，与其他帕金森综合征鉴别困难，提出以 ^{123}I-IBZM 为示踪剂的 D1、D2、D3 受体的现象特异度更高。

非多巴胺能显像中，应用最多的为 ^{18}F-FDG 显像。[18]F-FDG PET 可反映大脑葡萄糖代谢情况，葡萄糖代谢活性的变化在 PD 早期甚至症状出现前数年即有改变，随疾病进展呈非线性变化，PD 的葡萄糖代谢在丘脑基底核、苍白球、脑桥、运动皮层区域增加，而前额叶和顶叶区域代谢减低，并且 PD 的葡萄糖代谢改变区域与其他的帕金森综合征不同，具有鉴别意义，其与 PD 严重程度相关性高，可用于病情监测及疗效评估。另外，采用 ^{15}O-H$_2$O PET 或 ^{99m}Tc-ECD SPECT 扫描可反映灌注情况，这些方法可在运动或任务状态下对 PD 患者成像。

应用 MRI 对 PD 的研究中，结构成像根据脑萎缩发生的部位对于区分 PD 与其他帕金森综合征有较高的价值，磁共振新技术 DWI、DTI 可通过扩散改变情况反映神经纤维微结构损伤；SWI 技术可用于检测脑部铁代谢状态，可用于探测 PD 脑区异常铁沉积的研究，最近发展的神经黑色素敏感的 T$_1$WI 成像技术可对多巴胺能神经元所在的黑质致密部和蓝斑进行更好的成像；MRS 可相对直接地对许多生化成分成像，包括单体素 MRS 和 MRS 谱成像（MRS imaging, MRSI）。DTI 的研究发现其 FA 参数鉴别 PD 的敏感性与特异性均好，白质纤维束完整性破坏与 PD 患者的认知损害有关，且白质损伤早于皮质损伤，白质损伤可能是路易小体导致的病理改变在轴突的表现，提示结构影像有可能作为诊断与评估 PD 患者预后的一种方法。但是，也有 meta 分析发现 PD 患者黑质的 FA 值与正常人相比无显著差异，但是 MD 差异显著，因此黑质 FA 值作为 PD 患者生物学标志的稳定性与可靠性存疑。^{1}H-MRS 在 PD 患者用来研究多种内源性化学物质，包括多巴胺、GABA、谷氨酸盐，也可用于检测与神经退行性变有关的物质，包括 N-乙酰天门冬氨酸（NAA）、肌酸（Cr）和谷氨酸（Glu）。^{31}P-MRS 用来研究高能磷酸盐（磷酸肌酸、三磷酸腺苷）等。目前 MRS 临床主要采用 NAA/Cr 比值或 Cho/Cr 比值做评价标准，以此反映神经元、髓鞘完整性及退行性病变程度。PD 双侧基底节 NAA/Cr 显著减低，可提示 DA 神经元变性缺失，在鉴别诊断中价值较高。采用 fMRI 的研究目前较多，可发现 PD 患者的脑区活动情况与功能连接改变情况，其研究结果不尽相同，研究者们试图从脑部功能活动状态探索 PD 的发病机制与疾病进展。fMRI 的研究发现 PD 病例额叶-纹状体回路活动减低，尤其是认知功能损害的病例。这些发现为皮层多巴胺功能障碍导致 PD 患者主要损伤提供了证据。也有研究者采用 fMRI 观察左旋多巴的治疗效果，发现左旋多巴治疗后其部分区域功能连接较未服用左旋多巴的 PD 增高，研究者认为与左旋多巴作用于纹状体-皮层连接有关，该研究结果有助于 PD 发病机制的研究，同时也有助于理解 DA 治疗 PD 的机制并且提供了一种疗效评价的方法。

（马　林　娄　昕　王玉林）

第二节　橄榄脑桥小脑萎缩

橄榄脑桥小脑萎缩（olivopontocerebellar atrophy, OPCA）是以明显的脑桥、延髓及小脑萎缩为病理特点，以小脑性共济失调和脑干损害为主要临床表现的缓慢进行性中枢神经系统变性疾病，是多系统萎缩中的一种类型，发病原因不明。以小脑皮质、脑桥底部和延髓下橄榄核神经元减少为特征。1891年，由Monze首次报道，1900年Dejerine与Thomas根据其病理学改变将其命名为OPCA。OPCA的发病机制尚不明确，可能与遗传、病毒感染、自由基损伤、生化异常、免疫因素有关。Greenfield将OPCA分为两型：① Menzel型，又称家族型或遗传型；② Dejerine-Thomas型，又称为散发型。二者的主要区别在于有无家族史，而临床表现无差异。遗传型OPCA多在30岁以前发病，散发型OPCA发病年龄相对较大，平均在49岁左右发病。

【临床与病理】

临床表现主要为小脑功能、锥体外系、锥体束、自主神经功能障碍等。逐渐进展的小脑性共济失调，逐渐出现饮水呛咳和吞咽困难，常合并明显的帕金森综合征和自主神经功能障碍，少数患者可合并双侧锥体束征、肢体肌肉萎缩、眼球震颤或眼外肌麻痹等症状。该病临床发病缓慢，早期仅见尿频、尿急和自主站立不稳，继而步履蹒跚、共济失调、语音困难，于明显发病后的2～5年内逐渐加重甚至完全瘫痪。括约肌功能失调常常造成便秘或失禁，生活质量低下。晚期患者常因长期卧床死于肺部感染等并发症。平均病程一般不超过9年。

其病理主要是小脑、脑桥、下橄榄核萎缩，神经细胞脱失伴胶质增生，脊髓后索、橄榄脊髓束、皮质脊髓束以及脊髓小脑束变性，克拉克柱细胞及前角细胞脱失，主要的病理改变位于延髓橄榄核、脑桥基底核、小脑半球、小脑中脚及部分下脚，特别是橄榄隆起变窄细，亦可累及红核、黑质、基底节区及大脑皮质，除此之外脑干诸核、舌下神经核、面神经核、红核、黑质和基底核、大脑皮质、脊髓前角、脊髓后索、脊髓小脑束等神经细胞均可受损，而小脑蚓部、齿状核、脑桥被盖部及皮质脊髓束等则相对较为完好。镜下病理改变为神经细胞变性萎缩脱失、神经纤维脱髓鞘、反应性胶质增生。少突胶质细胞和神经细胞胞质中及核内的包涵体内发现α-突触核蛋白的异常表达具有特异性。

【影像学检查方法】

MR检查由于没有颅骨伪影，可行多方位扫描，可清晰地显示后颅窝解剖结构，较CT扫描更敏感并可提供更多的诊断信息，是诊断OPCA的最佳神经影像学方法。OPCA的形态学变化以T_1WI显示最好，尤其是矢状位正中T_1WI显示脑桥萎缩清楚，T_2WI的信号改变对于鉴别诊断有一定价值。

【影像学表现】

影像所见主要为后颅窝结构体积变小，小脑萎缩，脑干变细，第四脑室、枕大池、小脑上池、桥小脑角池扩大、小脑脑沟增宽加深，脑桥、桥臂和大脑脚盖萎缩，额叶和顶叶也可出现萎缩。OPCA的萎缩性改变一般不伴有信号异常，如果萎缩区出现信号异常，常提示为其他疾病所致，如缺血性疾病的后遗症或其他变性疾病。影像征象（图10-2-1）包括：①脑干形态变细，尤以脑桥前后径变细明显；②小脑体积对称变小，小脑脑沟增宽加深，半球小叶变细、变直呈枯树枝状；③脑池及脑室扩大，其中以桥前池增宽最明显，小脑及脑干萎缩明显者常有第四脑室扩大；④其他表现：T_2WI可见脑桥"十字征"或"纵线征"，少数可有大脑皮质萎缩。

【诊断与鉴别诊断】

影像检查发现脑干形态变细，脑桥前后径变窄为著，小脑体积对称性变小，半球小叶变细变直，小脑脑沟增宽加深，脑室、脑池扩大，可提示诊断。

许多疾病可见到OPCA的影像改变，包括遗传性小脑共济失调、色素沉着性干皮病、复杂性痉挛性截瘫、线粒体脑肌病、X连锁脑白质肾上腺萎缩症以及MSA的其他两种类型（纹状体-黑质变性、Shy-Drager综合征）。鉴别诊断需要结合临床症状。另外，需与肌萎缩侧索硬化和Wallerian变性鉴别。OPCA的萎缩性改变一般没有信号异常，如果萎缩区出现信号异常，常提示为其他疾病所致。Wallerian变性一般发生于单侧，且可在同侧大脑内发现原发病灶。进行性核上性麻痹（PSP）的病理基础是中脑被盖部萎缩，在MR正中矢状位上可见中脑被盖部萎缩，脑桥不常受累，小脑不受累。

【临床研究现状】

目前对OPCA的研究主要聚焦于其影像学表现类型的研究以及影像学对临床治疗的评价，也有研究关注存在智力障碍的OPCA，探索OPCA患者智力障碍的发生发展规律。

在影像学表现方面的研究，以往多认为OPCA萎缩区域没有信号改变，也有研究发现脑桥可见"十字征""纵线征"等信号改变，其形成的机制可能是脑桥核及其发出的通过小脑中脚到达小脑的纤维变性，脑桥神经元、桥横纤维、小脑中脚纤维因变性而严重减少，同时神经胶质增生，使其水量增加，形成T_2WI脑桥的十字形高信号；但是由齿状核发出构成小脑上脚的纤维和锥体束、内侧丘系、脑桥背盖部却未受损，这种差异性受累导致MRI上出现"十字征"。有研究者认为"十字征"是

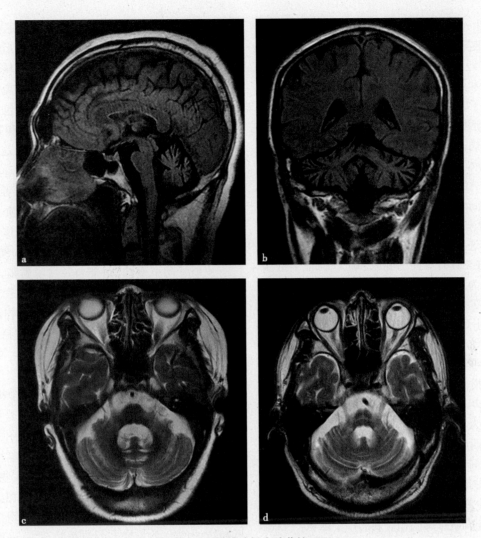

图 10-2-1 橄榄脑桥小脑萎缩 MRI

矢状面显示脑干变细，以脑桥前后径变细为著（a），冠状面显示双侧小脑体积缩小，小脑脑沟普遍明显增宽（b），横轴面显示第四脑室及桥前池扩大，脑桥及双侧桥臂缩小，T_2WI 脑桥内可见"十字征"（c、d）

OPCA 特征性改变，但也有文献报道多系统萎缩（MSA）的其他两型也有类似征象。功能成像方面，采用 PET 扫描的研究发现脑干等处的局部葡萄糖代谢率降低有助于区分 OPCA 与类似病变，提示 PET 检查在 CT 与 MRI 正常的疑似 OPCA 患者诊断中可能有一定作用。

也有研究采用影像学方法研究药物治疗效果的预测。有研究采用 DTI 成像方法，根据小脑中脚、脑桥等部位 FA、MD 值较正常对照有无显著差异分为 2 组，分别给予营养神经与改善循环药物治疗以及康复训练 12 周，随访 1 年发现治疗前 FA、MD 有异常者，治疗后症状改善明显。但目前这方面的研究不多。

（马 林 娄 昕 王玉林）

第三节 肌萎缩侧索硬化

肌萎缩侧索硬化（amyotrophic lateral sclerosis，ALS）是一种以脑和脊髓中选择性上、下运动神经元损害、皮质脊髓束（corticospinal tract，CST）变性为特征的神经系统变性疾病。发病率约 4/100 000～6/100 000，男性多于女性。最早于 1824 年由 Bell 描述，1874 年 Charcot 首次将其命名为 ALS。ALS 在临床、病理以及遗传学方面与额颞叶痴呆有交叉。从症状出现到死亡中位生存时间为 2～3 年，少数可长达 10 年以上。少数患者呼吸肌和吞咽肌较早受累，病情进展迅速，1～2 年内死亡。绝大多数 ALS 为散发性，病因至今未明，5%～10% 为家族性,家族性 ALS 多为常染色体显性遗传,ALS 确切的发病机制至今尚不明确。1994 年和 1999 年分别由 ALS 神经科诊断标准世界联盟制订了 El Escorial 诊断标准和修订诊断标准(Brooks BR,1994),该标准结合了临床查体指标与辅助检查如肌电图、肌肉和神经活检等客观性指标。由于 ALS 是累及多系统的疾病,有许多关注非运动系统的研究,例如感觉及锥体外系,ALS 神经影像协会搜集了大量标准化的 ALS 影像供研究者交流(http://nedigs05.nedig.uni-jena.de/nisals/)。

【临床与病理】

ALS 选择性损害上、下运动神经元,散发性与家族性 ALS 具有共同的临床和组织病理学特点。临床表现为起病缓慢,初期患者略感无力、肉跳、容易疲劳等症状,早期症状轻微,易与其他疾病混淆,逐渐出现四肢肌、咀嚼肌、咽喉肌等无力、萎缩,最终因呼吸肌麻痹而死亡。体征为肌束颤动,腱反射异常(上运动神经元损伤表现为亢进,下运动神经元损伤表现为低下)等。部分患者可有认知功能的损害,同时会伴发额颞叶痴呆。依临床症状大致可分为 2 型:①肢体起病型,最常见,症状首先表现为四肢肌肉进行性萎缩、无力,最终呼吸衰竭;②延髓起病型,在四肢运动功能尚可之时已出现吞咽、讲话困难,很快进展为呼吸衰竭。除此 2 型之外,少部分患者首先累及躯干肌肉,再向其他区域蔓延,有时可局限在脊髓的一个区域,预后较前两者好。

病理改变累及大脑运动皮层神经元、皮质脊髓束(CST)、脑干以及脊髓前角上、下运动神经元。ALS 患者脑大体形态基本正常,也可出现中央前回不同程度萎缩。镜下主要为皮层运动区锥体细胞减少,2、3 层出现胶质增生以及继发的皮质脊髓束变性。皮质脊髓束的变性在脊髓易于识别,但在脑干、内囊以及皮层下组织学改变较难确定。下运动神经元的减少集中在 Ⅴ、Ⅶ、Ⅻ 脑神经的运动核和脊髓前角,伴有胶质增生,残存的前角细胞萎缩,脊髓前根常萎缩变色。大脑皮质的分层结构完整,锥体细胞减少伴胶质细胞增生,皮质脊髓束有脱髓鞘现象,而运动皮质神经元细胞完好,表明最初的改变产生于神经轴突的远端,逐渐向上逆行累及大脑中央前回的锥体细胞,为逆行性死亡。一些生前仅有下运动神经元体征的 ALS 患者,死后尸检可见显著的皮质脊髓束脱髓鞘改变,表明前角细胞功能受累严重,掩盖了上运动神经元损害的体征,还有一些临床表现典型的 ALS,其病理改变类

似于多系统变性,有广泛的脊髓结构损害,脊髓前角、皮质脊髓束、脊髓小脑后束、脊髓后索的神经根间区、Clarke 核、下丘脑、小脑齿状核和红核均有神经元细胞脱失和胶质细胞增生。免疫组织化学染色发现异常的泛素阳性包涵体,包括线团样包涵体、透明包涵体、路易体样包涵体和 Bunina 小体,是 ALS 较具有特异性的病理改变,这些包涵体主要分布于脊髓的前角细胞和脑干运动核神经细胞,也可以出现在部分运动神经元病患者的海马颗粒细胞和锥体细胞以及齿状回、嗅皮质、杏仁核、Onuf 核、额颞叶表层小神经元和大锥体细胞胞质中。活检诊断的进行性肌肉萎缩患者,50%~75% 有皮质脊髓束变性,可能与急性脱髓鞘、水肿、胶质增生、巨噬细胞聚集相关。脱髓鞘、变性和神经元坏死涉及 ALS 患者的皮层、皮层下白质及整个皮质脊髓束,最显著的改变位于内囊后肢、放射冠、半卵圆中心、大脑脚以及脑干腹侧。

【影像学检查方法】

MRI 是目前诊断 ALS 最好的影像学检查方法,对于形态学上的脑萎缩以及脑组织信号变化显示清楚。T_2-FLAIR 序列更易于显示中央前回皮质下、半卵圆中心、内囊后肢、大脑脚以及脑桥的高信号改变。MRS 可无创检测特定脑内生物标志物,提供活体代谢化合物的信息,如 N-乙酰天门冬氨酸(NAA)、谷氨酸(Glu)、谷氨酸复合物(Glx)、肌酸(Cr)等。谷氨酸和谷氨酰胺(Glu and Gln,通称 Glx)的再摄取障碍使细胞兴奋性氨基酸受体持续活化,导致神经元内的系列级联反应,最终引起细胞死亡,即 Glx 的细胞兴奋毒性作用,被认为是 ALS 的病理机制之一,采用 MRS 检测 ALS 患者脑内代谢物的这些变化特征并对其进行较为精确的定量分析,有助于 ALS 的诊断与疗效评估。

【影像学表现】

上运动神经元变性在 T_2WI 及 T_2-FLAIR 序列可见中央前回后缘低信号改变(图 10-3-1),冠状面及横轴面可见双侧内囊后肢至大脑脚与皮质脊髓束走行一致的纵向连续的条带状高信号(图 10-3-2),是 ALS 患者最具有特征性的影像学改变,下运动神经元变性常表现为脑干下部、延髓前外侧和脊髓萎缩,T_2WI 在脑干下部脊髓内可见双侧对称性高信号。双侧运动皮层及内囊后肢的 NAA/Cr 降低,Glu/Cr 及 Glx/Cr 升高(图 10-3-3)。常规 MRI 对 ALS 的诊断有一定意义,但缺乏特异性,不能作出定性诊断。

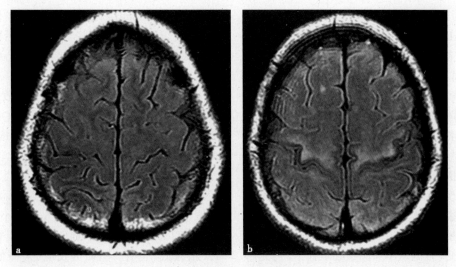

图 10-3-1 正常志愿者与 ALS 患者的 MRI 比较

横轴面 T₂-FLAIR 序列，正常志愿者中央前回无明显异常信号（a），ALS 患者双侧中央前回后缘可见线样低信号，中央前回呈片状稍高信号（b）

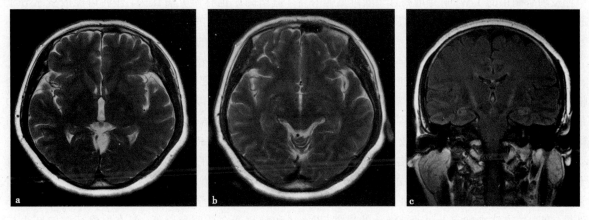

图 10-3-2 ALS 患者 MRI

在 T₂WI 及 T₂-FLAIR 序列上，ALS 患者双侧皮质脊髓束走行区可见对称性分布的稍高信号，横轴面显示双侧内囊后肢后 3/4 处（a）及中脑大脑脚外 3/4 处（b）对称性稍高信号，冠状面显示双侧皮质脊髓束对称性纵向走行的稍高信号（c）

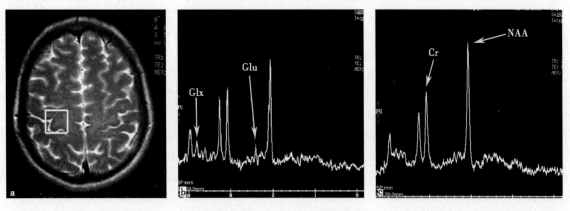

图 10-3-3 ALS 患者 MRS

单体素质子 MRS，ALS 患者右侧中央前回定位图（a），MRS 谱线可见升高的 Glu 峰及 Glx 峰（b），参考正常人谱线（c）

【诊断与鉴别诊断】

目前，ALS 的诊断主要依靠临床，影像学检查提供描述性参考，尚不能单纯依靠影像学诊断本病。影像学检查的目的主要是排除其他疾病。鉴别诊断主要解决两方面的问题，一是与正常人的影像学表现鉴别，二是排除其他疾病。

ALS 患者 T2WI 呈现中央前回运动区的沿脑回走行的低信号带，生理状态下随年龄增加，正常老年人群皮层也可出现 T2WI 低信号，老年性铁沉积导致的信号改变多位于额叶或顶叶，根据部位可以对两者进行鉴别。T2WI 和质子密度加权像（proton density weighted image, PDWI）均可见皮质脊髓束的高信号改变，范围从半卵圆中心至脑干，内囊后肢的征象最为突出，易于识别，但这种高信号需要与部分正常人群皮质脊髓束稍高信号鉴别，只有当信号强度高于正常灰质时方可提示 ALS。

Wallerian 变性也常累及皮质脊髓束，表现为单侧皮质脊髓束的 T2WI 信号增高且一般可见脑内原发病灶，而绝大多数 ALS 病例皮质脊髓束高信号为双侧对称，据此可鉴别。

【临床研究现状】

ALS 是一种在病理上与额颞叶痴呆有重叠的临床异质性综合征。修订的 ALS 功能评分量表仍是目前评价疾病进展的金标准，其基于功能障碍指标，对下运动神经元病变的判断较为准确，但上运动神经元是否受累仍然只能依靠临床查体判定，其干扰因素多，鉴别诊断困难，目前的诊断一般落后于症状出现 9～13 个月，因此需要一种更加敏感、可靠、客观的方法来判定上运动神经元的损害，以便对 ALS 做出早期诊断，并对其病程发展和治疗过程进行客观监测及评价。对于家族性 ALS 患者，如能早期确诊 ALS 并给予治疗，对于延长患者的生存期有重要意义。因此，许多研究聚焦于寻找一种特异性指标以期早期诊断 ALS。另外，寻找观察治疗效果的指标是另一个研究热点。

常规 MRI 影像上，ALS 患者皮质脊髓束在 T2WI 及 FLAIR 影像上呈高信号，但与周围白质相比信号仅表现为轻微增高，其敏感性与特异性均不高。因此，常规 MRI 扫描仅作为一种排除其他类似疾病的手段，有必要采用更加先进的影像技术以及方法进行研究。目前的研究采用包括 DTI、MRS、PET 技术与 VBM、MR 体积测量、纹理分析等方法，这些技术方法可提供关于 ALS 病理改变的功能、结构的信息，这些客观指标对在体检测病理演变较为敏感，在临床症状出现以前即可检测出异常，有助于对家族性病例进行神经保护性治疗。尽管目前已有研究发现一些与诊断、预后以及疾病进展有关的指标，但是还需要进行多中心研究来确定其价值。

目前研究较多的扫描技术有扩散序列（包括 DWI、DTI 与 DKI）、MRS、定量测量（ROI 法、VBM、体积分析、皮层厚度测量）等方法。应用 DTI 对 ALS 患者的诊断研究比较多，目前比较一致的结论是 ALS 患者由于上运动神经元变性，导致其神经细胞膜及轴突和髓鞘的完整性破坏，水分子弥散受限制减少，皮质脊髓束的 FA 值减小，MD 值增加。DTI 多数研究发现 ALS 患者皮质脊髓束全程 FA 值减低，也有一些研究发现 FA 减低局限于皮质脊髓束的某些部位。有研究发现额叶、扣带、顶叶、颞叶、海马旁区域、海马、脑岛、小脑以及丘脑等区域的 FA 值减低。纵向研究发现 CST 的 FA 值随病情进展而进行性减低，而内囊和外囊的 ADC 值增高。也有研究者认为，任何可能改变水分子扩散各向异性的病变都可以造成 FA 值的下降，不能仅靠 FA 值的改变而定性诊断 ALS。部分研究认为 FA 值以及 MD 值的改变与临床症状轻重无相关性，有必要寻找有代表性且 FA 值和 MD 值变异较小的部位以利于分析比较。有研究通过将 3D MRS 和 DTI 结合，比较分析了 ALS 患者皮质脊髓束不同水平的 FA 值、MD 值以及 NAA/Cr 比值，发现包括皮层下白质、半卵圆中心、脑室旁白质和内囊后肢处 FA 值均明显降低，MD 值呈增高趋势，但尚未达到统计学差异；NAA/Cr 比值在半卵圆中心和脑室旁白质明显降低，但在内囊后肢的减少与正常对照组比较未达到统计学差异，研究者认为 FA 值改变结合半卵圆中心和脑室旁白质的 NAA/Cr 改变有可能成为诊断 ALS 的重要参考指标。采用基于体素的方法对 ALS 患者的 DTI 影像研究发现，ALS 患者双侧前扣带回及双侧海马旁回 FA 值降低，全脑体积分析发现 ALS 患者白质分数小于健康对照组，ALS 患者双侧额上回、中央前回、右侧额中回及颞中回、颞下回、左侧枕上回、楔叶及左侧岛叶局部灰质体积减小，ALS 患者胼胝体膝部、双侧额内侧回、旁中央小叶及岛叶，右侧额上回及额中回、左侧中央后回局部白质体积减小。因此，研究者认为 ALS 并不是单纯的运动神经元病，是一种多系统受累的疾病。但也有研究得出了不同的结论，可能与研究所用的软件版本、样本大小、图像质量及疾病的不均一性有关。

采用 VBM 方法分析 ALS 患者脑灰质改变的

研究发现 ALS 患者皮层变薄和运动与非运动区域的灰质减少，并且 ALS 患者认知障碍与脑组织减少之间的相关性与额颞叶痴呆的情况类似，提出 ALS 与额颞叶痴呆有可能属于同一个疾病谱的假说。白质的改变不仅局限于运动通路，也出现在非运动通路（胼胝体、联合纤维束）。这些发现可用源自皮质区域的逆行性轴突变性机制解释。3D 纹理分析的方法可在体素水平对脑组织进行形态学分析，不基于任何假设，且不局限于灰质或白质。采用 3D 纹理分析对 ALS 患者的研究发现 ALS 患者中央前回与皮质脊髓束的纹理异常，除此之外，丘脑、海马与颞叶、扣带回也发现异常。基于 VBM 的多数研究均发现皮质萎缩不仅局限于中央前回，也出现于额叶的其他区域，特别是伴有冷漠的患者，其扣带回皮质也存在萎缩，颞叶皮层、海马、顶叶皮层尤其是中央后回皮层、脑岛也发现萎缩，另外，丘脑与尾状核头均发现体积减小。一些研究发现额叶与颞叶白质体积萎缩，全脑分析发现灰质、白质以及脑实质的萎缩。总之，对 ALS 患者的结构异常方面的研究很多，但结果还不尽一致，与采用的成像技术、研究方法以及患者选择的差异有关。

MRI 异常改变与 ALS 患者的临床评分、分级、进展速度、病程以及生存时间的相关分析的研究也比较多。有研究发现肌萎缩性侧索硬化症评分量表（ALS functional rating scale，ALSFRS）评分低的患者基底节体积减小严重，额叶的部分脑区也有相关性，也有研究发现 ALSFRS-R 进展速度与左侧感觉运动区域的 MRI 改变相关，上运动神经元损伤为主的皮层厚度较薄，而下运动神经元受损为主的皮层厚度变化不大，扣带回与额下回的灰质密度改变与情感障碍有关。基底节和边缘系统体积减小者预后差。T_1WI 与尸检病理的研究发现皮层灰质与皮层下白质信号强度异常的部位不仅局限于运动皮层，而且可见于感觉运动区及初级视觉皮层。这些异常信号与神经元缺失以及星形胶质细胞增多有关。很多研究探索 ALS 进展与皮质脊髓束的 FA 值改变的相关性。病程与皮质脊髓束全程或局部的 FA 值相关，小脑、脑岛的皮层下白质、扣带、楔前叶、腹外侧前运动皮层、胼胝体压部等处的 FA 值也与病程相关。下肢肌力与对侧 CST 的 FA 值相关。顶叶、颞叶及小脑的扩散系数与疾病进展相关。皮质脊髓束的扩散系数与病程相关，对侧皮质脊髓束的扩散系数与强直相关。另外有人对肢体起病型与脊髓起病型的扩散参数进行了比较，二者皮质脊髓束参数值相似，均高于正常对照，但是脊髓起病型的改变更加明显。对于 El Escorial 诊断肯定 / 很可能的患者，与正常对照相比，纤维束成像发现异常部位较多，而对于可能 / 疑似的患者，与正常对照的差异较少，皮质脊髓束的 FA 值与经颅磁刺激中枢传导时间相关。有研究发现运动皮层 Glx/Cr 值与患者 ALSFRS 功能分级评分尤其是延髓功能评分呈负相关，提示 Glx 可以作为 ALS 重要的临床评价指标。

功能成像方面，主要应用的技术是血氧水平依赖（blood oxygenation level dependent，BOLD）成像与 PET/SPECT。ALS 患者运动皮层的上运动神经元变性，理论上必然会在运动皮层出现神经元活动的异常改变，并在相关脑区产生代偿和重组。采用 BOLD 对 ALS 的研究发现，ALS 患者运动任务所致的兴奋脑区更靠近运动区前部，扩展并包括大部运动前区。此外，辅助运动区的被激活区域面积亦升高，向辅助运动前区移位，对侧运动前区、双侧 Broca 区的激活区面积也增加，激活区域的增加说明邻近区域相近功能神经元的继发代偿。此外，有研究通过运动校正的方法发现 ALS 患者的运动激活区是依靠已经存在的辅助运动区域及此区域与其他区域之间的联系（代偿），而不是建立新的突触联系得以实现（重组）。利用简单动手任务的研究发现，在中度运动障碍的病例，脑功能活动和疾病进展率有关，提示脑功能重组有预后价值。静息态功能成像研究发现 ALS 患者多种脑网络发生重组，也有研究者发现静息态功能改变与疾病进展率和病程有相关性。SPECT 研究发现大脑初级运动皮层血流量减低，也可向前延伸到额叶。PET 扫描采用特异性示踪剂，可发现脑区的血流和代谢信息。对小胶质细胞激活的研究中，采用 ^{11}C-PK11195 示踪剂发现 ALS 广泛的皮层异常，主要位于额叶与颞叶。采用特异性更高的 DPA714 则可以发现更加轻微的小胶质细胞激活，发现早期 ALS 运动皮层与颞叶 DPA714 结合明显增高。

常规 MRI 发现 ALS 患者中央前回 T_2WI 信号减低，对于其原因是铁含量增高导致还是氧自由基导致目前尚存在争论。ALS 的病理特征是运动皮层与脑干和脊髓前角的运动神经元丢失，铁离子的增加可促进运动皮层运动神经元的氧化损伤，这些病理改变将导致运动神经元变性。磁敏感加权成像（susceptibility weighted imaging，SWI）对组织铁含量更加敏感，通过相位图和（或）幅度图单独或者联合，可更好地反映组织的磁敏感信息。采用 SWI 的研究发现运动皮层的铁含量增高。

在临床疗效评价方面，MRS 是此类应用的首选方法，检测的标志物多为 NAA 或者 NAA/Cr。利鲁唑（riluzole，RLZ）是治疗 ALS 的一线药物，有研究发现在改善临床症状及体征同时，MRS 检测到服用 RLZ 3～4 周后 ALS 患者的皮层运动区 NAA/Cr 呈现升高趋势，未服用 RLZ 的对照组 NAA/Cr 降低，这不仅从量化角度证实了 RLZ 的治疗效果及改善程度，而且说明 NAA/Cr 作为一种生物标志物，对于评价 ALS 的疗效具有敏感性和客观性。

（马 林 娄 昕 王玉林）

第四节 皮 克 病

皮克病（Pick disease，Pick 病）是额颞叶痴呆（frontotemporal lobe degeneration，FTD）的一种类型，是一种少见的可引起脑内神经元进行性破坏的神经退行性病变，又称叶性硬化或叶性萎缩。1892 年捷克精神病学家 Pick 首次报道，1911 年 Alzheimer 对本病作了深入的组织学研究，发现其胞质内嗜银包涵体（Pick bodies，Pick 小体）及弥散性气球样神经元（Pick cell，Pick 细胞）伴局灶叶性萎缩等特点，1926 年 Onari 和 Spatz 正式将其命名为 Pick 病。1974 年，Constantinidis 对 Pick 病进行了总结，并依据相关的病理学将其分为 3 类：①经典型，具有 Pick 小体和 Pick 细胞，边缘系统、海马及颞-眶区域的损伤为重；②含有 Pick 细胞而无 Pick 小体；③既无 Pick 细胞也无 Pick 小体，被认为是 Pick 病的变异型。1994 年，瑞典和英国研究小组共同发表了"FTD 的临床及神经病理学标准"，明确了 Pick 病在 FTD 中的位置，并与 AD 区分开来。在 CT 和 MRI 等影像学技术应用于临床以前，诊断 Pick 病主要靠尸检病理学证实，发病率约 1/100 000，可在成年的任何阶段起病，但多在 50～60 岁，女性比男性多见。病程为进行性衰退，预后较差，常在发病后 2～15 年因继发感染或衰竭而死亡。Pick 病的病因和病原学不明，大多数学者认为本病为特发性的神经细胞退行性变，另有学者观察到 Pick 病神经细胞变化与轴索损伤后的神经元相似，而提出本病是继发于轴索病变的神经细胞变化。其病因可能与 17 号常染色体（17q21）基因突变有关，也可能与早老素 -1（CPS-1）突变有关，另外，有研究发现一组 Pick 病患者尿样中锌排出增多，而提出本病可能是由于血浆蛋白传输锌的缺陷，导致皮质内锌水平增高而选择性破坏谷氨酸盐功能的假说。

【临床与病理】

发病年龄多在 50～60 岁之间，临床表现为进行性智能减退，以记忆障碍为突出表现，常有遗忘性定向错误，起病隐袭，早期出现性格、行为和人格改变，日常生活自理能力下降，大脑皮质高级功能紊乱，如思维、理解力、判断力、分析综合能力及计算力减退，情感迟钝或欣快，社交行为粗鲁，自控能力差，呈进行性痴呆，意识清晰，淡漠、欣快、语言障碍、意志衰退、偶有锥体束征。按其临床特征和病程可分为三期：①早期（病程 1～3 年），主要表现为人格机敏度和关心力减退，判断力轻度损害，言语赘述或命名困难，Klurer-Bucy 综合征，此期记忆、视觉空间定向和计算力相对保存；②中期（病程 3～6 年），表现为刻板性言语，语言理解障碍及失语，判断力进一步衰退，但记忆力及视觉空间定向相对受累较轻；③晚期（病程 6～12 年），少语或沉默不语，记忆力明显减退，中度痴呆，锥体系及锥体外系受累。人格及行为异常可发生于 Pick 病的早期，而且贯穿于疾病的全过程。

大体标本脑叶萎缩是 Pick 病的特征，具有高选择性、局限性、非对称性的特点，多发生于额叶、颞上回前 1/3，大脑优势半球萎缩明显，中央前回、中央后回、枕叶相对不受影响。脑萎缩程度随病程延长而进展，病程晚期各脑叶均可轻度萎缩。大脑切片上可见皮质变薄，灰白质交界不清晰，皮层灰质神经胶质增生，皮质下白质变细、收缩、变黄、变轻，脑室特别是侧脑室的额角和颞角扩张。有时见纹状体、苍白球和黑质变性，尾状核较豆状核更易受损。Pick 细胞是 Pick 病特征之一，多出现在皮质中层和深层。严重受损区域的大锥体细胞完全丢失，正常大脑皮质内部结构消失，细胞间质水肿，胶质细胞增生，不能发现 Pick 细胞。Pick 小体也是 Pick 病的特征之一，是位于皮质小神经元内的特异性圆形双染包涵体，由变异的磷酸化 tau 蛋白组成，银染时具有嗜银性。主要分布于边缘皮质、旁边缘皮质及前颞叶，前额叶和后颞叶分布少，顶叶及视皮质少见。Pick 病也存在神经炎性病变，主要发生于颞叶以外的皮质。海马和杏仁体属于 Pick 病脑部的易感区，萎缩重，锥体细胞和颗粒细胞可发现大量的 Pick 小体。基底节区相对不易受损。有报道观察到神经元存在不均一丢失，在纹状体、苍白球尤其是壳核深部可以发现 Pick 小体。黑质也存在灶性神经元丢失，黑质神经元中可见 Pick 小体，其他脑干神经核如脑桥基底部也可检测到 Pick 小体。与脑叶萎缩区域相连的白质变细，有髓纤维消失,胶质细胞增生,轴索变性。皮质和白质中存在神经胶质增生,在皮质浅层和灰白质交界区最为明显。近来免疫组织化学研究发现,选择性变性病中,一些胶质细胞含有tau蛋白阳性的神经丝包涵物,超微结构显示其中的神经丝与Pick小体中的神经丝相似,因此认为神经胶质在Pick病时也受到了影响。小胶质细胞是大脑的清除细胞,对神经元的变性产生反应,有的学者检测到小胶质细胞在Pick病时增多、激活,但目前激活的机制尚不明确。

【影像学检查方法】

CT对发现脑萎缩有一定价值,MRI由于其可多参数多方位成像以及薄层容积扫描,对脑萎缩改变更加敏感,MRS可检测相应脑区的细胞代谢情况,SPECT可检测脑血流改变,PET扫描可观察脑能量代谢活动改变,较MRI更敏感,有助于早期诊断。

【影像学表现】

CT和MRI检查时,典型病例可见特征性局限性额叶和(或)颞叶萎缩(图10-4-1),以前额叶、颞叶明显,皮质变薄、脑回窄、脑沟宽,顶、枕叶较少受累。病变多不对称,左侧常较明显,颞上回的前半部萎缩,而后部常正常,上述改变在疾病早期即可出现,部分病例可对称,少数病例额叶萎缩可不明显。侧裂池增宽,侧脑室额角和颞角扩大常较显著,侧脑室体部较少受累。结构影像在50%临床确诊病例可显示异常。MRS检查可见额叶NAA峰及NAA/Cr比值降低,Cho峰及Cho/Cr比值升高,mI峰和mI/Cr比值升高。SPECT扫描可见不对称性额、颞叶血流减少,PET扫描可见额、颞叶代谢降低(图10-4-2)。

【诊断与鉴别诊断】

Pick病患者影像学检查可发现其脑萎缩主要局限于额叶和(或)颞叶,但不能仅凭此认为叶性

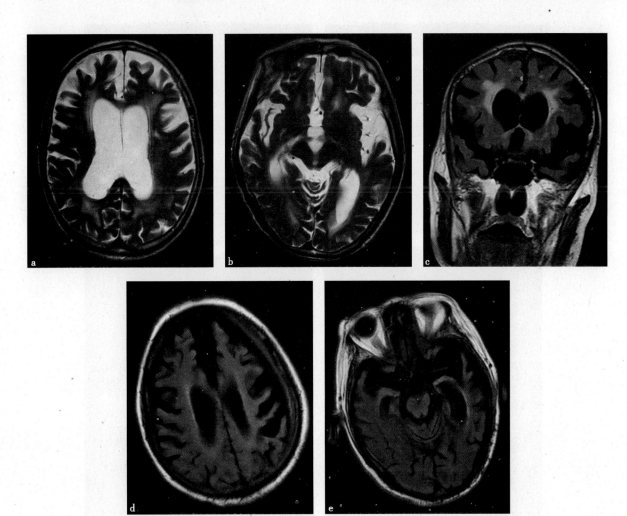

图 10-4-1 皮克病 MRI

双侧额、颞叶萎缩,以左侧额、颞叶萎缩为著,双侧顶、枕叶未见明显萎缩改变(a~c)。左侧额、颞叶萎缩(d、e)

萎缩为 Pick 病所特有。额、颞极萎缩，尤其是颞极萎缩、皮层灰质变薄、颞角扩大是 Pick 病特有表现，PET 检查可发现额颞极代谢减低，双侧颞叶萎缩者结合 PET 双侧颞极明显低代谢，可支持 Pick 病的诊断。Pick 病影像诊断需与 AD 鉴别。AD 患者脑萎缩以广泛、弥漫及对称性损害为其特点，且海马萎缩严重，额、颞极萎缩相对较轻。

【临床研究现状】

Pick 病与阿尔茨海默病（AD）同属原发性痴呆症，系老年期痴呆的主要原因，多数病例临床上极

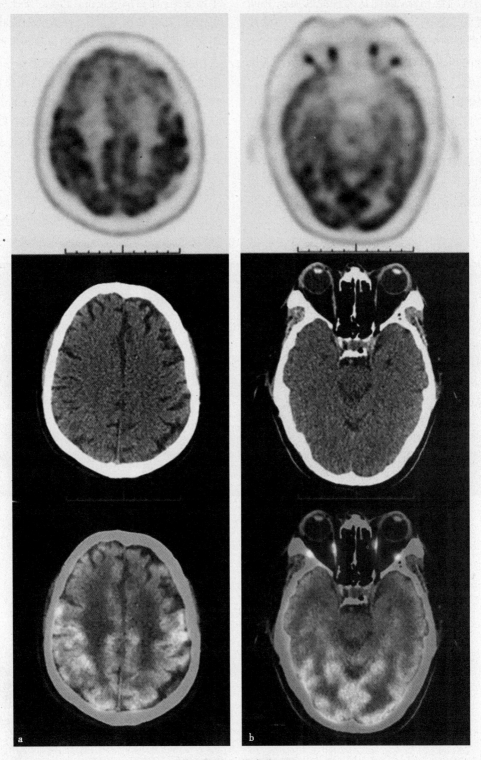

图 10-4-2　皮克病 PET
葡萄糖（FDG）代谢显像显示双侧额、颞叶皮层代谢减低（a、b）

易误诊为 AD 及其他脑变性疾病,确切的诊断需尸检明确,因此目前对 Pick 病的影像研究主要集中在诊断方面以及影像与临床病理之间的关系。

(马 林 娄 昕 王玉林)

第五节 Huntington 病

Huntington 病(Huntington disease,HD)又称 Huntington 舞蹈病、遗传性舞蹈病、慢性进行性舞蹈病。是一种常染色体显性遗传的基底节区和大脑皮层变性疾病。1841 年由 Waters 首先报道,但在 1872 年 Huntington 进行了准确详细的描述和总结,因此将其命名为 Huntington 病。欧洲和北美白种人多见,亚洲和非洲人发病率低。本病的发病率约为 5/100 000,一些学者认为男性发病率高于女性,而一些学者却认为此病无性别差异。可在任何年龄发病,多在中年起病(40~50 岁),少数患者可在儿童或老年发病,20 岁以前发病者大约占 8%,其症状更类似于帕金森病。一旦发病即呈进行性进展,目前尚无阻止或延缓亨廷顿病发展的治疗方法,发病后平均死亡时间为 15 年,女性患者一般病程较长。发病机制尚不清楚,可能与多巴胺与乙酰胆碱失衡、γ-氨基丁酸(gamma-aminobutyric acid,GABA)减少、兴奋性氨基酸毒性等因素相关。亨廷顿蛋白(Huntington,HTT)基因位于 4 号染色体短臂(4p16.3),包含 3DNA 碱基胞嘧啶腺嘌呤鸟嘌呤(cytosine-adenine-guanine,CAG),这 3 个碱基重复多次(即三核苷酸重复),CAG 重复次数是发病的主要因素,重复次数在 26 次以下,则不会导致 HD,随着重复次数增多,HD 发病风险增高,正常人重复次数在 36 次以下;超过 36 次,其表达的蛋白质结构将发生改变,称之为突变亨廷顿蛋白(mutant Huntington,mHTT),导致某种类型的神经元衰变速度加快;重复次数在 36~39 次的 HD 携带者,其外显率较低,并且发病时间晚,进展慢,有的甚至终身不发病;重复次数过多的携带者,可在 20 岁以下发病,为青少年型 HD。HD 为常染色体显性遗传,HTT 参与多种生物功能,mHTT 的功能尚不完全清楚,但其对脑内某些细胞具有毒性。HD 与 DNA 甲基化有关。也有新学说则提出野生型的亨廷顿蛋白(wild-type Huntington,WH)功能丧失也是发病原因之一。WH 为正常胚胎发育所必需,是一种抗凋亡蛋白,其功能丧失可引起神经变性。WH 还可上调皮质神经元的脑源性神经营养因子(brain-derived neurotrophic factor,BDNF)的

合成,从而维持纹状体神经元的正常生存,BDNF 减少使纹状体神经细胞死亡。其他发病机制还有:兴奋性谷氨酸毒性作用、氧化应激所致的能量代谢障碍、基因表达的早期改变等。HD 一般遗传于父母,10% 为新的突变,为常染色体显性遗传。

【临床与病理】

起病缓慢,进行性加重。绝大多数有家族史,但同一家族中不同患者的临床表现可差别很大。临床主要表现为舞蹈样动作和痴呆。舞蹈样动作为首发症状,并始于颜面部和上肢,逐渐扩展到全身。舞蹈样动作多较快速,幅度大,无目的,表现为不自主张口、噘嘴、伸舌、扮鬼脸、手足舞动等,情绪激动时加重,睡眠时消失,少数伴有癫痫、肌阵挛、共济失调、肌强直及头痛等。多数患者在不自主运动发生后数年出现精神异常,少数患者精神症状先于舞蹈样动作出现。疾病早期记忆力损害可不明显,但注意力、判断力和完成动作的能力已有明显损害,抑郁常见,逐渐发展成痴呆。讲话口吃普遍,可有吞咽困难等。眼球运动障碍如慢眼球活动常见于疾病后期。少年型患者 20 岁以前发病,多为父系遗传,且父系遗传者起病年龄有逐代提前现象,其临床表现与成人的典型症状差异较大,主要是主动运动减少、肌强直、共济失调、癫痫发作(约 50% 患者出现)和认知功能减退,舞蹈动作则相对少见。认知功能进行性损伤,随着疾病进展逐渐出现记忆力减退,包括短期记忆与长期记忆的损伤,随时间进展不断恶化,最终发展为痴呆。这种类型的痴呆为皮层下痴呆综合征,与 AD 导致的皮层痴呆不同。在疾病后期患者因全身不自主运动而不能站立和行走。当病情发展时,不能维持复杂的随意运动,出现吞咽困难、讲话吞吞吐吐和构音障碍,口语流利性损害是 HD 最早的认知功能障碍之一。在疾病晚期可出现四肢不能活动的木僵状态。约 50% 的少年型 HD 患者有全身性癫痫发作。进行性痴呆是 HD 患者的另一个特征,痴呆在早期具有皮质下痴呆的特征,后期表现为皮质和皮质下混合性痴呆。认知障碍在 HD 的早期即可出现,随着病情发展,注意力和判断力进行性受损,视空间能力下降,情感障碍,且多出现在运动障碍发生之前。

HD 大体的病理改变为主要侵犯基底节区和大脑皮质,早期的损伤最常发生于纹状体,随着疾病进展,其他脑区也会显著受累。基底节区萎缩,以尾状核最明显,其次为壳核、大脑、丘脑、下丘脑、苍白球等。晚期大脑的重量可减轻 25%~30%。

基底节区病变主要是合成脑啡肽和 GABA 的神经元严重脱失，胶质细胞明显增生。大脑皮质（特别是额叶）萎缩，特别是Ⅲ、Ⅴ和Ⅵ层的锥体神经细胞和小神经元脱失，没有胶质细胞增生。神经细胞脱失亦可累及丘脑腹外侧核、下丘脑、黑质网状结构、橄榄体、薄束核和楔束核、白质和间脑核等部位。神经元包涵体在细胞核与细胞质均可见到，是 HD 最早的病理改变。

【影像学检查方法】

MRI、CT、PET/SPECT 均可用于 HD 的检查，常规影像学检查的主要目的为除外其他神经系统的病变。MRI 与 fMRI 在疾病症状不典型阶段发现结构与功能特征有重要作用，fMRI 可提供结构与动态信息，具有高敏感性、高时间和空间分辨率。PET 对于探测脑内分子代谢与受体分布有重要作用。SPECT 检查可发现 HD 患者脑区血流改变情况。MRI 较 CT 显示尾状核头、壳核萎缩更具优势。而 MRS 能够进一步揭示 HD 的病理生理机制。

【影像学表现】

HD 的典型影像学表现为双侧尾状核头及壳核对称性减小，脑室系统轻度扩大，以侧脑室额角及三脑室扩大明显，外侧裂池增宽，局部脑沟增宽。CT 和 MRI 检查除具有普遍性脑萎缩的一般表现外，尾状核头及壳核萎缩，体积变小，双侧尾状核间距增大，正常突出的额角外侧壁变平或凹陷，侧脑室额角扩大常更明显。中度受累的 HD 患者有显著的全脑萎缩。在 HD 的病情发展过程中，皮质和皮质下的萎缩可以出现在不同的时期，并且可以彼此独立出现，可同时累及尾状核与壳核。当疾病进展时，丘脑也可萎缩，也可伴有额叶和颞叶体积减小。MR 扫描 T_2WI 可见纹状体信号异常，呈高信号或低信号。信号变化可反映疾病的组织学改变进程，随髓鞘纤维减少和胶质增生，纹状体小神经节细胞减少，而大神经节细胞无受累，这些改变导致 T_2WI 表现为高信号；由于纹状体内铁质沉积，T_2WI 也可表现为低信号。双侧尾状核头、壳核区 NAA/Cr 降低，Cho/Cr 增高。$^{31}P\text{-}MRS$ 可见磷酸单酯酶和磷酸二酯酶水平减低。PET 检查可见双侧基底节代谢减低，尾状核区的代谢活性下降可出现在尾状核萎缩前。SPECT 检查发现尾状核和豆状核区域血流明显下降，额叶和顶叶血流也有下降。

【诊断与鉴别诊断】

临床诊断主要根据舞蹈样动作、精神异常和痴呆三大临床特征以及多在中年起病，阳性家族史，病情进行性发展进行诊断。影像检查结果可辅助诊断。CT 与 MRI 可在疾病早期显示对称性尾状核头萎缩，可以进一步支持 HD 的诊断，但是单凭这些并不能确诊 HD。PET 检查发现亚临床状态的患者尾状核部位的葡萄糖代谢减低，可用作超早期诊断。疾病晚期可见脑萎缩，功能成像技术 fMRI 和 PET 可在躯体症状出现前显示脑活动改变，但目前尚未用于临床。

总之，对于具有明确家族史、典型临床症状及 CT/MR 检查提示基底节区及皮质脑萎缩的患者，本病的诊断率较高。

【临床研究现状】

目前，对 HD 尚无有效的减缓其进程的药品，乙酰胆碱酯酶抑制剂对症治疗作用有限，探索一种可靠的生物标记对于改进治疗模式与疗效评价非常重要，神经影像学技术即为一种适合检测疾病进展及评估治疗效果的生物标记。目前 MRI 对检测疾病进展非常有价值，PET 成像技术可以探测未发病的携带者的情况。目前的研究热点在于探索疾病的确切机制及病理改变、试验对症治疗或延缓疾病进程的药物以及干细胞治疗等的疗效评估。

MRI 对 HD 的研究包括结构成像与功能成像。结构成像最明显的改变是纹状体体积减小。有研究发现，轻度到中度 HD 患者，壳核减小较尾状核减小明显。纹状体萎缩在 HD 早期甚至在表现正常的 HD 基因携带者发病前15～20年即可出现，减小的程度与发病时的年龄、病程以及 CAG 重复次数相关。运动障碍与壳核萎缩程度呈正相关，简易智能量表评分（mini-mental status examination scores，MMSE）与尾状核体积呈负相关。皮层体积减小在 HD 早期即可出现，并且随着疾病进展呈现由后向前的顺序发展。皮层萎缩的区域因人而异，与临床症状相关。并且，局部皮质萎缩与临床总体执行能力评分（total functional capacity，TFC）、HD 统一评定量表（unified HD rating scale，UHDRS）以及认知测试有相关性，提示萎缩程度测量可能是评估神经保护性治疗的生物指标。同时，在 HD 患者也发现广泛的白质萎缩，并且与 CAG 长度、认知与运动功能下降相关，白质改变可在疾病发生前12～15年检测到，并且与认知功能相关，与 HD 病理基础的结构连接发生退行性变有关。DTI 的研究也发现 HD 基因携带者白质束异常，并且扩散指数与认知功能相关。有研究发现感觉-运动皮层的白质连接异常与5年内出现症状的几率相关。HD 的多中心跟踪研究关注与发现 HD

基因携带者发病前与发病早期的敏感而可靠的生物学标志。对 mHTT 基因携带者与发病早期的病例的随访研究发现,将携带者按照可能发病的时间分为 2 组,(pre-HD A > 10.8 years; pre-HD B < 10.8 years),将发病早期的 HD 按照 TFC 评分分为两组(HD stage Ⅰ, HD stage Ⅱ),经过 12 个月的随访,携带者与早期病例均有明显全脑体积的减小,携带者与早期病例的尾状核与壳核与基线相比体积分别减小 1.4% 和 4.5%,4 组均可见白质萎缩;随访 24 个月后,4 个组的尾状核与壳核的萎缩更加明显,pre-HD B、HD-Ⅰ 和 HD-Ⅱ 组的全脑及灰质体积减小更明显,pre-HD A 的灰质萎缩仅限于纹状体,但是,纹状体周围、胼胝体内以及后部白质束的白质萎缩在 4 个组均可见到;随访到 36 个月时,早期 HD 患者全脑改变更加显著,尾状核、壳核以及灰质萎缩的测量指标与 TFC 评分下降呈强相关。尽管 pre-HDA 组全脑、纹状体及白质萎缩程度增加,但是其运动与认知表现未见变化,相反,pre-HD B 与 pre-HD A 相比萎缩更明显,而且与运动和认知测试减低相关,提示纹状体和灰质测量是对 pre-HD B 组临床诊断的敏感指标。这些结构 MRI 成像的研究结果有助于理解与解释 HD 发病机制及其临床症状与病理改变的联系,有可能为临床诊断 HD、预测 HD 疾病进展以及可能的治疗提供疗效评价。采用基于体素(voxel based morphometry, VBM)的形态学 MRI 研究发现早期 HD 患者双侧纹状体区域、下丘脑、岛盖以及右侧旁中央小叶灰质萎缩,纹状体的改变局限于尾状核与壳核背侧,符合神经元缺失由背侧向腹侧渐变的病理改变,越严重的病例腹侧受累及范围越大,另外,该研究发现脑灰质的改变与临床症状及 CAG 重复长度的改变一致。

功能成像方面,fMRI 对 HD 患者的任务态功能磁共振成像研究发现,部分脑区激活减低,而部分脑区激活增高,激活增高的脑区被认为是一种代偿机制所致。采用任务态 fMRI 对有抑郁的无症状携带者和正常人的研究发现,伴有抑郁的携带者前额皮质功能相关激活与抑郁症状明显相关,在 CAG 重复次数超过 42 次者尤其明显。伦敦塔任务(tower of London fMRI task)fMRI 的研究发现,无症状组与早期组内侧前额叶皮层与左前运动皮层激活明显降低,证明即使在疾病早期,脑功能连接的损伤也可反映认知与情感障碍。静息态 fMRI(resting state fMRI)对 HD 的研究发现尾状核与前运动皮层间的血氧水平依赖(blood oxygenation level dependent, BOLD)一致性降低,无症状携带者感觉-运动网络(sensorimotor network)一致性减低,并且一致性水平与运动能力相关。总之,fMRI 可以发现无症状携带者与 HD 患者的功能网络异常,fMRI 有可能成为探测早期神经元功能障碍和检测疾病进展的方法。灌注研究发现无症状携带者脑皮质血容量较正常对照明显增高。MRS 的研究发现后扣带回 NAA、谷氨酸减低,并且与蒙特利尔认知评估相关。神经血管的改变以及脑代谢的改变发生在脑实质萎缩之前,提示其可能作为临床生物标志及治疗评估的研究。采用 PET 对脑代谢与功能活动的研究也较多。有研究发现 HD 携带者尾状核的葡萄糖摄取减低可能会转变为 HD,而利用 ^{18}F-FDG 与 ^{11}C-raclopride 的对比研究发现在疾病进展检测方面,^{11}C-raclopride 比葡萄糖代谢更加敏感,HD 早期阶段皮质代谢减低预示着进展较快。$H_2^{15}O$ 作为示踪剂的 PET 扫描用于手指运动相关的皮质活动的研究发现,在运动相关任务时 HD 患者纹状体及其额叶的运动投射区活动减低,而顶叶与岛叶活动增高,提示基底节-丘脑-皮质的损伤以及额外的辅助运动通路的代偿。应用 ^{18}F-FDG PET 对脑网络的研究发现,无症状 HD 携带者双侧丘脑、枕叶及小脑葡萄糖代谢增高,而双侧纹状体代谢减低,可用于区分 HD 与正常对照,但是这种改变不随时间改变而同步改变,限制了其应用。

分子影像方面,PET 由于其强大的分子成像能力,对 HD 的发病机制的研究具有无可比拟的优势。多巴胺信号传递异常可能在 HD 的发病机制中扮演重要角色,采用 PET 多巴胺能系统成像的研究发现,无症状携带者与 HD 患者均可见突触后多巴胺能系统受累严重,而多巴胺能神经突触前末梢受累较轻。Ginovart 等研究发现,利用 ^{11}C-b-CIT 做示踪剂,纹状体多巴胺转运蛋白结合率减少了 50%,与 HD 患者黑质纹状体单胺囊泡转运体 2(type-2 vesicular monoamine transporter, VMAT2)减少相一致。HD 患者是否存在黑质纹状体多巴胺能神经元退行性变或突触前神经末梢功能障碍尚不清楚。对多巴胺受体的研究发现,HD 患者纹状体 D1、D2 受体密度和活性减低,纹状体 D1、D2 结合减低的程度与病程长短显著相关,提示这两种受体有可能成为监测疾病进展的可靠定量指标,D1 受体结合率减低也可见于颞叶皮质,提示多巴胺异常发生于皮质,可能在 HD 患者认知障碍进展中发挥作用,而且纹状体 D1 和 D2 受体密度与视觉、情景记忆、感觉、语言、推理等能力有强相关性。因此皮质-纹状体和丘脑-皮质回路可能与 HD 患者的认知损伤相关。采用 ¹¹C-raclopride 示踪剂的 PET 扫描发现，HD 患者皮质区域 D2 受体减低，在无症状携带者中 55% 显示额叶与颞叶 D2 受体减低，提示 D2 受体的改变可能是 HD 病理生理的早期改变。追踪调查的结果也显示，携带者与 HD 患者每年 D1 和 D2 受体结合分别减少 2% 和 4%。提示多巴胺受体结合率可用来从症状不典型 HD 基因携带者识别进展较快者。另外，有研究应用 D1 和 D2 受体的放射性配体的 PET 来评估营养治疗的效果。

在小胶质细胞活化方面的研究。小胶质细胞是脑内重要的吞噬细胞，活化的小胶质细胞与神经元退行性变相关。当异常的 HTT 蛋白表达时，小胶质细胞即被激活，分泌促炎症细胞因子，采用 ¹¹C-PK11195 做示踪剂的 PET 研究发现 HD 患者纹状体及皮层小胶质细胞活化，且纹状体 ¹¹C-PK11195 结合率与 UHDRS 测量评分具有一致性，对携带者的研究也发现同样的现象，在纹状体可发现较高水平的小胶质细胞激活，并且活化增多提示五年内 HD 携带者出现认知障碍的几率增高。

（马　林　娄　昕　王玉林）

第六节　Leigh 病

Leigh 病（Leigh disease）又称 Leigh 综合征（Leigh syndrome）或亚急性坏死性脑脊髓病（subacute necrotizing encephalomyelopathy），是一种罕见的病因不明的遗传性神经代谢障碍疾病，常可同时累及脑和脊髓。1951 年 Leigh 首先描述该病，发病率约为 1/40 000。突变的基因导致相关呼吸链酶功能丧失或降低，引起线粒体能量代谢产生严重障碍，使神经系统出现功能障碍和组织坏死是导致此病的可能原因。Leigh 病可由线粒体 DNA 突变导致，也可由缺乏丙酮酸脱氢酶导致。此外，位于 X 染色体的基因位点突变也可导致 X 连锁 Leigh 病（X-linked Leigh disease）。线粒体 DNA 和超过 30 种核基因突变与 Leigh 病有关。氧化磷酸化异常可由线粒体 DNA 和核基因突变引起。核 DNA 变异引起的 Leigh 病占 75%~80%，是常染色体隐性遗传，突变可位于 2、5、9、10、11、12、19 等染色体，染色体基因突变累及电子链复合物 I~V 导致复合物缺陷致病。线粒体基因突变导致的 Leigh 病约占 20%~25%，其中最常见的突变是 MT-ATP6 基因，其编码 ATP 合成酶，导致 ATP 合成酶缺失。其他的线粒体基因变异累及氧化磷酸化链第 1 个复合体，包括 MTND2、MTND3、MTND5 和 MTND6 基因。由乳酸脱氢酶复合体缺乏导致者基因突变位于 X 染色体。该病通常在 3 个月~2 岁内起病，几年内死亡，有的可在胎儿期出现，青少年及成人罕见，无性别及种族倾向。依发病年龄可分为新生儿型、经典婴儿型及少年型。首发症状常在身体存在能量消耗较大的疾病时出现，如感染和手术。

【临床与病理】

最早的表现为吮吸无力，可伴发食欲减退、呕吐、情绪不稳定、持续哭闹以及癫痫，中度腱反射迟钝，症状进行性加重，最终发展成木僵，嗜睡，肌阵挛性痉挛或严重的肌张力降低，反射消失，呼吸困难，不能吞咽，全身无力、衰竭，上睑下垂，眼肌麻痹，视力减退或消失，视野有中心暗点，瞳孔散大或缩小，血乳酸和丙酮升高，脑脊液蛋白增高，脑电图见弥漫性慢波和发作性波。在发病早期很难发现视力丧失，运动功能进行性减退，随着疾病进展可出现虚弱、肌张力减低、乳酸中毒并且可影响到呼吸功能和肾功能，进展快，预后差。线粒体复合物 IV 缺乏和丙酮酸脱氢酶缺乏的病例预后最差，在几年内死亡，部分缺乏者预后略好，可存活至 6~7 岁，部分可存活至十几岁。

大体解剖可见双侧苍白球、中脑及脑桥被盖界线清楚的坏死灶。组织学可见双侧基底节区、中脑导水管周围和脑桥被盖部局部神经组织坏死解离，小血管增生，血管壁增厚伴玻璃样变性，星形细胞增生，伴大量格子细胞浸润。Leigh 病累及视觉通路可有视神经萎缩，组织病理学为视网膜节细胞丢失，乳头黄斑束神经纤维板层脱落，视路髓磷脂和轴索丢失（通常位于中央，而周围可免于受累），选择性的视网膜节细胞丢失及相应的视神经颞侧萎缩。

【影像学检查方法】

CT、MRI 和 PET 均可用于 Leigh 病的检查，CT 在发现弥漫或者局部萎缩、钙化、脑水肿、脑畸形和出血方面有其应用价值。MRI 多参数扫描可以用来敏感准确地检出 Leigh 病的脑、脊髓及视路病变，并进行定性及定量分析。综合运用多种成像新技术可以全面评价 Leigh 病中枢神经系统受累情况，对于更好地理解发病机制、早期诊断、病情监测及预后评价具有重要意义。DWI 可间接反映组织微结构的变化，还可对病变进行表观扩散系数（apparent diffusion coefficient，ADC）值的量化分析。脑灌注成像（perfusion weighted imaging，PWI）可以用来早期诊断并在治疗中动态观察脑组织受损情况，常用的磁共振灌注成像主要包括动态磁敏感增强磁共振灌注加权成像（dynamic susceptibility contrast MR perfusion weighted imaging，DSC-PWI）和动脉自旋标记（arterial spin labeling，ASL）灌注成像。ASL 作为一种新的无创性的磁共振灌注成像技术，可以定量测量脑血流量，适用于对比剂过敏及儿童患者，对于 Leigh 病患者病变的检出及灌注情况的判断是一种较为安全可行的选择。三维 T_1、T_2-FLAIR 序列可以行三维扫描，并进行三维曲面重建，可以全程显示视神经眶内段、管内段、颅内段及视交叉的形态。DTI 分析双侧视神经眶内段、管内段、视交叉、视束、外侧膝状体及视辐射 FA 值的变化，纤维束的粗细及完整性可以早于常规影像发现双侧视路隐匿性病变，且可以进行定位及量化分析。MRS 可提供脑组织代谢信息并定量监测脑组织代谢变化。

【影像学表现】

Leigh 病的病变通常呈对称性分布于双侧基底节区及中脑导水管周围灰质（图 10-6-1）。发生在基底节区的常见部位为纹状体（壳核后部及尾状核头常见）及苍白球；发生在脑干的常见部位为中脑导水管周围灰质、脑桥及延髓；病变也可见于丘脑和小脑齿状核，但乳头体通常不受累。大脑及小脑白质不常受累。MRI 主要表现为长 T_1 长 T_2 信号，T_2-FLAIR 为高信号，增强扫描通常不强化，出血或髓鞘裂解产物通常也可表现为短 T_1 信号，脑干病变主要位于导水管周围灰质，呈长 T_1 长 T_2 信号，T_2-FLAIR 为高信号，急性期 DWI 通常为高信号，提示水分子扩散受限，细胞毒性水肿，也有文献报道病变在发病后 13 个月和 2 年后 DWI 仍表现为高信号，但部分病变呈等信号，信号的不一致性与病变时间分布的多样性有关。累及视路可见视神经萎缩。MRS 对于 Leigh 病的诊断具有较高的价值，可见 Cho 峰升高，NAA 峰减低，在病变、脑脊液或看似正常的脑实质内可见乳酸双峰（图 10-6-2），延髓

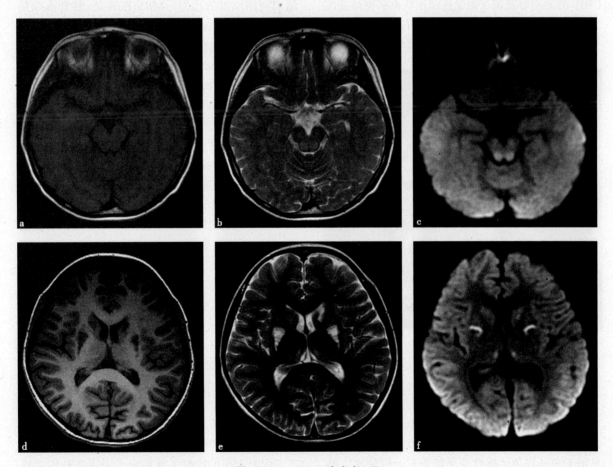

图 10-6-1　Leigh 病患者 MRI

横轴面显示中脑导水管周围灰质呈 T_1WI 稍低信号（a）、T_2WI 稍高信号（b）及 DWI 高信号（c），双侧尾状核及豆状核呈 T_1WI 低信号（d）、T_2WI 高信号（e），DWI 部分病变呈片状高信号（f）

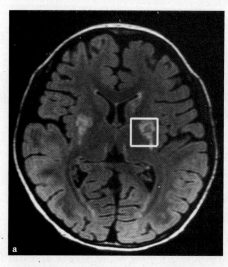
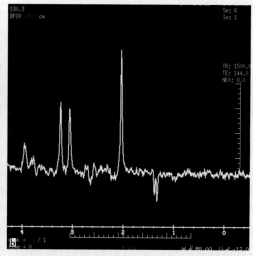

图 10-6-2　Leigh 病患者 MRS

单体素质子 MRS，Leigh 病患者左侧基底节区定位图（a），MRS 谱线（TE＝144ms）可见倒置的乳酸双峰（b）

病变 MRS 可见高大脂峰，提示病变内发生坏死而未发生无氧酵解。脑血流量（cerebral blood flow，CBF）图通常可发现双侧壳核及尾状核病变高灌注（图 10-6-3）。采用 ^{18}F-FDG PET 扫描发现双侧小脑葡萄糖摄取减低，可以解释共济失调与肌张力减低。

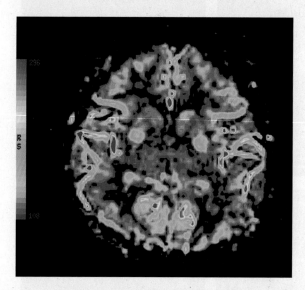

图 10-6-3　Leigh 病患者 MR 灌注成像

双侧基底节区可见高灌注（动脉自旋标记成像）

【诊断与鉴别诊断】

Leigh 病的 MRI 表现为以壳核为著的双侧基底节区和（或）脑干对称性长 T_1 长 T_2 信号，随访可见脑干和基底节区病灶变化趋势有一定规律。脑干的病变有逐渐向上发展的趋势，随着病情反复进展，原来位置较低的病灶在 DWI 上逐渐变为等信号或低信号，而新发的、位置偏上的病灶出现高信号，基底节区的病变特别是壳核的病变则呈现由背侧向腹侧发展的趋势。MRS 在病变、脑脊液或看似正常的脑实质内可见乳酸双峰，主要应与线粒体脑肌病伴乳酸血症和脑卒中发作综合征（mitochondrial encephalopathy with lactic acidosis and stroke-like episodes syndrome，MELAS）鉴别，MELAS 在 CT 和 MRI 表现为病灶单发或多发散在，多为不对称分布，分布在幕上单侧或两侧颞、顶、枕叶为主的皮质及皮质下白质，侵犯额叶少见，病变有进行性加重和对称性趋势，多次 MRI 检查可发现病灶区呈游走、多变的特点，对于反复发作、病程较长的患者，可出现反复发作病灶区脑皮质萎缩，局部蛛网膜下腔增宽，病变范围较大且深部脑白质受损者，可出现脑室系统扩大。急性期脑回肿胀、DWI 呈高信号或等信号；慢性期呈脑萎缩改变。基底节或其他神经核团可出现钙化。急性期由于乳酸血症导致血管舒张，病变区呈高灌注和血管源性水肿，此时 DWI 较常规 MRI 扫描可以更早期敏感地反映出该病理改变。MRS 在常规 MRI 显示正常的区域检测不到乳酸峰。

【临床研究现状】

Leigh 病是一种线粒体代谢异常的疾病，尚无有效的治疗方法，目前对 Leigh 病的研究主要集中在诊断、发病机制研究以及治疗评价。

诊断方面的研究主要集中于采用多种影像技术多种参数对病变的部位分布、信号特点、代谢产物等进行研究，比较一致的结论是病变主要累及基底节区、中脑、延髓，T_2WI、FLAIR 以及 DWI 高信号，MRS 乳酸峰的出现，均有助于临床诊断。随访研究对于深入了解发病过程、病情演变以及寻找可能的治疗方法具有重要意义，目前的随访研究较少，国内有研究对 2 例患者的随访研究发现，患者发病时以及发病 2 年后病变在 DWI 上仍呈现高信号，但高信号的范围较发病时减少，研究者认为信号的高低可能反映了病变在时间分布上的多样性，也可能体现了病变的演变过程及细胞受损程度。高信号的病变提示此处的细胞仍处于细胞毒性水肿，而等信号的病变提示此处的细胞已经由细胞毒性水肿转为血管源性水肿或水肿缓解。而有研究者则认为这是一种假性正常化，反映了病变进行性的胶质增生及神经元密度减少。因此，认为 DWI 可用来监测评估 Leigh 病患者脑部病变的损伤程度，以及不同时期病变的演变过程。该研究还发现 Leigh 病患者脑部病变发病时通常表现为高灌注，这种高灌注状态可持续 1 年，但部分病变发病时并没有显示高灌注，推测可能与病变所处的不同时期有关，另外高灌注的基础可能与血管增生有关。此外该研究还发现 1 例患者 MRS 检查显示发病时出现的乳酸峰在辅酶 Q10 治疗 1 年后消失，推测是由于呼吸链的改善使无氧酵解得到了缓解。有病例报道发现 1 例 Leigh 病患者经免疫治疗症状改善后，MRI 所见 T_2WI 高信号范围较前变大，而 PET 扫描发现双侧基底节区高代谢，并且高代谢区域与 MRI 扫描的 T_2WI 高信号区域一致，认为这种高代谢反映了免疫治疗引起的免疫反应。

（马 林 娄 昕 王玉林）

第七节　Wallerian 变性

Wallerian 变性（Wallerian degeneration，WD）是指神经元细胞体或轴突近端损伤后，其远端轴突及所属髓鞘发生变性、崩解和被吞噬的过程。1850 年，Waller 首先在青蛙的周围神经发现此现象，随后的研究显示，WD 是一种常见的病理过程，既可发生在周围神经系统，也可发生在中枢神经系统。中枢神经系统的 WD 常发生在皮质脊髓束，也可发生于皮质延髓束（corticobulbar tract）、脑干与小脑神经网络（brainstem and cerebellar neural networks）、脊髓后索（posterior column of the spinal cord）、胼胝体（corpus callosum）、边缘回路（limbic circuit）、视觉通路（optic pathway）。WD 常继发于脑梗死、脑出血、脑外伤、动静脉畸形、颅脑手术后

等，其中以脑梗死最常见。WD 发生的机制目前尚有争议，从 1850 年 Waller 报道 WD 以来，一直认为 WD 是由于轴突损伤后细胞体的营养丢失导致的轴突远端损伤，直到在动物模型的研究发现，与胞体离断的大片段轴突可在一定条件下存活数周时间，提出 WD 形成的机制除单纯损伤轴突远端部分外，可能激活了一个类似于凋亡的细胞代谢途径。因此，目前认为 WD 形成的机制是一个复杂的过程。

【临床与病理】

WD 是一种继发性病理变化，凡累及神经元胞体或轴突近段的病变都可能引起 WD，包括脑梗死、脑出血、脑外伤、脑肿瘤、脑动静脉畸形、脑手术、脑白质病等，其临床表现主要与原发病变有关，一些病例会出现健忘、言语障碍、书写和阅读时书写错误等症状来诊。文献表明原发损伤发生后，有 WD 者较无 WD 者预后差，且 WD 越重，出现得越早，预后越差。

WD 的病理学表现为原发性脑损伤导致神经细胞轴索横断性损伤，损伤区近侧轴索发生变性至上一个郎飞结，若损伤区靠近细胞体，则可导致细胞体染色质溶解；损伤区远侧轴索及髓鞘崩解，具有吞噬功能的细胞吞噬、消化崩解的轴索和髓鞘碎屑。WD 的进展按照一定的顺序，病理改变随原发性脑损伤发生后时间的不同而异，Kuhn 等根据 WD 不同阶段的组织、化学和代谢特征，将其分为 4 期：第 1 期约发生在损伤后 3～4 周，表现为轴突变性伴轻微生化改变；第 2 期见于损伤后 4～10 周，主要表现为髓鞘蛋白崩解，但髓鞘内部脂质尚完整，变性组织的亲水性有所增加；第 3 期发生在损伤后 10～14 周，变性组织的亲水性显著增加，髓鞘脂肪破坏、胶质增生；第 4 期为发病后数月～数年，由于受累部位出现选择性神经元坏死使相应部位发生肉眼可见的萎缩。原发性损伤发生后 3～4 周主要为髓鞘蛋白的崩解；10～14 周后出现髓鞘脂肪破坏和胶质增生；数年后由于选择性神经元坏死、皱缩，相应部位发生萎缩。另外，发生于中脑、脑桥被盖部、小脑上脚及小脑的病变均可造成肥大性下橄榄核变性（hypertrophic olivary degeneration，HOD）。一侧齿状核或小脑上脚的病变可引起对侧下橄榄核变性，而一侧红核或中央被盖束病变则引起同侧下橄榄核变性，当病变同时累及小脑上脚和中央被盖时则引起双侧下橄榄核变性。下橄榄核起初肥大，随着时间延长而萎缩。HOD 通常被认为是 WD 的继发改变。

【影像学检查方法】

影像学上，CT 通常只能显示 WD 第 4 期的改变，即受累区域的萎缩，MRI 的软组织分辨力高，常规 MRI 可无创地观察 WD 的早期改变，原发脑损伤 4 周后所致的 WD 即可由常规 MRI 检出。常规 MRI 虽可显示 WD 改变，但对早期 WD 的敏感性低，且难以量化 WD 的严重程度。DWI 和 DTI 可通过测量局部组织水分子扩散信息，从而反映轴突白质组织结构的完整性。DTI 可以定量分析白质纤维束的正常和病理状态下的特点，白质纤维排列的紧密程度、髓鞘的厚度及完整性均会影响局部的水分子扩散各向异性程度。DTI 纤维束成像（DTI tractography）是根据主要本征向量的方向，描绘神经通路的结构特征。DTI 不仅可反映活体脑白质纤维束的微观结构，同时可定量分析白质纤维束 WD 的病理状态下的特点，是对常规 MRI 检查的重要补充，可在 10 天内检测到 WD 的病理改变。^{1}H-MRS 可以活体检测 NAA、胆碱（Cho）、肌酸（creatine, Cr）等主要代谢物含量的变化，能客观反映神经元及细胞膜功能的改变，NAA 是反映神经元功能及活性的标志物，脑损伤后神经元不同程度坏死和功能障碍，导致其合成的 NAA 降低，Cho 能反映细胞膜功能改变、髓鞘的形成与破坏以及胶质的增生。

【影像学表现】

MRI 可以显示原发损伤同侧相应脑白质纤维束的 WD，以皮质脊髓束最为常见，病变起自大脑半球运动皮质，向下可累及同侧放射冠、内囊膝部和后肢、大脑脚、脑桥基底部、延髓腹侧，甚至沿锥体交叉至皮质脊髓侧束，T$_2$WI 可见信号增高，后期可见体积减小与萎缩（图 10-7-1）。脑桥小脑束的 WD 可表现为单侧或双侧（图 10-7-2）。肥大性下橄榄核变性常规 MRI 可见下橄榄核起初肥大，T$_2$WI 呈高信号（图 10-7-3），随着时间延长逐渐萎缩。纵向研究发现，在受累的下橄榄核，3 个月后可见 FA 减低，平均扩散、轴向扩散、垂直方向扩散均增高，6 个月后可见 FA 增高，扩散减低。

【诊断与鉴别诊断】

结合原发性脑损伤的发生部位及病程，对表现为同侧脑干萎缩的 WD 容易作出诊断。

对表现为同侧脑白质纤维束走行区如放射冠、内囊、大脑脚、脑桥等部位长 T$_1$ 长 T$_2$ 信号的 WD，需要与原发性脑梗死等病变相鉴别。WD 临床表现呈潜隐性发病和渐进性的临床进程，而脑梗死为

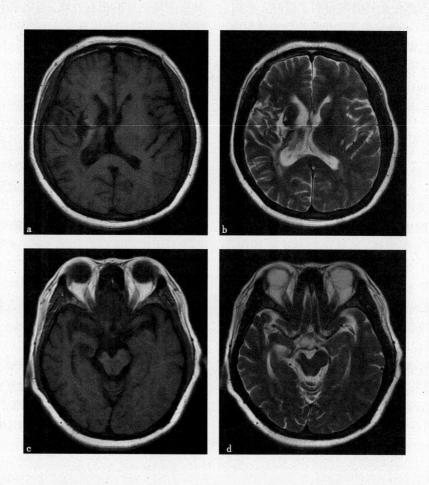

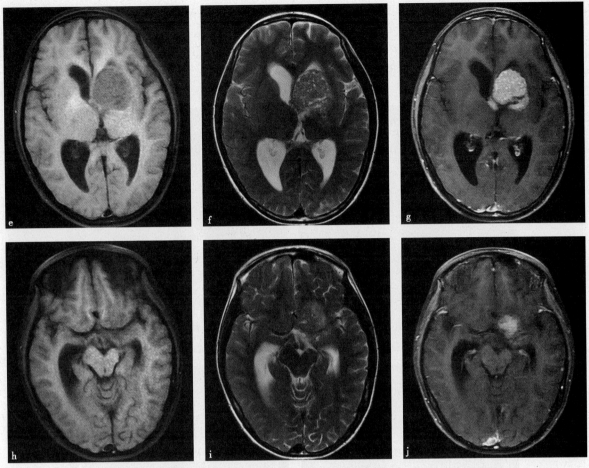

图 10-7-1　皮质脊髓束 Wallerian 变性 MRI

横轴面显示右侧基底节区软化灶形成伴陈旧性出血(a、b)，右侧中脑大脑脚萎缩(c、d)。左侧基底节区生殖细胞瘤(e、f)伴明显异常强化(g)，左侧中脑大脑脚萎缩(h、i)，无异常强化(j)

突发起病，有突发的相应受累神经支配部位的躯体运动和(或)感觉障碍，结合临床可以对二者作出鉴别诊断。

发生脑干萎缩的 WD 需要与 OPCA 鉴别，后者一般仅有萎缩而信号正常，而 WD 由于髓鞘脱失和胶质增生，在 T_2WI 呈高信号。另外，WD 需与 ALS 鉴别，ALS 萎缩区信号增高且萎缩呈对称性，而 WD 脑干萎缩发生于原发病变同侧，一般不对称。

【临床研究现状】

WD 的严重程度与患者运动功能损害程度及预后恢复密切相关，其早期诊断具有重要的临床价值，因此目前对 WD 的研究主要集中在早期检测其病理改变及其对原发损伤的预后判断方面。

目前研究较多的是继发于脑梗死的 WD，也有研究继发于多发硬化、脑肿瘤、脑外伤等的 WD。

由于 DTI 对白质纤维束的特殊敏感性，可早期发现由于白质微结构改变导致的扩散异常，从而反映白质的病理改变，脑梗死 2 周内行 DTI 扫描即可发现同侧大脑脚的 FA 值减低，这种改变与卒中后的运动障碍相关。扩散峰度成像(diffusion kurtosis imaging, DKI)是在 DTI 基础上发展而来的一项新技术，与 DTI 扩散椭球体模型假设不同，DKI 计算方式采用 4 阶方程，可以更加真实地反映组织的非高斯扩散特征，相对于 DTI 及 DWI 而言，DKI 可提供额外的峰度信息，更好地表征组织微观环境的复杂性，可提供脑白质及脑灰质扩散过程的定量信息，常用的参数有平均扩散峰度(mean kurtosis, MK)、轴向峰度(axial kurtosis, K//)、径向峰度(radial kurtosis, K⊥)，在计算 DKI 图像的同时，可得到扩散张量相关参量图如 FA、MD、轴向扩散系数(axial diffusion coefficient, D//)、径向扩散系数(radial diffusion coefficient, D⊥)等。有研究采用 DKI 对脑梗死患者进行研究，发现 K//、

D//在脑梗死超急性期、急性期即可观察到皮质脊髓束的WD，较其他参量发现皮质脊髓束微观改变更敏感，且随着病程进展K//、D//发现CST异常的部位增多。K//、D//最为敏感也说明了脑梗死

后皮质脊髓束WD的病理改变基础主要是由于轴突成分的破坏，较髓鞘等成分的破坏更严重，同时也可解释脑梗死后的运动障碍与皮质脊髓束WD的程度相关。

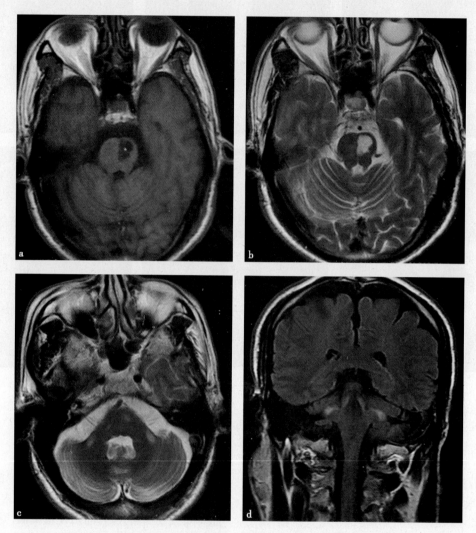

图 10-7-2　脑桥小脑束 Wallerian 变性 MRI

左侧脑桥软化灶形成（a、b），双侧桥臂 T_2WI 及 T_2-FLAIR 序列对称性片状稍高信号（c、d）

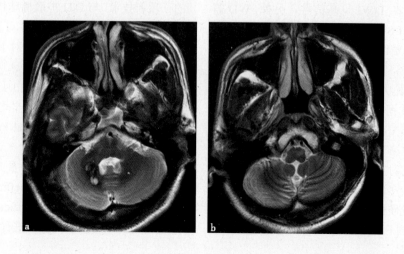

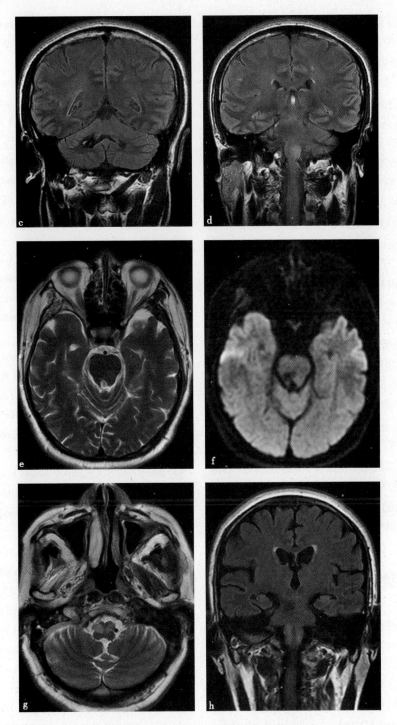

图 10-7-3　延髓肥大性下橄榄核变性 MRI

横轴面显示右侧小脑半球海绵状血管瘤（a）及左侧延髓下橄榄核肥大，T_2WI 呈稍高信号（b），冠状面 T_2-FLAIR 序列显示右侧小脑半球海绵状血管瘤（c）及左侧延髓下橄榄核肥大伴稍高信号（d）。右侧脑桥背侧陈旧性出血，T_2WI 及 DWI 呈低信号（e、f），横轴面 T_2WI 及冠状面 T_2-FLAIR 序列显示双侧延髓下橄榄核肥大伴稍高信号（g、h）

　　NAA 是反映神经元功能及活性的标志物，脑损伤后，神经元不同程度坏死和功能障碍，导致其合成的 NAA 降低，Cho 反映细胞膜功能改变、髓鞘的形成与破坏以及胶质增生。MRS 通过检测 NAA 与 Cho 含量的改变可反映脑组织病理改变情况，虽然 MRS 可在常规 MRI 发现异常之前检测到 WD

的代谢改变，但目前国内外应用 MRS 检测锥体束 WD 的报道并不多。有研究采用 MRS 对脑梗死后 3 个月～3 年的患者进行研究，发现在常规 MRI 显示正常的脑梗死患者，MRS 可发现 NAA/Cr 值较对侧减低，Cho/Cr 值升高，同时发现大脑脚萎缩患者的 NAA/Cr 值减少较大脑脚未出现萎缩的更加明显，提示大脑脚萎缩患者的神经元缺失更严重。NAA 与 Cho 的改变与 3～4 期 WD 的病理改变相符。对于早期检测 WD 的 MRS 研究目前尚不多。

除 CST 以外，其他白质束的 WD 研究较少。采用 DTI 技术对脑梗死患者视觉通路的研究发现枕叶陈旧性梗死后同侧视放射的 FA 值明显下降，MD 值明显增高，与健侧相比均有显著性差异，张量图上，梗死区内视放射的信号完全缺失，而 WD 的视放射信号虽然明显降低，但尚可见保持其形态学的完整性。但是目前对枕叶梗死后视放射纤维束 WD 的早期影像学表现及其时间演变规律的研究不多。胼胝体是脑内最大的白质连合纤维，连接双侧大脑半球，不同的纤维连接不同皮层区，连接额叶下部和顶叶前下部的纤维走行于胼胝体嘴和膝部，连接额叶上部与顶叶前部区域的纤维走行于胼胝体体部前 2/3，连接颞叶、顶枕部、枕叶的纤维走行于胼胝体体部后 1/3 和压部。远离胼胝体的部位发生肿瘤、梗死等疾病，也可引起胼胝体的 WD，胼胝体 WD 导致的 DTI 参数改变可用来定量分析胶质母细胞瘤浸润情况，并且与总体生存率相关。

（马 林 娄 昕 王玉林）

参 考 文 献

1. 陈志晔，李金锋，娄昕，等. 功能磁共振成像对 Leigh 综合征脑部病变的序贯评价. 南方医科大学学报，2012，32（10）：1474-1477

2. 严肃，杨建忠，吴立伟，等. 脑损伤后锥体束 Wallerian 变性的氢质子磁共振波谱成像. 中国医学计算机成像杂志，2015，21（5）：501-504

3. Barker RA，Mason SL，Harrower TP，et al. The long-term safety and efficacy of bilateraltransplantation of human fetal striatal tissue in patients with mild to moderate Huntington's disease. J Neurol Neurosurg Psychiatry，2013，84（6）：657-665

4. Cardenas-Blanco A，Machts J，Acosta-Cabronero J，et al. Central white matter degeneration in bulbar- and limb-onset amyotrophic lateral sclerosis. J Neurol，2014，261（10）：1961-1967

5. Weingartena CP，Sundmanb MH，Hickey P，et al.

Neuroimaging of Parkinson's Disease：Expanding views. Neuroscience and Biobehavioral Reviews，2015，59：16-52

6. Chuquilin M，Govindarajan R，Peck D，et al. Response to immunotherapy in a patient with adult onset Leigh syndrome and T9176C mtDNA mutation. Molecular Genetics and Metabolism Reports，2016，8：28-32

7. Ciarmiello A，Giovacchini G，Orobello S，et al. 18F-FDG PET uptake in the pre-Huntingtondisease caudate affects the time-to-onset independently of CAG expansion size. Eur J Nucl Med Mol Imaging，2012，39（6）：1030-1036

8. Haller S，Badoud S，Nguyen D，et al. Differentiation between Parkinson disease and other forms of Parkinsonism using support vector machine analysis of susceptibility-weighted imaging（SWI）：initial results. Eur Radiol，2013，23（1）：12-19

9. Holtbernd F，Gagnon JF，Postuma RB，et al. Abnormal metabolic network activity in REM sleep behavior disorder. Neurology，2014，82（7）：620-627

10. Hua J，Unschuld PG，Margolis RL，et al. Elevated arteriolar cerebral blood volume in prodromal Huntington's disease. Mov Disord，2014，29（3）：396-401

11. Iannaccone S，Cerami C，Alessio M，et al. In vivo microglia activation in very early dementia with Lewy bodies，comparison with Parkinson's disease. Parkinsonism Relat Disord，2013，19：47-52

12. Irwin DJ，Brettschneider J，McMillan CT，et al. Deep clinical and neuropathologicalphenotyping of Pick disease. Ann Neurol，2016，79（2）：272-287

13. Maani R，Yang YH，Emery D，et al. Cerebral Degeneration in Amyotrophic Lateral Sclerosis Revealed by 3-Dimensional Texture Analysis. Front Neurosci，2016，10：120

14. Menke RA，Abraham I，Thiel CS，et al. Fractional anisotropy in the posterior limb of the internal capsule and prognosis in amyotrophic lateral sclerosis. Arch Neurol，2012，69（11）：1493-1499

15. Pavese N，Simpson BS，Metta V，et al. [18F]FDOPA uptake in the raphe nuclei complex reflects serotonin transporter availability. A combined [18F]FDOPA and [11C]DASB PET study in Parkinson's disease. Neuroimage，2012，59（2）：1080-1084

16. Poudel GR，Egan GF，Churchyard A，et al. Abnormal synchrony of resting state networks in premanifest and symptomatic Huntington disease：the IMAGE-HD study. J Psychiatry Neurosci，2014，39（2）：87-96

17. Proudfoot M, Jones A, Talbot K, et al. The ALSFRS as an outcome measure in therapeutic trials and its relationship to symptomonset. Amyotroph Lateral Scler Frontotemporal Degener, 2016, 17(5-6): 414-425

18. Unschuld PG, Liu X, Shanahan M, et al. Prefrontal executive function associated coupling relates to Huntington's disease stage. Cortex, 2013, 49(10): 2661-2673

19. Walhout R, Westeneng HJ, Verstraete E, et al. Cortical thickness in ALS: towards a marker for upper motor neuron involvement. J Neurol Neurosurg Psychiatry, 2015, 86(3): 288-294

20. Zheng Z, Shemmassian S, Wijekoon C, et al. DTI correlates of distinct cognitive impairments in Parkinson's disease. Hum Brain Mapp, 2014, 35(4): 1325-1333

（于春水 审校）

第十一章　认知与精神障碍疾病

第一节　阿尔茨海默病

阿尔茨海默病（Alzheimer disease，AD），又称老年痴呆，是发生在老年期及老年前期的由多种因素引起的以进行性的记忆力减退、认知功能障碍、精神行为异常等为主要特征的中枢神经退行性疾病。具有高发病率、高患病率和高致残率的特点，是最常见的痴呆类型，约占全部痴呆患者的50%~70%。随着社会人口老龄化，老年痴呆患病率逐年增加，已成为继心血管疾病和肿瘤后第三大危及人类生命健康的疾病。资料显示，65岁以上人群中痴呆的患病率为5.4%。2006年全球范围内的AD患者约2600万人，到2050年AD患者将是现在的4倍。我国现有老年痴呆患者估计超过500万人，AD已经成为老年医学研究的一个热点。

AD可导致患者的认知技能逐渐减退，日常工作和社会交往等受到不同程度的影响，给患者、家庭及社会都带来沉重的负担。由于AD病起病隐袭，病因不明，尚无有效的治疗方法，一旦确诊，则意味着已经失去了最好的治疗机会；但是，如果早期症状出现后，通过药物干预，可以极大延缓病情的恶性发展，并起到改善症状的作用，所以AD的早期诊断对选择优化治疗和预后判断具有重要意义。而开展AD影像学的系统性研究将能够为AD的早期诊断提供客观的生物标记物，使得AD能够得到有效的早期诊断的目标成为可能。

【临床与病理】

AD的主要临床病理特征包括细胞外淀粉样老年斑又称神经炎性斑（senile plaques，SP）、神经原纤维缠结（neurofibrillary tangles，NFTs）和基底前脑胆碱能神经元（basal forebrain cholinergic neurons）丢失。其中，细胞外淀粉样老年斑又称神经炎性斑和细胞内神经原纤维缠结是AD脑中最经典的组织病理变化。阿尔茨海默病的病因和发病机制迄今尚不十分明确，其中最重要的机制被认为是β-淀粉样蛋白（Aβ）沉积和tau蛋白学说。根据

该假说，β-淀粉样蛋白（Aβ）处于AD病理发生的早期，缓慢沉积在大脑皮质和海马神经元外，导致SP，而后者会引发tau蛋白磷酸化和NFT，引起神经胶质细胞炎症反应、突触功能异常、大量神经细胞消失，而这些病理改变最终引起脑萎缩、神经结构和功能严重破坏。随着细胞内外的这些改变，海马结构、杏仁核、内嗅皮质等内颞叶（MTL）结构最先受累，逐渐累及整个皮层，致脑实质神经元变性及丧失。临床上首先出现短期记忆能力障碍，随后出现注意力、执行控制、言语和视觉空间等其他认知功能障碍，最终导致痴呆发病。然而，也有很多研究表明，氧化应激、神经炎症以及线粒体功能障碍等其他因素也参与AD的发病过程。

【影像学检查方法】

AD的病理改变导致突触和神经元的丢失与组织萎缩紧密相连，而后者能被结构影像所识别。因此，神经影像不仅能用于AD的早期诊断，还能将其与其他类型的痴呆症区分开来，是AD病理机制研究和临床应用的重要途径和手段。目前AD研究中常用方法包括CT和多模态MRI，后者主要包括结构磁共振成像（structural magnetic resonance imaging，sMRI）、弥散张量成像（diffusion tensor imaging，DTI）、功能磁共振成像（functional magnetic resonance imaging，fMRI）、磁共振波谱成像（magnetic resonance spectroscopy，MRS）、正电子发射计算机断层成像（positron emission computed tomography，PET）、单光子发射计算机断层成像（single photon emission computed tomography，SPECT）等结构和功能影像技术。其中，CT和sMRI等结构性磁共振成像可以测量人脑形态学（如皮层体积或密度等）和脑白质连接（如连接数目、密度等）特征，这些特征是观察AD患者异常的脑灰质和白质皮层的稳定的影像学指标，在AD的诊断方面起着举足轻重的作用。但由于大脑局部病变早期常表现为血流及代谢活动改变，后期才有结构变化，所以单纯的形态解剖诊断已不能适应时代发展需要，相比结构成像，功能影像能够更早地辨认疾病的病理

变化。DTI、fMRI、MRS、PET 和 SPECT 等功能性成像不仅可以反映成像组织器官的生理或生化特性，如功能、血流、代谢水平等，还可以观察 AD 患者主要的病理学特征，如神经元丢失、神经原纤维缠结沉积、胆碱能耗竭、老年斑等，这有助于理解阿尔茨海默病的病理生理学机制。近年来，多模态 MRI 技术快速发展，因其可以对同一生物现象产生多个影像学参数，且综合各个影像模态的优点，从而全面提高了 AD 疾病在影像学上的认识。

【影像学表现】

1. CT 和 sMRI　　CT 检查 AD 患者时可见脑萎缩，多是全面性脑室扩大和脑沟增宽，但以颞叶内侧和海马的萎缩最重。其中，颞叶是 AD 发病的敏感区域，海马萎缩是 AD 的一种特异性指标。由于 CT 对软组织对比分辨率不高，区分脑灰白质不佳，对幕下结构显示不清，很难准确了解海马和颞叶的受损情况，所以 CT 检查对 AD 的早期诊断价值不大，目前 AD 研究主要以 sMRI 为主。

AD 患者许多脑区具有局部灰质损失，在 sMRI 上表现为内嗅皮质、后扣带回、海马萎缩、内侧额颞叶厚度变薄等（图 11-1-1），而且这些结构变化还表现出特定的时空模式，即最早的病变发生于内嗅皮质，然后才累及海马，随着疾病的进展，颞叶、顶叶及额叶新皮层逐渐受累，大脑体积呈现渐进性减少，同时伴有皮层下核团的萎缩。其中，海马萎缩被认为是 AD 早期的特异性标志，对于轻中度 AD 诊断的敏感度及特异度分别为 85% 和 88%。需要指出的是，由于内嗅区皮质萎缩较海马萎缩先出现，它是一个更敏感的 AD 早期预测指标。总之，内嗅皮质和海马两个脑区的萎缩是早期 AD 最特异和最敏感的诊断指标。同时测定海马及内嗅皮质磁共振体积使 AD 的诊断准确度提高到 85%～95%。

2. DTI　　DTI 由于能反映 AD 患者脑内水分子扩散的异常改变，进而引起 FA 及 MD 参数的改变，间接反映细胞膜、轴索的病变，可以观察脑白质的超微结构损害，作为 AD 的早期影像学诊断方法。AD 病的早期阶段就可发现多个白质结构的 DTI 改变，如胼胝体、扣带束等，而且这些改变与 AD 的病程有紧密相关。另外，AD 患者的额叶、顶叶及颞叶白质 FA 显著降低，额叶及顶叶白质 MD 明显升高，而枕叶及内囊前后肢无明显变化，这说明 AD 患者的白质区存在着选择性损害，并使得相关白质通路的完整性受到破坏，这种选择性损害可能与皮质及白质通路的老年斑及神经原纤维缠结的分布有关。

3. fMRI　　fMRI 指血氧水平依赖（blood oxygenation level dependent，BOLD）功能磁共振成像技术。BOLD 的成像机制是神经元活动造成局部氧耗量的不同，改变了氧合血红蛋白与脱氧血红蛋白的相对含量，根据两种血红蛋白的磁场性质的差异，间接反映其周围神经元自发活动的程度。由于大脑局部病变早期常表现为血流及代谢活动改变，后期才有结构变化，故脑功能影像学技术能辨认疾病早期病理变化。静息态 fMRI 研究发现 AD 患者的默认网络，如海马、内侧额顶区域等脑区的自发活动异常，而且这种局部自发性活动的异常与 AD 患者记忆力和执行能力受损有紧密的关系。Wang 等采用基于静息态 fMRI 的脑功能研究发现，AD 患者异常的脑功能网络连接特征，能够以 85.7% 的正确率区别出轻度认知障碍（mild cognitive impairment，MCI）患者和健康对照者，这表明脑连接网络属性可以作为潜在的 AD 早期诊断的影像学标记。另外，通过 ts-fMRI 研究发现，AD 患者在进行学习和回忆任务时，额叶和颞叶的激活区缩小，信号强度降低，轻度 AD 患者也表现出类似的结果。

4. MRS　　磁共振波谱可无创性检测活体组织

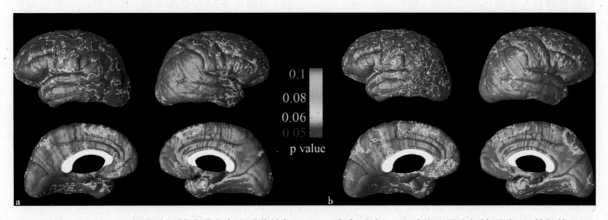

图 11-1-1　AD 和轻度认知性障碍患者皮质萎缩与 Boston 命令测试（a）和动物词语流畅性测试（b）的相关

能量代谢和生化改变,是活体评价大脑生化成分的一种非常有价值的方法,比形态学上的体积萎缩能更早、更准确地评价 AD 患者的病理变化。研究发现 AD 患者脑内存在选择性代谢异常,最常见于双侧海马部位,其异常早于海马体积的变化。具体变化包括:NAA/Cr 降低,提示 AD 双侧海马神经元的丢失,这与组织病理学研究结果相一致,同时也与 T_1WI 上所见海马萎缩征象相符,由此可作为预测 MCI 向 AD 转变的有效指标;另外,mI/Cr 升高,提示星形细胞的增生与活化,这一现象被认为是 AD 早期的病理学改变。最后,Glx/Cr 降低,Glu 的兴奋性神经毒性是 AD 的病理学特征之一。AD 患者神经原纤维缠结比较集中的区域往往与谷氨酸能神经元较多的部位相吻合。Glx/Cr 的改变提示谷氨酸能神经元的丢失及 Glu 的活性降低。除了海马,AD 患者的颞、顶、额叶的联络皮质内的 NAA/Cr 比值也明显降低,且与认知功能下降相关联。

5. PET PET 成像主要通过测定脑葡萄糖代谢率(CMR Glu)来观察 AD 患者的神经元功能变化。PET 对 AD 的诊断包括定性和定量两方面。定性的目的是确定是否为 AD,定量的目的是确定敏感的界限值,达到能与正常人相鉴别,并对 AD 进行分期的目的。AD 患者的局部脑组织主要表现为特异性葡萄糖代谢减慢,其减慢程度和范围与疾病严重程度呈正相关,涉及的脑区主要为颞顶叶皮质、后扣带回皮质、额叶皮质以及楔前叶等。而且,患者从 MCI 到 AD 的转化过程中,左前扣带和亚属区的葡萄糖摄取急速下降,这表明 PET 的观察指标可以反映 AD 疾病的发展进程,对于早期预测 AD 及区别不同形式的痴呆都具有很重要的意义,是一项具有高敏感性、高特异性的区域脑神经功能检测指标。

6. SPECT SPECT 能通过局部脑血流量(rCBF)的测定客观反映脑功能的改变,是当前唯一的一种活体生理、生化、功能、代谢信息的四维显像方式,能够明显提高病变的检测率。AD 患者的 SPECT 显示主要是以双侧皮层对称性低灌注或缺损为主,其中以颞叶、额叶以及顶叶多见。多项 SPECT 研究发现 AD 患者的扣带回后部 rCBF 降低,而且这些改变还能用来预测 MCI 向 AD 的转化,可用于 AD 的早期诊断和鉴别诊断。SPECT 对人体无创伤,可用于动态观察疾病的演变过程,客观反映疾病严重程度及评价药物疗效,价格较 PET 低廉。但由于它空间分辨率较低,影像对比度较差,并不是理想的诊断指标。

【诊断与鉴别诊断】

AD 病的诊断主要根据患者的详细的病史筛查、临床资料分析,并结合精神量表检查及有关的辅助检查。诊断准确率可达 85%～90%。根据美国精神协会(American Psychiatric Association,APA)最新的《精神障碍诊断与统计手册》第 5 版(The Fifth Edition of the Diagnostic and Statistical Manual of Mental Disorders,DSM-5),痴呆(dementia)被修改为明显型神经认知障碍(major neurocognitive disorder,MNcD)和轻微型神经认知障碍(minor neurocognitive disorder,NNcD)。

明显型神经认知障碍诊断标准:①符合显著神经认知障碍的标准。记忆是受损领域之一。②早期和突出的记忆损害,至少存在一个其他认知领域损害,常为执行能力,随着疾病的进展,在更多领域出现损害。③疾病特点是隐袭性起病、渐进性和持续性认知下降。④病史、体检和检查的依据证明缺陷并非完全或主要归因于其他障碍。但是其他障碍可能共病。

【临床研究现状】

1. AD 的脑网络研究 AD 的脑网络研究是 AD 影像学研究的最新研究课题。大脑连接网络表现出许多重要的拓扑性质,如"小世界"属性、模块化结构等。研究发现 AD 患者大脑结构及功能网络的拓扑性质存在局部和全局异常变化。这不仅为了解 AD 的病理生理机制提供了重要的手段和方法,也为 AD 的早期诊断寻找可利用多模态磁共振影像技术。He 等采用结构 MRI 图像在国际上首次构建了 AD 脑灰质结构网络计算模型,结果表明,AD 患者脑结构网络全局效率下降,并呈现出向低效规则网络的变化趋势。有研究者进一步发现了 MCI 脑网络的异常程度处于健康对照和 AD 之间。DTI 发现 AD 的脑白质网络像灰质网络一样,表现出全局效率的下降,且主要位于额叶皮层区,并与言语工作记忆能力相关。MCI 患者的脑白质结构网络也具有类似 AD 的模式。功能脑网络发现 AD 患者局部效率增加,全局效率降低,而且这些脑网络属性的异常可以预测 AD 病理发展变化的过程。这些研究表明,AD 患者存在异常的脑网络拓扑属性变化,基于多模态磁共振影像的脑网络技术可以作为 AD 病理生理机制研究的有效且灵活的工具,有助于深入研究 AD 患者异常脑结构网络与脑功能网络之间的关系,为 AD 的早期诊断寻找可能的脑网络影像学标记。

2. AD 研究的前移问题 基于多模态神经影像

的 AD 影像学研究表明，在 AD 患者脑结构和功能及其连接模式出现的异常改变，也同样出现在 AD 前期即轻度认知障碍期患者中，这提示我们应该将 AD 影像学研究的重点前移到 AD 前期这一可治疗阶段（图 11-1-2）。考虑到 AD 痴呆期的神经元已经大量死亡，病程难以逆转，将 AD 的影像标记物的研究窗口前移到 MCI 阶段可能会根本改变 AD 的研究现状，为 AD 诊治产生重大突破，有着重要的科学和临床意义。目前，学术界已经普遍认同，将 AD 的神经影像学研究实施窗口前移，即从痴呆阶段转向可治疗的前期阶段。

3. 寻找阿尔茨海默病的客观标记物 生物标记物指的是能反映一种疾病某种特定的生物学效应，用于预测疾病发生发展和描述药物有效性和安全性，生物标志物的筛选和确定有助于疾病风险预测和个体化干预，以及疾病的早期诊断、分型与个体化治疗等。影像学生物标志物的开发已经为 AD 诊断开辟了一条新路，但是许多研究中发现的有潜力的生物标志物仍然需要在临床进行大样本的验证及确认后才能真正使用。特别是，目前许多影像学标志物的研究和使用缺乏标准化，例如在影像数据的扫描序列、收集程序、数据处理和分析方法、病例征集标准等方面差异将导致最后结果的不一致性和不稳定性；将来，AD 影像学生物标记物的研究标准，除了遵循国际研究标准和研究指南外，还需要在将临床应用的工作标准化，例如，将临界值的确定、数据扫描程序的规范、实验室之间的协同操作，包括病例选择和排除、测定方法和分析方法等都需要实行标准化。最后，由于痴呆是一项临床综合征，除了采用神经影像进行观察，还需要结合一些 AD 早期敏感的临床表型（如神经心理学表现）和生物学表型（如血液、脑脊液或脑检测）的变化指标进行综合分析，以增加 AD 早期诊断的客观性。

（吕　粟）

第二节 精神分裂症

精神分裂症（schizophrenia）是一种严重精神疾病，症状主要为思维过程的崩溃及情绪反应的损害，常表现为幻觉、妄想、思维混乱等阳性症状，以及情感缺乏、动作缺乏等阴性症状，严重者会有自毁及伤人的倾向，并出现社会或职业功能问题。患者通常于青少年晚期和成年早期显现疾病初期症状，其中约 1% 的患者终身为此病所苦。

精神分裂症的诊断方式为患者自述经历以及精神科医师观察患者行为等。研究认为，遗传、幼年环境、神经及心理与社会历程是导致精神分裂症的重要因素；某些处方药物的使用也会引起或加重精神分裂症的症状。现今，精神病学研究主要致力于研究神经生物学所扮演的角色，但迄今还未找出合理的独立的器质性病因。

【临床与病理】

精神分裂症是全球性疾病，患病率约 1%，发病率约 1.5‰，患者中男性比例略高于女性（男女比约 1.4∶1），通常男性的发病年龄略早于女性。证据提示，男性患者的预后较女性更差。

尽管精神分裂症的发病机制尚不清楚，但几乎可以肯定的是，精神分裂症是一种综合征，包括出现类似症状和体征的多种疾病。这种异质性使阐明疾病的病因和病理生理学基础变得更加复杂。国内外有关精神分裂症的家系研究发现，遗传可能是疾病的高风险因素。各种围生期问题，统称为"产科并发症"，会显著增加日后的精神分裂症风险。流行病学调查结果表明几种感染疾病的致病因子可能是

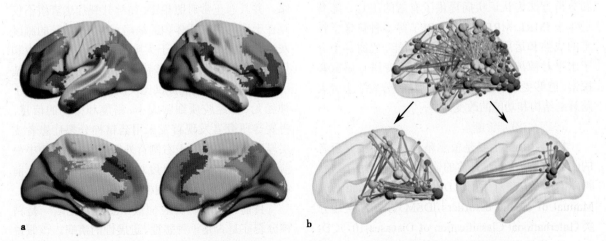

图 11-1-2　轻度认知性障碍患者异常的模块化结构（a）和下降的功能网络连接（b）

精神分裂症潜在的危险因素。免疫系统激活增加循环中促炎症细胞因子的水平。细胞因子可以改变血脑屏障，它可能是中枢神经系统局部激活的小胶质细胞产生的，与精神病症状加重及认知损伤有关。而抗精神病药物可能部分通过介导抗炎反应而发挥作用。20世纪60年代提出了精神分裂症的多巴胺假说，即认为精神分裂症患者中脑边缘系统多巴胺亢进引起了阳性症状。而阻断多巴胺2（D2）受体的药物可用于治疗精神分裂症的阳性症状。氨基酸类神经递质假说认为谷氨酸（glutamic acid）功能不足可能是精神分裂症的病因之一。

【影像学检查方法及影像学表现】

常规 MRI 和 CT 主要用于明确精神分裂症患者是否存在脑部器质性病变。如脑部感染、变性、血管病、外伤、肿瘤等器质性疾病，均能引起精神分裂症样症状。脑部感染化脓期可见脓腔及包膜。DWI 由于脓肿脓液黏稠，ADC 值较低，而呈高信号，具有一定特征性。而化脓性脑膜炎严重时可显示基底池、侧裂池变形，池内高密度影，增强扫描显示基底池、侧裂池部分或全部闭塞并显著强化。脑血管疾病，常有脑梗死、腔隙性脑梗死、脑出血等改变。脑外伤具有明确的外伤史，并且可以有硬膜下、外血肿，脑内血肿，蛛网膜下腔出血，弥漫性轴索损伤等直接影像学表现，或者脑疝、血管损伤、脑缺血及慢性脑损伤等继发性损伤改变。脑肿瘤影像学表现为 CT 或 MRI 平扫低密度或 T_1WI 低信号的结节、肿块，增强明显强化，有占位效应及瘤周水肿等表现，DWI 显示弥散受限，ADC 值减低，白质纤维束成像能够显示出相应累及的纤维束破坏。综上所述，器质性脑疾病往往会有阳性的影像学发现。当确定精神分裂症不是由脑内器质性病变或脑外躯体疾病所引起，新的功能影像学技术和分析方法为认识疾病提供了有效的工具。随着近年来 fMRI、MRS、DTI 及 PET 等多种影像学技术的成熟和运用，可以从结构、功能、代谢甚至分子水平对精神分裂症患者大脑的改变进行研究和探索，能够更加细微详细地揭示精神分裂症患者大脑解剖结构和功能的改变。

【诊断与鉴别诊断】

精神分裂症主要是依靠精神科医师根据患者的临床症状来诊断，目前的诊断标准包括美国《精神障碍诊断与统计手册》（Diagnostic and Statistical Manual of mental disorders，DSM）或国际疾病分类（International Classification of Diseases-10，ICD-10）。传统的影像学检查主要用于排除引起精神症状的器质性疾病。随着脑科学的不断发展，尤其是脑科学计划的推动，影像学检查在精神疾病诊断中的价值正在逐步确立。在此背景下，精神放射影像学（psychoradiology，见 https://radiopaedia.org/articles/psychoradiology）这一新型学科应运而生。精神放射影像学又称临床精神影像学，指利用放射影像学手段来发现精神疾病患者的脑结构、功能、代谢改变，以辅助疾病诊断和影像引导下介入治疗的医学影像学分支。精神放射影像学目前还未达到临床实践必要的程度，但是它是一个快速发展的新型学科领域，不仅为精神疾病发生发展机制的探索提供了新的方法，更为未来精神疾病的诊疗提供了客观的影像学手段。

【临床研究现状】

除了典型的临床症状之外，通过结合基因、神经生理学机制等不同维度的方法来研究精神分裂症的发病机制成为当前研究热点。目前 MRI 检查已初步发现精神分裂症患者潜在的大脑结构和功能异常主要集中在皮层-丘脑环路及额顶叶、默认网络，而发病初期脑结构和功能相关指标被认为是本病的重要生物学标志，为今后揭示其病理学基础提供了理论依据。运用 MRI 数据准确定量预测临床前期患者发展为精神分裂症的可能，将使临床医生有效地甄别哪些风险人群最有可能发展为精神分裂症，并在最早时间采取有效的预防性干预措施，从而最有效地利用卫生资源；同时在精神分裂症疾病早期识别和监测脑结构和功能改变模式，预测其对于抗精神病药物治疗的反应性，对于临床早期筛选合适的治疗措施、指导治疗、评估疗效及预后等都具有重要意义。

吕粟等研究者发现在疾病早期已经存在脑解剖结构缺陷，灰质体积改变主要在丘脑-皮层网络。并且与正常对照相比，精神分裂症患者组不仅存在上述网络灰质体积的缺陷，还存在广泛的脑区灰质体积的增加。由于大脑灰质体积是表面积和皮层厚度的乘积，而这些特征被认为是受不同的基因影响，皮层厚度能提供比灰质体积更详细的关于神经元、神经胶质细胞大小、密度和排列的信息。肖嫒等研究者发现首发未用药精神分裂症患者皮层厚度减少主要见于右侧背外侧前额叶、右侧中央前回等区域，而皮层厚度增加则见于双侧颞叶前部、左内侧眶额叶和左侧楔叶（图11-2-1）。

目前针对精神分裂症最重要的争论之一是精神分裂症是否是一种恶性、进展性的疾病。该假说由 Kraepelin 于 1971 年首次提出，他认为精神分裂症是一种"早发性痴呆（dementia praecox）"，并伴随逐渐恶化的神经退行性过程。尽管前期许多纵向随访研究也揭示了脑结构的异常在疾病的早期是呈神经进展性的，但是精神分裂症中后期是否也存在相似的改变仍不确定。张文静等研究者采用二次函数对精神分裂症患者和健康对照的脑结构指标与年龄进行回归分析，发现在前额叶和颞叶脑区的皮层厚度会随着年龄增加而降低，且降低的速度比健康对照更快，而纹状体区域则出现了灰质增加的表现（图 11-2-2）。

研究者同时测量首发未用药精神分裂症患者灰质体积及静息状态下脑低频振幅，发现首发未用药精神分裂症患者灰质体积改变主要在丘脑 - 皮层网络，静息状态脑低频振幅的改变主要在额顶叶和默认模式网络，提示功能改变相对于结构改变具有不同的模式（图 11-2-3）。

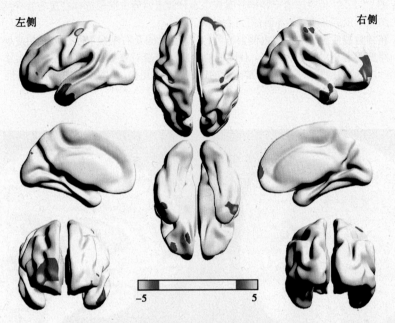

图 11-2-1　首发未用药精神分裂症患者皮层厚度改变

与正常对照比较，首发未用药精神分裂症患者右侧背外侧前额叶、右侧中央前回、右侧中央后回、左侧眶额叶、左侧中央前回和左侧额下回三角部皮层厚度减少（蓝色），双侧颞叶前部、左内侧眶额叶、左侧楔叶皮层厚度增加（红色）

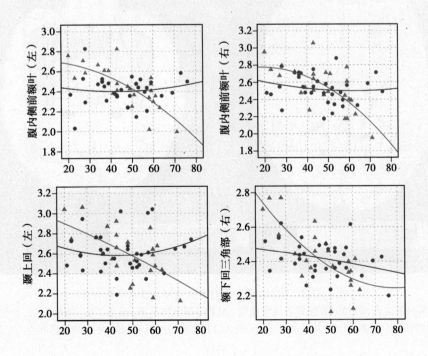

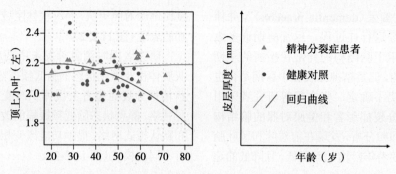

图 11-2-2 慢性未治疗精神分裂症患者和健康对照皮层厚度存在显著差异的脑区的皮层厚度值与年龄的回归分析

精神分裂症患者右侧腹内侧前额叶，左侧颞上回及右侧颞下回三角部的皮层厚度随着年龄增长而降低，且降低的速度比健康对照更快；而在左侧顶上小叶，健康对照皮层厚度随年龄降低的速度比患者更快，组间差异均具有显著性

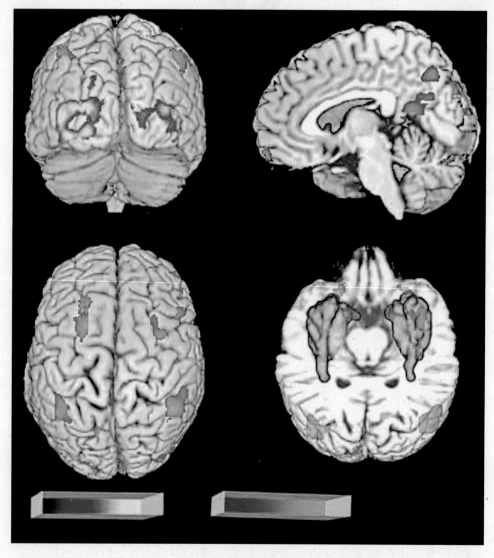

图 11-2-3 首发精神分裂症患者局部脑功能活动改变

与正常对照比较，精神分裂症患者低频振幅（ALFF）减低的区域（蓝色）为右侧额下回、左侧额上回、内侧额叶、双侧顶下小叶级及楔前叶，而 ALFF 增加的区域（红色）为双侧壳核和枕叶

精神分裂症伴有显著的社会、认知功能减低，抗精神病药物治疗是标准的治疗方式，但是前期研究多在分子水平探索其作用机制，在系统水平如何产生治疗效果的机制尚不清楚。吕粟等研究者发现与基线状态相比，药物治疗6周后，患者出现额叶和基底节等脑区局部脑功能活动增强，并与患者的临床症状相关，而神经网络协调性降低（图11-2-4）。

此外，精神分裂症被认为是一组病因病理存在异质性的脑功能异常综合征，但具体发病机制目前仍不清楚。该病的异质性造成患者在症状、预后等方面可有很大差别，因此对患者进行合理分型将有助于制定个体化的治疗方案。孙怀强等研究者利用脑白质纤维特征值及聚类分析，首次在首发未治疗的精神分裂症患者群体中发现了两个不同的白质异常模式：全脑广泛分布的白质异常和局部白质异常（异常部位集中在左侧上纵束）（图11-2-5），存在广泛白质异常的患者亚组具有更严重的阴性症状。该研究揭示了首发精神分裂症患者中存在两种不同的白质纤维损害模式，其中一种损伤与临床难治的阴性症状相关，不仅揭示了精神分裂症脑白质损伤的机制，更重要的是证实了精神分裂症人群中存在"同病异因"的现象。实现了美国国立精神卫生院（NIMH）提出的研究领域标准（Research Domain Criteria project，RDoC）项目的第一步。

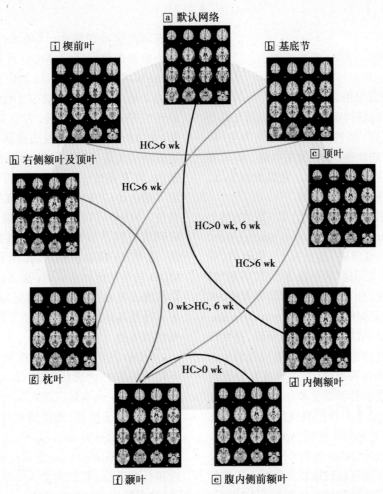

图 11-2-4　首发未治疗精神分裂症患者药物治疗6周后神经网络的改变
精神分裂症患者与正常对照两组间比较，红线代表基线时患者功能连接异常，而治疗6周后，功能连接恢复正常。绿线表示基线时患者功能连接正常，治疗之后功能连接减弱。黑线代表治疗前后功能连接未见明显变化

模式1　　　　　　　　　　　　　　　模式2

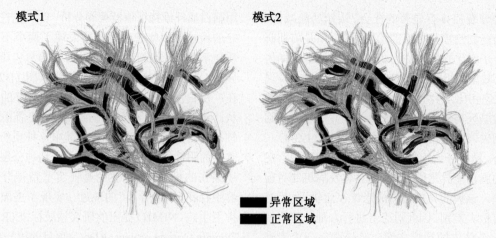

■ 异常区域
■ 正常区域

图 11-2-5　首发未用药精神分裂症患者群体脑白质损害不同模式

分层聚类结果显示，与正常对照比较，首发未用药精神分裂症患者其中一个亚组的患者白质缺陷广泛分布于全脑，另一个亚组的患者白质缺陷局限，主要位于左侧上纵束

（吕　粟）

第三节　抑　郁　症

抑郁症是一种常见的以情绪、认知、行为和身体功能紊乱为特征的精神疾病，抑郁发作以与其处境不相称的心境低落、兴趣或愉快感丧失为主，可以从闷闷不乐到悲痛欲绝，甚至发生木僵。严重者可出现幻觉、妄想等精神性症状。对患者的生活、学习、工作及家庭等造成负面影响。

美国《精神障碍诊断与统计手册》第5版（DSM-5）（详见 http://www.dsm5.org/psychiatrists/practice/dsm）将 DSM-4 中的"心境障碍"拆分为"抑郁障碍"和"双相障碍与其他相关障碍"两个独立章节，并对"抑郁障碍"进行了扩充，加入了新的抑郁障碍类型，抑郁障碍不仅包括重型抑郁症（major depressive disorder, MDD），还包括破坏性心境失调障碍、持续性抑郁障碍（包括慢性抑郁症和恶劣心境）、经前焦虑性障碍、物质/药物性抑郁障碍、其他疾病导致的抑郁症、其他特殊类型抑郁症及未分类抑郁症。在诊断标准方面，DSM-5 不再把沮丧反应作为抑郁症的排除标准。在诊断特征说明（specifier）方面，DSM-5 增加了一个新的特征说明——具有混合发作的特征，用以表征躁狂或轻躁狂发作时存在抑郁特征，以及抑郁发作（抑郁症和双相障碍）时存在躁狂或轻躁狂特征两种情况。该特征显示双相障碍和抑郁症中可以存在混合症状，有躁狂特征的个体也有可能被诊断为单相抑郁。

【临床与病理】

MDD 是最常见的情感障碍疾病，世界医学界最权威的学术刊物之一《柳叶刀》于 2012 年公布的一份调查数据显示，MDD 世界范围内年患病率为 6.6%，终身患病率为 16.2%，女性的患病率是男性的 2 倍。MDD 可以首发于任何年龄，但不同年龄组的患病率显著不同，青春期的患病率显著增加，如 18～29 岁年龄组的患病率是 60 岁及以上年龄组的 3 倍。世界卫生组织公布 2012 年全球范围内，约有超过 3.5 亿人患有抑郁症，遍布各年龄组。据估计，2030 年 MDD 造成的疾病负担将位于首位。MDD 不仅能造成患者健康状况下降，其下降程度等同于其他的一些慢性躯体疾病，如心绞痛、关节炎、哮喘和糖尿病，而且当患者同时罹患 MDD 与慢性躯体疾病时，患者健康指数下降的平均程度比单独患这些疾病时更为严重，所以当患者患有慢性躯体疾病时，临床医生更应警惕其并发抑郁症的可能。

MDD 发作时最典型的症状包括：患者长期处于极其抑郁的情感状态中，对以前感到有趣的活动失去兴趣，认为自己的人生无价值、极度的罪恶感、懊悔感、无助感、绝望感和自暴自弃；有时患者会感到难以集中注意力和记忆力减退（尤其是忧郁型和精神病性抑郁症）；患者还表现出回避社交场合和社交活动、有自杀念头等症状；失眠，食欲减退、体重降低也是常见症状。

迄今 MDD 的病因及发病机制并不十分清楚，但可以肯定的是生物心理与社会环境等诸多因素均参与了抑郁症的发病过程。主要包括：①性格因素。神经过敏症（消极情感作用）是一个得到广泛认可的 MDD 发病的危险因素，并且消极情感作用越严重的个体面对应激性生活事件时越容易出现抑郁发作。②环境因素。不幸的童年经历，特别是多种不同种类的不幸经历，是诱发 MDD 的高危因素。应激性生活事件同样被认为是 MDD 的潜在危险因素，但是抑郁首次发作前短期内患者的生活中是否出现不幸的事件并不能指导抑郁症的治疗或预后判断。③遗传及生理学因素。MDD 患者的一级亲属患 MDD 的风险是普通人群的 2～4 倍，同时早期发作及反复发作的风险亦相对较高。MDD 的可遗传性高达 40%，且神经过敏症的性格特点可以部分解释这种遗传能力。④病程调制。基本上所有重大的非情感障碍疾病都会增加个体患抑郁症的风险，并且继发于其他疾病的 MDD 通常更为难治。物质滥用、焦虑、边缘型人格障碍是其中比较常见的疾病，此类患者的抑郁症状相对隐匿从而延误了抑郁症的诊断。但是对基础疾病的适当治疗有助于持续抑郁症状的临床好转。慢性或失能状态同样也增加了抑郁症的发作风险，常见的疾病包括糖尿病、病态肥胖和心血管疾病，这类疾病通常会因抑郁发作而变得复杂，并且其抑郁发作比生理健康人群更易迁延。

尸检结果发现 MDD 患者脑细胞水平的形态学改变存在三种模式：细胞减少（如膝下前额叶）、细胞萎缩（如眶额叶、背外侧前额叶）及细胞数目增多（如下丘脑、中缝背核）。亦有研究发现 MDD 患者扣带回、前额叶及顶叶皮层厚度增加，这可能与抑郁症早期大脑皮质代偿表现的炎症反应有关。炎症早期，星形胶质细胞可被炎症细胞因子激活，比如白细胞介素 -6，从而出现肥大、增生，这些反应都可能导致皮层厚度增加。此外，被激活的星形胶质细胞可产生神经营养因子，从而促进神经元的存活。疾病相关的生理功能亢进（如代谢和血流增加）也可能通过不同的机制导致皮层增厚。因此，上述过程尤其可能与疾病的早期阶段有关。而在慢性 MDD 患者中发现的灰质体积减小和皮层厚度变薄则可能与疾病反复发作和慢性进展的神经毒性作用有关，故更可能在疾病的进展过程中出现。

【影像学检查方法及影像学表现】

目前，用于 MDD 的影像学检查手段有很多种，包括 CT、MRI、PET 以及 SPECT 等，其中 MRI 在 MDD 疾病生物标志的研究中占主导地位。CT 和 MRI 常规临床序列检查主要用于明确 MDD 患者是否存在脑部的器质性病变。当确定 MDD 不是由脑内器质性病变或脑外躯体疾病所引起，则采用 MRI 科研序列检查对 MDD 发病机制、治疗、纵向随访的科学研究。

结构研究的主要发现包括：MDD 患者双侧海马、前扣带、内侧前额叶、背外侧前额叶、眶额皮质体积减小或密度减低。双侧丘脑、楔叶体积增大或密度增高。左侧中扣带回、双侧中央前回、左侧中央旁小叶、双侧顶上回、左侧颞极和右侧枕外叶皮层厚度增加。右侧额中回、左侧枕颞叶以及右侧顶叶角回白质的 FA 值降低。

功能研究的主要发现包括：MDD 患者内侧前额叶皮质、前扣带区域的 ReHo 值降低。抑郁症患者在执行 Stroop 测验和 n-back 工作记忆任务时，背外侧前额叶激活程度明显高于正常对照组。前扣带回和海马的 NAA 浓度和 NAA/Cr 比值下降。局部脑血流量（rCBF）下降的脑区主要位于膝下前扣带、后扣带、丘脑枕核和颞上回，而 rCBF 增加的区域主要位于丘脑和额叶内侧回。

【诊断与鉴别诊断】

MDD 患者至少具有下列 5 项症状：①心境低落；②兴趣或愉快感丧失；③食欲降低或体重明显减轻；④睡眠障碍，如失眠、早醒，或睡眠过多；⑤精神运动性迟滞或激越；⑥精力不济或疲劳感；⑦自我评价过低、自责，或有内疚感；⑧联想困难或自觉思考能力下降；⑨反复出现想死的念头或有自杀、自伤行为。患者至少具备①、②两项症状中一项症状。病程至少已持续 2 周。患者社会功能受损，给本人造成痛苦或不良后果。可存在某些分裂性症状，但不符合分裂症的诊断。若同时符合分裂症的症状标准，在分裂症状缓解后，满足抑郁发作标准至少 2 周。患者从未出现躁狂发作或轻躁狂。排除器质性精神障碍、精神活性物质和非成瘾物质所致抑郁。根据上述诊断标准及临床经验，精神科医生可以做出正确的临床诊断。

常见的鉴别诊断包括：①伴烦躁心境的躁狂发作或混合发作。当重型抑郁发作患者出现显著的烦躁心境时，很难与伴烦躁心境的躁狂发作或混合发作相鉴别。鉴别两者时，需要仔细评估患者是否出现躁狂症状。②由疾病引起的心境障碍。基于患者的病史、体格检查及实验室检查结果，判断患者情绪紊乱并非由某种特定疾病引起（如多发性硬化、脑卒中、甲状腺功能减退症），才能诊断为重型抑郁发作。③物质/药物性双相障碍。此病与重型抑郁症的鉴别点为某种物质（例如，滥用药物；药物、毒素）是情绪障碍的病因。例如，只有在戒断可卡因的情况下才会出现抑郁情绪，才会被诊断为可卡因引起的抑郁障碍。④注意力缺陷/多动障碍。注意力缺陷/多动障碍和 MDD 都可出现注意力不集中和挫折容忍度降低。如果患者满足两者的诊断标准，可被诊断为注意力缺陷/多动障碍共病重型抑郁症。然而，临床医生必须小心谨慎，不要将注意力缺陷/多动障碍患儿过度诊断为共病重度抑郁症，注意缺陷/多动障碍患儿情绪紊乱特点是烦躁，并非悲伤或兴趣丧失。⑤悲伤情绪。人类的经历固然会包含悲伤的境遇。悲伤时期不应诊断为重型抑郁发作，除非满足症状标准（至少满足 9 项症状中的 5 项）、病程标准（至少 2 周）及严重标准（即社会功能受损）。当患者出现抑郁情绪，伴随社会功能受损，但又不满足病程或症状标准时，可以诊断为其他特殊类型抑郁症。

【临床研究现状】

近 20 年来，以 MRI 为代表的精神放射影像学技术得到了巨大的发展，已成为研究 MDD 的重要工具之一。下文将简述 MRI 在 MDD 诊断、治疗、预后的预测与评估等方面的磁共振研究现状。

对首发、未用药、非老年成年抑郁症患者的 VBM 研究指出海马体积减小可能是抑郁症的特征变化（图 11-3-1）。一项整合了全球 20 个国际研究机构原始数据的大样本研究发现 MDD 患者脑结构改变是一个动态过程，人生不同阶段的脑改变模式不同。有研究报道较小的海马体积可能提示抑郁症的预后不良。也有研究发现 MDD 的患者前扣带回的体积比健康对照组显著减小。症状的严重程度、病程、发作次数、治疗情况以及性别等因素都对 MDD 患者的大脑解剖结构有重要的影响。

针对首发未用药的 MDD 患者的 DTI 研究发现患者右侧额中回、左侧枕颞叶外侧面以及右侧顶叶角回白质的 FA 值低于正常人，认为白质的异常可能在疾病的早期阶段就已经存在。通过将 16 例有自杀倾向以及 36 例没有自杀倾向的 MDD 患者和 52 例正常人的脑白质纤维投射的 FA 值进行比较，贾志云等人发现 MDD 患者的左侧内囊前肢、上纵束的顶下部分白质结构完整性存在异常，且有自杀倾向的 MDD 患者的左侧内囊前肢和右侧豆状核的 FA 值比没有自杀倾向的 MDD 患者低（图 11-3-2）。

静息态研究中，ReHo 反映局部脑区神经活动的时间同步性，其发生异常提示局部神经元同步性活动发生改变。吴杞柱等学者发现 MDD 患者前扣带的 ReHo 值比健康人更高，而在亚组研究中，难治性 MDD 患者前扣带的 ReHo 比健康人高，而非难治性 MDD 患者前扣带与健康人相比无明显差异（图 11-3-3）。任务态研究发现抑郁症患者在执行 Stroop 测验和 n-back 工作记忆任务时，背外侧前额叶激活程度明显高于正常对照组。在对 MDD 患者进行抗抑郁治疗的纵向研究中，有研究发现经过 6 周的氟西汀抗抑郁治疗后，腹侧前额叶和背侧前额叶的激活比用药前高。

一项动脉自旋标记磁共振研究对 61 名 MDD 患者和 42 名健康人分别进行脑部血流灌注测量，随后对患者进行抗抑郁药物治疗，根据疗效将患者分为难治组和非难治组。结果发现，经过抗抑郁药物治疗后难治性抑郁和非难治性抑郁局部脑血流

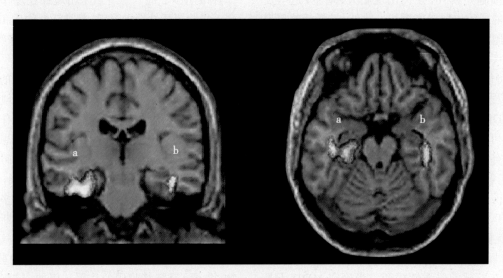

图 11-3-1 抑郁症患者海马体积减小

VBM 显示，与正常对照比较，抑郁症患者左侧边缘系统（a）和右侧边缘系统（b）的灰质体积减小，且主要位于海马区域（左图为冠状位，右图为轴位）

灌注的变化不同,非难治组患者左侧前额叶皮质的脑血流灌注降低、同时双侧边缘系统的血流增加,而难治组患者双侧额叶和丘脑区域存在血流的下降(图 11-3-4)。

研究发现,除了独立的脑区改变外,抑郁症患者相关脑区间还存在着功能连接的改变。吕粟等将与情绪相关的 13 个脑区作为种子点,发现难治性 MDD 主要与丘脑 - 皮层环路的功能连接减低有

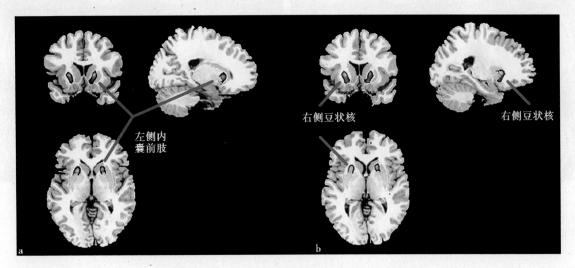

图 11-3-2　有自杀倾向的抑郁症患者白质异常

DTI 分析显示,有自杀倾向的抑郁症患者的左侧内囊前肢(a)和右侧豆状核(b)的 FA 值比没有自杀倾向的抑郁症患者低

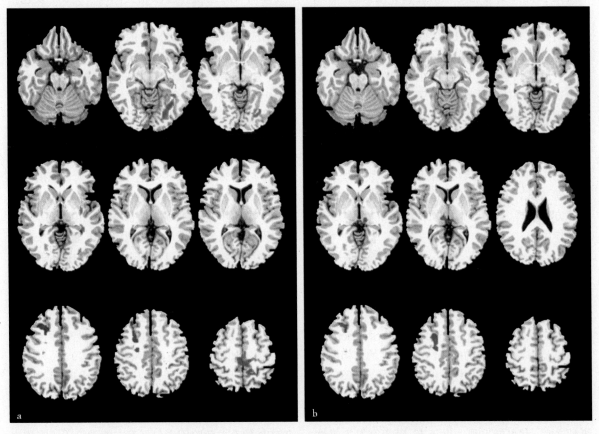

图 11-3-3　难治性与非难治性 MDD 患者 ReHo 研究

基于体素的分析显示,与正常对照比较,难治性 MDD 患者前扣带回 ReHo 值增高(a);非难治性 MDD 患者的前扣带回 ReHo 值无明显差异(b)。红色和蓝色分别代表 ReHo 值增高和降低的区域

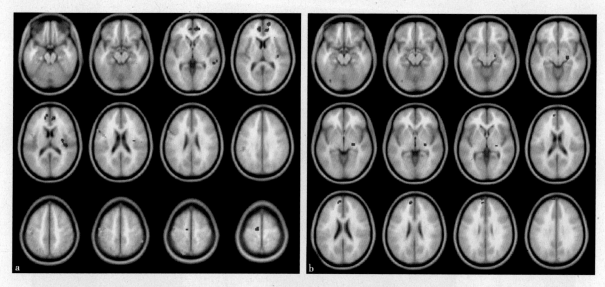

图 11-3-4 MDD 动脉自旋标记磁共振成像

基于体素的分析显示，与正常对照比较，非难治性（a）和难治性（b）抑郁患者呈现不同的脑血流改变模式，蓝色和红色分别代表血流增高和降低的区域

关，而非难治性 MDD 主要与边缘系统 - 纹状体 - 苍白球 - 丘脑环路连接强度降低有关，说明脑网络功能连接的异常可能是难治性和非难治性 MDD 对治疗反应不同的基础。张俊然等运用图论分析方法对首发未用药的 MDD 患者大脑拓扑特性（小世界性、效率、节点属性）进行分析，发现患者和健康人大脑都具有小世界特性，但 MDD 患者路径长度更短而全局效率更高，提示患者大脑网络的全脑整合功能出现了异常。

目前 MDD 的精神放射影像学研究仍有局限性，展望后续研究，通过多中心合作、控制用药情况、采用纵向研究、参数扫描标准化及数据处理标准化等方式，MRI 研究将在 MDD 的预测、诊断、治疗方案选择、疗效评估及预后判断等方面起到重要的作用。

（吕 粟）

第四节 创伤后应激障碍

创伤后应激障碍（post-traumatic stress disorder，PTSD）是指经历超常的威胁性、灾难性的创伤性事件后延迟出现的长期持续性的精神障碍。PTSD 最初是用来描述各类创伤性战争经历后的种种结果，称为"战争疲劳"。后来发现，在个体经历威胁生命事件之后，都可能出现。近年来，随着突发灾难性事件增多，PTSD 成为社会关注的重点。

美国《精神障碍诊断与统计手册》第 5 版（DSM-5）将第 4 版中的"焦虑障碍"拆分并重组为"焦虑障碍""强迫障碍与其他相关障碍"和"创伤和应激相关障碍"。"创伤和应激相关障碍"一章不仅包括 DSM-4 中"焦虑障碍"一章中的急性应激障碍和创伤后应激障碍以及 DSM-4 的"适应障碍"一章中的适应障碍，还列入了新的诊断——反应性依恋障碍、去抑制型社交障碍等。同时 DSM-5 中 PTSD 的应激源标准也要求患者清楚体验到创伤性事件，同时也删除了主观体验标准。

【临床与病理】

PTSD 的发病率因创伤应激事件不同而差异较大，约为 5%～50%，平均达 12%；总人口患病率约为 0.2%～3.8%，平均为 1.1%；约 84% 的患者常伴有物质滥用、焦虑障碍、抑郁症、双相障碍等精神和躯体障碍；大多数患者在遭遇创伤事件 1 个月后至半年内发病，可在 1 年左右治愈，约 1/3 的患者可持续多年不愈，或转变为持久的人格改变。

PTSD 的直接病因是创伤性事件（traumatic event），指创伤幸存者遭遇真正的或者被威胁的事件。常见的能够引发 PTSD 的创伤性事件包括自然灾害（如地震、洪灾、台风和海啸等）、人为灾害（如战争、恐怖袭击、严重交通事故、火灾、矿难、被强暴、被抢劫和虐待等）和重大丧失（如亲人突然死亡、破产、失去自由或重要地位、罹患癌症等）。PTSD 的有关危险因素包括存在精神障碍的家族史与既往史、童年时代的心理创伤（如遭受性侵害、父母离异）、性格内向、创伤事件前后有其他负性生活事件、家境不好、躯体健康状态欠佳等。

PTSD 的发病机制尚不完全清楚，目前认为 PTSD 的发生可能与遗传、神经内分泌和神经环路有关。PTSD 的神经内分泌改变主要发生在下丘脑 - 垂体 - 肾上腺皮质（hypothalamic-pituitary-adrenal，HPA）轴，其异常可能源于糖皮质激素受体的敏感性增加，导致糖皮质激素对 HPA 轴的负反馈作用增强，致使儿茶酚胺分泌增加，而儿茶酚胺可促使患者注意力分散和高度警觉，激发恐惧并增强记忆等，从而促进恐惧反应的形成和发展。脑功能成像研究发现 PTSD 患者内侧前额叶—杏仁核—海马环路异常，即杏仁核高反应性，内侧前额叶低反应性，内侧前额叶和海马不能有效抑制杏仁核的活动。

PTSD 表现为在重大创伤性事件后出现一系列特征性症状，主要为四大核心症状群。

（1）重复体验：PTSD 最具特征性的表现是在重大创伤性事件发生后，患者有各种形式的反复发生的闯入性创伤性体验重现（病理性重现）。患者常常以非常清晰的、极端痛苦的方式回忆创伤事件，反复出现以错觉、幻觉或分离性的"闪回（flashback）"症状，此时，患者仿佛又完全身临创伤性事件发生时的情景，重新表现出事件发生时所伴发的强烈情感和生理反应。

（2）持续性回避：在创伤性事件后，患者对与创伤有关的事物采取持续回避的态度。回避的内容不仅包括具体的时间、地点、对话、活动、物体、情景，还包括有关的想法、感受和话题。多数患者往往不愿提及有关事件，避免相关交谈，甚至出现相关的选择性失忆。

（3）认知和心境方面的消极改变：在遭遇创伤性事件后，患者出现情感麻木现象，包括淡漠，害怕，与外界疏远隔离，难以对事物产生兴趣，难以接受或者表达细腻的情感，对未来感到心灰意冷，觉得生不如死，甚至采取自杀行为。

（4）警觉性增高：患者表现为睡眠障碍（难以入睡、易惊醒），易激惹或易发怒，容易受惊吓，难以集中注意力等。并常有自主神经症状，如心悸、气短等。

【影像学检查方法及影像学表现】

目前，用于 PTSD 的影像学检查手段包括 CT、MRI、PET 及 SPECT 等。其中，CT 和传统 MRI 主要用于明确 PTSD 患者是否存在脑部的器质性病变，三维高分辨率 sMRI、DTI、fMRI、MRS 和 SPECT 主要用于 PTSD 发病机制和生物标记物方面的科学研究。

sMRI 研究主要发现 PTSD 患者海马、内侧前额叶和前扣带回的灰质体积较有创伤暴露史或无创伤暴露史的健康对照者缩小，颞中回、额上回、岛叶和海马旁回灰质体积较有创伤暴露史的健康对照者缩小，枕叶灰质体积较无创伤暴露的健康对照者缩小。DTI 研究主要发现 PTSD 患者连接前扣带回和杏仁核的扣带束以及上纵束各向异性分数（fractional anisotropy，FA）异常。

任务态 fMRI 和 PET 研究主要发现 PTSD 患者较有创伤暴露史或无创伤暴露史的健康对照者杏仁核激活增强、内侧前额叶皮质激活降低、海马旁回激活增强及岛叶激活降低，而海马和前扣带回的功能改变既有增强，也有降低，可能是不同的任务方式对海马的激活存在差异。SPECT 研究亦发现 PTSD 患者与有创伤暴露史或无创伤暴露史的健康对照者相比，在任务状态下杏仁核和伏隔核激活增强。

MRS 研究主要发现 PTSD 患者海马和前扣带的 N- 乙酰天门冬氨酸（N-acetylaspartate，NAA）浓度和 N- 乙酰天门冬氨酸 / 肌酸（N-acetylaspartate/creatine，NAA/Cr）比值下降。利用 ^{11}C- 氟马西尼（flumazenil）作为显像剂进行 PET 显像还发现 PTSD 患者 γ- 氨基丁酸（γ-aminobutyric acid，GABA）受体结合能力降低。

【诊断与鉴别诊断】

DSM-5 将原本 PTSD 的 3 个核心症状群共 17 项，修正为 4 个核心症状群共 20 项。其中，"重复体验"仅是症状文字修改及注明 6 岁以上孩童与成人症状的不同（需参阅"6 岁及以下儿童创伤后应激障碍"）；而"回避与麻木"症状在 6 岁以上族群分成"C：持续性回避"及"D：认知和心境方面的消极改变"，且增加症状的项目；原来的"警觉性增高"症状加入一项"鲁莽或自我伤害行为"。根据 DSM-5，PTSD 的诊断要点包括：①暴露于某一创伤应激事件；②有持续地重新体验的症状；③持续回避与创伤事件相关的刺激；④和创伤事件有关的认知和心境方面的消极改变；⑤有警觉性增高的症状；⑥症状持续时间至少 1 个月；⑦有明显的痛苦或社会功能障碍。

鉴别诊断：

（1）生活事件所引起的一过性精神障碍，临床症状与 PTSD 极为相似，区别在于急性应激障碍的症状模式局限在创伤性事件发生后的 3 天到 4 周。

（2）焦虑障碍和强迫症：患者有持续性警觉增高和自主神经系统症状出现时，应与焦虑障碍相鉴别。焦虑障碍往往对自身健康过分忧虑，躯体主诉较多，甚至有疑病倾向，而无明显精神创伤发病因素。强迫症患者可表现反复出现的强迫性思维，但往往表现出不适当性且病前无异乎寻常的生活事件。

（3）创伤性脑损伤：在诊断PTSD时需排除器质性疾病，在遭遇创伤性事件时若伴有头部外伤则可能出现创伤性脑损伤，此时也可以出现PTSD的症状。有头部外伤史的患者应进行头颅CT或MRI检查，以明确有无创伤性脑损伤。

【临床研究现状】

PTSD的精神放射影像学研究热点集中在生物标记物的探索，用于阐释发病机制、评价患病风险、诊断和鉴别诊断、评估疾病的进展和预后情况、在实施治疗前预测不同治疗方案可能产生的治疗效果或确定治疗的有效性。

早期的结构MRI研究以感兴趣区（ROI）为主，近年来则以基于体素的形态学分析法（VBM）为多，而基于脑表面分析（SBA）正日益成为关注的热点。ROI研究基于的先验假设是经典的前额叶—杏仁核—海马环路假说。大部分原始研究和meta分析都发现PTSD患者海马体积缩小，且不受酒精滥用或抑郁症共病的影响，但是在儿童患者和症状相对较轻的慢性成人患者中海马体积并无缩小，提示海马体积缩小可能受神经成熟因素和症状严重程度的影响。多数研究发现PTSD患者与对照组之间杏仁核体积无统计学差异，而针对内侧前额叶的ROI研究相对较少。VBM研究中重复较多的发现包括内侧前额叶、前扣带、海马及岛叶体积缩小。一项meta分析很好地整合了针对PTSD的VBM研究，发现PTSD患者内侧前额叶皮质、左侧海马、左侧颞中回及右侧额上回灰质体积较有创伤暴露史的健康对照者缩小，而内侧前额叶皮质及左侧枕叶皮质灰质体积较无创伤暴露的健康对照者缩小（图11-4-1）。基于SBA方法的研究报道PTSD患者皮层厚度改变以降低为主，涉及前扣带回、内侧前额叶、颞叶、岛叶等脑区，以前扣带回重复较多，但研究结果并不一致，有待进一步研究。

fMRI现在主要的研究手段是从局部脑区、功

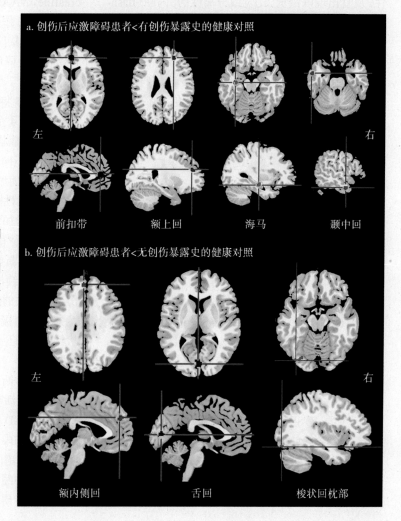

图11-4-1 创伤后应激障碍患者灰质体积缺陷
a. 与有创伤暴露史的健康对照比较，创伤后应激障碍患者前扣带、额上回、海马和颞中回灰质体积显著缩小；b. 与无创伤暴露史的健康对照比较，创伤后应激障碍患者额内侧回、舌回及梭状回枕部灰质体积显著缩小

能连接及功能网络三个方面分析 PTSD 患者的脑区异常活动。大脑是一个非常复杂的网络,目前的大多研究从功能连接和功能网络方面探索 PTSD 的神经病理机制。有研究发现静息态时 PTSD 患者的后扣带回 / 楔前叶之间的连接性比默认网络中的其他脑区(如杏仁核和海马 / 海马旁回)的连接性降低,也有研究发现 PTSD 患者显示出默认网络内部(包括内侧前扣带皮质 / 腹内侧前额叶皮质)连接降低。PTSD 患者默认网络功能连接异常,可能导致 PTSD 患者学习记忆、刺激处理及情绪调整能力受损。大脑还具有高效的"小世界"拓扑属性,不同的脑疾病患者脑网络拓扑结构会发生异常。有研究发现 PTSD 患者大脑全局属性异常,包括平均路径长度降低、集群系数增高、全局效率增高及局部效率增高,局部属性异常主要涉及默认网络和凸显网络的节点中心性增加及中央执行网络的节点中心性降低。

DTI 通过检测水分子弥散运动的各向异性,可以在活体状态下无创地追踪大脑白质纤维束并反映其解剖连通性和完整性。一项 meta 分析整合了 7 项成人 PTSD 患者全脑 DTI 研究,发现有多个脑区 FA 值异常,双侧的扣带束出现多处 FA 值升高或降低,最大的一个异常脑区位于右侧扣带,表现为 FA 值降低;右侧上纵束 FA 值升高或降低,而左侧上纵束 FA 值降低。但是多数研究样本量较小,新近一项针对地震后成人 PTSD 患者的大样本研究发现与有创伤暴露史的健康对照比较,PTSD 患者左侧背外侧前额叶(左侧额上回和额中回)和左侧胼胝体后钳 FA 值增高(图 11-4-2),且左侧额中回 FA 值与 PTSD 患者的临床症状严重程度评分呈正相关。

最近,有研究发现结合多模态 MRI 脑影像数据和计算机机器学习方法可以将 PSTD 患者、有创伤暴露史的健康对照者及无创伤暴露史的健康对照者区分开来,也有研究发现 PTSD 患者额叶灰质体积较焦虑障碍患者、强迫症患者及正常对照者均降低,这些研究在探索 PTSD 的脑影像生物标记物的同时,也为 PTSD 的诊断和鉴别诊断提供了潜在的客观影像学指标。

(吕 粟)

第五节 双相障碍

双相障碍(bipolar disorder,BD),也被称为躁狂 - 抑郁症,是一种症状较为严重的精神疾病,表现为情绪、认知、精力、活动水平的异常转变及日常工作的能力受损。与正常人经历的心理起伏造成的结果不同,BD 患者的心理起伏可能导致人际

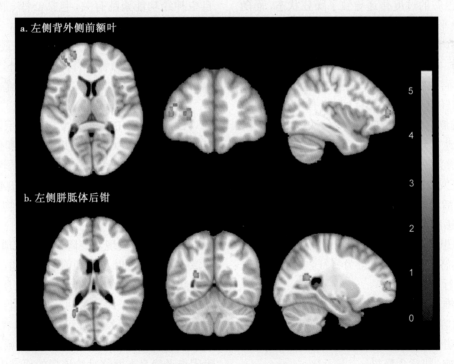

图 11-4-2 创伤后应激障碍患者白质纤维束完整性异常
与有创伤暴露史的健康对照比较,PTSD 患者白质纤维束 FA 值增高。a. 左侧背外侧前额叶;b. 左侧胼胝体后钳

关系的损害,工作及学习能力的下降,甚至导致自杀。广义的 BD 主要包括 4 种分型,典型包含周期性躁狂和抑郁的 BD I 型(bipolar I disorder),以抑郁和轻度躁狂为表现的 BD II 型(bipolar II disorder),轻度抑郁及轻度躁狂交替出现的循环型(cyclothymic disorder, or cyclothymia),以及非特异性 BD(bipolar disorder not otherwise specified, BP-NOS)。

美国《精神障碍诊断与统计手册》第 5 版(DSM-5)将第 4 版中的"心境障碍"拆分为"双相障碍与其他相关障碍"和"抑郁障碍"两个独立章节,同时为了提高某些障碍诊断的准确性或便于早期发现,某些症状标准被删除或者适当降低。躁狂和轻躁狂的 A 项诊断标准强调了活动、精力和心境等方面发生的变化。

【临床与病理】

2011 年 WHO 纳入美洲、欧洲和亚洲的 11 个国家,调查后报道双相障碍 I 型、双相障碍 II 型和阈下双相障碍的终生患病率依次为 0.6%、0.4% 和 1.4%,12 个月患病率依次为 0.4%、0.3% 和 0.8%。

目前双相障碍确切发病机制尚不完全清楚,可能主要与遗传、大脑结构 / 功能异常、多巴胺等神经递质的异常以及环境因素等相关。影像学研究发现下丘脑 - 垂体 - 肾上腺轴的过度活跃可能在双相障碍的病理过程中起到重要作用。而多巴胺假说认为,多巴胺的过度传递导致了躁狂状态,而随后的反馈及平衡机制使得多巴胺传递减少,形成了抑郁状态,这两种状态的交替造成双相障碍的发病。

双相障碍的临床特点是病程中既有抑郁发作,又有躁狂或轻躁狂发作。BD I 型指有一次或多次躁狂发作或混合发作;BD II 型指一次或多次轻躁狂发作;快速循环型指双相情感障碍患者频繁发作,可以是躁狂、轻躁狂、抑郁或混合发作。

1. 躁狂发作的典型表现为三高,即:情感高涨、思维奔逸及活动性增高。

(1)情感高涨:患者感觉轻松愉快,自我感觉良好。有的患者尽管情感高涨但情绪不稳。部分患者则以愤怒、易激惹、敌意为特征,甚至可出现破坏及攻击行为。

(2)思维奔逸:患者思维联想过程明显加快,自觉思维内容丰富多变,但讲话内容凌乱不切实际。由于患者注意力随境转移,思维活动常受周围环境变化影响,即意念飘忽。

(3)活动性增高:躁狂发作时,患者表现为精力旺盛,兴趣广泛,动作快速敏捷,活动明显增多。

病情严重者自我控制能力下降,举止粗鲁,甚至有冲动毁物行为。

(4)躯体症状及其他:体格检查可发现交感神经亢进的症状,部分患者在发作极为严重时,可出现极度的躁动兴奋,可伴有短暂的幻听,行为紊乱而毫无目的的指向,伴有冲动行为。

2. 抑郁发作通常以典型的心境低落、思维迟缓、意志活动减退的"三低症状",以及认知功能损害和躯体症状为主要临床特征,严重的躁狂或抑郁发作时,部分患者可存在精神病性症状,例如幻听和幻觉,此类患者可能被误诊为精神分裂症。

(1)心境低落:主要表现为显著而持久的情感低落。轻者感到闷闷不乐,无愉快感,凡事缺乏兴趣,重者可有极度的绝望。典型病例其抑郁心境具有晨重夜轻的节律特点。

(2)思维迟缓:患者思维联想速度缓慢,反应迟钝。临床上可见主动言语减少、对答困难,严重者无法顺利进行交流。

(3)意志活动减退:患者意志活动呈显著持久的抑制。严重的患者常伴有消极自杀的观念或行为。

(4)认知功能损害:主要表现为近事记忆力下降,注意力障碍,抽象思维能力差,学习困难,空间知觉、手眼协调及思维灵活性等能力减退。

(5)躯体症状:抑郁症患者的躯体症状大多与自主神经功能紊乱有关,包括心悸、胸闷、肠胃不适、便秘以及各种疼痛等。

(6)其他症状:焦虑是抑郁状态最常见的伴随症状之一。老年患者除有抑郁心境外,多有突出的焦虑烦躁情绪,有时也可表现为易激惹和敌意。

【影像学检查方法及影像学表现】

目前,用于 BD 的影像学检查手段包括 CT、MRI、PET 及 SPECT 等。其中,CT 和传统 MRI 主要用于明确患者是否存在脑部的器质性病变,而新型多模态磁共振技术如 sMRI、DTI、fMRI、MRS 等主要用于 BD 发病机制和生物标记物方面的科学研究。

sMRI 研究发现双相障碍患者灰质体积缩小的区域主要位于颞叶皮质和前额叶皮质,同时可能存在纹状体、杏仁核体积的异常。而白质纤维束的异常主要位于内囊、海马旁回及扣带回区域。任务态的 fMRI 研究主要发现了双相障碍患者内侧前额叶皮质的功能异常,尤其在背外侧区域。而在双相障碍患者静息态网络功能连接的研究中,最常报道的脑区包括:内侧前额叶皮质、前扣带膝前部、丘脑背侧、纹状体、杏仁核、顶叶以及其他与默认网络相关的中央-旁边缘区域。针对 BD 患者的波谱研究较少，主要发现了大脑的谷氨酸系统、NAA 和 Cr 等功能的紊乱。

PET 和 SPECT 也是在活体水平研究双相障碍患者脑功能的常用技术，利用这些技术发现了双相障碍患者额叶血流量及代谢率的增高。

【诊断与鉴别诊断】

1. 诊断标准

（1）DSM-5 中躁狂发作的诊断标准如下：

1）至少持续 1 周，每天的大多数时间出现的异常的持久的心境高涨、夸大或易激惹，并有持续地有意图的活动与精力的增加（达到必须住院的程度则可以更短时间）。

2）在此心境紊乱、活动或精力增多的时期内，持续地表现出以下 3 项或以上的症状（如表现为易激惹，则需 4 项），并且达到较显著的程度，较平常的行为有了显著的改变：①自我评价过高或夸大；②睡眠需要减少（例如，感到只要 3 小时睡眠便休息好了）；③言语增多或感觉必须要不停地说话；④思维奔逸或主观体验到的联想增快；⑤主观体验到或被观察到的随境转移（即注意很易转移到不重要或不相关的外界刺激上去）；⑥目的性活动增多（社交、工作、学习、性活动），或精神运动性兴奋（如无目的无意义的活动）；⑦无节制地取乐而不计后果（例如，无节制地狂购乱买，轻率的性行为，或愚蠢的商业投资）。

3）心境的紊乱对社交及职业功能造成明显损害，或需要住院阻止其伤人伤己行为，或有其他精神病性特征。

4）这些症状并非由于某些物质引起（例如，某种物质滥用，某种治疗药品，或其他治疗方法），或由于其他医学情况所造成的生理反应。

（2）轻躁狂症状与躁狂症状相似，只是在症状严重程度和社会功能损害水平上轻于躁狂症状。以下特点可有助于与躁狂发作区别：①病期 4 天即可；②没有精神病性症状；③对社会功能不造成严重损害；④一般不需要住院治疗。

（3）DSM-5 和 ICD-10 均未强调双相障碍抑郁发作与单相抑郁障碍（典型抑郁障碍 / 抑郁症，MDD）抑郁发作的区别。

2. 鉴别诊断 双相障碍患者的误诊中，除了常被误诊为抑郁症（即单相抑郁障碍）、精神分裂症之外，双相Ⅱ型障碍患者常被误诊或漏诊为焦虑障碍、人格障碍等，且双相障碍的共病现象常见，如达到各自诊断标准，应分别作出诊断。除此之外，

双相障碍需要与脑器质性疾病、躯体疾病、物质或酒精滥用所致的精神障碍等相鉴别。

【临床研究现状】

目前，MRI 以其高空间分辨率、无创性以及能够从结构和功能两大方面进行检查等优势，在双相障碍的精神放射影像学研究中占主导地位。

早期对双相障碍的研究多为 ROI 研究，研究的热点区域主要集中在前额叶皮层、海马及杏仁核。与健康对照相比，双相障碍患者内侧前额叶皮质整体没有变化，但左侧额上回、额中回及右侧内侧前额叶皮质体积减小，而该结果与组织学研究发现该类患者内侧前额叶皮质区域神经胶质密度降低的结果一致。针对 VBM 研究的 meta 分析发现双相障碍患者大脑中存在一个连续的灰质体积缩小区域，位于大脑右侧，主要为颞叶皮质和前额叶皮质，包含岛叶、颞中回、颞上回、颞极区、岛盖部、额下回后部、额下回三角部、额下回和屏状核，且该结果不存在显著的异质性及偏倚（图 11-5-1）。额下回在大脑的管理功能中发挥了重要作用，双相障碍患者右侧额下回，即腹外侧前额叶皮质的体积减小，腹外侧前额叶皮质和纹状体、丘脑共同投射在皮质纹状体-丘脑环路，该环路在决策中发挥了重要作用；腹外侧前额叶皮质同时又和边缘系统共同在情感调节中发挥了关键作用。SBM 方法发现双相障碍患者皮层厚度异常降低脑区主要涉及情感处理过程的脑区，尤其是左侧前扣带回，左侧颞上回，双侧额上回及广泛的双侧额叶。

脑白质包含了连接皮质和脑深部灰质的纤维束，使其比灰质更难显现和量化，而 DTI 则提供了一种能够更好定性且定量分析脑白质的方法。双相障碍患者与正常对照相比大多数脑区 FA 降低，其中一致性最高的结果主要集中在内囊前肢、颞-顶叶白质及左侧后扣带。DTI 研究可为双相障碍患者前额叶-边缘系统环路（扣带束和钩束）、大脑间连接（胼胝体）及额-顶-颞连接（上纵束）受损提供了直接的证据。

双相抑郁（bipolar depression）是双相障碍的另一种情绪状态，这方面的研究不及以上两种，但是依旧发现内侧前额叶皮质和皮质下的活动性异常。使用认知功能激活的任务设计，如注意力任务和执行任务，都发现内侧前额叶皮质活动性的下降。在抑郁患者和症状缓解的患者中，悲伤的情绪感应任务会使内侧前额叶皮层血流量下降，双相抑郁患者的杏仁核、丘脑和基底神经节等皮质下区域激活程度较正常对照增强。这些研究发现的皮质下边缘

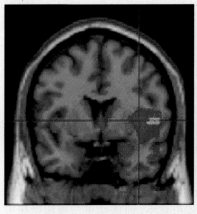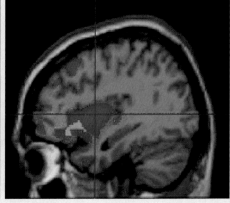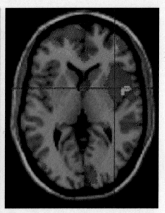

图 11-5-1 meta 分析所展示双相障碍患者灰质体积/密度变化的区域

与正常对照相比，双相障碍患者右侧脑岛、右侧颞叶、右颞上回、右颞中回、右额下回岛盖部和三角部、右屏状核等区域灰质减少。绿色区域代表该灰质区在不同 VBM 研究间具有很大异质性；紫色区域代表相应灰质区外在 VBM 研究间具有显著异质性

区域高活动性与缓解的患者类似，这种神经活动性模式有助于区分双相障碍和重症抑郁症。

在双相障碍患者静息态网络功能连接的研究中，最常报道的脑区包括：内侧前额叶皮质、前扣带膝前部、丘脑背侧、纹状体、杏仁核、顶叶以及其他与默认网络相关的中央-旁边缘区域。使用 ROI 分析发现在有精神病史的双相障碍患者中，内侧前额叶皮质和杏仁核间的功能连接增强，而背外侧内侧前额叶皮质和杏仁核间的连接减弱。针对 DMN 的研究则发现抑郁的双相障碍患者 DMN 的 ReHo 值与正常人存在差异，患者的额内侧回和顶下小叶的局部一致性升高，与此相似，双相障碍患者小脑和纹状体的局部脑功能也存在异常，这些区域在情绪控制的网络中发挥了重要作用（图 11-5-2）。上述研究表明，双相障碍患者皮质-边缘系统功能连接的异常有可能成为双相障碍的疾病生物标志。

（吕 粟）

第六节 强迫障碍

强迫障碍（obsessive compulsive disorder，OCD）是以强迫观念和强迫行为为主要特征的精神疾病，发病的两个高峰期主要集中在青春期和 25～35 岁。强迫观念以反复、持续、侵入性的思维、冲动或者想象画面，或反复出现的某一概念或相同内容的思维，明知没有必要，但又无法摆脱，而产生痛苦、焦虑情绪为特征。强迫行为是指重复的、仪式化的试图减轻焦虑或者阻止一些自认为畏惧的事情发生的行为，或者为减轻强迫观念而引起的焦虑，患者不由自主地采取的一些顺从性行为。

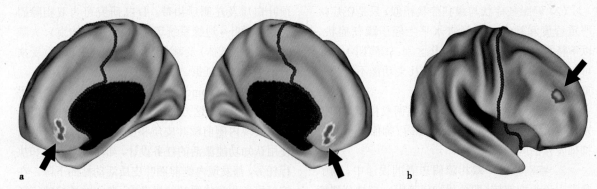

图 11-5-2 在双相障碍亚组与健康对照之间显著的杏仁核-前额叶功能连接异常

a. 表示具有精神病史的双相障碍患者与健康对照相比，在内侧前额叶出现显著功能连接的升高（红/黄色焦点标记区域）；b. 表示具有精神病史的双相障碍患者与健康对照相比，右侧背外侧前额叶出现显著功能连接降低（蓝色焦点标记区域）。红色边界线范围内为前额叶区域

在美国《精神障碍诊断与统计手册》第5版（DSM-5）中（详见 http://www.dsm5.org/psychiatrists/practice/dsm），"强迫障碍与其他相关障碍"一章不仅包括强迫障碍，还包括躯体变形障碍、囤积症、拔毛癖和撕皮症等，并且自制力缺乏、妄想性症状也可能被诊断为强迫障碍和其他相关障碍，而不是精神分裂症和其他精神病性障碍。

【临床与病理】

世界卫生组织已将 OCD 确定为全球非致死性疾病的主要原因，并且 OCD 排在最常见精神问题中的第四位，其世界范围内终生患病率为 2%～3%。在中国，大多数 OCD 患者处于中到重度病情阶段。

OCD 的确切病因尚不清楚，主要与遗传、脑皮层 - 纹状体 - 丘脑 - 皮层（cortico-striato-thalamo-cortical, CSTC）环路异常、神经递质和心理因素等有关。同卵双胞胎比起非同卵双胞胎更容易罹患 OCD，因此部分发病原因可能是遗传因子所导致。医学影像学的研究发现 OCD 患者在 CSTC 环路中具有脑功能和结构的改变，可能与其发病机制相关。并且 OCD 患者的 5- 羟色胺、多巴胺等神经递质的含量及功能异常。OCD 的风险因子还包括患者具有拘谨、凡事要求完美等心理特点，儿童时期受虐经验，学习、工作负担过重等心理因素。

强迫症状的特点是反复出现无实际意义的想法或想要做一件事情的冲动，反复做出一些无实际意义的动作和行为，并且同时存在有意识的强迫和反强迫，患者无法控制地反复出现某些观念和行为，但患者认识到这些观念和行为是异常的，是违反自己意愿的，极力去抵抗和排斥，即强迫性的观念以及阻止这些观念的强迫性的行为。这种冲突使患者给患者的社会、工作、学习，以及人际交往带来严重损害。

【影像学检查方法及影像学表现】

MRI、CT、PET、SPECT 均可用于 OCD 患者的脑部检查。MRI 和 CT 主要用于明确 OCD 患者是否存在脑部的器质性病变。例如脑炎，多发性硬化，颞叶癫痫或肿瘤占位等脑器质性病变可引起强迫思维等 OCD 的临床症状。

当确定 OCD 不是由脑内器质性病变或脑外躯体疾病所引起，MRI 检查更多用于对 OCD 发病机制、药物治疗纵向随访的科学研究，主要发现包括 OCD 双侧基底节、杏仁核、岛叶以及小脑的灰质体积增加，双侧前扣带回、内侧前额叶、腹内侧眶额回、运动前区以及背外侧前额叶的灰质体积减小；

扣带纤维束、大钳、右侧上纵束、左侧下纵束和额枕束的各向异性分数（fractional anisotropy, FA）降低，皮质脊髓束、额叶白质纤维束以及胼胝体体部的 FA 增加。

既往 PET 发现 OCD 患者葡萄糖代谢的增高见于眶额回以及尾状核头，随着研究及处理方法的改进，并运用 meta 分析证实了该结论，确定了 OCD 患者脑内葡萄糖代谢增高的现象。然而以强迫性囤积为主要症状的 OCD 患者的后扣带回和楔叶的脑葡萄糖代谢水平降低，提示不同类型的 OCD 可能具有不同的病理机制，也反映了潜在的基因和环境因素对于不同临床症状 OCD 内表型的影响。

SPECT 发现 OCD 患者在基底节的局部脑血流量增加，前额叶灰质皮层的局部脑血流量降低，并且后者与患者意识性精神活动削弱相关，可能由此形成难以抗拒的闯入性的强迫观念。

【诊断与鉴别诊断】

DSM-5 中对 OCD 的临床诊断主要有以下 4 点：

1. 具有强迫思维、强迫行为，或两者兼具。

（1）强迫思维：①在该障碍的一些时间内，个体感受到反复发生的持续性的想法、强烈欲望、迫切要求或经历过的意象，这些思维具有侵入性且是多余的、不必要的，多数患者个体会有显著焦虑或痛苦；②个体试图忽略或压抑这些想法、强烈欲望或意象，或者通过一些其他想法或强迫性的行动来抵消中和它们。

（2）强迫行为：①个体感到受驱使而产生例如洗手、排序、检查核对等重复的行为，或者例如祈祷、计数、反复默念字词等精神活动，借此应对强迫思维或者必须严格执行的规则；②这些重复行为或精神活动的目的是为了防止或减少焦虑或痛苦，或防止一些可怕的事件或情况；但是，这些行为和精神活动与其所设计的为中和或预防事件的本意之间缺乏现实的连接，或者明显是过度的。需要注意的是，幼儿可能不能明确的表达这些行为或精神活动的目的。

2. 强迫思维或强迫行为是耗时的，例如每天消耗 1 小时以上，或者引起具有显著临床意义的痛苦或在社交、职业或其他重要功能方面的损害。

3. 前述 OCD 的症状不能归因于例如毒品滥用、药物等物质的生理效应或其他躯体疾病。

4. 该障碍不能用其他精神障碍的症状来更好地解释，例如广泛焦虑障碍中的过度担心，躯体变形障碍中的外貌先占观念，囤积障碍中的难以丢弃或放弃物品，拔毛障碍中的拔毛发，抓痕障碍中的皮肤搔抓,刻板运动障碍中的刻板行为等。

根据 DSM-5,心理医生、精神科医生或是其他一些有认证的心理健康专业机构可以做出正规的 OCD 临床诊断。近年来有研究报道,凭借 MRI 脑扫描结果并结合计算机机器学习的方法,可成功地将 OCD 患者及健康个体区分开来。但这个诊断新途径并不会彻底改变严谨审慎的对 OCD 的临床评估,而是从生物学角度探寻脑影像学是否能够帮助临床医生成功地识别 OCD 患者,希望为诊断提供客观的影像学指标。

OCD 除了与重度抑郁、焦虑、精神病性障碍和注意缺陷多动障碍在某些症状上易混淆之外,更需注意 OCD 与强迫型人格障碍的鉴别诊断。OCD 有自我失调的特性,能意识到强迫行为是不理智的,不喜欢自己的强迫观念,但又感到无法控制而焦虑。而患有强迫型人格障碍的患者通常具有追求规则和控制、具有完美主义的特点。与 OCD 患者不同,强迫型人格障碍的特点不是侵入性的想法冲动或重复性的行为,该人群通常认为自身的行为是正确的及合理的,并不具有强迫和反强迫的特点,涉及一种持久而广泛的过度追求完美和机械地控制的适应不良模式。患者常常对自己的行为作出解释,有自负的特性。

【临床研究现状】

目前在 OCD 的精神放射影像学研究中,最主要的研究手段是 MRI,研究发现 CSTC 环路以及边缘系统的异常在 OCD 病理机制中具有重要的作用,有助于揭示 OCD 的发病机制。

一项任务态功能 MRI 研究,采用逆向学习任务的测试,发现 OCD 患者以及其一级亲属的眶额皮层脑灰质的神经功能活动减低(图 11-6-1),提示眶额回在认知决策过程中的重要性,并且这种 OCD 脑功能活动的异常具有家族遗传性,强调了其未患病一级亲属可能是以 OCD 内表型的形式而存在。

针对采用抑制控制的任务态功能 MRI 的 meta 分析发现,OCD 患者在对与抑制控制功能有关的任务产生反应时,其左侧岛叶、壳核、腹外侧前额叶、感觉运动区、颞上回以及右侧运动前区皮层的功能活动较正常人增加,而双侧前扣带回、内侧前额叶、右侧尾状核、颞上回、枕叶和左侧中央后回的功能活动降低,并且喙-背侧内侧前额叶的功能活动降低具有区别于注意缺陷多动障碍的特质性,并且颞顶叶的功能活动降低具有区别于孤独症的特质性,提示了这些脑区在 OCD 抑制控制功能异常的发生机制中具有重要的作用。

一项整合了来自亚洲、欧洲和南美洲的 25 个国际研究机构原始数据的大样本量研究,对 1495 名成人和 335 名儿童青少年 OCD 患者脑结构的异常进行了分析。这项研究发现,与正常对照相比,成年 OCD 患者海马体积减小,苍白球体积增大,与临床症状的严重程度没有相关关系,也没有性别和年龄对灰质体积的交互效应,排除了年龄和性别对实验结果的影响。针对其他精神疾病的共病情况,这项研究发现合并抑郁障碍的成年 OCD 患者的海马体积较正常对照减小,可能提示了在情感

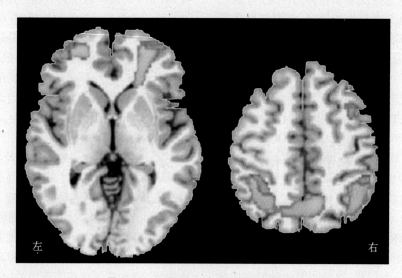

图 11-6-1　OCD 患者脑功能活动异常

在逆向学习任务测试中(黄色区域代表所有受试者的脑功能激活区域),OCD 患者及其未患病一级亲属在双侧眶额回、外侧前额叶及顶叶的功能激活降低(蓝色区域)

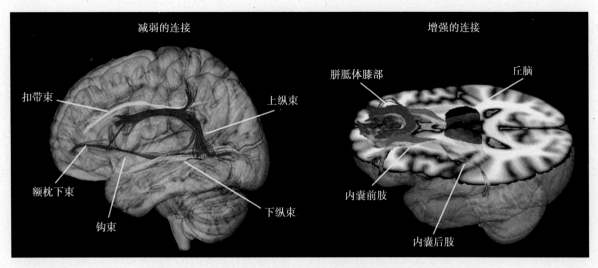

减弱的连接　　　　　　　　　　　　　　增强的连接

扣带束　　上纵束　　胼胝体膝部　　丘脑

额枕下束　　下纵束　　内囊前肢

钩束　　内囊后肢

图 11-6-2　OCD 患者增加 / 降低的脑白质纤维束连接
OCD 患者在脑白质具有降低（图左）或增加（图右）的纤维连接

障碍的病理生理机制中普遍存在的情绪调控缺陷。而无共病抑郁和焦虑障碍的成年 OCD 患者海马体积同样减少，并且苍白球的体积增大。

　　一篇关于 OCD 脑白质微观结构异常改变的综述，跟大多数脑灰质结构和功能的 MRI 研究的发现结果一致，同样在 CSTC 环路内发现了脑白质 FA 值的异常，主要包括前扣带回和内侧前额叶白质、内囊以及边缘系统内的纤维束（图 11-6-2），但 FA 值的改变并不一致，报道 FA 值增高的研究认为其与增加的髓鞘化和神经元重塑所导致的增加的功能连接有关，而报道 FA 值降低者则认为其与白质髓鞘破坏、纤维一致性降低以及功能连接下降有关。这种不一致可能的首要原因是药物治疗对 OCD 患者脑白质的潜在影响。

　　除了 CSTC 环路内的纤维束异常之外，大脑半球内连接眶额皮层到顶枕叶的联络纤维，以及双侧大脑半球间连接双侧前额叶皮层、颞上回和顶叶的连合纤维的结构连接在 OCD 中也可能存在异常。例如，连接额顶叶的上纵束、连接额枕叶的额枕下束的 FA 值降低，并且与 OCD 患者临床症状的严重程度和神经心理测试评分正相关，提示 OCD 患者的症状表现和认知缺陷可能源于半球内联络纤维的异常。

　　基于图论的网络分析方法探索信息在复杂网络体系中的传递和整合处理模式，可以探索 OCD 大尺度脑网络的特征。一项研究对未用药 OCD 患者进行静息态功能 MRI 扫描，并采用基于图论的网络分析方法，发现 OCD 患者局部集群系数、效率和小世界属性均降低，默认网络和额顶网络模块

间的功能连接强度降低，并且在默认网络、感觉运动区和枕叶模块内多个脑区的连接度也具有异常改变。在 OCD 患者经过选择性 5- 羟色胺再摄取抑制剂进行治疗 16 周后，受损的小世界效率、模块结构和多个脑区的连接度均具有显著的恢复，同时将评价节点属性的指标如节点度等与临床症状的指标进行相关分析，发现右侧腹侧额叶连接度的恢复程度与临床症状的好转程度具有正相关关系，阐明了 OCD 大尺度脑网络的病理机制，并为临床进行可能的靶向治疗提供了影像学证据。

　　既往 DTI 研究发现了大脑白质的结构连接网络同样具有"小世界"网络的属性，并且发现了不同的网络模块及核心脑区。将该技术应用于 OCD 的研究发现，患者眶额网络、纹状体、岛叶和颞叶 - 边缘系统的结构连接强度降低，左侧杏仁核、双侧颞极的集群系数降低，左侧杏仁核的节点度降低，提示了 OCD 结构网络的异常不仅存在于 CSTC 环路内，脑白质微观结构的改变还存在于包括边缘系统在内的更加广泛的神经网络内。

（吕　粟）

第七节　注意缺陷多动障碍

　　注意缺陷多动障碍（attention deficit-hyperactivity disorder，ADHD），俗称多动症，是儿童青少年时期最常见的神经发育障碍类（neurodevelopmental disorders，NDD）精神疾病，主要表现为与年龄发育不相称的注意力不集中、活动过度或冲动等行为症状。根据患者表现出来的不同症状，可将患

者分为三种表现型，即注意缺陷为主型（inattentive ADHD，ADHD-I）、多动/冲动为主型（hyperactive-impulsive ADHD，ADHD-H）及混合型（combined ADHD，ADHD-C），其中混合型患者在临床中最为常见。由于多动、冲动症状常随着患者的年龄增长而逐渐缓解，而注意力方面的问题则倾向于持续存在，且在青春期以后愈发凸显，因此患者的表现型也可随着年龄的增长而发生变化，如从 ADHD-C 变为 ADHD-I。ADHD 对患者在学业、工作、同伴关系、家庭关系和社会功能等各方面都会造成负面影响，譬如 ADHD 患者引发交通事故的风险较常人更高、ADHD 患儿的父母离婚风险更高、患者个体生存质量差等。因此，如不及时对 ADHD 进行有效干预将会对患者、患者家庭乃至整个社会带来严重的负担和危害。

【临床与病理】

全球范围内，ADHD 在儿童青少年中的总体患病率约为 7.2%，在我国约为 6.26%，其中男性约为 8.17%，女性约为 6.22%，并且国内外均发现 ADHD 的检出率近年来呈逐渐上升趋势。虽然 ADHD 是通常在儿童期诊断的精神疾病，且部分患者的症状会在青春期间自发缓解，但仍有部分患者的行为症状和功能损害会持续至成年期，据估计，成人 ADHD 的全球患病率约为 4.4%。

ADHD 的典型临床表现分为"注意力分散"和"多动/冲动"两大类。注意力分散症状可表现为做白日梦、易分心及难以在某一项事件上保持长时间的精力集中，多动症状则表现为烦躁、话多、坐立不安等，而冲动症状则可表现为做事欠缺耐心、经常干扰或打断他人等。除此之外，许多 ADHD 患者还伴有不同程度的认知功能缺陷，包括语言、记忆和执行功能。临床常用的神经心理测试，如 Stroop 色字试验、Wisconsin 卡片分类试验和数字广度试验等可对患者不同方面的功能进行评估，进而帮助临床医师全面评价患者的功能受损程度。ADHD 还是一种具有高度共患性的疾病，患者常合并其他多种精神疾病，如学习障碍、品行障碍、焦虑症、抑郁症和睡眠障碍等。值得一提的是，孤独谱系障碍（孤独症）曾长期作为 ADHD 的诊断排除标准，但 2013 年美国新出版的《精神障碍诊断与统计手册》第 5 版（DSM-5）去除了该项条目，自此 ADHD 和孤独症可以共病形式诊断。

作为一种具有高度不均质性的精神疾病，ADHD 的确切病理机制尚不明确，但现有证据提示下述几种因素与之有关：①遗传基因。约有 300 个候选基因被认为与 ADHD 的遗传性有关，主要集中在多巴胺能通路（如 DRD4 及 DAT1 基因）、5-羟色胺相关通路（如 SLC6A4 基因）以及去甲肾上腺能通路（SLC6A2 基因）；②神经递质：主要是肾上腺素能系统和多巴胺能系统；③心身因素：如长期家庭冲突、父母婚姻不美满和父母受教育程度低等环境因素，以及一些生理因素如母亲孕期吸烟、低出生体重等。

【影像学检查方法及影像学表现】

在临床工作中，常采用 MRI 检查（其次 CT 检查）对 ADHD 患者进行常规头部扫描，目的在于明确患者是否存在器质性脑疾病，如脑炎、脑肿瘤等，并分析患者的精神症状是否与之相关。但通常情况下，临床检查序列均提示阴性结果。在此基础上，进一步采用 MRI、PET、SPECT 等检查手段对患者进行科学研究，探索其病因、发病机制及用药反应等相关问题。MRI 由于其无创性、无辐射及可重复性等优势，已成为研究 ADHD 等精神疾病生物标记的主流。目前常用的 MRI 扫描序列及分析方法包括：

1. 高分辨率结构成像（3D-T_1）　基于高分辨率的 T_1 图像，分析脑灰质和白质结构的异常。主要分析手段有基于体素的形态学测量（voxel-based morphometry，VBM）、基于表面的脑皮层形态分析和基于感兴趣区（ROI）的局部体积或形态分析。VBM 旨在发现脑灰白质体积和密度的改变，皮层形态分析主要研究脑皮层厚度、皮层表面积、沟回折叠度等参数，感兴趣区分析则针对某些特殊的深部结构，如基底节核团、杏仁核和海马等。

2. 弥散张量成像研究（DTI）　通过检测水分子弥散运动反映白质纤维束结构特征，其衍生的弥散参数有各向异性分数（fractional anisotropy，FA）、平均弥散系数（mean diffusivity，MD）、轴向扩散系数（axial diffusivity，AD）和横向扩散系数（radial diffusivity，RD）。其中 FA 是目前应用最为广泛、成熟的弥散指标，其值反映了局部区域内水分子的方向一致性，与局部神经纤维髓鞘结构完整性、神经纤维分布走行、神经纤维轴突直径和局部区域内神经纤维密度等因素有关。目前，DTI 研究的全脑分析方法常用的是基于体素的全脑分析（voxel-based analysis，VBA）和基于纤维束示踪的空间统计方法（TBSS），ROI 分析则包括基于种子点的方法（研究某一区域或某个特定白质结构）和纤维束示踪方法（即将目标纤维重建出来并分析）。

3. 功能磁共振成像研究（fMRI）　通过检测脑

组织血氧水平依赖（BOLD）来反映脑代谢活动改变，可分为任务态 fMRI（task fMRI）和静息态 fMRI（rest fMRI）。前者是采集被试执行任务时、大脑处于活动状态下的脑代谢信号，后者则是采集被试无任何思维和躯体活动时大脑的代谢水平。常用的分析参数包括低频振荡波幅（amplitude of low frequency fluctuation，ALFF）、分数低频振荡波幅（fALFF）、局部一致性（ReHo）和功能连接强度。

【诊断与鉴别诊断】

DSM-5 中 ADHD 的诊断标准如下：

1. 符合下述（1）和（或）（2）中 6 种（或更多）的症状，持续 6 个月并达到与发育水平不相称的程度，且直接对其社会功能、学业 / 工作表现造成负面影响。大龄青少年和成人（≥17 岁）需至少满足 5 条症状。

（1）注意力分散

1）学习、做作业或进行其他活动时，常无法注意细节或粗心犯错；

2）完成任务或做游戏时注意力无法持续集中；

3）与其谈话时常表现得似听非听；

4）常无法遵照指示完成功课、手工或工作任务；

5）常难以组织任务和游戏；

6）常逃避、厌烦或不愿意做需要保持注意力集中的工作；

7）常丢失学习或游戏所需用具；

8）外界刺激常使其分心；

9）日常生活中容易忘事。

（2）多动和冲动：

1）常常手脚动个不停或在座位上不停扭动；

2）常在课堂上或其他需要保持坐位的场合离开座位；

3）常在不恰当的情况下乱跑或乱爬；

4）常难以安静地玩耍或进行闲暇活动；

5）常常忙个不停或动个不停；

6）常常话多；

7）常未待问题提完就抢着回答；

8）常难以按次序排队等待；

9）常打断或干扰别人。

2. 在 12 岁以前出现过多种注意力分散或多动 - 冲动症状。

3. 在 2 种或以上场合出现过注意力分散或多动 - 冲动症状。

4. 有社会、学业或职业功能受损的直接证据。

5. 其症状不属于精神分裂症或其他精神障碍的病程症状，且不能很好地由另一种精神疾病解释。

常见的鉴别诊断有：①对立违抗性障碍；②孤独谱系障碍；③特定学习障碍；④智力障碍；⑤焦虑症；⑥抑郁症；⑦双相情感障碍。

【临床研究现状】

在过去数十年内，以 MRI 为代表的精神放射影像学研究发展蓬勃，使人们对 ADHD 的病理生理机制及其临床症状、认知功能损伤的潜在机制有了更全面、更深入的认识。研究发现 ADHD 患者在涉及行为、感觉及认知过程的神经环路中有着结构性的和（或）功能性的损伤。

颅内总体脑体积研究提示儿童青少年 ADHD 患者存在全脑体积或局部脑区体积的减少，而成人 ADHD 患者的全脑体积则与正常人无异。基于 VBM 或感兴趣区分析的脑结构研究发现，ADHD 患者在许多局部脑区或脑结构存在异常体积改变，多为较正常对照体积减小。这些区域或结构主要涉及前额叶、前后扣带、楔前叶、基底节、胼胝体和小脑等脑区。一篇基于全脑 VBM 研究的 meta 分析发现，ADHD 患者最为一致的体积改变在于右侧豆状核（延伸至尾状核）体积显著降低及左侧后扣带皮层体积轻度升高，并且年龄和用药史与右侧豆状核体积成正相关，提示年龄增长和药物治疗有使该区域体积趋于"正常"的效果。皮层形态是近十年来的结构研究热点，可帮助我们深入、立体的理解灰质体积变化，从而推测皮层中神经元可能发生的异常。其中最为瞩目当属 Philip Shaw 等人针对皮层厚度进行的一系列大样本纵向研究。通过 223 例 ADHD 患儿和 223 例正常对照儿童进行为期 8～9 年的多时点随访后发现，患者与正常人的皮层发育均呈"二次生长模式"（quadratic growth model），即儿童时期皮层厚度增加而青春期时皮层厚度降低。其中，正常儿童的皮层厚度平均达峰年龄约为 7.5 岁，而 ADHD 患儿在 10.5 岁左右，说明 ADHD 患者脑皮层存在发育延迟的现象，且该现象在内侧前额叶皮层表现最为显著（年龄差约 5 岁）（图 11-7-1）。该发现一方面可以解释部分 ADHD 患者随着年龄增长而症状缓解，另一方面也与前述结构体积研究结果相印证，同时也提示我们对于发育障碍类精神疾病应当注重分年龄阶段分析与纵向随访分析兼顾。

大脑白质纤维束是各灰质功能单位间的连接基础，因此白质微观结构的异常可导致患者表现出相应灰质单元的行为失常症状。早期的 VBA 研究和 ROI 研究发现 ADHD 患者相对正常对照在全脑多个区域存在白质微观结构异常，主要集中在额

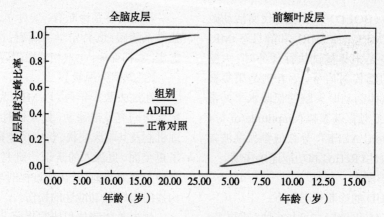

图 11-7-1 左图为全脑皮层平均达峰时间比率,右图为前额叶皮层达峰时间比率。两组间 50% 的全脑皮层达峰的平均年龄存在显著统计差异(全部 $P < 1.0 \times 10^{-20}$)

叶 - 纹状体 - 小脑环路中的脑区。近年来,TBSS 分析方法在 ADHD 中的应用越发广泛。近期一项针对 TBSS 研究的 meta 分析发现,ADHD 患者最为一致的改变在于右侧胼胝体压部及临近扣带束、右侧矢状层及左侧胼胝体毯(tapetum)的 FA 异常降低(图 11-7-2),提示 ADHD 除了额叶 - 纹状体 - 小脑环路以外,还存在双侧大脑半球信息沟通的失常。

根据临床观察,ADHD 患者在不同类型的执行功能存在缺陷,据此任务态 fMRI 在扫描时让患者执行相关任务,观察其异常活度脑区。Meta 分析提示,患者相对于正常对照在前扣带回、背外侧前额叶、额下回、眶额叶、顶叶及基底节区、丘脑等皮层下结构均表现出异常的功能活度减低,然而在部分额叶及顶叶区域出现功能活度增高的情况。

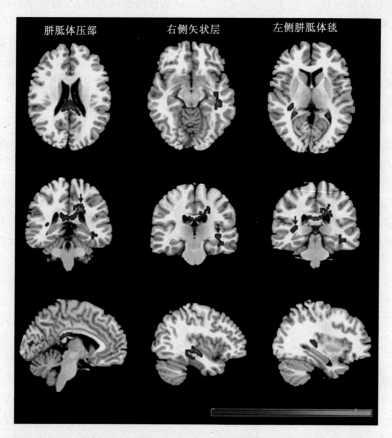

图 11-7-2 ADHD 患者相对正常对照在右侧胼胝体压部及临近扣带束、右侧矢状层及左侧胼胝体毯有显著的 FA 降低

针对这种现象,部分学者解释为正常脑区对于患病脑区的代偿作用。但越来越多的学者则认为,这种活度"升高"可能为本该"降低"的脑区的异常升高所致,从而提出"默认网络"(default mode network,DMN)理论。随后的静息态 fMRI 研究也证实了这种观点,甚至有学者认为 ADHD 就是 DMN 相关精神疾病。DMN 在人脑静息状态时较其他脑区更为活跃,而当大脑执行任务时自动切换至抑制状态。因此,ADHD 患者 DMN 的活跃状态从静息状态持续至任务状态,会与任务相关脑区的活动产生竞争,进而导致一系列的任务执行不济等表现。

总体而言,精神放射影像学研究的迅速发展极大地促进了我们对 ADHD 的认识和理解,提供了大量证据支持额叶 - 纹状体 - 小脑环路及双侧大脑半球间通路等神经机制在 ADHD 中的作用,同时也提示大脑中有更多的脑网络参与到了 ADHD 的发生发展。未来的研究会更多着眼于脑网络层面的成像技术和分析方法,以及探索如何实现影像学研究结果的临床转化价值,比如在个体层面对患者进行诊断分类、形成基于影像 - 症状的诊断体系或构建 ADHD 的影像组学模型。

(吕 粟)

第八节 孤独症谱系障碍

孤独症谱系障碍(autism spectrum disorder, ASD)是以社会交往障碍、兴趣狭窄、行为刻板为主要特征的神经发育障碍,通常起病于 3 岁前。由于孤独症(autism)、Asperger 综合征(Asperger syndrome)、童年瓦解性障碍(childhood disintegrative disorder)的临床表现类似,鉴别诊断困难,治疗方法相同,故而在 DSM-5 中将其合并为孤独症谱系障碍。目前,ASD 在全球的发病率约为 0.62%~0.7%,而有大规模调查则高达 1%~2%。男性的发病率约是女性的 2~3 倍。孤独症患者多存在一定的言语发育异常,可伴发智力障碍(共病率约为 45%)、ADHD(28%~44%)等精神疾病。

【临床与病理】

在 DSM-5 中,ASD 的核心症状为:持续的社会交往障碍和狭窄、刻板的行为、兴趣及活动。患者在婴儿期时就表现出回避目光接触,表情贫乏,缺少社交性微笑,对拥抱和爱抚缺乏反应。患者常表现出程序性和重复的动作行为,如必须按照固定线路走路等、活动坚持言语或非言语的仪式化模式。兴趣高度狭窄和固着,或对感觉输入信息反应

过高或过低,甚至对环境的感知具有异常的兴趣焦点。患者通常存在社交信息理解障碍,很难理解表情、肢体动作等非言语社交信息,很难理解别人的想法和情感,也缺乏相应的行为反应,很难建立、维持和理解人际关系。与典型的孤独症相比,Asperger 综合征没有明显的语言发育障碍和智力障碍,童年瓦解性障碍特点是起病前 2 年心理发育完全正常,起病后心理发育能力迅速且明显地倒退。而孤独症患儿通常存在非典型的言语发育异常,患儿 3 岁时不能说出有意义的单词和简单句,小于 6 岁的患儿在词语的理解上存在延迟和偏差,三分之二的患儿的言语表达存在语音和语法的缺陷。另外,ASD 患儿还可存在行为动作发育异常,平衡能力差,动作不协调,肢体紧张,步态异常,动作迟缓。

ASD 的病理改变主要在于与其年龄段并不相符的神经发育模式。在细胞病理层面,ASD 个体存在皮层神经元数量改变、非特异性突触生成、突触复杂度升高及轴突发育异常。ASD 患者的大脑的神经元数量在婴幼儿期较同龄对照有显著增加,特别是在额叶;而在儿童晚期、青春期及成年后,ASD 患者的杏仁核、梭状回及小脑出现神经元数量减少和持续的神经炎症现象。成年 ASD 患者的脑实质体积减小和浦肯野(Purkinje)细胞数量的减少,主要集中在新小脑(小脑后叶)和古小脑(前庭小脑)。24 项尸检研究结果显示 79% 的 ASD 患者的小脑半球均出现 Purkinje 细胞数量的显著减少。此外,Purkinje 细胞的密度和体积也有不同程度的减少等,而浦肯野神经元是小脑唯一的输出纤维。在组织病理层面,ASD 个体存在早期脑皮层表面积扩张、沟回增多,小脑—丘脑—额叶皮层环路的连接异常及额叶 - 边缘系统纤维束异常等表现。ASD 患者的新皮层发育不全主要以皮质微柱非特异改变(尺寸减小,神经元密度增加,细胞分离增加)为特征,其病理机制可能与非特异性突触生成和兴奋抑制比率失衡有关。既往研究提示新皮层中上层神经元的过度增殖与小鼠自闭症样特征显著相关,并可观察到皮质祖细胞的增殖,皮质祖细胞的过度增殖可能影响产后发育的其他机制(例如,树突树枝化和修剪减少)。

【影像学检查方法】

目前,能用于 ASD 的影像学检查手段包括 CT、MRI、PET、SPECT 及 NIRS 等。其中,MRI 检查具有无创性、高空间分辨率以及能够从结构和功能各方面进行多层次检查等优势,能够更加细微详细

地揭示 ASD 患者大脑解剖结构和功能的改变,是研究儿童被试前瞻性横断面以及随访研究的首选方法。根据扫描序列的不同,用于影像学研究的 MRI 检查方法主要包括三维高分辨率结构磁共振、DTI、任务态和静息态 fMRI 等。由于结构磁共振的可重复性较功能磁共振更稳定,且 DTI 可显示脑白质微结构改变,故而在诊断方面具有更大的价值。而功能磁共振可探究不同任务状态下的脑活动情况,对于病理机制的探究具有重要意义。结构磁共振可测量全脑或局部的灰质或白质的体积或密度改变,其他形态学的改变如皮层厚度、皮层表面积、皮质折叠程度等指标也越来越受到研究者的关注。DTI 是一种通过检测水分子的弥散各向异性,从而显示活体脑白质微观结构构架的无创成像技术。fMRI 通过检测执行特定任务或静息状态下受试者的大脑血氧合水平情况,从而反映与某一功能相关的脑区的活动情况。

【影像学表现】

随着孤独症个体脑成像研究不断积累,目前最为一致的发现是 ASD 个体存在皮层发育模式的异常。既往 MRI 研究显示,比较 ASD 幼儿与同龄正常对照的脑影像发现,从 1 岁到 2.5 岁,ASD 患儿的大脑总体积较正常对照显著增加了 7%,其中白质增加了 10%,灰质增加了 5%。进入儿童期后,ASD 患儿的灰质和白质体积增加速度变缓。而到了青春期和成年期,ASD 患者的白质体积较同龄对照显著减少,灰质体积无显著差异。与此相反的是,正常人的白质体积从儿童到成年持续增加。更进一步的分析提示,与同龄对照相比,ASD 患者增加的灰质体积主要集中在额叶、顶叶、颞叶和边缘系统,而减低的白质体积主要集中在额叶、颞叶和边缘系统。总体来说,ASD 患者脑影像学的异常在婴幼儿期更为显著,磁共振检查因其无创、无放射性在婴幼儿的脑影像检查方面具有更大的优势。

与 ASD 相关的脑区多集中在参与情绪情感信息处理和感知行为调节的部位,如小脑、杏仁核、前额叶、颞叶等(图 11-8-1),与其社交功能障碍和刻板行为的严重程度密切相关。小脑与执行功能,视觉空间处理,语言功能和情感调节等功能密切相关。荟萃分析提示成年 ASD 患者的底端小脑蚓部(Ⅺ叶)、右侧后肢(Ⅰ),左侧小叶(ⅧB)均有体积减小。额叶皮层参与情绪调节、情感认知、决策执行等许多功能。ASD 患儿的额叶皮质的显著过度生长主要集中在婴幼儿期,且以皮层表面积增加为主而非皮层厚度。杏仁核在情感认知和面孔识别

中起着重要作用。ASD 患儿在 1~5 岁时其双侧杏仁核较同龄正常对照出现明显增大,且增大程度与社交障碍严重程度正相关。但在 ASD 的青少年和成年人中却没有发现杏仁核体积和细胞数量与同龄正常对照的差异。

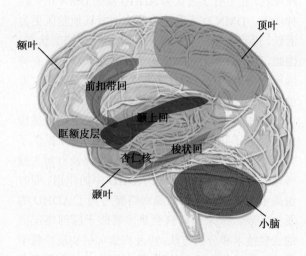

图 11-8-1 ASD 影像学表现相关脑区示意图

在微观结构成像方面,现有研究提示 ASD 患者的白质纤维改变与年龄密切相关。弥散张量成像技术中常用于测量白质结构的参数为各向异性分数(fractional anisotropy,FA)、轴向扩散率(axial diffusivity,AD)、径向扩散率(radial diffusivity,RD)和平均扩散率(mean diffusivity,MD)。其中 FA 与髓鞘形成,轴突直径,纤维密度等有关,AD 与轴突完整性和径向扩散性相关,RD 与髓鞘形成相关。FA 升高通常提示异常的髓鞘增厚,FA 减低提示神经元束的损伤和微结构的破坏。当 FA 减低时,通常伴随 MD、RD 的升高。ASD 患儿在 6 月龄时其白质 FA 在左侧钩状束,左侧下纵束,胼胝体较健康对照有明显升高。1~4 岁的 ASD 患儿的额叶纤维束的体积及其 FA 较同龄对照组偏高,而 RD 相对减低,提示 ASD 患者在 1~4 岁时白质纤维发育较同龄对照存在过度生长,此后随年龄的生长逐渐减缓。另一项纵向研究也证实了 ASD 患者的白质纤维发育峰值出现在儿童期,在出生后到童年前期白质纤维呈增长趋势,增长速率随年龄增长逐渐变缓,在童年后期开始出现白质纤维的减少。ASD 儿童较同龄对照在双侧弓形束副海马段、钩状束额颞连接及胼胝体中段的白质纤维素有更高的曲率和更尖锐的弯曲。而童年后期、青少年期、成年期的 ASD 患者在双侧胼胝体、左侧钩状束、左侧上纵束白质纤维 FA、AD 减低,双侧胼胝体和上

纵束 MD 升高和较同龄对照组减低。

功能磁共振可帮助我们发现与 ASD 疾病相关的异常脑功能区。其中，任务态磁共振研究主要集中在与社交障碍相关的测试方面，如共情任务、心智理论测试、社会故事理解，细节加工，视觉搜索。荟萃分析发现，童年期 ASD 患者与同龄对照相比在执行社交任务时其左侧中央前回出现异常的激活。然而，在执行相同的社交任务时，正常同龄儿童的右侧颞上回、副海马、双侧杏仁核、右侧梭状回区域均出现活动升高，而 ASD 患儿的上述区域均未出现激活。而在 ASD 成年患者执行社交任务时，其左侧颞上回较对照组出现异常激活。在执行相同的社交任务时，正常成年人的左侧前扣带回和穹窿处出现活动升高，而 ASD 成年人的上述区域没有出现激活。这些研究提示 ASD 患者的社交功能障碍与上述相关脑区的功能活动受损有关。更多的 fMRI 研究显示，在共情任务，包括识别心理状态词语、心智理论、语音加工及面孔加工中，成年 ASD 患者在相应脑区，包括杏仁核、眶额皮层、颞上沟及梭状回面孔区的激活均显著低于对照组。对无意识面部表情识别的研究发现，ASD 患者的双侧丘脑、双侧尾状核、右侧楔前叶在执行面部表情识别任务时较对照组出现异常激活。在执行基于心智理论的社交认知任务时，ASD 患者的双侧内侧前额叶、右侧颞上回、左侧前扣带回较对照组出现明显活动升高。而在执行情感心智任务时，ASD 患者的右侧内侧前额叶、右侧额上回较对照组活动升高。相关性分析提示在执行认知情感任务时，内侧前额叶和前扣带回的激活程度与社交功能的损害程度呈负相关，提示这种异常激活可能是出于脑区的代偿作用。

【诊断与鉴别诊断】

ASD 目前主要是依靠精神科医师根据患者的临床症状诊断，其诊断标准目前为 DSM-5 或 ICD-10。ASD 通常在 3 岁以前起病，患儿婴儿期即出现回避目光接触，表情贫乏，缺少社交性微笑，对拥抱和爱抚缺乏反应等表现，对于 ASD 的早期识别具有重要意义。此外，婴幼儿期出现头围过大、全脑体积较同龄婴幼儿明显过大、额叶皮层的过度发育等影像学表现具有一定的参考价值，但尚未列入临床诊断标准。

鉴别诊断方面主要在于与其他精神发育障碍相鉴别，尤其是与注意力缺陷多动障碍的鉴别，部分患儿可能与 ADHD、癫痫等疾病共病的情况也需要考虑。与 ADHD 相比，ASD 幼儿的脑实质总体积较正常同龄人有明显的增大，而 ADHD 患儿的脑实质总体积较正常同龄人减小。ASD 患儿双侧杏仁核体积较正常同龄人增大，而 ADHD 患儿则出现双侧杏仁核体积减小。

【临床研究现状】

随着精神放射影像学的飞速发展，不同的 MRI 成像方法提供了从宏观组织形态到微观亚细胞结构、从血流和能量代谢到脑区功能改变等不同层次的生理病理信息，融合不同模态的磁共振数据、结合计算科学的交叉学科方法进行综合分析成为目前研究的趋势。脑网络研究技术和计算科学的持续发展为探索人脑网络提供了新的契机。越来越多的研究报道了 ASD 患者存在大范围的脑网络拓扑特性的改变以及各个区域间的功能连接异常，此类发现提示该病存在系统性、分布广泛的脑机制改变。基于大样本的功能磁共振研究发现，ASD 青少年患者在四个功能网络即背侧注意网络，默认网络，显著网络和执行网络均出现广泛的功能连接异常增强，其程度与 ASD 病情严重程度呈正相关。其中显著网络与后扣带回皮层的功能连接强度与社交功能损害严重程度呈正相关。通过应用图论方法发现，ASD 高危婴幼儿在 2 岁以前其全脑网络效率和颞叶、枕叶、顶叶区域的局部网络效率都显著低于 ASD 低风险组可以早期识别 ASD 患病风险。通过深度学习算法分析有家族史的 ASD 高危婴幼儿在 6 个月龄和 12 个月龄的脑表面积信息，可有效预测其 24 个月时是否患 ASD 的风险。该研究进一步证实了 ASD 患者早年的皮层过度生长与社交能力发展缺陷密切相关，并可为早期干预提供参考，一定程度上早期预测 ASD 的发病风险，实现早诊断、早治疗。

（吕　粟　龚启勇）

参 考 文 献

1. 龚启勇. 精神影像学. 北京：人民卫生出版社，2016

2. Wang J, X Zuo, Z Dai, et al. Disrupted functional brain connectome in individuals at risk for Alzheimer's disease. Biol Psychiatry, 2013, 73(5): 472-481

3. Ren W, S Lui, W Deng, et al. Anatomical and functional brain abnormalities in drug-naive first-episode schizophrenia. Am J Psychiatry, 2013, 170(11): 1308-1316

4. Xiao Y, S Lui, W Deng, et al. Altered cortical thickness related to clinical severity but not the untreated disease duration in schizophrenia. Schizophr Bull, 2015, 41(1): 201-210

5. Zhang W, W Deng, L Yao, et al. Brain Structural Abnormalities in a Group of Never-Medicated Patients With Long-Term Schizophrenia. Am J Psychiatry, 2015, 172(10): 995-1003

6. Lui S, T Li, W Deng, et al. Short-term effects of antipsychotic treatment on cerebral function in drug-naive first-episode schizophrenia revealed by "resting state" functional magnetic resonance imaging. Arch Gen Psychiatry, 2010, 67(8): 783-792

7. Sun H, S Lui, L Yao, et al. Two Patterns of White Matter Abnormalities in Medication-Naive Patients With First-Episode Schizophrenia Revealed by Diffusion Tensor Imaging and Cluster Analysis. JAMA Psychiatry, 2015, 72(7): 678-686

8. Jia Z, Y Wang, X Huang, et al. Impaired frontothalamic circuitry in suicidal patients with depression revealed by diffusion tensor imaging at 3.0 T. J Psychiatry Neurosci, 2014, 39(3): 170-177

9. Lui S, Parkes LM, X Huang, et al. Depressive disorders: focally altered cerebral perfusion measured with arterial spin-labeling MR imaging. Radiology, 2009, 251(2): 476-484

10. Zhang J, J Wang, Q Wu, et al. Disrupted brain connectivity networks in drug-naive, first-episode major depressive disorder. Biol Psychiatry, 2011, 70(4): 334-342

11. Li L, M Wu, Y Liao, et al. Grey matter reduction associated with posttraumatic stress disorder and traumatic stress. Neurosci Biobehav Rev, 2014, 43: 163-172

12. Suo X, D Lei, K Li, et al. Disrupted brain network topology in pediatric posttraumatic stress disorder: A resting-state fMRI study. Hum Brain Mapp, 2015, 36(9): 3677-3686

13. Lei D, K Li, L Li, et al. Disrupted Functional Brain Connectome in Patients with Posttraumatic Stress Disorder. Radiology, 2015, 276(3): 818-827

14. Li L, D Lei, L Li, et al. White Matter Abnormalities in Post-traumatic Stress Disorder Following a Specific Traumatic Event. EBio Medicine, 2016, 4: 176-183

15. Association AP. Diagnostic and statistical manual of mental disorders. 5th ed. Washington, DC: American Psychiatric Association, 2013

16. Li F, X Huang, W Tang, et al. Multivariate pattern analysis of DTI reveals differential white matter in individuals with obsessive-compulsive disorder. Hum Brain Mapp, 2014, 35(6): 2643-2651

17. Norman LJ, Carlisi C, Lukito S, et al. Structural and Functional Brain Abnormalities in Attention-Deficit/Hyperactivity Disorder and Obsessive-Compulsive Disorder: A Comparative Meta-analysis. JAMA Psychiatry, 2016

18. Boedhoe PS, Schmaal L, Abe Y, et al. Distinct Subcortical Volume Alterations in Pediatric and Adult OCD: A Worldwide Meta-and Mega-Analysis. American Journal of Psychiatry, 2016: p. appi. ajp. 2016.16020201

19. Wang T, K Liu, Z Li, et al. Prevalence of attention deficit/hyperactivity disorder among children and adolescents in China: a systematic review and meta-analysis. BMC Psychiatry, 2017, 17(1): 32

20. Chen L, X Hu, L Ouyang, et al. A systematic review and meta-analysis of tract-based spatial statistics studies regarding attention-deficit/hyperactivity disorder. Neurosci Biobehav Rev, 2016, 68: 838-847

（于春水　审校）

第十二章 脊髓疾病

第一节 脊髓先天性疾病

一、神经管闭合不全

神经管闭合不全（status dysraphicus），在临床上又被称为脊柱裂、椎管闭合不全等，主要是由于位于脊柱背侧中线部位的神经组织、骨组织和间质组织融合缺陷所导致的一系列先天性发育异常病变。根据病变与骨质缺损的位置关系，可分为开放性神经管闭合不全和闭合性神经管闭合不全。开放性神经管闭合不全是指椎管内容物全部或部分向后突出于背侧骨质缺损，神经组织暴露在骨质以外，主要包括脊膜膨出、脊髓脊膜膨出和脂肪脊髓脊膜膨出三种类型，见表12-1-1。脊椎的各节段都可发生，最常见的是腰骶段，通常累及多个椎板，最多见是向后膨出。闭合性神经管闭合不全可分为包块型和无包块型。

表 12-1-1　开放性神经管闭合不全的三种畸形比较

畸形的类型	突出的内容物
脊膜膨出	背侧突出物为蛛网膜和脑脊液
脊髓脊膜膨出	背侧突出物为蛛网膜、脑脊液和脊髓
脂肪脊髓脊膜膨出	背侧突出物为蛛网膜、脑脊液、脊髓和脂肪

【临床与病理】

临床上主要表现为背部中线位置的突出肿块，无明显性别差异。最常见于腰骶段。其发生机制尚不清楚，可能与背部中线结构在神经管闭合过程中的异常闭合有关。

【影像学检查方法】

X线、CT、MRI以及超声均可用于脊膜膨出的检查，首选MRI检查，矢状面 T_1WI 显示效果最佳，可清晰显示脊膜膨出的情况。

【影像学表现】

CT上主要表现为脊柱背侧骨质局限性缺损，边界清楚，内容物呈低密度影。MRI上，脊膜膨出的囊表现为脑脊液信号，即 T_1WI 呈低信号，T_2WI 呈高信号。

【诊断与鉴别诊断】

当脊膜膨出发生于骶椎时，膨出结构压迫相邻组织，需与脂肪瘤、神经纤维瘤相鉴别。发生于胸椎时，向侧方或前方通过扩大的椎间孔或发育不全的椎体突入纵隔，此时应该和实质性纵隔肿块相区别。

【临床研究现状】

随着产前诊断手段的迅速发展，神经管闭合不全的检出率越来越高。其主要检查手段是MRI和超声。MRI在诊断胎儿脊髓发育异常方面比超声更有优势，对病变的位置以及和脊髓的关系显示得更清楚。

二、终丝牵拉综合征

【临床与病理】

终丝牵拉综合征，又称脊髓拴系综合征，包括单纯性脊髓低位和终丝增厚，合并终丝纤维脂肪瘤时，又称终丝增厚综合征。脊髓低位是指脊髓圆锥尖部低于正常位置一个椎体或以上；终丝增粗则指终丝直径在2mm以上，甚至达到5mm。二者可同时也可单独存在。临床表现多样，常见的有疼痛、感觉障碍、痉挛状态和神经源性膀胱，25%可合并脊柱侧后弯曲。可见于任何年龄，3～35岁时出现症状，无明显性别差异。

【影像学检查方法】

X线、CT、MRI均可用于脊髓拴系综合征的检查。由于该病多合并骨骼的发育畸形，因此，MRI结合CT检查可以提供更多信息，使诊断结果更加准确。

【影像学表现】

X线可显示神经管闭合不全，少数可见后凸畸形和脊柱侧弯。CT和MRI都可显示病变及其他相关异常，如终丝增厚、低位脊髓和伴发的肿瘤等，但MRI更为直接、清晰（图12-1-1）。

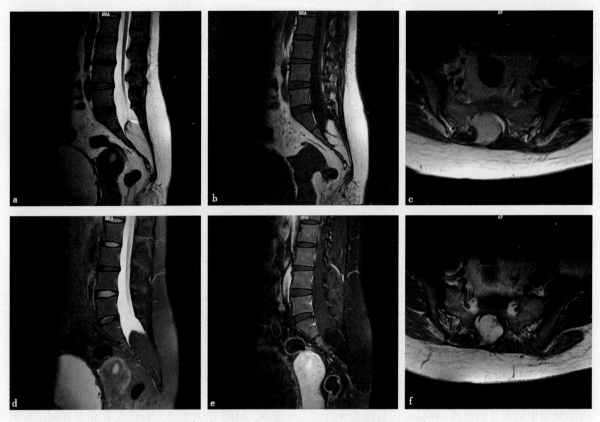

图 12-1-1　终丝牵拉综合征伴脊膜膨出

可见脊髓圆锥末端位于骶$_1$椎体下缘水平,同时于骶$_3$、骶$_4$椎体平面脊膜向后膨出管外,矢状位上,骶$_{2\sim5}$椎体平面椎管内可见团状脂肪瘤,病变呈长 T_2(a) 短 T_1(b) 信号,轴位 T_2(c) 为高信号,压脂序列 (d) 信号变低,增强扫描 (e) 未见明显强化,轴位 T_1(f) 为高信号,并与背部软组织相通

【诊断与鉴别诊断】

矢状位 MRI 上,可显示脊髓圆锥部延长,圆锥和终丝的界线显示不清。终丝直径和圆锥尖部的位置可在横断位 T_1WI 上确定。单独的矢状位 MRI 很难区分位于鞘膜囊后方的马尾神经和脊髓牵拉征,此时应结合横断位 T_2WI 予以鉴别。

【临床研究现状】

MRI 是诊断脊髓拴系综合征的首选检查。脊髓和圆锥的位置可多方位得到直接显示,还可发现相关的伴发病变,为手术的顺利进行提供全面的信息。但是对于有伴发骨骼畸形的病例,需结合 CT 进行诊断,以免遗漏信息,减少再次手术的风险。

三、神经肠源性囊肿

【临床与病理】

神经肠源性囊肿又称为神经肠管囊肿,为先天性发育异常所致,较少见。主要表现为边界清楚、内充满液体的薄壁肿块。本病好发于胸椎和颈椎,

腰椎较少见。40 岁以下多见,男性发病率略高。临床上主要表现为脊神经根性疼痛和脊髓压迫症状。

【影像学检查方法】

主要的影像学检查方法有 CT 和 MRI。

【影像学表现】

CT 上主要表现为边界清楚的低密度病灶。然而当脊髓发育到一定阶段,囊肿被包埋在脊髓内,此时采用 MRI 方法检查效果较好,T_1WI 呈稍高于脑脊液信号,T_2WI 呈稍高信号(图 12-1-2)。

【诊断与鉴别诊断】

典型的肠源性囊肿根据患者的发病年龄、部位和 MRI 表现,不难诊断,但不典型者较易与以下疾病相混淆,包括蛛网膜囊肿、囊性神经鞘瘤和表皮样囊肿等疾病。椎管内蛛网膜囊肿主要表现为位于脊髓背侧的脑脊液样信号。

【临床研究现状】

根据 MRI 病灶的形态和信号特征表现,结合临床病史,可在术前准确诊断该病(魏新华,2006)。

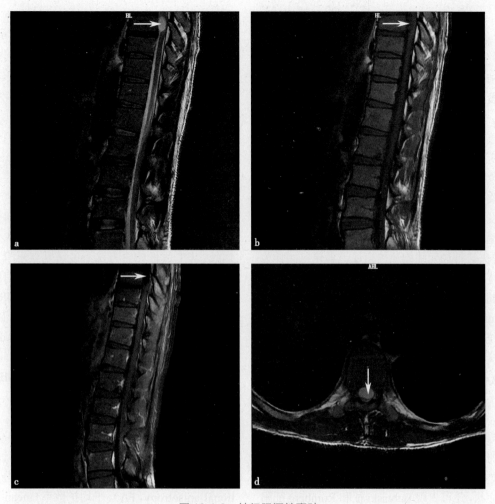

图 12-1-2　神经肠源性囊肿

可见胸 8 椎体水平，矢状位上，椎管内椭圆状长 T_2（a）长 T_1（b）信号影，增强扫描（c）未见强化，
轴位上 T_2（d）为高信号，边缘光整

四、第五脑室

【临床与病理】

第五脑室，是指由脊髓圆锥内的正常室管膜组织包绕脑脊液的囊腔，也称为终室（ventriculus terminalis, VT）。第五脑室在国内一直被误认为是透明隔间腔，在最新的文献中，王梅云等纠正了这一概念。成人可无任何临床症状，但当第五脑室压迫脊髓圆锥时，主要表现为运动和感觉功能异常、背痛、括约肌功能障碍、坐骨神经痛和尿潴留等症状。可见于任何年龄。

【影像学检查方法】

主要检查方法有超声和 MRI。超声是产前或新生儿期诊断第五脑室的常用检查。而 MRI 在诊断第五脑室中更为重要，为主要检查方法。

【影像学表现】

超声图像上，主要表现为脊髓圆锥内与周围脊髓组织分界清楚的扩张的低回声囊腔，可与中央管相通。MRI 上，脊髓圆锥内可见边界清楚的卵圆形囊腔，形态规则，囊壁光滑，囊内为脑脊液信号，T_1WI 为低信号，T_2WI 为高信号，增强扫描囊壁不强化。

【诊断与鉴别诊断】

根据 MRI 图像诊断第五脑室不难。当囊性肿瘤如星形细胞瘤、室管膜瘤以及脓肿位于脊髓圆锥时，易与第五脑室相混淆，主要区别为囊性肿瘤和脓肿的囊壁通常有强化。

【临床研究现状】

脊髓圆锥部位的严重损伤所导致的囊性病灶、转移瘤、皮样囊肿和表皮样囊肿的 MRI 表现与第五脑室有一定的相似性，但结合临床病史也不难鉴别。

（王梅云）

第二节 脊髓变性疾病

【临床与病理】

肌萎缩侧索硬化（amyotrophic lateral sclerosis，ALS）是一种神经系统变性疾病，以上、下神经元同时并进展性受累为特征。ALS 是运动神经元疾病中最常见的一种类型。好发年龄为 40 岁以上，男性多于女性。目前尚无有效治疗方法，预后较差。典型的临床表现为进行性肢体萎缩和无力，常见的临床首发症状为一侧或双侧手指活动无力，晚期可发生延髓麻痹。ALS 的病理表现为脊髓前角细胞变性、脱失。神经元细胞质内出现泛素化包涵体为本病的特征性病理改变。

脊髓亚急性联合变性（subacute combineddegeneration，SCD）是由于维生素 B_{12} 缺乏所导致的神经系统变性疾病。好发年龄为 40~60 岁，男女发病率无显著差异。维生素 B_{12} 缺乏可由摄入不足、吸收、转运或代谢障碍等原因造成。由于胃肠道吸收不足造成的脊髓 SCD 常伴有恶性贫血。维生素 B_{12} 作为一种辅酶参与髓鞘合成，维生素 B_{12} 缺乏可导致中枢或周围神经系统损害。脊髓 SCD 以脊髓的侧索和后索损害为著，可造成肢体感觉障碍、四肢末端感觉异常、双下肢痉挛、腱反射亢进等临床症状，还可出现 Babinski 征和 Romberg 征阳性。脊髓 SCD 是一种可逆性脊髓变性疾病，早期诊断和积极治疗对于该疾病的恢复至关重要，若不能及时治疗可导致瘫痪。实验室检查常发现血清维生素 B_{12} 水平常减低，但血清维生素 B_{12} 水平在娱乐性一氧化氮滥用导致的脊髓 SCD 中可正常。脊髓 SCD 病理表现为病灶内髓鞘肿胀、轴突变性和空泡形成。

多发性硬化（multiple sclerosis，MS）是一种中枢神经系统脱髓鞘疾病，可累及大脑和脊髓。MS 的好发年龄为 20~40 岁，发病率女性高于男性。MS 的病因和发病机制目前尚未明确，可能与炎症、自身免疫系统及神经变性等因素有关，在 MS 发生的早期阶段即可存在神经变性。MS 累及脊髓可出现肢体无力和肢体感觉异常等脊髓损害症状。尽管脊髓内的脱髓鞘斑块病灶是 MS 累及脊髓的特征性表现，但与之相比轴突减少才是引起不可逆性肢体功能障碍的主要原因。MS 可发生于脑、脊髓或同时发生于脑和脊髓。在 MS 脊髓受累的患者中，约 20% 不合并发生脑部病灶。MS 常累及脊髓的后部和外侧部，可同时累及脊髓灰质和白质。根据病程可将 MS 分为原发进展型、进展复发型、复发缓解型和继发进展型，其中以复发缓解型最为常见。早期进行免疫调节剂治疗不仅可以显著降低 MS 患者的复发率，而且能够减缓病灶进展。MS 脊髓病灶的病理表现为脊髓内多发斑块状病灶，大小不一，病灶内髓鞘脱失、破坏，急性期轴突相对完好，晚期轴突可崩解，脊髓灰、白质均可出现神经细胞减少。脑脊液检查可为 MS 的诊断提供重要依据。

【影像学检查方法】

MRI 在脊髓变性疾病的影像学检查中具有显著优势。MRI 软组织分辨率高，有利于显示脊髓内病灶。CT 成像检查方法不能清楚显示脊髓组织，因此在脊髓变性疾病的诊断中价值非常有限。

包含 T_1WI 和 T_2WI 序列在内的常规 MRI 已被广泛地应用于脊髓变性疾病的诊断。此外，磁共振三维高分辨率 T_1 加权成像、弥散加权成像（diffusion-weighted imaging，DWI）、弥散张量成像（diffusion tensor imaging，DTI）、磁共振波谱成像（MRS）和功能磁共振成像（fMRI）等 MRI 新技术可从结构、功能和代谢等不同方面提供更多重要信息。DWI 可反映脊髓组织内水分子扩散信息。三维高分辨率 T_1 加权成像可准确测量脊髓容积，从而评价脊髓萎缩程度。DTI 可以生成部分各向异性分数（fractional anisotropy，FA）、平均扩散率（mean diffusivity，MD）、平行扩散系数和垂直扩散系数等参数，从而提供常规 MRI 所不能反映的脊髓组织微观结构信息。MRS 可检测脊髓组织的代谢变化。脊髓 fMRI 可提供脊髓的血氧水平信息。

【影像学表现】

ALS 的典型影像学表现为在横断位 T_2 加权图像上可见脊髓侧索对称性分布的斑点、斑片状高信号（图 12-2-1）。ALS 的影像学表现还包括脊髓萎缩、变细及相邻脊髓蛛网膜下腔增宽。ALS 通常可见脑干萎缩，脑干下部可出现双侧对称的斑点、斑片状 T_2 高信号影。有时在内囊后肢也可见双侧对称性分布的斑点、斑片状 T_2 高信号影，这是由于内囊后肢的双侧皮质脊髓束受累所导致的。

脊髓 SCD 最常累及的部位为颈段和上胸段脊髓，但随着病程的进展，可进一步累及脊髓全段。MRI 特征性表现为脊髓后索或侧索的 T_2 信号增高，在矢状位 T_2 加权图像上呈长条状高信号影，在横断位 T_2 加权图像上呈高信号的"倒 V 字征"或"双筒望远镜征"（图 12-2-2）。脊髓 SCD 病灶在横断位 DWI 图像上可呈高信号影。在脊髓 T_1 加权增

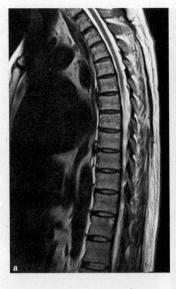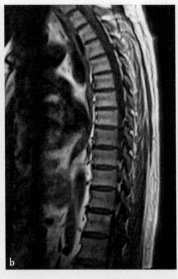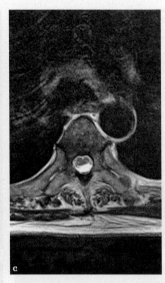

图 12-2-1 男性，51 岁，ALS

a. 矢状位 T_2 加权图像显示上段胸髓右侧部可见长条状 T_2 高信号影；b. 矢状位 T_1 加权图像未明确显示胸髓内病灶；c. 横断位 T_2 加权图像显示双侧胸髓侧索可见对称性分布的斑片状 T_2 高信号影，相应胸髓萎缩，相邻蛛网膜下腔增宽

强扫描图像上，脊髓 SCD 病灶不强化。脊髓 SCD 的脊髓 T_2 高信号在疾病得到恢复后可消失。

MS 脊髓病灶可发生于脊髓的任何节段，但早期多发生于颈髓。MS 脊髓病灶常位于脊髓背侧部与外侧部，T_2 加权成像对病灶的显示比较清楚，在矢状位 T_2 加权图像上表现为脊髓内多发大小不一的斑片状或与脊髓长轴平行的条、梭状高信号影。在颈、胸髓 MS 病灶的检测中，与矢状位 T_2 加权成像方法相比，覆盖所有脊髓病灶节段范围的横断位 T_2 加权成像检出的病灶数目可增加 22%，因此足够范围的脊髓横断位 T_2 加权成像可显著提高 MS 病灶的检出率，尤其当病灶直径较小并位于脊髓后部时（图 12-2-3）。脊髓 MS 病灶在 T_1 加权图像上常不明显，当病灶存在时间长并趋于静止时可出现 T_1 信号减低。脊髓 T_1 加权增强扫描在 MS 的活动性病灶中可出现斑点、斑片状强化。MS 脊髓病灶一般不伴有脊髓增粗，但活动性病灶或体积较大的病灶可使脊髓增粗。部分患者由于脊髓轴突减少导致脊髓萎缩。复发缓解型 MS 的脊髓萎缩主要发生于脊髓后部，继发进展型 MS 的脊髓萎缩主要发生于脊髓后部和外侧部。基于体素分析的 3D 容积成像可对脊髓容积进行准确分析，颈髓体积在 MS 脊髓受累者中较正常人显著减少。fMRI 显示脊髓 MS 的脊髓激活程度与正常人相比显著增高且增高程度与症状严重程度具有相关性。此外，脊髓 fMRI 在进展型 MS 的亚型分类中很有价值，脊髓激活程度继发进展型 MS 显著高于原发进展型 MS。

【诊断与鉴别诊断】

ALS 的诊断需将 MRI 检查与临床神经症状相结合。ALS 需要与亚急性联合变性相鉴别。亚急性联合变性通常不伴有脊髓萎缩，也不合并脑干萎缩、脑干及内囊后肢异常信号影。

脊髓 SCD 的诊断需结合 MRI 检查与维生素 B_{12} 相关的实验室检查。与吸收障碍和摄入不足导致的血清维生素 B_{12} 水平降低而引起脊髓 SCD 不同，血清维生素 B_{12} 水平在一氧化氮滥用导致的脊髓 SCD 中可正常，这是由于一氧化氮滥用造成的维生素 B_{12} 缺乏是功能性的，一氧化氮的氧化作用使维生素 B_{12} 分子呈失活状态，这种不可逆的失活状态需要补充新的、有功能的维生素 B_{12} 来阻碍脊髓发生病变。脊髓 SCD 的"倒 V 字征"等影像学表现特异性不足，结合病史有助于将其与 ALS、感染性脊髓炎、脱髓鞘性脊髓炎和脊髓梗死等疾病相鉴别。MS 脊髓病灶如果处于活动期则可在 T_1 加权增强扫描图像上出现强化表现，而脊髓 SCD 则不出现脊髓强化。急性脊髓炎通常伴有脊髓肿胀且临床有感染因素存在，而脊髓 SCD 没有脊髓肿胀征象。

MS 的局限性脊髓病灶一般位于脊髓外周区域，病灶直径通常小于相应脊髓层面直径的一半，病灶长度一般在 2 个椎体范围内。多数累及脊髓

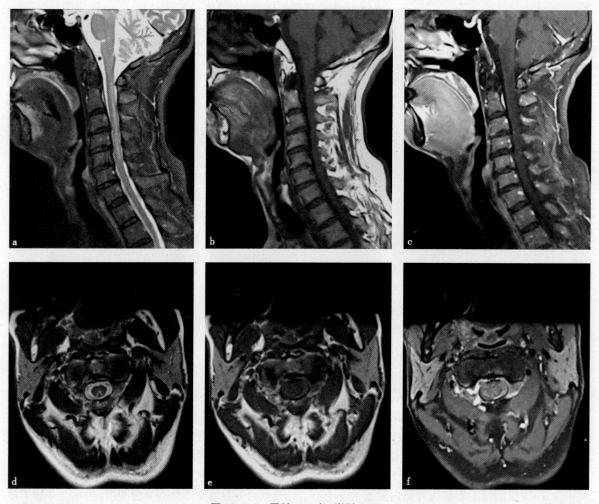

图 12-2-2 男性，61岁，脊髓 SCD

a. 矢状位 T_2 加权图像显示颈髓后索长条状 T_2 高信号影；b. 矢状位 T_1 加权图像未明确显示颈髓内病灶；c. 矢状位 T_1 加权增强扫描图像未见明显颈髓内异常强化影；d. 横断位 T_2 加权图像显示颈髓后索高信号的"倒 V 字征"；e. 横断位 T_1 加权图像未明确显示颈髓内病灶；f. 横断位 T_1 加权增强扫描图像未显示颈髓内异常强化影

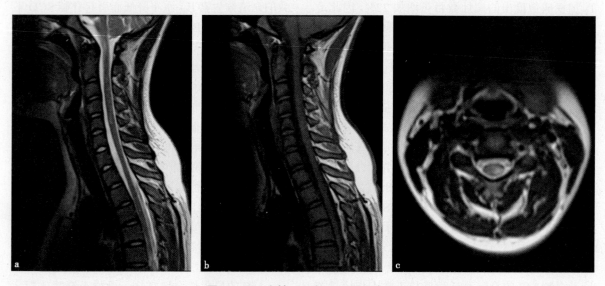

图 12-2-3 女性，63岁，MS 累及脊髓

a. 矢状位 T_2 加权图像显示颈髓内可见条片状 T_2 高信号影；b. 矢状位 T_1 加权图像未明确显示颈髓内病灶；c. 横断位 T_2 加权图像显示颈髓左侧后部可见斑片状高信号影，病灶直径小于该层面脊髓直径的一半

的 MS 合并有脑病灶，多见于中青年女性，病程常表现为复发与缓解交替状态，将 MRI 表现与临床特征相结合有利于该疾病的诊断。MS 脊髓病灶需要与脊髓肿瘤相鉴别，MS 脊髓病灶一般经过治疗后可明显好转。MS 脊髓病灶还需与急性脊髓炎相鉴别，急性脊髓炎起病急，有发热、头痛等临床症状。

【临床研究现状】

近些年来，MRI 技术得到了长足发展，包含 T_1 加权和 T_2 加权成像等序列在内的常规磁共振成像方法已不能满足当前临床科研的需要。磁共振三维高分辨率 T_1 加权成像、DWI、DTI、MRS 和 fMRI 等其他 MRI 技术可以为脊髓变性疾病的诊断、治疗和预后判断提供更加丰富的信息，这些 MRI 技术虽已被成熟地应用于很多脑疾病的临床研究中，但受脊髓解剖结构和磁共振技术等条件的限制尚未广泛应用于脊髓疾病的科研和临床工作中，这些 MRI 技术在脊髓变性疾病诊断、治疗以及评价预后方面的价值尚待进一步深入探索。

近期一项利用臂丛神经根成像对 ALS 进行研究的结果显示，ALS 患者常伴有臂丛神经根 T_2 信号增高和体积增大，臂丛神经根 T_2 信号强度和体积可作为 ALS 诊断和病程进展监测的有效工具。

虽然已有研究发现脊髓 SCD 可有 DWI 信号增高表现，但 DWI 信号改变在反映该疾病进展程度和预后评估方面的价值仍需进一步研究。另外，有研究发现在脊髓 SCD 患者中，脊髓 DTI 生成的参数 FA 值的改变与下肢症状严重程度相关，因此 DTI 技术在脊髓 SCD 的研究中具有广阔前景。

常规 MRI 只能显示 MS 脊髓病灶的范围并进一步计算病灶数目，但这种计算病灶数目的传统分析方法不能揭示影像学表现与临床症状之间的关联性，因此需要利用能够提供精准定量分析的磁共振成像参数对 MS 进行研究。DTI 产生参数数值的异常改变在症状严重的脊髓 MS 病灶中显著高于其在症状较轻的脊髓 MS 病灶中，因此 DTI 可提供常规 MRI 所不能提供的 MS 脊髓微结构受损信息。基于体素分析的三维高分辨率 T_1 加权容积成像可准确计算脊髓容积，有研究发现 MS 脊髓受累者的颈髓体积较正常人显著减低。利用三维高分辨率 T_1 加权容积成像对脊髓萎缩程度与病程进展程度及预后之间的关系展开研究很有意义。通过 MRS 技术对早期进展型脊髓 MS 进行研究发现 MS 脊髓病灶中的 N- 乙酰天门冬氨酸和谷氨酰胺值显著减低，而且减低程度与症状严重程度相关。

因此，利用 MRS 从代谢角度对 MS 脊髓受累进行研究具有很大价值。

（王梅云）

第三节 脊髓感染性疾病

脊柱感染性疾病（spinal infections）包括一系列疾病，如脊柱炎、椎间盘炎、化脓性关节病、硬膜外感染、脊膜炎、多发性神经根病、脊髓炎。感染因素多样，包括化脓性、肉芽肿性、自身免疫性、先天性和医源性感染。主要感染途径是血行感染、直接种植、接触性感染。目前，脊柱感染性疾病、传染病日益增加并成为一个全球性健康问题，潜伏性感染再活化日益增多，如结核（tuberculosis，TB）。尽管诊断技术不断发展，但诊断脊髓感染性疾病，并与脊髓变性疾病、非感染性炎性病灶、脊髓肿瘤鉴别仍然十分困难，研究显示延迟诊断将导致高发病率和死亡率。早诊断、早治疗脊髓感染性疾病的重要性众所周知，影像学检测是诊断、评估、监测疗效的重要手段。

依据病灶位置，脊柱感染性疾病分为三类：硬膜外感染（脊椎、硬膜外腔、椎间关节和椎旁软组织）、硬膜内髓外感染和脊髓感染。三类脊柱感染性疾病的临床症状、影像学表现、治疗方法并不相同。影像学检查联合相关微生物学检查可以做出准确的早期诊断。

一、硬膜外感染

【临床与病理】

近期流行病学研究显示化脓性脊柱硬膜外感染（spinal epidural infection，SEI）患病率升高，常见发病因素包括：糖尿病、静脉药物滥用、慢性肾功能衰竭、过度饮酒、免疫缺陷等。早期诊断、恰当治疗显著影响脊柱硬膜外感染临床预后。

脊柱硬膜外感染分为急性和慢性脊柱硬膜外感染，临床症状有背痛、渐进性神经功能缺损、发热。神经功能障碍与脊髓受压、微血管循环障碍有关。

化脓性脊柱硬膜外感染最常见的病原体是金黄色葡萄球菌（62%～67%），最常见的侵袭部位是下位胸椎和腰椎。脓肿通常位于椎管后部，骨髓炎相关的脓肿可位于前部。脊柱硬膜外感染可伴有脊膜炎、硬膜下脓肿、腹膜后脓肿。

肉芽肿性脊柱硬膜外感染与肉芽肿性反应有关，常发生于胸椎，常见致病菌是分枝杆菌、布鲁菌、沙门杆菌和真菌。约 10% 由布鲁菌引起的肉芽肿性脊柱硬膜外感染累及中枢神经系统，小脓肿刺激或压迫脊髓或神经根造成脊髓病变或神经根病变。

寄生虫性脊柱硬膜外感染如脊柱棘球蚴病（又称包虫病）仅占所有棘球蚴病例的 1%，常发生于脊柱背侧。脊柱包虫病分为五型：髓内棘球蚴囊、硬膜内髓外棘球蚴囊、硬膜外脊柱内棘球蚴囊、椎骨棘球蚴囊和椎旁棘球蚴囊，前三型非常罕见。

【影像学检查方法】

X 线平片、CT、MRI、脊髓造影均可用于脊柱感染性疾病的检查，但以 MRI 为主。X 线平片、CT 因其检查速度快，费用低廉，广泛用于筛查病变，但其提供的信息有限。CT 有助于显示椎旁骨质破坏。MRI 是首选影像学检查方法，其敏感性为 91%～100%。MRI 具有较高的软组织分辨率，其多序列、多模态检查可为感染病灶的定位、定性提供大量有益的信息。对比剂增强扫描可显示病灶与周围组织和脊髓的关系。近年来，随着多种磁共振新技术的兴起和在临床的逐渐普及，大大提高了 MRI 在诊断、鉴别诊断以及治疗后随访的临床应用价值。

【影像学表现】

脊柱硬膜外感染 MRI 显示硬膜外腔内有软组织信号，可累及脊膜或脊神经。矢状位主要用于评估硬膜外腔扩张，轴位用于精确定位病变集聚。MRI 信号取决于病灶成分。

化脓性脊柱硬膜外感染常在 T_1WI 和 T_2WI 上观察到长线段状等或高信号的硬膜外软组织影，伴有低信号硬脑膜的增厚。脊髓受压通常是脊髓硬膜外感染的表现，MRI 易于检测出。

脊柱硬膜外结核脓肿在 T_1WI 上呈中等信号，在 T_2WI 上呈混杂信号。增强扫描示蜂窝织炎呈均一强化，脓肿、干酪样病灶呈边缘强化（图 12-3-1）。

棘球蚴囊在 CT 和 MRI 上呈边界清楚的球形病灶，包含与脑脊液密度、信号一致的液体成分。

【诊断与鉴别诊断】

MRI 增强有助于鉴别硬膜外脓肿与蜂窝织炎。硬膜外脓肿中心液性成分伴边缘强化。硬膜外蜂窝织炎无中心液性成分而呈均匀强化。

硬膜外脓肿有时表现为硬膜外小腔，容易与脑脊液流动伪影混淆，尤其是位于胸椎的脓肿。可应用增强扫描或梯度回波序列予以鉴别。

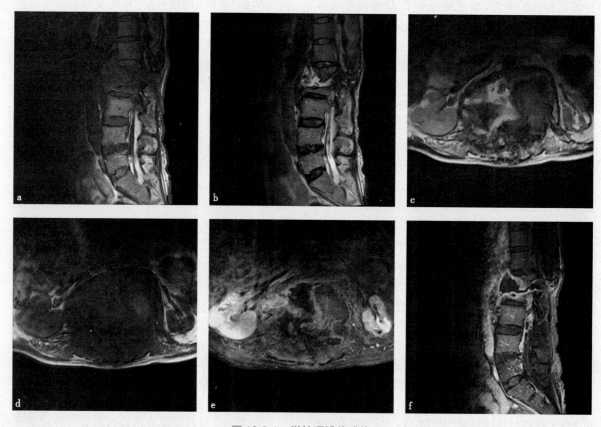

图 12-3-1 脊柱硬膜外感染

L_1～L_2 水平腰大肌内侧可见长条状软组织影，有较厚等信号环壁，其内呈长 T_1（a、d）长 T_2（b、c）信号，增强后可见明显环形强化，强化边缘不规则（e、f）

脊柱硬膜外感染与转移性疾病的鉴别诊断，增强扫描出现环形强化有助于脊柱硬膜外感染的诊断。

脊柱硬膜外感染与硬膜外血肿的鉴别诊断，依赖于相关临床病史，MRI 信号随血肿降解产物的变化规律有助于鉴别。

【临床研究现状】

MRI 可以显示脊柱硬膜外感染的病变部位和累及范围，增强 MRI 可以更清楚显示病变范围，有助于鉴别诊断。

二、硬膜内髓外感染

【临床与病理】

脊膜炎发病率低于脑膜炎，有化脓性柔脊膜炎、肉芽肿性柔脊膜炎、真菌性柔脊膜炎、病毒性脊膜炎、寄生虫性脊膜炎，主要感染途径是血行感染和邻近感染蔓延，发病与病菌毒力、疫苗接种和患者免疫状态有关。感染初期，患者常伴有背痛、神经根痛、发热、精神不振。实验室检查结果与致病菌有关，脑脊液检查示蛋白增高和糖减低。

化脓性柔脊膜炎是最常见的脊柱细菌性感染。成人常见致病菌是脑膜炎奈瑟菌、葡萄球菌和链球菌。

与其他脊膜炎相比，脊柱硬膜内结核性柔脊膜炎常与颅内感染同时发生或发生于颅内感染不久之后，有时可造成蛛网膜下腔阻塞。

【影像学检查方法】

X 线平片、CT、MRI、脊髓造影均可用于脊柱感染性疾病的检查，但以 MRI 为首选。MRI 具有较高的软组织分辨力，其多序列、多模态检查可为感染病灶的定位、定性提供大量有益的信息。对比剂增强扫描可显示病灶与周围组织和脊髓的关系。X 线平片、CT 广泛应用于筛查病变，但对脊膜炎的诊断价值有限。与脊髓造影相比，MRI 不仅能够清晰显示柔脊膜受累范围，而且能够直接评估脊柱髓内病变和相关病理进程。近年来，随着多种磁共振新技术的兴起和在临床的逐渐普及，大大提高了MRI 在诊断、鉴别诊断以及治疗后随访的临床应用价值。

【影像学表现】

未侵及骨质的化脓性柔脊膜炎，MRI 平扫 T_1WI 可正常或轻微异常，T_2WI 受脑脊液信号影响不能清晰显示脊膜结构。增强扫描 T_1WI 可显示受累的脊膜或神经鞘，可呈线形强化、结节状强化或弥漫性强化，其中线形强化最常见。强化形式与症状程度、致病菌无关。与脑膜炎相比，化脓性柔脊膜炎强化程度与病程无关。目前，MRI 尚不能鉴别化脓性柔脊膜炎与脊膜肿瘤（图 12-3-2）。

结核性柔脊膜炎 MRI 表现多样，包括：蛛网膜下腔阻塞、颈胸段脊髓轮廓不清和增厚、腰椎水平神经根聚集等。MRI 增强扫描有助于区分脊髓与蛛网膜下腔，有助于显示受侵脊膜和相关脊髓疾病。

【诊断与鉴别诊断】

硬膜内髓外感染的影像学表现与柔脊膜肿瘤的影像学表现十分相似，增强扫描增加其敏感性，但不影响其特异性，可见脊髓表面线形强化，也可见于结节病。神经根和脑脊膜强化可见于蛛网膜炎，蛛网膜炎是软筋膜炎，表现为硬膜内脊髓神经根聚集。脊髓造影、手术、肿瘤、蛛网膜下腔出血均可诱发蛛网膜炎。神经根周围炎性渗出物导致神经根鞘袖闭塞和神经根聚集。轴位 T_2WI 能显示

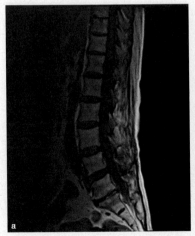
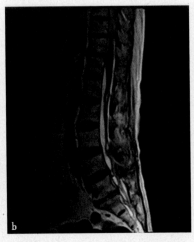
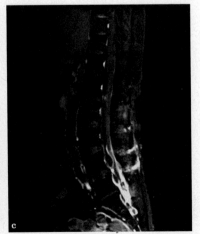

图 12-3-2 化脓性柔脊膜炎

L_3 至骶尾椎水平，柔脊膜在 T_1（a）T_2（b）上未见明显异常，增强后可见柔脊膜强化（c）

向中央聚集或外周粘连的神经根。神经根增强较为罕见，是一种非特异性影像学表现。

【临床研究现状】

MRI 可以显示脊膜炎病变部位和累及范围，显示脊膜、神经根受累后的形态学和病理学改变，增强 MRI 可以更清楚显示病变。

三、脊髓内感染

【临床与病理】

脊髓感染相对罕见，常由细菌、病毒、真菌、寄生虫引起，最常见的感染途径是血行感染，可继发于脑炎、脊膜炎、脊椎骨髓炎。

细菌性脊髓炎主要是起源于心肺感染的血行感染，婴幼儿病程隐匿导致诊断困难、延迟。58%的病例出现瘫痪，说明已造成不可逆的神经功能缺损。

肉芽肿性脊髓炎发病率低，包括结核病、诺卡菌病、结节病。结核性脊髓炎常见于结核病患者，血性感染造成的颅内结核是髓内结核的 20～42 倍，二者 MRI 表现相似。脊髓空洞症是结核神经根炎的常见并发症，由早期缺血和炎性水肿造成，晚期可见慢性蛛网膜炎，蛛网膜下腔瘢痕阻碍脑脊液循环，压迫脑脊液通过 Virchow-Robin 间隙进入脊髓中央管，导致囊性扩张。结节病是多系统疾病，病因尚不明确。5% 结节患者累及中枢神经系统，侵及脊髓较罕见。

病毒性脊髓炎相对常见，病原体包括：疱疹病毒、脊髓灰质炎病毒、柯萨奇病毒、HIV 病毒。疱疹病毒是双链 DNA 病毒，可引起脑炎、脊髓炎、多神经根炎。疱疹病毒脊髓炎的神经症状晚于皮肤疱疹出现，脑脊液中可检测出病毒或相应抗体。巨细胞病毒多神经根脊髓炎引起神经根痛，迅速进展为下肢瘫痪、尿潴留。脊髓灰质炎病毒侵入脊髓和大脑的运动神经元导致脊髓灰质炎，表现为迟缓性不对称性肌无力。HIV 病毒感染引起免疫缺陷导致神经系统易受各种微生物攻击，如巨细胞病毒、人类 T 细胞白血病病毒。空泡性脊髓病是艾滋病患者常见的脊髓异常，患病率约 15%～30%，脊髓白质形成空泡不伴有脱髓鞘。HIV 脊髓病的诊断基于临床病史、实验室检查和影像学表现。

脊髓炎常可导致急性横贯性脊髓病（见后文）。

【影像学检查方法】

MRI 是首选影像学检查，MRI 具有较高的软组织分辨率，其多序列、多模态检查可为感染病灶的定位、定性提供大量有益的信息。近年来，随着多种磁共振新技术的兴起和在临床的逐渐普及，大大提高了 MRI 在诊断、鉴别诊断以及治疗后随访的临床应用价值。

【影像学表现】

细菌性脊髓炎不同病程 MRI 表现不同，如轻度水肿、肿胀，重度水肿，增强扫描示无强化、斑片状强化、环形强化。T_2WI 显示髓内高信号，脊髓肿胀，中心坏死。

结核性脊髓炎 MRI 示脊髓肿胀，T_2WI 显示高信号水肿，低信号结核病灶（结核瘤），增强扫描 T_1WI 示结节状强化。

结节病在 T_2WI 表现为高信号，增强扫描示病灶斑片状强化、外周线形强化。

疱疹病毒脊髓炎 MRI 表现无特异性，难以与其他脊髓炎区分（图 12-3-3）。

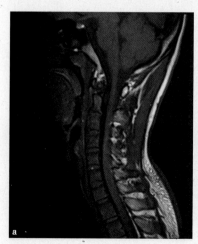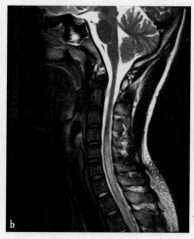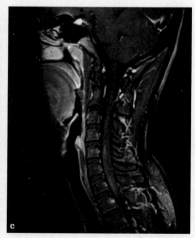

图 12-3-3 病毒性脊髓炎
颈髓肿胀，内见广泛等或短 T_1（a）信号、长 T_2（b）信号，增强后可见散在片状强化（c）

巨细胞病毒多神经根脊髓炎 MRI 平扫示马尾神经增粗，增强扫描示马尾弥漫性强化，脊膜、圆锥表面强化。

脊髓灰质炎 PD 和 T_2WI 示脊髓腹侧面高信号，增强扫描不强化。

MRI 对艾滋病性脊髓炎诊断起着至关重要的作用，空泡性脊髓病白质纤维束信号异常，双侧对称，与淋巴瘤相比脊髓水肿不显著。增强扫描病灶强化，如有出血提示 2 型单纯性疱疹病毒感染。巨细胞病毒、疱疹病毒、结核病、诺卡氏菌病、弓形虫病、淋巴瘤病灶均匀强化，隐球菌的病灶不强化。

脊髓囊尾幼虫病（猪囊虫病）MRI 示与脑脊液信号强度一致的囊性影，有时囊内可见等信号的头节（特征性表现），增强扫描可见囊腔周围不规则强化。

脊髓弓形虫病 T_2WI 示弥漫性高信号，增强扫描示结节状强化。

真菌性脊髓炎 MRI 示髓内环形强化病灶，无特异性表现。

【诊断与鉴别诊断】

结核性脊髓炎影像学表现缺乏特异性，须与肿瘤、脱髓鞘、血管性和肉芽肿性疾病鉴别，临床表现、病史、T_2WI 上的中低信号等有助于正确诊断。

肉芽肿性脊髓炎与髓内肿瘤均可见脊髓梭形扩张和强化，临床发病隐匿，临床症状无特异性。肉芽肿性脊髓炎脊髓轻度肿大伴片状强化，髓内肿瘤脊髓增大明显、显著强化，二者可以鉴别。脑脊液抗原浓度滴定有助于鉴别诊断。

【临床研究现状】

MR 弥散相关技术，包括常规弥散加权成像（diffusion weighted imaging，DWI）、弥散张量成像（DTI）等，可以提供脊髓纤维束走行、弥散异常等信息，提高 MRI 诊断脊髓炎、鉴别诊断、监测病变发展以及评估预后的能力。

四、急性横贯性脊髓炎

急性横贯性脊髓炎（acute transverse myelitis，ATM），是指一组病因不明的局限性脊髓炎性疾病，呈急性发病，临床表现为运动、感觉和自主神经功能障碍。

【临床与病理】

ATM 的发病率约 24.6（18.2～31.1，95%CI）/百万人，ATM 发病没有家族、种族遗传倾向，没有地域差异，但女性发病率稍高。ATM 常见病因有肿瘤、感染（脓肿、坏死性脊髓炎等）、外伤。约 1/3 的 ATM 患者恢复良好，1/3 的 ATM 患者伴有中等程度后遗症，1/3 的 ATM 患者伴有严重的残疾。ATM 患者出现迅速发展的临床症状、背痛、脊髓休克、诱发电位测试无中央传导躯体感觉，预示预后不良。

ATM 依据病因可分为特发性 ATM 和继发性 ATM，后者继发于多发性硬化（multiple sclerosis，MS）、视神经脊髓炎（neuromyelitis optica，NMO）、系统性自身免疫性疾病（systemic autoimmune disorders，SD）等。ATM 具有病理异质性的局限性脊髓炎性疾病，可表现为病变炎症细胞浸润、白质神经纤维脱髓鞘、轴突变性、胶质细胞和吞噬细胞增生、灰质神经细胞肿胀。

【影像学检查方法】

首选 MRI 检查，多序列、多模态检查可为感染病灶的定位、定性提供大量有益的信息。如不能进行急诊 MRI 检查，也可选择 CT 脊髓造影术，但 CT 在显示脊髓方面无优势。结合腰椎穿刺可进行病因学诊断。

【影像学表现】

ATM 典型 MRI 表现为多节段脊髓肿胀，T_2WI 呈高信号，增强扫描示 50%～90% 出现斑片状强化，见表 12-3-1（图 12-3-4）。

表 12-3-1　常见 ATM MRI 表现

ATM	椎体水平定位	病灶长度	T_2WI	增强扫描	脊髓肿胀	其他
特发性	胸椎	≥3 椎体节段	弥漫性、斑片状	弥漫性、斑片状或外周强化	多样	感染
继发于 MS	60%～70% 颈椎	≤2 椎体节段	外围，卵圆形	～15% 斑片状强化	不典型	>50% 有多发病灶
继发于 NMO	～80% 颈椎	≥3 椎体节段	中心，可位于背侧	斑片状强化	～25%	～25% 大可出现脑内病灶
继发于 ADEM	胸椎	多样	多病灶，可见大病灶	多样	水肿	11%～28% 脑膜异常强化

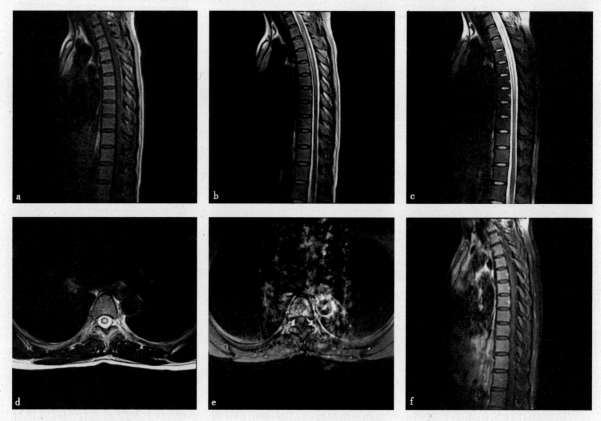

图 12-3-4　视神经脊髓炎相关的急性横贯性脊髓炎

颈髓轻度肿胀，内见长条状等 T_1（a）长 T_2（b，d）信号，压脂 T_2 呈高信号（c），增强后呈斑片状强化（e、f）

【诊断与鉴别诊断】

ATM 诊断离不开详细的病史、脑脊液等实验室检查以及影像学检查。通过 MRI 或 CT 排除髓外压迫性病因如椎间盘突出、椎体骨折，寻找典型影像学表现，并进行鉴别诊断。

1. ATM 与脊髓梗死鉴别诊断。脊髓梗死起病急骤，MRI 表现为脊髓前索及中央灰质的 T_2 高信号影，即"猫头鹰眼征"。

2. ATM 与硬脊膜动静脉瘘鉴别诊断。硬脊膜动静脉瘘好发于中老年男性，脊髓周围见多发血管流空影，增强后可见迂曲的血管影。

3. ATM 与放射性脊髓病鉴别诊断。放射性脊髓病有相关病史，常为照射野相应节段的脊髓局限性肿胀伴 T_2 高信号影，后期脊髓可重度萎缩。

4. ATM 与脊髓亚急性联合变性鉴别诊断。脊髓亚急性联合变性是维生素 B_{12} 的缺乏引起巨幼细胞贫血和脊髓亚急性联合变性。MRI 表现为长节段脊髓后索的 T_2 高信号影，即"倒 V"或"兔耳"征。

5. ATM 与脊髓血吸虫病鉴别诊断。脊髓血吸虫病有来自疫区或疫水接触史，MRI 表现为远端脊髓膨大伴多发小结节样髓内强化灶以及外周线样强化。

【临床研究现状】

MRI 是 ATM 的首选影像学检查，但常规 MRI 方法已不能满足当前临床研究的需要。MR 弥散相关技术、SWI 和 fMRI 等高级 MRI 技术可为 ATM 的诊断、治疗和预后判断提供更加丰富的信息。MR 弥散相关技术可以提供脊髓纤维束走行、弥散异常等信息以反映脊髓的微观结构，揭示隐匿性脊髓损伤，提高 ATM 诊断、病因鉴别、病变发展监测和预后评估的准确性。DTI 生成的 FA 参数能够反映神经纤维轴突的各项异性，相关研究显示，ATM 患者 T_2WI 高信号病灶区的 FA 值降低，而远端常规 MRI 表现正常的脊髓 FA 值也表现异常，远端脊髓 FA 值越低临床症状越严重，说明 FA 可以监测病变发展并评估预后。SWI 能提供病灶内出血、钙化、静脉引流的信息，有助于和硬脊膜动静脉瘘等疾病进行鉴别诊断。fMRI 能够提供病灶对功能区侵犯的信息，有助于监测病变发展和评估预后。这些高级 MRI 检查方法为 ATM 的诊断、病情监测及预后评估提供了全方位、多维度的依据。但这些 MRI 技术受脊髓解剖结构和磁共振技术等条件的限制尚未广泛应用于脊髓疾病的科研和临床工作中，它们在脊髓感染性疾病方面的价值有待进一步探索。

（王梅云）

第四节　脊髓血管性疾病

供应脊髓的动脉包括脊髓前动脉、脊髓后动脉和根髓动脉，其中脊髓前动脉供应脊髓前 2/3 区域；脊髓后动脉供应脊髓后 1/3 区域；根动脉为节段性动脉，分为根前动脉与根后动脉，分别与脊髓前动脉和脊髓后动脉吻合。根据临床特征及影像学特点可将脊髓血管病（spinal vascular diseases）分为缺血性、出血性及血管畸形三大类以及脊髓动脉瘤等。

【临床与病理】

任何原因导致供应脊髓的三支动脉血管血供障碍均可引起缺血性脊髓血管病（ischemic spinal vascular diseases）。根据脊髓缺血发病时间及缺血程度可分为脊髓短暂性缺血发作（spinal TIA）和脊髓梗死（spinal infarction）。脊髓短暂性缺血常发病突然，持续时间短，功能恢复完全，可反复发作。间歇性跛行和下肢发作性无力是本病的典型临床表现；脊髓梗死可由脊髓动脉血栓形成或脊髓动脉栓塞引起，约占临床卒中患者的 1.2%，好发于女性。镜下表现为神经细胞的变性、坏死、血管周围淋巴细胞浸润以及血管再通等。首发症状常为急性根性疼痛，脊髓前动脉受累较常见，表现为突然背痛、迟缓性瘫痪及尿便障碍，痛温觉消失而深感觉存在。脊髓后动脉因侧支循环丰富，代偿较好，故较少发生供血障碍，受累时可表现为病变水平以下深感觉消失，可无尿便障碍。梗死累及脊髓中央时则出现病变节段下运动神经元瘫痪、肌张力减低、肌萎缩等。

纤维软骨引起的动脉栓塞是脊髓梗死中罕见病因，也可涉及其他脏器，如肺、脑等。其发病率约占脊髓梗死患者 5.5%，既往报道显示该病的女性患者较男性多见，儿童至老年人均可发病，其中青少年及老年人发病较多。1961 年 Naiman 等报道了首例经尸检证实为纤维软骨栓塞病例，该患者为外伤后出现上腹部剧烈疼痛迅速向上蔓延并出现四肢瘫痪、呼吸困难、休克，3 小时后患者死亡，尸检解剖显示脊髓前动脉和基底动脉系统广泛髓核碎片引起的栓塞。此后报道有近 40 例经尸检确诊病例及多例临床诊断病例。1991 年 Caplan 等报道了首例经组织活检证实为纤维软骨栓塞的存活病例。1996 年 Tosi 等报道了首例经影像诊断为纤维软骨栓塞的病例。近年来随着临床报道病例的不断增加，对于纤维软骨栓塞的认识也越来越深刻，但关于脊髓纤维软骨栓塞的发病机制仍不明确。最为广泛认可的理论是未成年人脊髓特殊的解剖学特点，脊髓和髓核有共同血液供应，当脊柱纵向受压导致椎间盘内压增高时，髓核可受压逆流进入根前动脉从而造成脊髓梗死。纤维软骨栓塞患者常发生于脊柱外伤、强体力劳动、Valsalva 活动后，所有脊髓节段均可出现，其中以颈髓受累最常见。发病的主要危险因素包括青少年、骨质疏松、软骨退化、脊柱外伤手术史以及长期皮质激素治疗等。典型临床表现为突发的背部或颈部剧烈疼痛，梗死平面以下肢体瘫痪、痛温觉障碍、直肠膀胱括约肌障碍等，症状往往在短时间内迅速恶化，可出现呼吸衰竭、休克，预后较差，严重者可在几小时内死亡，但近年来随着诊疗技术的进步，预后有所改善。脊髓纤维软骨栓塞临床表现与横贯性脊髓炎及急性多发性硬化相似，因此常常误诊。纤维软骨栓塞的确诊仍需组织活检，镜下可见动脉系统内存在大量髓核碎片。

脊髓出血临床少见，常继发于抗凝治疗、外伤、血管畸形等，镜下可见受损神经细胞髓鞘及轴突断裂，并有反应性胶质细胞及吞噬细胞出现。临床多为急性发病，且症状迅速恶化，可累及数个节段，以胸段常见，多累及中央灰质。根据出血部位的不同可分为硬脊膜外出血、硬脊膜下出血、髓内出血和蛛网膜下腔出血，其中硬脊膜外出血、硬脊膜下出血主要表现为脊髓受压症状，表现为截瘫和感觉障碍；髓内出血常表现为剧烈背痛，并迅速出现损伤水平以下的运动、感觉及括约肌功能障碍；蛛网膜下腔出血可表现为急性的颈背部疼痛、脑膜刺激征和截瘫等，约 15% 患者仅表现为神经功能的损伤。

脊髓血管畸形是指脊髓血管先天发育异常形成的血管病变，约占脊髓占位性病变的 3%~11%。动静脉畸形为最常见的脊髓血管畸形，男性患者约占 75%，胸段和腰段常见，可分为硬脊膜动静脉瘘、髓内动静脉畸形、髓周动静脉瘘和混合型。病变进展缓慢或周期性发作，初期表现为脊髓缺血症状，进一步发展则可出现脊髓压迫症状，表现为肢体麻痹、感觉障碍、内脏功能减退等。急性起病者多由血管破裂出血所致；脊髓海绵状血管瘤少见，胸髓发病率占 50% 以上，多见于女性，临床主要表现为感觉、运动障碍，伴进行性痛性麻痹，症状可缓慢进展，也可突发肢体瘫痪。

脊髓动脉瘤常伴发于血管畸形，好发于 20~30 岁，无性别差异，约 2/3 患者累及脊髓前动脉，胸段、腰段常见。临床多为动脉瘤破裂后急性发病，表现蛛网膜下腔出血症状，如头疼、恶心、呕吐、背痛、感觉障碍等。

【影像学检查方法】

椎管碘水造影、脊髓血管造影、CT、MRI 均可用于脊髓血管疾病的检查，但目前最常用的为 CT 和 MRI。

椎管碘水造影是 MRI 和 CT 应用于临床之前脊髓血管疾病主要诊断方法，可清楚显示椎管内病变并确定病变位置和范围，鉴别引起脊髓血管病变的原因等。目前随着 CT、MRI 等无创性检查技术在临床中广泛应用，椎管碘水造影已很少使用。

CT 检查操作方便，扫描速度快，可清楚显示脊髓形态的改变，如血管畸形、出血时 CT 检查可见脊髓增粗，脊髓缺血时变细，以及出血、钙化灶等异常密度影。CT 增强扫描可发现脊髓异常强化、扩张的血管。CT 血管成像（CT angiography，CTA）可发现血管的异常扩张、迂曲走行或团块状血管团，容积再现（volume rendering，VR）、多平面重组（multi-planar reformation，MPR）和最大密度投影（maximum intensity projection，MIP）可以清晰显示畸形血管的供血动脉、瘘口、引流静脉，畸形血管与周围组织结构空间位置关系等，可作为 DSA 检查前的筛选检查，具有指导作用。

MRI 检查可清楚显示脊髓的形态变化及血管异常信号影。高分辨率 MRI 检查可发现 67% 脊髓梗死临床疑似病例，弥散加权成像（diffusion weighted imaging，DWI）可明确脊髓梗死。SWI 对顺磁性物质高度敏感，较常规 MRI 扫描，显示脊髓损伤的出血更敏感、更清晰，可清楚显示畸形血管团，更早的发现脊髓出血，是脊髓损伤的重要检查手段。MRI 增强扫描可发现动静脉瘘口的位置及血供来源。磁共振血管成像（MR angiography，MRA）则可以显示畸形血管的供血动脉、引流静脉及瘘口位置和大小，为脊髓血管畸形的诊断及治疗提供更多信息，有助于检出多支供血动脉的脊髓血管畸形及小动脉瘤等。

脊髓血管造影是确诊和分类脊髓血管畸形的金标准，可以直接观察造影剂在血管内流动的动态影像，可明确畸形血管和瘘口的位置、大小，显示供血动脉的来源及引流静脉走行，以及畸形血管与脊髓血供关系。但 DSA 为有创性检查，辐射剂量大，操作复杂。

【影像学表现】

脊髓 TIA 患者影像学检查常无明显异常表现。脊髓梗死时，早期 CT 检查可见脊髓增粗，晚期可见低密度软化灶。MRI 对脊髓梗死的诊断具有重要参考价值，病变早期可发现脊髓增粗，T_2 加权成像上表现为累及多个脊髓节段的线状或斑片状高信号影（图 12-4-1），轴位常累及脊髓前 2/3，DWI 显示扩散受限，亚急性期增强扫描可出现片状强化。晚期可见脊髓的软化、萎缩。

脊髓出血时，CT 扫描可见急性期出血节段脊髓膨大呈高密度影，膨大程度与出血程度及水肿情况有关，随着出血增加，可见斑片状高密度影。MRI 检查在脊髓出血超急性期可无异常变化，急性期可见 T_2 加权成像上内低外高信号的出血灶，亚急性期表现为 T_1 加权像上的血肿外周高信号随时间逐渐向中心进展（图 12-4-2），T_2 加权成像上亚急性早期可无异常表现，后期可出现血肿周围的环状低信号影。SWI 表现为不同程度和范围的片状、线状、环状低信号影环绕点片状中央高信号。

脊髓内动静脉畸形、动静脉瘘患者 CT 平扫可见病变部位脊髓局限性增粗，表面可见斑点状钙化。病变血管破裂出血时可见斑片状高密度影，伴有血栓形成时，可见缺血脊髓萎缩、软化。增强 CT 扫描可见异常强化的迂曲或团块状血管。MRI 扫描可见血管流空影（图 12-4-3），增强扫描可见明显强化的血管团，可发现瘘口的位置及血供来源。MRA 则可以很好地显示畸形血管的供血动脉、引流静脉及瘘口位置。DSA 检查可见脊髓表面的引流静脉迂曲、扩张，可直接显示畸形血管位置、范围以及瘘口位置和大小，动态显示供血动脉、引流静脉。

海绵状血管瘤常规 CT 平扫显示为圆形或椭圆形高密度影，密度多不均匀，其内可有钙化，增强扫描部分强化。MRI 扫描 T_1 像呈等或略高信号，T_2 像可见不均匀高信号影，增强扫描轻度强化（图 12-4-4）。

脊髓动脉瘤时 CT 及 MRI 扫描检出率较低，MRI 见血管流空影有助于诊断，DSA 检查准确可靠，可见血管的梭形或囊性扩张。

【诊断与鉴别诊断】

脊髓血管病患者临床发病较急，外伤病史、剧

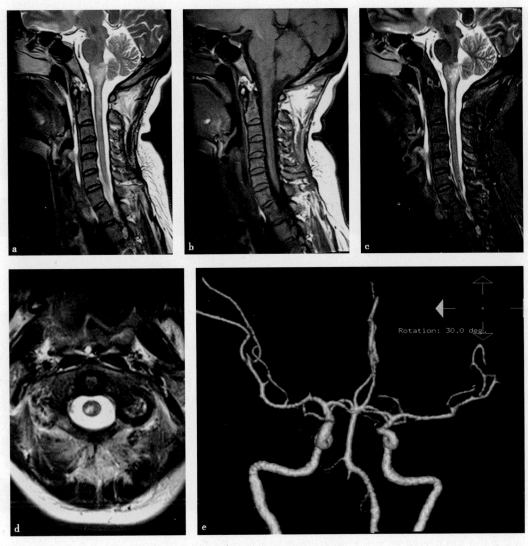

图 12-4-1　脊髓梗死 MRI 表现

延髓至 C₂ 水平脊髓内右侧份可见片状异常信号影，T₁ 加权（b）呈稍低信号，T₂ 加权（a，d）呈高信号，压脂 T₂ 序列呈高信号（c），头颈部 CTA 检查示右侧椎动脉 V5 段未见显影（e）

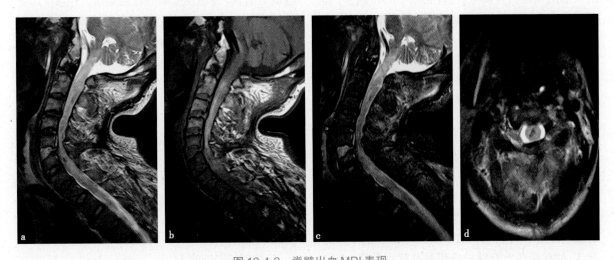

图 12-4-2　脊髓出血 MRI 表现

C₁～C₇ 水平脊髓内混杂信号影，T₁ 加权（b）呈高、低信号，T₂ 加权（a、d）呈低、高信号，压脂 T₂ 序列呈低、高信号（c）

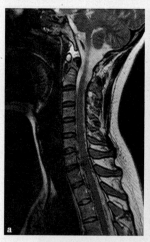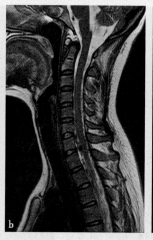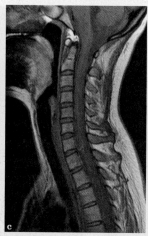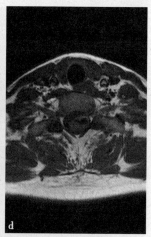

图 12-4-3　硬脊膜动静脉瘘 MRI 表现

$C_2 \sim T_4$ 水平椎管内脊髓前方增粗、迂曲血管影，脊髓局部受压移位

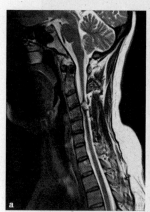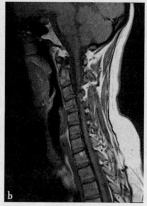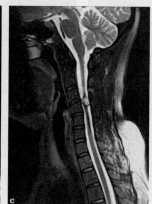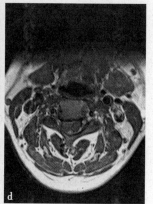

图 12-4-4　脊髓海绵状血管瘤 MRI 表现

$C_3 \sim C_4$ 水平椎管内左侧不规则占位，T_1 加权（b、d）呈低信号，T_2 加权（a）呈中央高、周边低信号，压脂 T_2 序列呈高信号（c）

烈神经根性疼痛、截瘫、尿便障碍及脑膜刺激征等对疾病的诊断具有参考价值，但由于其发病急，短时间内病情迅速恶化，因此早期影像学的诊断具有重要意义。

脊髓梗死需要与横贯性脊髓炎、多发性硬化、急性脊髓损伤等鉴别。横贯性脊髓炎常见于青壮年，以胸髓受累最常见，常累及 3～4 节椎体长度，MRI 轴位提示病变为中心型，可见 T_2 加权成像高信号影，累及脊髓直径 2/3 以上，弥散加权成像常无扩散受限，增强扫描可有强化；多发性硬化主要见于青中年人，脊髓病变长度常小于 2 个椎体节段，MRI 检查可见 T_2 加权成像高信号影，主要累及脊髓外周区域，常小于脊髓直径 1/2；急性脊髓损伤发生于脊柱外伤后，MRI 检查可显示椎体骨折及 T_2 加权成像上脊髓的高信号片状出血影，SWI 扫描可有助于鉴别。

脊髓出血应与急性横贯性脊髓炎、亚急性坏死性脑脊髓炎、脊髓血管畸形等相鉴别。亚急性坏死性脑脊髓炎为常染色体隐性遗传性疾病，脑和脊髓常同时受累，脊髓病变时，MRI 检查可见长 T_1 长 T_2 信号影，FLAIR 像可呈高信号，主要位于导水管周围灰质，增强扫描常不强化；脊髓血管畸形 MRI 检查可见血管流空影，增强扫描明显强化的血管团有助于鉴别。

脊髓动静脉畸形需要与髓内肿瘤、海绵状血管瘤鉴别。髓内肿瘤常表现为病灶边界欠光滑，信号不均匀，周围可见水肿，增强扫描强化不如动静脉畸形明显；脊髓海绵状血管瘤病灶常为多发，MRA 扫描常无血液流空现象，脊髓血肿常见，增强扫描强化不明显。

【临床研究现状】

脊髓血管疾病发病急，症状重，早期影像学

检查对疾病的诊断和治疗具有重要意义。DSA 是脊髓血管病变的诊断的金标准，应用 DSA 与 CT、MRI 影像融合后的三维影像，可从不同方位显示脊髓血管与脊髓、椎管、椎间孔的解剖结构关系，为脑脊髓血管病的诊断、治疗提供更直观、更有价值的信息。但供血动脉与引流静脉之间的压力相关性可使造影剂不能通过瘘口，导致显影不佳，且为有创检查，辐射剂量大，脊髓供血动脉多时，造影难度也较大。

CT 作为主要筛查手段，具有重要参考价值，随着多层螺旋 CT 在临床中的应用，快速成像研究价值也逐渐显示出来，320 排、640 排动态容积扫描，使扫描速度明显加快、范围加大、时间减短，时间与空间分辨率明显提高。但 CTA 检查时，血管内造影剂必须达到一定浓度才能更好地显示血管，大剂量造影剂使得 CTA 检查不良反应及并发症较多，因此如何减少造影剂的使用并更好地显示血管病变至关重要。

目前随着 MRI 扫描新技术的不断研发及应用，其对脊髓血管病变的诊断价值也越来越大。MRI 检查分辨率高，可很好的显示脊髓血管，但 MRI 检查扫描速度慢，范围小，因此脊髓 MRA 不能完全展示畸形血管的形态特征。SWI 的临床应用使脊髓出血的检查率大大提高，但目前 SWI 诊断脊髓出血时，只能进行轴位扫描，不能直接显示病变脊髓的长度，其局限性有待于扫描技术的改进及优化。DTI 可清楚显示脊髓纤维束结构、形态及脊髓内部微小结构的改变，已应用于脊髓外伤、变性、肿瘤及术后评估等，但对脊髓梗死、血管畸形及其继发出血时的研究尚无文献报道，其价值有待进一步研究。

（王梅云）

第五节　脊髓外伤性疾病

脊髓损伤（spinal cord injury）是一种很严重的损伤，常发生于脊柱外伤以后。脊柱骨折中约 20% 会伴发脊髓损伤。

【临床与病理】

脊髓损伤主要包括脊髓水肿、脊髓震荡、脊髓内出血、脊髓空洞及脊髓断裂等。主要受伤原因有车祸、高空坠落伤、摔伤等。

脊髓震荡（spinal cord concussion，SCC）一般无器质性损伤，常表现为脊髓受到外伤后的暂时性功能障碍，与脑震荡的伤情类似。脊髓震荡在临床上较少见，一般发生于脊髓外伤后，表现为短暂性的不完全性或完全性横贯性脊髓功能障碍，一般在 24～48 小时内症状消失，恢复正常，目前尚未明确其发病机制。临床症状多表现为不完全截瘫，是指损伤平面以下保留有感觉或运动或反射，三者之一或更多，存在肛门反射，电生理检查常可引出诱发电位。SCC 的概念最早由 Obersteiner 于 1879 年提出，系指脊髓损伤后发生的一种可逆性功能紊乱。目前认为 SCC 是脊髓功能暂时处于生理停滞状态，系脊髓的功能性损害。病理改变是脊髓组织中央灰质中有少数小灶性出血，无片状出血，神经细胞与神经纤维绝大多数是正常的，轴索或少数神经细胞有退行性改变，数周后脊髓组织中出血吸收，恢复正常。

外伤后脊髓水肿（spinal cord edema）在临床上较为多见，可单独出现，也可伴有骨性椎管的损伤。水肿范围多样，可广泛亦可局限。主要临床表现为完全或不完全截瘫，损伤部位疼痛，损伤平面以下感觉障碍，大小便失禁等。早期脊髓水肿病理学表现为，因细胞膜上 Na^+ 泵的功能障碍，轴浆运输停止，引起细胞严重肿胀，细胞外间隙变小，使得平行于脊髓长轴的水分子扩散受阻；随着损伤时间延长，细胞膜和髓鞘损伤逐渐加重，出现了血管源性水肿，此时细胞毒性水肿慢慢减轻，细胞和组织中的总含水量增加，表现为 T_2WI 高信号。

外伤后脊髓出血（spinal cord hemorrhage）属于较严重的脊髓损伤，临床上较少见，预后较差。多表现为完全截瘫。病理学上可见细胞膜、髓鞘和轴索破坏，脊髓灰质中可有点状、小灶状、片状出血，神经细胞和神经纤维多伴有不同程度的损伤。

外伤后脊髓受压多发生在椎体附件骨折的患者，可见骨折片错位或移位，导致相应不同程度的脊髓压迫。损伤程度不同，病理表现也发生相应变化，即便损伤较轻，多伴有大多数细胞膜和髓鞘的损伤，这种损害是否可逆，取决于脊髓受压的程度和持续时间。

脊髓断裂是脊髓损伤中最严重的一种，常伴发于椎骨严重错位骨折，或发生在椎管锐器损伤后。受伤部位脊髓局部不连续，临床表现为损伤平面以下运动和感觉障碍。病理表现为受伤区细胞膜破坏，髓鞘中断，神经细胞和神经纤维损伤，这种损伤常常不可恢复。

外伤后脊髓空洞在临床中不多见。其发病机制为，在脊髓损伤数月后，脊髓中央部巨噬细胞和炎症细胞浸润，囊变后形成很多微小囊腔。这些囊腔扩大相互融合成空洞。此时，蛛网膜和硬膜与脊髓粘连，发生纤维化，在脊柱做伸屈运动时，脊髓被牵拉相应移动，造成上下方的脑脊液压力差形成，已有的空洞逐渐扩大。依据脑脊液的震荡冲击学说，咳嗽、用力、打喷嚏等造成椎管压力增加，导致已经出现的空洞不断变大，并累及相邻脊髓节段，最后发展为脊髓空洞。脊髓外伤后发生脊髓空洞的时间多变，短则外伤后 3 个月，最长可发生于脊髓外伤后数十年。

【影像学检查方法】

CT、MRI 均可用于脊髓外伤的检查，但以 MRI 检查为主。

MRI 具有较高的软组织分辨率，可以为脊髓损伤的定位、定性提供更多有价值的信息。脊髓病变的常规 MR 诊断主要依据常规序列提供的形态和信号变化做出诊断，但对其损伤程度、是否合并出血及预后判定存在限度。近年来，随着多种磁共振新技术的兴起和在临床的逐渐普及，提高了 MRI 在诊断、鉴别诊断以及治疗后随访的临床应用价值。MR 弥散加权成像（diffusion weighted imaging, DWI）可以提供脊髓损伤组织内部水分子弥散信息。DWI 基础上发展而来的 MR 弥散张量成像（DTI）可帮助判断神经纤维束的完整性及方向性，提供一种从细胞水平上研究活体组织病理变化的方法。能对脊髓损伤的早期改变进行定量分析，并可作为脊髓损伤后运动功能恢复的预测指标。MR 弥散张量纤维束成像（diffusion tensor tractography imaging, DTT）是利用组织中水分子扩散的各向异性来探测活体组织微观结构和显示白质纤维束的一种成像方法，可以很直观地显示脊髓白质纤维束，能够发现白质完整性和细微结构的改变。SWI 是一种对顺磁性物质如脱氧血红蛋白和含铁血黄素等超级敏感的磁共振技术，能提供脊髓内出血、静脉引流的信息。所有这些 MRI 检查方法为脊髓损伤的诊断提供了全方位、多维度的依据。

CT 因其扫描速度快，费用低廉的原因，在脊柱病变检查方面有着广泛应用。CT 对于显示钙化、骨折和骨质破坏也较 MRI 更有优势。但 CT 的软组织分辨率低，脊髓的显示容易受伪影干扰，因而其在脊髓损伤诊断中的应用受到限制。

【影像学表现】

脊髓震荡一般 CT 和 MRI 常规检查无异常发现。一项关于 18 例急性脊髓损伤的研究表明（张劲松，2005）DWI 可以对脊髓传导功能障碍程度进行评价，表现为 DWI 不同程度的信号增高。

损伤后脊髓水肿，CT 检查或 CT 脊髓造影时可以显示不同程度的脊髓肿胀，损伤区密度可正常或减低。CT 对于明确是否存在椎体、附件骨折或椎小关节紊乱等骨质异常方面明显优于 MRI。而 MRI 在检出脊髓水肿上要明显优于 CT。矢状位 T_1WI 像可见水肿的脊髓节段增粗，呈稍低或等信号，T_2WI 像水肿区呈高信号，边界较清楚，较易判定脊髓水肿的范围和程度。单纯的脊髓水肿信号较均匀，与正常脊髓间边界清晰（图 12-5-1），预后较好，可部分或完全恢复。DWI 上脊髓水肿病灶局部弥散受限，呈明显高信号。水肿伴有坏死时，形态多不规则，T_2WI 像信号欠均匀，DWI 呈混杂高信号，表现为高信号为主，其间混有不规则低信号，预后较差，常恢复不完全，几周后，原有的脊髓病变部位可见局限性、境界较清楚的囊性病灶，称之为脊髓的囊变软化。该病灶 T_1WI 像信号较低，T_2WI 像呈与脑脊液一致的高信号，DWI 表现为低信号，局部常存在脊髓萎缩，是慢性期脊髓损伤的最常见表现（图 12-5-2）。DTI 及 DTT 可显示脊髓白质纤维束局部增粗、肿胀。一项 41 例急性颈髓外伤的 DTI 临床研究发现（刘艳辉，2015），DTI 可以对脊髓白质纤维束成像，能够显示微小结构的变化并可对表观扩散系数（ADC）、各向异性分数（FA）、平行于颈髓长轴、前后径和左右径的本征值（λ1、λ2、λ3）等数值进行定量测量，研究结果表明，颈髓外伤后 T_2WI 有异常信号组中颈髓损伤处的 λ2、λ3 值均明显增高，而 T_2WI 无异常信号组中仅 λ3 值增高。

外伤后脊髓出血（图 12-5-3），急性期 CT 表现为脊髓肿大并密度增高，病变区脊髓肿胀的程度与出血量及周围水肿的程度有关。亚急性期 CT 扫描，在脊髓出血部位的外围常环绕一低密度带，通常在出血第 5 天时该低密度带最明显。慢性期，出血灶为等密度或低密度。MRI 常规信号在脊髓损伤 24 小时内多无变化，T_1WI 和 T_2WI 像均表现为等信号。超急性期脊髓出血 DWI 呈高信号。SWI 可检出常规 MR 不能显示的出血，出血在 SWI 上表现为损伤脊髓内灶状、点片状、条状低信号。有学者研究表明 SWI 出血量越多、出血面积越大、损伤级别越重。DTI 检查 FA 值下降，λ3 值增高。

脊髓挫伤，T_1WI 呈等或稍低信号，而 T_2WI 显示脊髓内中心小片状等信号，外周包绕较厚的高信号环，病灶常持续存在到亚急性期。

外伤后脊髓受压，CT 检查在判断椎体及附件

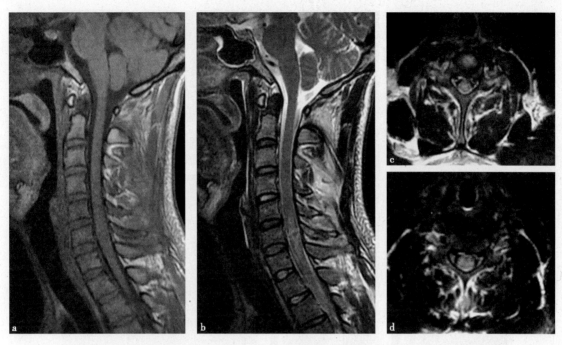

图 12-5-1　外伤后脊髓水肿

外伤后颈部疼痛伴四肢感觉和运动障碍 2 天，MR T_1 加权图矢状位(a)示颈段 C_6～C_7 水平脊髓增粗肿胀，信号无明显异常，T_2 加权图矢状位(b)示脊髓肿胀区呈斑片状高信号，横轴位 T_2 加权(c、d)示脊髓内片状高信号

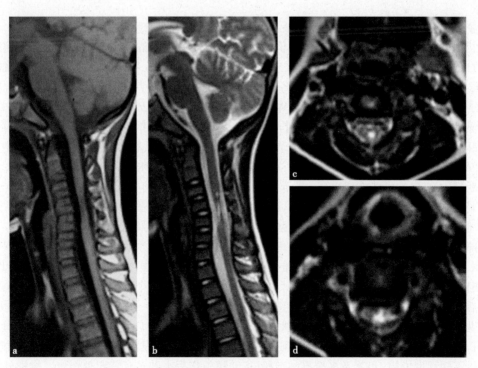

图 12-5-2　外伤后脊髓萎缩、软化

颈髓外伤 3 个月余，MR T_1 加权图矢状位(a)示颈段 C_6～C_7 水平脊髓变细萎缩，内可见条片状稍低信号，T_2 加权图矢状位(b)示脊髓萎缩区呈条片状明显高信号，横轴位 T_2(c、d)示脊髓内类圆形、斑片状高信号

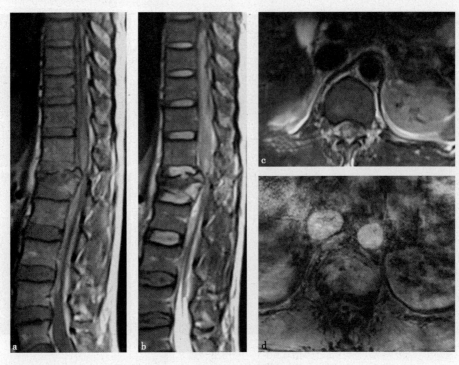

图 12-5-3　外伤后脊髓出血

外伤后腰背部疼痛伴双下肢不全瘫 1 天，MR T$_1$ 加权图矢状位（a）示 L$_1$ 椎体压缩骨折，骨块后移压迫脊髓，脊髓明显受压变形，其上平面脊髓肿胀，呈片状高信号，T$_2$ 加权图矢状位（b）示脊髓肿胀区斑片状高信号，脊髓损伤层面信号混杂，横轴位 T$_2$（c）示脊髓明显变形，内可见斑片状高信号，SWI（d）示脊髓内灶状低信号，提示出血

骨折方面显著优于 MR，而 MR 在判定脊髓受压移位和脊髓内及椎管内有无出血方面有较高价值。受压区域的脊髓多有水肿表现，呈长 T$_1$WI 长 T$_2$WI 信号，根据水肿不同时期，DWI 可呈高、稍高或低信号；部分合并脊髓出血，信号较混杂。SWI 可以判断并显示受压脊髓内的出血情况。DTT 显示脊髓白质纤维束受压移位，可伴或不伴信号异常，DTI 检查 FA 值可下降。

脊髓断裂，CT 扫描可多方位重建，显示椎管骨质情况，但对脊髓分离的细节显示欠佳。结合 MR T$_1$WI 的矢状位和冠状位，可以清晰地显示脊髓断裂的部位和形态，脊髓呈完全或部分分离，可有错位（图 12-5-4）。DTT 显示脊髓白质纤维束局部稀疏、缺损、断裂，FA 值下降明显。

外伤后脊髓空洞，有时 CT 可显示为低密度。MRI 表现为与脊髓长轴平行的脊髓内条带状或管状 T$_1$ 低、T$_2$ 高信号，与脑脊液信号一致，空洞上下节段脊髓可不同程度增粗，可累及多个椎体节段。空洞在 DWI 上呈低信号，周围伴随的水肿可呈高或稍高信号。DTI 显示空洞区脊髓白质纤维束稀疏、缺失。

【诊断与鉴别诊断】

脊髓损伤的诊断与鉴别诊断需要解决以下几个问题：第一，鉴别脊髓损伤与非脊髓损伤性病变；第二，初步判断脊髓损伤的类型与程度；第三，确定损伤的范围及其与周围组织结构的关系，以帮助临床评估病情，便于确定最佳治疗方案。

1. 鉴别脊髓损伤及非脊髓损伤病变　脊髓损伤后水肿的 MR 表现与脊髓内转移瘤、急性脊髓炎、放射性损伤等其他髓内病变相似，一般结合临床外伤史不难鉴别。脊髓内转移瘤，常有原发肿瘤病史，其信号特点可与原发肿瘤类似，转移瘤通常瘤灶较小而水肿严重，MRI 上脊髓增粗的范围很长，增强后强化病灶较小，两者不成比例，可仅累及脊髓的某个节段，也可多发、多节段受累；脊髓损伤后水肿一般出现在受伤脊髓节段，范围不像转移瘤水肿广泛，增强多无强化病灶；此外转移瘤病史短，发展快，一般不会合并脊髓空洞，脊髓外伤后水肿多有特定外伤史。脊髓外伤后水肿有时还需与某些非肿瘤性病变进行鉴别，如急性脊髓炎、多发性硬化等。急性脊髓炎病史较短，发展很快，MRI 水肿范围一般比较大，增强病灶多不

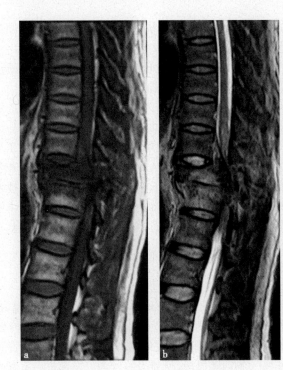
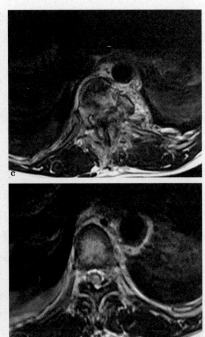

图 12-5-4 外伤后脊髓断裂

MRT₁加权图矢状位（a）示椎体压缩骨折并后移压迫脊髓，脊髓明显变形，呈低信号，其上平面脊髓稍肿胀，呈等信号，T₂加权图矢状位（b）示脊髓变形，其上平面脊髓稍肿胀，呈稍高信号，横轴位 T₂（c）示脊髓明显变形，内可见条片状、斑片状低信号。横轴位 T₂（d）示脊髓断裂层面以上脊髓稍增粗，内见斑片状高信号

强化。脑脊液生化检查常有细胞数和蛋白增多。多发性硬化病程常较长，易反复，病灶周围水肿一般较轻，无或轻度脊髓增粗。急性放射性脊髓炎虽然与脊髓外伤、多发硬化、急性脊髓炎等的 MR 表现相似，但依据原发肿瘤放射治疗史不难诊断和鉴别。

2. 判断脊髓损伤的类型及损伤程度　早期有脊髓出血的患者预后常较差，而单纯脊髓水肿的患者则预后较好。所以，早期准确评价脊髓损伤情况，检出脊髓内有无出血，对患者的预后评价非常重要。受伤后脊髓水肿和脊髓出血在影像学上的表现稍有不同。依据 MRI 和 SWI 信号特点，可帮助诊断和鉴别。一般单纯脊髓水肿表现为 T₂WI 高信号，DWI 可呈高或稍高信号，SWI 显示信号正常。当水肿合并坏死时，T₂WI 和 DWI 信号较混杂。脊髓出血 T₂WI 上信号表现多样，因出血不同时期，可呈等、低或混杂信号，典型特征是大片状中心低信号被较薄的高信号环包绕，SWI 脊髓内可见灶状或点片样低信号。在临床工作中，脊髓水肿和脊髓出血常合并存在，混合型和出血型常规 MRI 很难完全界定。但二者损伤范围和程度有差

异，神经功能部分可逆或不可复性丧失。多模态功能性影像学检查在很大程度上弥补了常规影像学检查的缺陷，为脊髓外伤的伤情判断带来更全面、可靠的依据。脊髓损伤 DTI 检查，FA、λ3 值是检测脊髓外伤早期脊髓微结构改变的敏感指标，通过测量 FA、λ3 值和 ADC 值可提供有价值信息，但在实际工作中，FA 和 λ3 等参数变化没有病理学"金标准"作为参照，无法准确评判最终结果的可靠性，需要多单位、大样本研究来佐证。

3. 确定脊髓损伤的范围、程度及其与脊髓功能区的关系　脊髓损伤的外科手术治疗原则是在不损伤功能区的情况下，尽可能去除脊髓受压因素，缓解脊髓损伤。据文献报道，T₂WI 上脊髓内出现高信号时，其病理过程多为晚期，为不可逆性脊髓损伤，已错过了临床治疗的最佳时期，故早期及时检查脊髓损伤及脊髓内出血，对治疗和预后有重大意义。DTI 可显示脊髓白质纤维束走行和分布，帮助判断脊髓功能区是否受损。

【临床研究现状】

脊髓损伤致残率、致死率都很高，是影响人类健康的重大疾病之一，也一直是神经影像研究的重

点与难点之一。现以需要解决的临床热点为中心，结合目前的各种影像学检查方法尤其是功能性磁共振检查方法，对本领域的研究现状进行概述。

能否用影像学的方法进行术前鉴别，能否通过影像方法评估预后等，都是在未来值得研究的问题。多模态功能性的磁共振成像方法，可对脊髓损伤的程度及范围进行全面评估。

随着多模态功能性的磁共振成像方法研发及临床应用，可以从结构、功能、微出血等各个方面对脊髓外伤进行全面评估。近几年与临床关系密切，且研究的较多的是 DTI 技术，FA 和 λ3 值可较敏感的反映颈髓损伤早期变化，但这些研究多限于颈髓损伤研究，对胸腰段脊髓损伤研究尚未见报道。该技术有望显示脊髓损伤后神经功能学上的变化，帮助评估预后。由于脊髓损伤受到很多因素的影响和限制，样本量较小，需要进一步的大样本、多模态的研究。

（王梅云）

第六节　椎管内肿瘤

椎管内肿瘤包括发生于椎管内各种组织的原发和继发肿瘤，约占神经系统肿瘤的 15%，可发生在各个椎体节段，根据肿瘤发生部位，可分为髓内肿瘤、髓外硬膜下肿瘤和髓外硬膜外肿瘤三种，其中以髓外硬膜下肿瘤最常见，约占 60%～75%，其他两类各占 15%。脊髓的影像学检查中，脊椎平片诊断价值有限，常用于观察周围骨质的情况。脊髓造影属于创伤性检查，逐渐被 CTM 和 MRM 取代。CT 多用于评价椎管骨质的情况，大部分椎管内肿瘤与其周围正常软组织的密度差别不大，常根据不同肿瘤的好发年龄、位置及坏死后囊变、瘤内出血和钙化等特征来推断肿瘤的性质。MRI 可以对脊髓病变进行较准确的定位及定性，是诊断脊髓内肿瘤的最佳影像学方法。

【影像学检查方法】

（一）X 线检查

1. 脊椎平片　常规拍摄正、侧位，观察椎间孔时拍摄斜位片。

2. 脊髓造影　通过腰椎穿刺将对比剂注入椎管内，透视观察脊髓的形态、受压移位情况以及对比剂在椎管内的充盈、流通情况。

（二）CT 检查

先进行定位扫描，选定扫描层面与框架倾斜角度。观察椎骨和椎管病变，以层厚 8～10mm 连续扫描病变区；观察椎间盘病变，对病变椎间盘及其上下椎体缘扫描，3～5 层为一组，层厚 2～5mm。增强扫描用于检查椎管内肿瘤和血管性疾病。

（三）MRI 检查

常以矢状面为主，可全面的观察脊髓的解剖和病变，辅以横断面和冠状面，以确定病变与周围组织的关系。常规用自旋回波序列 T_1WI 和 T_2WI，需要时行 Gd-DTPA 增强检查。近年来，随着多种功能磁共振如 DTI、DWI、MRS、SWI 等新技术的兴起，为椎管内肿瘤的诊断提供了更多肿瘤内水分子弥散、纤维束走行、瘤内出血及钙化等信息。

一、室管膜瘤

【临床与病理】

室管膜瘤（ependymoma）是最常见的髓内肿瘤，约占髓内肿瘤的 60%。室管膜瘤起源于脊髓中央管的室管膜上皮细胞或终丝等部位的室管膜残留物。腰骶段、圆锥及终丝为好发部位。室管膜瘤通常为良性肿瘤，生长缓慢，病程较长，就诊时瘤体范围常比较广泛。室管膜瘤以 30～60 岁多见，男性稍多于女性。临床症状主要为背部、腿或骶部疼痛，也可逐渐出现肿瘤节段以下的运动障碍和感觉异常。

病理上绝大多数室管膜瘤显微镜下见肿瘤由室管膜或胶质细胞和柱状上皮细胞两种细胞成分构成，具有假包膜，肿瘤细胞围绕小血管排列成环状，在血管周围形成一个放射状红染的无核区，是室管膜瘤的病理学特征。室管膜瘤较少恶变。

【影像学表现】

CT：平扫时见脊髓不规则膨大增粗，肿瘤部分的密度通常低于正常脊髓，少数呈等密度或略高密度，肿瘤与正常脊髓分界不清，部分可见囊变，偶见钙化。肿瘤较大时可以充满椎管，压迫椎体附件骨质引起椎管扩大。增强 CT 扫描肿瘤内实质部分出现轻度强化，囊变部分无强化。

MR：在 T_1 上肿瘤呈均匀性低信号或等信号，T_2 呈高信号，伴有囊变、坏死、出血时，则信号不均匀，可显示相应的信号改变。室管膜瘤病变范围可达多个椎体节段。增强扫描时肿瘤实质部分呈均质显著强化，水肿及囊变坏死区无强化，肿瘤边界清楚。囊性部分可以为肿瘤近端或远侧脊髓空洞形成，也可为肿瘤内部液化坏死所致。前者信号同脑脊液，增强扫描无强化，后者因囊内蛋白含量高，T_1 加权图常高于脑脊液，增强扫描囊壁可强化（图 12-6-1）。

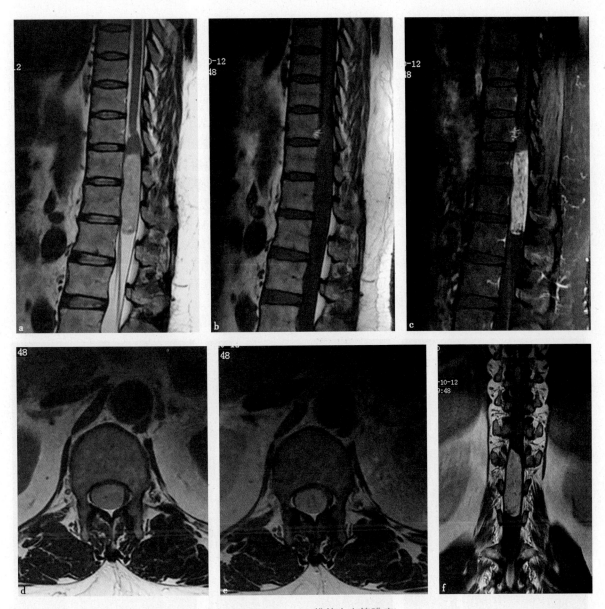

图 12-6-1 $T_{12}\sim L_2$ 椎管内室管膜瘤

MRI 平扫 $T_{12}\sim L_2$ 脊髓节段性增粗，T_1WI（b）与 T_2WI（a、d）呈略长 T_1 和略长 T_2 信号，增强后（c、e、f）病灶明显强化，边界清晰

【诊断与鉴别诊断】

室管膜瘤主要与髓内星形细胞瘤相鉴别，室管膜瘤主要发生于 30 岁以后，多发生于腰骶部、圆锥及终丝，增强扫描强化常较锐利光整，边界清楚；而星形细胞瘤多见于儿童及青少年，上部颈胸髓多见，增强时常呈不规则强化，境界欠清楚。

另外，脊髓内室管膜瘤还需与急性脊髓炎鉴别，室管膜瘤多呈缓慢生长，脊髓增粗较显著，外缘可不规则，凹凸不平，可出现肿瘤囊变或近端和远侧脊髓空洞，增强扫描时室管膜瘤的实质部分强化显著；而急性脊髓炎结合临床有发热、感冒和腹泻等前驱症状，发病急、病史短、病变范围长是诊断急性脊髓炎的有力依据，病变肿胀多较轻，外缘光整，增强后一般不强化或呈轻度斑片状强化。

二、星形细胞瘤

【临床与病理】

星形细胞瘤（astrocytoma）是成人第二常见的髓内肿瘤，约占髓内肿瘤的 30%，是儿童最常见的髓内肿瘤，约占儿童髓内肿瘤的 60%。发病部位以颈髓及上胸髓常见，病变一般局限，但在儿童可呈浸润性生长，累及多个椎体节段。脊髓明显增粗，表面可有粗大迂曲的血管，镜下多数星形细胞瘤为低度恶性纤维型星形细胞瘤，肿瘤与正常脊髓组织无明显分界，邻近组织可有浸润征象，部分病灶可囊变及合并有脊髓空洞。临床上多见于儿童，无性别差异，临床症状多表现为局限性疼痛，晚期可出现脊髓功能不全。

【影像学表现】

CT：平扫可见肿瘤呈略低密度或等密度，少数呈高密度，边界不清，脊髓不规则增粗，常累及多个节段，其周围蛛网膜下腔可受压变窄甚至闭塞。肿瘤可出现囊变及出血，钙化很少见，增强扫描肿瘤强化不明显且不均匀。

MRI：在 T_1WI 上肿瘤呈低信号，T_2WI 上呈高信号，由于水肿的原因，在 T_2WI 上显示病变范围较 T_1WI 上大，肿瘤内合并出血、坏死、囊变时，信号不均匀，空洞位于肿瘤的两端，而囊变位于肿瘤实质内。矢状位示病变范围较广泛，多个脊髓节段受累。增强后肿瘤实质部分明显强化，有些低度恶性肿瘤的血脑屏障完整早期可不强化，延迟后扫描可见较大范围强化，而瘤周水肿、囊变及脊髓空洞不强化（图 12-6-2）。

【诊断与鉴别诊断】

星形细胞瘤具有一般髓内肿瘤的共同表现，其特征表现为多见于儿童，累及范围广泛，囊变率高，颈胸段好发。不典型者需与多发性硬化、室管膜瘤和其他炎症性病变相鉴别，多发性硬化在急性期亦可出现脊髓增粗，信号异常，但其内信号均匀一致，周围常有正常脊髓组织环绕，占位效应不明显，晚期常出现脊髓萎缩。

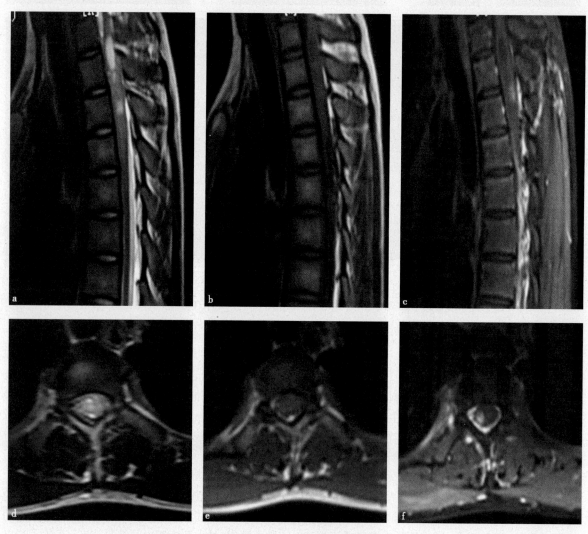

图 12-6-2　$T_1 \sim T_4$ 椎管内星形细胞瘤

MRI 平扫 $T_1 \sim T_4$ 脊髓节段性增粗，T_1WI（b、e）与 T_2WI（a、d）呈不均质长 T_1 和长 T_2 信号，增强后（c、f）病灶实性部分轻度强化，囊变部分未强化，病灶边界欠清晰

三、血管母细胞瘤

【临床与病理】

髓内血管母细胞瘤（intramedullary hemangioblastoma）少见，约占髓内肿瘤的 1%～5%，多发病于 40 岁前，儿童少见，好发于颈胸髓。血管母细胞瘤为起源于血管内皮细胞的良性髓内肿瘤，由富含血管的肿瘤结节和囊肿构成，瘤壁偶可见钙化，附壁结节常位于脊髓的背侧，肿瘤血供丰富，有较粗的引流静脉。约 1/3 的病例为 Von Hippel-Lindau 病的一部分，即小脑或延髓同时有血管母细胞瘤存在，或胰腺、肾、卵巢等部位有良性囊肿或血管瘤。其主要临床症状为本体感觉减退。

【影像学表现】

CT：平扫显示病变区段脊髓呈低密度，脊髓不规则膨大增粗，偶尔可见病变区里多发点状钙化，增强 CT 扫描可见明显强化的附壁结节。

MRI：T_1WI 病变区呈不均匀低信号，T_2WI 呈大片状高信号，囊变区内含有肿瘤附壁结节，该结节常位于脊髓的背侧，附壁结节常很小，T_2WI 上常被囊液区高信号遮盖难以显示，在 T_1WI 上常难以确定，增强扫描时附壁结节显著强化，呈小结节状，比较均质，境界锐利，而囊变区不强化，是血管母细胞瘤的特征，故增强扫描对血管母细胞瘤的诊断非常有帮助。少数肿瘤内可见异常扩张的引流静脉；部分脊髓血管母细胞瘤可引起广泛的脊髓空洞，脊髓增粗的范围很长，严重者可累及整个脊髓，这种肿瘤实性部分（附壁结节）很小而脊髓增粗囊变范围很长，这种现象也是血管母细胞瘤的特点（图 12-6-3）。

【诊断与鉴别诊断】

根据上述 CT 和 MR 表现，脊髓血管母细胞瘤的诊断通常较容易。但若血管母细胞瘤内无囊变存在时很难与髓内其他实质肿瘤相鉴别。另外，囊内附壁结节可以很小而 MR 平扫不能显示，此时若合并广泛脊髓空洞时常误诊为单纯的脊髓空洞，增强扫描对诊断非常重要。

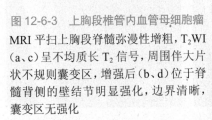

图 12-6-3　上胸段椎管内血管母细胞瘤
MRI 平扫上胸段脊髓弥漫性增粗，T_2WI（a、c）呈不均质长 T_2 信号，周围伴大片状不规则囊变区，增强后（b、d）位于脊髓背侧的壁结节明显强化，边界清晰，囊变区无强化

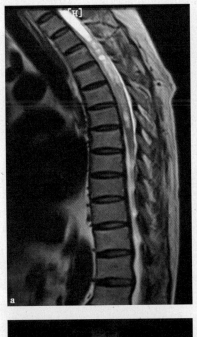
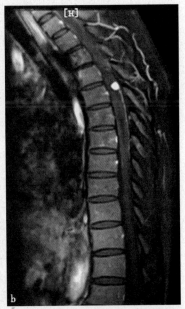
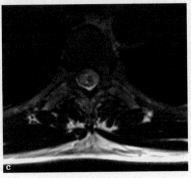
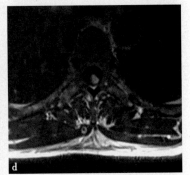

四、神经纤维瘤及神经鞘瘤

【临床与病理】

神经纤维瘤(neurofibroma)及神经鞘瘤(neurinoma)是最常见的椎管内肿瘤,约占所有椎管内肿瘤的1/3。神经纤维瘤起源于神经纤维母细胞,常无完整包膜,边界清楚,常多发,为梭形肿瘤,肿瘤内囊变坏死少见。神经鞘瘤起源于神经鞘膜的施万细胞,可发生于脊椎各节段,以腰段略多,颈胸段次之,肿瘤多呈单发结节状,呈圆形或卵圆形,可有囊变、坏死,有完整包膜,生长缓慢。病灶多起自脊神经背侧感觉根,绝大多数位于硬膜下,部分肿瘤可沿神经孔方向生长,造成相应椎间孔扩大,沿椎间孔向外生长的肿瘤呈典型的"哑铃征"。

神经鞘瘤较神经纤维瘤常见,神经纤维瘤好发于20~40岁,无性别差异,多发病变见于神经纤维瘤病;神经鞘瘤好发于20~60岁,男性稍多于女性。临床主要症状为神经根性疼痛,以后逐渐出现肢体麻木、感觉和运动功能减退。

【影像学表现】

CT:平扫时肿瘤呈密度比脊髓略高的卵圆形或圆形实性肿块影,脊髓受压移位。神经鞘瘤可沿椎间孔生长,致其扩大,椎弓根骨质吸收破坏,肿瘤呈哑铃状外观,增强扫描肿瘤呈明显均匀强化,边界清楚。而神经纤维瘤常包绕神经周围生长,有助于两者的区别。

MRI:T_1WI肿瘤呈略高于或等于脊髓的信号,T_2WI呈高信号,边缘光整,常位于脊髓的背侧,脊髓受压,肿瘤同侧蛛网膜下腔扩大。增强扫描肿瘤明显均匀强化,而合并囊变、坏死的病灶呈不均匀强化,部分病灶沿椎间孔生长,轴位图像可观察到"哑铃状"征象(图12-6-4)。比较典型的神经纤维瘤T_1WI呈低信号,T_2WI呈高信号,T_1增强上病灶中心为低信号,周边为环形高信号,呈"靶征"表现。

【诊断与鉴别诊断】

大的神经鞘瘤和神经纤维瘤表现多较典型。CT扫描呈略高于脊髓密度的软组织块影,常通过椎间孔向硬脊膜外发展,呈哑铃状改变。在MRI上,T_1WI呈等或略高信号,T_2WI呈高信号,增强后呈显著强化。单发神经纤维瘤与神经鞘瘤较难鉴别,前者早期仅见相应脊神经增粗,多组神经受累时则为神经纤维瘤病,常合并颅内或脊髓内其他肿瘤存

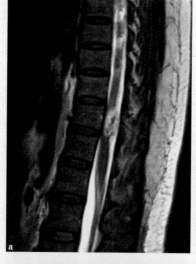
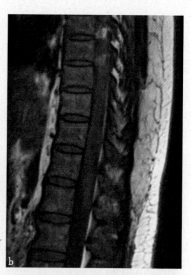
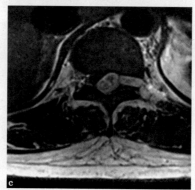
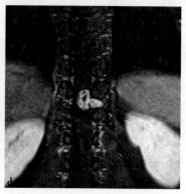

图12-6-4 T_{12}~L_1椎管内神经鞘瘤

MRI平扫T_{12}~L_1脊髓受压,T_1WI(b)与T_2WI(a)呈等T_1和不均质长T_2信号,增强后(c、d)病灶明显不均匀强化,边界清晰,上下两端蛛网膜下腔增宽,横断面和冠状面病灶沿椎间孔向椎管外生长,呈哑铃形

在,神经纤维瘤病有恶变成神经纤维肉瘤的倾向。鉴别诊断主要应考虑脊膜瘤,脊膜瘤密度或信号改变虽与神经鞘瘤相似,但易出现钙化,向椎间孔侵犯较少。

五、脊膜瘤

【临床与病理】

脊膜瘤(spinal meningioma)占椎管内肿瘤的第二位,多起源于蛛网膜细胞,多数脊膜瘤为良性,绝大多数位于硬膜下,少数可长入硬膜外。脊膜瘤最常见于胸段和枕大孔处。颈段及枕大孔处脊膜瘤常位于脊髓的前方,而胸段脊膜瘤常位于脊髓的背侧。常单发,呈实性,质地较硬,肿瘤基底较宽,与硬脊膜粘连,组织学上,脊膜瘤有多种类型,以上皮型最常见,成纤维细胞型和砂粒型次之,部分可见钙化。临床上多见于中年女性,主要临床表现为运动和感觉障碍。

【影像学表现】

CT:肿瘤多呈椭圆形或圆形的实质性病灶,密度略高于脊髓,有完整包膜,多数局限于胸段蛛网膜下腔后方,部分可见不规则钙化。增强后病灶呈中度强化。

MRI:胸髓后方或颈髓前方有软组织块影,脊髓向对侧移位,T_1WI上病灶呈等信号,T_2WI呈等或略高信号,出现囊变时,可见高信号囊变区,伴钙化时,T_1WI、T_2WI均为低信号。增强后肿瘤呈均匀中度强化,邻近硬脊膜可见"尾巴状"线性强化(图12-6-5)。

【诊断与鉴别诊断】

脊膜瘤主要与神经鞘瘤和神经纤维瘤鉴别。

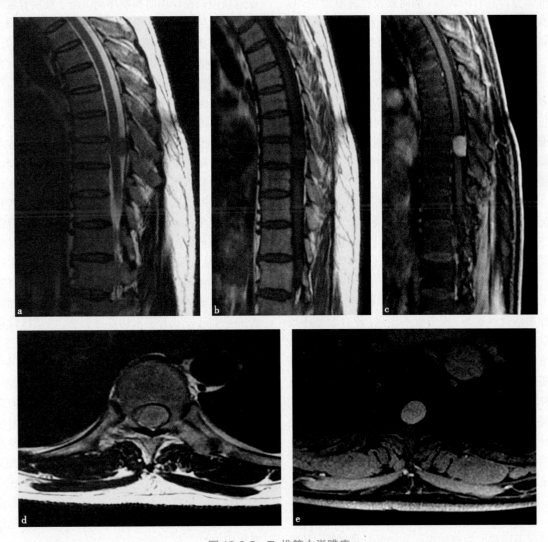

图 12-6-5　T_8椎管内脊膜瘤

MRI 平扫T_8节段脊髓受压,T_1WI(b)与T_2WI(a、d)呈等T_1和均匀等T_2信号,增强后(c、e)病灶明显均匀强化,边界清晰,上下两端蛛网膜下腔增宽,邻近硬脊膜呈"尾巴状"线样强化

肿瘤位于胸段背侧或枕大孔区,肿瘤内出现钙化及增强出现"硬膜尾征"时应多考虑脊膜瘤。若肿瘤引起椎间孔扩大,沿椎间孔向椎管外生长出现"哑铃征"时,则应考虑神经纤维瘤或神经鞘瘤。

六、转移瘤

【临床与病理】

椎管内硬膜外肿瘤中转移瘤(metastatic tumor)较常见,肿瘤播散的患者中约 15%～40% 发生椎体和硬膜外转移。硬膜外转移瘤的转移途径有 5 种,分别是经动脉播散、静脉播散、淋巴系统播散、蛛网膜下腔播散和邻近病灶直接侵犯。成人原发病灶多来自于肺癌、乳腺癌和前列腺癌,少数可来自淋巴瘤、黑色素瘤、肾癌等,儿童原发病灶多来自尤因肉瘤、神经母细胞瘤。成人转移瘤多伴有邻近椎体及附件骨的转移,继而累及椎旁软组织,以下胸段多见,多见于中老年人;儿童转移瘤多通过椎间孔侵入椎管内,引起脊髓环形受压。

【影像学表现】

CT:平扫示椎体、椎弓根常有不同程度破坏,大多呈溶骨性破坏,但椎间盘通常不受累。硬膜外脂肪间隙消失,病灶可呈浸润性向椎旁生长,密度与椎旁肌肉组织相近,边缘不规则,有些肿瘤可穿破硬脊膜向硬膜下或髓内生长,脊髓受压、移位。增强扫描部分肿瘤不均匀强化。

MRI:在 T_1WI 硬脊膜外软组织肿块呈低信号,T_2WI 呈高信号或等信号,大多累及多个节段,肿瘤形态不规则,常伴有椎体、椎弓根信号异常。增强扫描后肿瘤强化方式因原发灶不同而有所不同。

【诊断与鉴别诊断】

结合原发肿瘤病史,病灶常伴有邻近椎体及附件骨质溶骨性破坏,椎间盘不受累,硬脊膜外不规则软组织肿块影向椎旁软组织侵犯,增强后肿瘤多不均匀强化,硬脊膜外转移瘤诊断不难。鉴别诊断主要应考虑淋巴瘤,淋巴瘤多见于男性,椎旁软组织肿块在纵向上呈浸润性生长,有从椎间孔侵入硬脊膜外腔环状包绕脊髓和神经根的趋势。另外,硬膜外转移瘤伴椎体病理性骨折时,还需与慢性良性压缩性骨折相鉴别;伴椎旁软组织肿块者应与慢性肉芽肿炎症及邻近软组织原发恶性肿瘤相鉴别。

【临床研究现状】

椎管内肿瘤是指发生于椎管内各结构的肿瘤,可导致不同程度的脊髓损伤和神经功能缺失,是影响人类健康的重大疾病之一。脊髓肿瘤的治疗方法主要包括手术治疗、放射治疗和化疗。治疗方法的选择需要根据肿瘤性质、神经功能缺失、脊柱稳定性和疼痛程度的差异而有所不同。对脊髓肿瘤准确的定位、定性诊断是选择适当治疗和评估预后的关键。现以需要解决的临床问题为中心,结合目前的各种影像学检查方法尤其是功能磁共振检查方法,对本领域的研究现状进行概述。

CT 能够显示脊髓肿瘤所致的骨性结构改变,包括椎管管腔内径增加、椎间孔扩大、椎体及邻近骨质吸收破坏等,能够显示部分肿瘤的形态特征,但其所提供的脊髓内部的信息较少。而 MRI 对脊髓的分辨率较高,是目前临床上应用最广泛的脊髓肿瘤检查方法。MRI 多参数、多方位、多序列的应用在对肿瘤定位、定性及对白质纤维束的定量上起着重要的作用。脊髓 MRI 检查的常规序列是轴位及矢状位的 T_1、T_2 序列及增强 T_1 序列,必要时辅以冠状位扫描。脂肪抑制序列可用于观察脊髓病变内脂肪信号以及周边椎骨骨髓受累的情况。梯度回波或磁敏感加权成像用于检测微出血、钙化和流空腔隙等。而近年来迅速兴起的多模态功能磁共振成像方法,能够从结构、功能、代谢、弥散、血管、微出血等各方面对不同类别肿瘤进行全方位评估。目前研究较热的序列有 DTI、SWI、PWI、MRS 等。

DTI 技术是在弥散加权成像的基础施加 6 个以上线性方向的弥散敏感梯度而获取图像的技术,可以显示白质纤维束的走行,并观察白质纤维束的完整性与空间方向性,从而评估椎管内肿瘤患者脊髓损伤的程度,将此技术引入脊髓肿瘤患者的脊髓神经功能评估中,以期为临床提供直观并且定量的评估方法,从而辅助外科医生在手术的过程中进行病灶定位和神经功能的保护。DTI 还可用于脊髓可疑肿瘤病变的鉴别诊断,避免了一些炎性脱髓鞘患者的穿刺活检或者手术切除等创伤,白质纤维束融合图像从形态上可以分为正常、消失及中断 3 类,白质纤维束形态正常的大多为炎性脱髓鞘病变,形态消失及中断的多为肿瘤性病变及胶质增生病变。

SWI 在检测钙化、出血和脱氧血红蛋白的含量方面比其他磁共振技术有更高的灵敏度,可增加出血、钙化及血管性肿瘤的检出率。由于恶性肿瘤往往有异常增生的血管并常伴发多处微小出血灶,检测肿瘤中的这些变化有可能更好地评价肿瘤的生物学行为。还有助于确定含铁血黄素沉积,其在血管母细胞瘤、脊髓室管膜瘤等疾病的诊断中起到重要作用。

MRS 能够提供脊髓的代谢产物改变,与大脑相比,脊髓的一些神经化学物质的浓度有变化,主要包括谷氨酸的浓度减低及天冬氨酸、氨基丁酸、肌醇、甘氨酸的浓度升高。然而，由于技术上的挑战，很少应用于脊髓肿瘤的检查中。

PWI 在评估肿瘤血管储备和生物学行为方面有着重要的作用，可以测量肿瘤新生血管及毛细血管通透性的程度，这两者都是肿瘤恶性程度、分级和预后的重要生物学标志。

目前影响脊髓 MRI 研究的问题主要包括：周围骨性结构伪影，脊髓横截面相对较小，脑脊液部分容积效应，血管波动和呼吸运动伪影等，尽管目前脊髓功能磁共振技术仍然存在着诸多的不足，但其具有许多其他常规技术不能替代的优势。随着检查设备硬件的不断更新，图像分析软件的不断进步，脊髓的功能磁共振技术有较好的研究前景。而更加便捷的扫描序列、更加清晰的图像以及更加全面的分析平台，将使得脊髓功能磁共振技术能够为临床研究提供更多有价值的信息。

（王梅云）

参 考 文 献

1. 耿道颖. 脊柱与脊髓影像诊断学. 北京：人民军医出版社，2008

2. 魏新华，戴建平，高培毅，等. 椎管内肠源性囊肿的 MRI 表现. 中国医学影像技术，2006，22（3）：395-397

3. 王梅云，白岩，史大鹏，等. 重新正确认识第五脑室的概念及其影像表现. 中华放射学杂志，2016，50（6）：494-496

4. 邹志孟，张帅，曹庆勇，等. MR 磁敏感加权成像在评价创伤性颈髓损伤患者颈髓出血中的应用价值. 中华放射学杂志，2016，50（5）：344-347

5. Gerevini S，Agosta F，Riva N，et al. MR Imaging of brachial plexus and limb-girdle muscles in patients with amyotrophic lateral sclerosis. Radiology，2016，279（2）：553-561

6. Xiao CP，Ren CP，Cheng JL，et al. Conventional MRI for diagnosis of subacute combined degeneration（SCD） of the spinal cord due to vitamin B-12 deficiency. Asia Pac J Clin Nutr，2016，25（1）：34-38

7. Gass A，Rocca MA，Agosta F，et al. MRI monitoring of pathological changes in the spinal cord in patients with multiple sclerosis. Lancet Neurol，2015，14（4）：443-454

8. Kearney H，Miller DH，Ciccarelli O. Spinal cord MRI in multiple sclerosis-diagnostic，prognostic and clinical value. Nat Rev Neurol，2015，11（6）：327-338

9. Galler S，Stellmann JP，Young KL，et al. Improved lesion detection by using axial T2-weighted MRI with full spinal cord coverage in multiple Sclerosis. AJNR Am J Neuroradiol，2016，37（5）：963-969

10. Kearney H，Miller DH，Ciccarelli O. Spinal cord MRI in multiple sclerosis-diagnostic，prognostic and clinical value. Nat Rev Neurol，2015，11（6）：327-338

11. Oh J，Zackowski K，Chen M，et al. Multiparametric MRI correlates of sensorimotor function in the spinal cord in multiple sclerosis. Mult Scler，2013，19（4）：427-435

12. Kearney H，Yiannakas MC，Abdel-Aziz K，et al. Improved MRI quantification of spinal cord atrophy in multiple sclerosis. J Magn Reson Imaging，2014，39（3）：617-623

13. Santillan A，Nacarino V，Greenberg E，et al. Vascular anatomy of the spinal cord. J Neurointerv Surg，2012，4（1）：67-74

14. Kelley BJ，Harel NY，Kim CY，et al. Diffusion tensor imaging as a predictor of locomotor function after experimental spinal cord injury and recovery. J Neurotrauma，2014，31（15）：1362-1373

15. Talbott JF，Nout-Lomas YS，Wendland MF，et al. Diffusion-weighted magnetic resonance imaging characterization of white matter injury produced by axon-sparing demyelination and severe contusion spinal cord injury in rats. J Neurotrauma，2016，33（10）：929-942

16. Egger K，Hohenhaus M，Van Velthoven V，et al. Spinal diffusion tensor tractography for differentiation of intramedullary tumor-suspected lesions. Eur J Radiol，2016，85（12）：2275-2280

17. Hock A，Wilm B，Zandomeneghi G，et al. Neurochemical profile of the human cervical spinal cord determined by MRS. NMR Biomed，2016，29（10）：1464-1476

18. Henning A，Koning W，Fuchs A，et al. ^{1}H MRS in the human spinal cord at 7T using a dielectric waveguide transmitter，RF shimming and a high density receive array. NMR Biomed，2016，29（9）：1231-1239

19. Sapkota N，Shi X，Shah LM，et al. Two-dimensional single-shot diffusion-weighted stimulated EPI with reduced FOV for ultrahigh-b radial diffusion-weighted imaging of spinal cord. Magn Reson Med，2017，77（6）：2167-2173

20. Martin AR，Aleksanderek I，Cohen-Adad J，et al. Translating state-of-the-art spinal cord MRI techniques to clinical use: A systematic review of clinical studies utilizing DTI，MT，MWF，MRS，and fMRI. Neuroimage Clin，2015，10：192-238

（于春水 审校）

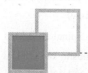

第十三章 周围神经系统疾病

第一节 周围神经系统检查方法和正常影像学表现

一、周围神经的影像学检查方法

周围神经系统疾病的影像学检查方法包括X线、脊髓造影、CT和MRI。随着MRI临床应用的普及，传统X线检查和CT因其软组织分辨率的限制，在周围神经病变的诊断中不具有优势，临床上现已基本不再选用。

（一）X线平片

X线平片检查简单、经济，但不能直接显示周围神经，以往对脑神经、脊神经进出孔道采取特殊位置进行摄片，通过观察周围神经行走的孔道结构周围骨质形态，有无扩大、骨折、骨质增生、韧带钙化、钙盐沉积等，间接判断走行于骨性孔道中的神经病变，因此对周围神经病变的诊断仅起辅助作用，目前计算机X线摄片（computerized radiography，CR）和数字化X线摄片（digital radiography，DR），代替了传统的X线摄片，主要用于周围神经损伤可能伴随的一些骨关节骨折或脱位的检查。

1. 脑神经X线摄片 脑神经的X线摄片主要根据各脑神经出颅位置及方向的不同，采取不同的体位进行定位及摄片；其中嗅神经采用瓦氏位，视神经采用瑞氏位，动眼神经、滑车神经、三叉神经采用柯氏位，面神经、前庭蜗神经及舌下神经采用斯氏位，舌咽神经、迷走神经、副神经采用颏枕位进行摄片。

2. 脊神经X线摄片 脊神经X线摄片一般采用脊柱双斜位及正侧位摄片，摄片的重点是显示椎间孔，观察椎间孔是否扩大，是否有骨折、骨质增生、韧带钙化等。

（二）脊髓造影

在MRI及CT尚未进入临床应用之前，怀疑脊神经病变者，采取脊髓造影检查。脊髓造影，又称X线椎管造影，是将非离子型水溶性碘对比剂经腰穿穿刺注入脊髓蛛网膜下腔，通过改变患者体位，观察对比剂在椎管内的充盈形态与流动情况来发现或诊断椎管内病变的一种检查方法。临床上主要用于脊髓或脊神经受压症状、椎管梗阻的患者。脊髓造影对椎管内病变或者是累及椎管内的病变诊断的优点是检查范围大，整体观察好，但是其缺点是不能显示神经根以外的部位；只能显示病变的轮廓而不能直接显示病变本身结构。随着无创性的MRI在周围神经的广泛应用，有创性的脊髓造影的应用逐渐减少。

（三）CT检查

CT设备发展十分迅速，目前多层螺旋CT（multi-slice spiral computed tomography，MSCT）的临床应用已十分广泛。多层螺旋CT的密度和时间分辨率大幅提升，Z轴分辨率的提高可以实现各向同性成像，并具有强大的图像后处理技术，能够更加直观地显示人体内部各组织结构的相互关系。

1. 脑神经CT检查 脑神经CT检查一般采用容积扫描，将原始数据重建成薄层图像，进行多平面重组（multi-planar reformation，MPR）、三维立体显示，CT对脑神经出入颅骨的骨性孔道显示极佳，显示神经骨性孔道骨质结构的完整性，有无骨折、骨质破坏，邻近有无肿块压迫、侵蚀。图像后处理的时候，可以采用多平面重组、曲面重建（curved planar reformation，CPR）、容积再现技术（volume rendering technique，VRT）、仿真内镜等多种后处理技术显示神经骨性孔道。但CT的成像原理还是基于组织的X线衰减，显示孔道内的神经软组织远不及MRI。

2. 脊神经节后段与肢体神经CT检查 由于CT上神经和周围软组织的密度差并不大，MSCT结合图像重建技术可显示神经的行程及粗细，但不能敏感检测神经内变性，因此脊神经节后段及肢体神经目前主要采用MRI检查或超声检查。脊神经节后段及肢体周围神经MSCT检查时，采取平扫，进行多平面重组或曲面重建，可显示神经的走行、形态及周围结构导致神经压迫等情况。

3. 脊神经节前段 CT 检查　脊神经节前段神经，采用 CT 脊髓造影（CT myelography，CTM），它将 CT 和脊髓造影检查相结合，将非离子型水溶性碘对比剂经腰穿穿刺注入脊髓蛛网膜下腔，通过改变患者体位后，进行脊柱 CT 检查，通过对比剂在脊髓蛛网膜下腔的充盈而衬托出神经根，并结合图像后处理技术，如多平面重组、曲面重建，以及最大密度投影（maximum intensity projection，MIP）、容积再现技术，观察脊髓位置，神经根的连续性及形态改变，有无假性脊膜囊肿，判断脊神经节前损伤。由于 MRI 神经成像技术的发展，CTM 已逐渐少用，但在一些由于安全原因，如动脉瘤夹、人工心脏瓣膜置换、心脏起搏器放置、血管支架等置放术后，不适合进行 MRI 检查情况下，或其他由于金属伪影导致 MRI 检查显示不清楚的情况，仍可以 CTM 为替代检查手段。

CTM 结合了 CT 检查和脊髓造影二者的优点，既可以很清楚地显示骨质结构、韧带钙化、椎管狭窄、椎间盘病变等脊柱退变的情况，又可以很好地显示脊髓受压、变形、移位及前后神经根完整性，还可清楚地观察椎管与脊髓、神经根的局部关系，以及神经根撕裂导致对比剂外漏形成的假性脊膜囊肿等。但 CTM 仍然是有创性检查，和脊髓造影检查一样，在进行 CTM 检查时需向脊椎椎管内注入对比剂，碘对比剂不良反应、粘连性蛛网膜炎以致椎管内感染等可能，严重者可引起患者瘫痪或死亡。因此，在选择时应当慎重；另外，它对脊髓内部的结构变化、脊髓缺血变性等显示方面不如 MRI 清楚。

（四）MRI 检查

周围神经的磁共振成像，又称磁共振神经成像（magnetic resonance neurography，MRN）。由于周围神经结构细小，其信号强度与肌肉十分相近，周围常有脂肪包绕、血管伴行，所以往往需要结合多种成像技术尽量抑制神经周围脂肪及血管的信号以增加对比度，使神经更直观、突出地显示。高质量的 MRN 图像具有如下特点：良好的对比度；均匀、完全的脂肪抑制；高分辨率图像——三维各向同性分辨率小于 1mm；较少伪影且尽量消除魔角效应。

MRN 可直观显示神经的形态学改变和信号异常，能对周围神经病变的部位、神经损伤程度及其周围组织进行直接观察，此外，对 MRN 图像进行后处理，有助于多角度观察神经病变及其与周围组织毗邻关系的详情，目前 MRN 已成为周围神经病变的首选影像学检查方法。随着磁共振硬件和软件的不断提升，MRN 的分辨力及信噪比明显提高，新序列的开发和后处理软件功能的升级，使获得更高质量周围神经图像成为现实。

MRN 常规序列包括 2D T_1WI、2D 脂肪抑制 T_2WI 和 3D 脂肪抑制 T_2WI。脂肪抑制技术包括频率选择性绝热反转恢复（spectral adiabatic inversion recovery，SPAIR）和短时反转恢复（short tau inversion recovery，STIR），前者信噪比及图像分辨力高，且脂肪抑制彻底，但对磁场均匀性要求高，多用于四肢神经成像；后者分辨力较低，但可以排除磁场不均匀的影响，多用于臂丛和骶丛的神经丛成像。对于走行弯曲的神经，尤其是神经丛，2D 图像往往难以显示神经干或神经丛的全貌，3D 脂肪抑制 T_2WI 获得的图像进行图像后处理，以任意平面重建以显示复杂的解剖结构，可弥补此不足。

此外，近年来 MRN 新技术的开发与运用越来越多，主要包括以下几种：

（1）弥散加权成像（diffusion weighted imaging，DWI）：由于能抑制血管血流图像，DWI 可直观显示神经丛。目前常用于周围神经的 DWI 技术主要是背景抑制弥散加权成像（diffusion weighted imaging with background suppression，DWIBS）。DWIBS 最早为模拟 PET 成像效果直观显示肿大淋巴结。在颈部淋巴结成像时，发现 DWIBS 对臂丛神经成像效果好，后来亦逐步应用于臂丛、骶丛神经，其优势在于能够直观地显示神经丛的全貌。DWIBS 在臂丛及骶丛神经成像时，由于其图像容易受磁场不均匀及磁敏感度差异的影响，获得的图像容易发生变形，因此在进行臂丛及骶丛神经成像时，宜采用 3D 横断位扫描，进行图像后处理，然而尽管 DWIBS 获得图像信噪比越来越高，但其分辨力难达到常规的 2D 及 3D 序列的水平，目前仅能用于辅助诊断。

（2）弥散张量成像（diffusion tensor imaging，DTI）：DTI 以水分子扩散的各向异性为理论基础，目前主要应用于中枢神经系统，在周围神经系统应用不多，主要原因为周围神经细小，获得高质量 DTI 图像存在一定的难度。近年来随着 3T 磁共振仪及表面线圈的使用，DTI 在臂丛及周围神经干中的成像逐渐增多。在周围神经中，水分子沿着轴索的扩散速率快，而垂直于轴索方向的速率慢，为 DTI 在周围的应用提供了生理依据，其优势在于能够测量神经的各向异性分数（fractional anisotropy，FA）和表观扩散系数（apparent diffusion coefficient，ADC），为神经变性早期诊断提供量化指标，其次，还可以通过设定 FA 和偏转角度的阈值来进行神经纤维束追踪，获得直观的纤维束成像（diffusion tensor tractography，DTT）。

（3）新型对比剂（gadofluorine M，Gf）：周围神经损伤后，小分子钆类对比剂增强扫描损伤神经一般并不出现强化，因此小分子钆对比剂在周围神经损伤中价值有限，一般可不予采用，除非怀疑存在肿瘤、放射性损伤、炎症等其他病变。近年来开发的新型对比剂，Gf，最初被用于淋巴造影，使用中发现 Gf 能特异性聚集在 Wallerian 变性（Wallerian degeneration，WD）的神经纤维中，也就是能够特异性地显示病变神经，有望成为一种新型神经特异性钆类对比剂，但迄今仍未进入临床应用阶段。

（4）MRI 定量测量：MRN 获得的图像主要依靠神经的形态学及信号强度来进行神经病变的诊断，视觉评价神经病变的信号强度对轻微、早期病变的观察往往不敏感，此外，在周围神经损伤中需要对神经修复过程进行动态观察时，视觉评价神经损伤不具有纵向可比性，此时，可辅助以周围神经的 MRI 定量检测技术，如 T_1-mapping 和 T_2-mapping，分别定量测量周围神经的 T_1 和 T_2 弛豫时间。T_2-mapping 利用多自旋回波序列采集不同 TE 值时得到的图像，通过计算不同 TE 时组织信号强度的衰减，得到组织的 T_2 值。神经发生损伤后，其 T_1 值和 T_2 值均会延长。利用常规 T_2WI 来评价神经损伤情况既具有一定主观性且易受图像伪影干扰。而 T_1-mapping 和 T_2-mapping 能做到定量测量，故其客观性强，可重复性高。

周围神经丛常用的成像方式主要有以下几种：

（1）臂丛神经（brachial plexus）成像：臂丛神经扫描采用的序列主要为冠状位 2D T_1WI，冠状位及横断位 2D 脂肪抑制 T_2WI。冠状位扫描平面应与臂丛神经走行一致，应平行于 $C_4 \sim C_7$ 椎体，有助于显示臂丛神经节后段的全貌，并便于左右对比，由于臂丛神经周围存在的脂肪，采用不加脂肪抑制的 2D T_1WI 借助脂肪的高信号勾画，能清晰显示臂丛神经的轮廓，便于对臂丛神经定位，而冠状位脂肪抑制 T_2WI 能够显示臂丛神经病变的信号增高或神经根撕裂导致的假性脊膜囊肿形成，便于对臂丛神经病变做出诊断；横断位 T_2WI 序列覆盖范围应为 $C_4 \sim T_3$，并且层面方向尽量平行于上述范围内的椎间隙，采用重 T_2 加权序列，借助脑脊液与神经根的对比显示臂丛神经节前段神经前后根的完整性，脊髓移位及假性脊膜囊肿，或选用液体敏感序列，如稳态进动结构相干扰序列（constructive interference

in steady state，CISS）、真稳态进动快速成像（fast imaging with steady state procession，True FISP）和快速稳态进动采集序列（fast imaging employing steady state acquisition，FIESTA）及驱动平衡（driven equilibrium，DRIVE）技术。横断位扫描不仅便于左右对比，还能清楚地显示神经前后根，弥补冠状和矢状位的不足。矢状位扫描常作为辅助序列，可为正中矢状面和垂直于神经根的斜矢状面，前者便于不同水平节段神经节的比较，后者能清晰地显示神经与邻近的肌肉和血管的关系。由于人体颈椎生理曲度及体型的差异，有时冠状位很难在一个平面内显示臂丛神经节后段的全部走行，这时需借助于 3D 脂肪抑制 T_2WI 序列，3D 扫描常取冠状位，便于减少 3D 扫描的时间。3D 图像需要进行后处理，最常用的为 MPR，可调整层面方向，多角度观察臂丛神经的各个节段，其次为 MIP，可对臂丛神经走行区域进行薄层 MIP（thin MIP）处理，获得臂丛神经整体图像，必要时，还可以进行 CPR 以显示神经的全貌。

（2）腰骶丛神经成像：腰骶丛神经的扫描序列和层面与臂丛神经相似。冠状位层面方向沿骶骨，作斜冠位扫描；而横断位则需垂直于骶骨长轴。用于定位参考的骶骨平面，层面的方位需要平行或垂直于骶骨的曲度。选择性激发技术（principle of selective excitation technique，PROSET）应用于 3D 快速梯度回波（FFE）序列，该序列也能很好地显示腰骶丛的神经根。腰骶丛神经分支的成像，取决于这些神经的走行和粗细程度。闭孔神经位于腰大肌后内侧方，其在盆腔内几乎垂直下行，所以冠状和矢状面均能良好地显示其轮廓，由于周围丰富脂肪的衬托，其在横断位上也易辨认。髂腹下神经、髂腹股沟神经、生殖股神经以及臀上神经、臀下神经非常细小，正常情况下 MRN 显示困难，对于此类神经，MRN 的作用在于判断其走行区内有无肿块性病变以及神经本身有无异常增粗。对于比较粗大的神经，如坐骨神经，MRN 能清楚显示。

二、周围神经的正常影像学表现

常规 X 线检查由于不能直接显示周围神经，对周围神经损伤的诊断仅能起辅助作用。在肢体创伤导致的周围神经损伤中，常规 X 线检查可用于了解肢体软组织肿胀情况与组织周围间隙的变化，在伴发于肢体骨折、关节脱位的周围神经损伤时，可通过骨折及脱位情况大致判断有无可能合并神经损伤。

X 线脊髓造影的正常表现主要为蛛网膜下腔显

示为高密度圆柱影，侧位前缘在椎间盘平面出现轻度凹陷，后缘欠光滑，中央带状低密度影为脊髓。上端与延髓相连接，下端止于第1~2腰椎水平。正侧位可见对称神经根鞘囊呈小三角形突起，为根袖。

CT能够清晰地显示软组织结构和骨质改变。正常周围神经及其主要分支表现为密度略低于周围肌肉及血管的条索状影，由近而远逐渐变细；较细的神经分支内部密度均匀，而部分周围神经主干内部显示为条束状结构，细条束影间可见线样脂肪密度影；神经周围可见线样或条状脂肪间隙。神经及其主要分支走行自然，一般没有弯曲、扭曲及波浪样表现。周围神经及其主要分支绝大部分走行于肌间隙内，且神经主干周围常有动静脉伴行。

CTM横断面上，正常神经根前后根表现为脊髓两侧充盈缺损影，在颈髓和胸髓水平，呈线状或条状，在腰髓水平，呈短线状，其轮廓光滑，双侧对称分布，由脊髓发出，在椎间孔处前后根汇合。在冠状位上，显示为脊髓双侧横行或斜行的、线状或条状、光滑充盈缺损影。

MRI能够较全面地显示神经的具体情况。在沿神经纵向走行的长轴位T_1WI不压脂序列上，正常周围神经表现为条状等信号，周围可见高信号脂肪围绕，信号强度与周围肌肉相近，而在横断位T_1WI上，神经表现为圆形或类圆形等信号结构；长轴位T_2WI压脂序列上表现为光滑、粗细均匀的条状稍高信号，在比较粗大的神经干，如正中神经，MRI可显示其内部结构，神经束呈线状、连续、光滑的稍高信号。由于四肢周围神经常与血管伴行，且两者粗细相近，因此周围神经需与邻近的血管区分。在高分辨率横断位不压脂T_1WI序列上，因神经内及神经周围脂肪组织的高信号衬托，神经的束状结构通常表现为蜂窝样，神经外围呈晕轮样高信号。由于神经上下走行连续，动脉的流空效应及静脉的流入增强现象，使得T_1WI序列非常有助于辨别神经，并将其与周围淋巴结及脉管结构区分开（图13-1-1）。静脉注射Gd-DTPA对比剂后，由于正常神经存在完整的血-神经屏障，通常不发生强化，也有助于区分周围神经与伴行的血管。

臂丛神经成像的冠状位能全程显示臂丛神经从颈部至腋窝逐渐汇合的根、股、干结构。在冠状位T_1WI上，臂丛神经显示为连续、均匀的低信号束状影，周围环以均匀高信号的纤维脂肪结缔组织，其中T_1和C_8神经根尤其容易辨认，T_1神经根位置、形态相对固定，总是贴近肺尖上方呈水平走行，此征象在臂丛神经根、股、干损伤的定位中非常有价值。在脂肪抑制T_2WI或STIR冠状位上，神经则显示为稍高信号，其中点缀以压脂后的低信号结缔组织间隙的束状结构。薄层T_2WI或STIR横断位不仅可以显示臂丛神经节前段，在高信号脑脊液的衬托下，表现为与脊髓相连的细线状低信号结构，还可以清楚显示臂丛神经节后段。3D脂肪抑制T_2WI序列，通过冠状位重建和薄层MIP处理后，能在同一冠状位层面中连续显示臂丛神经节及节后的上、中、下干，表现为从颈部向锁骨下及腋窝等处集聚的条状稍高信号影。一些水成像敏感技术，如3D-FIESTA序列，尤其适用于观察臂丛神经节前段，可清晰的显示脊神经前、后根从脊髓腹、背侧沟发出后在神经节处汇合的影像，表现为周围高信号脑脊液衬托出的低信号丝状结构，边缘清楚锐利，随后神经根由内上向外下逐渐聚合成束，向椎间孔汇集，与脊髓纵轴的夹角自第5颈神经起向下至第1胸神经逐渐减小。在DWIBS上，

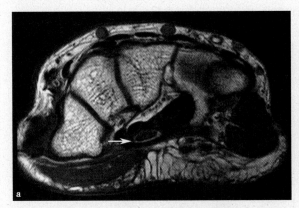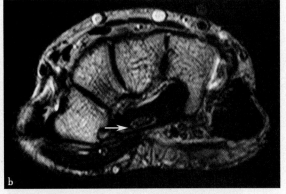

图13-1-1　正常正中神经的MRI表现

正中神经在腕关节横断面上呈类椭圆形，T_1（a）不压脂序列上神经束呈蜂窝样的稍低信号，其外围呈晕轮样高信号；T_2（b）上神经束呈稍低信号，其外围亦呈稍高信号

脂肪及肌肉的背景信号被完全抑制，臂丛神经节及节后段能被突出显示，表现为从颈部向腋窝向上臂逐渐汇合、增粗的条状结构，轮廓光滑，走行自然，呈稍高信号（图 13-1-2）。

正常骶丛及近段坐骨神经在 T_2WI 横断面影像上，表现为特征性的点簇状形式，周围被高信号的脂肪包绕；在 STIR 横断位上坐骨神经的束状结构呈蜂窝样高信号散布在低信号的脂肪与结缔组织内；而在冠状位上呈相应的细条纹状结构。在骶管

及骶孔处，神经硬膜囊内存在脑脊液，硬膜囊外存在脂肪，从而高信号的脂肪及脑脊液将神经衬托出轮廓，显像清晰。骶孔外盆区的丛段骶神经，其外周仍然存在高信号脂肪，远段神经为近段神经的自然延续，组成骶丛的腰骶神经均走行自然，腰骶干紧贴骶骨岬，各骶神经在近端紧贴上方骨柱而在出骶孔时紧贴下方骨柱。各骶神经管清晰展现，由上到下骶神经管逐渐变小，骶神经由上到下、由近段到远段逐渐变细，信号均匀一致（图 13-1-3）。

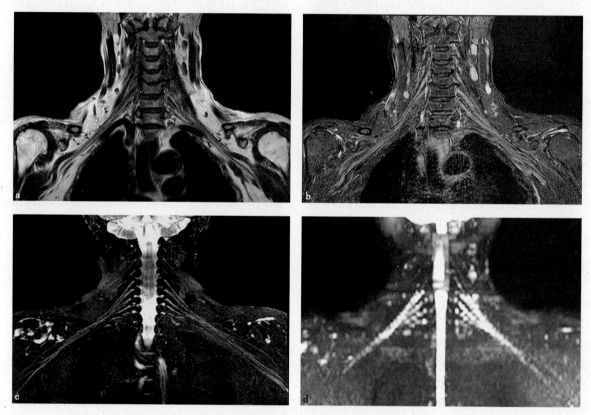

图 13-1-2　正常臂丛神经 MRI 表现

正常臂丛神经粗细均匀，走行自然，在 T_1(a) 为连续、均匀的低信号束状影，周围可见高信号影环绕；在 T_2 脂肪抑制序列（b）及 3D 脂肪抑制 T_2 序列（c）上为条状稍高信号影；在 DWIBS（d）上呈边界清楚的稍高信号

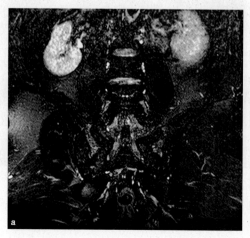
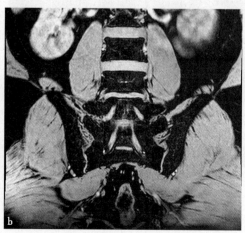

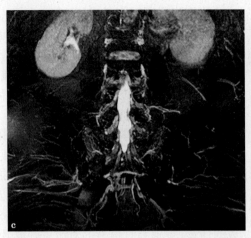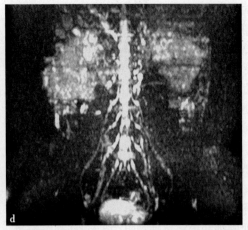

图 13-1-3　正常腰骶丛神经 MRI 表现

正常腰骶丛神经在 3D 脂肪抑制 T_2 序列（a）上为走行自然，粗细均匀的稍高信号；在选择性水激励脂肪抑制序列（b）上为束状均匀高信号；在 3D 成像（c）中神经束呈边界清晰的稍高信号束；在 DWIBS（d）上呈边界清楚的高信号束

（沈　君）

第二节　脑神经影像学

一、脑神经鞘瘤

在 2016 年版 WHO 神经系统肿瘤分类中，脑神经和脊旁神经肿瘤中包括六个小类的肿瘤，其中施万细胞瘤（神经鞘瘤）被分为第一小类。神经鞘瘤为生长缓慢的良性肿瘤，WHO 分为 I 级，起源于由施万细胞及神经膜细胞构成的神经鞘膜，过去又称为施万细胞瘤。神经鞘瘤占颅内肿瘤的 5%～10%，其中以听神经瘤最为常见，占桥小脑角区肿瘤的 80%。脑神经鞘瘤通常为单发，占 95%，好发年龄为 40～60 岁。儿童罕见，仅占儿童颅脑肿瘤的 0.1%。女性多于男性，12 对脑神经中，除 I、II 对脑神经外，其余均有施万细胞神经鞘膜，因此均有可能发生神经鞘瘤，其中以感觉神经为主，运动神经较少受累。患者的临床症状主要与累及的脑神经有关。

【临床与病理】

听神经瘤是颅内神经鞘瘤中最常见的一种，约占颅内肿瘤的 7%，占桥小脑角区肿瘤的 80%。一般起源于听神经前庭支的神经鞘膜，起源于蜗神经的较少，好发于 40～60 岁之间，10 岁以下儿童少见，女性发病率高于男性。听神经瘤绝大多数为单发，双侧者占 2%，青年人双侧者应考虑神经纤维瘤病。听神经瘤生长缓慢，可生长数年而无任何临床症状，部分可以在尸体解剖时首次发现。肿瘤最初在内听道内生长后逐渐由内听道长入桥小脑角池。临床上以患者听力进行性降低为主要征象。早期病灶主要局限于内听道内，对压迫神经，而出现以一侧听力减退与耳鸣；当瘤体较大时，肿瘤向内听道外桥小脑角池方向延伸可压迫面神经、小脑及脑干引起面麻、面瘫、小脑共济失调及头痛、恶心及呕吐等症状。局限于听道内的小的听神经瘤，症状较轻，多见于男性，而大的肿瘤病程较短，多见于女性，易出血。

三叉神经瘤是起源于三叉神经根或三叉神经节的良性肿瘤，占颅内肿瘤的 0.2%～0.45%，占脑神经瘤的 5%～6%，发病率仅次于听神经瘤，可发生于三叉神经的任何部位，根据三叉神经瘤起源部位的不同，分为颅中窝型（起源于三叉神经半月神经节）、颅后窝型（起源于三叉神经根）及跨颅窝型（两者同时累及）。约占 53% 起源于三叉神经根者位于后颅窝。三叉神经瘤多在 20～50 岁出现症状，常引起进行性面部麻木，疼痛和感觉异常，咀嚼肌萎缩。位于颅中窝肿瘤可伴随眼球运动障碍、视力障碍及复视。位于后颅窝者则有耳鸣、听力减退，面神经麻痹以及共济失调，晚期可出现颅内压增高，如头痛、呕吐、视乳头水肿等表现。

面神经鞘瘤起源于面神经的良性肿瘤占脑神经鞘瘤的第三位。可发生于面神经近端及末梢。临床上的主要症状是面神经麻痹和听力下降，80% 为周围型（Bell 面瘫），最常见的部位在颞骨神经段，颞骨内面神经各段均可累及。

颈静脉孔区神经鞘瘤发病率较少,一般同时累及第Ⅸ、Ⅹ及Ⅺ对脑神经,常呈哑铃状累及颅内段,主要表现为味觉减退、声带麻痹、斜角肌和胸锁乳突肌瘫痪。三组神经同时受累导致的 Vernet 综合征更为罕见。肿瘤较大时,可由颈静脉孔近端延伸至颅后窝,导致听力下降、眩晕、共济失调、声音嘶哑、吞咽困难等。

舌下神经鞘瘤为少见病,可引起舌肌萎缩和瘫痪,步态不稳、耳鸣、舌下神经管扩大,较大时可扩展到颈静脉孔区。

其他脑神经鞘瘤包括动眼、滑车、展神经鞘瘤的发生率极低,主要表现为复视、视麻痹、眼肌瘫痪。神经鞘膜瘤预后较好,可以复发,但极少恶变。

神经鞘瘤为生长缓慢的良性肿瘤,起源于构成神经膜的施万细胞,肿瘤多发生在脑神经软脑膜以外,即脑外硬膜内的一段。该肿瘤为非胶质神经外胚层肿瘤。肉眼为圆形或分叶状有包膜的肿块,大小不一,边界清楚,其内常见囊变、脂肪变性、出血和坏死。镜下肿瘤有两种组织类型,分为致密型(Antoni A 型)和网状型(Antoni B 型)。Antoni A 型肿瘤细胞主要由梭形细胞密集排列,核呈栅栏状排列,可见类似触觉小体的肿瘤细胞形成的漩涡状结构。细胞密度可高可低,梭形细胞常见中度多形性,但核分裂少见。细胞的多形性并不意味着恶性倾向。基质为成熟的胶原纤维组成,平行于细胞长轴走行。Antoni B 型肿瘤细胞形态不一,肿瘤组织结构疏松,瘤细胞稀少,形态各异,基质主要由间质网状纤维组成,胶原纤维很少,常伴各种退行性变,如脂肪变性、色素沉着、黏液样基质。肿瘤组织内血管增多并扩张,管壁增厚呈玻璃样变,病变血管周围的瘤细胞多发生变性,出现囊变,分为细胞型、丛状型。

【影像学检查方法】

随着影像技术的不断发展,脑神经的影像学检查越来越先进。传统的 X 线对脑神经病变的直接诊断价值较低,很难直接发现病变,只有当脑神经病变较大引起骨质改变时才能被 X 线所观察到。在 CT 及 MR 未广泛普及时,血管造影为脑神经肿瘤的一种主要诊断方式。但是由于血管造影为一种侵入性检查,而且患者存在检查后头痛等不适,已经逐渐被 CT 及 MR 所替代。

目前临床上使用最多的影像学检查方法主要是 CT 及 MRI。CT 横断位及冠状位薄层扫描可显示一些脑神经及其病变,CT 在显示脑神经肿瘤对骨质的破坏具有优势,能够敏感地显示肿瘤与周围骨质的关系及是否对周围骨质造成破坏。但是对脑神经的其他病变受成像平面及后颅窝骨质伪影的限制,存在一定的局限性。MRI 具有良好的软组织分辨力及多参数、多平面成像能力等优点,日渐成为脑神经检查的首选方法。

MRI 由于分辨率高,无辐射损伤、无颅骨伪影等特点,是目前诊断脑神经鞘瘤的最为敏感的定位定性诊断方法。MRI 能够通过特殊的扫描序列及重建功能较好的显示脑神经的走行情况及粗细、大小的改变,能够有效地避免 CT 骨质高密度所造成的伪影,能够通过信号的对比更好地显示出听神经、三叉神经、视神经等脑神经的病变。能够根据相应神经的走行方式进行扫描,并且通过冠状位、矢状位的结合及重建更好地显示脑神经的病变。MRI 对听神经瘤诊断准确率可达 100%。Gd-DTPA 对比剂的应用,更加有助于检测出微小的听神经瘤及桥小脑角区肿瘤。

【影像学表现】

听神经瘤(acoustic neurinoma)主要表现为内听道和蝶鞍改变。80% 可见患侧内听道扩大,并出现压迫性前后壁骨质吸收和骨质破坏,主要表现为内听道宽径大于对侧,当肿瘤呈膨胀性生长时,可见内听道出口宽大呈喇叭状或瓶状,有时内听道扩大并缩短呈漏斗状,约占 20%。岩骨尖亦可见破坏,提示肿瘤较大。当肿瘤较小时,内听道可正常。肿瘤的直接压迫和颅内压增高可致鞍背和后床突骨质吸收,甚至消失。听神经瘤的椎动脉血管造影可显示为桥小脑角池占位征影,主要表现为小脑前下动脉移位,小脑上动脉和大脑后动脉的近端向上向内移位。三叉神经瘤中,约 25% 的病例为血管性肿瘤,侧位片上可见大脑中动脉、脉络膜前动脉及基底静脉上抬,邻近血管移位、延伸和包绕。微小听神经瘤(直径小于 1.0cm)在骨窗显示内听道无或轻微扩大,CT 扫描容易漏诊,增强后呈明显均匀强化;水溶性造影剂 CT 脑池造影和气体 CT 脑池造影扫描有助于微小听神经瘤的检出。但由于此方法的假阳性率较高,且患者有头痛的副作用,目前在临床上已经很少使用。中等及大听神经瘤(直径约为 1.5～3.0cm 及大于 3.0cm),平扫时呈低等混合密度或稍低密度,少数为低密度或略高密度,中等瘤体边界欠清,瘤周多无水肿,可有轻度的占位效应,可见囊变、钙化,出血少见。瘤体较大者边界清晰,瘤周多有轻度水肿,占位效应明显。肿瘤内多见囊变,亦可见坏死,钙化和出血少见。肿瘤位于桥小脑角区，以内听道为中心，多于岩骨后缘相交成锐角，少数钝角，肿瘤多为圆形，少数为半圆形，一般为实性等密度影，边缘清楚，肿瘤体积越大，其内部低密度坏死囊变区越常见。约一半以上病例内听道呈漏斗样扩大，有的可有骨质破坏。肿瘤增大可压迫脑干及小脑，使其变形移位，压迫第四脑室使其变形闭塞，形成梗阻性脑积水。增强扫描后可见肿瘤呈均匀或不均匀明显强化，以环状强化及斑片状强化为多见，囊变坏死区未见明确强化，部分肿瘤内可出现脂肪变性，增强后未见强化。MRI无骨伪影的干扰，所以较CT更易显示病变。主要表现为在桥小脑角区见圆形或类圆形实性肿瘤，边界清楚，有完整包膜，肿瘤实性部分于T_1WI上中呈等信号或稍低信号，少数呈低等混合信号，T_2WI上及PDWI上信号增高，少数呈高等信号。囊变区变现为T_1WI上为低信号，T_2WI上为高信号，增强后肿瘤实性部分呈明显均匀或不均匀强化，囊变坏死区未见明确强化。小的

肿瘤可被脑脊液的信号所掩盖，因此最好采用薄层扫描，3mm层厚可用于显示内听道内的小瘤，小的肿瘤可能表现为第Ⅷ对脑神经分叉处变形，其间隙消失。T_1WI薄层扫描有利于区分等信号的肿瘤与低信号的脑脊液。冠状位有助于显示大的肿瘤与天幕的关系（图13-2-1）。

三叉神经瘤（trigeminal neuroma）主要引起岩骨尖前内侧平滑、锐利侵蚀性骨质吸收，岩锥和内听道因破坏而缩短。颅中窝三叉神经瘤可使蝶骨大小翼骨质吸收破坏，也可以造成中颅窝圆孔、卵圆孔及眶上裂扩大。CT主要表现为中后颅窝处卵圆形或哑铃形肿块，肿块沿三叉神经走行生长，三叉神经根部增粗。肿瘤实性部分呈略高密度或略低密度，肿块内可见囊变区，囊变区密度减低，一般无水肿；肿瘤较大者可引起占位征象；中颅窝内肿瘤较大者可压迫鞍上池，使之变形；后颅窝内较大者，可压迫第四脑室。骑跨于中后颅窝的肿瘤呈哑铃状者，有确诊意义。骨窗观察常见岩尖和颅

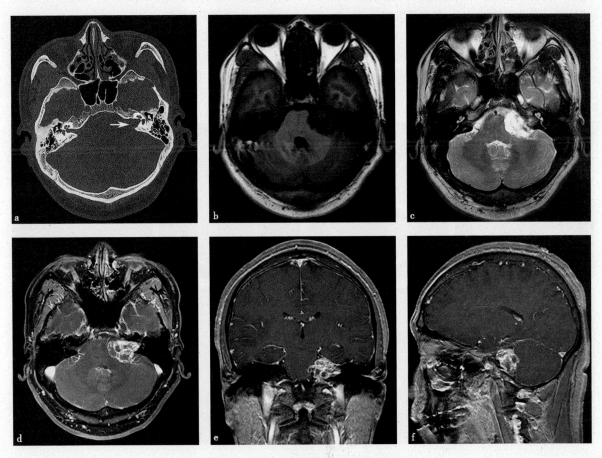

图13-2-1 听神经瘤的CT及MRI表现

左侧桥小脑角区软组织肿块，颞骨高分辨率CT（a）上可见左侧内听道扩大（白箭）；T_1（b）上肿瘤呈低及稍低信号影；在T_2（c）上为高信号，病灶内可见低信号分隔；增强后（d～f）病灶呈明显强化，强化不均匀，其囊性部分不强化，囊壁呈明显强化

底骨质破坏。增强扫描肿瘤实性成分明显不均匀强化，囊变区不强化。肿瘤一般无钙化。三叉神经瘤对骨质结构破坏的观察，CT优于MRI，在CT扫描时应以薄层为主，层厚应小于或等于5mm。当CT怀疑三叉神经瘤时，应做MRI检查，可在横断位、矢状位及冠状位清晰显示三叉神经的解剖结构下将病变显示出来，对此病的判断具有优势。MRI表现为中后颅窝交界处肿块，呈卵圆形或哑铃状，发生于半月节的肿瘤患侧Meckel腔扩大，T_1WI呈低信号，T_2WI上呈高信号。肿瘤于T_1WI上呈均匀或不均匀等低信号，T_2WI上多呈不均匀高信号，增强后呈不均匀明显强化，部分为完全均匀强化，囊变区无强化。三叉神经根部与肿瘤主体相连续，是诊断三叉神经瘤的可靠依据，在中颅窝可压迫鞍上池和海绵窦，在后颅窝可压迫第四脑室和桥小脑角。一般无瘤周水肿，但当肿瘤较大时可压迫邻近脑组织引起静脉回流障碍性水肿（图13-2-2）。

面神经瘤发生于面神经近端者与听神经瘤相似，常见内听道顶部骨质侵蚀破坏，远端者可沿面神经走行累及膝状神经节、鼓室或乳突气房。发生于近端者与听神经瘤CT表现相似。发生于面神经通路上如面神经膝状神经节、面神经管、乳突气房时，在这些区域可出现多叶状软组织肿块以及面神经通道上的结构侵蚀、破坏。MRI上平扫时T_1WI呈等或低信号，T_2WI上呈高信号，多为分叶状，边界较清，瘤周水肿较轻。可造成面神经通道上结构侵蚀、破坏（图13-2-3）。

颈静脉孔区神经鞘瘤：主要引起颈静脉孔扩大，多合并附近枕骨的压迫性骨吸收。起源于后组脑神经的鞘瘤多向颅后窝下部生长，主要表现为颈静脉孔区软组织肿块，CT密度与其他脑神经鞘瘤相似。骨窗可伴有邻近骨质破坏、颈静脉孔扩大、寰椎侵蚀等改变。MRI上主要表现为颈静脉孔区软组织肿块，信号与其他脑神经瘤相仿。可见邻近结构破坏、颈静脉孔扩大、寰椎侵蚀等改变。后组脑神经增粗为其特征性表现（图13-2-4）。

舌下神经瘤：常见舌下神经管扩大，较大时也可引起颈静脉孔扩大。CT上可见软组织肿块影，骨窗常见舌下神经管扩大，较大者可引起颈静脉孔扩大。

【诊断与鉴别诊断】

脑神经鞘瘤的诊断及鉴别诊断主要需要解决的问题是肿瘤的神经起源，以及与神经走行区的其他常见肿瘤及肿瘤样病变进行鉴别。

听神经瘤需与下列病变相鉴别：

（1）桥小脑角区脑膜瘤：一般T_1WI上及T_2WI上均呈等信号，肿瘤以宽基底与脑膜或岩骨相贴，其中心不位于内听道外口，与岩骨尖夹角为钝角，

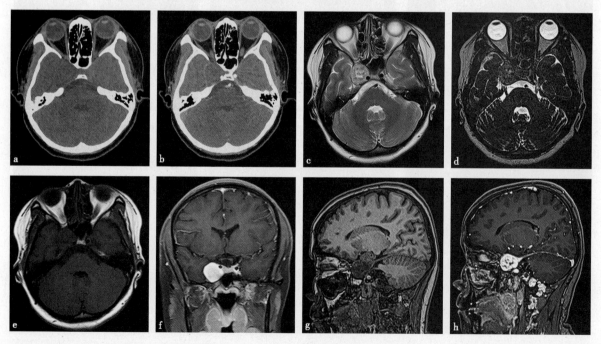

图13-2-2 三叉神经瘤CT及MRI表现

右侧海绵窦旁一类圆形软组织影，CT平扫（a）时为等密度，增强后动脉期（b）可见病灶边缘呈明显强化，其中央呈轻度强化，强化不均匀；MRI检查见病灶于T_2（c）上为高、稍高混杂信号，在T_2-SPACE（d）上呈稍低及稍高混杂信号；在T_1（e）及T_1-MPRAGE（g）上为低信号；增强后（f，h）呈明显不均匀强化，肿瘤内可见斑片状不强化区，为囊变区

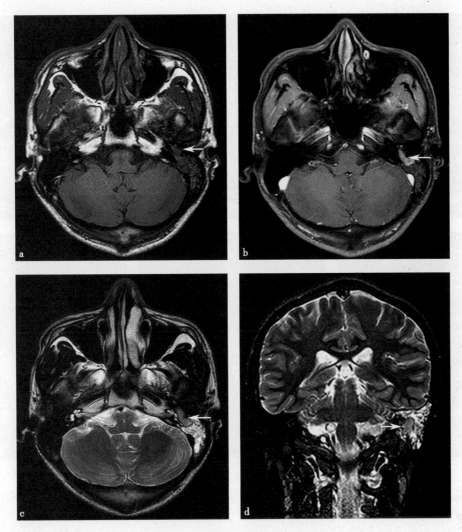

图 13-2-3　面神经瘤的 MRI 表现

左侧乳突前方以条带状软组织信号影，边界清楚，走行与面神经管一致，T_1(a，白箭）为稍低信号，T_2(c、d，白箭）上为稍高信号，增强后（b，白箭）呈明显强化；另左侧乳突区可见片状异常信号影，T_1 上为低信号，T_2 上为高信号，增强后未见强化，为乳突炎症

增强扫描肿瘤常为明显强化，其边缘可见"脑膜尾征"。

（2）三叉神经瘤：三叉神经瘤常位于内耳道前方岩骨尖处，跨中后颅窝生长，肿块形态呈哑铃状，易发生囊变，常有岩骨尖骨质破坏，岩骨尖骨质破坏呈 T_1WI 低信号，无内听道扩大，增强扫描第Ⅶ、Ⅷ对脑神经束无增粗强化。

（3）表皮样囊肿：CT 增强前后扫描均为低密度，囊壁可见钙化；T_1WI 为低信号，T_2WI 上为高信号，肿瘤形态不规则，具有沿脑池生长的钻孔的习性。微小听神经瘤应与面神经瘤、前庭神经炎相鉴别，前庭神经炎 MRI 显示前庭神经束略粗，增强后多强化，治疗后随访，神经束可恢复正常。

此外，听神经瘤还需要与桥小脑角区的少见血管瘤、内淋巴囊肿瘤、脉络丛乳头状瘤等相鉴别。

三叉神经瘤除了与听神经瘤相鉴别外，还需要脑膜瘤、毛细胞型星形细胞瘤、颞叶底面节细胞瘤、颈动脉和大脑后动脉的巨大动脉瘤、转移瘤、髓母细胞瘤、表皮样囊肿相鉴别，具体鉴别情况大致同上。

颈静脉孔区神经瘤应与颈静脉球瘤相鉴别。

【临床研究现状】

作为一种无创检查人体内代谢物的方法，磁共振波谱成像（MRS）技术正日渐成熟地应用于临床，并在一定程度上起着辅助诊断和评估疗效的作用。目前 MRS 多应用于中枢神经系统肿瘤的鉴别诊断上，而在周围神经中的应用较少。目前对于头颈部神经源性肿瘤的单体素 ^{1}H-MRS 的检查中，

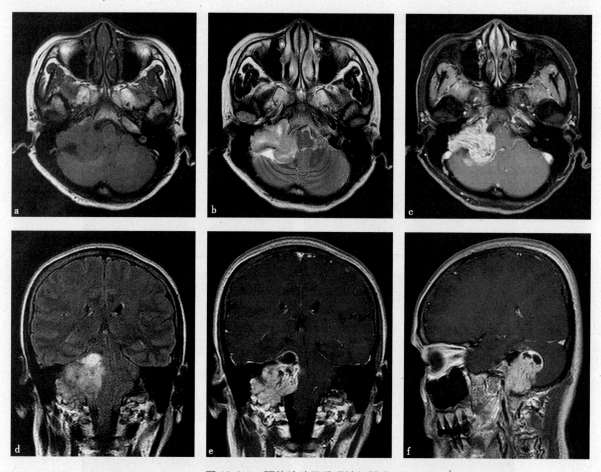

图 13-2-4　颈静脉孔区舌咽神经鞘瘤

右侧颈静脉孔区一团片状软组织病灶，T_1(a)上为稍低信号，T_2(b)上为高、稍高混杂信号，T_2-FLAIR(d)上为高及稍高混杂信号；增强后(c,e,f)呈明显强化，强化不均匀

Wang 等应用 1.5T MR 扫描仪对神经源性肿瘤进行研究，结果表明良性神经源性肿瘤出现胆碱（Cho）峰增高，且与该肿瘤的血管和细胞丰富密切相关。与头颈部的其他鳞状细胞癌相比，良性神经源性肿瘤具有较高的 Cho/Cr 值。而在另外一组对头颈部神经源性肿瘤的研究中，以代谢物 Cho（3.2ppm）和脂质（Lip, 0.9～1.4ppm）波峰的出现与否作为评价标准对神经源性肿瘤的性质评价进行的研究结果显示，Cho 可以出现在经长 TE PRESS 序列检查的大多数神经源性肿瘤中，Cho 增多提示细胞增生活跃，在大多数神经源性肿瘤中的出现可能与肿瘤内部丰富的细胞和血管密切相关。而大多数头颈部神经源性肿瘤中有 Lip 的显现，其在肿瘤中的单独显现可能并无实际临床意义，因为许多正常头颈部组织中均含有丰富的脂肪成分，高而宽大的 Lip 波峰可以时常显现在正常头颈部组织结构中。

虽然 Lip 的临床意义有限，但在 Lip 峰与 Cho 峰的组合却能构成头颈部良性神经源性肿瘤表现

的多样性。在头颈部神经源性肿瘤中 Cho 和 Lip 的表现形式有：Cho 峰和 Lip 峰均有显现；仅有 Cho 峰显现；仅有 Lip 峰显现及 Cho 峰和 Lip 峰均无显现。多数神经源性肿瘤在 ^{1}H-MRS 波谱中多以 Cho 峰伴或不伴 Lip 峰的出现为特点。

虽然单体素 ^{1}H-MRS 方法可以对头颈部神经源性肿瘤进行评价和诊断，但其尚存在以下不足之处：①单体素 ^{1}H-MRS 技术在评价直径小于 1.5cm 的头颈部肿瘤时常较难获得成功，尚难以对头颈部较小病变进行评价。②由于大多数头颈部组织内含有丰富的能影响 ^{1}H-MRS 匀场的空气、不规则形骨和脂肪成分，故难以获得较高质量的 ^{1}H-MRS 图，有时甚至会得到不能或难以解释的波谱图。③部分头颈部组织结构的运动（如舌或吞咽运动）可导致 ^{1}H-MRS 扫描失败。

二、脑神经放射性损伤

放射治疗（简称放疗）是恶性肿瘤的主要治疗

手段之一，随着肿瘤患者放疗后生存率的提高及生存期的延长，越来越多的放疗后并发症得以被发现并被认识。辐射诱发的周围神经病（radiation-induced peripheral neuropathy，RIPN）是一种相对少见，但危害性极大的放疗并发症，根据接受放疗的原发病灶部位不同，RIPN 可累及脑神经、神经干及神经丛，导致神经支配器官的感觉或（和）运动功能障碍，严重影响了患者的生活质量。

【临床与病理】

脑神经是 RIPN 的好发区域，多见于颅底肿瘤放疗后的视神经或舌下神经损伤，为乳腺癌、头颈部及五官恶性肿瘤患者经放射性治疗后常出现的并发症之一。在前组脑神经中，以视神经放射性损伤最常见，又称辐射诱发的视神经病（radiation-induced optic neuropathy，RION），主要见于视器及其邻近结构接受过放射治疗的颅内外肿瘤患者，如眼眶、鼻窦、鼻咽、垂体区肿瘤及颅咽管瘤患者或中枢性肿瘤接受过放射治疗的患者。头颈部恶性肿瘤及乳腺癌的放射治疗可导致后组脑神经的放射性损伤，包括第Ⅸ（舌咽神经）至第Ⅻ对（舌下神经）脑神经。其中舌下神经是后组脑神经中最常发生放射性损伤的部位，也是继视神经之后，最容易发生放射性损伤的脑神经。

放射性视神经损伤通常发生于放疗后的第 12～18 个月，表现为无痛性单眼或双眼视力模糊和（或）视野缺损。当损伤主要累及视神经前部（筛板及筛板前的视神经）时，临床上出现前部缺血性视神经病变的相关症状，表现为视力急剧下降，常伴有视乳头水肿、渗液及出血。当损伤累及视神经的后部时，临床上将出现后部缺血性视神经病变的相关症状，首先表现为视力在数周之内逐渐减退，随后常伴有不可逆的视野缺失及视神经萎缩。其中放射性视神经损伤以视神经后部及视交叉的损伤最为常见。

放射性舌下神经损伤可发生于舌下神经的走行区域接受过放疗的患者，通常发生于头颈部或颅底部肿瘤的放射治疗后，尤其好发于鼻咽癌接受放疗的患者，潜伏期约 1～10 年（平均 64 个月）。舌下神经的放射性损伤临床表现为舌下神经麻痹的症状，如舌偏侧萎缩，肌束震颤及伸舌偏斜等。放射性舌下神经损伤的机制尚不明确，被认为与电离辐射对神经的直接损伤及放疗后所致脉管炎与神经周围的纤维化所致的间接性损伤有关，而其中放疗所致的神经周围组织的纤维化对于舌下神经损伤起到了最为关键的作用。

放射性脑神经的损伤的机制目前尚不完全清楚，主要有以下 4 种可能：①放射线对神经的直接损伤；②放射线损伤血管内皮细胞，引起供血障碍；③自身免疫损伤；④自由基损伤。目前多认为是四种损伤机制共同作用引起神经损伤。镜下主要可见由放射治疗后接受放射的脑神经发生缺血所导致的神经脱髓鞘改变，星形细胞及内皮细胞的反应性增生，血管内皮细胞增殖，血管壁变厚伴有纤维蛋白样坏死，闭塞性动脉内膜炎等。同时损伤神经周围组织发生纤维化及脉管炎。

【影像学检查方法】

由于脑神经的放射性损伤主要表现为神经的脱髓鞘改变、周围血管内皮细胞的增殖及邻近软组织的纤维化，因此平片及 CT 的诊断价值更小。CT 检查可以排除肿瘤的复发，但是对神经的损伤没有直接的诊断意义。而 MRI 由于其组织分辨力较高，是目前脑神经放射性损伤的主要检查方法。MRI 能够通过特殊的扫描序列及重建功能较好的显示脑神经的走行情况及粗细、大小的改变，能够有效地避免 CT 检查中骨质高密度所造成的伪影，能够通过信号的对比更好地显示出脑神经，如视神经、听神经、三叉神经等脑神经形态及信号改变的情况；能够根据相应神经的走行方式进行扫描，并且通过冠状位、矢状位的结合及重建更好地显示病变的脑神经的情况。同时由于 MRI 的组织分辨率较高，可以较好地显示出病变神经周围软组织的变化情况，对脑神经的放射性损伤起到一定的提示作用。

对于脑神经的放射性损伤，在用 MR 进行神经成像的检查时，常需要结合使用 Gd-DTPA 进行增强扫描。MRI 平扫结合 Gd-DTPA 增强扫描，可以更好地显示出神经受损的情况，同时还可以排除肿瘤复发。

【影像学表现】

MRI 能清晰显示视神经的走行、形态、大小及信号改变，并排除脑神经及其周围组织的肿瘤及炎症性病变。正常视神经走行自然，粗细均匀，边缘光滑锐利，T_1WI 序列上呈均匀的等信号，T_2WI 脂肪抑制序列上，在低信号球后脂肪的衬托下，视神经呈稍高信号，神经周围的蛛网膜下腔内见高信号脑脊液填充。冠状位视神经呈环状，横断位及矢状位呈线状，增强扫描正常视神经因完整的血脑屏障存在而不发生强化。RION 患者可以分为急性型及慢性型，急性期的视神经损伤在常规 T_1WI 及 T_2WI 序列上可与正常视神经表现相仿，或仅表现为病变视神经的轻度增粗肿胀,然而,增强扫描后,因为神经损伤所致血脑屏障的破坏,患侧视神经或视交叉通常可发生中等程度至显著强化。慢性期的视神经损伤通常表现为视神经的萎缩及邻近的蛛网膜下腔增宽(图13-2-5)。

在 MRI 上,因解剖结构的复杂性及目前磁共振设备性能的限度,通过常规手段较难直接显示颅底及咽旁间隙内后组脑神经的形态,而舌下神经周围组织的纤维化可间接提示舌下神经损伤的诊断,其通常表现为 T_1WI 及 T_2WI 上舌下走行区域内的条片状或形态不规则的低信号灶。放射性舌下神经损伤可引起所支配舌肌的失神经损伤,通常表现为舌的类水肿样改变、脂肪浸润、舌萎缩及假性肥大等。舌的类水肿样改变表现为舌的弥漫性 T_2WI 上信号增高,T_1WI 通常呈等或稍低信号,边界不清,神经支配区域的肌肉增强扫描通常不发生异常强化;脂肪浸润表现为舌的多发斑片状或弥漫性 T_1WI 及 T_2WI 上的高信号改变;舌的偏侧性或弥漫性缩小及增大,可分别见于舌萎缩及假性肥大,可间接提示舌下神经损伤的诊断(图13-2-6)。

【诊断与鉴别诊断】

对于脑神经放射性损伤的诊断及鉴别诊断,首先需要判断的是脑神经损伤是由于放射治疗引起。虽然增强扫描视神经及视交叉发生强化是急性型 RION 患者视路改变最重要的 MRI 特点,但征象这种亦可见于感染,非特异性炎症性疾病(如视神经炎)、多发性硬化、转移瘤及恶性肿瘤的软脑膜播散。这时需要结合患者有无视神经区的放疗病史

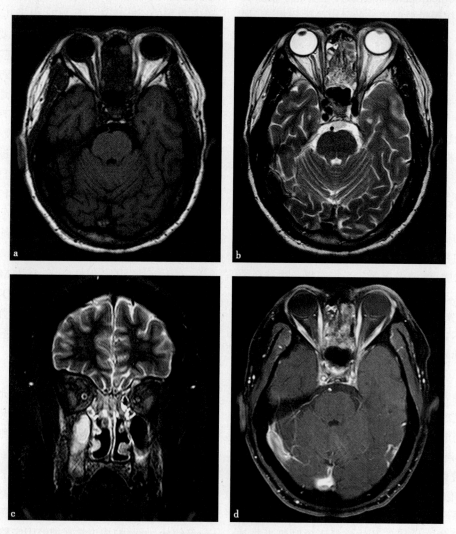

图 13-2-5 放射性视神经损伤的 MRI 表现

鼻咽癌放疗患者,可见双侧视神经明显增粗,走行稍扭曲,T_1(a)上为低信号,T_2(b)及 T_2-FLAIR(c)上信号增高,神经边缘可见高信号环环绕,以右侧为明显;增强后(d)双侧视神经呈轻度强化

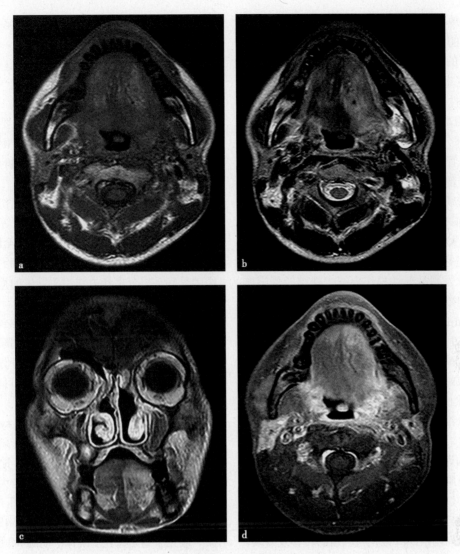

图 13-2-6 舌咽神经放射性损伤的 MRI 表现

鼻咽癌放疗患者，可见舌肌左份肿胀，信号不均匀，T_1 不压脂序列（a）上呈稍高及稍低混杂信号，T_2 不压脂序列（b）上为高及稍高混杂信号，增强后，不压脂序列（c）及压脂序列（d）上均呈明显强化

来进行综合分析。此外，RION 需要与肿瘤复发相鉴别，当平扫 T_1WI 及 T_2WI 序列上视神经走行区及视交叉出现软组织肿块或结节，侵犯或压迫视神经及视交叉，增强扫描病灶发生强化时，则高度提示视神经及其周围结构的肿瘤性病变。

同样，放射性舌下神经损伤需要与舌下神经炎症相鉴别，炎症一般经过治疗后症状可减退，在 T_2WI 上信号减低，而放射性舌下神经损伤一般具有放疗病史，同时伴有舌肌萎缩或舌肌的假性肥大。同时当 MRI 上出现可强化的 T_1WI 低信号，T_2WI 稍高信号结节或肿块灶时，需排除肿瘤复发及淋巴结病变后，方能考虑放射性舌下神经损伤的诊断。

【临床研究现状】

放射性视神经病（RION）常发生于鼻腔及鼻旁窦肿瘤接受放疗后，在颅底肿瘤、老年性黄斑退行性病变、眶内肿瘤、视神经鞘瘤等接受放疗后也可以发生。研究发现，鼻窦及鼻腔肿瘤患者接受照射剂量分别为 50～60Gy 和 60～78Gy 的患者的 RION 发生率分别为 5.00% 和 30.00%；而在肿瘤接近或者位于海绵窦的患者接受单次照射剂量大于 8Gy 的放疗后，RION 的发生率为 24%。不同基础疾病的患者接受常规照射剂量时，RION 的发生率不同，当放疗患者伴发糖尿病、高血压、血脂异常、库欣综合征等疾病，神经周围病变对视神经造成压迫，或者放疗患者同时接受辅助化疗等均可增加 RION 发生的风险。

RION 的主要病理变化为神经轴突的异常，放射后坏死区纤维素渗出、反应性星型细胞增多、脱髓鞘、阻塞性动脉炎及血管纤维素样坏死。但是目前对于损伤部位先发生于血管还是神经组织尚存在争议。部分学者研究发现放疗后血管内皮先受损，引起血管壁增厚、血管阻塞，继发性神经缺血损伤；也有部分研究发现放疗后同时损伤血管内皮及神经胶质的前体细胞，放射性电离损伤引起神经胶质细胞突变，形成有代谢缺陷的细胞，随着时间的推移，突变细胞逐步增多，引起神经脱髓鞘和神经元的退行性病变。MRI 等影像学技术用于观察人 RION 发现放射性损伤会减少视神经周围血管内皮细胞数目，且减少的数目与照射剂量呈相关性；使用 Gd-DTPA 能增加异常神经组织在 MRI 的显像，帮助确定病变组织的范围。

除了电离辐射对神经纤维及微血管的直接损伤作用外，放疗所致病变周围区域的纤维化也是临床相关症状出现的重要因素。既往研究认为，病变周围的纤维化组织在 T_1WI 及 T_2WI 序列上均表现为低信号，这可能与辐射诱发的纤维化过程中神经周围结构逐渐模糊以及因神经血管束的破坏所导致的神经周围脂肪信号丢失有关。然而，肿瘤组织在 T_2WI 上通常呈稍高或高信号（不低于肌肉信号），根据这一信号特点，T_2WI 序列通常被用于鉴别损伤神经周围组织纤维化与肿瘤的转移及复发。近年来也有学者发现，放疗诱发的纤维化组织不仅可以表现为低信号，少数患者神经周围的纤维化组织在 T_2WI 上也可表现为高或稍高信号，增强扫描发生弥漫性强化。这种 MR 信号特征的出现可能与神经周围软组织的水肿，慢性血管损伤或炎症反应的持续性存在有关。

（沈　君）

第三节　臂丛神经影像学

臂丛神经病变会严重影响上肢的运动及感觉功能。臂丛神经病变类型主要包括创伤性病变、肿瘤性病变以及比较少见的臂丛神经放射性损伤及炎症。

一、臂丛神经损伤

臂丛神经损伤（brachial nerve injury）是临床上常见的一类疾病，其损伤的方式及程度对治疗方式的选择及功能的恢复影响较大，严重者可引起上肢功能的丧失。

【临床与病理】

臂丛神经损伤的原因多种多样，一般可以分为以下几种：

（1）牵拉伤，为最常见的类型，主要由暴力牵拉造成，严重者造成全臂丛神经损伤或根性撕脱伤。

（2）挤压伤，由碾压或异物、骨折后骨块的挤压所致，或者周围病变结构的压迫。

（3）横断伤，臂丛神经横断切割伤相对少见，常发生于刀切割伤、电锯伤、穿通伤等，是最严重的创伤类型，常导致神经的部分或完全断裂。

（4）产伤，主要是在分娩过程中胎儿的臂丛神经因受到头肩分离暴力作用而发生的损伤，多由难产、臀位助产或手术操作不当引起。

（5）医源性损伤，主要包括周围结构手术时损伤、肩关节复位时的牵拉或挤压、硬膜外麻醉或神经丛阻滞时的注射损伤、针灸的针刺伤、胸腔或颈部插管时的意外损伤等，以上实际也可归结为特殊原因所致的牵拉伤或挤压伤。

胸廓出口综合征（thoracic outlet syndrome）是一种特殊类型的挤压伤。主要是由于斜角肌肥厚、过度外展、肋骨、肩胛骨、颈肋、锁骨骨折、肩项受压、严重静脉血栓、异常畸形血管、胸大肌喙突部、第 1 肋骨等原因引起的胸廓出口受压产生一系列神经和（或）血管受压的临床表现。胸廓出口综合征一般见于臂丛神经、锁骨下动脉、静脉三者其一或其二受压，尤其以臂丛神经受压多见。臂丛神经和锁骨下动静脉容易受压部位有 4 处，即前中斜角肌、颈肋、肋锁间隙、胸大肌喙突部。

临床上臂丛神经损伤一般分为 4 类：上臂丛损伤、下臂丛损伤、全臂丛损伤和根部撕脱伤。上臂丛（$C_5 \sim C_7$）损伤时主要临床表现为肩关节上举、外展受限，肘关节屈曲受限，腕关节肌力不同程度减弱，上肢伸面感觉大部缺失、拇指感觉减退、2～5 手指、手部及前臂内侧感觉完全正常。下臂丛（$C_8 \sim T_1$）损伤时，主要表现为手的生理功能出现障碍或者功能丧失，手内肌萎缩，可出现爪形手及扁平手畸形，手指不能屈伸，但掌指关节存在伸直动作。前臂及手部尺侧皮肤感觉缺失，臂内侧皮肤感觉亦可能缺失。当全臂丛（$C_5 \sim T_1$）神经损伤时，早期时整个上肢呈缓慢性麻痹，关节不能主动运动，上肢感觉除了由肋间神经共同支配的臂内侧外余区域全部丧失。上肢腱反射全部消失，肢体远端肿胀，常可出现 Horner 征。晚期则由于上肢肌肉显著萎缩而导致各关节运动受限。

臂丛神经损伤早期临床表现为臂丛神经震荡或臂丛神经休克，通常在 3 天后逐渐恢复，持续时间一般不超过 3 周，若进行电生理检查，各项指标均在正常范围内。当臂丛神经损伤时间较长，神经突触的传导功能失调、神经纤维内的微循环障碍或内环境失调，从而发生臂丛神经传导功能失调，神经电生理可提示臂丛神经的轻度损伤。周围组织的压迫可造成臂丛神经发生脱髓鞘，即 Wallerian 变性。外力作用可造成臂丛神经根自椎间孔外神经根至束部以下神经主干断裂，分为部分断裂与完全断裂，前者可残留部分功能，后者功能完全丧失。肌电图检查提示断裂神经的传导功能完全丧失。当外力较大时可造成臂丛神经根性撕脱，颈神经根在脊髓部位的丝状结构断裂，又称节前损伤；电生理检查由于感觉的脊神经节在丝状结构的远端，感觉神经纤维仍能从脊神经节中的神经元获得轴浆流，因而感觉神经活动电位存在，体感诱发电位可由于后根丝状结构的断裂而消失。

【影像学检查方法】

X 线及 X 线脊髓造影、CT 及 CT 脊髓造影、MRI 等多种常规影像诊断技术都可以对臂丛神经损伤进行检查，但 X 线、X 线造影由于其诊断价值较低，目前基本不用。

椎管造影与计算机体层摄影（CT）：椎管造影后 4~6 小时作 CTM，扫描 C_4~T_2 椎体水平，通过造影剂间接观察神经根的形态。但是由于椎管造影为有创性检查，现已经逐渐被其他更先进的检查所取代。

常规的 CT 可以在横断面上显示臂丛神经根，但是所示图像为神经的横断面；而薄层 CT 扫描可以通过重建技术较直观显示受累神经走行、形态、密度与周围结构的关系。通过重建技术可较直观显示神经病变的情况。

MRI 能够直视神经根损伤的情况，又能了解病变周围组织结构的变化，在近年来成为臂丛神经检查的主要方式。使用 MRI 检查时，冠状位能全程显示臂丛神经从颈部至腋窝逐渐汇合的根、股、干结构。薄层 T_2WI 或 STIR 横断位不仅可以显示臂丛神经节前段，还可以清楚显示臂丛神经节后段。但常规的 MR 扫描很难完整、清楚地显示臂丛神经结构，MRN 可以较好地显示臂丛神经。MRN 一般采用两种成像方法，一是重 T_2 脂肪抑制成像，另一种是扩散加权扫描法，这两种扫描方法可以较好地显示臂丛神经的走行。重 T_2 脂肪抑制法的三维短时反转恢复（3D-STIR）序列扫描，主要在于回聚脉冲中使用可变反转角，通过使回波链长度达到数百，提高采集效率及空间分辨率，清晰显示臂丛节后神经，通过图像后处理技术包括 MPR、MIP 三维显示臂丛神经纤维束，3D-STIR 具有更高的空间分辨率，更大的成像范围，更稳定的脂肪抑制效果，但成像范围内含水较为丰富的组织或结构均呈高信号，干扰对神经本身的观察；联合使用 Gd-DTPA 增强扫描可以明显改善背景抑制效果，显著提高对比噪声比。

基于扩散的检查技术是近几年来临床上运用较多的扫描方法。弥散加权成像通过检测水分子在不同组织的扩散，间接反映组织结构及细胞功能的微观改变。表观扩散系数为 DWI 的量化分析指标，而扩散敏感因子（b 值）为主要影响因素。DWI 可以显示感觉神经节、节后神经根、干和淋巴结，并且通过 MIP 技术，多角度观察，可显示神经节的结构，区分叠加在神经节结构上的淋巴结影像。C_5 以上或节前神经根在 DWI 上不能显示。DWIBS 技术可完全抑制脂肪及肌肉的背景信号，能获得臂丛的整体清晰图像。DTI 是在 DWI 基础上发展而来的一种新的 MRI 技术，多方向施加扩散敏感梯度使得 DTI 能更准确地反映活体组织内水分子扩散的各向异性，并运用示踪算法重建神经束走行，反映组织的微观结构变化，评价神经组织结构及功能的完整性。

【影像学表现】

臂丛神经损伤主要分为节前段损伤和节后段损伤，两种损伤合并存在的为混合型损伤。

臂丛神经节前段损伤的 MRI 表现：

（1）神经根消失或离断。T_2WI 上臂丛神经节前段在高信号脑脊液衬托下显示为低信号，脊神经前、后根缺失或者离断，在横断位及冠状位 T_2WI 上可见神经根信号消失，主要见于损伤较为严重的患者。

（2）神经根增粗、迂曲、走行僵硬，无法连续追踪至椎间孔。

（3）神经根袖形态异常，表现为神经根袖末端尖角变钝、消失、整个神经根袖消失或神经根袖尖端向外延伸，原因可能为神经根袖撕脱致瘢痕形成。

（4）椎管内脑脊液聚集及假性脊膜囊肿形成，其形态多样，可表现为圆形、哑铃状、带状等。但是假性脊膜囊肿并非臂丛根损伤的特异性表现，某些神经根损伤并不伴有脊膜囊肿，而有假性脊膜囊肿的出现也不代表神经根一定有损伤，因此仍需仔细观察神经根是否存在或者完整。

（5）硬脊膜增厚，表现为 T_2WI 上椎管内脑脊液积聚与正常蛛网膜下腔之间的线状低信号，它往往预示着严重的根性撕脱。硬脊膜异常增厚与脊膜囊肿形成，常合并出现，但并非所有脊膜囊肿都伴有脊膜增厚，与损伤的严重程度有关。

（6）脊髓损伤，脊髓损伤常伴有节前段损伤，均见于损伤严重的患者。脊髓挫伤表现为相应神经根连接处脊髓 T_2 信号的增高。脊髓变形则多是由于脊髓受暴力牵拉后，神经根或束状韧带断裂所致。

（7）脊髓移位，脊髓偏移超过 1.5mm 以上向健侧移位，常是患侧神经根断裂、囊肿对脊髓的推压；而向患侧移位可能是局限纤维瘢痕牵拉所致（图 13-3-1）。

臂丛神经节后段损伤 MRI 表现：

（1）神经干肿胀及 T_2 信号增高，其机制为神经干损伤处充血水肿，Wallerian 变性和黏液变性，神经组织的含水量增加所致，常发生在损伤的急性期，损伤时间多在 1 个月内。

（2）神经干连续性中断、结构消失，是由于损伤导致神经部分或完全性断裂，当神经根完全断裂，断端可卷曲回缩。

（3）神经干走行僵直，多发生于臂丛神经损伤后期，局部呈不规则片状稍低或等信号。

（4）邻近结构的异常，在急性期可表现为肌肉及韧带水肿、血肿形成，后期可表现为肌肉萎缩，积液形成或脂肪样变。

（5）在 DWIBS 序列上，损伤段神经较健侧增粗、信号明显增高（图 13-3-2）。

【诊断与鉴别诊断】

臂丛神经损伤一般有相应的临床创伤病史，结合病史较容易与其他非创伤性病变相鉴别；对于臂丛神经创伤病变的主要鉴别诊断在于判断损伤神经的部位。节前神经损伤可见神经根的消失、断裂、假性脊膜囊肿的形成；间接征象还有脊髓的损伤、移位、硬脊膜的增厚等；而节后损伤主要表现为神经干形态及信号的改变，损伤的直接征象包括神经增粗，信号增高，走行僵硬，这些征象提示损伤神经干肿胀，发生脱髓鞘样改变。而损伤的间接提示征象为邻近结构的信号改变；全臂丛神经损伤则兼并上述各征象。由于患者是否存在节前神经损伤对手术方案具有决定性，所以对此的鉴别显得十分必要。而节后神经损伤的 MRI 表现与神经损伤的程度及检查时间密切相关，所以鉴别这两者的损伤显得十分必要。

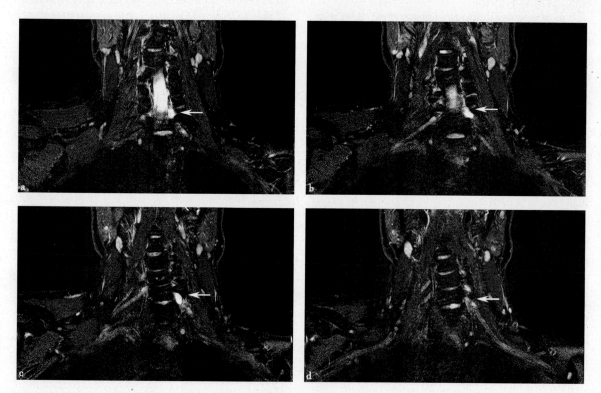

图 13-3-1 臂丛神经节前段损伤 MRI 表现

T_2 压脂序列（a～d）上神经根增粗，信号增高（白箭），神经根袖处可见囊状高信号影，为神经根袖假性囊肿形成

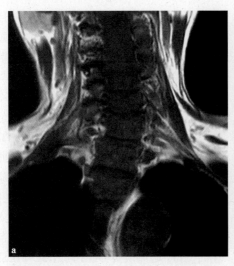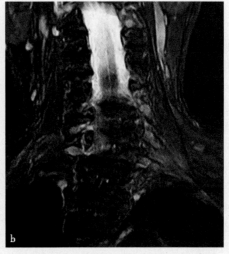

图 13-3-2　臂丛神经节后段损伤 MRI 表现

左侧臂丛神经干明显增粗，T₁ 不压脂序列（a）上神经干信号增高，其周围软组织信号增高；
T₂ 压脂序列（b）上可见左侧臂丛神经干明显增粗，信号增高，呈稍高信号，其周围肌肉可见
片状信号增高影

【临床研究现状】

目前，除临床病史和体征外，神经电生理学检查是评价周围神经损伤程度和功能恢复情况的金标准，但是采用神经电生理学评价周围神经损伤程度及神经修复再生情况仍十分困难。神经损伤后轴突发生 Wallerian 变性，使神经纤维完整性丧失，从而导致水分子各向异性发生变化。相关研究表明，采用 DTI 技术检测神经损伤后的各向异性变化可评价周围神经损伤恢复的情况。对正中神经的急性损伤进行 DTI 的检测结果显示，损伤后 1 月时 DTT 成像仅能追踪到正中神经的损伤部位，而在伤后 2 个月时 DTT 成像则可观察到损伤远端的纤维束，而此时患者神经功能尚未完全恢复，这表明 DTT 成像可以早期检测到神经的再生。DTT 成像可为临床上治疗周围神经损伤提供较为客观的参考及为神经损伤治疗后的预后提供较为可靠的参考依据。

作为周围神经卡压综合征中常见的一种类型，腕管综合征患者的正中神经在常规 MRI 上仅可以见正中神经肿大，而在 DWI 上可三维立体观察到正中神经病变增粗的范围及受压变形程度；研究发现在 3.0T 磁共振仪上显示正中神经的最佳 b 值为 1000～1400s/mm²，正中神经的 DTI 研究结果支持 FA 值与 ADC 值与性别无关，而与年龄有关，随着年龄增长，FA 值降低而 ADC 值增高。腕管综合征患者的正中神经 FA 值减低而 ADC 值增加或不变，并发现如果 FA 值 < 0.47，ADC 值 > 1.054 × 10⁻³mm²/s

则可明确诊断。此外，研究还发现 FA 值、ADC 值与电生理变化呈线性相关，提示 FA 值、ADC 值与腕管综合征是否存在及其严重性可能相关。而 DTT 技术能显示自尺桡关节近端 5cm 至其远端 5cm 处的正中神经，且可较早追踪到临床功能恢复前的再生神经，这是常规 MRI 检查不具备的独特优势。

二、臂丛神经肿瘤

大约 20% 的周围神经肿瘤起源于臂丛神经。臂丛神经的原发肿瘤中常见的良性肿瘤主要有神经鞘瘤、神经纤维瘤，而恶性肿瘤最常见的是恶性神经鞘瘤。术前区分肿瘤的良恶性及组织类型，可为手术方式的选择提供一定的参考，同时也可以为术后评估神经功能的预后提供一定的参考依据。

【临床与病理】

臂丛神经鞘瘤临床上较为少见，主要发生于中青年，男女之间发病率没有差别，一般病程比较长，病情发展较为缓慢。在临床上主要以颈部或腋部肿物为主要表现，肿物的部位与臂丛神经走行一致，即位于锁骨上窝、前中斜角肌之间、或腋窝、腋动静脉周围。可伴有神经受压的表现，包括同侧上肢麻痛、按压肿物可引起放射痛等。虽然神经鞘瘤起源于神经鞘膜，但多数没有神经功能障碍。

肿块一般表现为边缘光滑，质中，部分偏硬，边界清楚，可被推动，但活动度不大，基底比较固定。肿瘤多起源一根神经纤维的施万细胞，呈膨胀性生长，随着肿瘤的不断生长，将神经干内正常的

神经纤维挤向肿瘤四周，包含在神经外膜内形成肿瘤的"包膜"。肿瘤的大体检查可见切面呈鱼肉样，乳黄色，半透明和漩涡状结构，肿瘤实质内可发生出血、坏死和囊变。显微镜下神经鞘瘤可分为三种类型，一是束状型，瘤细胞呈梭形，瘤细胞大多排列密集，少数形成漩涡，其胞核常呈双行栅栏状排列，此类型常见在周围神经干的鞘瘤中。网状型：瘤细胞基本形态与束形相同，但常伴有轻度多形性和浆液性变形，细胞排列疏松，常可形成无数细胞空隙，一般颅内多见。三是上皮样型又称混合型，较少见，瘤细胞呈多边形，细胞及细胞核排列部分呈栅栏状，部分呈松散状，故是束状型与网状型的混合，其比例不等。

臂丛神经纤维瘤是一种较为少见的疾病，肿瘤主要起源于神经内膜，神经干或分支中神经纤维均受侵，一般没有临床症状。肿瘤可单发或多发，部分为多发性神经纤维瘤患者，可合并皮肤色素沉着。肿瘤无包膜，境界较清，质地软，切面灰白、灰粉色，半透明有光泽，在肿瘤内有大量的神经轴突，胶原纤维及黏液，镜下可见肿瘤细胞呈梭形，核染色深，形态不规则，细胞排列不规则。

臂丛神经恶性神经鞘瘤在周围臂丛神经肿瘤中较为罕见，目前对于其是否由良性神经鞘瘤演变而来的观点仍具有争论。肿瘤起源于神经鞘细胞，多见于神经纤维瘤病 I 型的患者。一般肿瘤生长速度较快，病程一般较短，肿瘤体积较大。肿瘤包膜一般不完整，肿瘤多呈不规则形，常侵犯周围软组织。术中肿瘤与臂丛神经剥离困难，术后易复发，预后较差。病理检查时恶性神经鞘瘤可见瘤细胞多，呈短粗梭形，部分肿瘤细胞形成合胞体，类似神经鞘细胞小梁，细胞核也短粗，大小不一，有分裂象。常见瘤细胞坏死，在其四周有栅栏状排列的瘤细胞包围，此为恶性神经鞘瘤的一个特征。

【影像学检查方法】

臂丛神经肿瘤的主要影像学检查方法主要有 CT 及 MRI。

CT 扫描可以了解肿瘤的原发部位及病变范围，同时能够明确病灶与周围颈部结构的关系及骨质的改变情况。多层螺旋 CT 还可以从任意角度任意平面对图像进行重建及观察，从而了解病变的位置、范围及与周围重要结构的关系。但是由于臂丛神经的解剖结构较为复杂，CT 扫描对臂丛神经病变的定位较难，且不能很好地区分肿瘤与其相关的炎症和水肿变化，其对臂丛神经病变的诊断不及 MRI。

由于 MRI 的软组织分辨力较高，目前已经成为臂丛神经肿瘤的主要检查方式。常规的 MRI 扫描可以从横断位、冠状位及矢状位提供肿瘤的基本信息，包括肿瘤的位置、信号特点以及与周围组织的关系。目前除了常规的 MRI 检查外，臂丛神经成像的一系列新序列的应用，使臂丛神经的病变诊断更加准确，如 3D-FIESTA 序列及 STIR 序列等，通过三维容积扫描，不但可以清晰、全面地显示病变的位置、大小，而且可以清楚地显示病变与周围组织的关系，特别是病变与臂丛神经之间的关系。由于是三维成像，还可以通过图像后处理技术，任意方位地显示病变，为临床手术方案的制定提供更佳的支持，避免损伤神经；同时 3D-FIESTA 序列及 STIR 序列无需注射对比剂，所以对于累及臂丛神经的占位性病变不失为一个较好的选择。MRI 能清楚的显示臂丛神经的根、干、束，甚至能显示出神经鞘瘤来源于臂丛神经的哪一部分，并能分辨出与周围组织的关系。

【影像学表现】

普通 X 线片对臂丛神经鞘瘤的诊断价值不大，个别肿瘤部位密度稍高，但界限不清；部分在斜位 X 线片上可见椎间孔扩大。CT 是诊断锁骨上窝臂丛神经鞘瘤的主要影像学方法之一。典型的臂丛神经鞘瘤在 CT 上表现为孤立的类圆形肿物，位于臂丛神经走行区域内，平扫肿物密度与肌肉相似，如肿瘤内有囊变时可显示低密度区。增强扫描肿物密度高于肌肉但低于血管。MRI 是诊断臂丛神经鞘瘤的最佳影像学检查方法。臂丛神经鞘瘤典型的 MRI 表现为，T_1WI 上病变信号等于或略低于肌肉信号，T_2WI 上肿瘤信号较高，可接近脑脊液信号，与肿瘤含黏蛋白较多及囊变有关。由于肿瘤内血供程度中等，注射对比剂后神经鞘瘤呈中等强化，且强化多不均匀，这与肿瘤囊变、钙化有关，也跟神经鞘瘤内的 Antoni A 区和 Antoni B 区有关。神经鞘瘤 MRI 特征之一即所谓的"靶征"，T_2WI 表现为周围呈高信号，中央呈低信号，其中周围高信号是由于肿瘤组织发生了黏液样变，而中央低信号则是由于存在胶原纤维。臂丛神经鞘瘤的病变可经椎间孔延伸入椎管内（图 13-3-3）。

神经纤维瘤一般沿着臂丛神经走行分布，呈膨胀性生长，无包膜，肿瘤与神经关系密切，在 CT 上密度较均匀，在 MRI 上，T_1WI 上为等信号，T_2WI 上为稍高信号，边缘模糊，与神经关系密切或无明显分界。肿瘤多为实性，较少出现囊变（图 13-3-4）。

恶性神经鞘瘤瘤体较大，在 CT 上主要显示为

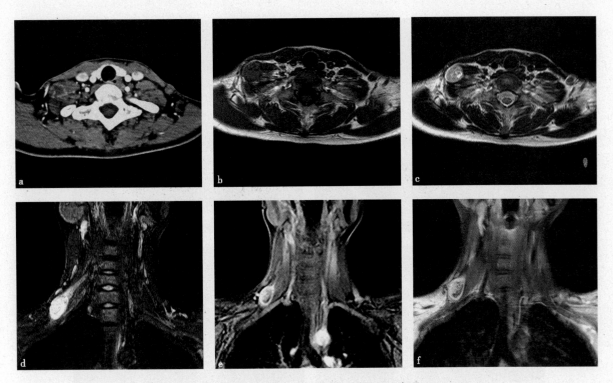

图 13-3-3　臂丛神经鞘瘤的 CT 及 MRI 表现

右侧颈部锁骨上窝可见一椭圆形病灶，边界清楚，可见肿块与右侧臂丛神经相延续，肿瘤在 CT 增强动脉期（a）呈不均匀强化，边缘呈明显强化，中央囊变区未见明确强化；MRI 检查可见肿瘤在 T_1（b）上为稍低信号，在 T_2（c）上为高、稍高混杂信号；在 T_2 压脂序列（d）上为高信号，增强后在压脂（e）及不压脂序列（f）上呈明显强化，强化不均匀

瘤体巨大，囊变、坏死多发，淋巴结转移可作为恶性周围神经鞘瘤的 CT 表现特点。在 MRI 上为囊实混合型，病变瘤体较大，MRI 上 T_1WI 及 T_2WI 上均为混杂信号，T_1WI 上以等、低混杂信号为主，T_2WI 上以等高混杂信号为主，可见"脂肪分离征"及周围脂肪水肿，病灶无完整包膜，与周围组织分界不清，增强后呈不均匀强化。

【诊断与鉴别诊断】

对于臂丛神经肿瘤的鉴别诊断，主要是鉴别肿瘤是否来源于臂丛神经，其次是鉴别肿瘤的良恶性。臂丛神经源性肿瘤需与相邻结构的肿瘤如肺上沟癌及转移性肿瘤侵犯臂丛神经相鉴别。鉴别的主要依据是肿块的生长方式与臂丛神经的关系，对周围结构的侵犯程度及 MRI 信号和强化特征等。肺上沟癌可侵犯相邻肋骨、椎体外，可向上发展累及锁骨下动静脉和臂丛神经，矢状位或冠状位一般可明确肿瘤的来源。转移瘤多为局限性肿块，呈弥漫浸润性生长者较少，一般有其他部位的原发肿瘤病史。而对于臂丛神经源性肿瘤，主要的鉴别诊断在于良恶性的鉴别。良性肿瘤一般边界清楚，其长轴与臂丛神经纤维走行一致，肿块生长较慢，MRI 上可见 T_2WI 上外周高信号中央低信号，又称

"靶征"。而恶性神经源性肿瘤边界欠清，肿瘤生长快速，T_2WI 上无"靶征"出现，增强后不均匀强化，可伴有骨质破坏。而对于良性神经鞘瘤与神经纤维瘤，两者较难鉴别，但是根据肿瘤的生长方式可起到一定的提示作用，神经鞘瘤一般位于臂丛神经的一侧，而神经纤维瘤臂丛神经位于肿瘤的中央或者显示不清。

【临床研究现状】

磁共振扩散成像技术是功能磁共振成像技术的重要组成部分，主要包括磁共振弥散加权成像（DWI）、弥散张量成像（DTI）及扩散张量纤维束成像（DTT）。DWI 技术是根据水分子扩散的高斯分布特征以及病变神经纤维中水分子分布及扩散的改变，进行定性及定量分析神经病变的范围、程度及预后情况。近几年此技术已经成为显示周围神经及其病变的客观、无创、无辐射、简便的成像方法。

DTI 技术可用于评价周围神经系统肿瘤良恶性和神经受累情况，研究表明周围神经恶性肿瘤或者良性肿瘤恶变后，受累神经 FA 值低于未受累神经，但是受累神经与未受累神经的 ADC 值无明显差异。对于臂丛多发神经纤维瘤的 DTI 进行研究发现，肿瘤表现为哑铃状、高信号，平均的 FA 值为

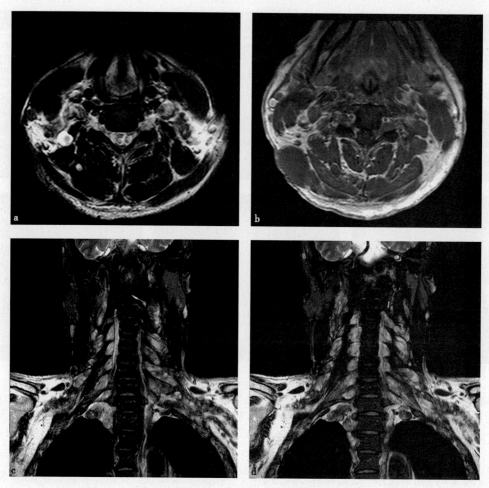

图 13-3-4　臂丛神经多发纤维瘤 MRI 表现

双侧臂丛神经明显增粗，并可见多发结节，臂丛神经从病灶中央穿行，与病灶分界不清；T_2（a）
上肿瘤呈稍高信号，T_2 压脂序列（c、d）上肿瘤呈高信号，增强后（b）肿瘤呈中度强化

0.24±0.33，而平均的 ADC 值为（1.542±0.16）mm²/s；而坐骨神经纤维瘤为梭形高信号影，其肿瘤的平均 FA 值在 0.32～0.38 之间，而平均的 ADC 值为 1.8mm²/s 左右。同时 DTT 成像亦可以为肿瘤良恶性的鉴别诊断提供较大的帮助，良性肿瘤一般只造成臂丛神经移位或包绕臂丛神经，恶性肿瘤则可使臂丛神经中断、破坏或移位。

三、放疗诱发的臂丛神经疾病

放疗诱发的臂丛神经疾病（radiation-induced brachial plexopathy，RIBP）是由于放射治疗引起臂丛神经损伤的严重并发症，在临床上以乳腺癌放疗患者最为常见，占所有臂丛神经放射性损伤患者的 40%～75%，其次常见于肺癌、淋巴瘤及鼻咽癌颈部淋巴结转移的放疗患者。

【临床与病理】

RIBP 通常发生在放疗后数月到数年不等，最常出现于放疗后 2～4 年。RIBP 因受损伤神经部位不同，表现出相应的临床症状，包括损伤神经所支配器官的感觉异常、疼痛及肢体乏力，通常感觉异常（表现为感觉倒错或麻痹）最先出现，随后才发生肢体的运动功能紊乱。晚期常引起神经损伤区域局部疼痛，皮肤增厚变硬或瘘道形成。RIBP 是辐射剂量依赖性疾病，神经症状出现的早晚及严重程度与神经接受照射总剂量的高低有一定的相关性。此外，放疗前辅助化疗所造成的神经毒性，放疗剂量分割技术的应用及患者存在潜在并发症等因素均可增加相关早期临床症状出现的几率。

放疗诱发的周围神经病变通常可分为急性期及慢性期损伤。在急性期内，周围神经受到电离辐射作用后，受辐照的神经发生短暂性的电生理及生物化学变化，常伴随神经周围微血管的直接损伤及神经血管通透性的改变，随后发生不同程度辐射诱发的纤维化（radiation-induced fibrosis，RIF）及特发性神经损伤。在慢性期内，照射野内的组织结构发生破坏，表现为神经的脱髓鞘及轴索损伤、结缔组织损伤、神经及其周围组织的广泛纤维化等。由于神经血管网的广泛破坏使神经发生缺血性改变，神经损伤的慢性期可出现神经及周围组织代偿性的新生血管形成。其中慢性期内，神经及其周围组织广泛的 RIF 对神经所造成的压迫是放疗诱发的周围神经系统疾病发生的最主要因素。几乎所有接受过放疗，尤其是晚期 RIBP 患者，其放射野内的神经周围组织均出现了不同程度的 RIF。RIF 是一个动态发展的过程，以放疗数年后渐进性加重为主要特点，而不同于一般慢性炎症所致的组织机化。

【影像学检查方法】

RIBP 目前的主要影像学检查方法主要依赖于 MRI。MRI 在 RIBP 的应用及优势大致与上述臂丛神经损伤的所述一致。

【影像学表现】

臂丛神经放射性损后在 T_2WI 及 STIR 序列上表现为神经弥漫性肿胀及 T2 信号增高，神经信号增高通常按照辐射野区域呈弥漫性和对称性分布，增强扫描后显著强化。此外，锁骨上窝及腋窝的纤维化组织在 T_1WI 及 T_2WI 序列上均表现为低信号，边界欠清，但是近年来也有学者发现，RIBP 的纤维化组织不仅可以表现为低信号，少数 RIBP 患者神经周围的纤维化组织在 T_2WI 上也可表现为高或稍高信号，增强扫描发生弥漫性强化。这种 MR 信号特征的出现可能与神经周围软组织的水肿，慢性血管损伤或炎症反应的持续性存在有关。一般臂丛神经的放射性损伤所致的弥漫性改变可在治疗后数月至数年无变化或变化极为缓慢（图 13-3-5）。

【诊断与鉴别诊断】

臂丛神经放射性损伤的鉴别诊断首先需要与颈部肿瘤复发或者颈部转移瘤累及臂丛神经相鉴别。颈部肿瘤的复发或者转移累及臂丛神经一般表现为神经丛局限或弥漫性的非对称性增大，并伴有软组织肿块或结节形成，增强扫描肿块或结节发生不同程度强化，受侵或受挤压的神经可表现为 T_2WI 上信号不同程度的增高，增强扫描发生均匀

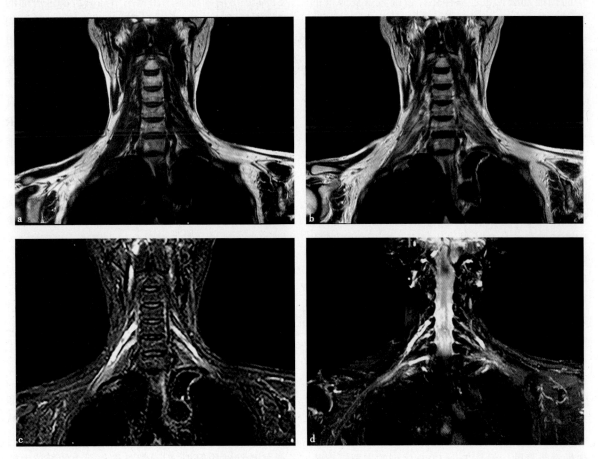

图 13-3-5　臂丛神经放射性损伤

鼻咽癌放疗患者，可见双侧臂丛神经明显肿胀、增粗，走行僵硬，T_1（a）上臂丛神经呈稍低信号，T_1 增强后（b）双侧臂丛神经呈明显强化；在 T_2 压脂序列（c）及 3D 压脂序列神经成像（d）上可见双侧臂丛神经呈明显高信号

或不均匀强化，复发或转移的肿瘤性病变在随访过程中体积变化较快。当神经周围的软组织内出现 T_2WI 高信号或以高信号为主的混杂信号时，RIBP 还需与神经周围软组织感染及血肿鉴别，神经周围的软组织炎症通常表现为弥漫性的 T_1WI 低信号，T_2WI 高信号灶，边界模糊，增强扫描可呈现弥漫性的不均匀强化，当合并有脓肿形成时，脓肿壁可发生显著均匀强化，通常不会出现实质性的软组织肿块。而根据血肿出血时间的不同，神经周围组织的血肿常可呈现多变的 MR 信号特点。这时，需要结合病灶本身形态学特点，合理应用 MRI 多参数成像进行综合判断，适时的穿刺活检及随访观察对于最终确诊非常必要。

【临床研究现状】

随着肿瘤治疗水平的提高及治疗方案的多样化，放射性臂丛神经损伤的发病率逐年上升。MRI 作为诊断臂丛神经放射性损伤的主要方法，对患者的治疗及预后起着重要的指导作用。近几年来，随着 MRI 扫描技术的进步，对臂丛神经放射性损伤的扫描方法也随之多样化。带翻转恢复脉冲的可变翻转角快速自旋回波三维成像（MR 3D STIR SPACE）序列及真实稳态进动快速成像（True FISP）这两种 MR 新技术因其具有层厚薄，分辨率高，可以任意角度重建，成为观察臂丛神经病变的新的方法。

3D True FISP 是稳态进动中信号最强的序列，它在相位编码、频率编码和层面编码方向均利用重绕梯度场来平衡稳态自由进动重聚信号。True FISP 序列信号取决于组织间 T_1 和 T_2 值的差异。脂肪和水的 T_1 和 T_2 值差异较大呈高信号，而软组织差异较小，呈低信号，二者可形成良好的对比，因此适用于液体和软组织的对比。True FISP 既往多用于肝脏疾病，如梗阻性黄疸的诊断。由于该序列成像层厚薄，可多角度重建，故部分学者将其用于椎管内神经根的显像，结果表明成像效果良好。True FISP 成像技术扫描层厚只有 1.5mm，分辨率高。用 True FISP 序列可以较好地显示臂丛神经节前段的损伤。研究表明，True FISP 对臂丛神经节前损伤诊断的灵敏度可达 84.4%，特异度为 91.43%，准确性可达到 88.7%，臂丛神经损伤可表现为神经根缺失或断裂、神经根纤细或迂曲，部分患者可伴有脊髓变形或移位、蛛网膜下腔增宽或创伤性脊膜囊肿。但是 True FISP 序列的主要缺点是对磁场的不均匀性比较敏感，容易形成条形伪影。

而 3D STIR SPACE 序列增加了脂肪抑制功能，回波链长，回波间隔时间短，相同时间能采集更多数据，可较好地满足高分辨率成像的要求；SPACE 序列是重 T_2 加权像，使得臂丛神经椎管外端走行区大量的脂肪、肌肉和血管呈现高信号，而 STIR SPACE 序列则通过增加反转恢复的脂肪抑制技术，把神经周围、神经束之间以及神经内部的脂肪抑制掉，同时还抑制了肌肉的信号，而神经束膜内的液体呈 T_2WI 高信号，二者对比，使臂丛神经显示得非常清楚。同时 3D STIR SPACE 能做到薄层各向同性采集，任意切面或曲面重建，同时又能够很好地抑制背景脂肪，清晰地显示神经的走行。3D STIR SPACE 成像能够对臂丛神经根、股、束的信号增高、增粗、迂曲、粘连均能很好地显示，臂丛神经损伤在 STIR SPACE 图像上主要表现为神经增粗，边缘模糊，神经迂曲、粘连，神经离断、缺失，可对大多数臂丛神经的节后损伤做出正确的诊断。研究表明，采用 3D STIR SPACE 对臂丛神经节后损伤的准确性为 84.78%。而在对臂丛神经源性肿瘤的诊断中，结合静脉注射 Gd-DTPA，STIR SPACE 可清晰地显示出臂丛节后神经源性肿瘤的部位、大小、形态，为手术入路提供参考，对比与周围血管、神经等重要组织的解剖学关系及对周围组织的压迫情况，指导手术的方式，防止术中神经及血管的损伤，通过观察肿瘤组织高信号在神经纤维束的延续性判定肿瘤的性质，结合术后病理检查结果，进一步明确肿瘤来源；而术后定期性 STIR SPACE 增强扫描，可观察肿瘤切除术后神经纤维束形态的改变。但该序列的缺点主要是神经周围组织的信号几乎完全被抑制，周围组织结构的分辨率较低，且对比外伤性臂丛神经损伤，尤其是损伤早期的神经组织，增强 3D STIR SPACE 神经成像术对损伤神经的显示效果如何尚需进一步研究。

（沈　君）

第四节　腰骶丛神经影像学

一、腰骶丛神经损伤

【临床与病理】

腰骶丛神经损伤（lumbosacral nerve injury）临床较为少见，主要因其位于骨盆内，与臂丛神经易受到牵拉移位、撕裂撕脱损伤不同，其受到稳定的骨盆骨性结构保护，对一般外伤作用力的抵抗力较强。只有发生了威胁生命的高能量损伤，如严重的骨盆骨折、骨盆后环断裂移位时才出现腰骶丛损伤。骶骨骨折属于骨盆后环损伤，易致腰骶丛神经损伤，此类损伤多为牵拉或挤压伤。另外，除了骨盆骨折，腰骶丛也可由火器伤、刺伤等穿透性损伤致伤，常导致神经断裂，多合并腹、盆腔内脏器官与大血管多种损伤。腰骶丛损伤偶尔可见于妊娠后期、分娩时受胎头或产钳压迫，或在骶前区受髂动脉等变异的嵌压，此外，还可以见于肿瘤切除、骨盆手术中的医源性损伤。

腰骶丛外伤性损伤的主要临床表现是，暴力损伤后，患者有下肢肌力减退、反射消失、感觉障碍，但不能用单一神经根或周围神经损伤所致解释，损伤平面位于骨盆。根据患者损伤神经的不同，可有不同的临床表现。神经损伤的重要表现是受损神经程度不一，从暂时性的麻痹到运动和感觉完全丧失，这常和骨折脱位的严重程度有关。坐骨神经损伤时主要表现为腘绳肌、踝背屈肌无收缩和大腿后、小腿外侧及足部痛觉迟钝；闭孔神经损伤主要表现为股内收肌麻痹及大腿内侧痛觉减退；而骶神经或马尾神经损伤则表现为膀胱功能障碍，远期遗留有勃起功能障碍。

腰骶丛神经损伤的病理变化与臂丛神经损伤类似。轻型的神经损伤主要表现为神经丧失了兴奋传导功能，但是神经纤维或是神经鞘膜都不发生断裂，这种损伤一般由钝性损伤引起，一般在2~3周后可自行恢复；而当损伤较重时，可发生神经轴突的断裂，此时神经鞘膜尚完整，外观上神经的连续性并未受到破坏，而神经功能却已丧失，这种损伤多以压挫伤及牵拉伤居多，其功能可以自行恢复，如椎管内神经前后根扭曲、拉长、粘连在一起或与硬脊膜破裂处粘连。而最严重的损伤为神经断裂，椎孔处的神经根神经轴突和神经鞘膜完全断裂，神经根缺失或仅少许神经根丝残留，神经功能完全丧失。这种损伤的致伤原因以锐器伤及牵拉伤居多。少数患者可发生神经根撕脱伤，腰骶神经前后根自脊髓断裂，但相应椎间孔处神经根仍可完整。

【影像学检查方法】

脊柱腰骶段X线摄片（包括斜位片）有助于判断椎骨的整体形态、脊柱前移的程度、有无压缩骨折、骨盆骨折情况以及骨性关节炎程度的评价（骨质增生或小关节硬化等）。

CT可以了解骨质改变情况，通过三维重建还可以清晰显示骨折形态，还可以了解椎间盘病变及节前根性撕脱等。常规的CT横断面扫描，其切面很难与三维空间走行的神经根方向一致，对腰骶神经丛的观察欠佳；而CT的多平面重组可在矢状位、横断面及冠状面均显示其横或斜断面，将腰骶神经根丛的起、止点及走行完整地在同一个重组层面显示出来，从而有利于病变的观察。

MRI由于其软组织分辨率较高，且能够进行神经根及神经节成像，是目前临床上对腰骶神经丛病变最常用的检查方法。常规MRI扫描，垂直冠状位、水平横断位及骶骨长轴冠状位是显示腰骶丛的最佳方位，其中骶骨长轴冠状位的定位方法为：在脊柱正中矢状层面上，以S_3~S_4椎间盘为中心，垂直骶骨长轴得到横断位像，在横断位上以梨状肌长轴及骶骨外缘与股骨头中心连线为准得到骶骨的斜冠状位像。但是由于腰骶丛神经走行迂曲，并且周围有大量的动静脉、淋巴组织干扰，神经组织与周围组织信号对比比较小，常规的MRI对腰骶丛行程进行完整显示有一定难度。MRN可使神经显示为高信号，清晰地显示神经纤维束等细微结构。腰骶丛神经MRI扫描的常用序列：

（1）选择性激发技术（PROSET）。该序列为三维快速梯度回波（3D FFE）序列，选择性地抑制水或脂肪的信号，对脊神经根的显示有独特的优势，可清晰地显示腰骶丛神经硬膜囊、神经根鞘的外形以及脊神经根的节前段、神经节和部分节后神经的形态结构，能良好地评价该神经丛的根段、丛段、干段，对腰骶丛神经的显示率达到100%，是目前腰骶丛神经成像的常规序列。

（2）3D-SPACE序列是基于常规快速自旋回波序列（turbo spin echo，TSE）序列演化而来，能够较好地显示硬膜囊和神经根袖，显示椎管内脊神经节前端，但不能充分显示椎管外脊神经，椎旁小静脉、淋巴结呈现与神经根相近的高信号，神经受周围组织干扰较大。

（3）STIR序列是IR（反转恢复）脉冲序列的一种，该序列对脂肪抑制充分，因为使脊神经周围的脂肪不产生信号，使得脊神经根和神经节得以显示，同时该序列对水的敏感性较SE序列高并且具有良好的组织T_1对比等特点，因此对神经根、神经节显示更清晰，也有利于病变的显示。

【影像学表现】

骶骨骨折合并的腰骶丛神经损伤：X线无法直接判断是否有腰骶丛神经损伤，但可以通过腰骶椎体及骨盆是否骨折情况来间接判断腰骶丛神经损伤的可能性。而CT及MRI能够更好地显示骨盆骨折与神经的关系，但是CT对于腰骶神经的显示不如MRI。对于后骨盆骨折，尤其是骶骨骨折的患者，应特别仔细观察骨折区附近是否为腰骶丛神

经走行区,仔细观察神经根的走行、直径、神经根周围软组织及骨性通道的改变。神经根损伤主要表现为:

(1) 损伤部位的骶神经周围脂肪组织消失,其与未损伤部位存在鲜明对比,CT 上为神经周围脂肪间隙模糊,而 MRI 上则为腰骶神经周围 T_1WI 上高信号的脂肪信号消失。

(2) 损伤部位的骶神经出现异常的增粗或变细,在 CT 上为神经束的增粗,有时候较难观察到;而在 MRI 上,急性期可见神经异常增粗、压脂 T_2WI 序列上局部信号明显增高,慢性期则神经变细萎缩,信号减低。

(3) MRI 周围神经的条纹状结构消失。

(4) 骨折的压迫及移位致骶神经管管径狭窄,在 CT 及 MRI 上均可见骶神经卡压。

(5) 骨块的压迫及移位致骶神经走行不自然、不流畅,甚至出现成角。

(6) 骶神经根囊肿形成,CT 上为低信号囊状影,MRI 的 T_2WI 上囊袋状高信号影。

(7) 当神经根或干完全离断时,可见连续性中断,断端可出现挛缩、粘连甚至肿瘤形成(图 13-4-1)。

腰骶丛神经挤压性损伤:盆腔内的肿瘤、异常血管可以压迫腰骶丛神经,神经丛受累时的 MRI 表现与臂丛神经受压时类似,表现为神经组织被推压移位、扭曲变形,当有肿块时可表现为肿块与神经紧贴、分界不清,部分肿瘤(如淋巴瘤)可表现为包绕神经组织。受累的神经组织受压部位变形移位,远段可以肿胀增粗,T_1WI 为低或等信号,T_2WI 呈不均匀高信号,3D-STIR 序列可表现为受压处高信号的神经中断,远段增粗、信号增高(图 13-4-2)。

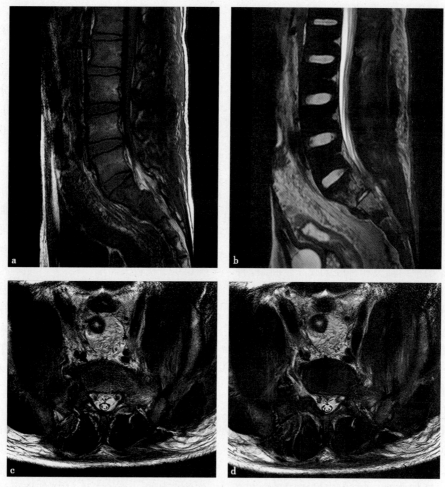

图 13-4-1　骶骨骨折合并腰骶丛神经损伤 MRI 表现

骶骨骨折($S_1\sim S_2$ 水平),断端向后压迫马尾神经丛及腰骶丛神经根,T_1(a)上受压神经增粗,T_2 矢状位(b)上可见神经根信号增高;T_2 横断面上(c、d)可见右侧骶丛神经根受骨折断端压迫,信号增高

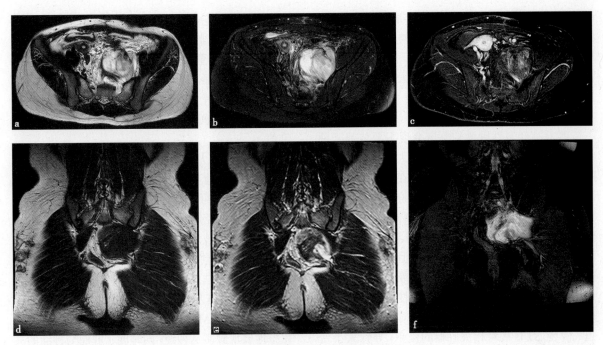

图 13-4-2　滑膜肉瘤累及骶丛神经根 MRI 表现

盆腔内软组织肿块（滑膜肉瘤），肿瘤累及左侧骶骨及骶丛神经（a、d. T_2WI；b. T_2-STIR；c、f. T_1 压脂增强；e. T_1 增强）

【诊断与鉴别诊断】

　　腰骶丛神经损伤的鉴别诊断主要是不同神经损伤类型的鉴别诊断；一般不同类型的损伤都有相应的病史，诊断时应将病史与影像学表现结合起来考虑；如腰骶丛神经断裂，一般患者存在外伤史，影像学表现主要是神经连续性的中断，诊断时须结合 CT 和 MRI，了解骨盆骨质情况，判断是否存在骨折及骨折区的位置与腰骶丛神经的关系；而对于腰骶丛神经牵拉伤或挤压伤，患者多有肿瘤病史或者腰椎间盘突出等病史，诊断时须注意神经周围软组织的情况，明确是否存在肿瘤、肿瘤与神经的关系，是否来源于神经等；而腰椎间盘突出在 CT 及 MRI 上主要表现为椎体后缘可见块状或丘状软组织影，突向椎管内，厚度不等，同时伴随相应层面硬脊膜囊前脂肪线移位或（和）消失，硬脊膜囊及神经根均见不同程度受压，部分患者伴有侧隐窝狭窄，狭窄处可见神经根受压变扁，患者主要表现为受累及神经增粗，T_2WI 信号增高，扭曲变形，周围水肿等。

【临床研究现状】

　　骶骨骨折常伴有不同程度的腰骶丛神经损伤，早期复位、减压与内固定仍是治疗此类损伤的重要方法，其在减轻腰骶丛神经损伤、控制出血、维持骨盆稳定等方面发挥着重要作用。然而由于骶骨骨折情况多变，骶丛神经周围解剖结构复杂，术前难以对骨折情况良好把握，对于该类损伤的手术治疗通常耗时较长，术中出血量较大，而且往往会出现骶骨骨折复位不满意、骶丛神经减压不彻底等情况。为了克服这些不足，临床上使用 3D 打印技术对骨折进行重建，能够准确判断骨折以及对神经产生的压迫部位和长度，而且可以在术前进行模拟手术，规划更合理的手术方案而给此类损伤的治疗带来新的机遇。

　　通过将患者的 CT 原始数据导入相应的工作站 Mimics 16.0 软件，进行阈值分隔后重建骨盆。同时利用区域增长功能选取主要动脉增强影像图像进行三维重建，经过进一步修整，并行平滑处理后得到骨盆及周围主要动脉的三维模型。这种利用患者 CT 原始数据打印出来的三维模型，可以重现骨折情况。临床上通过使用软性电线模拟骶丛神经走行情况，从而具体、形象生动地了解骨折与骶丛神经的关系，以及骶丛神经卡压的部位及受牵拉的情况，从而为骶丛神经减压术制订更佳的手术方案。

二、腰骶丛良性神经源性肿瘤

　　骶前间隙由于神经组织丰富，神经源性肿瘤的发生较为常见。腰骶丛神经源性肿瘤主要包括良、恶性神经纤维瘤和神经鞘瘤，多见于中青年患者，女性发病率略高于男性。肿瘤多起源于 S_3 及以上神经，少部分起源于 S_3 以下神经。良性神经源性肿瘤主要包括神经鞘瘤及神经纤维瘤,其中神经纤维瘤发病率较神经鞘瘤高。多数神经源性肿瘤由椎管内经椎间孔向外生长,肿瘤一般生长较为缓慢,最初无临床症状,只有肿瘤较大时才会出现临床症状。

【临床与病理】

骶前神经源性肿瘤的临床变现主要依赖于肿瘤对神经的侵袭情况,一般肿瘤较大时首先表现为腰骶尾骨疼痛,这主要是由于肿瘤在局部形成的包块效应引起;当腰骶部神经根被压迫或直接受肿瘤侵袭时,会出现根性神经症状,具体表现为单/双侧臀部、大腿后侧、外生殖器、会阴部的放射痛,这种放射性疼痛通常在夜间明显,并且在 Valsalva 动作时可加重。随后,由于肿瘤压迫或侵蚀时间及程度的加剧,产生根性感觉异常。根性运动异常则在感觉异常后发生。最后,由于肿瘤对于神经根的压迫/侵袭,或直接对相关脏器的侵犯,导致大小便和(或)性功能障碍。这种自主神经系统的功能障碍表现形式多种多样,可以只是单个功能障碍,如大小便失禁,也可以是多功能障碍的任意组合。骶前神经源性肿瘤累及的脊髓神经节段不同,其临床表现各异。L_5、S_1 神经根受侵的临床表现与常见的椎间盘变性突出症状很难鉴别,直腿抬高试验亦可呈阳性。肿瘤累及 S_2 神经根会导致大腿后侧以及睾丸/阴唇的疼痛和感觉减退,踝反射下降;S_3 神经根受侵导致肛周外圈和阴茎/阴唇疼痛和感觉减退;S_4、S_5 神经根受侵可导致肛周内圈的疼痛和感觉减退。此外,当肿瘤较大压迫直肠、膀胱及子宫时会导致严重便秘、尿潴留。

骶前神经源性肿瘤常可形成较大的骶前肿块,因起源于神经组织,多数病变通过骶孔连于椎管内,相应骶孔可见压迫性改变。肿瘤常呈沿神经干走行的卵圆形或梭形软组织肿块,其长轴与血管神经走行一致。神经鞘瘤一般边界清楚,有包膜,常起源于腰骶神经后根,且肿瘤旁可见其伴行神经,有 90% 神经位于肿瘤的一侧,被肿块压迫移位,病理上肿块界限清楚,有完整的包膜;而神经纤维瘤起源于神经束膜细胞,常多发,亦可单发,肿瘤无包膜,界限不清,神经纤维多从肿瘤穿行。包围在瘤体中或肿瘤本身即为大神经干的梭形膨胀。神经鞘瘤主要包含两种成分,由梭形细胞密集排列形成的栅栏状 Antoni A 区及肿瘤细胞疏松排列并含有较多的黏液组织的 Antoni B 区组成;不同肿瘤这两种成分的比例可以不同。神经纤维瘤一般无明显包膜,包绕的神经与之无明显分界。镜下可见梭形肿瘤细胞分布于胶原纤维和黏液基质中。病灶内有增粗、水肿、变形的神经纤维组织。

【影像学检查方法】

X 线对腰骶丛神经源性肿瘤的诊断价值不大;腰椎及骨盆平片主要反映肿瘤所致的骨质改变,以及是否存在椎间孔扩大等;而对肿瘤本身无诊断价值。

CT 是腰骶丛神经源性肿瘤的一种常用检查方法;可以较好地显示出肿瘤的位置、形态及密度;通过重建技术可以较直观显示肿瘤与受累神经的关系,受累神经走行、形态、密度与周围结构的关系。通过重建技术可较直观显示神经病变的情况。

MRI 是目前最常用的腰骶丛神经源性肿瘤的影像学检查方法。腰骶丛常规的 MRI 可以显示肿瘤的位置、形态及信号,能够较好地显示肿瘤与邻近组织的关系;MRI 的腰骶丛神经成像可以较清晰、完整地展现腰骶丛神经,同时展示肿瘤与神经的关系。具体的成像方式及其优势与上一小节相似。

【影像学表现】

腰骶丛神经源性肿瘤一般表现为骶前肿块,因起源于神经组织,多数病变通过骶孔连于椎管内,相应骶孔可见压迫性改变,由于骨性椎间孔较小,故肿瘤多呈哑铃状。肿瘤常呈沿神经干走行的卵圆形或梭形软组织肿块,其长轴与血管神经走行一致。神经鞘瘤一般边界清楚,有包膜,常起源于腰骶神经后根,且肿瘤旁可见其伴行神经,CT 上主要表现为肿瘤密度欠均匀,实性部分呈等密度或稍低密度,与同层面腰大肌相近或略低于肌肉密度;囊性部分呈低密度,部分肿瘤其内可见小点状钙化,增强后实性肿瘤瘤体呈轻度或中度不均匀强化,强化区呈小片状或片絮状;囊实性肿瘤增强见实性部分轻中度强化。MRI 上肿瘤于 T_1WI 上为等或稍低信号,T_2WI 上为高或稍高信号,信号欠均匀,伴囊变坏死可见更长 T_2 更长 T_1 信号,增强扫描呈明显均匀或不均匀强化及环形强化。部分肿瘤可见"靶征",即 T_2WI 上边缘高信号,中心低信号;部分肿瘤囊变区内可见出血改变(图 13-4-3)。

神经纤维瘤平扫时瘤体实性部分呈等密度或稍低密度,囊性部分大小不一且形态欠规则,隐约可见条状或栅栏状分隔,增强后肿瘤实性部分呈轻度强化且不均匀,囊性部分可见条状或栅栏状分隔轻度强化。T_1WI 上神经纤维瘤呈等、低信号,T_2WI 上为不均匀高信号,其内可见明显增粗血管影,增强扫描明显强化。神经纤维瘤亦可出现"靶征",这主要与部分神经纤维瘤的纤维组织分布在

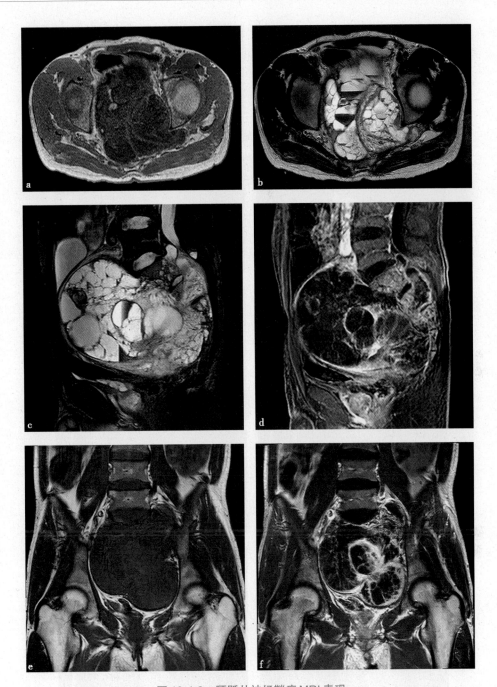

图 13-4-3　腰骶丛神经鞘瘤 MRI 表现

盆腔内一巨大软组织肿块，肿瘤与左侧骶丛神经关系密切；肿瘤信号不均匀，T_1 压水序列（a）及 T_1（e）上为低信号，囊壁呈稍低信号，囊腔内可见小斑片状高信号出血灶；T_2（b，c）上肿瘤实性部分呈稍高信号，囊变部分为高信号，部分囊腔内可见低信号出血影，形成液-液平面；增强后（d，f）肿瘤呈明显不均匀强化，囊壁呈明显强化

中央，黏液样变的成分位于外周，从而在 T_2WI 上出现特有的中央低信号、外周高信号的靶征表现（图 13-4-4）。

【诊断与鉴别诊断】

腰骶丛神经源性肿瘤的鉴别诊断，首先是肿瘤起源的鉴别。对于发生于骶前区的肿瘤首先需要

鉴别肿瘤是否来源于腰骶神经。骨来源肿瘤的主体位于骨质，如脊索瘤常位于脊椎骨的中线部分，常伴有溶骨性骨质的破坏，骨质破坏常跨越骶髂关节累及髂骨，常伴有钙化灶及出血灶，T_1WI 上肿瘤为低信号，其内可见片状或不规则状高信号出血灶；T_2WI 上为中高信号，因为肿瘤多为少血供，增

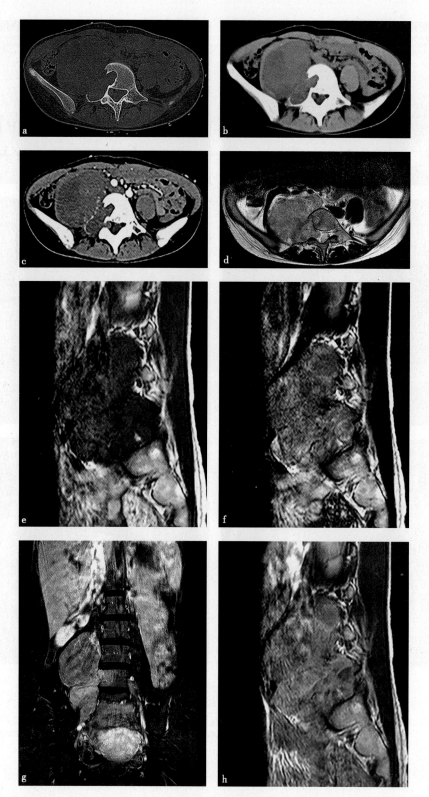

图 13-4-4　腰骶丛神经纤维瘤 MRI 表现

腰骶椎右份一巨大软组织病灶（L₃～S₁水平），病灶以 L₄ 为中心，CT 上骨窗（a）可见 L₄ 椎体骨质吸收，并可见硬化边；肿瘤平扫时（b）呈稍低密度，增强后动脉期（c）呈中度不均匀强化，中央可见不强化；MR 检查可见 T₂（d，f）上肿瘤呈稍高信号，信号欠均匀；T₁（e）上肿瘤呈低信号；增强后（g、h）肿瘤呈明显强化，强化稍不均匀

强后呈轻中度强化为主，以"蜂窝状""颗粒状"为特征；而骨巨细胞瘤多位于骶骨，呈溶骨性膨胀性生长，血供丰富，增强后呈明显强化。此外还需要与转移瘤鉴别，转移瘤一般都有原发肿瘤病史，肿瘤的影像学表现依据原发肿瘤的性质不同而不同。

良恶性神经源性肿瘤的鉴别诊断，恶性神经源性肿瘤一般由神经纤维瘤恶变而来，亦可原发，少数由神经鞘瘤恶变所致；一般病灶范围弥漫，边缘模糊，信号混杂，可出现瘤周水肿，肿瘤可侵袭邻近脂肪间隙、神经血管束及椎体骨质，而且恶性肿瘤体积一般较大（>10cm）而良性肿瘤一般体积较小，恶性肿瘤瘤周水肿常见而良性肿瘤较少见；坏死、囊变多见；增强后恶性肿瘤呈周围强化而良性肿瘤多为中央强化。

良性神经鞘瘤及神经纤维瘤的鉴别诊断，两者在 CT 及 MR 上表现类似，较难鉴别；但总体来说，神经鞘瘤的囊变、坏死及出血较神经纤维瘤常见，且神经鞘瘤一般有明显的包膜，与神经的分界尚清，多位于神经的一侧；而神经纤维瘤无包膜，与神经的分界不清，神经多走行于肿瘤组织中。

【临床研究现状】

周围神经源性肿瘤的性质不同，其临床治疗方式及手术方式存在差异。良恶性肿瘤的鉴别诊断对临床治疗具有重要的指导意义。周围神经源性肿瘤是常见的软组织肿瘤，多数为良性神经鞘瘤，MR 扫描对肿瘤的内部结构及侵犯范围显示清楚，但在良恶性神经源性肿瘤的 MRI 表现仍有部分重叠。DWI 是目前唯一能在活体上对水分子运动进行成像的无创性方法，并通过对表观扩散系数（ADC）值的定量分析，为良、恶性肿瘤的诊断及鉴别诊断提供了全新的方法。在对手术病理证实的周围神经源性肿瘤的 DWI 检查分析表明，周围神经源性肿瘤中，多数良性肿瘤的 ADC 值高于恶性者；良性神经源性肿瘤主要包括神经鞘瘤、神经纤维瘤，而恶性神经源性肿瘤主要包括恶性神经鞘膜瘤、神经纤维肉瘤等。研究表明，良性神经源性肿瘤的 ADC 值约为 $(1.92 \pm 0.63) \times 10^{-3} mm^2/s$，而恶性神经源性肿瘤的 ADC 值为 $(0.96 \pm 0.31) \times 10^{-3} mm^2/s$。神经鞘瘤病理上由 Antoni A 区和 Antoni B 区组成，由于 Antoni A 区细胞丰富且排列紧密，而 Antoni B 区细胞少，有富脂质及黏液样基质，以上两种成分构成及分布不一，使肿瘤组织的 MRI 信号表现多样，而在 DWI 图像信号改变及 ADC 值的分布也不一，实性成分较多的神经鞘瘤 DWI 表现为高信号，ADC 值较低，与部分恶性神经源性肿瘤相似；而黏液或囊变成分较多者 DWI 信号较低，弥散受限不明显，能够与恶性周围神经源性肿瘤相鉴别。

（沈　君）

参 考 文 献

1. 秦毅，张敬. 颅神经三维磁共振成像技术的现状及展望. 国际医学放射学杂, 2009, 32（5）: 444-448

2. 周洋，高培毅. 扩张张量成像在周围神经病变的研究进展. 中国现代神经疾病杂志, 2014, 14（2）: 125-128

3. 马梦优，叶春涛，嵇鸣. 臂丛神经损伤的影像诊断进展. 放射学实践, 2015, 30（12）: 1232-1234

4. 顾立强，张景僚，王钢，等. 骨盆骨折合并腰骶丛损伤的诊治. 中华创伤骨科杂志, 2002, 4（3）: 174-177

5. 张德春，顾立强，向剑平，等. 高分辨率 MRI 诊断臂丛根性撕脱伤的临床研究. 中华显微外科杂志, 2011, 34（5）: 379-380

6. Takahara T, Imai Y, Yamashita T, et al. Diffusion weighted whole body imaging with background body signal suppression（DWIBS）: technical improvement using free breathing, STIR and high resolution 3D display. Radiat Med, 2004, 22（4）: 275-282

7. Du R, Auguste KI, Chin CT, et al. Magnetic resonance neurography for the evaluation of peripheral nerve, brachial plexus, and nerve root disorders. J Neurosurg, 2010, 112（2）: 362-371

8. Kjelstrup T, Courivaud F, Klaastad O, et al. High-resolution MRI demonstrates detailed anatomy of the axillary brachial plexus: A pilot study. Acta Anaesthesiol Scand, 2012, 56（7）: 914-919

9. Yamabe E, Nakamura T, Oshio K, et al. Periphera nerve injury: diagnosis with MR imaging of denervated skeletal muscle-experimental study in rats. Radiology, 2008, 247（2）: 409-417

10. Grant GA, Goodkin R, Maravilla KR, et al. MR neurography: diagnostic utility in the surgical treatment of peripheral nerve disorders. Neuroimaging Clin N Am, 2004, 14（1）: 115-133

11. Delanian S, Lefaix JL. The radiation-induced fibroatrophic process: therapeuticperspective via the antioxidant pathway. Radiother Oncol, 2004, 73（2）: 119-131

12. Delanian S, Lefaix JL, Pradat PF. Radiation-induced neuropathy in cancer survivors. Radiother Oncol, 2012, 105（3）: 273-282

13. Chhabra A, Lee PP, Bizzell C, et al. 3 Tesla MR neurography-technique, interpretation, and pitfalls. Skeletal Radiol, 2011, 40（10）: 1249-1260

14. Mugler JP 3rd. Optimized three-dimensional fast-spin-echo MRI. Journal of Magnetic Resonance Imaging, 2014, 39(4): 745-767

15. Vargasa MI, Viallonb M, Nguyena D, et al. New approaches in imaging of the brachial plexus. Eur J Radiol, 2010, 74(2): 403-410

16. Shen J, Wang HY, Chen JY, et al. Morphologic analysis of normal human lumbar dorsal root ganglion by 3D MR imaging. Am J Neuroradiol, 2006, 27(10): 2098-2103

17. Takahara T, Imai Y, Yamashita T, et al. Diffusion weighted whole body imaging with background body signal suppression(DWIBS): technical improvement using free breathing, STIR, and high resolution 3D display.

Radiat Med, 2004, 22(4): 275-282

18. Takahara T, Hendrikse J, Yamashita T, et al. Diffusion-weighted MR neurography of the brachial plexus: feasibility study. Radiology, 2008, 249(2): 653-660

19. Khalil C, Budzik JF, Kermarrec E, et al. Tractography of peripheral nerves and skeletal muscles. Eur J Radiol, 2010, 76(3): 391-397

20. Hoeller U, Bonacker M, Bajrovic A, et al. Radiation-induced plexopathy and fibrosis. Is magnetic resonance imaging the adequate diagnostic tool. Strahlenther Onkol, 2004, 180(10): 650-654

（于春水　审校）

中英文名词对照索引

443